"十四五"普通高等教育本科规划教材

供临床、护理、预防、口腔、中医、药学、医学技术类等专业用

基础医学概论

Outline of Basic Medicine

（第2版）

U0197459

主　　编　吴忠道　乔远东　何　涛

副 主 编　吴敏昊　雷俊霞　张皓云

编　　委　（按姓名汉语拼音排序）

白　静（内蒙古医科大学基础医学院）
董孟华（滨州医学院基础医学院）
韩　明（潍坊医学院基础医学院）
郝　雷（内蒙古医科大学基础医学院）
何　涛（西南医科大学）
黄东锋（中山大学第七附属医院）
蒋玮莹（中山大学第六附属医院）
雷俊霞（华南理工大学医学院）
刘瑞珍（赣南医学院基础医学院）
马明明（中山大学中山医学院）
马秀梅（内蒙古医科大学基础医学院）
乔远东（哈尔滨医科大学）
宋卓慧（长治医学院基础医学部）
孙海明（哈尔滨医科大学基础医学院）
孙　希（中山大学中山医学院）
王微微（遵义医科大学基础医学院）
韦　力（广西医科大学基础医学院）
翁启芳（海南医学院基础医学部）
沃晓嫚（哈尔滨医科大学基础医学院）
吴敏昊（中山大学中山医学院）
吴忠道（中山大学中山医学院）
许志威（中山大学中山医学院）
臧林泉（广东药科大学药学院）
张皓云（潍坊医学院基础医学院）
张学龙（哈尔滨医科大学基础医学院）
郑小莉（西南医科大学基础医学院）

编写秘书　许志威

北京大学医学出版社

JICHU YIXUE GAILUN

图书在版编目（CIP）数据

基础医学概论/吴忠道，乔远东，何涛主编．—2版．—北京：北京大学医学出版社，2023.11（2024. 12 重印）

ISBN 978-7-5659-3002-7

Ⅰ．①基…　Ⅱ．①吴…②乔…③何…　Ⅲ．①基础医学－医学院校－教材　Ⅳ．①R3

中国国家版本馆CIP数据核字（2023）第181833号

基础医学概论（第 2 版）

主　　编：吴忠道　乔远东　何　涛
出版发行：北京大学医学出版社
地　　址：（100191）北京市海淀区学院路 38 号　北京大学医学部院内
电　　话：发行部 010-82802230；图书邮购 010-82802495
网　　址：http：//www.pumpress.com.cn
E-mail：booksale@bjmu.edu.cn
印　　刷：北京信彩瑞禾印刷厂
经　　销：新华书店
责任编辑：赵　欣　　责任校对：靳新强　　责任印制：李　啸
开　　本：850 mm × 1168 mm　1/16　　印张：38.25　　字数：1100 千字
版　　次：2019 年 10 月第 1 版　2023 年 11 月第 2 版　2024 年 12 月第 2 次印刷
书　　号：ISBN 978-7-5659-3002-7
定　　价：98.00 元

第 5 轮修订说明

国务院办公厅印发的《关于加快医学教育创新发展的指导意见》提出以新理念谋划医学发展、以新定位推进医学教育发展、以新内涵强化医学生培养、以新医科统领医学教育创新；要求全力提升院校医学人才培养质量，培养仁心仁术的医学人才，发挥课程思政作用，着力培养医学生救死扶伤精神。《教育部关于深化本科教育教学改革全面提高人才培养质量的意见》要求严格教学管理，把思想政治教育贯穿人才培养全过程，全面提高课程建设质量，推动高水平教材编写使用，推动教材体系向教学体系转化。《普通高等学校教材管理办法》要求全面加强党的领导，落实国家事权，加强普通高等学校教材管理，打造精品教材。以上这些重要文件都对医学人才培养及教材建设提出了更高的要求，因此新时代本科临床医学教材建设面临更大的挑战。

北京大学医学出版社出版的本科临床医学专业教材，从 2001 年第 1 轮建设起始，历经 4 轮修订，各轮次教材都高比例入选了教育部“十五”“十一五”“十二五”普通高等教育国家级规划教材。本套教材因骨干建设院校覆盖广，编委队伍水平高，教材体系种类完备，教材内容实用、衔接合理，编写体例符合人才培养需求，实现了由纸质教材向“纸质 + 数字”的新形态教材转变，得到了广大院校师生的好评，为我国高等医学教育人才培养做出了积极贡献。

为深入贯彻党的二十大精神，落实立德树人根本任务，更好地支持新时代高等医学教育事业发展、服务于我国本科临床医学专业人才培养，北京大学医学出版社有选择性地组织各地院校申报，通过广泛调研、综合论证，于 2022 年 8 月启动了第 5 轮教材建设，共计 53 种教材。

第 5 轮教材建设继续延续研究型与教学型院校相结合的特点，注重不同地区的院校代表性，调整优化编写队伍；遴选教学经验丰富的学院教师及临床教师参编，为教材的实用性、权威性、院校普适性奠定了基础。第 5 轮教材主要做了如下修订：

1. 更新知识体系

继续以“符合人才培养需求、体现教育改革成果、教材形式新颖创新”为指导思想，坚持“三基、五性、三特定”原则，对照教育部本科临床医学类专业教学质量国家标准，密切结合国家执业医师资格考试、全国硕士研究生入学考试大纲，结合各地院校教学实际更新教材知识体系，更新已有定论的理论及临床实践知识，力求使教材既符合多数院校教学现状，又适度引领教学改革。

2．创新编写特色

以深化岗位胜任力培养为导向，坚持引入“案例”，使教材贴近情境式学习、基于案例的学习、问题导向学习，促进学生的临床评判性思维能力培养；部分医学基础课教材设置“临床联系”模块，临床专业课教材设置“基础回顾”模块，探索知识整合，体现学科交叉；启发创新思维，促进“新医科”人才培养。适当加入知识拓展，引导学生自学，探索学习目标设计。

3．融入课程思政

将思政元素、党的二十大精神潜移默化地融入教材中，着力培养学生“敬佑生命、救死扶伤、甘于奉献、大爱无疆”的医者精神，引导学生始终把人民群众生命安全和身体健康放在首位。

4．优化数字内容

在第4轮教材与二维码技术结合，实现融媒体新形态教材建设的基础上，改进二维码技术，优化激活及使用形式。按章（或节）设置一个数字资源二维码，融拓展知识、案例解析、微课、视频等于一体。

为便于教师教学、学生自学，编写了与教材配套的PPT课件。PPT课件统一制作成压缩包，用微信“扫一扫”扫描教材封底激活码，即可激活教材正文二维码，导出PPT课件。

第5轮教材主要供本科临床医学类专业使用，也可供基础、护理、预防、口腔、中医、药学、医学技术类等开设相同课程的专业使用，临床专业课教材同时可作为住院医师规范化培训辅导教材使用。希望广大师生多提宝贵意见，反馈使用信息，以便我们逐步完善教材内容，提高教材质量。

序

医学关乎人类生命的存在与繁衍，医学卫生事业的发展涉及国家安全、经济发展、社会文明和人民福祉。医者德为先，能为重，技为精。医学教育应既科学、严谨、规范，又充满温情与关怀。“健康中国”的美好愿景与目标，激励着医务工作者为之奋斗。医学教育要坚守为国育才、立德树人的根本任务，落实《关于深化新时代学校思想政治理论课改革创新的若干意见》《高等学校课程思政建设指导纲要》《教育部关于深化本科教育教学改革全面提高人才培养质量的意见》《关于深化医教协同进一步推进医学教育改革与发展的意见》《关于加快医学教育创新发展的指导意见》等文件精神，以适应我国“大医学、大卫生、大健康”的发展需求，为“健康中国”筑牢人才基础。

近年来，高等院校探索新医科建设，推进现代医学教育教学新模式，坚持以人和健康为中心，建立健全覆盖生命全周期和健康全过程、“促防诊控治康”一体化的人才培养体系，高度重视身心、社会、环境等要素，融通医工理文学科，提升新时代医学生的整体素养；运用现代数字信息技术，增强情境化教学，加强临床实践教学，有效地提高了学生专业胜任力。同时，高等院校深化落实党和国家关于加强大学生思想政治教育的指示精神，将思想政治教育贯穿于人才培养体系和课程教学，使习近平新时代中国特色社会主义思想进课堂、入头脑，培养人民群众满意的、医术精湛的社会主义卫生健康事业接班人。

北京大学是经历过百年洗礼的老校，为我国建设和发展做出了杰出贡献，与全国医学教育界的同道们共同努力，在医学教育教学研究、教师培养、教材建设、实践教学规范等多方面不断改革创新。北京大学医学出版社秉承医学教育宗旨，落实党和国家对教材建设的要求和任务，立足北大医学，服务全国高等医学教育，与各院校教师一起不懈努力，打造精品教材，以高质量完成课程教学活动的“最后一公里”。本套本科临床医学专业教材是在教育及卫生健康部门领导的关心指导下，由医学教育专家顶层设计，北京大学医学部携手全国各兄弟院校群策群力、共同建设的成果。本套教材多年来与高等医学教育改革相伴而行，与时俱进，历经多轮修订，体系日趋完善，符合专业要求，编写队伍与院校构成合理，编写体例不断优化创新，实现了纸质教材与数字教学资源结合的精品新形态教材建设。实践证明，这套教材满足本科医学教育的专业标准要求，在适应多数院校的教学能力与资源的情况下，能很好地引导、深化专业教学，已成为本科医学人才培养的精品教材，为我国高等医学教育事业发展做出了突出贡献。

第 5 轮教材建设坚持以习近平新时代中国特色社会主义思想为指引，积极探索思政元素融入教材，落实立德树人根本任务，坚持现代医学教育理念，体现生命全周期、健康全覆盖的整体要求，与相关学科恰当融合，全面更新了医学知识和能力体系，体现了“中国本科医学教育标准—临床医学专业（2022）”的要求，配合教学模式与方法的改革，吸收“金课程”建设经验，优化教材体例，融入医学文化，重视中华医学文明，强调适用、实用，行稳致远、开创新局，锤炼精品。

在第 5 轮教材出版之际，欣为之序。相信第 5 轮教材的高质量建设一定会为我国新时代高等医学教育人才培养、为健康中国事业做出更大贡献。

柯杨 乔杰

前　言

《基础医学概论》第1版由北京大学医学出版社于2019年10月出版发行，由吴忠道、朱亮和陈兴智三位教授担任主编。本书第1版自出版发行以来，得到了全国高等院校医学专业和生命健康相关专业师生的普遍欢迎，作为编者，我们对于业界同行的肯定深感欣慰，对于大家的厚爱表示感谢。

新冠病毒感染的大流行令全球始料未及，世界正面临着“百年未有之大变局”。疫情不仅使我们更真切地体会到健康和生命的宝贵，也促使我们更加深刻地思考维护生命健康的医学科学的重要性。基础医学是研究人的生命和疾病现象本质及其规律的自然科学，是医学发展的“基石”。要推进医学学科的发展，必须大力培养具有扎实医学基础知识的高质量人才。因此，加强基础医学教育得到高等教育界的普遍认同。

近年来，基于对医学重要性的认知，包括我国在内的世界各国都对医学科研给予了高度重视。随着“组学”和生物合成、大数据与人工智能、干细胞与组织工程等技术的迅猛发展，基础医学从内涵到外延都发生了显著的变化。为此，有必要在第1版基础上，对《基础医学概论》进行修订。

习近平总书记指出，要“树立大卫生、大健康的观念，把以治病为中心转变为以人民健康为中心”。在北京大学医学出版社的指导下，编委会组织全体编写人员认真学习领会习近平总书记关于教育工作和教材工作的重要讲话精神，明确了要在大健康的认知框架下，积极探索基础医学各学科之间的知识整合与融合问题，并突出中国科学家在基础医学研究和实践中的独特贡献，努力编写一本适应新时代要求，且逻辑框架更清晰、更完善的高质量教材。

根据各兄弟院校使用《基础医学概论》第1版后的意见和编写人员的教学体会，我们对第2版教材的具体内容、章节编排等方面问题进行了认真的讨论，并在讨论的基础上对教材内容进行了进一步的精选和知识拓展，其修订和编写特点主要体现在以下几个方面：①为了体现医学本科生人才培养的“三基”理念，分“知识”“能力”和“素养”三个方面明确了各章的基本要求和学习目标；②增加了案例、临床应用、知识拓展等模块，在思考题中增加了案例分析题，强化了基础和临床的融合，注重培养学生的临床思维、创新科研思维和综合分析、解决问题的能力；③知识拓展部分补充了近年发展较快且成熟的医学进展，并对我国近年来的重要医学成就以及和医学健康相关的重大发展战略问题等进行了简要介绍，潜移默化地融入了课程思政元素和生命伦理教育，以培养学生树立正确的生命价值观和医学伦理意识。总体来说，本版教材在第1版的内容基础上修订幅度超过30%，并在数字资源中配备了案例分析和思考题的参考答案，以及每章的教学课件，供老师和同学们参考，所以较之于第1版，新版教材不仅在篇幅上有较大扩展，且在内容与结构上有所更新与完善。

编写教材是一项光荣的任务，参加本教材编写的每位老师都深感责任重大，故都全力以赴地投入编写工作，为此付出了巨大心血。作为第一主编，我谨向乔远东和何涛主编，以及各位副主编、编委再次表示衷心的感谢和最崇高的敬意。特别是，本版教材副主编吴敏昊教授全力协助主编工作，不辞辛苦、逐字逐句地对稿件进行审阅和修改，令人敬佩，在此我向她表示衷心感谢。北京大学医学出版社的领导和本教材的责任编辑为本版教材的编写提供了全面的指导和技术支持。另外，中山大学中山医学院积极支持本教材的编写工作，为此还特别提供了专项经费予以资助；西南医科大学教务处对本书编委会的召开也给予了大力支持，中山大学中山医学院的许志威老师以及徐美伊宁、黄婉娴和李红同学承担了许多编务工作。在此，我们一并向他们致以衷心的感谢。

限于我们的编写水平，且基础医学学科的发展日新月异，本版教材难免存在着不足之处，恳请同行专家及广大师生在使用本书过程中不吝指正，并将发现的问题及时反馈给我们，以便本书更新时加以修正，我们将不胜感激。（电子邮箱：wuzhd@mail.sysu.edu.cn）

吴忠道

于广州中山大学北校园

目　录

第一篇　导　言

第一章　医学的起源与发展………　3

第二章　医学教育………………………　11

第一节　医学教育的概念与目的 ……　11
第二节　医学教育的特点 ……………　12
第三节　医学教育的发展历程 ………　13
第四节　医学教育的课程体系 ………　16
第五节　医学教育改革 ………………　17

第三章　医学研究………………………　21

第四章　基础医学与其他相关学科 ………………………………　26

第一节　基础医学的内容与任务 ……　26
第二节　基础医学与其他学科的交叉融合 ……………………………　27
第三节　基础医学与临床医学的关系 ………………………………　29
第四节　基础医学与生物学的关系 …　30
第五节　基础医学与预防医学的关系 ………………………………　30

第二篇　人体基本结构与功能

第五章　人体层次、分部与器官系统………………………………　35

第一节　人体层次与基本结构 ………　36
第二节　人体分部与基本结构 ………　43
第三节　人体系统功能划分 …………　48
第四节　解剖学姿势与常用术语 ……　67

第六章　细胞的基本结构与功能…　70

第一节　细胞的基本结构 ……………　70
第二节　细胞外基质 …………………　75
第三节　细胞的跨膜转运 ……………　77
第四节　细胞信号转导 ………………　81
第五节　细胞分裂与细胞周期 ………　83
第六节　细胞分化 ……………………　86
第七节　细胞的衰老与细胞死亡 ……　87

第七章　组织的基本结构…………　89

第一节　上皮组织 ……………………　90
第二节　结缔组织 ……………………　94
第三节　肌组织 ………………………　102
第四节　神经组织 ……………………　105

第八章　人体胚胎的发生发育…　110

第一节　受精和胚期的发育 …………　110

第二节 胎期的发育 …………………… 115

第九章 生理基本功能与调节… 121

第一节 内环境和稳态 ……………… 121
第二节 生命活动的基本特征 ……… 123
第三节 细胞生物电活动 …………… 124
第四节 机体功能的调节 …………… 131

第十章 生物化学基础………… 135

第一节 生物分子的结构与功能 …… 135
第二节 物质代谢与能量代谢 ……… 143
第三节 物质代谢的联系与调节 …… 154

第十一章 人类遗传学基础…… 158

第一节 染色质与染色体 …………… 158
第二节 正常染色体 ………………… 161
第三节 配子发生与减数分裂 ……… 165
第四节 基因组和基因 ……………… 169
第五节 基因复制、表达及其调控 … 175

第三篇 人体疾病发生基础

第十二章 生物性致病因子…… 183

第一节 概述 ………………………… 183
第二节 医学微生物 ………………… 184
第三节 医学寄生虫 ………………… 203
第四节 生物毒素 …………………… 220

第十三章 非生物类致病因素… 225

第一节 物理因素 …………………… 225
第二节 化学因素 …………………… 227
第三节 营养因素 …………………… 232
第四节 心理社会因素 ……………… 237

第十四章 机体免疫应答……… 242

第一节 机体免疫系统 ……………… 242
第二节 免疫应答的类型 …………… 247
第三节 固有免疫效应机制 ………… 247
第四节 适应性免疫效应机制 ……… 250

第十五章 应激、发热与炎症… 257

第一节 应激 ………………………… 257
第二节 发热 ………………………… 260
第三节 炎症 ………………………… 262

第十六章 细胞增殖与组织修复 ………………………… 267

第一节 细胞增殖 …………………… 267
第二节 组织修复 …………………… 271

第十七章 遗传与变异………… 279

第一节 人类的遗传与变异 ………… 279
第二节 人类的遗传变异与疾病发生的关系 ………………… 280
第三节 人类遗传变异与精准医学 … 287

第十八章 肿瘤的发生………… 289

第一节 肿瘤的概念 ………………… 289
第二节 肿瘤的形态 ………………… 290
第三节 肿瘤的分化与异型性 ……… 292
第四节 肿瘤的命名与分类 ………… 293
第五节 肿瘤的生长和扩散 ………… 295
第六节 肿瘤的分级和分期 ………… 298
第七节 肿瘤对机体的影响 ………… 298
第八节 良性肿瘤与恶性肿瘤的区别 ………………………… 299

第九节 癌前病变、异型增生及原位癌 ······ 300
第十节 肿瘤病因学和发病学 ········ 301

第四篇 主要系统疾病基础

第十九章 呼吸系统 ··············· 309
第一节 呼吸系统的结构 ·············· 309
第二节 呼吸系统的功能 ·············· 313
第三节 缺氧和肺功能不全 ··········· 320
第四节 呼吸系统其他常见疾病 ······ 325

第二十章 循环系统 ··············· 330
第一节 循环系统的结构 ·············· 331
第二节 循环系统的功能 ·············· 335
第三节 心力衰竭 ······················· 349
第四节 心血管系统其他常见疾病 ··· 352

第二十一章 消化系统 ············ 356
第一节 消化系统的结构 ·············· 357
第二节 消化系统的功能 ·············· 371
第三节 肝功能不全 ··················· 377
第四节 消化系统其他常见疾病 ······ 380

第二十二章 泌尿系统 ············ 392
第一节 泌尿系统的结构 ·············· 392
第二节 泌尿系统的功能 ·············· 400
第三节 肾衰竭 ·························· 407
第四节 泌尿系统其他常见疾病 ······ 410

第二十三章 神经系统 ············ 416
第一节 神经系统结构与组成 ········· 416
第二节 神经系统反射活动调节规律 ······ 426
第三节 神经系统常见疾病 ··········· 442

第二十四章 内分泌系统 ········ 447
第一节 内分泌概述 ···················· 447
第二节 下丘脑和垂体 ················· 455
第三节 甲状腺 ·························· 459
第四节 肾上腺 ·························· 464
第五节 胰岛 ····························· 470

第二十五章 血液系统 ············ 475
第一节 血液系统的组成与特点 ······ 475
第二节 血液系统的生理功能 ········ 477
第三节 血液病 ·························· 485

第二十六章 肌肉骨骼系统 ······ 494
第一节 肌肉骨骼系统的结构 ········ 494
第二节 肌肉骨骼系统的功能 ········ 505
第三节 肌肉骨骼系统常见疾病 ······ 507

第二十七章 生殖系统 ············ 514
第一节 卵巢 ····························· 514
第二节 子宫 ····························· 516
第三节 睾丸 ····························· 520
第四节 前列腺 ·························· 522

第五篇 疾病治疗学基础

第二十八章 药理学概论与合理用药 …… **525**

第一节 药理学总论 …… 526

第二节 化学治疗药物 …… 530

第三节 各系统常用药物 …… 539

第二十九章 康复科学基础 …… **555**

第三十章 基因技术与免疫学治疗 …… **567**

第一节 基因技术 …… 567

第二节 免疫学治疗 …… 570

第三十一章 干细胞与再生医学 …… **581**

第一节 初识干细胞 …… 581

第二节 干细胞种子细胞探索之路 …… 582

第三节 干细胞临床应用的曙光 …… 583

第四节 干细胞的伦理学问题 …… 587

主要参考文献 …… **589**

中英文专业词汇索引 …… **590**

第一篇

导　言

基础医学（basic medicine）是研究人的生命和疾病现象的本质及其发生和发展规律的学科，是其他医学学科的基础，因此，基础医学属于医学的一个非常重要的分支学科，是现代医学的基础，并随着社会文明的进步不断地深化发展。本篇的第一章介绍医学的起源与发展，让读者在了解中外医学发展的前世今生中激发出对本学科强烈的兴趣；第二章介绍医学教育，重点介绍医学教育的特点、发展历程和改革趋势；第三章介绍医学研究的基本程序、方法以及发展趋势，让读者由此窥见医学科学日新月异的发展态势；第四章介绍基础医学与其他相关学科，重点介绍基础医学的内容与任务、与其他学科的交叉融合，尤其是与临床医学、预防医学和生物学的密切关系，让读者对基础医学在整个医学领域的重要地位形成初步的认识。

第一章

医学的起源与发展

第一章数字资源

学习目标

1. **知识**：说出医学的概念、起源；概括世界医学的发展历程；概括我国医学的发展历程。
2. **能力**：通过对医学的概念、起源的学习，理解医学的重要性；在医学不同发展历程的比较分析中，领会医学持续演进与发展的历史逻辑；认识社会经济、政治、科技文化和哲学思想对医学发展的影响和作用；同时能够分析医学的起源和发展对人类社会的影响。
3. **素养**：认识到医学起源于人类生产和生活实践的史实，确立历史唯物主义观点，学会运用历史唯物主义观点和方法分析批判各种错误的医学起源论。
4. **掌握**：医学的起源和发展的基本认识；医学发展对人类生活和社会进步的重要性。

医学（medicine）是为恢复、维护、增强人的健康而发展出的知识、技术、艺术、学术体系，是研究人类生命过程，以及同疾病作斗争和维护健康的一门科学。医学从促进、预防、诊断、控制、治疗和康复（简称为“促防诊控治康”）六个方面照护健康。健康是人的一种良好的生命状态，包括生理健康、心理健康、人际和谐和环境友好四个方面。医学活动是从人的整体性及其同外界环境的辩证关系出发，用实验研究、现场调查、临床观察等方法，不断总结经验、研究人类生命活动和外界环境的相互关系，研究人类疾病的发生、发展及其防治、消灭的规律，以及增进健康、延长寿命及提高劳动能力的有效措施（《辞海》，1985 年），促进人类健康是医学的最终目标。因此，伴随着人类的诞生，医学也随之而生，这是一件自然而然、不可避免的事。

关于医学的起源，有多种学说和猜测，主要依靠考古的发现，特别是古代文献。但我们相信医学的起源一定远远早于文字，医学的发展源远流长。远古时期，人类为了生存，不得不与野兽搏斗，受伤及至死亡的情况时有发生。面对生存，人类先民们始终都在思考着如何有效保护生命和认识自我。出于对疾病、苦痛和死亡的恐惧以及生存和繁衍的本能，原始人类不得不探索医疗之道并贯穿人类活动始终。例如，古人在生产、生活中遇到了伤病，偶尔服用了什么草药竟然好转或痊愈了，然后代代相传。在我国有“神农尝百草，一日而遇七十毒”的传说。而人们对自我的认识则始于对自己身体的好奇。从人体解剖学的建立，到血液循环理论的诞生，再到遗传密码的揭示……人类对自身的认识越来越清晰。医学的起源与进步，从某种意义上来讲，就是对人的身体深入了解和认识的过程。

Note

一、原始医学

1．本能和经验医学 每一个生物体在受伤或遭到病毒、细菌和寄生虫等病原体侵犯的时候，都会启动修复或防御机制，以延续生命。动物会舔舐伤口、饮水、吃某种植物、不受干扰地休息或进行其他（治疗）活动。例如，当狗的一条腿受伤的时候，它会用三条腿走路，以使伤腿获得休息，可以在最短的时间内痊愈；火鸡被大雨淋湿后，会寻找并服用安息香树叶预防感冒；野牛患了皮肤病，会在泥浆里打滚，再把泥浆晾干，反复如此，直到皮肤病痊愈；熊和獾喜欢泡含有硫黄的温泉养生、治疗关节炎和皮肤病。这是常见的动物的本能医疗行为。

母爱，如保护婴儿，是人类保存自身的本能行为，反映到医疗活动中便体现为帮助孕妇或分娩妇女。这是最古老的一种医疗救助形式。当本能的医学不断积累，经过信息的加工传递，便演进为经验医学，并附带产生疾病原因的概念。许多疾病的原因显而易见，可以立即辨认，如创伤、皮肤表面损害和一些寄生虫疾病等，都容易找到原因，并进行消除。这是病因学最古老观念的合理起源。同时，史前人类不了解内分泌的重要性，以及它和某些疾病的联系。但是，妊娠、分娩、生长发育和死亡等现象并非感官可以直接了解，因此，人们选择了用无所不能、至大至远的超自然的神来进行解释。如某些生理或病理改变是由于星辰的作用，比如月经或间歇热。基于这种观念，也产生了相应的治疗体系。在祛除结石、寄生物或外来物后，痛苦也消失了，机体逐渐痊愈。内科学也同样如此。如果有某些疾病的病因他们无法解释，无法祛除，那么便念咒语以望治愈。在与大自然的相处和斗争当中，原始人类发现阳光、水、热等可以治疗疾病，也观察到植物的疗效，这也许是由动物身上获知的，他们渐渐学会分辨哪些植物有毒，哪些植物可以治病，如何使用可治病的植物。由此，便把这些树、花、草尊为神，或者创造出一个圣人进行崇拜。这说明经验医学常与巫术思想相联系。例如现在某些北欧人仍把患者衣物挂在树上以求治愈。中国端午节时，许多地区会在门口悬挂菖蒲，以祛除毒气、祈祷身体健康。从这些民俗中可以看到经验医学与巫术医学相联系的痕迹。

2．神鬼和巫术医学 巫术医学的思想方法主要产生于经验。因此，它的根源存在于经验医学当中。人类如果相信超自然力是疾病原因，就必须与这种恶势力斗争以保卫自己。斗争方式可以是直接祈祷或者是借助所崇拜的灵兽，通过祷告或诅咒转祸为福，这就需要一些善于与超自然的神沟通的人。于是，巫医诞生了。他们宣称自己有战胜凶魔或降伏恶鬼的能力，能借助观察星宿和自然现象，或借察看动物内脏预言吉凶，并影响人类情感。由此产生了一系列仪式和观念，巫医自己也便拥有崇高的政治地位。人们迷信法术以及巫医的权威迅速提高之后，产生了暗示疗法，比如张贴符咒、悬挂动物牙齿或骨头、利用逝者骨头或骨灰等。文身也是其中一种巫术，通过在皮肤上画符来防御恶魔。此外，由于相信神造的一切事物都有其独特的形象特征，所以若有某些植物种类的外观类似于人体器官外形，便可以利用它们来治疗身体的疾病。在这种观念的支配下，人类在选择植物或动物药时，往往按照外形类似某种脏器，用以治疗类似器官病。如核桃补脑、腰果补肾、牛油果可以保护子宫、贝壳可以生精等，这种以形补形的思想至今仍存在于民间医学当中。所有这一类的行为皆来源于巫术医学。后来合乎逻辑地发展至灵魂医学，即死者的灵魂附着在生者的身体中，甚至认为在活着的时候灵魂也可以暂时出窍，简称灵魂附体。这当然是由于癔症或癫痫发作时造成的错觉。但这种观念在死者和生者之间建立了关系，死者可以通过祝福或诅咒来保护或迫害生者。巫术医学至今仍存在于一些与文明隔绝的部落民族当中。在巫术的外衣下，隐藏着高明的和专门的医生。尽管他们的操作非常迷信，通常需要繁琐的仪式，却包含着治病救人的真谛，其中相当多可以看作科学的医学的前身。

二、古代医学

1．文献医学的诞生 最早的关于医学的系统记载是史密斯纸草医学文献，全名为《艾德温·史密斯纸草文稿》（*Edwin Smith Papyrus*）。据考古学家推测，抄写年代可能在公元前 21—前 16 世纪，文献中主要记载了 48 个外科病例。此外还记载了火棍疗法、冷敷疗法、外科手术和药物治疗等治疗方法。史密斯纸草医学文献表明，古埃及医生对解剖、生理、病理等已有了一定的认识，认为切脉可知患者心脏情况。埃伯斯纸草医学文献抄写年代大约在公元前 1550 年，该文献显示古埃及医学已经有了非常专业的分科，包括内、外、妇、儿、皮肤以及卫生防疫等，药物剂型则有片剂、丸剂、粉剂、煎剂、膏剂、栓剂、糊剂等。除了上述具有代表性的医学文献外，还有《拉洪纸草卷》《康氏纸草卷》《柏林纸草卷》《伦敦纸草卷》和《赫斯特纸草卷》等医学文献。只是这些文献都没有署名，后人便以收藏者或发现地对其命名。这些医学纸草卷是迄今为止最早的有记载的人类医疗活动，是后人研究古代医学的基本资料。纸草医学文献中的许多观点，即使到了 18 世纪，在医生们看来依旧十分新颖。几乎在古埃及文明诞生的同时，两河流域也诞生了灿烂的古巴比伦文明。大约在公元前 2000 年时，两河流域的医疗几乎都掌握在僧侣手中。他们很早就注意到了天体运行与人类疾病的变化，逐渐产生天人合一的观念。他们认为天、地、水三者对人的生命健康至关重要，疾病是由外来病魔侵入引起的。《汉谟拉比法典》记载医药条文四十余款，约占整个条文的 1/7，是研究古巴比伦医学的重要史料。在《汉谟拉比法典》中可以看到有丰富的药物使用办法，还可以看到卫生和社会医学最初的概念，他们已经注意到动物解剖和人体解剖，并首先在法典中规定了医生的刑事和民事责任，明确医生是一种专门职业。

2．古希腊医学 在古埃及和古巴比伦的医疗卫生思想、古希腊哲学思想、民间的经验医学等多种因素的共同影响下，古希腊医学诞生了。它的代表人物希波克拉底及代表作《希波克拉底文集》至今仍然是医学史上一个巍峨的高峰，其对医师职业道德的总结《希波克拉底誓言》被广泛传颂，仍然是每位医学生必须背诵的誓词。

古希腊的自然哲学很发达，认为水是宇宙万物和宇宙本身的原始元素，万物都来自于水又终结于水。希波克拉底由此得出人体都是由体液组成的、体液是生物有机体的本源的结论。泰勒斯之后，很多古希腊哲人，如毕达哥拉斯、恩培多克勒、德谟克利特等同时也精通医学，他们既是哲学家又是医生。希波克拉底提出了著名的“四体液论”。四体液理论不仅是一种病理学说，而且是最早的气质与体质理论。他认为复杂的人体是由血液、黏液、黄胆和黑胆这四种体液组成的，四种体液在人体内的比例不同，形成了人的不同气质：性情急躁、动作迅猛的胆汁质；性情活跃、动作灵敏的多血质；性情沉静、动作迟缓的黏液质；性情脆弱、动作迟钝的抑郁质。每一个人的生理特点以哪一种液体为主，就对应哪一种气质。先天性格表现会随着后天的客观环境变化而发生调整，性格也会随之发生变化。人之所以会得病，就是由于四种液体不平衡造成的，而液体失调又是外界因素影响的结果。所以，他认为一个医生进入某个城市首先要注意这个城市的方位、土壤、气候、风向、水源、饮食习惯和生活方式等这些与人的健康和疾病有密切关系的自然环境。“四体液论”是古希腊哲学研究世界构成因素及其之间关系的学说在医学上的建构和应用。此外，希波克拉底也勇敢地冲破禁令，秘密进行了人体解剖，获得了许多关于人体结构的知识。在他最著名的外科著作《头颅创伤》中，详细描绘了头颅损伤和裂缝等病例，提出了施行手术的方法。其中关于手术的记载非常精细，所用语言也非常确切，足以证明这是他亲身实践的经验总结。他还制定了第一个医学道德誓言，为医学哲学奠定了基本的理论范式，奠定了西方医学以实验为主的发展方向。

3．古印度医学 佛教诞生之前的古印度文明中已经包含了丰富的医学文化知识。公元前

10世纪，婆罗门教诞生了，其经典之作是四部《吠陀》。第一部《梨俱吠陀》诗篇中就提到药用植物，并提及麻风病、结核病、外伤等疾病。接下来的三部《沙摩吠陀》《耶柔吠陀》和《阿闼婆吠陀》，除了讲述礼仪外，还记载了77种病名和关于创伤、蛇咬、虫咬、中毒方面的病例，以及治疗这些疾病的草药，并提到妇科疾病和养生保健的办法。此外，还记载了兽医学以及解剖学的内容。

婆罗门各派还编辑了一些文献，称为“梵书”，记载了一些医药卫生知识，并作为法规、习俗在社会上流传。后来续吠陀的书有《优婆吠陀》《寿命吠陀》或《阿输吠陀》，将医学分为八科。《阿输吠陀》提出关于健康与疾病的三体液学说，是印度吠陀医学的基础。气、胆、痰这三种体液必须均衡才能保持人体的健康，任何一种体液过多或不足，都会破坏平衡，因而产生疾病。以后，三体液学说又增加了血液，成为四体液说，但基本理论没有改变。公元前6世纪，古印度释迦族王子乔达摩悉达多创立了佛教。由于佛教的支持，吠陀医学在寺庙中得到发展，并使寺庙成为医学教育中心，佛教医学由此诞生了。佛教医学以佛教的教义作为自己的指导思想，有别于过往依赖于正理、胜论派以及数论派的古印度医学哲学思想。正是由于哲学思想的转变，印度医学从“巫术－宗教”治疗传统转变为“经验主义的－理性的”医疗体系。印度医学的基本文献是《妙闻集》。妙闻是古印度伟大的外科学家，大约生于公元前5世纪，他的著述被称为《妙闻集》，其主要是关于外科手术的阐述，包括疝气、鼻整形、皮肤移植和白内障剔除术等，详细记载了外科医生做手术时所应准备的各种外科器械，以及760种植物药。印度佛教禁止杀生，禁止用动物献祭，也禁止解剖，严重影响外科学的发展。因此，《妙闻集》中提到的解剖学的内容，是印度文献中唯一提到研究解剖学之处。瑜伽是一种养生健体的修炼术，梵文原义有“统一”“和谐”等多种含义，它认为宇宙充满了“气”，气是宇宙运动的能量；人体小宇宙也充满了“气”，气是生命攸关和充满活力的能量；生命修养在于调动潜伏于体内气之能量，达到身心合一的最高境界。它通过调息、调心、调身，增进身体、心智和精神的健康，瑜伽功法和瑜伽哲学二者不可分割。

4. 古犹太医学 古犹太医学大部分存于《圣经》，属于僧侣医学，其中充满神权气息，因为当时道德上、社会上和政治上的法规都受神权支配。但是若干世纪以来，犹太民族受其他民族的影响极大，有时是征服者，有时是被征服者，在医学历史上也可以找到受外来文化影响的痕迹。

《圣经》时代的古犹太医学，除了僧侣医学外，还有经验医学。经验医学是对僧侣医学的补充。但即使是经验医学，也渗透着浓厚的神学和宗教因素，很难有纯粹的经验医学。按照最早的观念，疾病并非全是上帝的惩罚，因此医生被视为上帝的仆人，享有崇高的社会地位。从事医疗活动不受任何阻碍，这种把宗教和医术结合起来的传统，推动了犹太医学的发展。古犹太医生已经能够分辨非常多的疾病，仅《圣经》中列举的疾病名称就有痔疮、疥、结核病、痢疾、天花、水肿、牛皮癣、疟疾、伤寒、麻风病、火症、痛风、湿疹、血漏以及一些精神病等；并使用非常多的植物进行治疗，类似于中医的治疗方法。人工呼吸法在《圣经》中也屡见记载。由于洁净神圣化思想，因此古犹太人极其爱好清洁，并将其写入宗教教义，成为教规，如为清洁而进行的沐浴变为象征性的洗礼，其实带有实际的卫生观念，对于预防疾病、保持身体健康起到促进作用。犹太教的饮食禁忌也有益于养生保健。犹太教规定，一切对人有害的食物和饮品是不可食用的。古犹太医学对现代医学的宝贵贡献在于奠定了公共卫生的主要基础，产生卫生立法的概念，其中蕴含的医疗理念对现代医疗保健仍有启迪。

5. 中国医学 中华文明是古代四大文明中唯一完整保存至今的人类文明。中国医药文化及由此产生的中国医学，是中华文明的重要组成部分，凝聚着深邃的哲学智慧和中华民族几千年来的健康理念及医学实践经验。早在中国殷商的甲骨文里已经有了医学的记载。在甲骨文中包含有大量的象形、会意文字，从文字的形象上，可以看出商代人对人体已经有了一定的认识，如“目”像人的眼睛；也有许多表示病症和病象的文字，如“蛊”指人腹中的寄生虫或寄生虫感染引起的腹水等。

中国医学（简称中医）的产生和形成是一个漫长的历史过程。从《易经》占卜吉凶祸福到认识本草、总结方剂，从阴阳五行概念的产生到辨证施治的创成，再从奇经八脉演进到养生保健，是一个循序渐进、一脉相承、逐步发展、日臻完善的过程，其时可长达四五千年的悠悠岁月。宇宙观念渗透于中医的基础理论当中。早在夏、商、西周三代巫教流行之际，就出现朴素的“三世医学”理论，即针灸、药物、脉学。西周初期，形成了以占筮为手段的《周易》巫文化体系，其中的阴阳、八卦理论对医药及卫生的影响最为深远，还涉及疾病治疗、整体观念、防微杜渐等观点和卫生保健知识。《尚书·洪范》提出了金、木、水、火、土五行学说，中医学主要用这五行学说阐述五脏六腑间的功能联系以及脏腑失衡时疾病发生发展的机制，也用以指导脏腑疾病的治疗。阴阳五行学说与医学的结合，反映了中医古朴的辩证唯物思想。很多中医典籍都描绘对人体结构的认识，最值得注意的是《黄帝内经·灵枢》中关于人体结构与解剖的相关论述。这些对人体结构的认识，几乎都是基于中医理论及自然哲学的认识。此外，在《汉书王莽传》和南宋的《欧希范五脏图》及《存真图》中都有关于人体解剖的记载。但是，中医的解剖更多是基于对自然哲学的考察。

本草是中医最重要的部分。在中国神话里，医药是神农氏创造的，传说中的神农氏不但教会人们农耕，还编写了一部医书，里面介绍了上百种草药及其使用方法。《诗经》里开始记载了许多可以入药的动、植物和矿物。用药实践的发展，带来了药物理论的升华。《周礼》中有“以五味、五谷、五药养其病”的理论。中医第一本药物学专著《神农本草经》约成书于东汉，收录药物 365 种，分为上、中、下三品，对于所收录的各种药物的功效和主治疾病都进行了简要的记载与描述，提出了君臣佐使的组方原则，这无疑是早期临床药学宝贵经验的总结。长期临床实践和现代研究都证明《神农本草经》中对于所载药物的功效认识大部分是正确的，其中许多药物至今仍然在临床广泛应用，比如人参补益、黄连止痢、麻黄定喘、常山截疟、大黄泻下等。而且各种药物主治疾病的种类也非常广泛，包括了内、外、妇、儿、五官等科疾病。此外，《神农本草经》中对于药物的性味、产地与采制、炮制方法，乃至用药原则和服药方法等都有涉及，极大地丰富了药物学的知识体系。《神农本草经》丰富而深刻的药物理论，奠定了中医药物学的理论构架。此后的《唐本草》《本草拾遗》《证类本草》和《本草纲目》等药物学著作都是对《神农本草经》的丰富和传承。其中《本草纲目》奠定了今天中药的标准，至今仍被中医奉为经典。

中医药在治未病、重大疾病治疗、疾病康复中具有独特的优势，仍然是我国医疗卫生体系中重要的组成部分。

三、近代医学

当今的现代医学主要是由西方近代医学发展演化而来。而西方近代医学是指产生于 14 世纪初至 17 世纪中后期文艺复兴时期的欧洲医学。在此之前漫长的中世纪里，由于宗教极权的统治，欧洲大陆的主要医疗方法为祈祷、行按手礼、涂圣油，医学被固定在一个教条主义的体系当中，失去蓬勃的活力。13 世纪末—14 世纪初，资本主义萌芽首先诞生于意大利，欧洲社会开始从中世纪进入近代社会，知识与精神得到空前的解放与创造，医学的科学大厦也从这里奠下了坚定的基石。1543 年，比利时的维萨里（Andreas Vesalius）出版了《人体的构造》。这是一部前所未有的人体解剖学巨著，它的全部内容不是依靠想象、推测、思辨的结论，而是直接建立在对人体的完整、系统的解剖、观察、分析、记录的科学基础之上，是经得起客观事实检验的学术成就。它以一系列令人信服的解剖学发现，纠正了盖伦（Galen，全名 Claudius Galenus of Pergamum）所流传的 200 多处谬误，彻底动摇了盖伦雄踞西方医学界 1300 多年的霸主地位。它的内容涵盖了当时所有已知的人体结构，包括体表特征、肌肉与肌腱、骨骼与关节、心脏与脉管系统，各种内脏、脑髓以及脊神经、脑神经等。它堪称一部对医学生、临床医生甚至艺术家都具有重大参考、指导价值的珍贵书籍。尤其是书里所用大量人体解剖图，完全根据实体解剖标本，由造诣极高的画家所绘制，无论是形状、位置、三维透视和相互比例关系，都达到了高度的准确性。这是有史以来人类对疾病的认识和理解客观、准确的定位依据，为以后医学理论基础和临床诊治的发展开辟了道路，打下了完整而巨大的构架基础。

1628 年，英国医生哈维（William Harvey）发表了一本只有 72 页的小书《动物心脏与血液之运动》，他一改前人长篇累牍、引经据典的文风，开门见山，简明扼要，直接提出血液从左心室流出，经过主动脉流经全身各处，然后由腔静脉流入右心室，经肺循环再回到左心室。人体内的血液是循环不息地流动着的，这就是心脏搏动所产生的作用。这是标志着以科学实验为基础的医学新纪元的开始，也从此宣告生物学成为一门学科登上历史舞台。在维萨里和哈维的推动下，人们以越来越高涨的热情探索疾病的奥秘。1655 年，英国人胡克（Robert Hooke）出版了《显微镜学》一书，跟随着他的脚步，意大利人马尔比基（Marcello Malpighi）、荷兰人列文虎克（A.van Leeuwenhoek）和斯迈丹（Swammerdan）都进一步推进了显微镜的研究。其中马尔比基发现了毛细血管，被视为组织学的创始人；列文虎克发现微生物，最早记录肌纤维、微血管中的血流，被视为微生物学的开拓者；斯迈丹的神经肌肉生理学实验被誉为生理学的里程碑。显微镜的发明和利用，大大扩展了人类的视野，医学从此踏入了微观世界。

进入 18 世纪，人体解剖学获得了巨大突破，有力地推动了外科学的发展，英国的威廉·亨特（William Hunter）等将外科实践从一门与理发匠、修脚师相提并论、不受尊敬的技艺变成了一门堂堂正正、受人敬重的临床学科。其中，约翰·亨特（John Hunter）被公认为英国的“外科学之父”、病理解剖学的奠基人。随着对人体结构、功能更明确、更深入的了解，人类迫切需要从不同的深度更为准确地理解疾病的定位与本质，解释各种不同疾病的发生机制、发展过程、特殊临床表现和对治疗的反应。意大利病理学家莫干尼就是其中的杰出代表。他先后解剖了上千例尸体，其中大多数尸体生前患病，提出人类的大多数疾病都与特定的脏器病变密切相关，而患者所表现出的各种临床症状，就是脏器病变所发出的呻吟与呼唤。莫干尼被公认为器官病理学的创始人、病理解剖学之父。他倡导的探索疾病本质的思想办法，推动医学以更客观、更准确的方法，寻求疾病产生的部位和原因，成为现代科学医学发展的指导思想之一。他的著作《疾病之定位与起因》也标志着病理解剖学这门崭新的医学分科的诞生。

进入 19 世纪，德国的魏尔啸（Rudolf Virchow）提出细胞病理学理论，开启了医学现代化的进程。法国生物学家居维叶（Georges Cuvier）的著作《比较解剖学讲义》奠定了比较解剖学这门学科。贝尔（Karl Ernst Von Baer）是胚胎学的创始人，他著有《动物的进化》，证实了潘德尔（Christian Heinrich Pander）提出的胚层学说。1806 年由鸦片中提取出吗啡；1819 年由金鸡纳树皮中提取出奎宁；19 世纪中叶，已经能人工合成一些药物，如氯仿等。药理学及实验药理学建立起来了。1816 年，法国医生雷奈克发现了世界上第一个听器，此后，许多临床诊断辅助手段如血压测定等开始应用。1844 年，美国牙科医生韦尔斯（Horace Wells）在为患者拔牙时使用了氯化亚氮，该药成为历史上第一种麻醉药；1846 年，美国医生朗（Crawford W. Long）首次将乙醚麻醉应用于外科手术，拉开了无痛手术的序幕，为外科学的广泛应用和进一步发展开辟了一条前所未有的途径。19 世纪后期，巴斯德（Louis Pasteur）创立了微生物致病理论和免疫学，从而引起医学的重大变革，被誉为现代医学之父。受巴斯德发现微生物的启发，1865 年，英国外科医生李斯特（Joseph Lister）首次作苯酚溶液洗水；1886 年，伯格曼（Emst von Bergmann）采用压力消毒器进行消毒。从此，外科进入了无菌操作时代。此外，在这一时期，预防医学和护理学也成为独立的学科，共同促进了近代医学的发展。

伴随社会的进步、生产力的发展、自然科学的进步，近代医学得到不断发展和完善，人类的健康状况得到不断的改善，人类预期寿命不断提高。

四、现代医学

近代医学经历了16—17世纪的奠基、18世纪的系统分类、19世纪的大发展，到20世纪与现代科学技术的紧密结合，发展为现代医学。20世纪医学发展的主要原因是自然科学的进步。病原体的发现、化学药物的研制、激素的发现、诊断技术的发展、外科手术的进展、精神科学的发展、免疫学的发展、生物医学工程学的发展、神经科学的发展、遗传学的发展与人类基因组计划的实施，展示了现代医学不断发展进步的足迹。化学合成和生物制药工业的发展，不断为人类战胜疾病提供有效药物，如磺胺药、青霉素和青蒿素等抗感染药物的成功研究，广谱抗癌抗体药物PD-1抗体和PD-L1抗体的成功研制。麻醉和消毒问题解决后，外科学不断取得突破，体外循环方法心脏直视手术、显微外科、器官移植、微创手术相继产生并普遍开展。生物工程则是工程学和医学的结合，有一系列的广泛应用，比如人工心脏瓣膜、肾的血液透析等。20世纪后期，尤其是1972年CT技术的问世，标志着现代医学走进了计算机时代。随着分子生物学、遗传学、干细胞与组织工程技术的发展，分子医学的发展和应用，更是将现代医学带入一个全新的高度。1885年，孟德尔通过豌豆实验，发现了遗传学三大基本规律中的两个，分别为分离规律及自由组合规律。20世纪初，摩尔根在他的果蝇实验中发现了基因连锁和互换定律。孟德尔和摩尔根的上述发现，奠定了遗传学的基础。1953年沃森和克里克阐明了DNA双螺旋结构，从此遗传学发展突飞猛进。分子生物学的兴起，使我们得以对染色体上的DNA分子进行有目标的切割、连接、扩增乃至编辑。1990年人类基因组计划启动，2002年，30亿个碱基对测序圆满完成。在此基础上，现代医学不仅进入到了分子医学阶段，更重要的是组学（omics）成为医学研究的核心内容之一。组学主要包括基因组学（genomics）、蛋白质组学（proteomics）、代谢组学（metabolomics）、转录组学（transcriptomics）、脂质组学（lipidomics）、免疫组学（immunomics）、糖组学（glycomics）、RNA组学（RNomics）、影像组学（radiomics）和超声组学（ultrasomics）等。这些前沿学科的发展，使得现代医学朝着个体化医疗或精准医学的方向发展。

新冠疫情给人类社会带来了巨大威胁和挑战，更凸显了医学在保障人类健康和可持续发展中的重要作用。“人民至上，健康至上”“健康是促进人的全面发展的必然要求，是经济社会发展的基础条件”，要保障人民的健康，必须推进医学的不断进步。《“健康中国2030”规划纲要》中强调推进医学科技进步。我国将启动实施脑科学与类脑研究、健康保障等重大科技项目和重大工程，推进国家科技重大专项、国家重点研发计划重点专项等科技计划。发展组学技术、干细胞与再生医学、新型疫苗、生物治疗等医学前沿技术，加强慢性病防控、精准医学、智慧医疗等关键技术突破，重点部署创新药物开发、医疗器械国产化、中医药现代化等任务，显著增强重大疾病防治和健康产业发展的科技支撑能力。因此，医学与其他学科交叉融合将成为现代医学创新发展的主要途径。

思考题

1. 你理解的医学是什么？

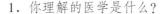

2．中国医学对世界医学有哪些贡献？

3．如何理解发展“新医科”或“医学 +X”的重要意义？

（吴忠道）

第二章

医学教育

第二章数字资源

学习目标

1. **知识**：阐述医学教育的概念、目的和特点；概括世界医学教育的发展历程；概括我国医学教育的发展历程；说出医学教育的课程体系；总结医学教育改革的缘由及趋势。
2. **能力**：通过对医学教育的概念、特点的学习，理解医学教育的特殊性和重要性；在对医学教育不同发展历程的比较分析中，领会医学教育持续演进与发展的历史逻辑；通过学习医学教育课程体系的演变，尝试理解、评价不同课程模式的优势与不足；通过对医学教育改革趋势的综合分析，把握医学教育创新发展的必然趋势。
3. **素养**：树立正确的历史观，培养厚重的历史意识、历史担当和历史使命；培养对规律的把握以及对创新的价值认同。
4. **掌握**：医学教育的特点；“以学科为基础”和“以整合课程为基础”的课程体系的内涵；医学教育改革的趋势。

第一节　医学教育的概念与目的

一、医学教育的概念

医学教育（medical education）是指按社会的需求有目的、有计划、有组织地培养医药卫生人才的教育活动，一般指大学水平的医学院校教育。通过医学教育，一方面为社会培养卫生健康人才，满足人们的健康服务需求；另一方面把医学知识和经验世代积累下来并加以传授，实现医学知识的继承和再生。伴随着20世纪中叶终身教育思想的出现，目前国际医学教育界普遍认为医学教育也是一个终身学习的过程，可分为三个阶段：医学院校教育，是指医学生在学校接受的基本医学教育；毕业后教育，即医学生从医学院校毕业以后，在所学的基本知识和技能的基础上，接受专业化培训，使所学知识和技能朝着某一专业方向深化；继续医学教育，是指在完成毕业后教育以后，为保持其业务水平的持续更新，以满足医学科学发展的需求，继续不断掌握新知识、新技术的终身过程。这三个性质不同的教育阶段紧密衔接，形成连续统一的医学教育过程。

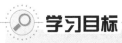

二、医学教育的目的

医学是人道的科学，表达的是对人类命运最深切的终极关怀，我国几千年来一直都有“济世救人，仁爱为怀，悬壶济世”的人本主义思想，以及“医乃仁术”“无恒德者不可作医”的古训。西方医学的奠基者希波克拉底认为，医者应该关注人的幸福，不能做有损患者的事情。英国科学史学家斯蒂芬·梅森所著的《自然科学史》一书中提到：医学是人道思想最早产生的地方，这对医学赋予了很高的道德要求。1996 年，中、美、英、法、德、智利等十四国联合制订的“十四国宣言”中将医学的目的归纳为四点，即：预防疾病和损伤，促进和维持健康；解除由疾病引起的疼痛和疾苦；治疗和照护患病及无法治愈的患者；避免早死，但追求安详死亡。

医学自其诞生之日起，就是为人的健康、人的价值而存在和发展的，因此，医学教育的目的就是培养促进全体人民健康的医学专门人才。医学教育的目的是通过具体目标实现的。医学教育的目标就是要培养医学领域的从业者。教育部于 1995 年制订了我国高等医学教育的总体目标：“培养具有良好的思想品德和职业道德，较广泛的社会科学知识，较宽厚的医学基础，较熟练的专业实践能力和解决医学实际问题的医学专门人才”。结合国际本科医学教育的“全球医学教育最基本要求”及我国现代医学教育的发展趋势，医学教育目标还可以这样表述：培养具有深厚人文思想和高尚道德情操、具有尊重事实、坚持真理的科学精神、具有坚实的医学专业知识和娴熟的操作技能、具有批判性思维和研究能力、掌握沟通交流技巧、具备不断学习能力的医学专门人才。

第二节 医学教育的特点

医学教育承担着培养卫生健康人才的重任，与全民健康息息相关。高等医学教育除了遵循高等教育的一般规律外，还因医学学科的特殊性而具有自身的特点，其中，最基本的特点表现在以下几个方面。

1．厚基础与长周期 医学是一门应用科学，它随着基础科学与科学技术的发展而发展。如显微镜的发明促使了细胞学、细胞病理学的创立；微生物学的发现促使了医学病原学、免疫学的创立；消毒、灭菌的发现促使了外科无菌手术学的创立；特别是现代高科技的发展对临床医学诊断、治疗和预防都产生了重大的影响；分子生物学的创建为揭示生命深层次的奥秘奠定了基础。这些都启示人们在医学教育中必须注重对医学生自然科学基础和创新能力的培养。同时，医学也是生命的科学，已形成了包含众多学科的完整体系，它分科细、课程多、总学时多，相比其他专业，医学教育学制较长（国际上一般 5 ~ 8 年）。医学教育是高等教育中的“精英教育”，且需要终身教育。

2．实践性与经验性 医学所关注的对象是人，其目的是为人的生命健康服务。而生命个体存在着极大的差异性。生命个体包含着个体化的体质与病变，即个体的基因型与表现型千差万别，而书本中描述的知识一般都是普遍性的表现，对于每个个体而言，只有通过大量的实践摸索才能认识其正常与异常的现象，所以医学教育必须理论与实践并重。特别是在临床教学阶段，除了讲授理论知识外，还要让学生掌握人体千变万化的疾病现象，因此只有通过有经验的专科医师传授，进行床边教学，手把手地师承，才能获得丰富的实践经验。不论现在还是将来，不论科技怎样发达，诊断技术的高度发展都不能替代医师亲身体验所获得的经验。由于医学教育重实践，所以医学教育的临床教学基地即医学院的附属医院 / 教学医院 / 实习医院必不可少。医学教育大约有一半的时间是在附属医院 / 教学医院 / 实习医院中进行的，这是医学教育最突出的特点之一。

3. 交叉性与综合性 医学是一个自然科学、社会科学和人文学科紧密结合、交叉渗透的学科。现代医学的课程设计充分体现了此特点。目前，医学院校所设置课程的自然科学部分包含医学各学科、数学、物理、化学、计算机等基础学科，社会科学部分包含哲学、卫生经济学、法律等学科，人文学科部分包含医学心理学、医学伦理学、医学美学、医学史等学科。在教学过程中，强调体现自然科学、社会科学和人文学科紧密结合和交叉渗透，要注重医、文、理、工相结合，强调医学专业课和医学基础课教师在每一门课程的教授过程中结合临床疾病有意识地传播人文思想和社会科学知识，给学生传授思维方法，传播科学精神；强调人文社科课程的教师将人文社科知识和精神与医学紧密结合。

4. 社会性与人文性 人的社会性决定了医学的社会性。疾病的发生发展以及预后与社会环境、生存状态、经济条件等密切相关。脱离人的社会性进行医学实践，注定不能取得理想的效果，这就要求从医者要深入地了解社会。所以，在医学学习过程中，一方面，需重视把疾病和患者置于社会环境中去认识，更重要的是，在学习过程中要仔细观察社会、观察人，体验社会，要抓住一切机会接触社会、接触患者，以深刻理解疾病、患者和社会的关系，最终才会成为一个合格的医者。另一方面，医生不仅需要有精湛的医术，还必须有救死扶伤的崇高品德和良好的人文素养。正因为医学兼有自然性与社会性双重属性，在医学教学中需要注重从“生物医学”到“生物 - 心理 - 社会医学”、从“以诊疗为中心”到“以健康促进为中心”的医学模式的转变，加强对学生人文精神和职业素养的培养，提高其岗位胜任力。

第三节 医学教育的发展历程

一、世界医学教育的发展历程

医学教育的历史源远流长。人类在与疾病斗争的过程中建立了医学，为把长期积累起来的医疗经验传给下一代，便产生了医学教育。医学教育最早是以师带徒的形式开展，随着知识量的积累和对医学专门人才需要量的增加，学校形式的医学教育便应运而生。中国早在公元443 年的南朝便已设立了官方的医学教育机构。公元 9 世纪，意大利萨列诺医学校开始闻名于世。此后欧洲的医学教育蓬勃发展，并在 19 世纪传入亚洲。在 19 世纪末至 20 世纪初，亚洲建立了许多医学院并沿用了西方模式。20 世纪，西方医学教育经历了三次重大变革。第一次是 1910 年，弗莱克斯纳出版了《美国和加拿大的医学教育》的报告，该报告将现代科学引入医学教育，确立了美国现代医学教育的基本模式，也开启了以科学为核心的第一次医学教育改革浪潮，以科学为基础的课程设置推动了现代医学及其技术的快速发展。第二次是 20 世纪 60 年代，加拿大的麦克马斯特（McMaster）大学首先开展了教育形式的改革，即实行以学生为中心的小组学习，取代传统课堂教学的医学教育改革，其主要创新在于以问题为导向的学习和学科融合的课程设置。进入 21 世纪，医学教育又迎来了以系统为中心的改革浪潮。第三次变革是以患者和人群为中心，以培养岗位胜任力为核心，倡导专业教育要以团队联合为基础，重视信息技能在教育中的应用和领导管理技能的培养。因此，以胜任力为导向、培养批判性思想和职业道德素养成为21世纪医学教育的三大任务。

知识拓展

《弗莱克斯纳报告》(*Flexner Report*)及其影响

1910年，卡耐基基金会（Carnegie Foundation）主席亨利·普利切特（Henry S.Pritchett）委托亚伯拉罕·弗莱克斯纳（Abraham Flexner）对美国医学教育进行评估调研。弗莱克斯纳在调研了美国和加拿大155家医学院的情况，包括招生标准、师资规模、学院财务状况、实验室以及医院设施等后，对北美的医学教育进行了整体评估。1910年，《弗莱克斯纳报告》（以下简称《报告》）发布，《报告》提出：提高医学院入学标准、4年标准化学制、关闭不合格医学院、重视临床教学和研究、质量重于数量等精英化医学教育理念并以“约翰·霍普金斯模式”作为模范进行推广。

从此，美国医学教育揭开了崭新篇章，医学教育走向正规化和标准化，医生作为社会精英登上历史舞台，美国的医学及医学教育开始迈入世界先进行列。这份报告的影响一直延续到20世纪五六十年代，以崭新的思维模式重塑了全球医学教育。

二、我国医学教育的历史

中国的医学教育具有悠久的历史并在东西方文化的交流和融合中形成了独特的中医与西医两种教育体系。

1. 我国古代医学教育 这一阶段从远古时代开始到鸦片战争为止，这个时期的医学教育根据教育方式可分为三个阶段：萌芽阶段、师徒式教育阶段和学院式教育阶段。

（1）萌芽阶段：在公元前22世纪前，没有专职的医生，人类的医疗卫生活动与生产劳动、宗教活动相融。当时还没有文字和书本，只能靠简单的口耳相传和观察模仿来传授医疗卫生知识。在原始社会，人们只能接受简易的医疗卫生处理，并将积累的经验代代相传。

（2）师徒式教育阶段：师徒式教育阶段为公元前22—5世纪，即始于奴隶社会，盛行于封建社会初期。奴隶社会开始有了文字，医巫开始分离。从周朝起有了专职医生，医生分为食医（营养医生）、疾医（内科）、疡医（外科）和兽医四科。政府也开始设有专门的医药活动的管理机构，规定了医生的考核制度。医学教育主要是师徒式的教学，师长教什么，学生就学什么，没有明确的规范。

（3）学院式教育阶段：学院式教育阶段为公元5世纪到1840年鸦片战争前，长达约1400年，几乎占了整个封建社会时期。这一时期又被称为我国传统医学教育时期。宋代徽宗时期，国子监设“医学”。明代的医学教育呈现一个高峰，办学形式正式定为中央设立和地方设立两大类，地方设府正科、州典科、县训科等学官专司医学教育。至晚清，随着西医的传入，中医教育开始衰退。

2. 我国近代医学教育 这一阶段从1840年鸦片战争后到1949年中华人民共和国成立。在这100余年的时间里，西方医学传入我国，教会医院开始建立并迅速发展，进而招收学徒，创办医学院校，西方医学教育引入中国。1866年美国教会在广州创办了博济医学校，1881年清政府在天津开设医学馆，继之，1903年在北京京师大学堂内增设医学馆。这以后全国各地建立了许多医学院校，形成了西医与中医并存的医学及医学教育体系，为我国现代医学与医学教育的建设与发展奠定了良好的基础。革命战争年代，在极端困难的情况下，我党先后创立了数十所医学教育性质的学校，培养了大批医务干部和战士，编写了大量战地医疗教材，传授的医疗技术切实服务于军事斗争，为武装革命提供了必要的医学保障。

3．我国现代医学教育 从1949年至今，为现代医学教育阶段。这一阶段大致可划分为1949—1976年、1977—2012年、2012年至今三个阶段。

（1）现代医学教育体系初成（1949—1976年）：中华人民共和国成立之后，基本确立了初等、中等、高等和进修教育等形式的医学教育结构，在发展现代医学教育的同时，又奠定了中医药教育基础，发展了边疆和少数民族地区的医学教育。这一阶段大力推进医学教育的规范化、教材编写的自主化，中西并重的医学教育格局初显。1949—1965年的16年间，我国医学教育得到很大的发展，独立医学院校从22所发展到92所，增长了3倍多；在校医学生从15万余人发展到近83万人，年招生人数从6500人发展到2万人。专业由最初的3个系、科（医学、牙医学、药学）发展到11个专业（医学、卫生学、儿科医学、口腔医学、中医学、蒙医学、药学、中药学、护理学、医学检验学、药物化学）。其中，医学专业学制多数为5年，少数6年，个别8年；药学类专业学制为4年，其他专业多数为5年。1966—1976年的10年间，医学教育受到严重影响，全国停招学生5年。

（2）现代医学教育蓬勃发展（1977—2012年）：1977年恢复高考制度后，医学教育得以全面恢复，并迎来了蓬勃发展的大好时机。这一阶段，医学院校数目增加，西医学、中国传统医学和其他健康科学的招生规模持续扩大，医学专业结构与层次不断优化、提升。覆盖研究生、本科、专科、高专高职、中职、专升本、成人教育各层次的教学辅导书、考试用书的中国特色医学教育教材体系业已形成。高等中医教育加快发展。中国高等教育的教学评估工作开始走向规范化、科学化、制度化和专业化的发展阶段。《本科医学教育标准——临床医学专业（试行）》（2008版）、临床医学专业认证制度的建立为医学教育的质量提升提供了保障。启动了首批卓越医生人才培养模式的改革探索。形成了从中专、专科到本科（五年制、六年制）、硕士生（七年制）、博士生的完整的具有中国特色的多层次医学教育体系。

（3）医学教育的创新致远（2012年至今）：面对新一轮的科技革命和产业革命浪潮，肩负着健康中国和教育强国历史使命的医学教育，顺应世界医学教育改革与发展的趋势，探索医学教育创新发展新路径。这一阶段，“5+3”为主体的临床医学人才培养体系初步建立，以2014年国家卫生计生委等部门联合发布的《关于做好住院医师规范化培训基地有关工作的通知》为标志，基于住院医师规范化培训的医学生毕业后教育体系建立并逐步完善。2014年教育部、卫计委等6部门联合印发的《关于医教协同深化临床医学人才培养改革的意见》和2017年国务院办公厅公开发布的《关于深化医教协同进一步推进医学教育改革与发展的意见》推动了“医教协同”制度的确立，“医教协同”成为我国医学人才培养的根本性路径。2018年国务院办公厅印发了《关于改革完善全科医生培养与使用激励机制的意见》，对加强全科医学人才培养工作做出了全面系统部署，全科医师培养制度初步形成。《普通高等学校本科专业类教学质量国家标准》（2018年）、《中国本科医学教育标准—临床医学专业（2022版）》的相继颁布，为各高等院校保障教育教学质量提供衡量尺度，与此同时，专业认证的普遍实施给医学教育带来了系统性和深层次的影响，尤其是2020年6月教育部临床医学专业认证工作委员会正式通过世界医学教育联合会（World Federation for Medical Education，WFME）医学教育认证机构认定，标志着我国医学教育标准和认证体系实现国际实质等效，医学教育认证质量得到国际认可。2019年教育部下发《关于深化本科教育教学改革全面提高人才培养质量的意见》，启动卓越医生2.0计划，全面推进新工科、新医科、新农科、新文科“四新”建设。面对新冠疫情提出的新挑战、实施健康中国战略的新任务、世界医学发展的新要求，2020年9月国务院办公厅下发了《关于加快医学教育创新发展的指导意见》，提出：以“新医科”统领医学教育创新发展，加快高层次复合型医学人才培养，健全以职业需求为导向的人才培养体系，设置交叉学科，促进医工、医理、医文学科交叉融合；推进“医学 +X”多学科背景的复合型创新拔尖人才培养。这一阶段，无论医学教育的规模还是质量都达到了新的高度。至 2022 年 8 月，全国共有 460 所学校开办了 11 个医学本科门类专业，其中，开设“5+3”模式临床医学教育学校 199 所，开展“5+3”一体化临床医学教育项目高校 27 所，开展八年制医学教育项目高校 14 所。至 2020 年，我国卫生人员总量达到 1347.5 万人，其中执业（助理）医师 408.6 万人、注册护士 470.9 万人。

第四节　医学教育的课程体系

一、课程体系的内涵

课程体系是在一定的教育价值理念指导下，将课程的各个构成要素加以排列组合，使各个课程要素在动态过程中统一指向专业培养目标实现的系统。课程体系是学校人才培养目标与培养规格的具体化，它规定了培养目标实施的规划方案，主要由特定的课程目标、课程内容、课程结构和课程活动方式等要素组成。其中，课程体系过程要素又包括课程体系实施和课程体系评价两部分。

二、医学教育课程体系的演变

1．“以学科为基础”的课程体系　18 世纪后，生物学理论、显微技术的建立和应用，奠定了近代实验医学的基础，以生物学为带头学科的生物医学模式形成并逐渐在医学中占据了统治地位，直接影响医学领域的各个方面。医学教育随之也形成了与之相适应的课程体系，包括：公共基础课，含人文和社会科学课程，旨在对学生进行文化和品德教育；普通基础课，含生物学、物理学、化学、数学等自然科学课程，为学习医学奠定基础；医学基础课，包含有关人体正常及异常形态、结构和功能的学科，如解剖学、生理学、病理生理学等，为学习临床医学奠定基础；医学临床课，包含有关人体疾病的诊断与治疗的科学，如诊断学、内科学、外科学等。与这种课程体系相适应的教学安排是以学科为单元，遵循循序渐进的原则，先一般后医学，先基础后临床，将整个教学过程划分为三个阶段：一为医学前期，设置公共基础课和普通基础课，学生基本上不接触医学，有的国家将这一阶段教学作为医学预科放在综合性大学中进行，中国、日本、苏联、东欧等国家则在进入医学院后第 1 ～ 2 年中学习。二为临床医学前期，开设医学基础课，医学生开始学习医学的基础理论知识和技能，但不接触患者。课程按人体正常形态结构和功能→生物致病因子→病理形态和功能的病变→药理学理论知识等顺序安排。三为临床医学期，开设医学临床课并进行教学实习，课程结束后，安排 1 年左右的生产实习，以实习医生的身份参加临床工作。这种传统的教学模式沿袭多年，至今仍为中国多数医学院校所采用，它属于学科课程教学。每一学科均根据培养目标的要求，把该门学科浩繁的内容加以适当的选择、合理的组织和排列，使之适合于医学生的接受水平。

这种“以学科为基础”的课程体系是根据各学科之间的内在联系来进行构建的。其优点在于学生获得的知识较为系统、完整，教学形式易于学生适应；教师的业务专长与所担负的课程一致，教材易于编写，有利于保证教学质量。但这种教学模式是以学科为基础，致使课程门数过多，课程内容有重叠，学生负担过重；各学科界限分明，基础课与临床课截然分开，不利于医学生早期接触医学、患者和社会。

2．“以整合课程为基础”的课程体系 自20世纪50年代开始，国外即有少数医学院校开始试行整合课程，强调理论联系实际，学以致用，从医疗实际工作需要出发，打破原有学科的框架，打通基础和临床的界限，将有关学科的知识联系起来或加以合并，或重新整合。主要分为两种形式。

（1）横向整合型：即为基础医学或临床医学课程的内部整合。在医学基础课程范围内，将人体的器官系统作横向综合，如人体正常结构与功能的整合、异常结构与功能的整合；在临床课程范围内把各学科的内容以症状为中心加以横向整合。

（2）纵向整合型：即为基础医学与临床医学课程之间的整合。不仅打破学科界限，而且打破基础与临床的界限，按器官系统，或以疾病、或以症状、或以临床工作常见的典型问题为中心加以纵向整合。

这种“以整合课程为基础”的课程体系把原来内在联系又自成体系的内容重新整合在一起，形成内容冗余度少、结构性好、整体协调的新型课程体系。目前，整合医学教育已经成为医学教育改革的重要趋势，我国已有部分医学院校全部或部分开展了课程的横向整合或纵向整合。2020年9月印发实施的《国务院办公厅关于加快医学教育创新发展的指导意见》中明确提出，在深化本科医学教育课程体系改革中要加快基于器官系统的基础与临床整合式教学改革。

第五节　医学教育改革

教育改革是高等医学院校永恒的主题，也是提升人才培养质量的根本途径。

一、医学教育改革的缘由

（一）医学模式的演变呼唤医学教育改革

医学模式的核心是医学观，它是随着医学科学的发展与人类健康需求的不断变化而转变的。人类历史主要经历了神灵主义医学模式、自然哲学医学模式、机械论医学模式、生物医学模式、生物 - 心理 - 社会医学模式、环境 - 社会 - 心理 - 工程 - 生物医学模式等几种医学模式。医学模式的演变赋予了医学“大健康、大卫生、大科学”的新时代特征，主要体现在以下几个方面：一是注重“生命全周期，健康全过程”，从以“疾病诊疗”为中心转变为以“健康促进”为中心；二是关口前移，重视疾病预防和早诊早治；三是重心下移，多视角关注社区、基层和农村。在上述背景下，医学教育改革既势在必行，也是医学教育创新发展的内在要求。

（二）社会经济发展的外在要求促进医学教育改革

1．实施健康中国战略的新任务 对照健康中国战略、教育强国战略及创新型国家发展战略，从宏观视角看，我国目前医药卫生人才的总量、结构、分布、素质、能力和政策面临很大的挑战，包括：医学教育与卫生行业供需适应度不够、医学人才培养体系需进一步完善；医学人才培养与社会需求匹配度不够、医学人才培养效率和质量需提高；医师人才队伍结构性失衡、医学人才短缺与浪费并存；全科医学人才不足、基层医疗质量和水平较低；公共卫生人才短缺、公共卫生发展不平衡及医学高层次科技创新人才不足、医学科技人才规模与创新水平不匹配等。

2．面对新冠疫情提出的新挑战 在对新冠疫情的防控中也暴露出目前医学人才培养过程中存在薄弱环节，如重治疗轻预防的知识结构失调，重技术轻防护的实践能力短板，缺少公共卫生知识的融入和运用，尤其是缺乏对新发重大传染病的应急处理能力。因此，如何面向“大健康，全周期”改革医学人才培养系统是亟待解决的问题。

3．应对世界医学教育的新要求 由于新一轮的科技革命带来了医疗技术的迅猛发展，各国政府高度重视卫生健康事业，各国间医学交流合作日益频繁，医学教育联盟开展了许多卓有成效的工作，如国际医学教育组织（Institute for International Medical Education，IIME）制定了全球医学毕业生应具有的核心能力，归纳了“全球医学教育最基本要求”（global minimum essential requirements in medical education，GMER），包括临床技能，医学科学基础知识，职业价值、态度、行为和伦理，群体健康和卫生系统，信息管理，沟通技能与批判性思维和研究 7 个领域。目前在医学领域中，学科日趋分化，产生了许多新学科，如行为医学、病理心理学、分子医学、量子药理学等，医学各学科从不同侧面揭示了人体活动规律及人体与环境的联系，在高度分化的同时又出现高度综合，以综合为主的新学科也相继产生，如社会医学、环境医学、信息科学、系统科学等。医学认识手段的现代化，使对疾病的认识趋向于社会化，在一定程度上摆脱了对个体经验的过分依赖，加强了分工协作，不同专业人员共同参与对疾病的考察，以及他们之间实现认识上的互补，为多学科参与医学实践、为心理学家和社会学家参与医学认识与实践均提供了可能。这些均对我国医学教育改革提出了新要求。

4．现实问题倒逼医学教育改革 当前中国高等教育整体上进入世界高等教育发展第一方阵，开始与国际高等教育的最新发展潮流，包括发展理念、发展标准等同频共振，因此，我们也正处在中国医学教育发展的最佳历史机遇期。尽管医学教育近年来取得了诸多进步，但是同世界一流本科教育相比，我国医学院校课堂教学总体状况仍存在不少亟待解决的问题。例如，教育理念陈旧的现象依然存在，课程模式比较单一、课堂教学“单声道”现象还未得到根本扭转，课堂教学效率及质量评价的多元性和信效度还需要提高等，这些问题均需要通过医学教育改革加以解决。

二、医学教育改革的趋势

目前，医学教育的改革在世界范围内方兴未艾，总的趋势如下。

（一）教育理念终身化

“世界是平的”时代需要的教育理念：今天你掌握的，可能明天就没用，重要的不再是一技之长，而是终身学习能力。在高等医学教育主流理念上，我们与国际同频共振，更关注医学生毕业后接受终身教育的能力。终身学习的理念已成为医学教育界的共识，把基本医学教育、毕业后教育和继续医学教育结合起来，在提高本科生院校教育质量的同时，加强住院医师专业培训的制度化、规范化，使毕业后教育成为医学生毕业后都必须接受的一种医学正规教育制度。

（二）体制机制协同化

医学教育涉及教育、医疗两个最为关键的民生问题。医学教育的目的就是培养合格的医学人才，满足人民日益增长的医疗需要和健康需求。卫生健康事业发展既为医学人才培养提供更加优良的条件和环境，吸引更多优秀的人才学医、从医，也对医学教育改革提出了新的要求。医改和教改的关联性、互动性很强，必须加强医、教两个系统的协同配合，着力构建招生、培养、就业、使用联动机制，实现医改、教改的良性互动，实现培养与使用激励的紧密衔接。通过医教协同，理论教学与临床实践有机融合，构建成熟完整的医学教育体系。

（三）培养体系一体化

《“健康中国 2030”规划纲要》强调要改革医学教育制度，加快建成适应行业特点的院校教育、毕业后教育、继续教育三阶段有机衔接的医学人才培养培训体系。具体而言，就是要在院校医学人才培养体系建设中，着力于临床实践能力的培养，实行执业医师分段考试；在毕业后医学教育体系建设中，完善住院医师规范化培训制度，加快构建以“5+3”为主体、以“3+2”为补充的临床医学人才培养体系；在继续医学教育体系建设中，开展面向全员的继续教育，财政与人事政策向基层和急需紧缺专业人员、全科医生、中西部农村地区倾斜，提升全体卫生专业人员的职业素质。最终达到医学院校教育质量显著提高、毕业后教育得到普及、继续教育实现全覆盖的目标。这表明我国更加注重完整的、一体化的医学教育体系建设，关注医生职业道路的连续统一性。

知识拓展

《“健康中国 2030”规划纲要》

《“健康中国 2030”规划纲要》（以下简称《纲要》）由中共中央、国务院于 2016 年 10 月 25 日印发并实施，是此后 15 年推进健康中国建设的行动纲领。《纲要》强调了三项重点内容：一是预防为主、关口前移，推行健康生活方式，减少疾病发生，促进资源下沉，实现可负担、可持续的发展；二是调整优化健康服务体系，强化早诊断、早治疗、早康复，在强基层基础上，促进健康产业发展，更好地满足群众的健康需求；三是将“共建共享、全民健康”作为战略主题，坚持政府主导，动员全社会参与，推动社会共建共享，人人自主自律，实现全民健康。

《纲要》站在大健康、大卫生的高度，确定的主要任务包括：健康生活与行为、健康服务与保障、健康生产与生活环境等方面，并提出普及健康生活、优化健康服务、完善健康保障、建设健康环境、发展健康产业五个方面的战略任务。

（四）课程体系综合化

课程综合化是顺应时代发展应运而生的，是未来医学教育发展的必然方向和必由之路，建立以综合为主要特征的新课程体系，即按器官系统或按临床专题重组（具体内容见前述“以整合课程为基础”的课程体系）。

（五）教学方法多样化

在世界范围内，医学课程模式正在逐步由以知识结构和过程为基础的模式向以能力为基础、以岗位胜任力为基础的方向演变。中国临床医生岗位胜任力模型提出了中国临床医生应具备的八大能力：临床技能与医疗服务能力；医生职业精神与素养；医患沟通能力；团队合作能力；疾病预防与健康促进；医学知识与终身学习能力；信息与管理能力；学术研究能力。为培养医学生的岗位胜任力，医学院校在教学方法上更加倡导多样化，体现在以下几个方面：一是教学活动小型化，大班教学向小班教学转变；二是教学场所多样化，教学场地不再局限于课程教学和医院实习教学，而是扩展到医院、门诊部、诊所、社区、家庭及福利机构等；三是教学形式多样化，如自主学习、小组学习、社区定向、探究式学习、项目学习、从做中学、实践学习、问题导向学习、自我导向学习、同伴互学和团队学习等；四是课程安排短程化，长课程分解为中课程及短课程。

（六）教育技术现代化

随着信息技术日新月异的发展，推动信息技术和教育实践的深度融合是医学教育改革的必经之路。深入融合主要体现在以下几个方面：一是强调从应用切入深度融合，而非技术驱动；二是机制创新，调动医学界及非医学界所有力量，推动医学教育信息化发展；三是构建“互联网+”的人才培养模式，探索信息时代教育治理新模式。具体而言，广泛使用多媒体技术、远程教学、视频点播及虚拟现实，由封闭式校园教育向开放式、多层次、多形式、多规格的网络化教育转变，降低医学教育的时空限制，实现资源共享、师生互动、自主学习。

（七）教育视野全球化

中国高等医学教育须从全球视角管窥医学教育改革，全面提升医学人才培养质量，为实现新时代的国家战略和目标提供高等医学教育的全面支持。具体而言，需要在以下几个方面下深功夫：一是贯彻“立德树人”总要求，实现本科教育目标的三个战略性转变，包括向素质性目标转变、向主体性目标转变和向培养具有全球责任的社会公民及世界公民目标转变。二是推进全球第三代医学教育改革。迄今为止，全球医学教育历经了三代改革，我国医学教育在全球经济相互依赖、网络信息共享的“地球村”背景下，以“教育要面向现代化、面向世界、面向未来”为指针，要更加重视以全球第三代医学教育改革为依据，强调以系统为基础、以胜任力为导向的全面医学人格的塑造，强调相互依存的医学教育，倡导转化式学习。三是践行国际医学教育标准。我国医学教育改革将以世界医学教育联盟的《本科医学教育国际标准》、世界卫生组织的《西太平洋地区本科医学教育质量保证指南》、国际医学教育专门委员会的《全球医学教育最基本要求》及中国的《中国本科医学教育标准—临床医学专业》为指引，推进医学教育国际化。

思考题

1．你从医学教育的发展历程中获得怎样的启示？
2．不同的医学模式之间有什么内在的联系与区别？

（何 涛）

第三章

医学研究

第三章数字资源

学习目标

1. **知识**：概述医学研究的概念和意义；列举医学研究的基本方法；总结传统临床医学研究、循证医学、精准医学以及转化医学的特点和应用。
2. **能力**：通过对医学研究基本程序和不同研究方法特点的学习，能够主动应用到医学研究方案的制定、样本的选择、数据的收和分析等；能够评估医学研究的质量和可靠性。
3. **素养**：具备批判性思维和科学精神，能够客观、全面地评估医学研究的价值和质量；具备团队合作和沟通能力，能够与其他研究人员、医生和患者进行有效的合作和交流；具备责任心和诚信意识，能够遵守医学研究的伦理和法律规定，保护研究对象的权益。
4. **掌握**：医学研究的基本方法；传统临床医学研究与循证医学、精准医学等研究方法的特点和应用。

一、医学研究的概念与意义

健康（health）是促进人的全面发展的必然要求，是经济社会发展的基础条件。《“健康中国2030”规划纲要》强调：必须坚持以人民为中心的发展思想，牢固树立和贯彻落实新发展理念，坚持正确的卫生与健康工作方针，以提高人民健康水平为核心，以体制机制改革创新为动力，以普及健康生活、优化健康服务、完善健康保障、建设健康环境、发展健康产业为重点，把健康融入所有政策，加快转变健康领域发展方式，全方位、全周期维护和保障人民健康维护人民健康。要实现健康中国的战略目标，必须加强医学研究，不断推进医学科技进步。

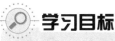

医学研究（medical research）是揭示人的生命本质、研究疾病现象及其发生、发展规律，寻求维护人的身体健康和防治疾病的有效途径的实践活动。由于人的生物属性，医学研究必须研究人体的生物学结构与功能，因而医学研究呈现自然科学性质；另一方面，人生活在社会环境中，影响其健康的因素不仅包括自然因素、生物因素，也包括心理、社会因素，如战争、车祸、环境污染、工作压力、不良生活习惯等，因而医学研究又呈现社会科学性质。医学研究对象的双重属性使得医学研究方法也具有两重性，既要应用自然科学技术方法，如物理、化学和生物学方法；也要应用社会心理学方法，甚至借助行政立法。人群疾病预防和健康维护更多借助于行政立法，如食品卫生法、药品管理法、环境保护法、食盐管理法、传染病防治法等。此

外，由于医学研究对象的特殊性，医学研究必须确保人身安全，决不能直接或间接损害人体健康，必须符合医学伦理的原则（《赫尔辛基宣言》）。通过医学研究可以进一步认识疾病、发展医学理论和技术、提高医疗服务质量；医学研究可以带动学科建设、人才培养，从而确保医疗事业可持续发展；医学技术的发展在保障人类健康的同时也会推动社会生产力的进步，从而促进医学科学技术与经济社会的协调发展。因此在任何时代，医学研究都是被高度重视的科学领域。

二、医学科学研究的基本程序和方法

（一）基本程序

医学研究过程通常包含三个阶段：选题阶段、实验安排、实施阶段以及分析和总结阶段。任何一项科研项目的启动、选题都是特别关键的环节，而对于初次开启科研之门的研究者来说，如何选题也是特别困惑的问题。选题首先从科学问题的提出开始，这些问题应以防治疾病和维护健康需求为导向，如果是来自于自己科研实践积累或临床实践的问题，则会更容易切入，也可通过查阅大量文献获得切入点，提出具体的科研问题，进而形成科学假设；研究的第二个阶段则是围绕科学问题和科学假设，明确研究目标和研究内容、制订研究路线以及具体研究方法并实施；第三个阶段是对数据进行汇总、统计分析后得出结论，也包括撰写科研报告和论文等。

（二）研究方法

不同的医学研究目标会涉及不同的研究方法。通常把医学研究分为观察性研究和实验性研究。前者是对客观事物不加任何人为干预的观察研究，也称为调查研究；后者是对某些研究对象施加某些“干预”因素，观察这些因素对结果的影响。

1．观察性研究 又包括描述性研究和分析性研究。现况研究（通过普查或抽样调查，在较短时间内对特定人群某时间断面健康、疾病、行为事件、卫生服务情况所进行的研究和调查）和个案调查或病例报告属于描述性研究；而病例对照研究（回顾性研究）和队列研究（前瞻性研究）属于分析性研究。前者可用于探讨已经发作的疾病的病因调查，如糖尿病、高血压、肿瘤等慢性病病因学研究；后者是将研究对象人群分为暴露于某危险因素或非暴露组，或不同暴露水平亚组，追踪观察一段时间，比较发病率或死亡率，检验某因素是否影响发病的假设。

2．实验性研究 既有动物实验，也有临床试验和社区干预实验。动物实验，即在实验组和对照组动物之间严格控制不同的实验条件，观察干扰因素的作用及其机制；通过模拟人类疾病的动物模型进行发病机制、药理和毒理学研究；可允许损伤性实验、多次失败、重复；伦理与法律制约相对较少。但是毕竟动物与人类还存在巨大差异，实验条件与人类生存环境也存在差别，因此，病因、诊断试验、疗效、预后研究以及新药研究与临床评价也需借助临床试验。临床研究可以总结疾病发生发展的规律，为临床诊断和治疗的规范化、及时发现药物不良反应和及时处理等提供依据。但是临床试验易受到患者的主观性影响、非实验因素较难控制以及严格的伦理和法律因素限制。所以动物实验和临床研究各有优缺点，综合应用才可以促进医学发展。药物的开发研究往往经历从动物实验到临床试验的过程。从候选分子的发现、细胞活性评价、非临床药理毒理研究、临床试验和上市后的安全性监督，这是一个漫长而繁琐的过程，其中临床试验耗资、耗时基本占整个新药开发的60% ～ 80%，可谓新药开发最耗资、耗时的阶段。

新药临床试验通常分为 4 期，每一期均有不同要求和目的。①Ⅰ期临床试验：初步的临床药理学及人体安全性评价试验，观察人体对于新药的耐受程度和药动学，为制订给药方案提供依据。由于Ⅰ期临床试验主要是要探索药物在人体使用的安全性问题，因此，除了肿瘤药物以外，通常会在健康志愿者中开展，一般为 20 ～ 80 例。②Ⅱ期临床试验：治疗作用初步评价阶段。其目的是初步评价药物对目标适应证患者的治疗作用和安全性，也包括为Ⅲ期临床试验研究设计和给药剂量方案的确定提供依据。一般会采用随机盲法对照设计，初步探索新药的有效性；通过建立剂量效应或剂量反应关系模型，探索临床推荐给药剂量。该期的病例数比Ⅰ期多，一般不少于 100 例。③Ⅲ期临床试验：治疗作用确证阶段，其目的是进一步验证药物对目标适应证患者的治疗作用和安全性，评价利益与风险关系，最终为药物注册申请获得批准提供充分的依据。试验一般应为具有足够样本量的随机盲法对照试验。该期的病例数更大，一般不少于 300 例。④Ⅳ期临床试验：新药上市后由申请人自主进行的应用研究阶段，其目的是考察在广泛使用条件下的药物疗效和不良反应；评价在普通或者特殊人群中使用的利益与风险关系；改进给药剂量等。病例数一般在 2000 例以上。只要仍有很多人用这种药物，Ⅳ期临床试验就会一直进行。

三、医学研究的发展趋势

医学研究内容伴随着人类社会的发展也在发生重大变化。从古代经验医学到近代实验医学（如人体解剖学、器官病理学、细胞病理学、微生物学等），乃至现代医学越来越深入到疾病分子机制的研究，基因芯片、转录组测序、蛋白质组等技术极大促进了疾病分子机制和分子诊断研究；现代医学也更加重视分子、细胞、器官系统生物学的整合研究以及生物 - 心理 - 社会医学模式的全面研究。本节着重对几个关注较多的话题予以介绍。

（一）传统临床医学研究

传统的临床研究方法按照是否有人为干预因素分为实验性研究（experimental studies）和观察性研究（observational studies）。医学科学领域首次引入观察性临床研究见于 2400 多年前古希腊希波克拉底的著述。他提出不仅要依靠合理的理论，也要依靠综合推理的经验，动物实验结果并不能证实在人体的效果，因此药物试验应当在人体进行。观察性研究较易实施且不存在医学伦理学问题，但研究存在多种偏倚，在一定程度上会影响研究结果的科学性。因此，观察性研究的实验设计是关键。实验性研究的代表是临床随机对照试验（randomized controlled trial，RCT），1948 年《英国医学杂志》刊登了世界公认的第一个临床随机对照试验“链霉素治疗肺结核的随机对照试验”。RCT 通过随机、双盲、对照等严格设计，能更好地平衡各种已知的和未知的混杂因素，使各组的可比性更好，从而使组间结局的差异在最大程度上归因于采取的干预措施，是评价某种干预措施效果最好的临床研究设计。RCT 的特征为随机分组、设置对照、施加干预、具有前瞻性、论证强度最强，而抽样研究、设计严谨、因果关系是经典临床研究的三大特点，这些特征和特点也是传统临床研究的思维和设计思想。

（二）循证医学

到了 20 世纪 80 年代，全球医学界已经完成了大量的 RCT，新的研究仍不断公布于世。然而开始并没有系统地总结和传播这些研究，并将这些证据用于指导医学实践。1989 年 Iain Chalmers 完成了一项总结产科使用各种方法的临床效果的研究，结果发现 226 种措施中，一半的措施无随机对照试验证据，而有随机对照试验证据的措施中，40% 有效，60% 无效甚至有害。这启示人们在医学实践中应该系统地总结来自随机对照试验的科学证据，淘汰无效的干预措施。所有新的医学技术投入医学实践前都必须经过严格的科学评估，以防止无效的措施进入医疗卫生服务。循证医学的核心是要告诉临床研究者和实践者怎么做才更科学。借助于流行病学、临床流行病学、统计学、卫生经济学、计算机科学方法，通过临床随机对照试验、系统性评价（systematic review）或荟萃分析（meta-analysis）等，得出较为系统全面科学的结论，即为临床医生提供相对真实、可靠的证据，从而成为医生制订诊疗计划的一种重要辅助手段。所以循证医学是现代医学走向成熟稳健的体现。但是值得注意的是，循证的结论也只是借助科学方法得出的大概率事件或最佳依据，是否采用，医生还是需要结合个人经验、患者实际情况或意愿等综合因素，以尽力获得最佳治疗效果。

（三）精准医学的提出与应用

1．精准医学的提出 由于个体差异大、疾病种类繁多且复合疾病常见，临床上经常见到不少药物对一些患者有效，对另一些同样疾病的患者疗效却不明显甚至无效；同样剂量的药物对一些患者合适，对另一些同样疾病的患者却剂量过小或过大。其原因在于每个人基因的差异性使某种药物对不同人的药效不同。2011 年，美国科学院、美国工程院、美国国立卫生研究院及美国科学委员会共同发表报告《朝向精准医学：建立生物医学研究的知识网络和新的疾病分类学》（*Toward Precision Medicine*：*Building a Knowledge Network for Biomedical Research and a New Taxonomy of Disease*），正式提出精准医学的概念，即在创建生物医学的知识网络和对疾病进行重新“分类”基础上，实施“对症用药”。精准医学（precision medicine）是考虑到每个人遗传背景、环境因素和生活方式等个体差异的新兴医疗方式，其实质是通过全面认识疾病的本质实现“量体裁衣”式的个性化医疗。2015 年 1 月，时任美国总统奥巴马在国情咨文中提出开展“精准医学计划”。2015 年 3 月，我国科技部首次召开国家精准医学战略专家会议，计划启动中国的精准医学计划。同时，我国将“精准医学研究”作为专项列入国家重点研发计划，“加强精准医学的技术研发”作为“健康保障”重大科技项目的一部分。

2．医学大数据大型队列研究 医学大数据大型队列研究是精准医学的基础，而高效精准的基因组编辑技术的出现进一步为其提供技术支撑。精准医学的实质是以“个体化医疗”为基础，通过结合基因组、转录组、蛋白质组、表观组等组学分析，对特定疾病的不同状态进行准确分类，精确找到致病原因，深入研究预防或治疗靶点，最终实现对携带不同疾病背景的患者进行个体化的精准预防和治疗。精准医学研究主要包括两大方面：一方面是针对大样本人群与特定疾病类型进行生物标记物（包括 DNA、RNA、蛋白质或表观修饰等）的分析、鉴定与验证，即疾病的分子分型；另一方面是针对特定个体或疾病的特定分型进行准确模拟、致病机制分析以及靶向药物的筛选，即疾病的靶向治疗；两方面相辅相成，不可或缺。因而，精准医学的实现依赖于海量的生物学大数据（包括遗传信息和病理信息）分析，以及大数据导向的大型人群队列研究。生物芯片及蛋白质技术发展带来的人类基因组测序技术的革新，分子影像、手术导航和微创技术等生物医学分析技术日益进步，大数据分析工具和技术的出现，都成为现阶段大力发展精准医学的推动力。

3．精准医学的应用 基于组学大数据的分析不仅为合适的患者在合适的时间提供合适的治疗，也可对未来健康发展的危险因素作出评估，根据评估进行适当干预。研究发现，基于免疫检查点分子 PD-1 的阻断疗法对黑色素瘤和肺癌效果较好，对大肠癌效果差，目前认为 PD-1/PD-L1 治疗效果和肿瘤上 PD-L1 表达水平、肿瘤突变负荷、微卫星不稳定性、淋巴细胞浸润相关。按照这个逻辑找到了符合标准的目标大肠癌和其他类型肿瘤患者，经过临床治疗研究，证明效果确实不错，而没有这种情况的则效果欠佳。肝癌是全球发病率第 6、死亡率第 3

的恶性肿瘤，我国肝癌患者的5年生存率仅为12.1%。常用肝癌的治疗方法包括手术治疗、放疗、化疗，但由于很多肝癌患者确诊时已经是中晚期，错失了手术的机会，因此开发新的药物疗法十分关键。在这个背景下，随着研究人员对肝癌发病机制的研究，PD-1/PD-L1抗体阻断疗法应运而生，为肝癌治疗带来了新的转机。2020年3月4日，卡瑞利珠单抗（Cabozantinib）在中国获批，用于接受过索拉非尼和（或）含奥沙利铂系统化疗的晚期肝细胞癌患者的治疗，成为中国首个获批的肝癌免疫治疗药物。宫颈癌是女性常见恶性肿瘤，发生率高居第2位，宫颈癌与人类乳头瘤病毒（HPV）反复感染相关。HPV检测是预防宫颈癌的有效方法，通过高通量测序可以对高危型HPV（16型、18型等）及低危型HPV（6型、11型等）进行精确分型，对检测者进行精确的个体化评估，预测病变发生的风险，从而预防肿瘤发生。因此，通过精准医学，不仅避免患者经济损失和不良反应，还可以更加精准地制订医疗决策，加速新临床实践指南的采用，减少医疗资源的浪费。尽管精准医学目前是学术界和媒体的关注热点，但是必须警惕精准医学背后的商业因素，正确认识和使用大数据。

（四）转化医学的提出与发展

1996年Geraghty在*The Lancet*期刊首次明确提出转化医学（translational medicine）这一新名词，其目的是打破基础医学与药物研发、临床医学之间的屏障，把基础医学研究成果快速、有效地转化为疾病预防、诊断治疗及预后评估的技术、方法和药物。同时将临床归纳出的结论或疑问等再反馈到基础研究，即“从实验台到病床，再从病床到实验台”（bench to bedside and bedside to bench，简称B2B）的一种连续过程。肿瘤是当前转化医学重要的研究领域，肿瘤转化医学的目的是将实验室发现的标志物与药物转化为临床诊疗；将以肿瘤标志物为基础的临床研究转化为标准临床实践。其中，乳腺癌是转化医学应用最早和最具有代表性的实体肿瘤之一，转化医学的研究涉及分子标志物的筛选、分子分型和个体化治疗、分子靶向治疗以及乳腺癌预后预测等多个方面。多年来，在乳腺癌转化医学领域，科学家们已取得多项令人瞩目的成就。如基于大型临床研究的生物标志物研究、针对外周血循环肿瘤细胞（circulating tumor cells，CTCs）和循环肿瘤DNA（circulating tumor DNA，ctDNA）的乳腺癌个体化治疗、抗HER2靶向治疗，利用多基因检测预测乳腺癌预后、乳腺癌分子分型以及乳腺癌生物标志物以指导临床治疗等。

近年来，医学与材料科学或医学与人工智能的结合、“互联网+大数据+人工智能”技术与医学的结合受到广泛的重视并已经成为医学研究的热点。医学与其他学科的交叉融合将是未来医学研究的新领域和创新发展的新方向。

思考题

1. 怎样理解循证医学？在应用中应注意什么问题？
2. 精准医学的提出有什么意义？举例说明其应用现状。

（雷俊霞　许志威　吴忠道）

第四章

基础医学与其他相关学科

第四章数字资源

学习目标

1．知识：列举基础医学的内容与任务；总结基础医学与其他学科交叉融合的历程；分析基础医学与临床医学的关系、基础医学与生物学的关系、基础医学与预防医学的关系。

2．能力：从基础医学与其他学科交叉融合的历程中理解科学发现对医学学科发展的重要推动作用；从不同医学学科交叉融合发展的现状中认识到跨学科知识学习的重要性以及培养知识整合能力的必要性。

3．素养：培养崇尚科学的精神；激发对科学真知不懈追求的内心渴望；养成学无止境的思想和行动自觉。

4．掌握：基础医学与临床医学、生物学与预防医学的关系。

第一节　基础医学的内容与任务

基础医学（basic medicine）是研究人的生命和疾病现象的本质及其发生和发展规律的学科。基础医学所研究的关于人体健康与疾病的本质及其规律是其他应用医学学科的基础，因此，基础医学属于医学的一个分支学科，是现代医学的基础。在我国，基础医学是医学门类中的一个一级学科，下设人体解剖学与组织胚胎学、免疫学、病原生物学、病理学与病理生理学等6个二级学科。鉴于基础医学在医学人才培养中的重要地位，基础医学涉及的二级学科所属课程，包括人体解剖学、组织学与胚胎学、医学细胞生物学、医学遗传学、生物化学、生理学、医学免疫学、病原生物学、病理学、病理生理学等，是我国高等医学院校医学生的必修课。因此，高质量的基础医学教育和研究是医学教育和医学科学发展的根本和重要保障。基础医学下属的各二级学科均有不同的研究任务，它们基于各自的理论基础，采用不同的技术手段，从不同层面和侧重点去认识生命和疾病的现象与本质。基础医学的研究任务主要包括以下三个方面。

1．研究人体的正常形态结构　基础医学分别从不同角度、不同层次研究分子、细胞、组织、器官、系统以及整个人体的形态结构。例如，医学细胞学研究人体细胞及细胞器的组成与结构，组织学则从微观水平阐明机体的细微结构与相关功能的关系，而人体解剖学研究人体各器官系统的正常形态结构。学习医学的相关专业都必须首先掌握人体各层次的正常形态结构，才能正确理解人体的生理功能和病理变化。

2. 研究人体正常的功能活动及其机制 机体在正常形态结构的基础上所开展的各种功能活动是基础医学研究的重点内容。基础医学不仅要在组织、器官、系统水平上研究人体各器官系统的功能活动及变化规律，还要深入到细胞、亚细胞结构，甚至分子水平去探讨生命活动的本质规律。例如，生物化学与分子生物学主要研究基因和基因组的结构与功能、基因表达和调控机制，核酸、蛋白质、脂质及其他生物大分子的合成、功能和调控，细胞内的物质和能量代谢过程等。医学细胞生物学则主要研究细胞分化和增殖的调控、细胞信号转导、细胞膜的转运功能等。医学生理学研究人体的正常生物功能，特别是各器官系统的功能及实现其功能的内在机制，即以器官和系统为中心，研究机体完成某一特定功能的主要调控机制，阐明不同器官系统在维护整个机体内环境稳态和保障生命活动正常运行方面，如何各司其职、相互依存并紧密配合。

3. 研究疾病的病因、发生发展及转归的规律 每一种疾病的发生都与外部的病因和机体内在的因素有关，其进展和转归也各不相同。医学产生的主要目标就是与疾病抗争，以保护人类的健康。基础医学的一个重要任务就是研究各种疾病形成的基本机制及发展的一般规律，并为研究各种疾病发生发展的特殊规律、预防和诊治提供理论依据。其中，病理学侧重于研究机体在疾病状态下细胞、组织和器官形态学变化与特征；而病理生理学侧重于机体在疾病状态下功能变化和发病机制方面的探讨。医学微生物学和人体寄生虫学是研究与人体健康相关的微生物和寄生虫的形态结构、生活活动、生殖繁殖规律，阐明微生物和寄生虫与人体疾病的关系，并寻找预防和治疗的措施。

总之，基础医学不仅要认识人体自身的正常形态结构与功能，更重要的是认识疾病的发生和发展规律，为疾病的预防、诊断和治疗提供理论依据。正是由于基础医学的建立和发展，医学才逐渐由只知其然而不知其所以然的阶段进入了知其所以然而后使其然的阶段。基础医学是推动医学科技创新和提高人类健康水平的重要力量，在人类历史发展的长河中，基础医学理论和技术方法的革新影响并带动整个医学的发展进步。

第二节 基础医学与其他学科的交叉融合

基础医学是以自然科学理论为基础，应用生物学、物理和化学等自然科学的方法手段解决医学问题的多学科的总称。因此，在基础医学的整个发展过程中都体现了与其他不同学科的交叉融合。基础医学的发展史，事实上就是一部现代医学的进步史。有了基础科学的发展，医学才根本上从一种经验的归纳和总结上升为可以称之为科学的学科。基础医学的产生是医学从经验科学进入实验科学的重要标志。

基础医学的历史，如果从威廉·哈维（William Harvey）、安德烈亚斯·维萨里（Andreas Vesalius）等所处时代开始计算不过 400 年，而真正意义上的现代基础医学，历史不过 200 年。基础医学的发展史就是人类不断实践、认知自身的成就史。公元 16 世纪前，医学的治疗手段以经验为主，甚至依赖于巫术和宗教。文艺复兴运动和宗教改革运动使人们的思想获得解放，在唯物主义哲学的影响下，医学取得了重要进展，基础医学相关学科相继创立。公元 16 世纪，比利时医学家安德烈亚斯·维萨里根据解剖尸体的实践经验出版了《人体的构造》一书，颠覆了之前古罗马医学家盖伦根据解剖动物所获得的解剖学知识，奠定了人类解剖学的基石。威廉·哈维——英国 17 世纪著名的生理学家和医生，发现了人体血液循环的规律，证明心脏是血液循环的原动力，奠定了近代生理科学发展的基础。18 世纪，意大利的莫干尼根据患者尸检结果，把“病灶”与临床症状联系起来，提出了疾病的器官定位学说，建立了器官病理学。19 世纪，随着能量守恒和转化定律、生物进化论、显微镜技术的发展，医学从依赖经验推理和形而上学的思辨转变为凭借物理、化学实验研究和对疾病实体的客观、细致的观察。德国科学家施莱登和施旺共同发展了现代生物学最重要的理论之一“细胞学理论”，该学说被恩格斯誉为 19 世纪最重大的发现之一。

近代医学经历了 16—17 世纪的奠基、18 世纪的系统分类、19 世纪的大发展，20 世纪是现代医学飞速发展的 100 年。现代基础医学的发展用“一日千里”来形容也毫不为过。1928 年，弗莱明发现青霉素，1935 年英国病理学家弗洛里和德国生物化学家钱恩合作解决了青霉素浓缩问题，使青霉素批量生产成为可能；1953 年沃森和克里克以 DNA 晶体衍射结果和 Chargaff 的 DNA 碱基配对规律作为主要参考提出了 DNA 分子双螺旋结构模型，人类从此进入了分子生物学时代；20 世纪 60 年代破译了遗传密码并阐明了蛋白质的合成机制，同时细胞遗传学发展迅速；20 世纪 70 年代体细胞遗传学和重组 DNA 技术应用于临床；20 世纪 80 年代开始应用基因工程技术诊断、治疗和预防疾病；20 世纪 90 年代人类基因组计划开始实施，DNA 芯片应用于临床。伴随着这一系列的重大突破和发展，基础医学和生物学、化学、物理学的交叉融合日益深化，使得基础医学本身在认识生命现象本质和探索疾病发生发展机制的过程中也不断丰富和深入。

21 世纪的今天，随着生物信息学、结构生物学和基因组学、蛋白质组学和代谢组学等组学的快速发展，基础医学研究变得更为微观、更为量化、更为系统，形成了以多学科交叉为基础、微观与宏观相结合的协同创新研究体系，基础医学的发展也日新月异。随着对疾病研究的逐渐深入，医学家们发现，一些重大疾病如肿瘤、退行性神经系统疾病等，其研究的复杂性已远远超越了人们的预料，当代医学发展越来越依赖于不同学科之间的交叉与合作。医学的发展不能仅依靠生物学家和医学家，还必须依靠数学家、物理学家、化学家、信息科学家、环境科学家、心理学家和工程科学家等不同学科背景的多学科交叉团队的共同努力。20 世纪中叶诞生的系统生物学是继基因组学、蛋白质组学之后的一门新兴生物学交叉学科，通过对大数据检测分析，使生命科学由描述式的科学转变为定量描述和预测的科学，如今已在预测医学、预防医学和精准医学中得到广泛应用。包括基础医学在内的生物医学领域的学科交叉是 21 世纪医学发展的核心驱动力，可以预言，未来，医学的重大突破一定是通过多学科的协同创新来实现的。

正是因为基础医学与其他学科之间密切的交叉融合，要求我们革故鼎新，推进基础医学教育教学改革。21 世纪现代医学的迅猛发展对医学教育提出了严峻挑战，为了适应医学发展的新要求，高等医学教育要增强学科整合、学科交叉融合以及协同创新的主动性、积极性，推动基础医学和临床医学、临床医学和人文社会科学与行为科学的整合。基础医学教育应密切关注国际医学教育改革前沿，结合国内实情，加强教育教学改革的顶层设计。在基础医学教育阶段，除了注重学生对医学基础知识的掌握以及创新能力的培养，还应有目的、有重点地培养学生以临床实际需求为出发点的思维方式和基本科研能力，打破学科界限。开展基于器官系统的基础与临床整合式教学改革，通过开设“以器官系统为中心”的基础与临床整合课程、以问题为基础的学习（problem based learning，PBL）课程，将相关学科的基础与临床知识进行重新整合，使学生始终围绕临床问题拓展医学知识，与临床共同培养能有效衔接科学研究与临床实践的医学科学家（physician scientist）。坚持以“最优秀的师资、最新的教材、最有效的教学方式、最合理的评价体系”加强医学主干课程建设，定期开展课程的诊断式评估，保障教学质量。在医学基础教育阶段，还应该有计划地新开设一些交叉学科前沿领域的新课程，如分子生物学、神经生物学、生物物理学、生物信息学等拓展课程，提高学生对多学科知识的掌握和综合运用能力，为培养多学科交叉的复合型医学人才奠定坚实的基础。

第三节 基础医学与临床医学的关系

基础医学和临床医学都是医学的分支学科。基础医学是临床医学的基础，它不仅认识疾病的发病机制，也为临床医生提供疾病诊断和治疗的新理论、新技术。同时，基础医学也需要临床医学在临床实践中验证其新的研究成果，并提出新课题。在现代医学真正成熟起来之前，临床医生对于疾病的发生其实并没有一个实证的、合理的解释。人们对于疾病的认识无非怪力乱神，抑或诸如四体液说或阴阳五行的朴素唯物观。人类第一次明确疾病的发生机制，是在感染性疾病领域，源自路易斯·巴斯德和罗伯特·科赫的病原微生物研究。人们从此认识到，某些疾病的发生有明确的"病原"，病因不再是玄之又玄、无法捉摸的理论。在没有坚实的基础科学背景下，人们对于疾病的治疗不过是一种经验的总结，所以才有先民的神农尝百草说。历代医生诊治患者，靠的是病例记载、医案和验方等。而正因为有了基础医学对于疾病机制的解答，才形成了现代医学的疾病诊治。人类第一次征服疾病、实现寿命的大幅度提高，来自于对感染性疾病的有效防控，这绝不是出于历史的偶然，而恰恰是因为对于感染性疾病的认识提出得最早，发展得较为深刻。大量药物的发明和开发更是来自于基础医学的进步，如青霉素、胰岛素的发现和应用大大促进了细菌性感染性疾病、糖尿病的临床治疗的进步。此外，对于疾病致病因素或发展机制的研究，可以为疾病治疗的药物开发提供理论依据抑或候选分子靶点。

基础医学的新成果迅速应用于临床之中，促进了临床医学的发展。心肌电生理的研究促进了对心律失常的认识和防治就是其中的典型例子。西方临床医学中的病史采集和体格检查、中国传统医学中的望闻问切，都是临床医生面对患者，为了明确疾病，在不采取其他辅助手段的情况下，采用的一系列经典方法。而这些经典方法来自于历代医生的积累和传承，本质上仍然是一种经验总结（例如西方医学中的体征、中医的脉象等）。基础医学则尝试应用生物学乃至化学、物理学等方法对诊断问题进行科学的回答。某些检验方法例如血常规检查等，在今天看来简直谈不上什么"科学"，但是在历史上，第一个应用显微镜检查血液、观察并计数血细胞的人，毫无疑问是在有意识地以自然科学知识回答医学问题。伴随着基础医学的发展和进步，人们发展了诸多检查手段，例如生化检查、影像学检查、遗传学检查、病理学检查、微生物学检查和分子检测等，这些检查手段为临床疾病的诊断提供了科学、客观的依据，大大提高了疾病诊疗的水平。由此可见，基础医学立足于采用生物学和其他自然科学的技术和手段，研究疾病的发病机制、诊断和治疗方法，是医学发展的原动力。没有基础医学的长足发展，就不可能有临床医学的日新月异。

知识拓展

路易斯·巴斯德

路易斯·巴斯德（Louis Pasteur，1822—1895 年），著名法国微生物学家、化学家，近代微生物学的奠基人。巴斯德一生进行了多项探索性的研究，特别是在基础医学研究领域的成就显著，其中以倡导疾病细菌学说、发明预防接种方法最为闻名，是 19 世纪最有成就的科学家之一。像牛顿开辟出经典力学一样，巴斯德开辟了微生物学领域，创立了一整套独特的微生物学基本研究方法，即开始用"实践 - 理论 - 实践"的范式进行研究。巴斯德最为公众所熟知的成就是发明了巴氏杀菌法（pasteurization），亦称低温消毒法，即采用较低温度（一般在 60 ~ 82 ℃），在规定的时间内，对不耐高温食品进行加热处理，达到杀死微生物的目的，这是一种既可杀死病菌又能保持食品中营养物质不变的消毒法。巴斯德因为在疾病的病因和预防方面的突破性贡献以及由此挽救了许多人的生命，被认为是医学史上最重要的杰出人物之一。

Note

第四节 基础医学与生物学的关系

基础医学与生物学之间形成了相互融合的发展关系。生物学是研究生物的结构、功能、发生和发展的规律，以及生物与周围环境的关系等的科学。生物学源自博物学，经历实验生物学、分子生物学而进入了系统生物学时代。基础医学建立的主要基础来自于生物学，只是二者的研究对象不同，生物学研究的是所有生物，而基础医学主要是研究人的基础科学。因此，大多数基础医学所属的学科都是在生物学的发展过程中，逐渐分化出来以人作为研究对象，然后发展为基础医学的一门学科。例如，微生物学最初仅仅是生物学的一个分支学科，随着对微生物认识水平的提高，发现许多微生物都与人的疾病相关，这又属于医学范畴，因此就诞生了医学微生物学这一门新的学科，它又成为了基础医学的一个分支学科。由于基础医学与生物学之间千丝万缕的关系，基础医学的发展也促进了生物学的发展。人类对自身的关注是终极和永恒的，不仅要竭力提高物质生活水平，还要尽可能集中一切资源保障自身的健康。因此，近代以来，对人类自身研究的投入是巨大的，这就使得医学，特别是基础医学的发展非常迅速，由此取得的研究成果也广泛地被生物学研究所借鉴和应用。

第五节 基础医学与预防医学的关系

基础医学是研究人的生命和疾病现象的本质及其规律的自然科学，其所研究的关于人体的健康与疾病的本质及其规律为其他所有应用医学所遵循。预防医学是以人群为研究对象，运用基础科学、临床医学和环境卫生科学的理论和方法研究环境因素对人群健康和疾病的影响及其作用规律，阐明环境因素与人群健康的相互关系，制定公共卫生管理措施，以达到预防和控制疾病、促进人群健康为目标的一门学科。预防医学作为“群体医学”，重点关注人群的健康，它可有效利用有限的医疗卫生资源，对实现维护人群健康和WHO所倡导的“人人享有基本卫生保健”的目标具有重要意义。近年来，SARS、禽流感、埃博拉出血热、COVID-19等新型病毒性疾病不断出现，严重威胁着人类的健康。再者，随着经济快速发展，人民生活水平逐渐提高，卫生和医疗条件大幅改善，人们行为生活方式以及膳食结构都发生了很大改变，人均寿命不断增加，同时也带来了人口老龄化和慢性非传染性疾病不断增长的问题。此外，随着生活节奏加快，工作压力增加，现代人的心理健康问题也日益突出。因此，随着社会的发展和科技的进步，疾病模式也随之改变，现代疾病的病因已由单一性转向复杂性、由生物性因素转向多因素，致使对预防医学的发展提出了新的挑战和要求。要解决预防医学所面临的这一系列问题，很大程度上仍有赖于基础医学的发展，例如，SARS突然暴发时，人们感到束手无策，不知该如何防治，通过基础医学研究发现SARS是由一种冠状病毒所致，这为SARS的防控提供了非常重要的指导作用；在COVID-19大流行中，我国率先确定了致病病毒是一种新型冠状病毒并解析了其基因组结构，为该疾病的群体防控和疫苗的开发提供了最及时的重要信息；大数据分析表明，在某些地区，胃癌高发与环境因素密切相关，其中，幽门螺杆菌感染是高发因素，因此，根除胃内幽门螺杆菌感染，可使胃癌癌前病变及胃癌的发病风险降低40%。由此可见，基础医学是预防医学的基础，是探究疾病发生发展的理论和方法，是预防和控制疾病的根本。而预防医学为基础医学提出新方向和新挑战，促进基础医学的发展。

思考题

1. 基础医学在生命奥秘探索中的作用与地位如何?
2. 举例说明基础医学如何与其他学科相互协同以维护生命健康。

（何　涛）

第二篇

人体基本结构与功能

1．人体结构十分复杂。在原子水平，人体是由氧（约占65%）、碳（约占18%）、氢（约占10%）、氮（约占3%）、钙（约占2%）、磷（约占1%）等60多种元素构成的。在分子水平，人体是由水（约占60%）、蛋白质（约占17%）、脂质（14%）、糖类、维生素和矿物质构成的。在细胞水平，人体是由细胞（cell）细胞（cell）和细胞外基质构成的。形态和功能相同或相似的细胞与细胞外基质构成组织（tissue）。在组织水平，人体是由上皮组织、结缔组织、肌组织和神经组织构成的。几种不同的组织按一定的次序结合在一起，形成具有一定形态和功能的器官（organ），如心、肺、肝、肾等。完成一种或几种生理功能的相关器官组合起来构成系统（system）。人体有九大系统，即呼吸系统、循环系统、消化系统、泌尿系统、神经系统、内分泌系统、血液系统、肌肉骨骼系统、生殖系统。人体各系统在神经和体液的调节下，构成一个完整的有机体。

2．生物化学从分子水平研究生物体结构与功能代谢规律，探讨生命现象与本质。

3．基因是遗传变异的主要物质，支配着生命的基本构造和功能，生物体的生、老、病、死等一切生命现象都与它有关。

第五章

人体层次、分部与器官系统

第五章数字资源

学习目标

1. **知识**：说出人体层次与基本结构：肌的分类，骨的构造，血管。说出人体分部与基本结构：头部，颈部，躯干，四肢。列举人体系统功能划分：人体九大系统的组成。列举解剖学姿势：解剖学姿势，人体的轴和面。
2. **能力**：通过人体基本结构的学习，正确认识生命，逐步培养自主学习的能力。学习解剖学常用术语，通过案例的分析，培养临床思维，激发对科学的求知欲。引入前沿科技，激发创新能力。
3. **素养**：通过临床案例的引入，培养人文主义情怀，学会对生命的敬畏和关爱。树立正确的世界观、价值观和人生观，塑造高尚的职业道德和良好的职业素养。
4. **掌握**：对人体的基本结构有初步的认识和了解。各个系统的组成，主要器官的特点，解剖学的常见术语。

人体是一个有机整体，可以完成各种复杂的生命活动。由外向内可以分为不同的层次，也可按照部位分为不同的部分，还可以根据功能的不同，将一系列器官组成系统。

案例 5-1

小明，男，1岁6个月大。某天，6岁的哥哥拿出了自己的玻璃弹珠玩耍，小明在一旁看，忽然拿起一颗弹珠放到了嘴里，并咽了下去。哥哥见状，立即告诉了妈妈。妈妈问明情况后，随即带小明去了医院。医生在了解情况后，对病情给出了两种可能情况，随后进行了进一步的检查。小明咳嗽，没有发热、恶心呕吐等情形。偶尔听得到呼吸声中带有一点“咻咻”的杂音。听诊肺部，发现右边的呼吸声比左边小，有杂音。胸部X线检查，结果发现右肺部存在异物。诊断：右侧支气管异物。最后，利用硬式支气管镜搭配异物钳取出了弹珠。

问题：

1. 医生最初给出的病情判断可能是哪两种情况？分别分析每一种情况下玻璃弹珠在人体内经过的结构。
2. 经气管坠入异物易进入右侧支气管，分析其原因。

第一节 人体层次与基本结构

人体的表面被覆皮肤，皮肤构成人体的天然屏障，使人体免受外界有害物质的入侵。皮肤的深面依次为浅筋膜和深筋膜，在人体内分布广泛，主要起支持和保护作用。深筋膜覆盖在肌的表面或包绕肌。肌有3种类型，即心肌、平滑肌和骨骼肌。除这些结构外，全身各部还有血管、淋巴管和神经分布。

一、皮肤

皮肤（skin）（图5-1）是人体面积最大的器官，柔软而有弹性，由表皮和真皮组成，借皮下组织与深部结构相连。表皮（epidermis）位于皮肤的浅层，由角化的复层扁平上皮构成，表皮无血管分布，其基底层细胞有较强的增殖分裂能力，可以不断产生新的细胞。真皮（dermis）位于皮肤的深层，分乳头层和网织层。全身皮肤的结构基本相同，但在人体的不同部位存在厚度、色素沉着、角化程度等差异，例如，一般腹侧皮肤较薄，背侧皮肤较厚，但手掌和足底则相反。皮肤具有保护深层结构、调节体温及感觉等功能。皮肤也是人体免疫系统的重要组成部分。皮肤内有毛、皮脂腺、汗腺和指（趾）甲，它们都是由表皮衍生的附属器（图5-2）。

二、浅筋膜

浅筋膜（superficial fascia）位于真皮深面，亦称皮下筋膜或皮下组织，具有保持体温和缓冲压力的作用。浅筋膜遍布全身，由疏松结缔组织构成，内含脂肪组织，使皮肤具有一定的移动性。浅筋膜内有浅动脉、浅静脉、皮神经、淋巴管和淋巴结等结构。浅筋膜内的浅静脉一

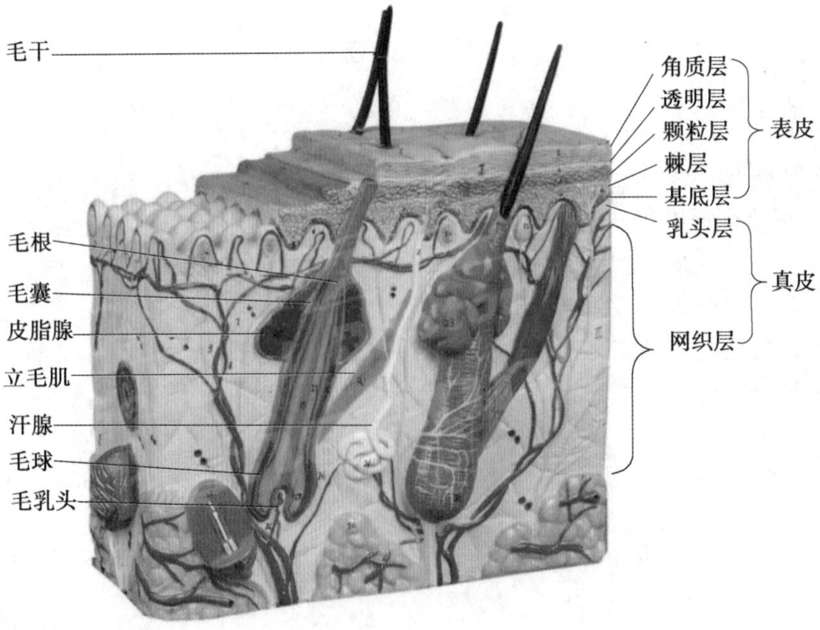

图5-1 皮肤立体结构模式

般不与动脉伴行，相互吻合，穿深筋膜注入深静脉；皮神经从深筋膜穿出后走行在浅筋膜内，分布于皮肤；浅筋膜内的淋巴管也非常丰富，但壁薄、不容易辨认。不同部位的浅筋膜具有各自的特点。

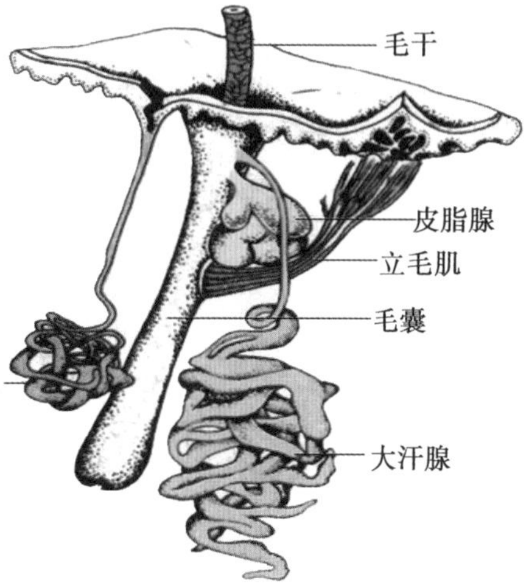

图 5-2　皮肤附属器模式图

三、深筋膜

深筋膜（deep fascia）位于浅筋膜深面，又称固有筋膜，由致密结缔组织构成（图 5-3）。在四肢，深筋膜除包被于肌肉的表面外，还深入肌群之间，并附着于骨上构成肌间隔。在胸、腹、盆壁的内面也衬以深筋膜，如胸内、腹内和盆内筋膜等。深筋膜包绕某些血管和神经干形成血管神经鞘，如腋筋膜包绕颈内动脉、颈总动脉、颈内静脉和迷走神经形成的颈动脉鞘。深筋膜包绕腺体形成腺体鞘，如颈筋膜的浅层包绕腮腺和咬肌，形成两个腺体的鞘；颈筋膜的中层包绕甲状腺形成甲状腺鞘等。在手腕部及足踝部，深筋膜增厚形成韧带附着于骨性突起上，并发出纤维隔伸入深面形成间隔，约束其深面通过的肌腱。在某些部位，筋膜之间的间隙充以疏松结缔组织形成筋膜间隙，如椎前间隙、直肠后隙等，炎症或结核时筋膜间隙常常成为液体的存留处。

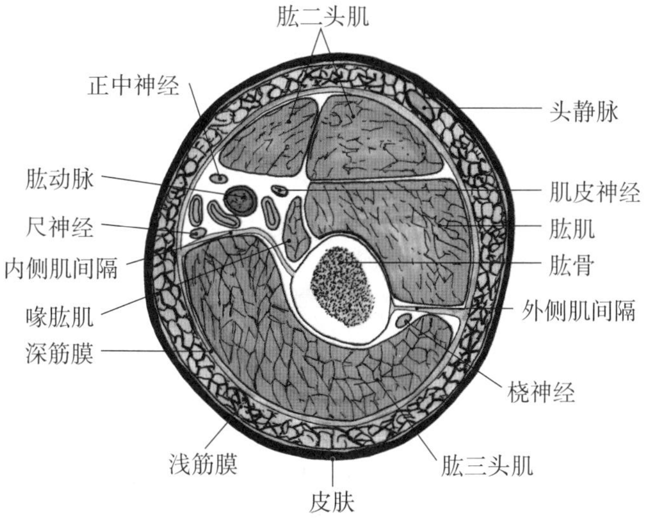

图 5-3　深筋膜的配布（右臂中部）

四、肌

肌组织（muscle tissue）主要由肌细胞（肌纤维）构成，细胞间有少量的结缔组织、血管、淋巴管和神经。肌细胞膜称为肌膜，细胞质称为肌质。构成人体的肌组织按结构和功能的不同可分为骨骼肌（skeletal muscle）、心肌（cardiac muscle）和平滑肌（smooth muscle），前两种属于横纹肌，在光镜下可见明暗相间的横纹。

Note

（一）骨骼肌

骨骼肌一般借肌腱附着于骨表面，主要分布于躯体和四肢，其舒缩活动受意识控制，属于随意肌。结缔组织包裹在整块肌肉周围的外面形成肌外膜，肌外膜深入到肌肉内部形成肌束膜和肌内膜。各层结缔组织膜对骨骼肌有支持、连接、营养和功能调整的作用。

骨骼肌由肌腹（muscle belly）和肌腱（tendon）两部分构成。肌腹位于肌的中间，主要由肌纤维构成，呈红色，具有收缩功能；肌腱位于肌的两端，由胶原纤维束构成，呈白色，强韧，无收缩功能。

骨骼肌按形态可分为长肌、短肌、扁肌和轮匝肌四种（图5-4）。长肌呈带状，多分布于四肢，如肱二头肌、股四头肌等。短肌短小，主要分布于躯干深层。扁肌呈扁片状，多分布于躯干浅层，如胸、腹壁，有保护和支持体内器官的作用，如腹外斜肌。轮匝肌呈环形，位于眼、口周围，收缩时可关闭眼裂和口裂，如眼轮匝肌。

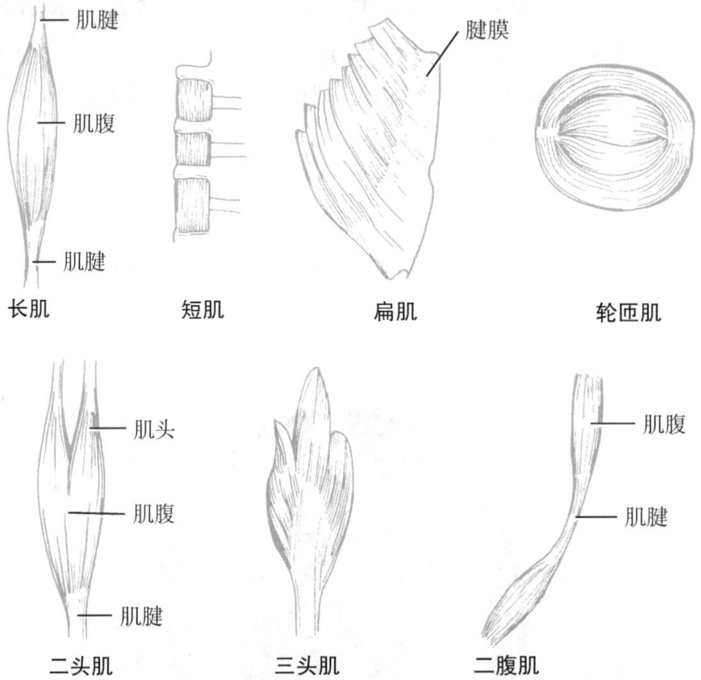

图5-4 肌的形态和构造

在骨骼肌的周围有筋膜（fascia）（图5-5）、滑膜囊（synovial bursa）、腱鞘（tendinous sheath）和籽骨（sesamoid bone）等辅助结构，以保护肌、减少摩擦和协助肌活动。深筋膜与肌的关系非常密切，在四肢，可深入肌群之间并附着于骨上形成肌间隔，能分隔各肌和肌群，保证各肌和肌群单独活动；肌间隔与包被肌群的深筋膜形成筋膜鞘。滑膜囊多位于肌腱和骨面之间，减少两者间的摩擦。包绕在长肌腱表面的腱鞘，分为外层的腱纤维鞘和其内的腱滑膜鞘。腱滑膜鞘的脏层贴在肌腱的表面，壁层贴在腱纤维鞘和骨的内面，两层相互移行，围成一个封闭的腔隙，内含少量滑液，保证肌腱能在腱鞘内滑动（图5-6）。籽骨是发生在某些肌腱内的扁圆形小骨，在运动中起到减小摩擦并改变骨骼肌牵引方向的作用，如髌骨。

（二）心肌

心肌呈不规则的短圆柱状，有分支，通过闰盘相连。分布于心脏及邻近心脏的大血管根部，其收缩具有自律性。

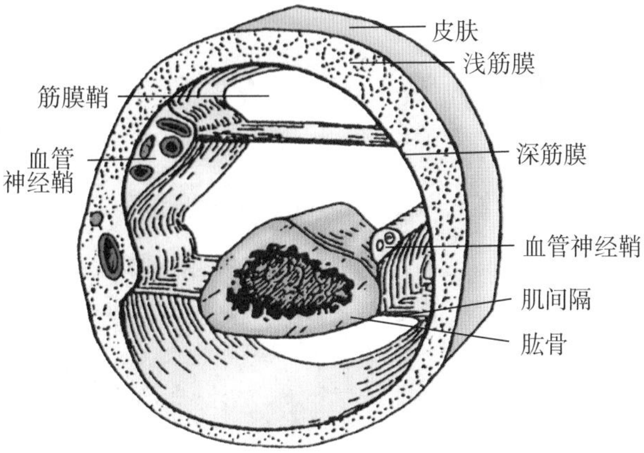

图 5-5 筋膜

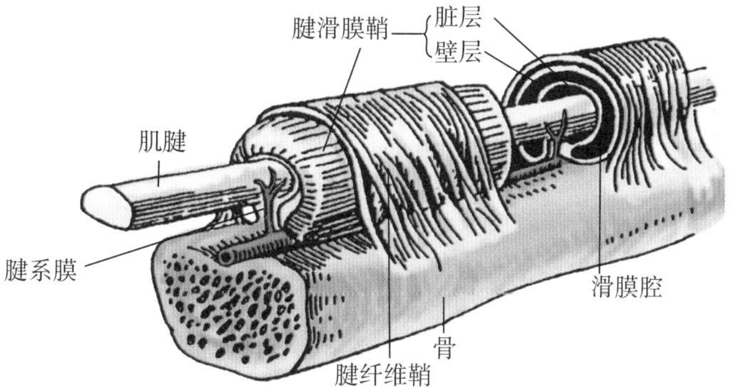

图 5-6 腱鞘

（三）平滑肌

平滑肌主要散在分布于一些内脏器官的结缔组织中，还可构成管道或有腔器官的壁，如胃肠道、呼吸道、泌尿生殖管道、血管和淋巴管的肌层，以及存在于某些实质器官的被膜内。

五、骨

骨（bone）是以骨组织为主体构成的坚硬器官。主要作用：支持软组织，构成关节并参与身体的运动，保护内脏器官，储存钙、磷等离子，维持体内离子的平衡。另外，骨髓具有造血功能。

（一）骨的构造

骨主要由骨质、骨膜和骨髓等构成（图 5-7）。

1．骨质 由骨组织构成，分骨密质和骨松质两类。骨密质质地致密，位于骨的表层，抗压性强；骨松质结构疏松，位于骨密质的深面，由许多交织排列的骨小梁构成。骨小梁的排列方向保证骨具有较大的承重力和抗牵拉能力。例如，颅盖骨内、外两层的骨密质，分别称为内板

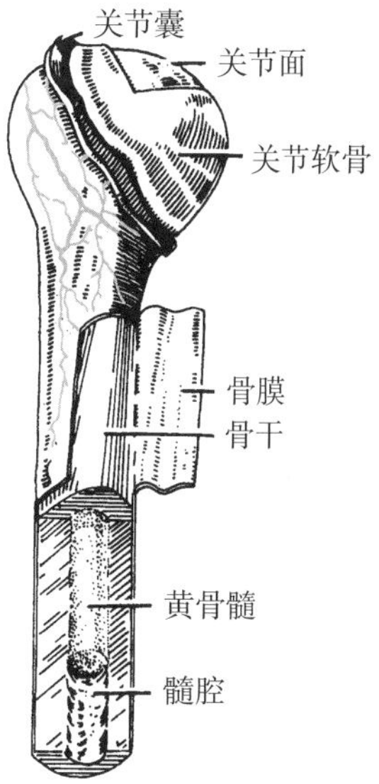

图 5-7 长骨的构造

Note

和外板，其间的骨松质称为板障（图 5-8）。

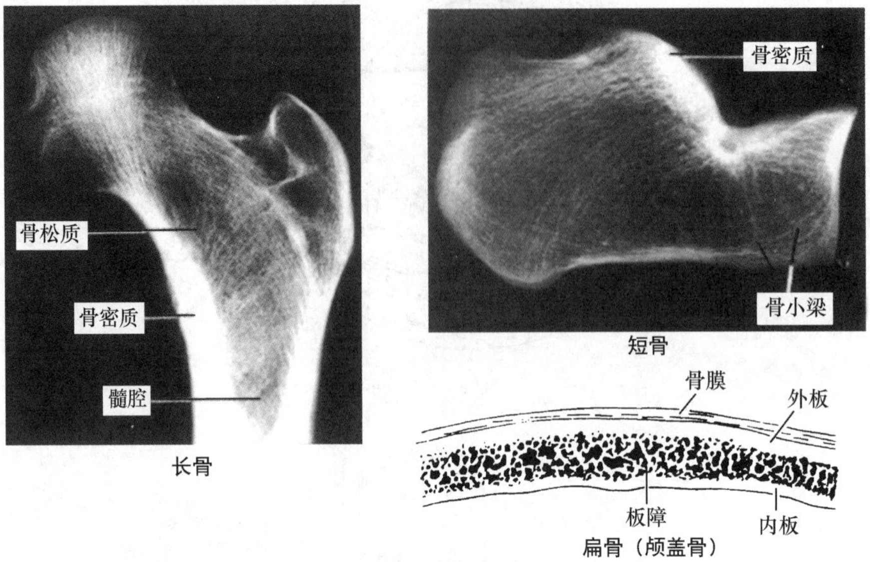

图 5-8　骨的内部构造

2．骨膜　除关节面以外，骨的内外表面分别覆以骨外膜和骨内膜。骨膜含有丰富的血管、淋巴管和神经，对骨有营养和再生的作用，因此骨手术时应尽量保留骨膜，以免影响骨的愈合。

3．骨髓　骨髓分红骨髓和黄骨髓两种，充填于骨髓腔和骨松质的间隙内。红骨髓是造血的场所，胎儿和婴幼儿时的骨髓都为红骨髓，6 岁以后红骨髓逐渐被脂肪组织代替，变成黄骨髓，黄骨髓没有造血功能。在髂骨、长骨骺端和椎骨等骨松质内的骨髓终生都是红骨髓，因此临床上常在这些骨进行骨髓穿刺，检查骨髓象。

（二）骨的形态和分类

骨按形态可分为长骨、短骨、扁骨和不规则骨。长骨（long bone）呈长管状，可分为中部的骨干（骨体）和两端膨大的骺。骨干内部的空腔为髓腔，内有骨髓；骺的表面为光滑的关节面，有关节软骨附着；骨干与骺之间的部分称干骺端。长骨分布于四肢，如桡骨、尺骨等，在运动中起杠杆作用。短骨（short bone）近似立方形，多成群地分布于手、足，如腕骨和跗骨等，起支持作用。扁骨（flat bone）呈板状，主要分布于头、胸等部位，如颅盖诸骨、胸骨等，常围成腔，保护重要器官。不规则骨（irregular bone）外形不规则，如椎骨和髋骨等。

六、血管

血管是血液流经的管道。人体除角膜、晶状体、毛发、指（趾）甲、软骨等处外，都有血管遍布。血管按功能不同分为动脉、静脉和毛细血管。

（一）动脉

动脉（artery）是运送血液离开心脏的血管，在行进过程中不断发出分支，越分越细，最后连接于毛细血管的动脉端。动脉分为大动脉、中动脉、小动脉 3 种类型。动脉管壁较厚，可分为 3 层：内膜较薄，腔面为内皮细胞，表面光滑，可以减少血流阻力；中膜较厚，由平滑肌构成，并含有弹性纤维和胶原纤维；外膜由疏松结缔组织构成，含胶原纤维和弹性纤维（图 5-9）。

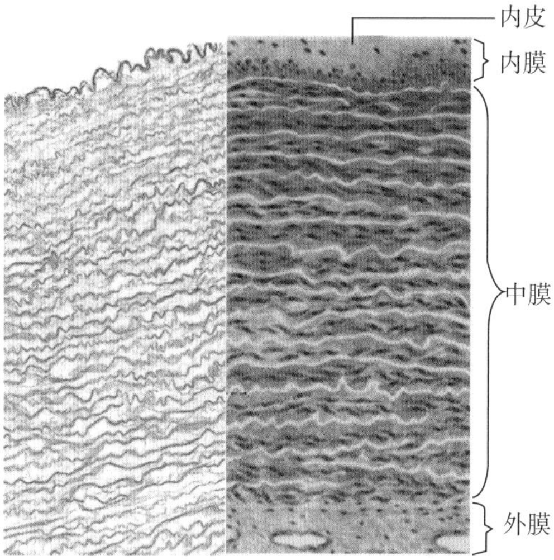

图 5-9　大动脉横断面

动脉壁结构与其功能密切相关。大动脉管腔较大，管壁中膜内含有大量弹性纤维，具有弹性。当心肌收缩射血时，大动脉管壁扩张；当心肌舒张时，管壁弹性回缩，推动血液向前流动。中动脉管壁平滑肌的收缩或舒张使血管口径缩小或扩大，能调节分配到身体各个部分的血流量。小动脉在神经支配下收缩和舒张，调节血流量，是外周阻力的主要产生部位。

（二）静脉

静脉（vein）是引导血液回心的血管，起于毛细血管的静脉端，行程中不断接受属支，最后注入心房。因静脉内血流缓慢，所承受的压力低，故其管壁薄、弹性小。某些部位的静脉有浅、深之分，浅静脉位于浅筋膜内，不与动脉伴行；深静脉多与同名动脉伴行，浅静脉最后注入深静脉。静脉间吻合比较丰富，浅静脉常吻合成静脉网，如手背静脉网；深静脉常吻合成静脉丛，如直肠静脉丛。这些吻合可以保证脏器扩张或管壁受压时的血液供应。静脉壁的内膜常形成静脉瓣（图 5-10），可以防止血液反流。四肢静脉的静脉瓣较多，当静脉瓣功能不全时，常引起静脉曲张。某些静脉缺乏静脉瓣，如面静脉，当颅外感染时，炎症通过某些途径蔓延到颅内，造成颅内感染。

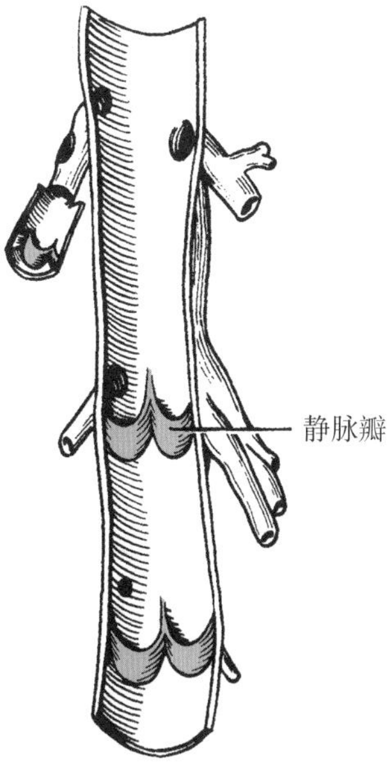

图 5-10　静脉瓣

（三）毛细血管

毛细血管（capillary）连于微动脉和微静脉之间，它们分支并互相吻合成网，是分布最广、管径最细的血管。毛细血管管壁主要由一层内皮细胞和基膜构成，血管内血流缓慢，是血液与周围组织进行物质交换的主要场所。

Note

七、淋巴管与淋巴结

（一）淋巴管

淋巴管（lymphatic vessel）由毛细淋巴管汇合而成，其形态结构与静脉相似，但管径较小，管壁较薄，瓣膜较多且发达，外形呈串珠状。淋巴管根据其位置分为浅、深两种。浅淋巴管位于皮下，常与浅静脉伴行，收集皮肤和皮下组织的淋巴。深淋巴管与深部血管伴行，收集肌肉和内脏的淋巴。浅、深淋巴管之间有广泛的交通支。

（二）淋巴结

淋巴结（lymph node）（图 5-11）为大小不等的圆形或椭圆形小体，呈灰红色，一侧隆凸，

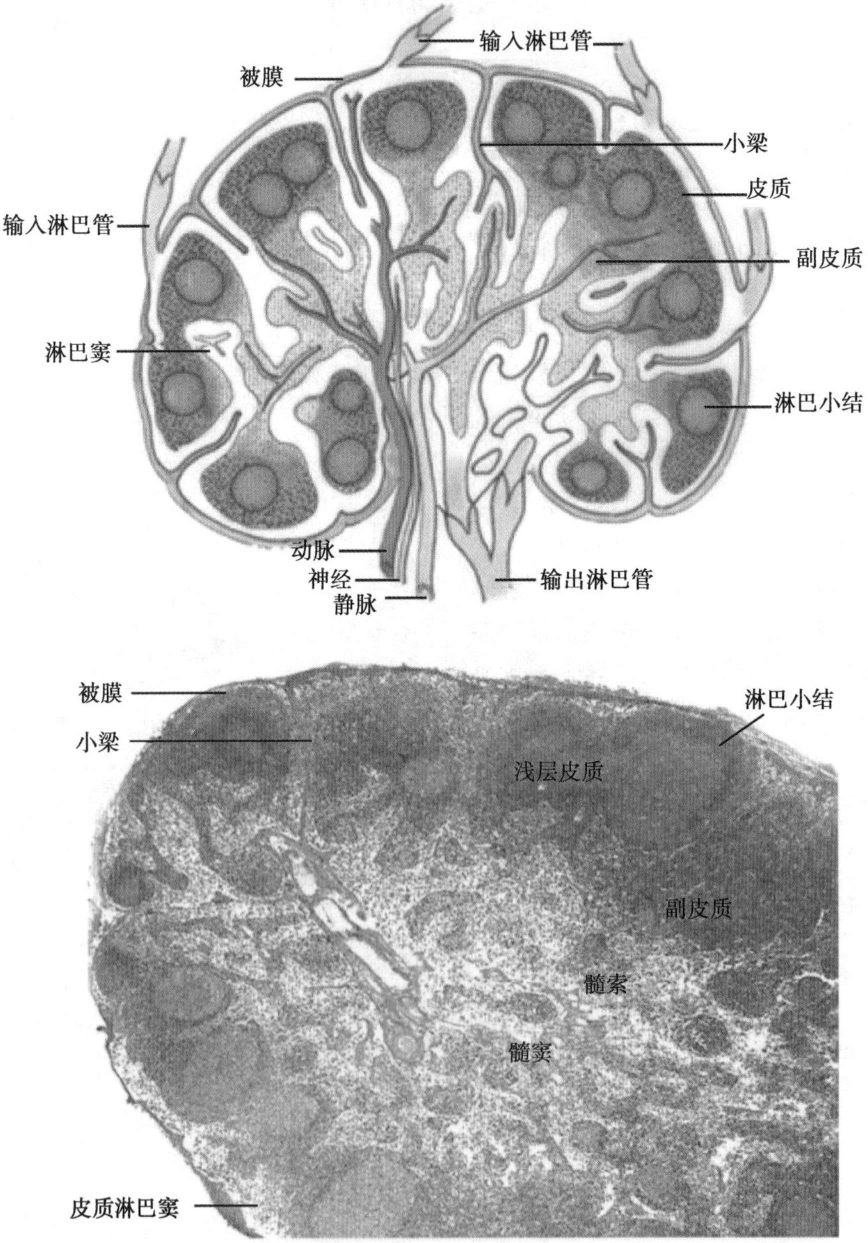

图 5-11 淋巴结结构图

另一侧凹陷，凹陷的中央为淋巴结门，有血管和神经出入。淋巴管在向心行程中，通常经过一个或多个淋巴结。与淋巴结隆凸侧相连的淋巴管为输入淋巴管，与其凹陷相连的淋巴管为输出淋巴管。淋巴结多成群分布于关节屈侧和体腔的隐蔽部位，沿血管干排列或位于器官门的附近，分为位于浅筋膜内的浅淋巴结和位于深筋膜内的深淋巴结。引流人体某一器官或部位淋巴的第一级淋巴结称为局部淋巴结，临床上称前哨淋巴结。局部淋巴结肿大常反映其引流范围存在病变。

八、神经

神经（nerve）是周围神经系统中许多条神经纤维被结缔组织包裹在一起形成的，呈白色条索状。包绕在每条神经纤维表面的结缔组织称神经内膜；包绕在多条神经纤维周围的结缔组织称神经束膜；包绕在一条神经外面的结缔组织称神经外膜。

第二节 人体分部与基本结构

人体可分为头部、颈部、躯干（包括胸部、腹部、盆部和会阴）和四肢（上肢和下肢）四个部分。头部和躯干是由皮肤、浅筋膜、深筋膜、肌和骨骼等结构构成的腔，容纳并保护中枢神经、感觉器官、内脏和心血管等器官。四肢以骨骼为支架，骨骼肌跨过关节附着于骨，在神经系统的支配下产生运动。

一、头部

头部分为后上方的颅部和前下方的面部。颅部由颅顶、颅底和颅腔三部分组成。颅顶部浅筋膜有许多结缔组织小梁，紧密连接皮肤和帽状腱膜，将浅筋膜分成许多小隔，感染时渗出物不易扩散。颅底有许多血管和神经出入形成的孔道，颅底内面分为颅前窝、颅中窝和颅后窝三部分（图 5-12）。颅腔内容纳脑、脑的被膜以及营养脑的重要血管。面部皮肤薄而柔软。眼睑部皮下组织较疏松，易形成水肿。面颊部浅筋膜内脂肪组织聚集形成颊脂体。面肌主要集中在眼裂、鼻孔和口裂周围，收缩时可使面部产生各种表情。面部有眼、耳、鼻、舌等特殊感觉器官，呼吸系统、消化系统的起始部，以及分布到这些器官的血管、淋巴管和神经。

二、颈部

颈部介于头部、胸部和上肢之间。颈部后方以脊柱颈段为界，与项部分隔（图 5-13）。颈部皮肤较薄，移动性大，皮纹呈横向，故手术时常做横向切口，利于愈合和美观。颈前部浅筋膜比较疏松，内有颈阔肌；颈后部浅筋膜比较致密。颈深筋膜围绕颈部器官和肌肉，形成筋膜鞘包绕颈部血管和神经，并在肌肉、器官、血管与神经周围形成筋膜间隙，可分为浅、中、深三层。颈部的肌肉多为纵行，除可帮助颈部灵活运动外，还参与吞咽、呼吸等活动。颈部淋巴结沿浅静脉和深部血管、神经干排列，数目较多，手术清除时应避免损伤血管和神经。颈部前面有呼吸道和消化道的颈段；两侧的大血管、神经呈纵向排列；颈根部还有胸膜顶、肺尖等结构自胸廓上口突入。甲状腺和甲状旁腺也是颈部重要的器官。

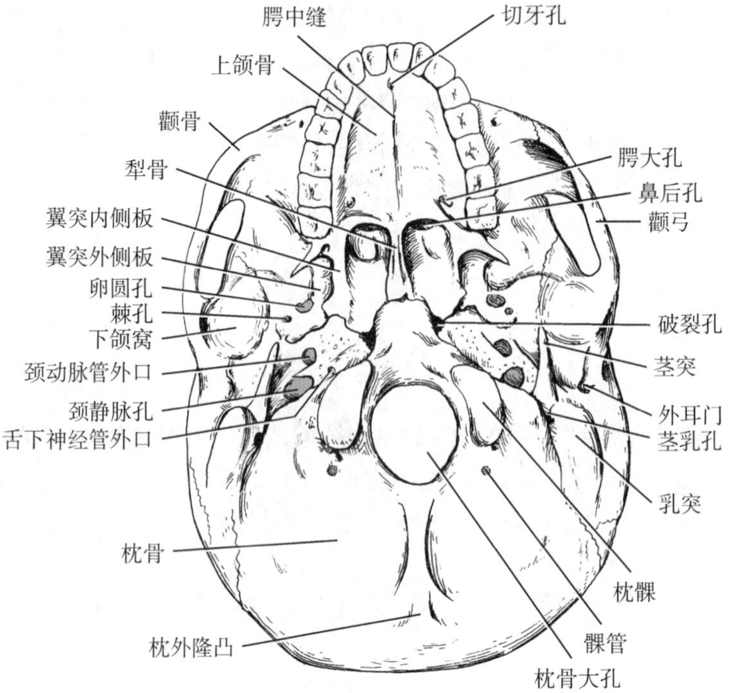

图 5-12 颅底的结构

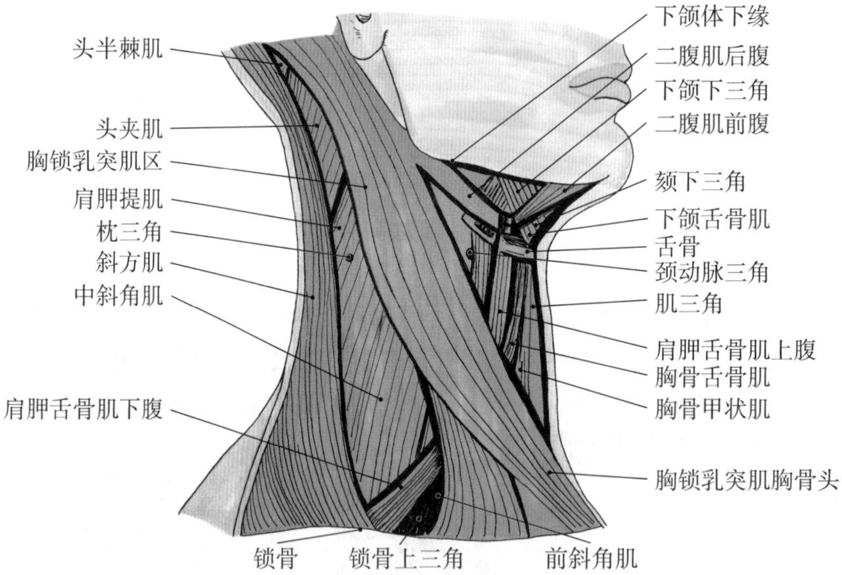

图 5-13 颈部分区与颈部三角

三、躯干

躯干包括胸部、腹部、盆部和会阴四部分。

(一) 胸部

胸部向上经胸廓上口通颈部，向下借膈与腹腔分隔，上部两侧与上肢相连。胸部包括胸壁、胸腔和胸腔内器官等内容物。胸椎、12 对肋与胸骨借骨连结构成近似圆锥形的胸廓，其是胸腔的骨性基础。胸廓的外面覆盖皮肤、筋膜和肌等结构，内面衬以胸内筋膜构成胸壁。胸壁浅筋膜内除含有浅血管、皮神经和淋巴管外，还有女性的乳腺。胸壁参与呼吸运动。胸壁与膈围成胸腔。胸腔的中间部分为纵隔（图 5-14），两侧为左、右肺及其表面的胸膜和胸膜腔的左、右两部分。

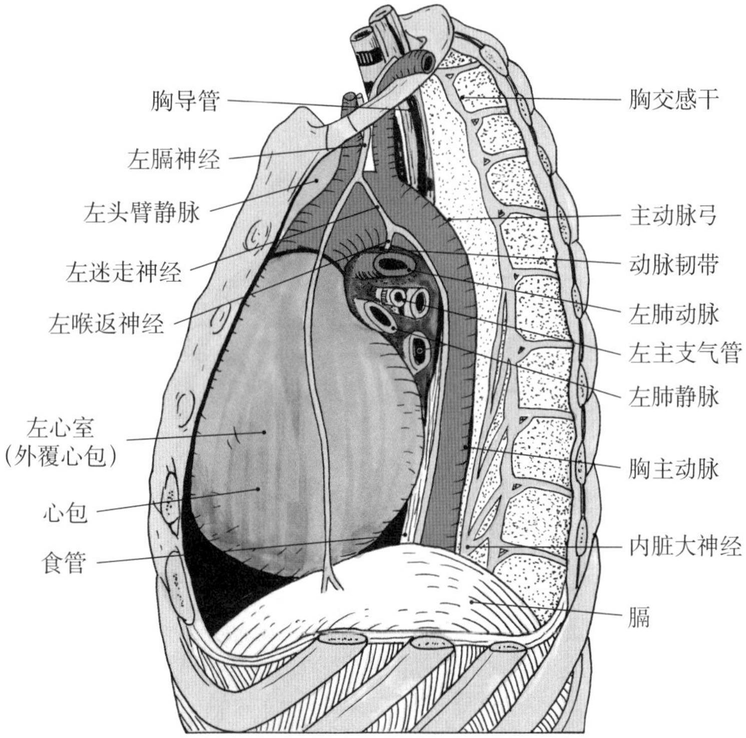

A. 左侧面观

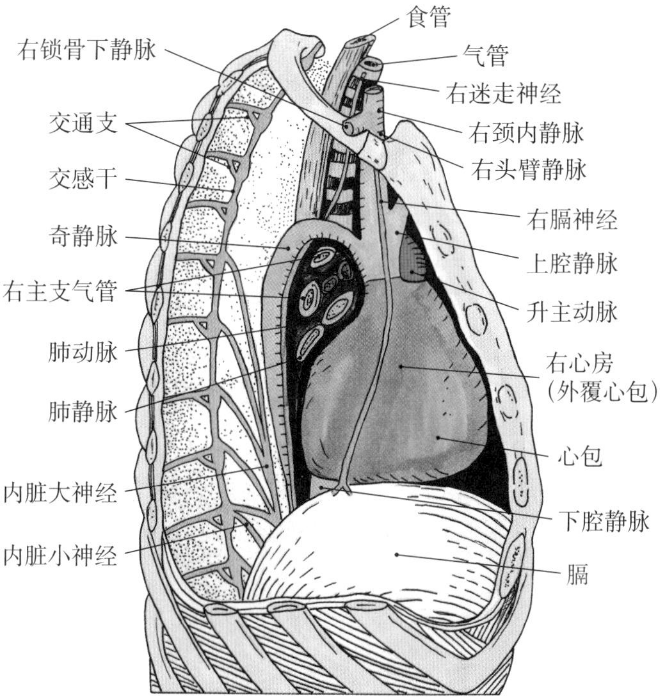

B. 右侧面观

图 5-14　纵隔

Note

（二）腹部

腹部位于胸部和盆部之间，由腹壁、腹腔及腹腔内脏器组成。腹壁由浅入深依次为皮肤、浅筋膜、肌层、腹横筋膜、腹膜外筋膜和壁腹膜。腹前外侧壁的皮肤薄而富有弹性。腹部浅筋膜在脐以下分为两层，浅层为Camper筋膜，又称脂肪层，向下与股部浅筋膜相互延续；深层为Scarpa层，又称膜性层，与会阴部浅筋膜直接延续。腹腔位于小骨盆上口与膈之间，内有消化系统的大部分器官和泌尿系统的一部分器官，包括胰、肾、血管、淋巴管和淋巴结、神经等（图5-15）。

图5-15 腹腔器官

（三）盆部

盆部位于躯干的下部，借小骨盆上口与腹腔相连，是躯干和下肢的连接桥梁。骨盆是盆部的骨性支架，其内面附有盆壁肌及其筋膜，其下口由盆底肌及其筋膜所组成的盆膈封闭，骨盆与肌围成盆腔。盆腔内有消化、泌尿和生殖系统的部分器官，以及血管、淋巴管和淋巴结、神经等（图5-16）。

（四）会阴

会阴分广义的会阴和狭义的会阴。广义的会阴是指盆膈以下封闭骨盆下口的全部软组织。狭义的会阴是指外生殖器与肛门之间的软组织，即临床所指的会阴，在女性是指阴道前庭与肛门之间的软组织，即产科会阴；在男性是指阴囊根与肛门之间的软组织（图5-17）。

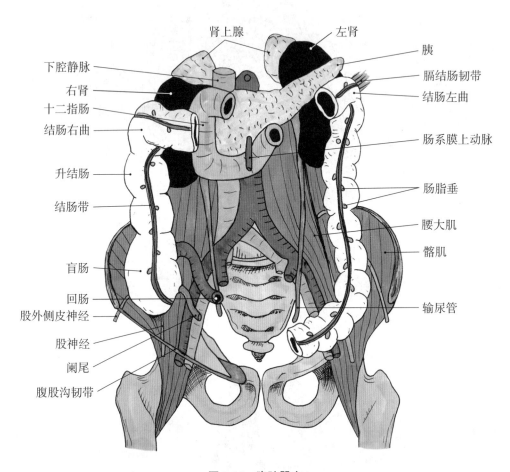

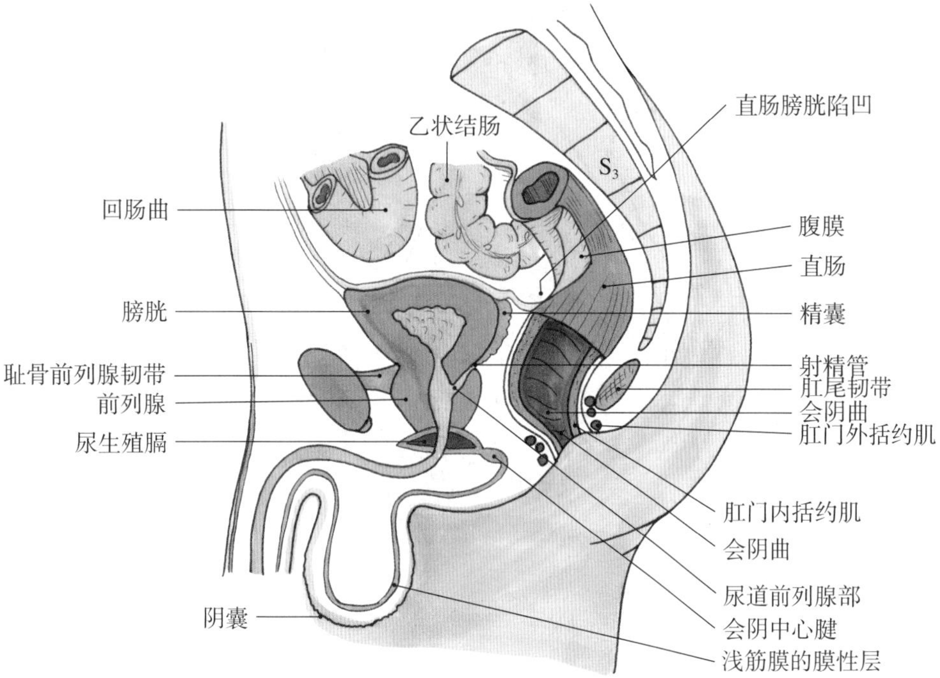

A. 男性

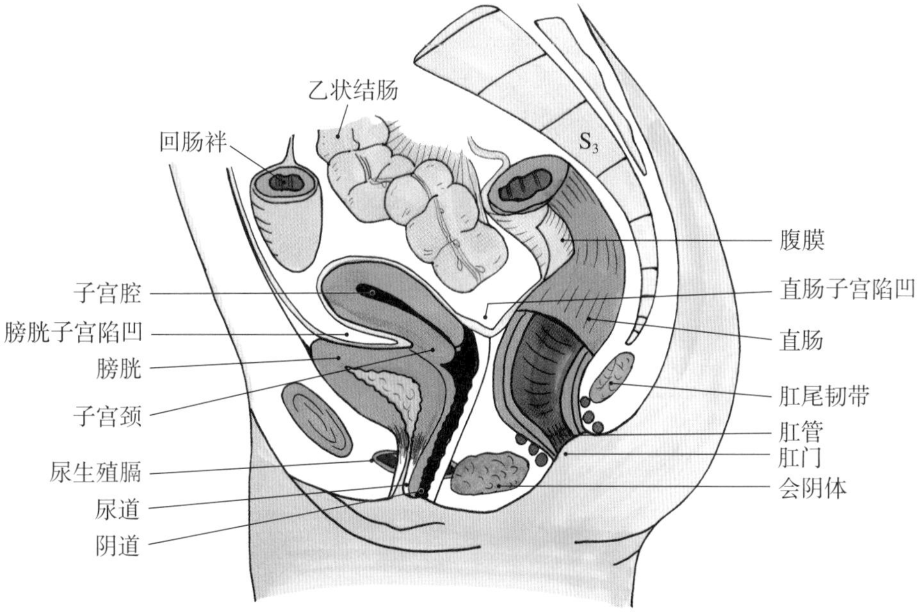

B. 女性

图 5-16　盆腔器官（矢状面）

四、四肢

四肢包括左、右上肢和左、右下肢，是由浅层的皮肤和浅筋膜，以及深层的深筋膜、肌肉、骨、血管和神经形成的多层次。随着人体的直立进化，上、下肢的形态结构、功能活动有了明显的区别。

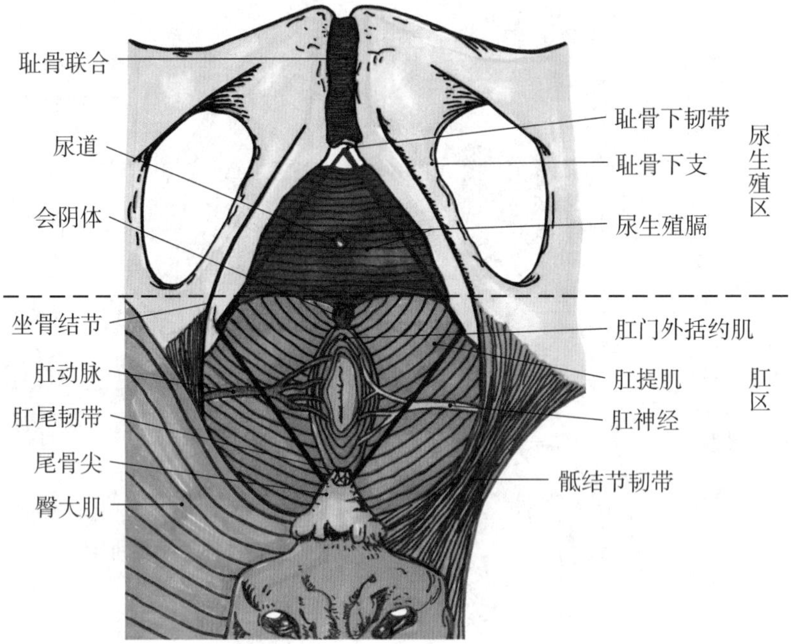

图 5-17 会阴分区（男性）

（一）上肢

上肢与颈部、胸部和脊柱区相连，可分为肩、臂、肘、前臂、腕和手 6 个部分。上肢以活动为主，所以上肢骨骼轻巧，关节囊薄而松弛，肌肉数目较多且相对较小，运动灵活。

（二）下肢

下肢与躯干下部相连，可分为臀区、股部、膝部、小腿部、踝及足部。下肢以支持为主，所以下肢骨骼比上肢粗大，关节囊厚而坚韧，肌肉也较上肢发达，稳固性大于灵活性。

第三节 人体系统功能划分

人体由许多器官构成，诸多器官按照功能的差异可分为以下九大系统。

一、肌肉骨骼系统

肌肉骨骼系统（musculoskeletal system）执行支持、保护和运动功能，包括骨、骨连结和骨骼肌三部分，占成人体重的 60% ～ 70%。全身各骨借不同形式连结构成骨骼，形成人体的基本轮廓，并为骨骼肌提供了附着点。骨还是重要的造血器官，并储存钙、磷等矿物质。在运动过程中，骨发挥杠杆作用，骨连结是运动的枢纽，骨骼肌是运动的动力器官。

（一）骨

人体共有 206 块骨，除 6 块听小骨外，按部位可分为颅骨、躯干骨和附肢骨，其中颅骨和躯干骨统称为中轴骨（图 5-18）。颅骨包括脑颅骨和面颅骨。脑颅骨围成颅腔，容纳脑，颅腔的顶为颅盖，底为颅底；面颅骨参与构成眶、骨性鼻腔和骨性口腔，是面部的骨性基础（图 5-19）。躯干骨包括椎骨、骶骨、尾骨、胸骨和肋，参与构成脊柱、胸廓和骨盆。附肢骨包括

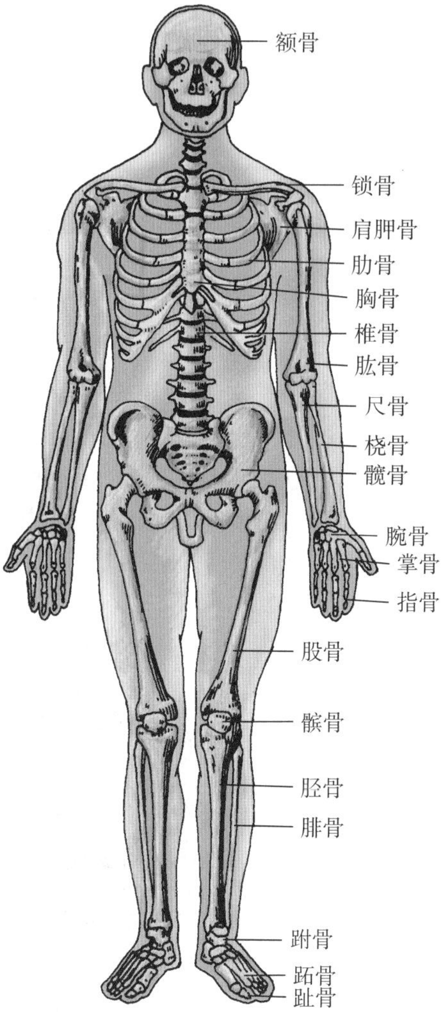

图 5-18 全身骨骼

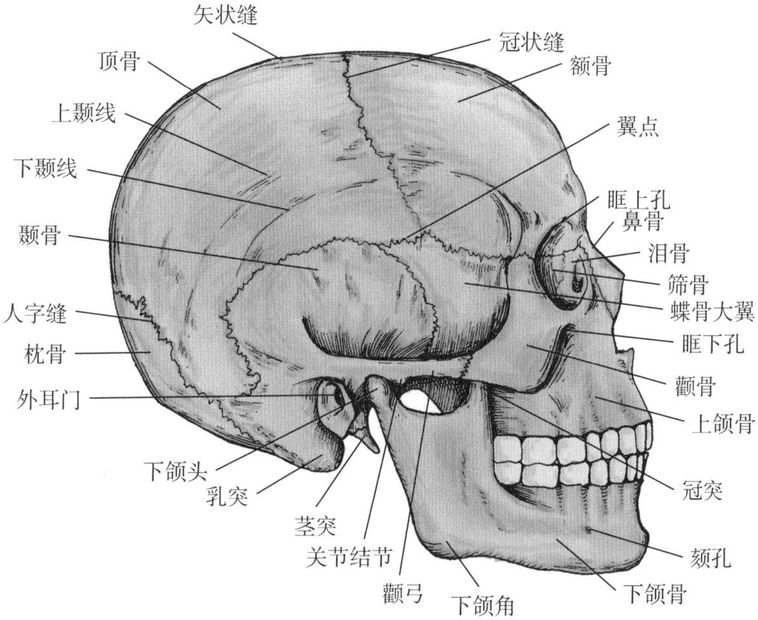

图 5-19 颅侧面观

上肢骨和下肢骨，均由肢带骨和自由肢骨组成。上肢带骨包括锁骨和肩胛骨；自由上肢骨包括肱骨、桡骨、尺骨和手骨。下肢带骨是髋骨，其由髂骨、坐骨和耻骨合成；自由下肢骨包括股骨、胫骨、髌骨、腓骨和足骨。

（二）骨连结

骨与骨之间借纤维结缔组织、软骨或骨相连，形成骨连结。按骨连结的方式不同，可分为直接连结和间接连结。直接连结分为纤维连结、软骨连结和骨性结合，连结较牢固，不活动或少许活动。间接连结又称关节或滑膜关节，是骨连结的最高分化形式，通常具有较大的活动性。关节具有关节面、关节囊和关节腔三个典型的基本结构（图 5-20）。某些关节为适应功能的需要，形成了特殊的辅助结构，如韧带、关节盘和关节唇、滑膜囊和滑膜襞等，可增加关节的灵活性或稳固性（图 5-21）。颅骨多借直接连结形成颅腔，保护脑和感觉器，颞下颌关节是颅骨中唯一的间接连结。躯干骨借骨连结形成了脊柱和胸廓，所有椎骨连结构成脊柱，胸骨、肋和胸椎共同连结构成胸廓。附肢骨连结包括肢带骨连结和自由肢骨连结。全身关节分类见表 5-1。

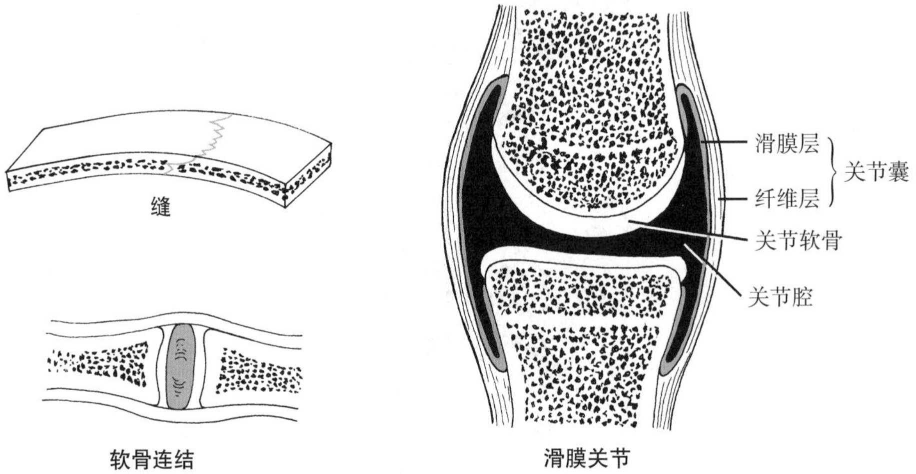

图 5-20 骨连结的分类及关节的基本结构

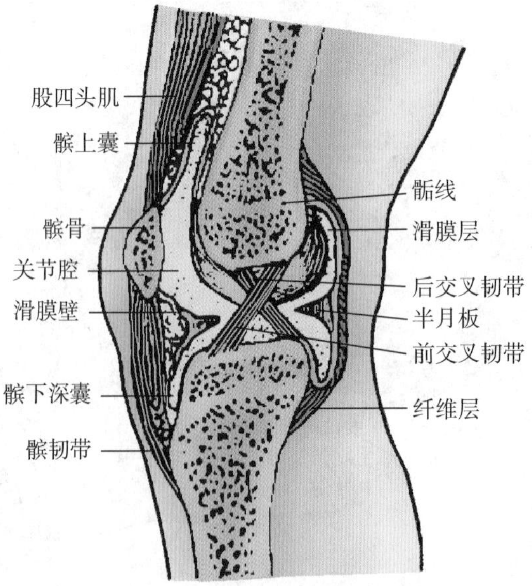

图 5-21 关节的辅助结构

表 5-1　全身关节的分类

分类		名称	举例
中轴骨连结	躯干骨连结	脊柱、胸廓	
	颅骨的连结	颞下颌关节	
附肢骨连结	上肢骨连结	上肢带骨连结	胸锁关节、肩锁关节等
		自由上肢骨连结	肩关节、肘关节等
	下肢骨连结	下肢带骨连结	骶髂关节、耻骨联合等
		自由下肢骨连结	髋关节、膝关节等

（三）骨骼肌

骨骼肌附着于骨的表面，在神经系统的支配下，通过关节牵拉其所附着的骨而产生随意运动。人体全身共有600余块骨骼肌，约占体重的40%。每块骨骼肌都是一个器官，都有一定的形态结构和丰富的血液供应。骨骼肌依据分布部位的不同，可分为头颈肌、躯干肌和四肢肌（表5-2）。

表 5-2　全身骨骼肌分类

分类		肌群名称
头颈肌	头肌	面肌、咀嚼肌
	颈肌	颈浅肌、颈前肌、颈深肌
躯干肌	背肌、胸肌、膈、腹肌	
四肢肌	上肢肌	上肢带肌、臂肌、前臂肌、手肌
	下肢肌	下肢带肌、大腿肌、小腿肌、足肌

二、消化系统

消化系统（digestive system）是内脏的一部分，由消化管和消化腺两部分组成（图5-22）。其主要功能是对从食物内获取的营养物质进行消化吸收，并将食物残渣以粪便的形式排出体外。消化管内的淋巴组织具有免疫功能。

（一）消化管

消化管（alimentary canal）是从口腔到肛门粗细不等的管道，包括口腔、咽、食管、胃、小肠（十二指肠、空肠、回肠）和大肠（盲肠、阑尾、结肠、直肠、肛管）。临床上通常所说的上消化道是指从口腔到十二指肠之间的消化管，空肠及以下的消化管称下消化道。

（二）消化腺

消化腺（alimentary gland）依据位置和大小的不同，分为大消化腺和小消化腺。大消化腺为独立的器官，位于消化管壁外，其所分泌的消化液经导管进入消化管内参与食物的消化吸收，包括大唾液腺、肝和胰。小消化腺位于消化管壁的黏膜层或黏膜下层，包括口腔腺、胃腺和肠腺等。消化液中含有各种消化酶，对食物进行消化和吸收。

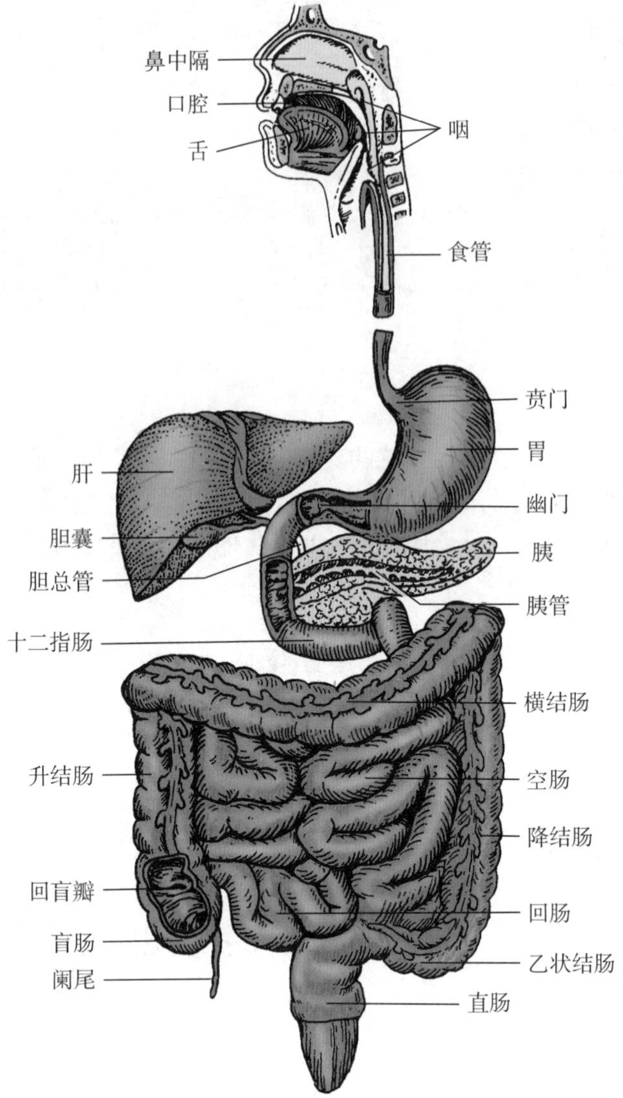

图 5-22 消化系统模式图

知识拓展

"中国肝胆外科之父" 吴孟超

吴孟超，福建闽清人，著名肝胆外科专家，中国科学院院士，中国肝脏外科的开拓者和主要创始人之一，被誉为"中国肝胆外科之父"。荣获 2005 年度国家最高科学技术奖。

吴孟超最先提出中国人肝解剖"五叶四段"的新见解，在国内首创常温下间歇肝门阻断切肝法，率先突破人体中肝叶手术禁区，建立了完整的肝海绵状血管瘤和小肝癌的早期诊治体系。

三、呼吸系统

呼吸系统（respiratory system）由一套连续的管道和一个实质性器官即呼吸道和肺组成（图

5-23）。其主要功能是从外界吸入氧，进行气体交换，把产生的二氧化碳排出体外。此外，鼻也是嗅觉器官，喉具有发声功能。

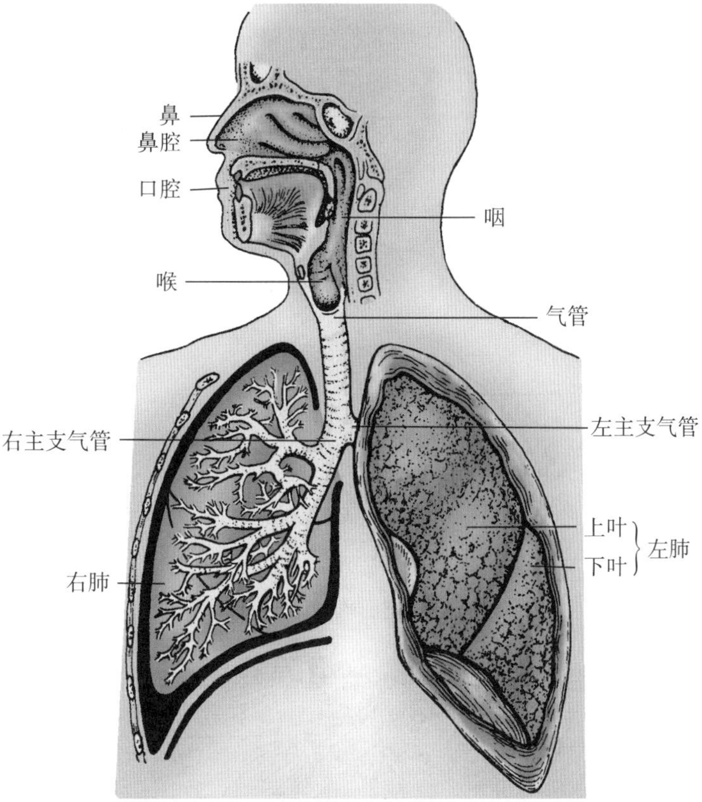

图 5-23 呼吸系统模式图

（一）呼吸道

呼吸道是气体进出的通道，也是排出分泌物和异物的通道，包括鼻、咽、喉、气管及支气管。临床上常把鼻、咽、喉称为上呼吸道，气管和各级支气管称为下呼吸道。呼吸道以软骨为支架，保持气道通畅。

知识拓展

支气管树和小气道

左、右主支气管在肺门处分支进入肺叶，称为肺叶支气管。肺叶支气管再次分支，称为肺段支气管。各级支气管在肺内反复分支形成支气管树。从支气管到肺泡约有 24 级分支，临床上将管径小于 2 mm 的支气管称为小气道。由于小气道管壁没有软骨支撑，因此有炎症或痰液阻塞时容易造成气道闭合。

（二）肺

肺（lung）由肺实质和肺间质组成。肺实质是指各级支气管和肺泡，肺间质是指血管、淋巴管、神经和结缔组织。正常肺呈浅红色，质地柔软，呈海绵状，富有弹性。

四、泌尿系统

泌尿系统（urinary system）由肾、输尿管、膀胱及尿道组成。肾（图 5-24）是人体的重要排泄器官，其主要功能在于维持机体内环境的稳定。肾还有内分泌功能，能产生肾素和红细胞生成素等物质。机体在新陈代谢过程中产生的溶于水的废物，由血液运送到肾，在肾内经过滤过、重吸收和分泌等过程后生成尿液。产生的尿液经输尿管流入膀胱（图 5-25）暂存，当尿液达到一定容积后，在神经系统的调节下，经尿道排出体外。男性尿道兼具排精功能。当肾功能发生障碍时，不能排出代谢产物，导致机体内环境遭到破坏，产生相应的疾病，严重时可出现尿毒症而危及生命。

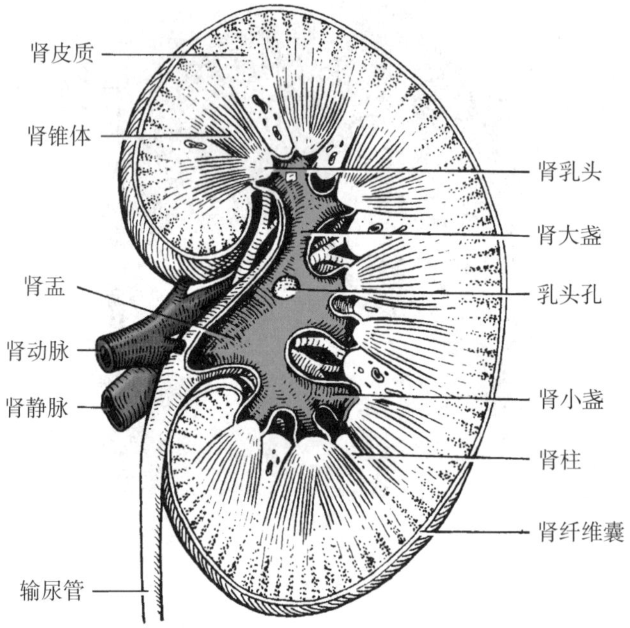

图 5-24 右肾冠状切面（后面观）

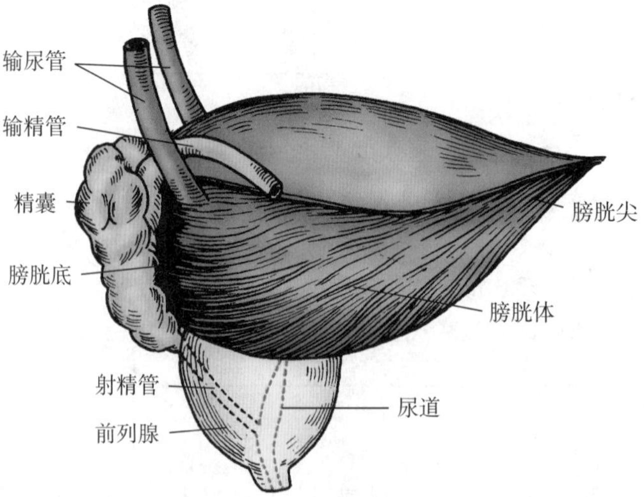

图 5-25 膀胱（男性）

五、生殖系统

生殖系统（reproductive system）包括男性生殖系统和女性生殖系统，其主要功能是产生生殖细胞、分泌性激素，以繁衍后代。

（一）男性生殖系统

男性生殖系统由内生殖器和外生殖器两部分组成。男性内生殖器由生殖腺（睾丸）、生殖管道（附睾、输精管、射精管）和附属腺（精囊、前列腺、尿道球腺）组成（图 5-26），外生殖器为阴囊和阴茎。睾丸既能产生精子，又能分泌雄性激素。睾丸产生的精子可暂存在附睾中，其产生的附睾液对精子有营养作用，可增强精子活力，促进精子发育成熟。射精时，精子经输精管、射精管和尿道排出体外。附属腺体产生的液体参与精液的组成，并供给精子营养，有利于精子活动。

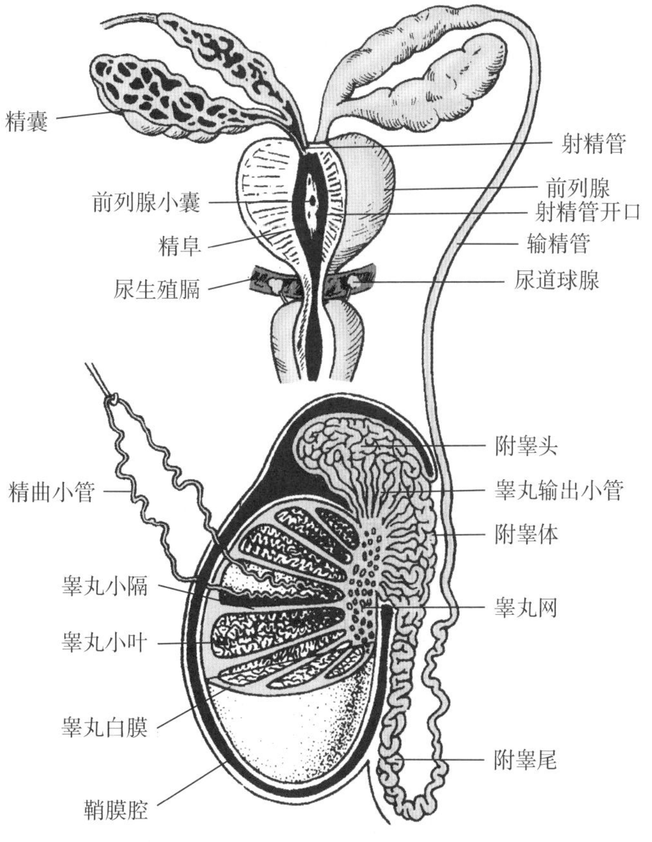

图 5-26　睾丸、附睾的结构和输精管

（二）女性生殖系统

女性生殖系统由内生殖器和外生殖器两部分组成。女性内生殖器由生殖腺（卵巢）、生殖管道（输卵管、子宫、阴道）和附属腺（前庭大腺）组成。外生殖器包括阴阜、大阴唇、小阴唇、阴道前庭、前庭球和阴蒂（图 5-27）。卵巢具有产生卵子和分泌雌性激素的功能。发育成熟的卵子排至腹膜腔内，由输卵管腹腔口进入输卵管，若卵子在输卵管内受精，则移至子宫，在子宫内发育成胎儿，胎儿成熟后经子宫口、阴道娩出。若卵子未受精，则在体内激素的作用下，子宫内膜剥脱出血，形成月经。

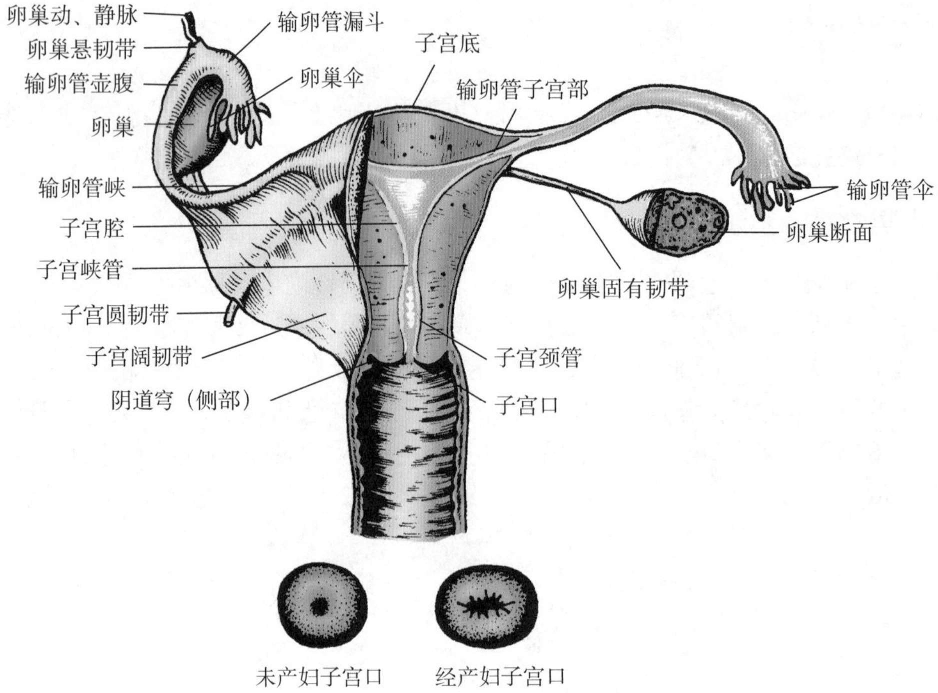

图 5-27 女性内生殖器的形态

六、内分泌系统

内分泌系统（endocrine system）（图 5-28）是人体重要的调节系统，与神经系统一起调节着新陈代谢和生长发育，并调控生殖和影响性行为。内分泌系统由内分泌腺、内分泌组织组

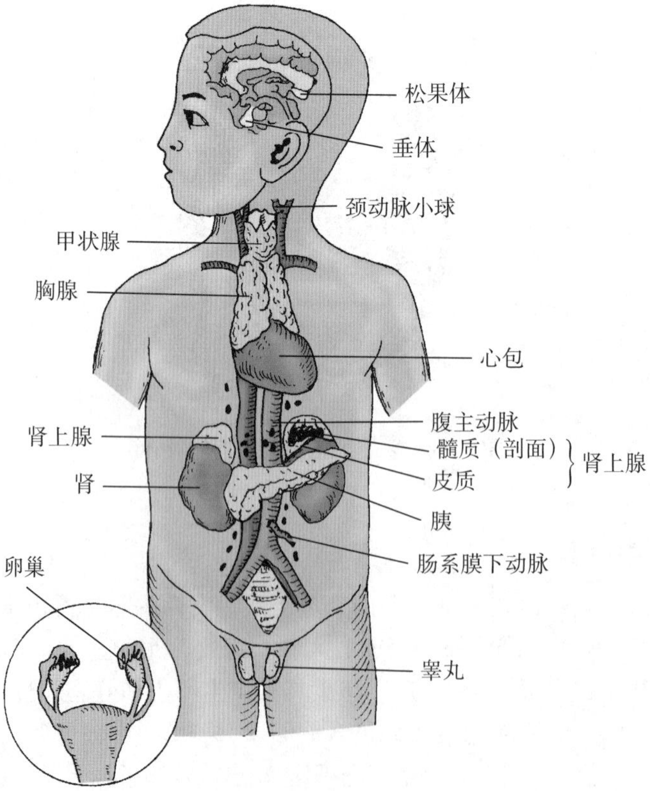

图 5-28 内分泌系统

成。内分泌腺是由内分泌细胞构成的独立内分泌器官，腺细胞呈条索状或团块状排列，腺体内无导管，周围有丰富的毛细血管和毛细淋巴管。其分泌的物质称激素（hormone），直接进入血液被运送至全身，作用于特定的靶器官。内分泌组织为一些细胞团块，散在于其他器官或组织内，如消化道、呼吸道、神经组织、胰腺内的胰岛、睾丸的间质细胞和卵巢中的卵泡和黄体等。人体内的内分泌腺或内分泌组织包括垂体、胸腺、甲状腺、甲状旁腺、肾上腺、胰岛、松果体和性腺等。

七、循环系统

循环系统（circulatory system）是人体内连续的封闭管道系统，包括心血管系统和淋巴系统。心血管系统主要的功能是物质运输，即将胃肠道吸收的营养物质、肺吸入的氧气、内分泌腺细胞和腺体分泌的激素等物质输送到全身各处，并将机体代谢产生的废物输送到肺、肾、皮肤等器官排出体外，以保证机体新陈代谢的正常运行和内环境的相对稳定。淋巴系统是心血管系统的辅助系统，协助静脉引流组织液。淋巴系统可产生淋巴细胞和抗体，参与机体的免疫应答和防御过程。

（一）心血管系统

心血管系统（cardiovascular system）由心脏、动脉、毛细血管和静脉组成，在神经体液调节下，血液沿心血管系统周而复始地流动。

1．心血管系统的构成及血液循环　心脏是机体血液循环的“动力泵”，是由心肌构成的中空性器官。心腔被房间隔和室间隔分为互不相通的左右两部分，每部分又借房室口及瓣膜复合体分为心房和心室，故心有右心房、右心室、左心房、左心室四个腔室，同侧心房和心室之间借房室口相通（图 5-29，图 5-30）。在左、右房室口及动脉口处附有瓣膜结构，防止血液反流。心节律性地收缩和舒张，将血液从静脉纳入心房，再从心房泵入心室，从心室射入动脉及

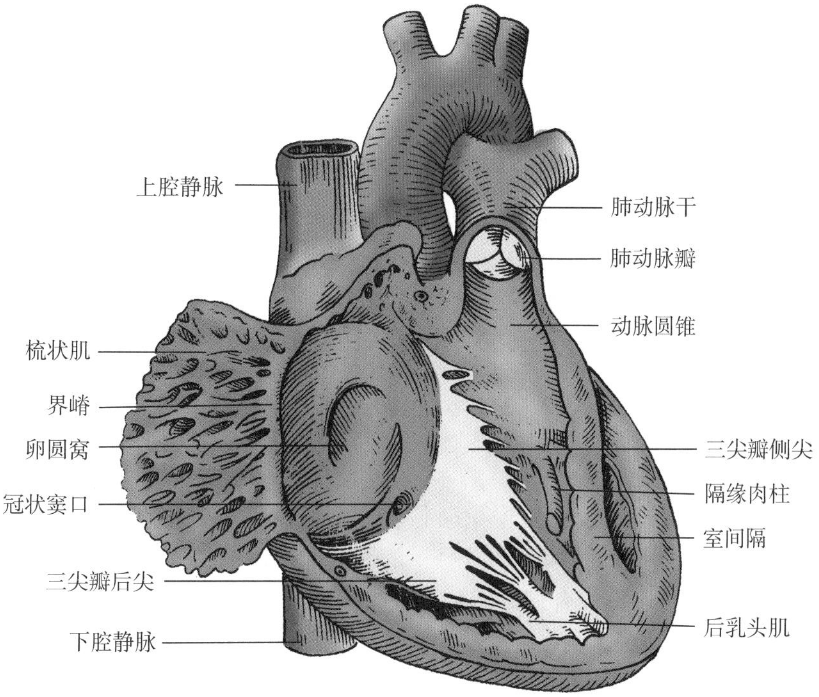

图 5-29　右心腔

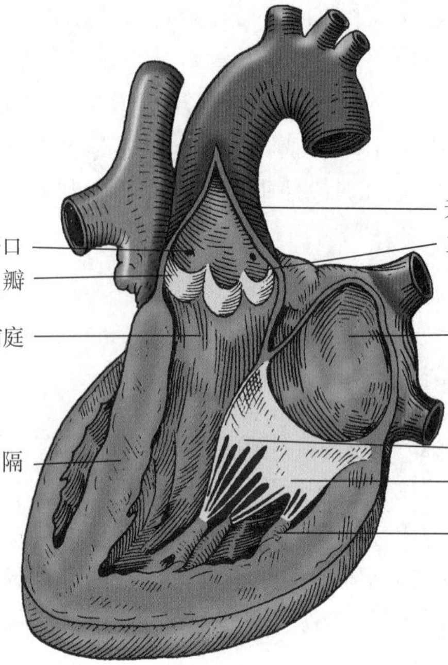

图 5-30 左心腔

各级分支，到达组织器官，通过毛细血管完成物质交换，再经各级静脉回流至心房，周而复始地推动血液循环。

血液在机体内的循环流动分为体循环和肺循环（图 5-31）。左心室收缩将血液搏出，经主动脉及其分支到达全身毛细血管，血液在此与周围的细胞、组织进行物质和气体交换后，变成静脉血，再通过各级静脉回流，最后经上、下腔静脉及心冠状窦回流到右心房，这一循环途径称体循环（大循环）。血液由右心房流入右心室，开始肺循环。右心室收缩将血液搏出，经肺动脉干及其各级分支到达肺泡壁毛细血管，进行气体交换后，形成富含氧气的动脉血，再经上肺静脉和下肺静脉进入左心房，这一循环途径称肺循环（小循环）。

知识拓展

心脏的节律性活动

心脏内除了有构成心房壁和心室壁的普通心肌细胞外，还有能产生和传导冲动的特殊心肌细胞，这些特殊的心肌细胞形成了心传导系。心传导系包括窦房结、结间束、房室结、房室束和浦肯野纤维网。窦房结是心脏的正常起搏点，其产生的冲动可经结间束传至左、右心房和房室结。房室结将来自窦房结的兴奋延搁后经房室束下传至心室，使心房肌和心室肌按照先后顺序分别收缩，从而引起心脏的节律性搏动。

2．血管吻合及侧支循环 人体血管除动脉 - 毛细血管 - 静脉的连通外，在血管之间还形成广泛的吻合，如动脉之间的动脉网或动脉弓、静脉之间的静脉网和静脉丛、小动脉与小静脉之间的动静脉吻合等（图 5-32）。血管之间的广泛吻合对保证器官的血液供应、维持血流畅通和调节局部血流量具有重要作用。另外，有些血管主干在行程中常发出与其平行的侧副支，连于该主干的近端和远端之间。通常状态下，侧副支较细。在病理状态下，当主干血流受阻时，侧副支血流增多，管径增粗，血流可经扩大的侧副支到达受阻远端的血管主干，从而形成侧支

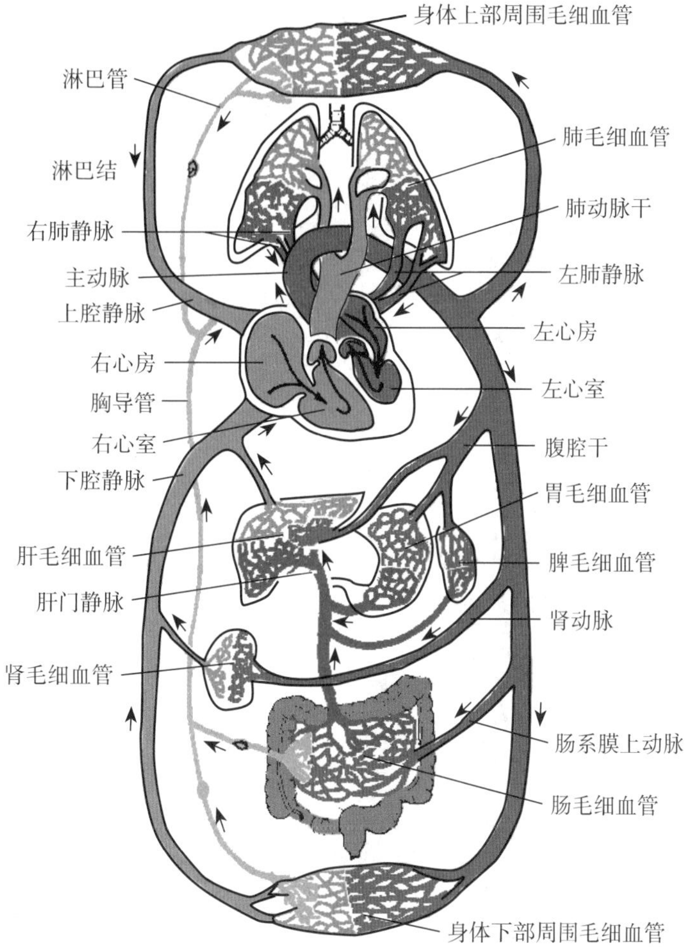

图 5-31　血液循环途径

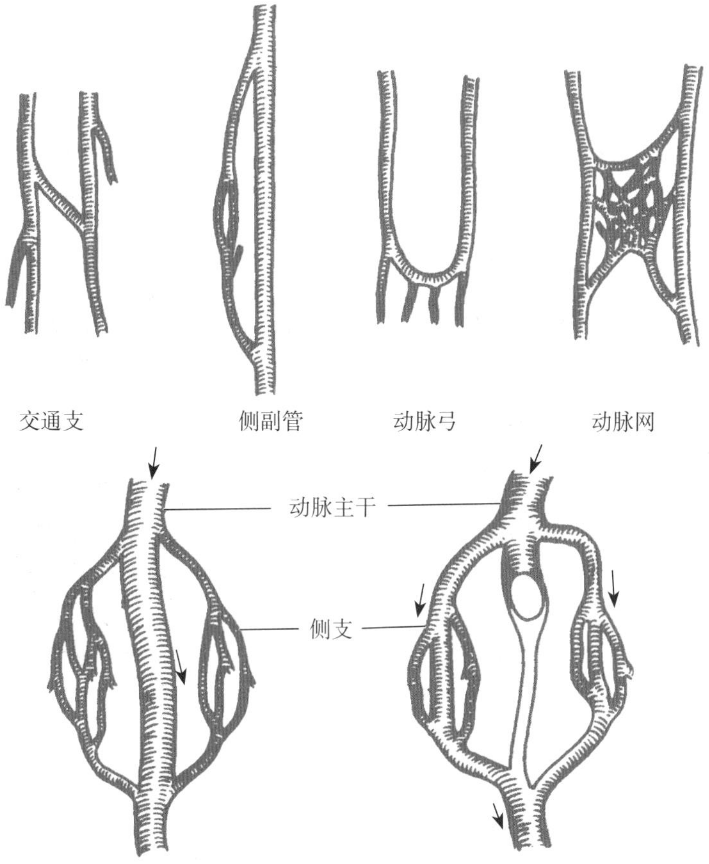

图 5-32　血管吻合和侧支循环

循环，保证受阻区的血液供应。

（二）淋巴系统

淋巴系统（lymphatic system）由淋巴管道、淋巴组织和淋巴器官组成（图 5-33），淋巴管道内流动的液体为淋巴。当血液流经毛细血管动脉端时，血液内的一些成分经毛细血管壁进入组织间隙形成组织液。组织液与细胞进行物质交换后，大部分经毛细血管静脉端重新吸收入静脉，小部分组织液和大分子物质进入淋巴系统成为淋巴。淋巴沿各级淋巴管道和淋巴结向心流动，最后注入静脉。因此，淋巴系统可协助静脉引流组织液，是心血管系统的辅助系统。

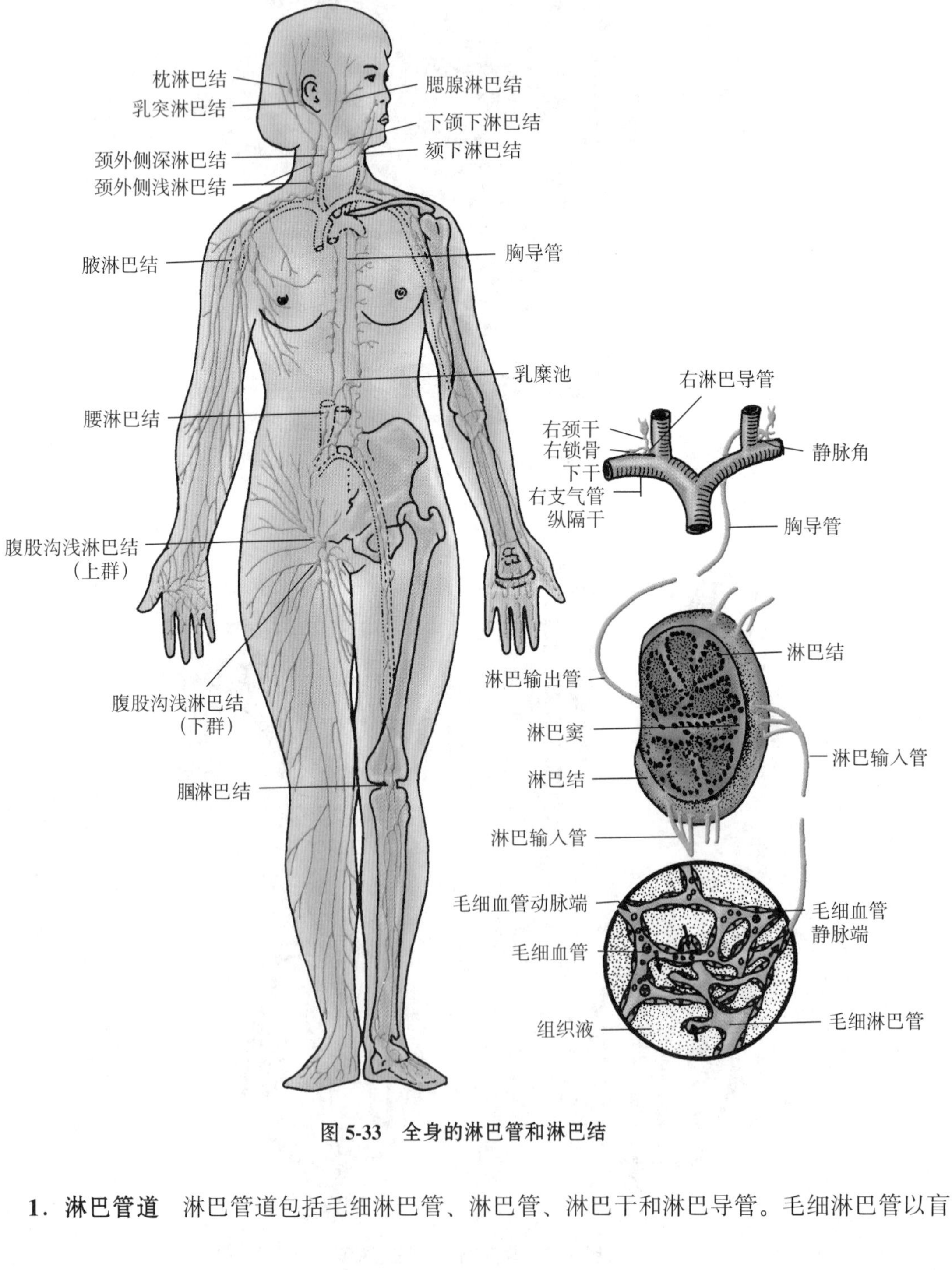

图 5-33 全身的淋巴管和淋巴结

1．淋巴管道 淋巴管道包括毛细淋巴管、淋巴管、淋巴干和淋巴导管。毛细淋巴管以盲端起始于组织间隙。淋巴管由毛细淋巴管吻合而成，其在向心行程中要经过一个或多个淋巴结。由淋巴结发出的淋巴管在颈根部和膈下汇合成较粗的淋巴管和淋巴干。淋巴干最终汇合成2条淋巴导管，即右淋巴导管和胸导管（图5-34）。

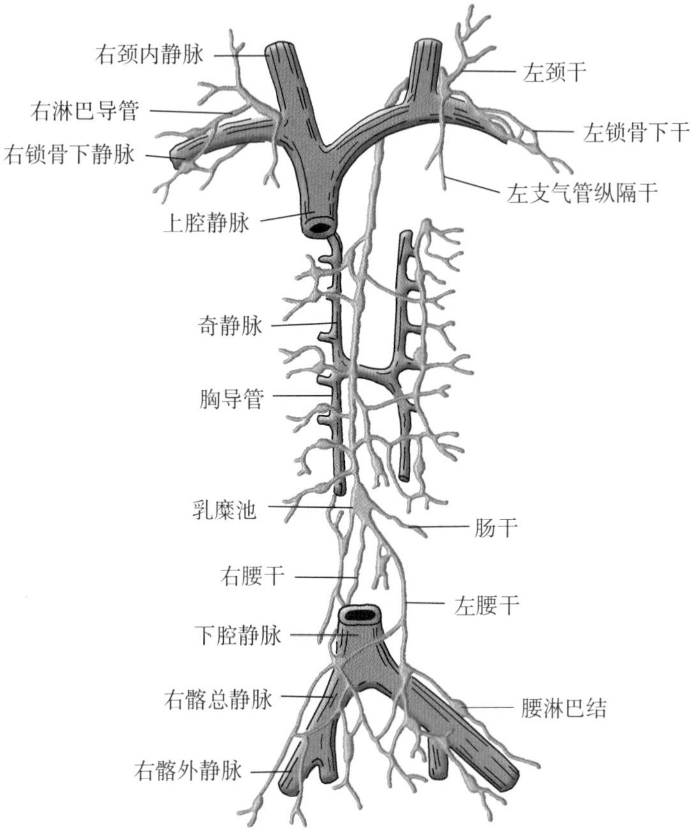

图5-34　胸导管及右淋巴导管

2．淋巴组织　淋巴组织是含有大量淋巴细胞的组织，包括弥散淋巴组织和淋巴小结，这些结构均有防御作用。除淋巴器官外，皮肤、消化、呼吸等管道的黏膜内均含有丰富的淋巴组织，起着防御屏障的作用。

3．淋巴器官　淋巴器官是以淋巴组织为主的器官，包括胸腺、淋巴结、脾和扁桃体等。淋巴器官可产生淋巴细胞，进行免疫应答。

八、感觉器

感觉器（sensory organ）是能接受特定刺激的器官，是体内感受器及其附属结构的总称。感受器能感受内环境和外环境刺激，并将接受到的刺激转化为神经冲动，经传入神经传到大脑皮质的特定的感觉区域产生相应感觉。感受器种类繁多，可分为一般感受器和特殊感受器。一般感受器广泛分布于全身各部，如痛、温、触、压觉感受器；特殊感受器分布在头部，如视觉、听觉、嗅觉和味觉感受器等。

（一）视器

视器（visual organ）由眼球和眼副器构成，其功能是接受光刺激，并将光的刺激转变为神经冲动，经视觉传导通路传至大脑皮质视觉中枢，产生视觉。

1．眼球 眼球（eyeball）位于眶内，近似球形，是视器的主要部分，其后方借视神经连于间脑的视交叉，具有将光的刺激转换为神经冲动和屈光成像的功能。眼球由眼球壁和眼球内容物两部分组成（表 5-3，图 5-35）。

表 5-3 眼球结构

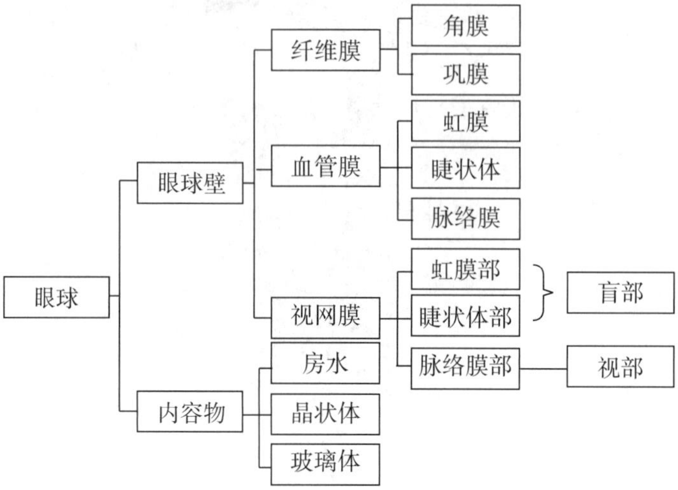

眼球壁从外向内依次分为眼球纤维膜、血管膜和内膜三层。纤维膜由纤维结缔组织构成，质地坚韧，具有支持和保护的作用，由前向后可分为角膜和巩膜两部分。血管膜富含血管和色素细胞。主要有营养眼球内组织和遮光的作用。从前到后依次是虹膜、睫状体和脉络膜。视网膜由前到后视网膜虹膜部、睫状体部和脉络膜部。虹膜部和睫状体部无感光作用，称为盲部，脉络膜部有感光作用，称视部。视网膜视部可分为两层，外层由色素上皮细胞构成；内层为神经层，由三层细胞构成：外层为视锥和视杆细胞，属于感光细胞，中层为双极细胞，传导神经冲动，内层为节细胞，轴突汇聚后穿出脉络膜和巩膜形成视神经。

眼球内容物包括房水、晶状体和玻璃体。这些结构均为无色透明，具有屈光作用。它们与

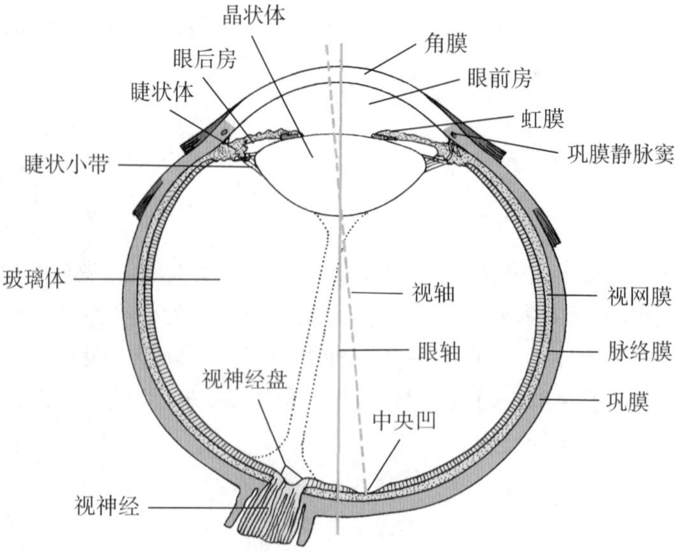

图 5-35 眼球水平切面

角膜合称为眼的屈光装置。

2. 眼副器　眼副器位于眼球的周围，对眼球起支持、保护和运动的作用，包括眼睑、结膜、泪器、眼球外肌及眶脂体和眶筋膜等（表 5-4，图 5-36）。

表 5-4　眼副器

名称	结构	功能
眼睑	上睑、下睑	保护眼球
结膜	睑结膜、球结膜、结膜穹隆	富含血管，便于眼球移动
泪器	泪腺	产生泪液
	泪点、泪小管、泪囊、鼻泪管	泪液流出途径
眼球外肌	上直肌、下直肌、内直肌、外直肌、上斜肌、下斜肌	运动眼球
眶脂体	眶内脂肪组织	弹性垫作用
眶筋膜	眶内筋膜组织的总称	

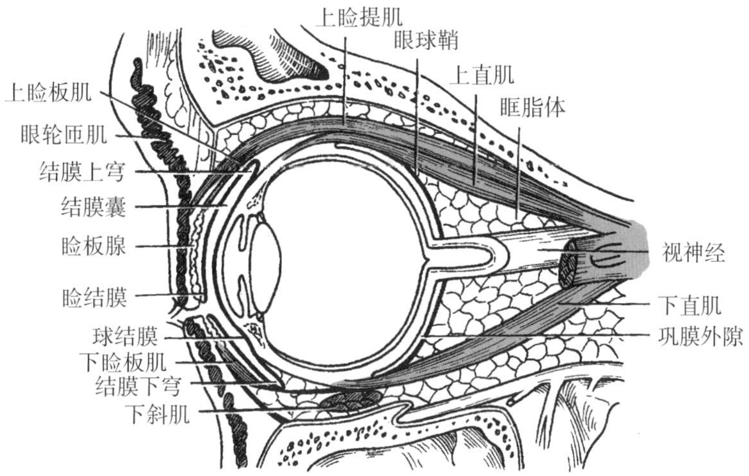

图 5-36　眼眶矢状断面

（二）前庭蜗器

前庭蜗器（vestibulocochlear organ）包括前庭器和听器两部分，两者的功能虽不同，但在结构上密不可分（图 5-37）。前庭蜗器又称耳，按位置可分为外耳、中耳、内耳 3 部分。外耳和中耳是声波的收集和传导装置。内耳接受声波和位觉的刺激。

1. 外耳　外耳（external ear）包括耳郭、外耳道和鼓膜 3 部分。耳郭（auricle）位于头部的两侧，有助于声波的收集。外耳道（external acoustic meatus）为一弯曲管道，介于外耳门与鼓膜之间，是声波传导的通道。鼓膜（tympanic membrane）（图 5-38）位于外耳道底，为卵圆形半透明薄膜，是外耳和中耳的分界。

2. 中耳　中耳（middle ear）由鼓室、咽鼓管、乳突窦和乳突小房组成。鼓室（tympanic cavity）（图 5-39）是颞骨岩部内不规则的含气腔隙，位于鼓膜与内耳之间。鼓室内有锤骨、砧骨和镫骨 3 块听小骨。咽鼓管（auditory tube）是连通鼻咽部与鼓室之间的管道，其作用是使鼓室与外界大气相通，维持鼓膜的正常位置，有利于鼓膜的振动。乳突窦为鼓室和乳突小房之间的腔隙，乳突小房是颞骨乳突内许多相互连通的含气小腔，两者为中耳内吸收散射声波的

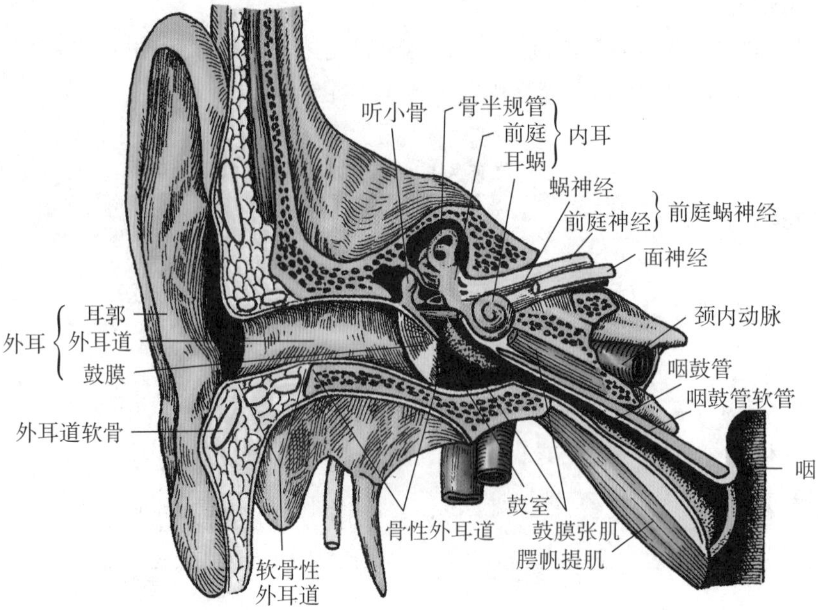

图 5-37 前庭蜗器全貌示意图

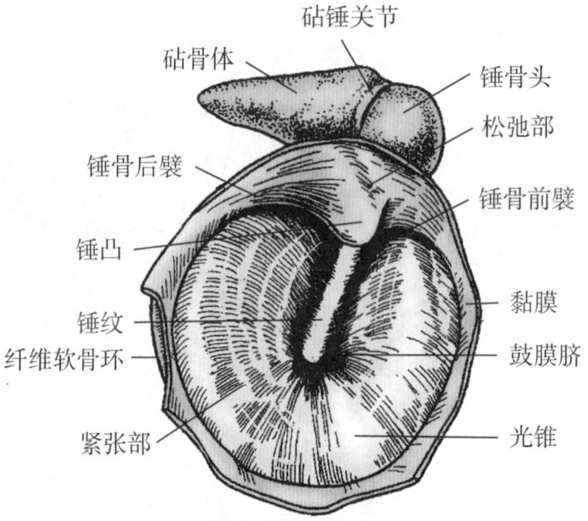

图 5-38 鼓膜

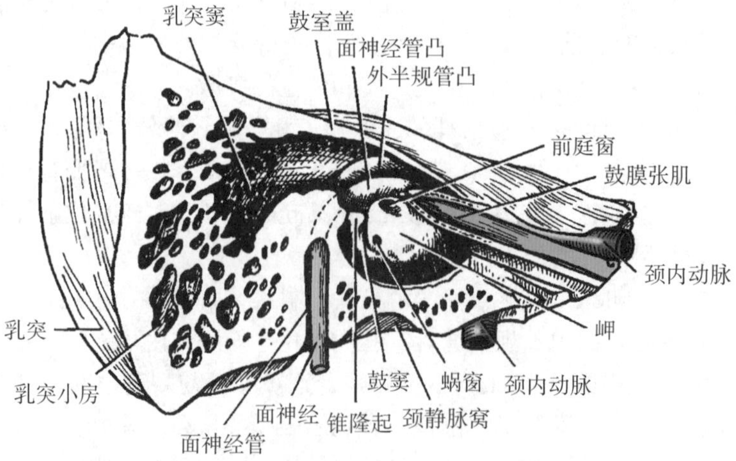

图 5-39 鼓室内侧壁

装置。

3. 内耳 内耳（internal ear）又称迷路，分为骨迷路（图 5-40）和膜迷路（图 5-41）两部分。骨迷路是颞骨岩部内的骨性管道，由骨密质围成，可分为耳蜗、前庭和骨半规管 3 部分。膜迷路与骨迷路的形态相似，是套在骨迷路内的封闭膜性管和囊，里面充满了内淋巴，膜迷路和骨迷路之间充满外淋巴，内淋巴液和外淋巴液不相流通。膜迷路包括椭圆囊、球囊、膜半规管和蜗管。椭圆囊上的椭圆囊斑和球囊上的球囊斑为位觉感受器；膜半规管的壶腹嵴也是位觉感受器；蜗管基底膜上的螺旋器为听觉感受器。

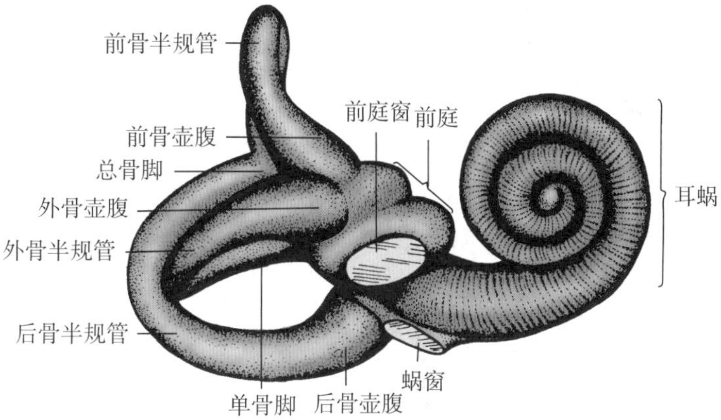

图 5-40　骨迷路

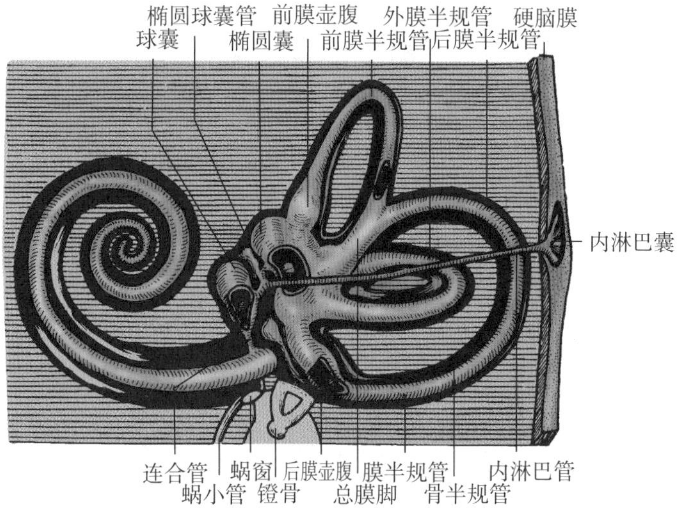

图 5-41　膜迷路

九、神经系统

神经系统（nervous system）是人体结构和功能最复杂的系统，它调节和控制其他系统，共同完成特定生理功能，使机体成为一个有机的整体（图 5-42）。

（一）神经系统的区分

神经系统分为中枢部和周围部。中枢部也称为中枢神经系统（central nervous system），

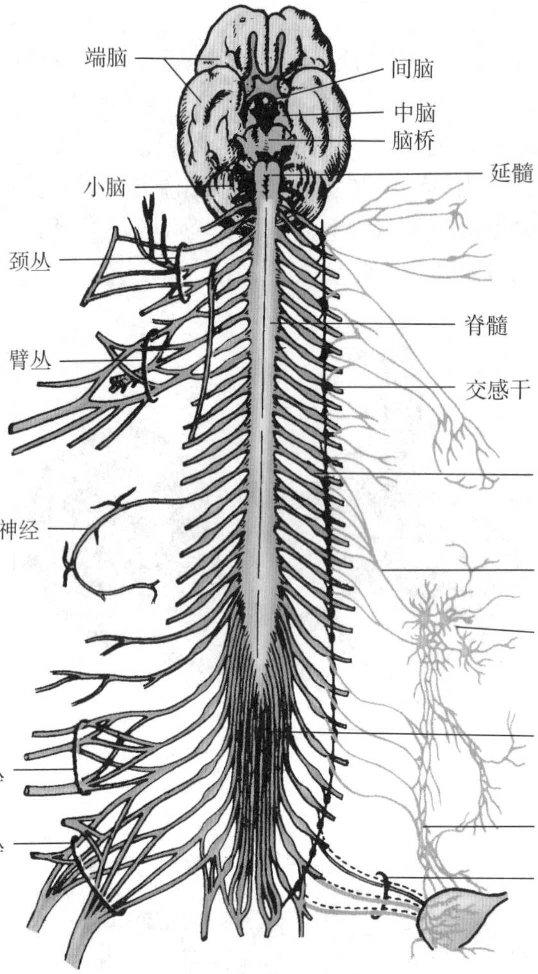

图 5-42 神经系统概况

包括位于颅腔内的脑和位于椎管内的脊髓；周围部也称周围神经系统（peripheral nervous system），包括与脑和脊髓相连的神经，即脑神经和脊神经（表 5-5）。周围神经按照其分布的对象不同，分为躯体神经和内脏神经；根据其功能又分为感觉神经和运动神经。

表 5-5 神经系统的区分

区分		名称
中枢神经系统	脑 脊髓	端脑、间脑、小脑、脑桥、延髓
周围神经系统	脑神经	嗅神经、视神经、动眼神经、滑车神经、三叉神经、展神经、面神经、前庭蜗神经、舌咽神经、迷走神经、副神经、舌下神经
	脊神经	颈丛、臂丛、胸神经、腰丛、骶丛

（二）神经系统的活动方式

神经系统协调人体各器官的功能活动，对内、外环境的刺激所做出的适应性反应，称为反射（reflex）。反射的结构基础称反射弧（图 5-43），包括感受器→传入（感觉）神经→中枢→传出（运动）神经→效应器。反射弧中任何结构损伤，都会出现反射障碍。因此，临床上常检查反射活动来诊断神经系统疾病。

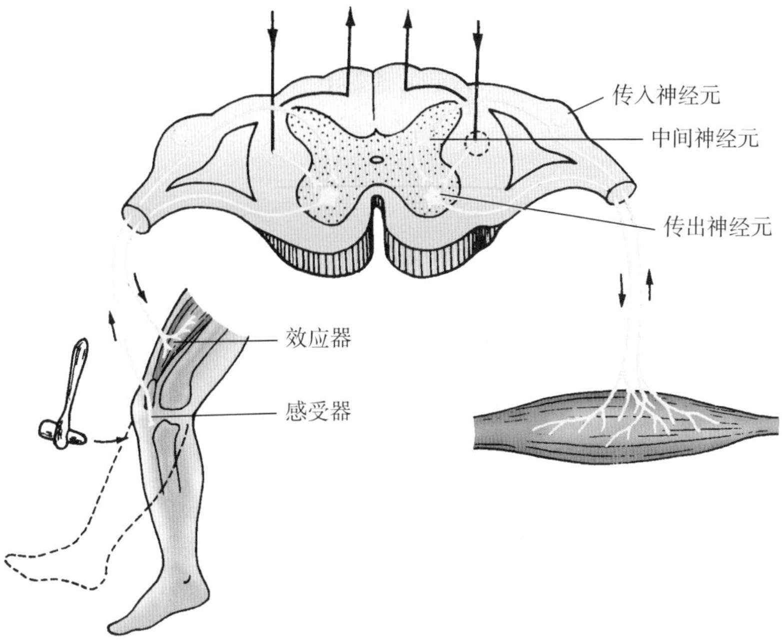

图 5-43　反射弧示意图

（三）神经系统的常用术语

神经系统中神经元胞体和突起在不同部位的分布不同，常用不同的术语表述。在中枢神经系统中，灰质（gray matter）是指神经元胞体及其树突聚集的部位，在新鲜标本上色泽灰暗，在大脑和小脑浅层的灰质又称皮质（cortex）。神经核（nucleus）是指除皮质外，形态和功能相似的神经元胞体聚集成团的部位。白质（white matter）是指神经纤维聚集的部位，在标本中色泽亮白，在大脑和小脑内部的白质又称髓质（medulla）。纤维束（fasciculus）是白质中起止、行程和功能相同的神经纤维聚集在一起形成的。在周围神经系统中，神经元胞体聚集成神经节（ganglion）。神经纤维聚集成粗细不等的神经（nerve）。

第四节　解剖学姿势与常用术语

为了准确地描述人体器官的形态结构和位置关系，规定了国际上统一认可的解剖学姿势和方位术语。

一、人体的标准解剖学姿势

人体的标准解剖学姿势（anatomical position）又称标准姿势。具体如下：身体直立，面向前，两眼平视正前方，上肢下垂于躯干两侧，掌心向前，两腿并拢，足尖向前。

二、方位术语

根据解剖学姿势，规定如下方位术语。

（一）上和下

靠近头者为上（superior）（颅侧），靠近足者为下（inferior）（尾侧）。

（二）前和后

近腹侧者为前（anterior）（腹侧），近背侧者为后（posterior）（背侧）。

（三）内和外

凡中空器官，近内腔者为内（internal），远离内腔者为外（external）。

（四）浅和深

近体表者为浅（superficial），远离体表者为深（profound）。

（五）内侧和外侧

靠近人体正中矢状面者为内侧（medial），远者为外侧（lateral）。前臂的内侧可称为尺侧，外侧可称为桡侧；小腿的内侧可称为胫侧，外侧可称为腓侧。

（六）近侧和远侧

靠近肢体附着点者为近侧（proximal），反之为远侧（distal）。手的前面为掌侧，后面为背侧。足的下面为跖侧，上面为背侧。

三、人体的轴

根据解剖学姿势，设置 3 个互相垂直的轴和面（图 5-44）。

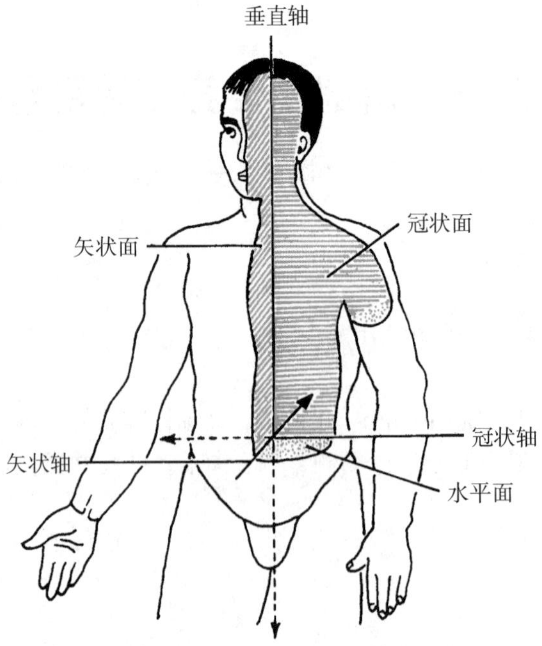

图 5-44　人体的轴和面

（一）冠状轴

冠状轴（frontal axis）为左右方向、与地面平行的轴，又称额状轴。

（二）垂直轴

垂直轴（vertical axis）为上下方向、与冠状轴垂直的轴。

（三）矢状轴

矢状轴（sagittal axis）为前后方向、与上述两轴垂直的轴。

四、人体的面

（一）冠状面

冠状面（frontal plane）是沿冠状轴方向，将人体纵向分为前、后两部分的断面，又称额状面。

（二）矢状面

矢状面（sagittal plane）是沿矢状轴方向，将人体纵向分为左、右两部分的断面。通过正中线的矢状面为正中矢状面，将人体分为左、右对等的两部分。

（三）水平面

水平面（horizontal plane）又称横断面，是与上述两面互相垂直的面，将人体分为上、下两部分。

思考题

1．按照形态，骨可以分成哪几种？肋骨属于其中的哪一种？

2．糖尿病患者会出现多尿的情况，请分析产生的原因。

3．感冒时，常会引起上呼吸道感染，上呼吸道包括哪些结构？

4．血栓栓塞是栓塞最常见的一种类型，引起肺动脉栓塞的血栓栓子90%以上来自下肢深静脉，分析其原因。

（韩　明）

第六章

细胞的基本结构与功能

第六章数字资源

学习目标

1. 知识：描述真核细胞的基本结构及化学组成；说出细胞外基质的概念、组成和功能；总结物质跨膜转运的方式和特点；总结细胞信号转导的基本过程和方式；说出有丝分裂过程及各期特点；描述细胞周期的概念、时相的划分；说出细胞分化的概念及特点；列举细胞死亡的类型，凋亡和坏死的区别。
2. 能力：分析、掌握信号转导相关疾病的发病机制；熟悉细胞凋亡的检测方式。
3. 素养：培养科研思维模式，树立热爱科学、治病救人的医者仁心；通过对细胞基本结构及功能的学习，了解许多结构和功能机制背后的科研协作精神。
4. 掌握：真核细胞的基本结构组成；物质运输的主要方式；信号转导的基本类型。

除了病毒、类病毒以外，所有生命体都是由细胞构成的。细胞分为原核细胞（prokaryotic cell）和真核细胞（eukaryotic cell）两大类。组成人体的细胞是真核细胞，比原核细胞进化程度高，结构复杂，出现了核膜包围的细胞核及丰富的膜包裹的细胞器和细胞骨架，这是原核细胞长期进化的结果。

第一节　细胞的基本结构

在光学显微镜下，真核细胞可区分细胞膜、细胞质和细胞核，在细胞核中可以看到核仁结构。

一、细胞膜

细胞膜（cell membrane）又称质膜（plasma membrane），是包围在细胞质表面的一层薄膜。细胞膜作为一种屏障，将细胞中的物质与外界环境分隔开，维持细胞特有的内环境。此外，细胞膜还参与物质转运、信号转导、细胞识别等多种功能，是细胞之间、细胞与外环境相互交流的重要通道。细胞膜的化学组成和基本结构在不同类型细胞中基本相同，主要由脂类、蛋白质和糖类组成（图 6-1）。

细胞膜的多种功能和细胞膜的分子结构、组成特性有关，主要特性是膜的不对称性（asymmetry）和流动性（fluidity）。膜的不对称性是指细胞膜中各种成分的分布是不均匀的，

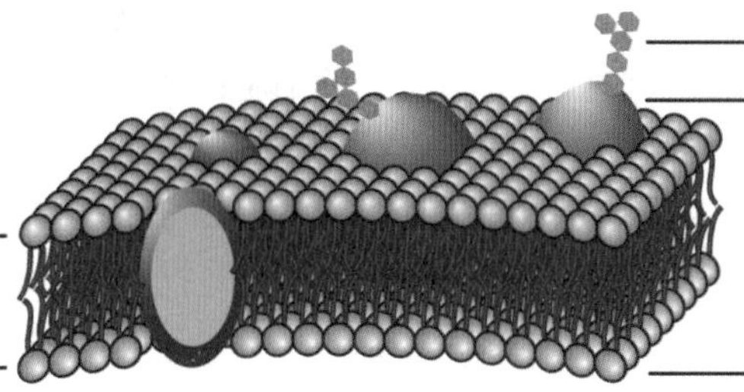

图 6-1　细胞膜三维结构模式图

包括种类和数量上的差异，保证了膜功能的方向性和生命活动的高度有序性，如 ABO 血型、凋亡细胞表面的吞噬信号等。膜的流动性指膜脂的流动性和膜蛋白的运动性，这一特性与物质运输、细胞识别、信号转导等功能密切相关，若流动性降低，细胞膜黏度增大、穿膜运输中断、代谢终止，将导致细胞死亡。

（一）膜脂

细胞膜上的脂类称为膜脂（membrane lipid），约占膜成分的 50%，构成膜的基本骨架。膜脂包含磷脂（phospholipid）、胆固醇（cholesterol）和糖脂（glycolipid），这三种膜脂都是两亲性分子，具有亲水的极性头部和疏水的非极性尾部，当这些脂质分子被水环境包围时，可自发地聚集，排列成脂质双分子层（lipid bilayer）结构，疏水的一端埋在内侧，亲水的一端露在外侧与水接触，游离端自动闭合，形成充满液体的球状小泡，称为脂质体（liposome）。脂质双分子层构成分隔两个水溶性环境的屏障，因此水溶性分子、离子和大多数生物分子不能自由通过，只允许亲脂性物质通过，保证细胞内环境的稳定。此外，脂质双分子层结构具有连续性和可变形性，形成广泛的连续膜网，为细胞的运动、分裂、分泌泡的出芽和融合提供了结构基础。

（二）膜蛋白

膜蛋白（membrane protein）是生物膜不同的特性和功能的主要执行者，在不同类型细胞中有很大差异，如运输蛋白、受体、酶、起连接作用的整联蛋白等。根据与脂双层结合的方式不同，膜蛋白可分为内在膜蛋白（intrinsic protein）、外在膜蛋白（extrinsic protein）和脂锚定蛋白（lipid anchored protein）。内在膜蛋白又称穿膜蛋白，与膜结合紧密，可作为膜受体或酶发挥作用。外在膜蛋白又称周边蛋白（peripheral membrane protein），通常是水溶性分子，与膜结合松散，分布在质膜的胞质侧或胞外侧，如红细胞的血影蛋白和细胞外基质中的某些成分。脂锚定蛋白又称脂连接蛋白（lipid-linked protein），位于膜的两侧，以共价键与脂双层内的脂分子结合，在膜上的运动性更大，有利于和其他胞外信号分子更快地结合和反应，如 Src 激酶、免疫球蛋白、细胞黏附分子、膜受体等。

（三）膜糖类

真核细胞外表面均覆盖有膜糖（membrane carbohydrate）类，以低聚糖或多聚糖链形式共价结合于膜蛋白及膜脂上形成糖蛋白或糖脂。内膜系统的膜糖位于腔内表面，而非胞质面。在大多数真核细胞，表面富含糖类的周缘区称为细胞外被（cell coat）或糖萼（glycocalyx），具有抵御各种物理、化学性损伤（如消化道、呼吸道等上皮细胞的细胞外被有助于润滑、防止机械损伤）及细胞识别、黏附、迁移等功能。

相对于质膜而言，细胞内在结构、功能以及发生上相互密切关联的膜性结构细胞器统称为

Note

细胞内膜系统（endomembrane system），主要包括内质网、高尔基复合体、溶酶体、各种转运小泡及核膜等功能结构。作为区别真核细胞与原核细胞的重要标志之一，内膜系统的出现及其形成的区室化效应，不仅有效地增加了细胞内有限空间的表面积，并使细胞内不同的生理、生化过程能够彼此相对独立、互不干扰地在一定的区域中进行，极大地提高了细胞整体的代谢水平和功能效率。目前把质膜和细胞内膜系统总称为生物膜（biomembrane）或单位膜（unit membrane）。

知识拓展

拒绝反式脂肪酸，做健康饮食倡导者

人们从食物中获得的脂类多用于膜的建成，其中不饱和脂肪酸 ω-3 对婴儿的脑、神经发育有重要作用，如 DHA 和 EPA，俗称“脑黄金”和“血管清道夫”。但并不是所有的不饱和脂肪酸都对人体有益，如反式脂肪酸。

反式脂肪酸会增加人体血液的黏稠度和凝聚力，增加血栓的形成，影响发育。从代谢角度来看，顺式脂肪酸在人体内的代谢周期为 7 天，而反式脂肪酸长达 51 天，又因为不容易被人体消化，过多摄入会导致肥胖。此外，经常食用含有反式脂肪酸的食物，患冠心病、心脑血管疾病和阿尔茨海默病的概率会增加。妊娠期或哺乳期的女性经常食用这类食物，会影响胎儿或婴儿的生长发育，易患必需脂肪酸缺乏症，对中枢神经系统发育也会造成影响。

反式脂肪酸的含量占总脂肪酸百分比：牛奶、羊奶 3% ～ 5%，反刍动物体脂 4% ～ 11%，氢化植物油 14.2% ～ 34.3%，起酥油 7.3% ～ 31.7%，硬质黄油 1.6% ～ 23.1%，炸鸡 37%，炸薯条 36%，糖果类 27%。

二、细胞质

细胞质（cytoplasm）简称胞质，在电子显微镜下可观察到细胞质基质、各种细胞器和细胞骨架。

（一）细胞质基质

在细胞质中除了细胞器和细胞骨架等有形结构外，其余的可溶性的胶状物质称为细胞质基质（cytosol）。细胞与环境、细胞质与细胞核，以及细胞器之间的物质运输、能量交换、信息传递等功能都要通过细胞质基质完成。

（二）细胞器

细胞器是指细胞质内有特定形态结构、执行特定生理功能的有形成分，主要指以生物膜为基础的膜性结构，如线粒体、内质网、高尔基复合体、溶酶体等（图 6-2）。

1．线粒体（mitochondria） 光镜下呈线状、粒状或杆状，电镜下可见双层单位膜套叠而成的封闭性膜囊结构。线粒体含有众多酶系，分别位于线粒体的不同部位，参与行使细胞氧化功能。线粒体虽然有自己相对独立的遗传体系和蛋白质翻译系统，但它又依赖于核遗传体系，与细胞核的遗传系统构成了一个整体。线粒体为细胞的活动提供所需的能量，可以合成细胞的能量分子——ATP。ATP 分子作为能量“货币”，实现供能与耗能间的能量流通，完成包括生

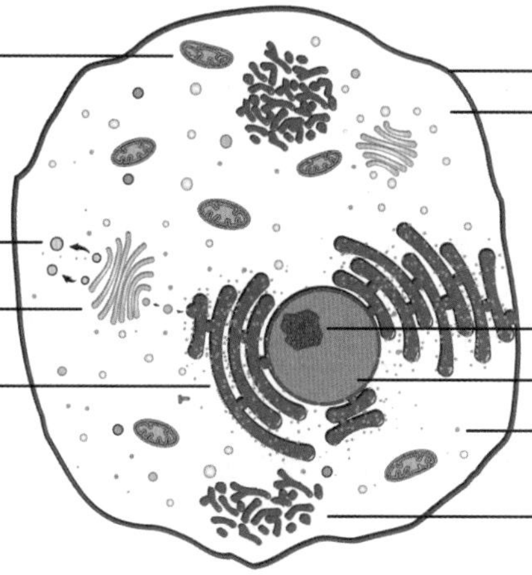

图 6-2　细胞超微结构模式图

物合成、肌肉收缩、神经传导、体温维持、细胞分裂、主动运输等一系列细胞活动。此外，细胞死亡也与线粒体有关，是细胞死亡的一条“通路”。

2．内质网（endoplasmic reticulum，ER） 是一类由大小、形态各异的膜性囊泡所构成的细胞器，通常分为粗面内质网和滑面内质网，其差别主要在于是否有核糖体的附着。在某些特殊组织细胞中也存在内质网的衍生结构，如髓样体、孔环状片层体等。粗面内质网主要作为核糖体附着的支架，与外输性蛋白、膜整合蛋白、细胞器中的驻留蛋白的合成、修饰加工及转运密切相关。滑面内质网是细胞内脂类物质合成的主要场所，还参与糖原代谢、细胞解毒、肌质网的 Ca^{2+} 储存、胃酸与胆汁的合成与分泌。此外，在缺氧、病毒感染、营养不足等条件下，会形成内质网应激（endoplasmic reticulum stress，ERS），这是真核细胞的一种自我保护反应。

3．高尔基复合体（Golgi complex） 高尔基复合体是由三种不同大小类型的囊泡组成的膜性结构复合体。在整体形态上具有明显的极性分布特征，在分化发育成熟且具有旺盛分泌功能活动的细胞中较发达。功能主要为：对内质网来源的蛋白质的修饰加工；糖蛋白的加工合成，蛋白质的水解加工；胞内蛋白质的分选和膜泡的定向运输。

4．溶酶体（lysosome） 电镜下显示为一层单位膜包裹的球囊状结构，其中可含有 60 多种能够分解机体中几乎所有生物活性物质的酸性水解酶。根据不同发育阶段和生理功能状态，可将溶酶体分为刚刚产生的非活性状态的初级溶酶体；接收来自细胞内外物质并与之发生作用、处于功能作用状态的次级溶酶体；物质残留进入终末状态的三级溶酶体，也称残余小体，常见的有脂褐质、髓样结构及含铁小体。

5．过氧化物酶体（peroxisome） 是由一层单位膜包裹而成的膜性结构细胞器，因含氧化酶和过氧化氢酶而得名，其中过氧化氢酶被视为过氧化物酶体的标志酶。过氧化物酶体能够有效清除细胞代谢过程中产生的过氧化氢及其他毒性物质，调节细胞氧张力，参与细胞内脂肪酸等高能分子的分解转化等功能。

6．核糖体（ribosome） 作为蛋白质的合成器，由大、小两个亚基组成，主要成分是 RNA 和蛋白质，以游离或附着形式存在。一切蛋白质的合成亦都起始于细胞质中的游离核糖体上，如内源性蛋白（非定位的胞质驻留蛋白、中心粒与线粒体的结构蛋白、核蛋白等）。部分蛋白在内质网中进一步合成和加工，如外输性蛋白、膜蛋白、细胞器中的驻留蛋白等。

（三）细胞骨架

细胞骨架（cytoskeleton）是真核细胞质中的蛋白质纤维网架体系，在维持细胞形状、细胞运动、细胞内物质运输、染色体分离和胞质分裂中发挥作用。这些功能依赖于三类蛋白质纤维：微管、微丝和中间纤维。微管（microtubule，MT）是由微管蛋白和微管结合蛋白组成的中空管状结构，支持和维持细胞的形态，参与中心粒、纤毛和鞭毛的组成、胞内的物质运输以及染色体的运动等；微丝（microfilament，MF）是由肌动蛋白（actin）组成的细丝，可与许多微丝结合蛋白相结合，参与细胞形态维持、细胞的运动、肌肉收缩和胞质分裂等活动；中间纤维（intermediate filament，IF）是最坚韧持久的细胞骨架纤维，是由不同类型的中间纤维蛋白组成的多聚体。中间纤维在细胞内形成一个完整的网状骨架系统，为细胞提供机械强度支持，此外，中间纤维还与细胞连接以及细胞内信息传递及物质运输、细胞分化有关。三类骨架成分既分散地分布于细胞中，又相互联系形成一个完整的骨架体系，并随着生理条件的改变不断进行组装与去组装，受各种结合蛋白的调节以及细胞内外各种因素的调控，是细胞内除了生物膜体系和遗传信息表达体系外的第三类重要结构体系。

三、细胞核

细胞核（nucleus）是真核细胞内最大、最重要的结构，是遗传信息储存、复制和转录的场所。真核细胞中，除哺乳动物的成熟红细胞等少数细胞之外，都含有细胞核。肝细胞、肾小管细胞和软骨细胞有双核，破骨细胞的核达数百个。细胞核的形态结构在细胞周期中变化很大，只有在间期才能看到完整的细胞核。间期核由核膜、染色质、核仁和核基质（核骨架）等构成。

（一）核膜

核膜（nuclear membrane）在电镜下呈现不对称的双层膜结构，由内外层核膜、核周隙、核孔复合体和核纤层等结构组成。外核膜与粗面内质网相连，表面有核糖体附着，可进行蛋白质的合成。内核膜表面光滑，核质面附着的核纤层对核膜有支撑作用。在内外核膜的融合之处形成环状开口，称为核孔（nuclear pore），是由多种核孔蛋白质排列而成的复杂结构，对进出核的物质有控制作用。核膜作为细胞核质之间的界膜，在维持细胞遗传物质稳定性、控制核质间物质交换、参与生物大分子合成和有丝分裂等方面起着重要作用。

（二）染色质与染色体

染色质（chromatin）是间期细胞核中能被碱性染料着色的丝状物质，主要由DNA和组蛋白两种成分构成，是遗传信息的载体。当细胞进入分裂期，染色质高度螺旋、折叠，染色体（chromosome）凝集成条状，以确保遗传物质DNA准确地被分配到两个子代细胞中。染色体和染色质没有化学组成的差异，是细胞核内同一物质在周期不同时相的不同表现形态（详细内容请见本章第五节）。在有丝分裂中期，染色体形态、结构特征明显，具有两条姐妹染色单体，主要结构包括染色体臂、着丝粒、次缢痕、随体和端粒。

（三）核仁

核仁（nucleolus）是真核细胞间期中细胞核中的裸露无膜的球形致密结构，在细胞分裂期表现出周期性的消失和重建。核仁主要是rRNA合成、加工和核糖体亚基的装配场所。其大小通常与细胞蛋白质合成水平密切相关，在卵母细胞、分泌细胞及肿瘤细胞等蛋白质合成旺盛的细胞中，核仁体积较大；在精子、肌细胞等蛋白质合成不活跃的细胞中，核仁较小，甚至没有。

（四）核基质

核基质（nuclear matrix）是一个以纤维蛋白成分为主的纤维网架结构，分布在整个细胞核内。组成核基质的蛋白质成分复杂，主要为专一的蛋白质和少量的 RNA。在结构上与核孔复合体、核纤层、核仁、染色质以及细胞质骨架等结构密切联系。研究表明，核基质可能参与 DNA 复制、基因表达、hnRNA 加工、染色体 DNA 有序包装和构建等生命活动。

第二节　细胞外基质

细胞外基质（extracellular matrix，ECM）指由细胞合成并分泌到细胞外空间的蛋白质和多糖交错形成的三维网络结构，是细胞生存和功能活动的微环境。细胞外基质主要由三类成分组成：糖胺聚糖和蛋白聚糖；胶原和弹性蛋白；非胶原糖蛋白，包括纤连蛋白和层粘连蛋白。细胞外基质主要是通过与细胞膜上的细胞外基质受体——整联蛋白（integrin）结合而同细胞之间相互联系。细胞外基质特化形成一种网膜结构，称为基膜，存在于多种组织中。

一、糖胺聚糖与蛋白聚糖

糖胺聚糖（glycosaminoglycan，GAG）和蛋白聚糖（proteoglycan，PG）是一些高分子量的含糖化合物，构成细胞外高度亲水性的凝胶，赋予组织良好的弹性和抗压性。

1．糖胺聚糖　是由重复的二糖单位聚合而成的直链多糖，也称黏多糖。因糖残基上常带有硫酸基团或羧基，糖胺聚糖带有大量负电荷。糖胺聚糖通常分为 6 种：透明质酸、硫酸软骨素、硫酸角质素、硫酸皮肤素、硫酸乙酰肝素和肝素。其中透明质酸（hyaluronicacid，HA）分子表面带有大量负电荷，其相斥作用使整个分子伸展膨胀，占据很大空间；含有的亲水基团可结合大量水分子，使基质形成黏稠的胶体，因此赋予组织良好的弹性和抗压性。

2．蛋白聚糖　是由糖胺聚糖（除透明质酸）与核心蛋白（pore protein）共价结合形成的高分子量糖蛋白。蛋白聚糖广泛分布于所有结缔组织（如软骨、肌腱、皮肤等）、细胞外基质和多种细胞表面，具有重要的生物学功能，如软骨中的巨大蛋白聚糖分子赋予软骨强大的抗变形能力，成纤维细胞和上皮细胞表面的黏结蛋白聚糖介导细胞与细胞外基质结合。

二、胶原

胶原（collagen）是动物体内含量最丰富的蛋白质，占人体蛋白质总量的 25% 以上，是细胞外基质的框架结构，主要由成纤维细胞、成骨细胞、软骨细胞以及某些上皮细胞合成分泌到细胞外。目前已经发现的胶原有 20 余种，较为常见并了解最多的是Ⅰ、Ⅱ、Ⅲ和Ⅳ型胶原。皮肤组织中以Ⅰ型胶原为主；软骨组织Ⅱ型胶原较多；Ⅲ型胶原是血管组织中含量最多的胶原成分；Ⅳ型胶原仅分布于各种基膜中。尽管不同的胶原分子其分子组成各异，且表现出不同的免疫学特性，但基本结构大致相似，基本单位均为三条多肽链构成的三股螺旋结构——原胶原（tropocollagen）分子。胶原合成过程中需要维生素 C 作为辅助因子，一旦缺乏将造成胶原原纤维的缺乏，导致富含胶原结构的皮肤、肌腱和血管等脆性增加，皮下牙龈易出血及牙齿松动等症状，又称坏血病。胶原在不同组织中行使不同的功能，如赋予肌腱韧性、形成角膜透明且强度的多片层结构等，此外，在细胞增殖与分化中也有促进作用。正常情况下，胶原的存在及其组织分布比较稳定，但在胚胎发育、创伤愈合等特殊生理或炎症反应时，相应组织会出现局部性胶原类型快速转变。

三、弹性蛋白

弹性蛋白（elastin）是细胞外基质中弹性纤维网络结构的主要成分，与胶原蛋白纤维相互交织，赋予组织一定的弹性和韧性，主要存在于皮肤、血管壁及肺组织。在弹性蛋白的外围包绕着一层由糖蛋白构成的微原纤维（microfibril），为保持弹性纤维的完整性所必需。一种称为马方综合征（Marfan syndrome）的遗传性疾病就是由于弹性蛋白外壳糖蛋白微原纤维的基因发生了突变，病变累及富含弹性纤维的组织，患者可出现骨骼及关节畸形，严重者发生主动脉破裂。

案例 6-1

患者女性，32 岁，身高 1.78 米，四肢纤细，高腭弓，高度近视，近 1 个月间断感到胸闷，伴轻微胸痛，稍剧烈活动后气促、头晕，进一步体检显示中度二尖瓣关闭不全。由家族史询问得知，患者母亲于 48 岁因主动脉夹层破裂去世。

问题：

1. 该患者所得的可能是什么疾病？
2. 该种疾病的典型表现、发病原因和诊疗方案是什么？

四、纤连蛋白

纤连蛋白（fibronectin，FN）是动物界最为普遍存在的非胶原糖蛋白之一，可将细胞连接到细胞外基质上。FN 分子的不同肽链结构上含有多个特定功能结构域，有些能与其他 ECM（如胶原、蛋白聚糖）结合，使细胞外基质形成网络；有些能与细胞表面的受体结合，含有 RGD（Arg-Gly-Asp）三肽序列，使细胞附着于 ECM 上。纤连蛋白具有多种生物活性，主要与细胞的形状、黏着、迁移与分化有关。

五、层粘连蛋白

层粘连蛋白（laminin）是胚胎发育过程中出现最早的细胞外基质成分，在基膜的基本框架的构建和组装中起了关键作用。层粘连蛋白分子上也有被上皮细胞、内皮细胞、神经细胞以及多种肿瘤细胞表面层粘连蛋白受体识别与结合的 RGD 三肽序列，功能主要为促进细胞生长与形态维持。

六、基膜

基膜（basement membrane）又称基底膜，是细胞外基质特化而成的一种柔软、坚韧的网膜结构，以不同的形式存在于不同的组织结构之中。在肌肉、脂肪等组织，基膜包绕在细胞的周围，在肺泡、肾小球等部位，基膜介于两层细胞之间；在各种上皮及内皮组织，基膜则是细胞基部的支撑垫，将细胞与结缔组织相隔离。在基膜中在主要有 5 种普遍存在的蛋白：Ⅳ型胶原、层粘连蛋白、内联蛋白、渗滤素、核心蛋白多糖。在胚胎发育中，基膜为细胞的分离和分化提供支架，在成年时参与细胞的增殖、分化、迁移和组织损伤修复等过程。

细胞外基质与细胞之间的关系十分密切，相互作用极其复杂。两者之间彼此依存、相互作用，维持动态平衡，构建和保证了生命有机体结构的完整性及其功能的多样性和协调性。细胞外基质对细胞的生物学行为的影响包括：①影响细胞的生存与死亡；②决定细胞的形态；③参与细胞增殖的调节；④参与细胞分化的调控；⑤影响细胞的迁徙。细胞对细胞外基质具有决定性的作用，主要表现为：①细胞是所有细胞外基质产生的最终来源；②细胞外基质间的差异性取决于其来源细胞的性质及功能状态；③细胞外基质成分的降解是在细胞的调控下进行的。

第三节　细胞的跨膜转运

细胞膜作为半透性屏障，一方面将细胞中的生命物质与外界环境分隔开，为细胞的生命活动提供了相对稳定的内环境，另一方面对穿膜运输的物质有选择和调节作用，脂溶性、非极性或不带电的小分子能自由扩散通过质膜，绝大多数溶质分子和带电离子是高度不通透的，需要借助膜运输蛋白（membrane transport protein）来完成。目前把小分子和离子通过脂双层的穿膜运输分为简单扩散、易化扩散、离子通道扩散和协同运输四种方式。此外，细胞膜通过胞吞作用和胞吐作用进行大分子和颗粒物质的运输。

一、被动运输

被动运输（passive transport）是指分子或离子顺着浓度梯度和（或）电位梯度所进行的跨细胞膜转运，结果是膜两侧的物质浓度或电位趋于一致。目前已知细胞对小分子和离子的穿膜被动运输有几条不同的途径：简单扩散、易化扩散、离子通道扩散。

（一）简单扩散

简单扩散（simple diffusion）是指非极性、脂溶性的小分子物质从细胞膜高浓度一侧向低浓度一侧进行物理扩散的过程，无需代谢耗能，也不需要膜运输蛋白的协助。一般来说，分子量越小、脂溶性越强的物质，穿透细胞膜的速度越快；浓度差越大、通透性越大，单位时间物质转运量也就越多。O_2、CO_2、醇、苯、甾类激素等都以简单扩散的方式迅速通过脂质双分子层。

（二）易化扩散

某些非脂溶性（或亲水性）的物质，借助细胞膜上的膜运输蛋白，顺膜两侧的物质浓度梯度或电化学梯度转运，这种方式称为易化扩散（facilitated diffusion），如葡萄糖、氨基酸、核苷酸及细胞代谢物等。易化扩散不消耗细胞的代谢能，转运动力来自物质在膜两侧的浓度差或者带电离子的电位差。膜运输蛋白分为载体蛋白（carrier protein）和通道蛋白（channel protein）两大类。易化扩散所需要的膜运输蛋白为载体蛋白，载体蛋白通过与特定的溶质（一般为无机离子）结合，改变构象，使溶质穿越细胞膜。载体蛋白介导的易化扩散具有较高的结构特异性、可饱和现象和竞争性抑制（competitive inhibition）等特点。

（三）离子通道扩散

构成生物膜的脂双层对带电物质，包括 Na^+、K^+、Ca^{2+}、Cl^- 等极性很强的离子是高度不通透的，但各种离子的穿膜速率很高，可在数毫秒内完成，它们是借助膜上的通道蛋白实现的离子通道扩散（ion channel diffusion）。离子通道扩散具有以下特点：①介导被动运输，不需要消耗能量，通道方向是双向的，离子的净流通量取决于电化学梯度；②对被转运离子的大小和所带电荷具有高度选择性；③转运效率高；④多数离子通道不是持续开放，具有门控特性。根据细胞门控机制的不同，可将离子通道分为配体门控通道、电压门控通道和应力激活通道。

1．配体门控通道（ligand-gated channel） 主要存在于神经、肌肉等可兴奋细胞。当细胞外特定受体与信号分子（神经递质）结合后，受体构象改变，允许某种离子快速跨膜转运。如神经 - 肌肉接头终板膜上的 N_2 型乙酰胆碱受体（nAChR）就是一种非选择性的阳离子通道，主要引起 Na^+ 内流，产生终板电位，参与神经 - 肌肉接头的信号转导。此外，γ- 氨基丁酸受体、甘氨酸受体、5- 羟色胺受体介导的离子转运都是通过配体门控通道。

2．电压门控通道（voltage-gated channel） 通过膜电位的变化控制通道的开放和关闭，即当膜电位突然发生去极化改变时，通道蛋白构象改变，引起通道开放（即激活）。主要存在于神经元、肌细胞及腺上皮细胞等可兴奋细胞，包括 K^+ 通道、Ca^{2+} 通道等。

3．应力激活通道（stress-activated channel） 通道蛋白感受机械张力而改变构象，开启通道，离子经亲水通道通过细胞膜，引起膜电位变化，产生电信号。如内耳听觉毛细胞顶部的听毛具有应力激活通道，当声音传至内耳时，引起毛细胞下方基膜发生震动，使听毛产生弯曲，细胞膜中应力门控通道开放，引起离子的跨膜流动，毛细胞产生短暂的感受器电位，将声波信号传递给听觉神经元。

（四）水通道

水分子虽然可以简单扩散方式通过细胞膜，但扩散速度缓慢。直到 1988 年，美国学者 Peter Agre 在分离纯化红细胞膜 Rh 血型抗原核心多肽时偶然发现了质膜上的水通道蛋白（aquaporin，AQP）。水通道是处于持续开放状态的膜通道蛋白复合体，一个水通道蛋白每秒可允许 3×10^9 个水分子通过。水分子的转运不需要消耗能量，也不受门控机制调控，移动方向由膜两侧的渗透压差决定。水通道参与人体的尿浓缩、水电解质代谢平衡、消化液分泌、泪液和唾液的分泌等生理活动。

二、主动运输

主动运输（active transport）是由细胞代谢提供能量，在载体蛋白的帮助下，物质逆浓度梯度和（或）电化学梯度进行跨膜转运的过程。根据载体蛋白在物质转运过程中利用能量的方式不同，主动运输分为 ATP 驱动泵（ATP 直接供能）和协同运输（ATP 间接供能）。

（一）ATP 驱动泵

ATP 驱动泵是穿膜蛋白，它们在膜的胞质侧具有一个或多个 ATP 结合位点，能够水解 ATP，使自身磷酸化并释放能量，将物质逆浓度梯度和（或）电位梯度进行跨膜转运，所以常称之为“泵”。根据泵蛋白的结构和功能特性，可分为 4 类：P- 型、V- 型离子泵、F- 型质子泵和 ABC 转运体。P- 型离子泵的种类很多，“P”代表工作中形成磷酸化中间体，如 Na^+-K^+ 泵、Ca^{2+} 泵和哺乳类胃腺分泌细胞上的 H^+-K^+ 泵等。

Na^+-K^+泵（sodium-potassium pump）又称Na^+-K^+-ATP酶，为多次穿膜的膜整合蛋白，具有ATP酶活性。Na^+-K^+泵每水解1分子ATP，可输出3个Na^+，移入2个K^+，每秒发生1000次构象变化，形成并维持细胞内低钠高钾的离子环境（图6-3）。细胞膜上Na^+-K^+泵活动的意义：①细胞内的高K^+是许多代谢反应进行的必需条件。②细胞内Na^+不断被转运出去，可调节细胞内正常的渗透压，防止过多水分子进入细胞，维持细胞体积的恒定。③当Na^+-K^+泵分解ATP时，释放的能量促使Na^+和K^+逆电化学梯度跨膜移动，形成一种Na^+势能储备，可用来完成某些物质（如氨基酸、葡萄糖等）的逆浓度差跨膜转运（参见协同运输）。当Na^+-K^+泵抑制剂乌本苷在膜外侧占据K^+的结合位点时，Na^+-K^+-ATP酶活性将被抑制。

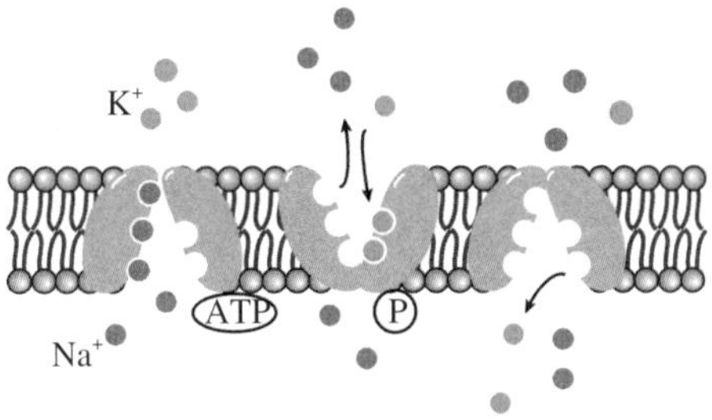

图6-3　Na^+-K^+泵作用机制模式图

（二）协同运输

协同运输（co-transport）是一类由离子泵（Na^+-K^+泵或H^+泵）与载体蛋白协同作用，间接消耗ATP所完成的主动运输方式。离子泵的活动在细胞膜两侧建立离子电化学梯度储存势能，载体蛋白利用来自膜两侧离子电化学梯度中的势能，完成逆浓度梯度的转运。介导这种转运的载体需要同时结合和转运两种或两种以上的分子或离子。根据溶质分子运输方向与离子（Na^+或H^+）顺电化学梯度转移方向的关系，可分为共运输（symport）与对向运输（antiport）。葡萄糖、氨基酸和维生素在小肠黏膜上皮细胞的吸收就是通过各自同向转运体介导而进行的Na^+驱动的共运输；而破骨细胞和胃泌酸活动中发挥作用的Cl^--HCO_3^-交换体介导的就是对向运输。

三、胞吞作用和胞吐作用

膜运输蛋白不能转运大分子物质，蛋白质、多核苷酸、多糖等大分子和颗粒物质被运输时都是由膜包围形成囊泡，通过一系列膜囊泡的形成和融合来完成的一种主动转运过程，又称囊泡运输（vesicular transport）。根据转运方向的不同，分为胞吞作用和胞吐作用。

（一）胞吞作用

胞吞作用（endocytosis）又称内吞作用，它是质膜内陷，包围细胞外物质（如细菌、细胞碎片、异物等）形成胞吞泡，脱离质膜将其输入细胞内的转运过程。根据胞吞物质的大小、状态及特异程度不同，分为吞噬作用、胞饮作用和受体介导的胞吞（图6-4）。

1．吞噬作用（phagocytosis） 指较大的颗粒物质或多分子复合物以固态形式进入细胞的过程。对颗粒物质的吞入是由质膜下肌动蛋白丝所驱动的。动物体内具有吞噬功能的细胞有中性粒细胞、单核细胞及巨噬细胞等，它们具有吞噬入侵的微生物、清除损伤、衰老和死亡的细胞等功能，在机体防御和稳定内环境中发挥重要作用。

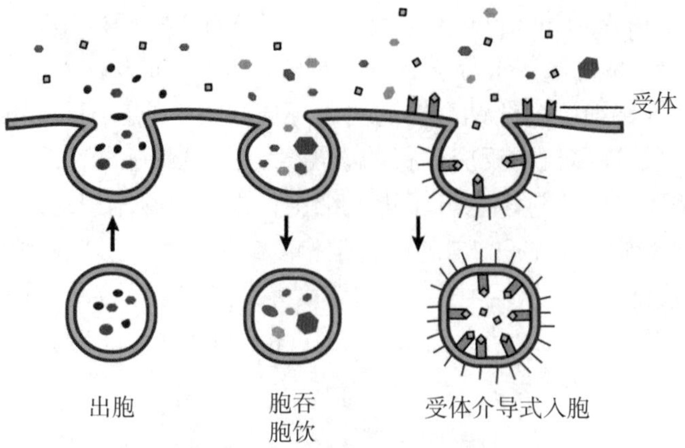

图 6-4 出胞及入胞过程示意图

2．胞饮作用（pinocytosis） 被转运物质以液态形式进入细胞的过程称为胞饮作用，是细胞非特异地摄取细胞外液的过程。当细胞周围环境中某可溶性物质达到一定浓度时，可通过胞饮作用被细胞吞入。胞饮作用在能形成伪足和转运功能活跃的巨噬细胞、白细胞、毛细血管内皮细胞、肾小管上皮细胞、小肠上皮细胞中多见。

3．受体介导的胞吞作用（receptor-mediated endocytosis） 是细胞通过受体介导，选择性地高效摄取细胞外特定大分子物质的过程。有些大分子在细胞外液中浓度很低，需要先与细胞膜上特异性受体识别并结合，通过膜的内陷形成囊泡进入细胞内。低密度脂蛋白（LDL）、激素、生长因子、铁、维生素 B_{12} 等都以这种方式入胞，流感病毒和 AIDS 病毒（HIV）也通过这种胞吞方式感染细胞。

（二）胞吐作用

胞吐作用（exocytosis）又称外排作用或出胞作用，指细胞内合成的物质通过膜泡转运至细胞膜，与质膜融合后将其排出细胞外的过程，与胞吞作用过程相反。胞吐作用主要见于细胞的分泌活动，是将细胞分泌产生的酶、激素以及一些未被分解的物质排出细胞外的重要方式。根据方式不同分为连续性分泌和受调分泌。

案例 6-2

患者男性，15 岁。主诉：近 4 年日常体力活动后心悸气促，近半个月加重，下肢水肿。体格检查：血压 110/70 mmHg。双腕关节、肘关节、膝关节及踝关节伸侧均可见黄色瘤。辅助检查：心电图显示窦性心动过速。血液中三酰甘油、总胆固醇含量均高于正常值，低密度脂蛋白（LDL-C）3.6 mmol/L，较高于正常范围。

问题：

1．该患者可能为哪种疾病？发病机制和临床表现是什么？

2．若确诊，需要采取什么治疗方式？

第四节 细胞信号转导

多细胞生物体内都存在着细胞间的通讯，对细胞内外的信息进行传递和整合，不仅影响细胞本身的活动，还能使单个细胞在代谢、运动、增殖和分化等行为上与细胞群体及机体的整体活动保持协调一致。除了神经细胞内部主要通过电信号传递外，大多数情况下，细胞间的信号传递主要依赖化学分子（即细胞间信号分子）来实现，这种通过化学信号分子实现对细胞生命活动调节的现象称为细胞的信号转导（signal transduction）。

细胞间的信号转导由以下几个部分组成：①胞外信号分子（配体）；②接受化学信号分子的受体；③细胞内的信号分子（第二信使）；④信号转导触发的一系列生化反应及基因表达改变。

一、胞外信号

细胞接受的信号包括物理信号（光、热、电流、机械牵张等）、化学信号和生物信号。其中最重要的是由细胞分泌的、能够调节机体功能的一大类生物活性物质，通常称为第一信使（first messenger），主要是蛋白质、肽类、氨基酸及其衍生物，也包括内分泌激素和一氧化氮等。细胞外信号物质也统称为配体（ligand），其共同特点是特异性、高效性、可被灭活。

二、受体

细胞中具有接受和转导信息功能的蛋白质称为受体（receptor），能够接受外界的信号并将这一信号转化为细胞内的一系列生物化学反应。根据靶细胞上受体的存在部位，受体可分为膜受体和胞内受体（分为胞质受体和核受体）。此外，还有一种特殊的存在于细胞膜上的受体，当配体与其特异性结合后可介导受体的内吞作用，形成的内吞体将配体分子带入细胞，启动信号转导过程。

三、第二信使

第二信使（second messenger）是指激素、神经递质和细胞因子等信号分子作用于膜受体后在细胞内产生的、能介导信号转导的活性物质，常见的第二信使包括环磷腺苷（cAMP）、环磷鸟苷（cGMP）、Ca^{2+}、肌醇三磷酸（IP_3）和二酰甘油（DAG）等。第二信使可通过激活蛋白激酶，如cAMP依赖性蛋白激酶（PKA）等，使靶蛋白如离子通道或受体等磷酸化和构象改变，产生生物学效应。

四、信号转导

细胞内信号转导过程是由前后相连的生物化学反应组成的，前一个反应的产物可作为下一个反应的底物或者发动者，通过一系列的蛋白质与蛋白质相互作用，信息可从胞内一个信号分子传递到另一个分子，每一个信号分子都能够激起下一个信号分子的产生，直至代谢酶被激活、基因表达被启动和细胞骨架产生变化等细胞生理效应的产生。以下为常见的几种细胞的信号转导通路。

（一）离子通道蛋白介导的信号转导通路

离子通道蛋白的本质就是前面提到的参与离子跨膜转运的各种离子通道。离子通道在介导离子跨膜转运的同时实现了化学信号的跨膜传递，这一信号转导途径称为离子通道蛋白介导的信号转导。其作用方式简单、迅速。

（二）G 蛋白偶联受体介导的信号转导通路

G 蛋白偶联受体（GPCR）与相应的配体结合后，激活 G 蛋白，启动不同的信号转导通路，产生各种生物学效应。效应蛋白主要是离子通道或与膜结合的酶，如腺苷酸环化酶、磷脂酶 C 等。通常会在细胞内生成第二信使，从而完成 GPCR—G 蛋白—第二信使的信号转导过程（图 6-5）。GPCR 家族在生物体内分布广泛，类型多样，不仅介导大多数来自环境信号的刺激，也可介导细胞之间的信号传递，包括激素、神经递质和局部化学介质。人类的视觉、嗅觉和味觉（酸味除外）均依赖于 G 蛋白偶联受体介导的信号转导通路。这类信号转导通路对细胞有两种效应，一种是短期效应（几秒到几分钟），也就是对于已经存在的酶或蛋白的活性进行调节，从而引起细胞代谢或功能的改变，大多数 GPCR 介导的通路属于这一类；有一些 GPCR 介导的通路也具有长期效应（数分钟到数小时），即通过激活或抑制基因转录引起细胞增殖或细胞分化。

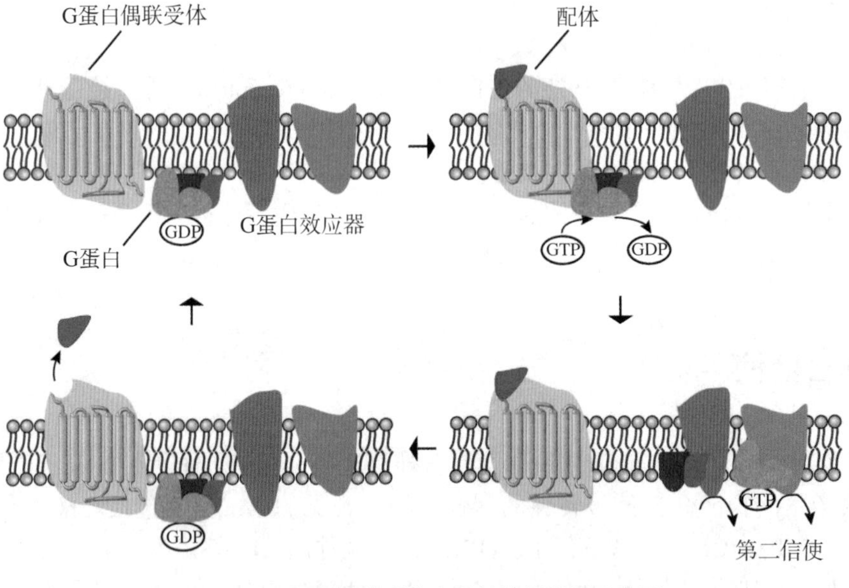

图 6-5 G 蛋白偶联受体介导的信号转导示意图

（三）酶联受体介导的信号转导

酶联受体以跨膜形式存在于细胞膜上，与 GPCR 不同的是，酶联受体通常是单次跨膜。酶联受体朝向细胞外的部分起受体的作用，与相应的配体结合；朝向细胞质侧的部分具有催化活性或者直接与酶相关联。激活此类受体的配体主要是各种生长因子，包括类胰岛素生长因子、血小板生长因子、集落刺激因子、表皮生长因子和成纤维细胞生长因子等，因此这类受体常与细胞的增殖、分化密切相关。酶偶联受体主要包括受体酪氨酸激酶、受体丝氨酸/苏氨酸激酶、受体鸟苷酸环化酶、受体酪氨酸磷酸酶等。

五、信号转导与人类疾病

细胞的信号转导是细胞对外界刺激作出必要反应的途径，因此信号转导途径出现障碍时，细胞对外界的刺激不能作出正确的反应而导致细胞病变。常见以下几种相关异常。

1．信号分子异常　细胞信号分子（第一信使）过量或不足，如胰岛素生成减少，体内产生抗胰岛素抗体或胰岛素拮抗因子，均可导致胰岛素的相对或绝对不足，引起高血糖。

2．受体异常　是一类因受体的数量或结构和功能异常引起的疾病。如非胰岛素依赖性糖尿病即是遗传因素导致胰岛素受体数量减少或功能异常，使细胞对胰岛素的敏感性降低、耐受力增强，由胰岛素激发的细胞内信号转导过程异常，最终导致糖尿病。

3．G 蛋白异常　例如，由霍乱弧菌所致的腹泻即与 G 蛋白的异常密切相关。霍乱弧菌在肠道产生的霍乱毒素可以插入肠上皮细胞表面受体，致使靶蛋白 AC 持续活化，Cl^- 与 HCO_3^- 不断进入肠腔，细胞内外渗透压失去平衡，水大量溢入肠腔，导致急性腹泻和脱水。

4．细胞内信号通路异常　细胞内信号转导涉及大量信号分子和信号蛋白，任一环节异常均可通过级联反应引起疾病。

微整合

临床应用

NF-κB/iNOS-NO 信号转导通路的临床应用

NF-κB/iNOS-NO 信号转导通路存在于多种生物体细胞的免疫、抗凋亡、炎症反应及增殖、分化等反应中。iNOS 和 NO 是 NF-κB/iNOS-NO 信号转导通路中重要的两种信号转导分子，与临床的关系如下。

1．在呼吸系统调节气道和血管平滑肌、黏液转运，以及在肺发育、肺损伤中起重要作用。

2．是几种最常见心血管疾病的危险因素之一。硝酸甘油治疗心血管疾病，其有效成分即为 NO。

3．低水平 NO 可降低因应激、药物等引起的胃黏膜损害，加速有毒物质的清除。

4．NO 在肾组织损伤的作用有双重性。此外，与神经源性膀胱的关系也是研究热点。

5．高水平 NO 可导致脑源性神经营养因子分泌的下调，影响神经元的存活、发育和分化、突触形成，并对学习和记忆至关重要。

第五节　细胞分裂与细胞周期

细胞分裂（cell division）是指一个亲代细胞通过一分为二形成两个子代细胞的过程。细胞分裂可以保证遗传物质和某些细胞组分在亲代与子代细胞之间相对均等的稳定传递；细胞分裂也是生物个体形成及组织生长的基础，如仅成人肝就含有 2.5×10^{10} 个细胞；细胞分裂在生物体正常组织结构的维持和更新中也发挥重要的作用，在成体动物的皮肤、骨髓、肠上皮等器官组织中存在一些具有潜在分裂能力的原始细胞，如表皮基底层的干细胞、骨髓造血干细胞等；此外，在机体创伤后的组织修复和再生等活动中都存在大量的细胞分裂现象。细胞分裂的过程总是呈周期性进行，通常将细胞从上次分裂结束到下次分裂终止所经历的规律性变化过程称为细胞周期（cell cycle）。

一、细胞分裂

人类的细胞分裂主要包括无丝分裂、有丝分裂和减数分裂三种，不同分裂方式在分裂过程和子代细胞的遗传特性等方面各具特点。

（一）无丝分裂

无丝分裂（amitosis）又称直接分裂，是低等生物细胞增殖的主要方式，也存在于高等生物的组织细胞，如上皮组织、疏松结缔组织、肌组织及肝组织等细胞。此外，在人体创伤、癌变及衰老的组织细胞中也能观察到。分裂过程首先是胞核拉长，从中间断裂，胞质随后一分为二形成两个子细胞。无丝分裂过程中，核膜不消失，无纺锤丝形成及染色体组装，子细胞核来自于亲代细胞核的断裂，因此两个子细胞中的遗传物质和其他胞质成分并不一定是均等的。无丝分裂具有能量消耗少、分裂迅速等特点，有利于细胞应激并快速适应外界环境变化。

（二）有丝分裂

有丝分裂（mitosis）也称间接分裂，是高等真核生物体细胞分裂的主要方式。有丝分裂持续时间为 0.5 ~ 2 小时，是一个连续的动态变化过程，包括细胞核分裂和胞质分裂。根据分裂细胞形态和结构的变化，人为地将有丝分裂划分为前期、前中期、中期、后期、末期及胞质分裂 6 个时期（图 6-6）。

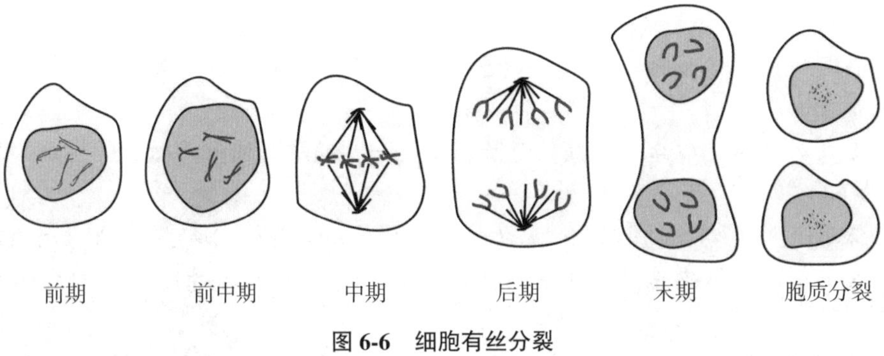

图 6-6 细胞有丝分裂

1．前期（prophase） 染色质开始凝集成染色体；复制完成的两个中心体（centrosome）向两极移动；核仁开始缩小，最后消失。

2．前中期（prometaphase） 因核纤层降解致使核膜崩解；纺锤体“捕捉”染色体，在震荡中向细胞中央赤道面移动，形成有丝分裂器。

3．中期（metaphase） 染色体最大程度地凝集，排列于细胞中央的赤道板上，该时期染色体适合进行核型分析等细胞遗传学研究。

4．后期（anaphase） 在纺锤体不的不同微管参与下，姐妹染色单体分离，子代染色体移向细胞两极。

5．末期（telophase） 两套子代染色体分别到达细胞两极，核膜重新形成，染色体恢复间期染色质形态，核仁重现，核形成。

6．胞质分裂（cytokinesis） 在收缩环（contractile ring）作用下胞质发生分裂，开始于后期，完成于末期，母细胞胞体一分为二。

（三）减数分裂

减数分裂（meiosis）又称为成熟分裂或减数分离，是有性生殖过程中产生配子的一种特殊的有丝分裂，主要特征是DNA只复制一次，而细胞连续分裂两次，产生四个子代细胞，每个子代细胞中染色体数目比亲代细胞减少一半，成为仅具单倍体遗传物质的配子细胞（详见本篇第十一章第三节）。

知识拓展

认识细胞周期，寻找战胜癌症的利剑

癌症的特征在于正常细胞演变到肿瘤细胞的过程中获得了特别的能力，其中包括由于细胞周期严重失调而使肿瘤细胞拥有了无限增殖的能力。细胞周期如何走向失调？能否“拨乱反正”？

1951年，科学家Haward用放射性同位素 ^{32}P 标记蚕豆根尖细胞的DNA，利用放射自显影技术首次提出完整的细胞周期，包括分裂期和分裂间期。现在清楚地知道，细胞周期严格按照 G_1-S-G_2-M的规律连续循环进行，这有赖于“守护者”细胞周期调控系统和细胞周期检测点。而细胞周期失调是癌症的主要特征之一。面对具有强增殖能力的肿瘤细胞，科学家们想方设法及时阻止“跑车”的运行。目前针对细胞周期调控因子Cdk的抑制剂在治疗肿瘤方面已经获得了相当的成功。其中，细胞周期蛋白依赖性激酶Cdk4/6已成为治疗肿瘤的重要靶点，其抑制剂帕博西尼（palbociclib）、瑞博西尼（ribociclib）和玻玛西林（abemaciclib）已在多种类型癌症（如白血病、黑色素瘤、肺癌等）中应用，特别是针对HR+、Her2−的晚期转移性乳腺癌效果明显。

二、细胞周期

通常将一次细胞分裂结束开始，经过物质准备，到下一次细胞分裂结束为止，称为一个细胞周期（cell cycle）。根据DNA复制和细胞分裂阶段分为分裂期（M期）及分裂间期两个阶段。分裂间期又分为 G_1 期、S期和 G_2 期。G_1 期是DNA合成前期，保证DNA复制有充足的原料；S期是DNA合成期；G_2 期是DNA合成后期，也是细胞分裂准备期。G_1 期和 G_2 期最主要的任务就是通过合成大量特定蛋白质，储存能量，使细胞体积增大，促进细胞生长，分别为DNA复制和细胞分裂做好准备。之后进入M期，此期细胞形态、结构发生显著的改变，细胞完成分裂（图6-7）。

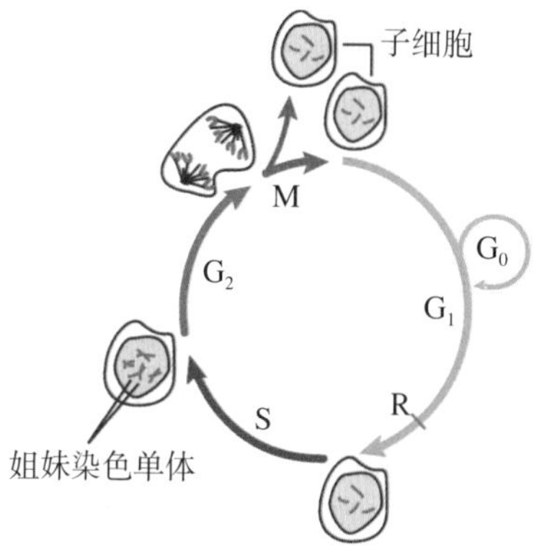

图6-7　细胞周期示意图

在正常条件下，细胞周期按 G_1-S-G_2-M循环运转，但如果细胞所处环境发生改变，为确保细胞周期的正确性，可发生细胞周期的暂停乃至终止，周期暂停的时期称为 G_0 期，G_0 期细胞又称静止细胞，此时细胞暂时性终止细胞分裂，一旦需要或出现适宜细胞分离的环境，G_0 期细胞可快速返回正常细胞周期。此外，细胞周期的异常可导致肿瘤产生。细胞周期中某些重要调节因子发生异常、癌基因与抑癌基因失衡也可导致肿瘤增殖的无限性。

第六节 细胞分化

细胞分化（cell differentiation）是指在个体发育过程中，由单个受精卵产生的细胞，在形态结构、生化组成和功能等方面形成稳定性差异的过程。人类受精卵通过细胞分化可以形成200多种不同类型的细胞，细胞分化贯穿于个体发育的全过程，其中胚胎期最明显。随着个体发育进程，细胞呈现出由“全能性细胞”到“多能性细胞”再到“单能性细胞”的趋势，这是细胞分化的一般规律。全能性细胞（totipotent cell）指哺乳动物桑椹胚的8细胞期之前的细胞和受精卵一样，均能在一定条件下分化发育成为完整的个体的细胞。多能性细胞（pluripotent cell）指在三胚层形成后，由于细胞所处的空间位置和微环境的差异，细胞的分化潜能受到限制，各胚层细胞只能向本胚层组织和器官的方向分化发育的细胞。单能性细胞（unipotency cell）指经过器官发生，各种组织细胞的命运最终确定，呈单能化的细胞。

大多数植物和少数低等动物如水螅的体细胞仍具有全能性，而在高等动物和人类，至成体期，除一些器官保留了部分微分化的组织干细胞外，其余均为终末分化的细胞，即单能性细胞。但在细胞核则完全不同，终末分化细胞的细胞核仍然具有全能性，即全能性细胞核（totipotent nucleus）。克隆动物（如多莉羊）的出现证明了已特化的体细胞的细胞核仍保留形成正常个体的全套基因，具有发育成一个有机体的潜能。

细胞分化具有以下生物学特点。

1．高度的稳定性（stability） 指在正常生理条件下，已经分化为某种特异的、稳定类型的细胞一般不可能逆转到未分化状态或者成为其他类型的分化细胞。例如，神经元在整个生命过程中都保持着特定的分化状态；离体培养的皮肤上皮细胞保持为上皮而不转变为其他类型的细胞。

2．可塑性（plasticity） 已分化的细胞在特殊条件下可重新进入未分化状态或转分化为另一种类型的细胞。如高度分化的植物细胞可发生去分化（dedifferentiation），重新进入未分化状态，成为能够发育分化为一株完整植物的全能性细胞。但是人类的体细胞通常难以完全去分化而成为全能性细胞。此外，在动物细胞中还可见到转分化（transdifferentiation），即从一种分化状态转变为另一种分化状态。

3．细胞分化方向由细胞决定来选择 在个体发育过程中，细胞在发生可识别的分化特征之前就已经确定了未来的发育命运，只能向特定方向分化的状态，称细胞决定（cell determination）。胚胎三胚层形成时，已经确定了各器官的预定区，只能按一定的规律发育分化成特定的组织、器官和系统。细胞决定具有遗传性和稳定性。

4．时空性 在个体发育过程中，多细胞生物细胞既有时间上的分化，也有空间上的分化。一个细胞在不同的发育阶段可以有不同的形态结构和功能，即时间上的分化；同一种细胞的后代，由于每种细胞所处的空间位置不同，其环境也不一样，可以有不同的形态和功能，即空间上的分化。时空性差异为形成功能各异的多种组织和器官提供了生物学基础。

5．细胞分化与细胞的分裂状态和速度相适应 细胞分裂和分化是多细胞生物个体发育过程中的两个重要事件，两者之间联系密切。细胞在分裂的基础上进行分化。细胞分裂旺盛时分化变缓，分化较快时分裂速度减慢，这是个体生长发育的一般规律。

知识拓展

认识脂肪细胞分化，远离肥胖

肥胖正在成为全球性问题，并且引发众多疾病，如糖尿病、高血压、高血脂、癌症等。众所周知，脂肪组织有两种形态、生物学功能截然不同的细胞：白色脂肪细胞和棕色脂肪细胞。棕色脂肪细胞是化学能以热能散失的部位，而白色脂肪细胞为主要的贮存能量的仓库，在调节机体胰岛素敏感性和维持能量代谢平衡中发挥重要作用。

大量研究证实，脂肪细胞分化是一个高度精细的调控过程，多种转录因子、信号通路及 miRNA 均在脂肪细胞的分化过程发挥作用。最近成功在白色脂肪组织中诱导出棕色脂肪细胞样细胞的产生，表明尽管白色脂肪细胞和棕色脂肪细胞来源于不同的祖细胞，但可在特定条件下转化，加强这种转化，有望成为缓解代谢性疾病的有效手段。

第七节 细胞的衰老与细胞死亡

细胞的衰老与死亡是自然界的规律，是一种生理现象。人体内的 200 种细胞，各自的寿命各不相同，例如，红细胞的寿命仅为 120 天，肝细胞的寿命约 18 个月，神经元的寿命与机体寿命大致相同。

一、细胞衰老

细胞衰老（celular aging）是指细胞增殖能力和生理功能随着时间逐渐下降的动态过程，最终将导致细胞死亡。细胞衰老的主要表现是对环境变化的适应能力，以及维持细胞内环境稳定的能力降低。形态学上变化有：细胞皱缩、体积变小，膜的流动性下降；线粒体数目减少；核固缩，染色质凝集等。对多细胞生物而言，个别细胞的衰老与死亡不影响机体的寿命，机体衰老也不代表所有细胞的衰老，但个体的衰老以总体细胞衰老为基础。

二、细胞死亡

细胞死亡（cell death）是指细胞生命活动的结束。细胞死亡的进程可以很快，如剧烈的理化因子诱发的死亡，也可以是一个自然的过程，如从细胞衰老到细胞死亡的渐进过程。目前主要将细胞死亡分为细胞坏死和细胞凋亡两类形式。

1. 细胞坏死（necrosis） 指在外来致病因子的作用下，细胞生命活动被强行终止所致的病理性、被动性的死亡过程，常伴有炎症反应。致病因子可以是病理性创伤、缺血、缺氧，化学毒物、细菌和病毒感染等。

2. 细胞凋亡（apoptosis） 又称程序性细胞死亡（programmed cell death），是细胞生理性死亡的常见形式，在特定信号诱导下，细胞内的死亡级联反应被触发所致的生理或病理性、主动性的死亡过程。细胞凋亡时，质膜始终保持完整，胞膜内陷，将细胞内容物包被成一些囊状小体，即凋亡小体，后者被周围细胞吞噬，不引起炎症反应。细胞凋亡是机体维持自身稳定的一种生理机制，机体通过细胞凋亡清除损伤、衰老与突变的细胞，维持生理平衡。目前认为，细胞凋亡受许多基因调控，与凋亡相关的信号转导通路主要由死亡受体和线粒体介导。

3．细胞焦亡（pyroptosis） 是新发现的一种细胞死亡方式，又称细胞炎性坏死。表现为细胞不断胀大直至细胞膜破裂，导致细胞内容物的释放，进而激活强烈的炎症反应，是一种程序性细胞坏死。细胞焦亡是机体一种重要的天然免疫反应，在抗击感染中发挥重要作用。

近年来有学者认为细胞自噬（autophagy）也是细胞死亡的一种方式。自噬是指胞质内大分子物质和细胞器在单位膜包裹的囊泡中大量降解的生物学过程。自噬可以帮助细胞抵抗衰老、饥饿等外界压力，但过度的自噬又将导致细胞发生程序性死亡，被称为Ⅱ型凋亡。近期研究表明自噬作用在生物体生长发育、细胞分化及对环境应激的应答方面极为关键，对防止某些疾病如肿瘤、神经退行性疾病、延缓衰老、延长寿命等方面也发挥重要作用。

思 考 题

1．真核细胞的基本结构包括哪些？

2．简述细胞外基质的主要组成及它们各自的功能。

3．细胞的物质跨膜运输的方式有哪些？主动运输的特点是什么？

4．简述细胞膜表面受体的种类及第二信使的概念。

5．简述细胞有丝分裂的时期和各时期的主要特点。

6．一名23岁男性患者近期出现活动后心悸、胸闷、呼吸困难等。双肘膝伸侧及臀部有黄色瘤。实验室检查显示总胆固醇、三酰甘油均高于正常值，祖父相同部位伴有黄色瘤，母亲曾经检查血脂异常，具体不详。请问该患者可能患有哪种疾病？结合所学知识，推断其发病机制。

（乔远东）

第七章

组织的基本结构

第七章数字资源

学习目标

1. **知识**：描述四大基本组织的组成、基本特点及主要功能。辨识各种组织的光镜结构、电镜结构。
2. **能力**：通过四大基本组织的学习，具备判断、分析、评价各器官系统特殊功能与组织结构之间关系的能力，以及分析机体病理状态下结构与功能变化间的关联。
3. **素养**：通过组织结构特点的辨析培养学生严谨、细致入微、实事求是的科学作风。
4. **掌握**：上皮组织的特点及分类、上皮细胞表面的特化结构的功能意义。疏松结缔组织细胞的主要形态结构特点（光镜）和主要功能；各类血细胞的形态结构、功能。软骨、骨的构成及形态特点。神经组织的构成；神经元的光镜、超微结构；神经胶质细胞的种类及结构。

人体内约有400万亿个细胞。根据形态结构和生理功能的差异，这些细胞可分为230多种，不同类型的细胞具有不同的光镜结构和电镜结构（也称超微结构或亚细胞结构），而亚细胞结构是由各种分子构成的，其中的生物大分子特别是核酸和蛋白质是决定细胞形态结构和功能的关键因素。形态结构和生理功能相同或相近的细胞和细胞外基质共同构成了具有一定形态结构和生理功能的细胞群体，这种细胞群体称为组织（tissue）。人体内有四种基本组织，即上皮组织、结缔组织、肌组织和神经组织。四种基本组织以不同的种类、数量和方式组合，形成具有一定结构特点并行使特定生理功能的器官，如肝、脾、肾等。几个结构相似、功能相关的器官构成一个系统，如循环系统、呼吸系统等。研究基本组织结构最常用的染色方法为苏木精 - 伊红染色法（hematoxylin-eosin staining，HE染色）。苏木精是碱性染料，使细胞核内的染色质和细胞质内的核糖体等染成紫蓝色，这种可被碱性染料染成紫蓝色的特性称为嗜碱性。伊红是酸性染料，使细胞质和细胞外基质染成红色，这种可被酸性染料染成红色的特性称为嗜酸性。

Note

案例 7-1

患者男，67 岁，发现右足底硬质包块 3 月余，近 1 个月逐渐增大伴疼痛，行走时加重。

病史：患者 1 年前右足底踩中生锈铁板，未经清创缝合及注射破伤风等处理。查体：右足底近足跟部触及 2.5 cm × 2.5 cm × 2.0 cm 包块，凸出皮肤表面，质硬，活动差，压痛（+），局部皮肤破溃伴轻微渗液。实验室检查：未见明显异常。右足超声、右足 MRI：均提示右足底恶性肿瘤性病变。临床诊断：右足底恶性肿瘤性病变。治疗：行全麻下右足底包块切除术，术中见右足底包块表面呈暗褐色，其内软组织呈“鱼肉样”，周围组织充血、水肿。术后病理：光镜下见核大、深染的异型细胞呈巢团样结构，排列紊乱，多区见角化珠形成。病理诊断：右足底皮肤高分化鳞状细胞癌，皮肤切缘见癌细胞累及。随访：术后 4 个月肿瘤复发。

问题：

1. 患者高分化鳞状细胞癌来源于哪种组织？

2. 该组织的形态特点有哪些？主要功能包括哪些？

第一节　上皮组织

上皮组织（epithelial tissue）简称上皮，由密集排列的上皮细胞和极少量的细胞外基质组成。上皮细胞具有极性：朝向体表或有腔器官的腔面为游离面，与深部结缔组织相连的为基底面，细胞之间的为侧面。上皮内一般无血管，有丰富的神经末梢。上皮组织包括具有保护、吸收、分泌和排泄功能的被覆上皮，具有分泌功能的腺上皮，能感受特定理化刺激的感觉上皮和具有收缩功能的肌上皮等。

一、被覆上皮

被覆上皮覆盖在体表或衬贴在体腔和有腔器官等内表面，根据上皮细胞的排列层数和细胞（或表层细胞）在垂直切面的形状进行分类和命名。

（一）单层上皮

单层上皮包括单层扁平上皮、单层立方上皮、单层柱状上皮和假复层纤毛柱状上皮，以吸收和分泌功能为主，对机械性磨损起到少许保护作用。

1．单层扁平上皮　单层扁平上皮也称单层鳞状上皮，由一层扁平形细胞镶嵌排列而成。表面观由不规则或多边形细胞镶嵌组成，垂直切面观由一层扁平细胞组成。位于心脏、血管、淋巴管腔面的单层扁平上皮称内皮（endothelium）。位于胸膜、腹膜、心包膜表面的单层扁平上皮称间皮（mesothelium）。此外，单层扁平上皮也分布在肺泡、肾小囊等处。

2．单层立方上皮　单层立方上皮由一层立方形细胞排列而成。表面观为多边形细胞镶嵌组成，垂直切面观为一层立方形细胞组成。单层立方上皮主要分布在肾小管等处。

3．单层柱状上皮　单层柱状上皮由一层高柱状细胞排列而成。表面观为多边形细胞嵌合组成，垂直切面观为一层柱状细胞组成（图 7-1）。单层柱状上皮主要分布在胃、肠、胆囊和子宫等处。

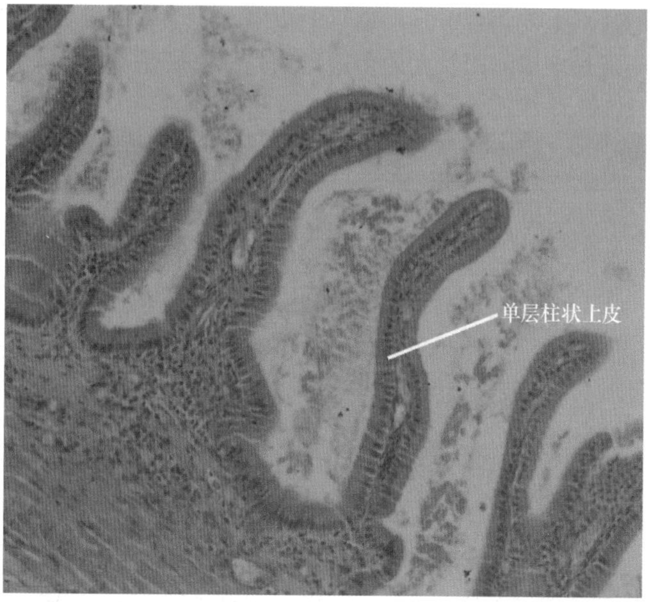

图 7-1 单层柱状上皮（胆囊）光镜图（HE 染色，200 倍）

肠道的单层柱状上皮除了柱状细胞外，还有杯状细胞等。杯状细胞呈高脚酒杯状，顶部胞质内有分泌颗粒（黏原颗粒），HE 染色呈空泡状，具有分泌黏液的作用。

4．假复层纤毛柱状上皮 假复层纤毛柱状上皮主要分布在气管、支气管等处，由柱状细胞、杯状细胞、梭形细胞和锥形细胞组成（图 7-2）。柱状细胞游离面有纤毛；每个细胞的基底面都附着在基膜上，垂直切面上细胞核不在同一水平面，貌似复层，故称假复层纤毛柱状上皮。杯状细胞分泌黏液，黏附吸入气体中的灰尘和细菌等异物，通过柱状细胞纤毛的定向节律性摆动，向咽喉方向推送，后经咳嗽反射排出，起到清洁和保护呼吸道的作用。

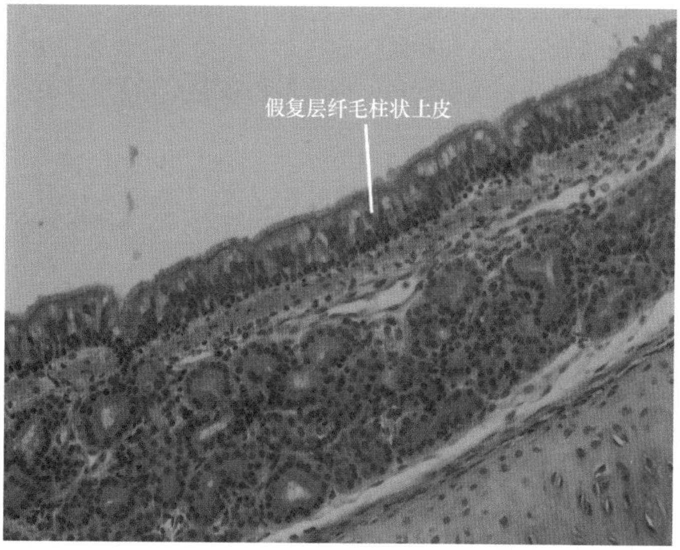

图 7-2 假复层纤毛柱状上皮（气管）光镜图（HE 染色，200 倍）

（二）复层上皮

复层上皮包括复层扁平上皮、复层柱状上皮和变移上皮。

1．复层扁平上皮 复层扁平上皮包括分布在皮肤表皮的角化复层扁平上皮和分布在食管、阴道等的未角化复层扁平上皮两种。复层扁平上皮由多层细胞构成：基底层是一层有分裂能力的矮柱状细胞；中间层是多层体积较大的多边形细胞；表层是多层扁平形细胞（图 7-3）。

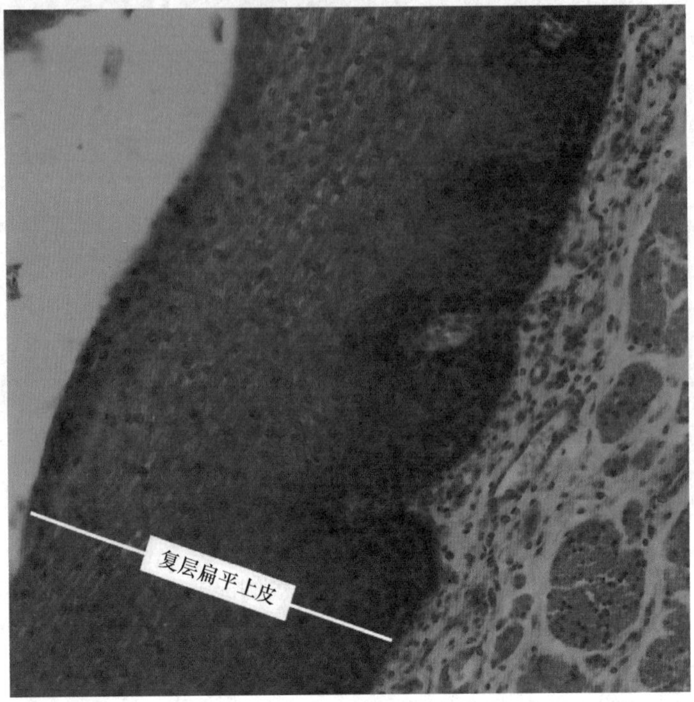

图 7-3 复层扁平上皮（食管）光镜图（HE 染色，200 倍）

2．复层柱状上皮 复层柱状上皮分布在男性尿道、睑结膜和一些腺的大导管处；深层是一层或多层多边形细胞；表层为一层柱状细胞。

3．变移上皮 变移上皮分布在肾盏、肾盂、输尿管和膀胱等处。该上皮的厚度、细胞形态和层数可随器官舒缩状态而改变：如膀胱空虚时，上皮变厚，表层细胞呈大立方形，细胞层数增多；膀胱充盈时，上皮变薄，细胞变扁，细胞层数减少。

二、腺上皮

腺上皮主要由具有分泌功能的腺细胞构成，腺细胞的分泌物有酶类、黏液和激素等。以腺上皮为主构成的器官称为腺，腺分为外分泌腺和内分泌腺。外分泌腺如汗腺、唾液腺等，分泌物经导管排至体表或器官的腔面。内分泌腺如甲状腺、性腺等，无导管，腺细胞周围有丰富的毛细血管，分泌物即激素直接释放入血。

三、细胞表面的特化结构

上皮细胞有极性，不同的表面形成了与功能相适应的结构。

（一）游离面

上皮细胞游离面的特化结构主要有微绒毛和纤毛等。

1．微绒毛　微绒毛（microvilli）是上皮细胞游离面胞膜和胞质向外伸出的微细指状突起；密集排列时，光镜可见如纹状缘或刷状缘；电镜下，其中轴有纵行微丝；具有扩大细胞游离面的表面积、利于细胞吸收的作用。

2．纤毛　纤毛（cilium）是细胞游离面胞膜和胞质向外伸出的、较粗而长、具有定向节律性摆动的突起，光镜下清晰可见（图 7-4），电镜下可见其中轴有纵向排列的微管。

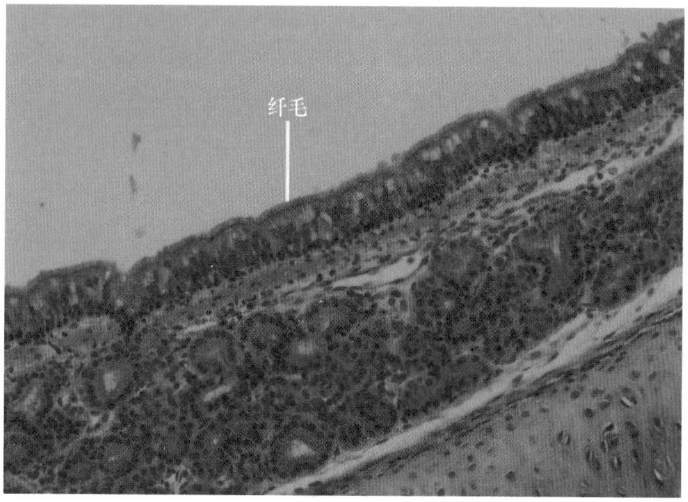

图 7-4　纤毛（气管）光镜图（HE 染色，200 倍）

（二）侧面（相邻面）

上皮细胞侧面形成特殊构造的细胞连接有紧密连接、中间连接、桥粒和缝隙连接。

1．紧密连接　紧密连接位于相邻细胞连接面的顶部，细胞膜上的蛋白颗粒相互吻合形成网格状的嵴，封闭顶部的细胞间隙具有屏障的作用。

2．中间连接　中间连接也称黏合带，细胞间隙宽 15 ～ 20 nm，内有低密度丝状物连接细胞膜，胞质内面有薄层致密物，其上的微丝和终末网相连。具有黏着作用、保持细胞形状和传递细胞收缩力的功能。

3．桥粒　桥粒是一种牢固的细胞连接，细胞间隙宽 20 ～ 30 nm，其内低密度丝状物的中央有一致密的中间线，细胞膜胞质面有致密的附着板，胞质中的张力丝先附着于板上，再返回胞质。

4．缝隙连接　缝隙连接部位的细胞间隙宽 2 ～ 4 nm，相邻细胞膜上有许多间隔大致相等的连接点，也称连接小体，由 6 个杆状的连接蛋白分子围成，中央有 2 nm 的管腔，成为细胞间直接交通的管道。小分子的离子、信息分子、氨基酸、葡萄糖和维生素等可在细胞间流通，使细胞在营养代谢、增殖分化和功能等方面成为统一体。

（三）基底面

1．基膜　基膜是上皮细胞基底面与结缔组织间起支持连接作用的半透膜；由上皮细胞分泌产生的基板和成纤维细胞分泌产生的网板组成。

2．质膜内褶　质膜内褶是上皮细胞基底面胞膜向胞质内凹陷而成，其内有纵向的线粒体，具有扩大细胞基底部的表面积、利于水和电解质转运的功能。

Note

第二节　结缔组织

结缔组织（connective tissue）由散在分布、无极性的细胞和大量的细胞外基质组成。狭义的结缔组织即固有结缔组织，包括疏松结缔组织、致密结缔组织、网状组织、脂肪组织。广义的结缔组织还包括血液、软骨组织和骨组织等。结缔组织来源于胚胎时期的间充质，包括间充质细胞和无定形基质。

一、固有结缔组织

固有结缔组织包括疏松结缔组织、致密结缔组织、脂肪组织、网状组织。

（一）疏松结缔组织

疏松结缔组织（loose connective tissue）又称蜂窝组织，广泛分布在器官和组织之间。疏松结缔组织内的细胞数量少、种类多；纤维数量较少、排列稀疏；血管丰富，具有连接、支持、防御和修复等功能。

1. 细胞　疏松结缔组织内的细胞包括成纤维细胞、巨噬细胞、浆细胞、肥大细胞、脂肪细胞、未分化的间充质细胞和白细胞等（图 7-5）。各类细胞的数量和分布随结缔组织存在的部位和功能状态而不同。

（1）成纤维细胞：成纤维细胞（fibroblast）是疏松结缔组织中最常见的细胞。光镜下，呈扁平形、多突起；胞质呈弱嗜碱性；细胞核大、呈卵圆形、着色浅、核仁明显（图 7-5）。电镜下，胞质内有丰富的粗面内质网、游离核糖体和发达的高尔基复合体。成纤维细胞具有合成和分泌疏松结缔组织中各种纤维和基质的功能。静息状态下的成纤维细胞呈长梭形，称纤维细胞。

（2）巨噬细胞：巨噬细胞（macrophage）来源于血液的单核细胞，在疏松结缔组织内的巨噬细胞又称组织细胞，常沿胶原纤维散在分布。光镜下，细胞形态多样，功能活跃时常伸出伪足；细胞核小、呈卵圆形、色深；胞质呈嗜酸性、内含空泡和异物颗粒（图 7-5）等。电镜下，细胞表面有许多皱褶、微绒毛，胞质内含大量溶酶体、吞噬体、微丝、微管等。巨噬细胞具有强大的吞噬细菌、异物和衰老细胞的功能，具有抗原提呈作用，可分泌溶菌酶、补体等多种生物活性物质等。

（3）浆细胞：浆细胞（plasma cell）又称效应 B 细胞，在一般结缔组织内很少。光镜下，细胞呈圆形或卵圆形，胞质呈嗜碱性，核圆、偏居一侧、呈车轮状。电镜下，胞质含有大量粗面内质网、游离核糖体和发达的高尔基复合体。浆细胞具有合成和分泌免疫球蛋白即抗体的功能。

（4）肥大细胞：肥大细胞（mast cell）来源于骨髓中的造血祖细胞，常沿小血管分布。光镜下，肥大细胞呈圆形或椭圆形，核小色深，胞质内充满粗大的嗜碱性分泌颗粒（图 7-5）。电镜下，细胞表面有微绒毛和颗粒状隆起，胞质内含大量的膜被颗粒。颗粒内含肝素、组胺、嗜酸性粒细胞趋化因子等。肥大细胞的功能是参与过敏反应。当细胞受到过敏原刺激后，释放的白三烯和组胺等使毛细血管扩张、通透性增加；释放的嗜酸性粒细胞趋化因子引导嗜酸性粒细胞向过敏反应部位迁移。

（5）脂肪细胞：脂肪细胞呈球形或多边形，胞质充满脂滴、呈空泡状，核扁圆形、位于一侧。脂肪细胞具有合成和储存脂肪并参与脂质代谢的作用。

（6）未分化间充质细胞：未分化间充质细胞是成体结缔组织内的干细胞，多分布在小血管周围，具有分化潜能，炎症或创伤修复时可增殖分化为成纤维细胞、内皮细胞和平滑肌纤维等。

（7）白细胞：白细胞来自血液，行使防御功能。

2．纤维　疏松结缔组织内的纤维有胶原纤维、弹性纤维和网状纤维三种（图 7-5）。

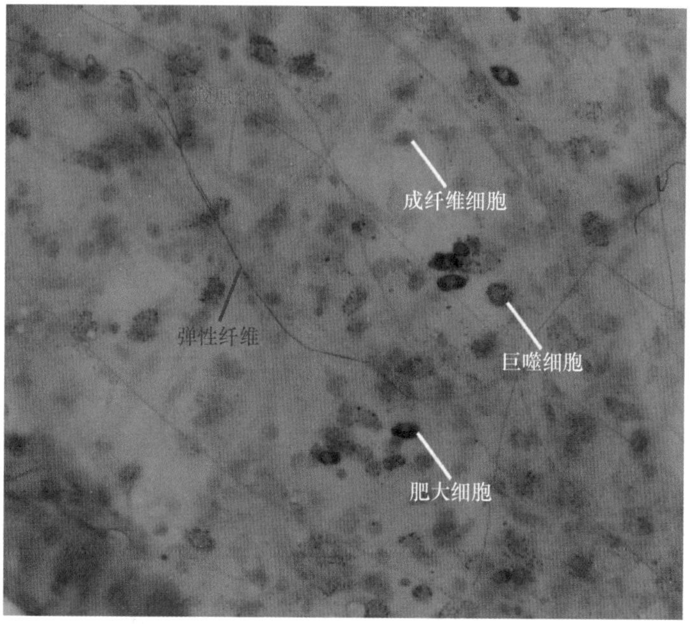

图 7-5　疏松结缔组织（皮下撕片）光镜图

活体注射台盼兰和结缔组织特殊染色，200 倍

（1）胶原纤维：是疏松结缔组织中数量最多的纤维，新鲜时呈白色，又称白纤维。HE 染色呈粉红色，粗细不等，具有韧性大、抗拉力强的特点。

（2）弹性纤维：数量比胶原纤维少，新鲜时呈黄色，又称黄纤维。HE 染色呈红色，较细、有分支，断端常卷曲，具有弹性大的特点。

（3）网状纤维：又称嗜银纤维，银染时呈黑色，细而短、分支多、交织成网，主要分布于网状组织。

3．基质　疏松结缔组织的基质为无定形胶状物，其生物大分子主要为蛋白聚糖和纤维粘连蛋白。蛋白聚糖是由蛋白质和糖胺聚糖结合而成的，蛋白质包括连接蛋白和核心蛋白，糖胺聚糖包括透明质酸、硫酸软骨素、硫酸角质素、硫酸肝素等。小分子的糖胺聚糖与核心蛋白结合形成蛋白聚糖亚单位，再通过结合蛋白结合于透明质酸主干，形成蛋白聚糖聚合体，大量蛋白聚糖聚合体形成有许多微孔的结构，称为分子筛。允许营养物质、水、气体分子等通过孔隙，起到物质交换的作用。大于孔隙的细菌和异物等不能通过，起到屏障作用。溶血性链球菌和癌细胞等能分泌透明质酸酶，分解透明质酸，使分子筛结构破坏，导致感染和肿瘤扩散。

4．组织液　毛细血管动脉端血浆中的水、电解质、单糖和气体分子等物质通过毛细血管壁渗入基质内形成组织液，经毛细血管静脉端或毛细淋巴管返回到血液中。组织液不断更新，利于血液和细胞进行物质交换，成为细胞赖以生存的内环境。

（二）致密结缔组织

致密结缔组织（dense connective tissue）以纤维为主要成分，纤维粗大，排列致密，细胞和基质成分少，主要起到支持和连接的功能。包括规则致密结缔组织、不规则致密结缔组织和弹性组织。规则致密结缔组织主要构成肌腱、腱膜和韧带，大量密集的胶原纤维平行排列成束，束间有一种特殊形态的成纤维细胞，称腱细胞。不规则致密结缔组织主要构成真皮、硬脑膜及多数器官的被膜，粗大的胶原纤维纵横交织，其间含有少量基质和成纤维细胞。弹性组织主要构成黄韧带和项韧带，粗大的弹性纤维平行排列成束，其间有少量胶原纤维和成纤维细胞。

（三）脂肪组织

脂肪组织（fat tissue）主要由大量的脂肪细胞组成，被疏松结缔组织分隔成脂肪小叶，包括黄色脂肪组织和棕色脂肪组织。黄色脂肪组织即通常所说的脂肪组织，其内的脂肪细胞为单泡脂肪细胞，主要分布在皮下、网膜和系膜等处，是体内最大的储能库，还具有维持体温、缓冲、保护和填充等作用。棕色脂肪组织在成人很少，主要分布在新生儿的肩胛区、腋窝和颈后区，其内的脂肪细胞为多泡脂肪细胞，在寒冷刺激下，其中脂肪物质可产生大量热能。

（四）网状组织

网状组织（reticular tissue）由网状细胞和网状纤维构成。网状细胞呈星形，突起相连成网，核大而圆、位于胞体中央、着色浅，可见核仁，胞质丰富。网状细胞产生的网状纤维交织成网，位于网状细胞的胞体和突起之间，成为网状细胞依附的支架。网状组织构成造血组织和淋巴组织的支架，网眼内的细胞和液体可以自由流动，为血细胞和淋巴细胞提供适宜的微环境。

二、血液

血液是流动在心血管内的一种特殊结缔组织，又称外周血，健康成人约占体重的7%。从血管抽取少量血液，加入适量抗凝剂长时间静置或离心后，血液分为三层：上层为淡黄色的血浆（占55%）；中间为薄层的白细胞和血小板；下层为红细胞（占45%）。血液由血浆和血细胞构成，血浆相当于细胞外基质，pH 7.3 ~ 7.4，其主要成分是水（占90%），其余为血浆蛋白（白蛋白、球蛋白、纤维蛋白原等）、脂蛋白、酶、激素、无机盐和多种营养代谢物质。

血清是血液凝固后析出的淡黄色、清亮液体。血细胞主要在骨髓生成；血液中的血细胞陆续衰老死亡，被巨噬细胞吞噬，骨髓源源不断地输出新生血细胞，形成动态平衡。

血象是血细胞的形态（图7-6）、数量、百分比和血红蛋白含量的测定结果，也称血常规。患某些疾病时血象常有显著变化，成为诊断疾病的重要指标。血涂片Wright或Giemsa染色法是最常用的观察血细胞形态的方法。

（一）红细胞

红细胞呈双凹圆盘状，直径约7.5 μm，无细胞核及细胞器（图7-6），胞质内充满血红蛋白。男性血红蛋白正常值为120 ~ 150 g/L，女性110 ~ 140 g/L，血红蛋白具有结合与运输O_2和CO_2的功能。红细胞的正常值男性为（4.0 ~ 5.5）$\times 10^{12}$/L，女性为（3.5 ~ 5.0）$\times 10^{12}$/L。

红细胞有一定的弹性和可塑性，通过较细的毛细血管时可改变形状。红细胞膜上有ABO血型抗原系统，血清中存在相关天然抗体，在临床输血中具有重要的意义。红细胞的平均寿命约120天，每天都有新生的网织红细胞由骨髓进入血液。

从骨髓进入血液的未完全成熟的红细胞，胞质内尚残留部分核糖体，煌焦油蓝染色呈细

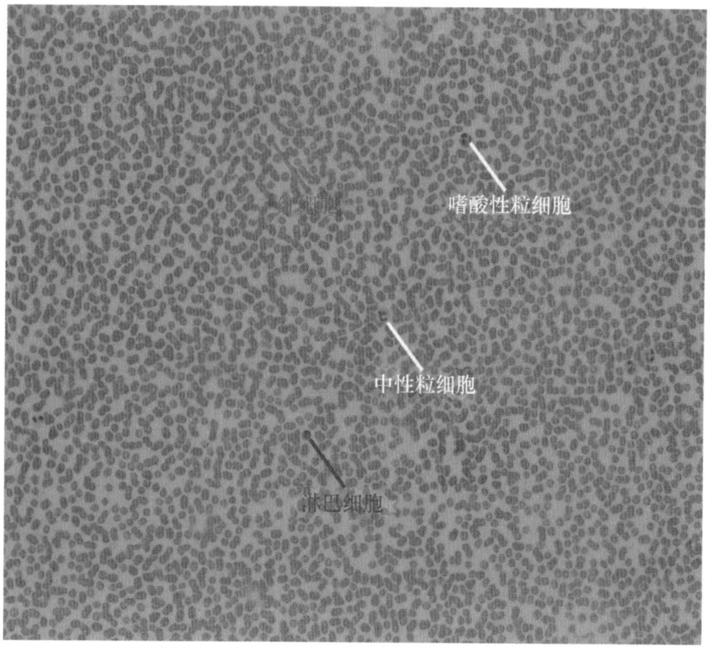

图 7-6 血细胞（血涂片）光镜像（Wright 染色，200 倍）

网状，故称网织红细胞（reticulocyte）。正常情况下网织红细胞占红细胞总数的 0.5% ~ 1.5%，是骨髓造血功能障碍和贫血疗效的评价指标。

（二）白细胞

血细胞中有核的球形细胞，根据胞质内有无特殊颗粒分为有粒白细胞（中性粒细胞、嗜酸性粒细胞和嗜碱性粒细胞）和无粒白细胞（单核细胞和淋巴细胞）。白细胞的正常值为（4.0 ~ 10.0）$\times 10^9$/L。

1．中性粒细胞 中性粒细胞（neutrophile granulocyte，neutrophil）占白细胞总数的 50% ~ 70%。中性粒细胞直径 10 ~ 12 μm，胞核呈杆状或分叶状（2 ~ 5 叶），胞质呈极浅的粉红色，内含细小的浅紫色嗜天青颗粒和浅红色的特殊颗粒（图 7-6，图 7-7）。嗜天青颗粒内

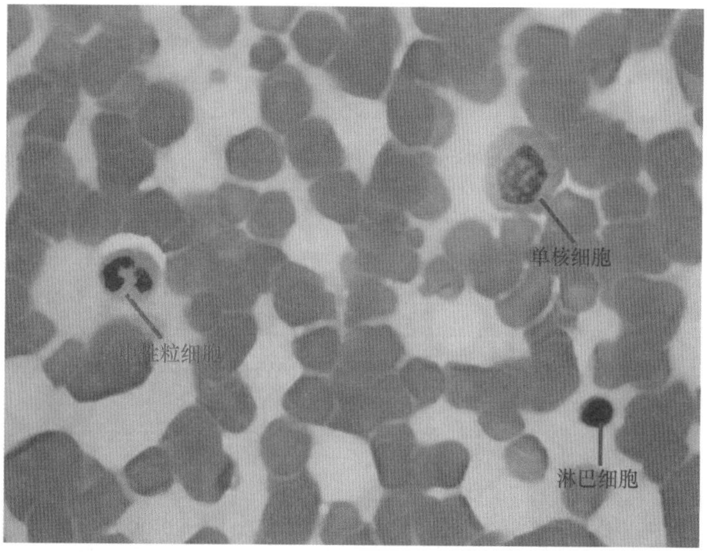

图 7-7 白细胞（血涂片）光镜像 1（Wright 染色，1000 倍）

含有酸性磷酸酶、髓过氧化物酶等，特殊颗粒内含有溶菌酶、吞噬素等。中性粒细胞具有活跃趋化性和吞噬细菌或异物的功能。细菌感染时中性粒细胞数量和比值增大。

2．嗜碱性粒细胞 嗜碱性粒细胞（basophilic granulocyte）占白细胞总数＜1%。嗜碱性粒细胞直径 10 ~ 12 μm，核呈分叶状或“S”形，胞质内含大小不等、分布不均的嗜碱性颗粒，颗粒内含肝素、组胺、嗜酸性粒细胞趋化因子，细胞基质内合成白三烯。嗜碱性粒细胞和肥大细胞功能相似，参与过敏反应。

3．嗜酸性粒细胞 嗜酸性粒细胞（eosinophilic granulocyte）占白细胞总数的 0.5% ~ 3%。嗜酸性粒细胞直径 10 ~ 15 μm，核常为 2 叶，胞质内充满粗大的嗜酸性颗粒（图 7-6，图 7-8），颗粒内含有溶酶体酶、组胺酶、芳基硫酸酯酶和阳离子蛋白。组胺酶分解组胺，芳基硫酸酯酶灭活白三烯。阳离子蛋白可杀灭寄生虫。嗜酸性粒细胞具有减轻过敏反应、杀灭寄生虫的作用。在过敏性疾病或寄生虫感染时，血液中的嗜酸性粒细胞增多。

4．单核细胞 单核细胞（monocyte）占白细胞总数的 3% ~ 8%。单核细胞是血液中体积最大的白细胞，直径 14 ~ 20 μm，核呈肾形或马蹄形等，色较浅，胞质丰富，呈嗜碱性、灰蓝色，内含嗜天青颗粒（图 7-7，图 7-8）。单核细胞穿出血管进入周围组织分化为巨噬细胞等。

5．淋巴细胞 淋巴细胞（lymphocyte）占白细胞总数的 25% ~ 30%。血液中有直径 6 ~ 8 μm 的小淋巴细胞和 9 ~ 12 μm 的中淋巴细胞，淋巴组织中还有 13 ~ 20 μm 的大淋巴细胞。中小淋巴细胞核圆形，一侧常有浅凹，染色深，胞质少，呈嗜碱性、蔚蓝色，含少量嗜天青颗粒（图 7-6，图 7-7）。根据细胞来源、形态、功能分为胸腺依赖淋巴细胞（T 细胞）、骨髓依赖淋巴细胞（B 细胞）和自然杀伤细胞（NK 细胞）。T 细胞体积小，在血液中占淋巴细胞总数的 75%，参与细胞免疫如排斥异体移植物、抗肿瘤等。B 细胞体积略大，占 10% ~ 15%，参与体液免疫，即抗原刺激后分化为浆细胞，产生抗体，清除抗原。NK 细胞产生于骨髓，为中淋巴细胞，约占 10%，可直接杀伤肿瘤细胞。

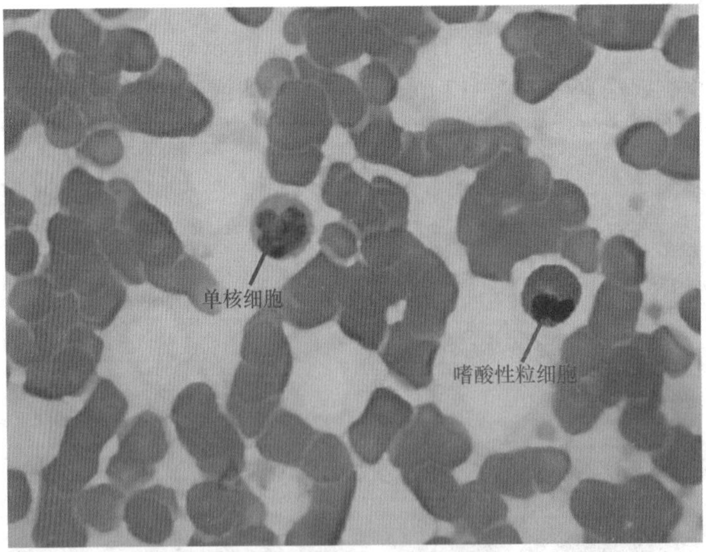

图 7-8 白细胞（血涂片）光镜像 2（Wright 染色，1000 倍）

（三）血小板

骨髓巨核细胞脱落下来的胞质小块进入血液形成血小板（blood platelet）。血小板呈双面微凸的圆盘状，直径 2 ~ 4 μm。血小板中央为紫蓝色颗粒区，周边为浅蓝色透明区，具有参与凝血与止血的作用。血小板的正常值为（100 ~ 300）$\times 10^9$/L。

微整合

临床应用

Rh 血型系统

1939 年，Levine 和 Stetson 发现了人类 Rh 血型系统，其重要性仅次于 ABO 血型系统。Rh 血型是因发现用恒河猴（Rhesus monkey）红细胞免疫所产生的抗体，也可使人红细胞发生凝集而被发现，故取 Rhesus 词首两个字母将其命名为 Rh 血型。

Rh 血型系统是人类红细胞血型系统中最复杂、最富多态性的系统，至少有 50 个独立性抗原，在新生儿溶血性疾病、溶血性输血反应、自身免疫性溶血反应中具有重要的临床意义。Rh 血型系统在临床上最常见和最有意义的血型抗原有 5 个，按其抗原从强到弱依次为 D、E、C、c、e。根据红细胞上 D 抗原的有无分为 Rh 阳性血和 Rh 阴性血。Rh 阳性血在我国汉族及大多数民族人中约占 99.7%，在个别少数民族约占 90%，在欧美白种人中 Rh 阳性血型的人约占 85%。因此 Rh 阴性血也被称为“熊猫血”。

Rh 阴性者如输入 Rh 阳性血液，Rh 阳性血液中的抗原将刺激 Rh 阴性人体产生 Rh 抗体。如果再次输入 Rh 阳性血液，即可导致溶血性输血反应。而 Rh 阳性者可以接受 Rh 阴性者的血液。Rh 阴性的母亲如果输过 Rh 阳性血液后怀有 Rh 阳性的胎儿，或者再次怀有 Rh 阳性的胎儿，则可导致新生儿溶血。

三、软骨

软骨是由软骨组织（cartilage tissue）和周围结缔组织的软骨膜构成的。软骨组织由软骨细胞和软骨基质组成（图 7-9），软骨基质具有可渗透性。软骨组织内无血管、淋巴管和神经。软骨膜血管渗出的营养物质抵达软骨组织深部，营养软骨细胞。

（一）软骨组织

1．软骨细胞　软骨细胞位于软骨基质的腔隙内，也称软骨陷窝。从软骨组织周边到软骨组织的中央，软骨细胞大小、形态、分布有一定的规律：软骨细胞由体积小、幼稚逐渐变大、成熟；软骨细胞从单个扁圆形逐渐变成圆形或椭圆形、成群分布，形成同源细胞群（isogenous group）。同源细胞群位于软骨组织中央，由 2 ~ 8 个软骨细胞成群聚集在一起，由一个幼稚软骨细胞分裂而来（图 7-9）。成熟软骨细胞光镜下细胞呈圆形或椭圆形，核小而圆，可见 1 ~ 2 个核仁，胞质弱嗜碱性，电镜下胞质内有丰富的粗面内质网和发达的高尔基复合体，具有分泌软骨基质的作用。

2．软骨基质　软骨基质包括纤维和基质。基质主要成分为蛋白聚糖和水，也形成分子筛，但蛋白聚糖含量更高，软骨基质形成较坚固的凝胶。软骨陷窝周围软骨基质中硫酸软骨素较多，呈强嗜碱性，包围软骨细胞形成软骨囊。

（二）软骨膜

除关节软骨外，软骨表面有薄层致密结缔组织，为软骨膜，含血管、淋巴管和神经。软骨膜分内外两层，内层细胞成分多，含骨祖细胞；外层纤维多，主要起保护功能。

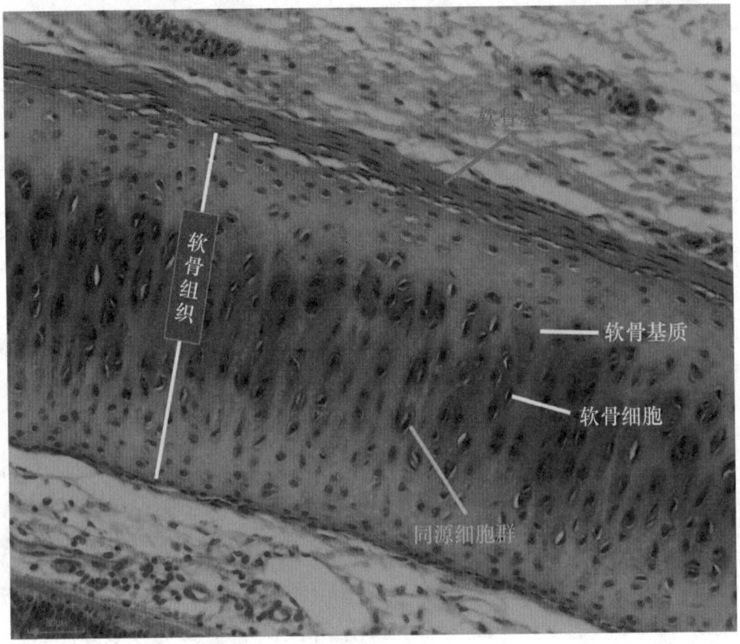

图 7-9 透明软骨（气管）光镜像（HE 染色，200 倍）

（三）软骨类型

根据基质中纤维成分不同，软骨分为透明软骨、纤维软骨和弹性软骨三种。

1．透明软骨 透明软骨分布于肋软骨、关节软骨、呼吸道软骨。其内的胶原原纤维细且折光率与基质相同，HE 切片不易分辨，基质内含较多的水，使之呈现半透明状。透明软骨的抗压性强，有一定的弹性和韧性。

2．纤维软骨 纤维软骨分布于椎间盘、关节盘及耻骨联合等。软骨细胞较小而少，成行分布于纤维束之间，胶原纤维束大量平行或交叉排列，基质较少，呈弱嗜碱性。纤维软骨韧性强。

3．弹性软骨 弹性软骨分布于耳郭、咽喉、会厌等。大量交织分布的弹性纤维在软骨中部更为密集。弹性软骨有较强的弹性。

四、骨

骨组织（osseous tissue）、骨膜和骨髓构成坚硬的器官，称为骨，人体 206 块骨参与构成运动系统。骨组织是坚硬的结缔组织。

（一）骨组织结构

骨组织由细胞和钙化的细胞外基质组成，细胞外基质中有大量骨盐沉积，使骨组织成为机体最坚硬的组织之一。

1．骨基质 骨基质简称骨质，是骨组织中钙化的细胞外基质，包括有机成分和无机成分，含水极少。有机成分包括 90% 的胶原纤维和少量无定形凝胶状的基质，无机成分即骨盐占干骨重量的 65%，以细针状的羟基磷灰石结晶形式存在，沿着胶原原纤维长轴排列并与之紧密结合。最初形成的细胞外基质无骨盐沉积，称类骨质，类骨质经过钙化后转变为骨质。钙化是无机盐有序地沉积于类骨质的过程。骨质的结构呈板层状，称为骨板。同一层骨板内纤维相平行，相邻骨板纤维相垂直，这种结构形式有效地增加了骨的强度。在长骨骨干、扁骨和短骨的表层，骨板层数多、排列规则、结合紧密，称密质骨。长骨的骨骺和骨干的内表面、扁骨的板障和短骨的中心，数层不甚规则的骨板形成大量片状或针状骨小梁，它们交织成为多孔的立体网格样结构，称松质骨。骨板内或骨板之间的小腔称骨陷窝，向周围发出放射状小管，称骨小管，骨陷窝及骨小管内含组织液。

2．骨组织细胞 骨组织的细胞有骨祖细胞、成骨细胞、骨细胞和破骨细胞等。

（1）骨祖细胞：是干细胞，位于骨膜内，光镜下细胞小、呈梭形，核椭圆形或细长形，胞质弱嗜碱性，可分化为成骨细胞或成软骨细胞。

（2）成骨细胞：单行排列在骨组织表面，光镜下细胞呈立方形，核圆形，胞质呈嗜碱性。电镜下胞质内有大量粗面内质网和发达的高尔基复合体，具有合成和分泌类骨质、释放基质小泡（内有钙盐结晶）、分泌多种细胞因子以调节骨组织形成、吸收、促进钙化等作用。成骨细胞分泌类骨质后被包埋其中，改称骨细胞。

（3）骨细胞：有细长的突起，胞体位于骨陷窝中，突起位于骨小管中，相邻骨细胞突起之间有缝隙连接，有一定的溶骨和成骨作用，参与调节钙磷平衡。

（4）破骨细胞：由单核细胞融合而成，光镜下细胞较大，有多个细胞核，胞质嗜酸性，紧贴骨组织一侧有皱褶缘。电镜下皱褶缘侧多突起，皱褶缘深面有吞噬泡、吞饮泡（含小骨盐晶体及解体有机成分），具有很强的溶骨、吞噬和消化功能。

（二）长骨的结构

长骨由骨干和骨骺两部分构成，表面覆盖骨膜和关节软骨，内为骨髓腔，骨髓充填其中。

1．骨干 骨干主要由密质骨构成，内侧有少量骨小梁构成的松质骨。密质骨由内外环骨板、哈弗斯系统和间骨板构成。

（1）环骨板：环绕骨干内、外表面，分别称为内环骨板和外环骨板。外环骨板厚，由数层或十多层骨板组成，较整齐地环绕骨干排列。内环骨板薄，仅由数层骨板组成，不如外环骨板规则。

（2）哈弗斯系统：又称骨单位（osteon），是长骨中起支持作用的主要结构，位于内、外环骨板之间，数量多，长筒状，其长轴与骨干长轴一致，由多层同心圆排列的哈弗斯骨板围绕中央管构成（图 7-10）。中央管内有血管、神经和结缔组织，来自与其相通的穿通管。

（3）间骨板：是骨单位间或骨单位与环骨板间不规则的骨板，是骨生长和改建过程中未被吸收的残留骨板。

此外，横向穿行于骨板的管道称穿通管，与骨干长轴垂直，内含血管、神经、少量疏松结缔组织和较多的骨祖细胞，穿通管在骨外表面的开口即为滋养孔。

2．骨骺 骨骺主要由松质骨构成，表面有薄层密质骨，与骨干的密质骨相连续。关节面覆有关节软骨，为透明软骨。松质骨内的小腔隙和骨干中央的腔相连通，共同构成骨髓腔。

3．骨膜 骨的内、外表面都有结缔组织构成的骨外膜和骨内膜。骨外膜是通常说的骨膜，分内外两层：外层较厚，由致密结缔组织构成，纤维粗大密集，交织成网，其中有些纤维束穿入骨质，起固定骨膜和韧带的作用；内层为薄层疏松结缔组织，富含血管、神经和骨祖细胞等。骨内膜很薄，由一层扁平的骨祖细胞及少量结缔组织构成，和穿通管内的结缔组织相连续。骨膜具有营养骨组织，并为骨的生长、修复提供干细胞的作用。

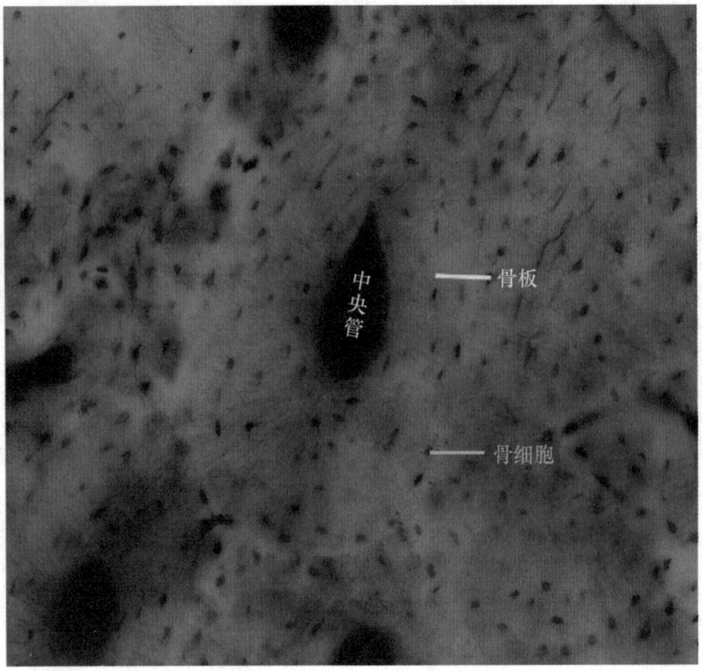

图 7-10 骨单位（长骨横断磨片）光镜像（苯酚复红染色，400 倍）

第三节 肌 组 织

肌组织（muscle tissue）主要由具有收缩功能的肌细胞构成，肌细胞细长、纤维状，又称肌纤维，其细胞膜称肌膜，细胞质称肌浆。肌组织根据其部位、结构和功能不同分为骨骼肌、心肌和平滑肌三种。

一、骨骼肌

骨骼肌（skeletal muscle）借助肌腱附着在骨骼上。整块肌肉外面的结缔组织为肌外膜，伸入肌纤维束周围为肌束膜，伸入每条肌纤维周围称肌内膜。这些结缔组织对骨骼肌起到支持、连接、营养和功能调节的作用。

（一）骨骼肌纤维光镜结构

骨骼肌纤维呈长圆柱形，细胞核几十到几百个，扁椭圆形，位于肌膜下方，肌浆内含大量平行排列细丝样的肌原纤维（图 7-11）。

每条肌原纤维上都有明带和暗带周期性相间排列，且明带和暗带都准确地排列在同一平面上，故骨骼肌纤维在光镜像可见明暗相间的周期性横纹。每条肌原纤维上着色浅的是明带（I 带），中央有一色深的 Z 线；着色深的是暗带（A 带），中央有一色浅的窄带 H 带，H 带中央有一色深的 M 线。相邻两条 Z 线之间的一段肌原纤维称肌节（sarcomere），由$\frac{1}{2}$ I 带 +A 带 + $\frac{1}{2}$ I 带组成，肌节次第排列构成肌原纤维，是骨骼肌纤维结构和功能的基本单位。

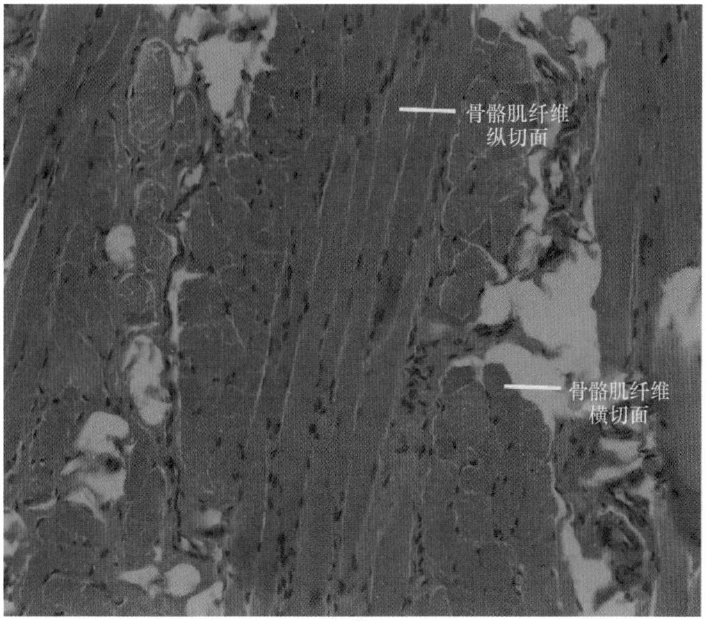

图 7-11 骨骼肌（舌体）光镜像（HE 染色，200 倍）

（二）骨骼肌纤维电镜结构

1．肌原纤维 肌原纤维由粗、细两种肌丝构成。粗肌丝由肌球蛋白分子组成，中央借 M 线固定，两端游离，位于肌节中部即 A 带区域。细肌丝由肌动蛋白、原肌球蛋白和肌钙蛋白组成，位于肌节两侧，一端附着在 Z 线，另一端游离在粗肌丝之间，位于 H 带的外侧。骨骼肌纤维收缩被认为是肌丝滑动的结果。肌纤维收缩时，粗肌丝牵引细肌丝向 H 带滑动，H 带变窄，I 带变短，整个肌节缩短。

2．横小管 横小管是肌膜向肌浆内凹陷形成横行的小管。骨骼肌纤维的横小管在 A 带和 I 带交界处，可将肌膜的兴奋迅速传到肌纤维内部。

3．肌浆网 肌浆网是肌纤维中特化的滑面内质网，位于横小管之间。横小管的中间部分纵行包在肌原纤维周围，称纵小管，两端扩大形成终池。横小管与两侧的终池组成三联体，将兴奋从肌膜传递到肌浆网膜。肌浆网膜上有钙泵和钙通道。

二、心肌

心肌（cardiac muscle）位于心脏壁和邻近心脏的大血管壁上，其收缩具有自主节律性。

（一）心肌纤维光镜结构

心肌纤维呈短圆柱状，有分支，1 ~ 2 个卵圆形核位于细胞中央，有明暗相间的周期性横纹，但不如骨骼肌纤维明显。相邻心肌纤维连接处形成的结构在光镜下为色深的横线，称闰盘（intercalated disc）（图 7-12）。

（二）心肌纤维电镜结构

心肌纤维的肌原纤维粗细不等，其中线粒体丰富，横小管较粗，位于 Z 线水平，肌浆网稀疏，纵小管不发达。闰盘位于 Z 线水平，横位部位有中间连接和桥粒，使心肌纤维间的连

Note

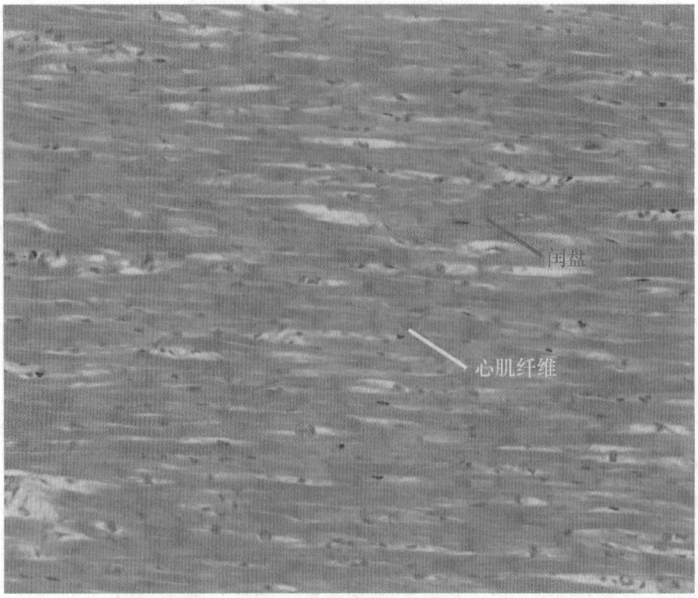

图 7-12 心肌光镜像（HE 染色，200 倍）

接牢固，纵位部位有缝隙连接，利于细胞间信息交流和电冲动传导，使心房肌、心室肌收缩和舒张同步化。

三、平滑肌

平滑肌（smooth muscle）广泛分布在消化管、呼吸道和血管等管腔性器官的管壁中。平滑肌纤维光镜下呈长梭形，一个杆状或椭圆形细胞核位于细胞中央，切片中细胞核常呈扭曲状，胞质嗜酸性，无横纹（图 7-13）。电镜下平滑肌纤维肌浆内可见密体、密斑、中间丝、细肌丝、粗肌丝等。

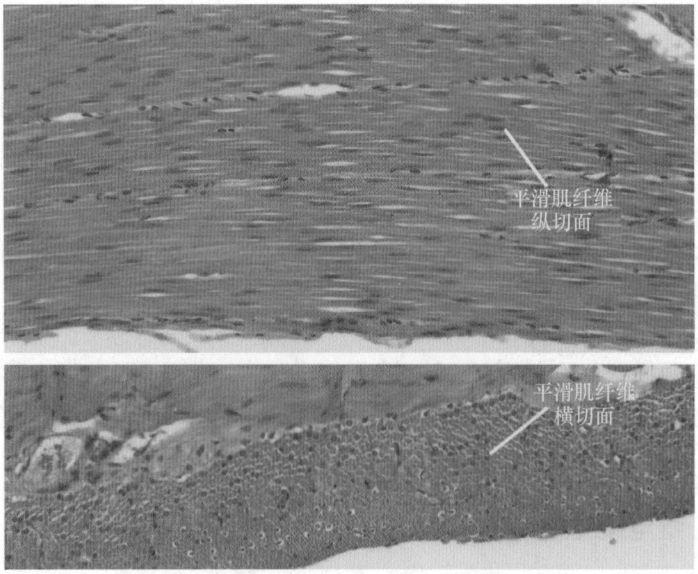

图 7-13 平滑肌（小肠）光镜像（HE 染色，400 倍）

第四节　神经组织

神经组织（nervous tissue）由神经细胞和神经胶质细胞组成，是神经系统的主要组成部分。神经细胞又称神经元，约有 10^{12} 个，具有接受刺激、整合信息和传导冲动的功能。神经胶质细胞对神经元起到支持、保护、营养和绝缘等作用。

一、神经元和突触

神经元与神经元之间或者神经元与效应细胞之间传递信息的部位称突触。

（一）神经元

1．神经元结构　神经元形态多样，但都可分为胞体和突起两部分。

（1）胞体：神经元胞体是神经元营养和代谢中心。细胞膜是可兴奋膜，具有接受刺激和传导神经冲动的作用。细胞核大而圆、染色浅、核仁明显（图 7-14）。细胞质在光镜下的特征性结构为尼氏体和神经原纤维。

1）尼氏体：尼氏体（Nissl body）光镜下呈强嗜碱性、细颗粒状或斑块状（图 7-14），电镜下由大量平行排列的粗面内质网和核糖体构成，具有合成更新细胞器所需要的结构蛋白、合成神经递质所需的酶和肽类的神经调质等作用。

2）神经原纤维：神经原纤维（neurofibril）光镜下 HE 染色时无法分辨，银染切片中呈棕黑色细丝状并交织成网，电镜下由神经丝和微管构成，具有构成细胞骨架和参与物质运输的作用。

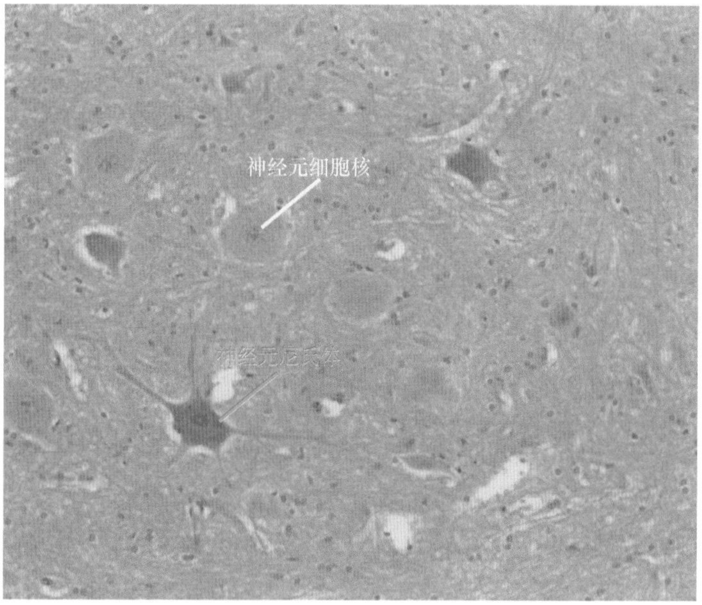

图 7-14　神经元（脊髓横断）光镜像（HE 染色，200 倍）

（2）突起：神经元突起包括树突和轴突两种。

神经元胞体上有一至多个树枝状突起，称为树突，其分支上有大量短小的突起，称树突棘。树突的结构与胞体相似。树突具有接受刺激的作用。轴突仅一根，长短不一，数微米至

Note

1 m以上。从胞体发出轴突的部位称轴丘，轴突表面的胞膜称轴膜，轴突内含胞质，称轴质。轴突内有神经原纤维，但无尼氏体。轴突的功能是传导神经冲动。

2．神经元的分类 按突起多少分多极神经元（多个树突和一个轴突）、双极神经元（一个树突和一个轴突）和假单极神经元（一个突起，很快分为2个突起，一个突起进入中枢神经系统，称中枢突；另一个突起分布到周围的其他器官，称周围突）。按功能分为感觉神经元、运动神经元和中间神经元。

（二）突触

神经元的轴突终末常呈球形膨大，附着在另一个神经元或者效应细胞上，神经元之间或神经元与效应细胞之间传递信息的部位称为突触（synapse），常见形式有轴树突触、轴棘突触和轴体突触等。突触包括电突触和化学性突触，电突触是以电流为信息载体，化学性突触是以神经递质作为传递信息的载体。化学性突触最常见，银染切片上呈棕黑色的圆形颗粒，称突触小体。电镜下化学性突触由突触前成分、突触间隙和突触后成分构成。突触前成分包括突触前膜、突触小泡（内含神经递质或神经调质）、少量线粒体、微丝、微管等。突触间隙宽15 ~ 30 nm。突触后成分包括突触后膜，其上有特异性的神经递（调）质受体及离子通道等。突触具有定向传递神经冲动的功能。

二、神经胶质细胞

神经胶质细胞（glial cell）简称胶质细胞，广泛分布于中枢和周围神经系统。胶质细胞与神经元一样具有突起，但其突起不分树突和轴突，亦没有传导神经冲动的功能。

（一）中枢神经系统的神经胶质细胞

1．星形胶质细胞 星形胶质细胞体积大，呈星形、多突起，核圆形、着色较浅，胞质内含胶质丝。对神经元起到支持和绝缘的作用，末端扩大形成脚板，参与形成胶质界膜或神经胶质膜，分泌神经营养因子和生长因子，中枢神经系统损伤时可增生形成胶质瘢痕。

2．少突胶质细胞 少突胶质细胞体积较小，核卵圆形、着色深，银染时突起较少。电镜下突起末端扩展成扁平薄膜，包裹轴突形成髓鞘。少突胶质细胞是中枢神经系统的髓鞘形成细胞。

3．小胶质细胞 小胶质细胞体积最小，胞体细长或椭圆形，突起细长、有分支，核小、呈扁平或三角形、着色深。神经系统损伤时，小胶质细胞可转变为巨噬细胞，具有吞噬功能。

4．室管膜细胞 脑室和脊髓中央管腔面是由一层立方或柱状的室管膜细胞组成的，室管膜细胞具有利于脑脊液的流动或产生的功能。

（二）周围神经系统的神经胶质细胞

1．施万细胞 施万细胞参与周围神经系统神经纤维的构成。多个卷筒状的施万细胞包卷神经元的轴突形成周围神经系统有髓神经纤维的髓鞘。施万细胞也可分泌神经营养因子，促进损伤神经元的存活及轴突再生等。

2．卫星细胞 神经节内神经元胞体周围的一层扁平或立方形细胞称卫星细胞。

三、神经纤维

神经纤维（nerve fiber）是由神经元长的轴突及外包的神经胶质细胞构成的（图 7-15）。根据神经胶质细胞是否形成髓鞘，分为有髓神经纤维和无髓神经纤维。髓鞘的形成细胞有中枢神经系统的少突胶质细胞和周围神经系统的施万细胞。

（一）神经纤维的分类

1．有髓神经纤维 周围神经系统有髓神经纤维中的施万细胞一个接一个包在神经元轴突的外面，相邻施万细胞连接处神经纤维狭窄、轴突裸露，称郎飞结。两个郎飞结之间的一段神经纤维称结间体。一个结间体的外围部分即为一个施万细胞。施万细胞的表面凹陷，轴突陷入其中，轴突两侧胞膜靠拢形成轴突系膜，不断伸长并旋转，卷绕轴突形成同心圆环绕的板层膜，称为髓鞘。中枢神经系统有髓神经纤维由少突胶质细胞的多个突起包卷多根轴突形成髓鞘。

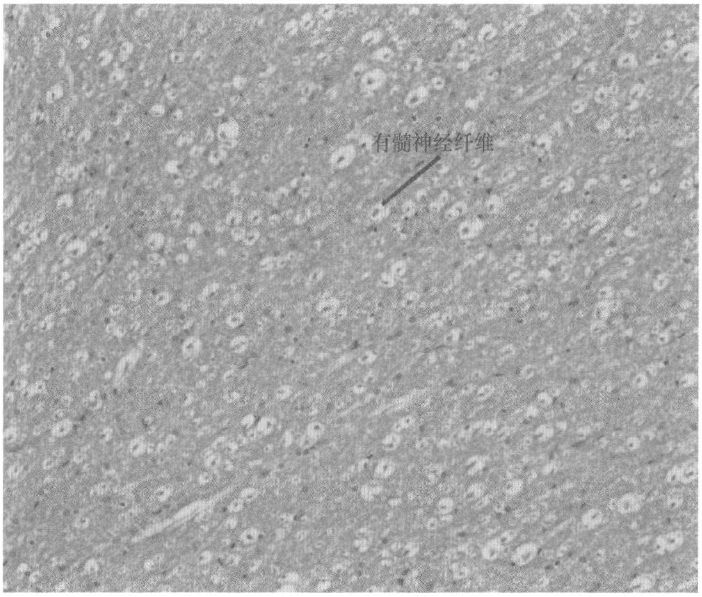

图 7-15 有髓神经纤维（脊髓白质）光镜像（HE 染色，200 倍）

2．无髓神经纤维 周围神经系统中施万细胞表面有多个纵行凹沟，轴突陷入施万细胞凹沟中，不形成髓鞘，形成无髓神经纤维。中枢神经系统无髓神经纤维无特异性神经胶质细胞，轴突裸露走行在有髓神经纤维和神经胶质细胞之间。

（二）神经纤维的功能

神经纤维的功能是传导神经冲动。有髓神经纤维神经冲动的传导速度快，是跳跃性传导，从一个郎飞结传到下一个郎飞结。无髓神经纤维神经冲动的传导速度慢，沿着轴膜连续传导。

四、神经末梢

神经末梢（nerve endings）是周围神经纤维的终末部分，遍布全身，形成各种末梢装置，如感受器或效应器。神经末梢按功能分为感觉神经末梢和运动神经末梢。

（一）感觉神经末梢

感觉神经元（假单极神经元）周围突的终末部分即感觉神经末梢，和其他组织构成感受器，感受各种刺激，将刺激转化为神经冲动，通过感觉神经纤维传至中枢，产生感觉。感觉神经末梢主要有游离神经末梢、触觉小体、环层小体和肌梭。

1．游离神经末梢 游离神经末梢是较细的神经纤维终末反复分支而成，细支裸露分布在表皮、角膜和毛囊的上皮细胞间或结缔组织内，感受冷、热、轻触和疼痛的刺激。

2．触觉小体 触觉小体分布在皮肤真皮乳头处，呈卵圆形，外包结缔组织被囊，神经末梢盘绕在扁平横列的细胞之间，感受触觉。

3．环层小体 环层小体分布在皮下、腹膜、肠系膜等处，体积较大，圆形或卵圆形，周围有多层同心圆排列的扁平细胞，神经末梢进入中央均质状的圆柱体内，感受压觉和振动觉。

4．肌梭 肌梭是分布在骨骼肌内的梭形结构，周围为结缔组织被囊，内有多条较细的梭内肌纤维，其细胞核聚集在中部。神经末梢呈环状包绕梭内肌中段或呈花枝状附着在近中段处，感受骨骼肌纤维的张力变化，是一种本体感受器。

（二）运动神经末梢

运动神经元的轴突分布在肌组织和腺体的终末结构，称为运动神经末梢，支配肌细胞的收缩、调节腺体的分泌。包括躯体运动神经末梢和内脏运动神经末梢。

1．躯体运动神经末梢 躯体运动神经末梢分布在骨骼肌。运动神经元的轴突抵达骨骼肌时轴突反复分支，每一分支终末呈葡萄状，与骨骼肌纤维建立突触连接，连接区呈椭圆形板状隆起，称运动终板（motor end plate）（图 7-16），具有支配骨骼肌纤维收缩的作用。

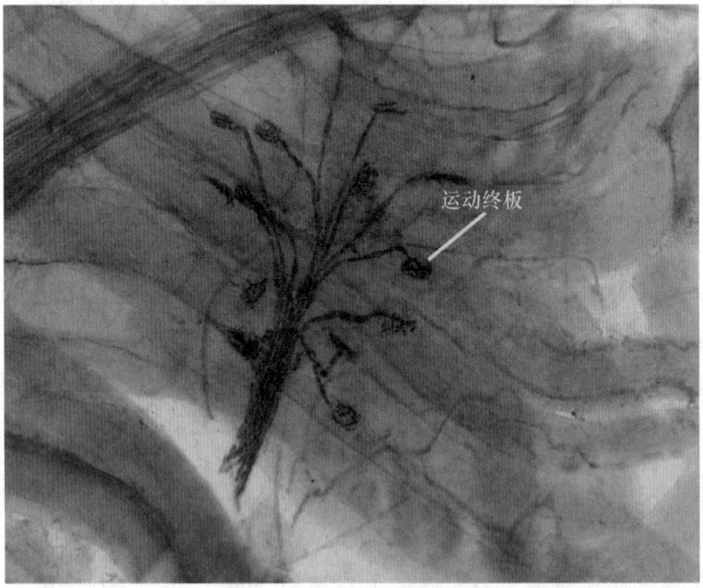

图 7-16 运动终板（肋间肌压片）光镜像（氯化金染色，200 倍）

2．内脏运动神经末梢 内脏运动神经末梢分布在心肌、平滑肌和腺体等处。神经纤维较细，分支末端呈串珠样膨体，贴附于肌纤维表面或穿行于腺细胞之间，形成突触。

知识拓展

党的二十大代表张定宇谈器官捐献——“能做器官捐献非常有意义”

2022 年 10 月，再度走进人民大会堂，张定宇有了一个新身份——中共二十大代表。2 年前在这里，张定宇接受“人民英雄”国家荣誉表彰，他步履蹒跚走进人民大会堂的一幕让无数人泪目。

张定宇患有渐冻症，2020 年初时任湖北省武汉市金银潭医院院长的张定宇医生拖着“渐冻”之躯，坚守抗疫一线，带领医院职工救治了 2800 余名患者。2022 年张定宇当选党的二十大代表，就在来北京履职前，他做了一个决定：捐献遗体用于渐冻症研究。他的想法很简单：“我是一个渐冻症患者，捐赠遗体有助于医学工作者开展渐冻症研究”。

“渐冻症”是肌萎缩侧索硬化症（amyotrophic lateral sclerosis，ALS）的俗称，是一种罕见的神经退行性疾病，为世界卫生组织开列的五大绝症之一。该病主要累及中枢神经系统的上、下运动神经元及其支配的躯干、四肢和头面部肌肉，常表现为进行性加重的肌无力、肌萎缩、肌束颤动等，并最终进展为全身骨骼肌萎缩，最后引起呼吸衰竭。ALS 的病因至今不明，缺乏有效的治疗措施，因此其研究受到广泛关注。

思考题

1. 简述被覆上皮的分类和分布。
2. 简述结缔组织的形态结构特点。
3. 简述血细胞的主要种类和功能。
4. 简述神经元的结构特征及神经元的分类。
5. 胃黏膜上皮相邻柱状细胞在近游离面处形成紧密连接，起屏障作用，防止胃腔内的化学物质进入胃壁，黏膜和紧密连接共同组成胃黏膜屏障，起保护作用。请简述上皮细胞间的细胞连接形式及功能。

（张皓云）

第八章

人体胚胎的发生发育

第八章数字资源

学习目标

1. **知识**：描述胚期、胎期发育的基本过程、主要阶段。辨识受精卵、桑葚胚、胚泡、胎膜及胎盘的结构。理解胚泡植入后子宫内膜的变化，二胚层、三胚层胚盘结构及演变。
2. **能力**：培养胚胎学理论与实践相结合的能力。应用胚胎学理论判断、分析、评价个体发生过程中的生理和病理状态，实施相关研究与实践。
3. **素养**：感悟个体生命发生的精细调控，珍惜生命、珍爱健康。
4. **掌握**：人胚胎发育的分期，精子获能及受精的时间、地点、条件及意义，胚泡的结构、植入后子宫内膜的变化，二胚层、三胚层胚盘及其附属结构的形成，胎膜和胎盘，胎盘屏障的结构和功能。

人体胚胎的发生和发育经历 38 周（约 266 天），包括胚期和胎期。胚期是从受精至第 8 周末，受精卵发育为初具雏形的胎儿，质变剧烈。胎期是从第 9 周至出生，胎儿生长、各系统器官继续发育并出现功能活动，量变显著。因此，人体胚胎发生重点在胚期。

第一节　受精和胚期的发育

一、生殖细胞和受精

（一）生殖细胞（germ cell）

1．精子　精子在睾丸生精小管内产生并达到形态上成熟，在附睾内停留 2 周时间达到功能上成熟。精液内的糖蛋白覆盖在精子头部顶体的表面，使精子暂无受精能力，当精子通过子宫和输卵管时，糖蛋白被去除，精子获得受精能力，这种现象称获能。精子在女性生殖管道内的受精能力一般可维持 24 h。

2．卵子　卵巢排出的次级卵母细胞处于第二次减数分裂中期，连同周围的透明带和放射冠等进入并停留在输卵管壶腹部。当与精子相遇时，次级卵母细胞完成第二次减数分裂，形成成熟卵细胞；若未受精，则在排卵后 12 ～ 24 h 退化。

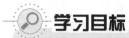

（二）受精

受精（fertilization）是指精子与卵子结合形成受精卵（图 8-1）的过程，受精部位在输卵管壶腹部。受精条件是发育正常并已获能的精子与发育正常的卵子在限定的时间相遇。正常男性每次可以射出 3 亿～ 5 亿个精子，其中 300 ～ 500 个最强壮的精子能抵达输卵管壶腹部。精子释放顶体酶溶蚀卵子周围的放射冠和透明带，称为顶体反应。精子和卵子接触时，卵子内的皮质颗粒释放，透明带构型发生改变，阻止其他精子的进入，称为透明带反应，保证正常的单精受精。受精的同时启动胚胎发育、恢复二倍体核型和决定新个体的性别。

二、卵裂和胚泡形成

受精卵形成后一边向子宫方向移动，一边进行连续的细胞分裂，其分裂形式虽属有丝分裂，但与通常的有丝分裂相比具有若干特点，受精卵的这种特殊分裂称卵裂（cleavage），卵裂产生的子细胞称卵裂球。由于受精卵周围有透明带包裹，卵裂球数量越来越多、体积越来越小。受精第 3 天，卵裂球数达 12 ～ 16 个，形成一个实心的胚，外观如桑葚，称桑葚胚（图 8-1）。受精第 4 天，桑葚胚到达子宫腔，卵裂球继续进行卵裂，当数量达 100 个左右时，卵裂球之间出现若干小的腔隙渐融合成一个大腔，腔内充满液体，此时胚呈囊泡状，故称胚泡（blastocyst）（图 8-1）。胚泡内的腔称胚泡腔，胚泡壁由单层细胞构成，称滋养层，胚泡腔一端的 ·团细胞称内细胞群。子宫腔内胚泡形成的同时透明带开始溶解，直至消失。

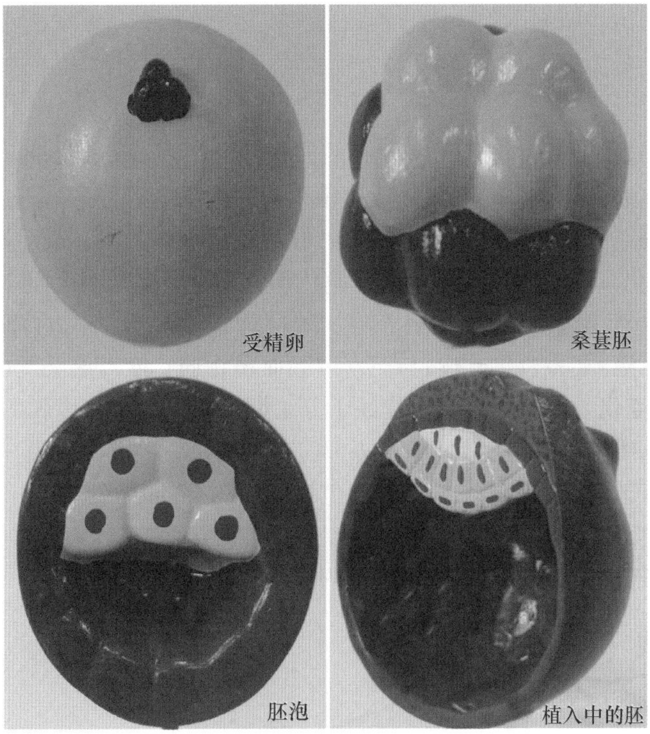

图 8-1　卵裂与胚泡形成立体模型图

Note

案例 8-1

患者，女，30岁，因停经2个月，彩超提示不均质回声入院。

患者既往月经正常，无痛经史，末次月经2022-03-23。停经30+天自测尿妊娠试验阳性，无恶心、呕吐等早孕反应，无腹痛及阴道流血。

妇科查体：阴道畅，宫体前位，膨大如孕2+月大小，无压痛，活动好，双附件未扪及异常。

辅助检查：彩超示前位子宫，轮廓规整，宫腔内充满大小不等囊泡回声，呈蜂窝状，范围约5.96 cm × 4.28 cm × 5.7 cm，双附件未见明显异常；血HCG 220702 mIU/ml。余血常规、血凝、生化、心电图等辅助检查未见明显异常。

入院诊断：葡萄胎。入院后行彩超监护下清宫术，清出妊娠组织约100 g，未见明显绒毛，见大量水泡样组织。标本送病理回报符合完全性水泡状胎块。术后给予预防感染及补液等对症治疗，住院6天后出院。

问题：

1. 何谓植入？简述植入后滋养层的分化。
2. 试分析本案例患者出院后有哪些注意事项。

三、植入和胚层形成

（一）植入

1. 植入定义和过程 胚泡埋入子宫内膜的过程称为植入（implantation）或着床（imbed），开始于受精第5～6天，第11～12天完成。植入时，内细胞群侧的滋养层首先和子宫内膜接触，分泌蛋白水解酶，子宫内膜形成一个缺口，胚泡逐渐埋入其内，最后缺口被修复。

2. 滋养层的变化 在植入过程中，与子宫内膜接触的滋养层细胞迅速增殖分化为内外两层：内层为单层立方细胞组成的细胞滋养层；外层为细胞界限消失的合体滋养层（图8-2），其内出现的小腔隙称滋养层陷窝，以后与子宫内膜血窦相通，滋养层陷窝内充满母血。

3. 子宫内膜的变化 植入时子宫内膜处于分泌期。植入后子宫内膜的血液供应更加丰富，腺体分泌更旺盛，基质细胞变得肥大，子宫内膜进一步增厚。子宫内膜的这些变化称为蜕膜反应，此时的子宫内膜改称为蜕膜（decidua），包括胚泡深部的基蜕膜、包绕胚泡的包蜕膜和子宫其余部位的壁蜕膜。

4. 正常的植入部位 植入部位主要在子宫体、底部，最多见于后壁。

（二）胚层形成

1. 二胚层形成期

（1）二胚层胚盘的形成：胚泡植入过程中，内细胞群也增殖分化，在邻近滋养层处分化成一层柱状细胞，称上胚层（epiblast），邻胚泡腔侧分化成一层立方形细胞，称下胚层（hypoblast），上下胚层紧密相贴形成圆盘状的二胚层胚盘（图8-2），是人体发生的原基。

（2）羊膜腔和卵黄囊的形成：上胚层细胞增殖，其内渐出现一个大腔，称羊膜腔，羊膜腔的底是上胚层。下胚层周缘细胞向胚泡腔面生长延伸，形成由单层扁平细胞围成的卵黄囊，卵黄囊的顶是下胚层（图 8-2）。羊膜腔和卵黄囊对胚盘起到营养和保护的作用。

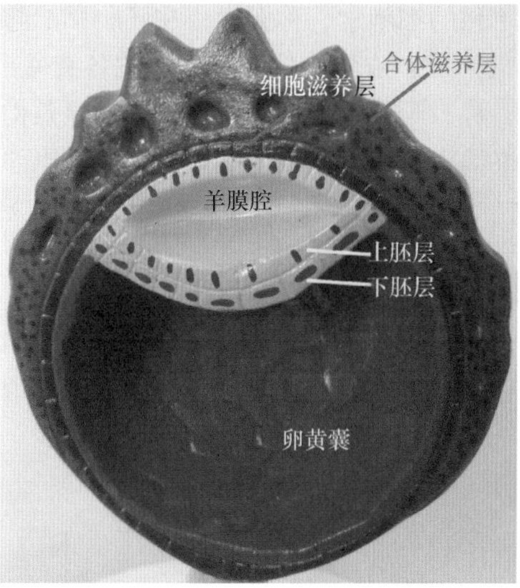

图 8-2　二胚层形成立体模型图

（3）胚外中胚层的形成：胚胎第 2 周末，羊膜腔、卵黄囊和细胞滋养层之间出现星状细胞和细胞外基质，称胚外中胚层。继而其内出现腔隙，逐渐汇合形成一个大腔，即胚外体腔（图 8-3）。胚外中胚层分布在羊膜腔和卵黄囊外面、滋养层内面，羊膜腔和卵黄囊与滋养层直接相连的胚外中胚层称体蒂（图 8-3），以后参与构成脐带。

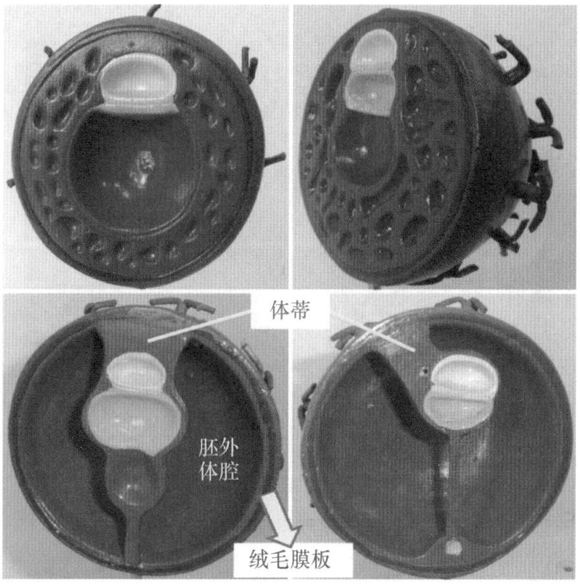

图 8-3　胚外中胚层的形成立体模型图

2．三胚层形成期

（1）三胚层胚盘的形成：胚第 3 周初，部分上胚层细胞增殖较快，在上胚层正中线的尾端形成一条增厚的细胞索，称原条（图 8-4），中央凹陷称原沟。原沟深部的细胞在上、下胚层之间向四周扩展迁移形成胚内中胚层（简称中胚层，mesoderm）；一部分细胞进入下胚层，逐渐置换下胚层细胞，形成一个新的胚层，称内胚层（endoderm），原上胚层改称外胚层

(ectoderm)。第 3 周末，内、中、外三胚层胚盘形成，三个胚层均起源于上胚层。

(2) 脊索的形成：原条的头端膨大称原结，中心出现浅凹，称原凹。原凹的细胞在内、外胚层间向头端增生形成一条单独的细胞索，称脊索，在胚胎早期起一定的支架作用。

(3) 口咽膜和泄殖腔膜的形成：脊索头侧和原条尾侧各有一个无中胚层的区域，此区内、外胚层直接相贴，呈薄膜状，称口咽膜和泄殖腔膜。脊索和原条构成了胚盘的中轴，脊索向头端生长，原条相对缩短，最终消失。若原条细胞残留，则在骶尾部形成畸胎瘤。

四、胚层分化和胚体形成

胚胎第 4 ~ 8 周，胚层逐渐分化形成各器官的原基，圆盘形的胚盘逐渐形成圆柱形胚体，最终形成“C”形胚体。

(一) 胚层的分化

1．外胚层的分化

(1) 神经外胚层：脊索诱导其背侧中线的外胚层增厚呈板状，称神经板，中央渐凹陷，称神经沟，两侧隆起称神经褶（图 8-4）。神经沟中段两侧的神经褶靠拢、愈合并向头尾延伸，头尾两端各暂留一孔，称为前、后神经孔（图 8-4）。第 4 周闭合形成神经管（neural tube）。神经管是中枢神经系统的原基，头端膨大形成脑，尾端细长形成脊髓等。前、后神经孔未闭合则形成无脑畸形和脊髓裂。神经板外侧缘的细胞在神经管形成时迁移到背外侧，形成一对纵行的细胞索，称神经嵴，是周围神经系统的原基，分化为脑神经节、脊神经节、自主神经节及周围神经等。

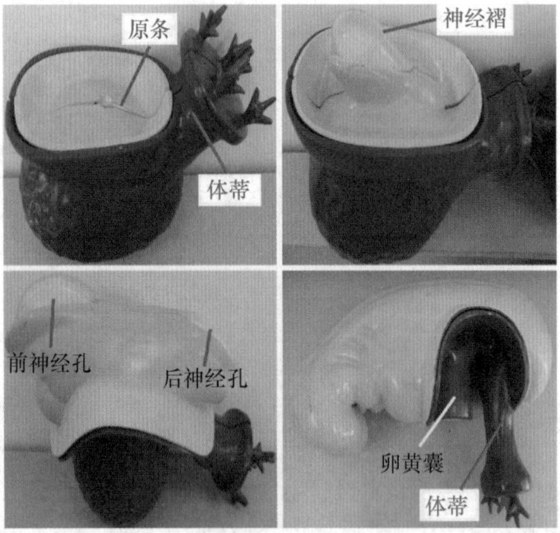

图 8-4 胚层分化和胚体形成立体模型图

(2) 表面外胚层：神经外胚层以外的外胚层为表面外胚层，分化为皮肤的表皮及其附属器等。

2．中胚层的分化 脊索两侧的中胚层细胞增殖较快，从中轴向两侧依次分为轴旁中胚层、间介中胚层和侧中胚层。中胚层的细胞形成间充质，分化为结缔组织、肌组织和血管等。

(1) 轴旁中胚层（paraxial mesoderm）：脊索两侧的中胚层迅速增殖形成的一对纵行细胞索即轴旁中胚层，逐渐呈阶段性增生形成 42 ~ 44 对块状的细胞团称体节，分化为背侧的皮肤真皮、骨骼肌和中轴骨骼（脊柱）等。脊索退化成椎间盘的髓核。

（2）间介中胚层（intermediate mesoderm）：轴旁中胚层外侧的间介中胚层分化为泌尿生殖系统的主要器官。

（3）侧中胚层（lateral mesoderm）：最外侧的中胚层称侧中胚层，其内出现一些小的腔隙渐融合成大腔，称胚内体腔，将侧中胚层分为与外胚层相贴的体壁中胚层和与内胚层相贴的脏壁中胚层。体壁中胚层分化为胸腹部和四肢的真皮、骨骼肌、血管等及胸膜、腹膜、心包膜的壁层。脏壁中胚层分化为消化呼吸系统的肌组织、结缔组织等及胸膜、腹膜、心包膜的脏层。胚内体腔分化为心包腔、胸膜腔和腹膜腔。

3．内胚层的分化 内胚层被包入胚体内形成原始消化管或原肠，分化为咽喉及其以下的消化管、消化腺，以及呼吸道、肺、中耳、膀胱、阴道、甲状腺、甲状旁腺、胸腺等器官的上皮组织等。

（二）胚体形成

胚胎第 4 ~ 8 周，随着三胚层的分化，神经管和体节的生长使胚盘中轴生长速度快于边缘，胚盘中轴凸入羊膜腔。同时外胚层的生长速度快于内胚层，胚盘向腹侧发生侧褶，外胚层位于体表，内胚层被包入胚体内，胚体形成圆柱形。脑和颜面的发生、下肢的发生等使胚体头端、尾端的生长速度均快于左右方向的生长，胚体向腹侧发生头褶、尾褶。头端生长速度快于尾端，形成头大尾小的“C”形胚体，胚盘的边缘在胚体腹侧逐渐靠拢，最后在腹部形成脐带。

第二节 胎期的发育

从初具雏形“C”形胚体一直到出生，胎儿逐渐长大，量变显著（表 8-1），各系统、各器官继续发育并出现功能活动。此期胚胎的生长发育称为胎期的发育。顶臀长（crown-rump length，CRL）又称坐高，用于测量第 4 周及以后的胚胎。足长括弧内数据是应用 B 超测量中国人妊娠胎儿足长所得均数，其他数据均参照 Moore（1988）直接测量胎儿结果。

表 8-1 胎期的发育和对应的体重、身长和足长特征

胎龄（周）	胎儿外形特征	体重（g）	身长（CRL，mm）	足长（mm）
9	眼睑闭合，外阴性别不可辨	8	50	7
10	眼睑闭合，肠袢退回腹腔，指甲开始发生	14	61	9
12	颈明显，外阴可辨性别	45	87	14
14	头竖直，下肢发育好，趾甲开始发生	110	120	22（22.0）
16	耳竖起	200	140	27（26.3）
18	胎脂出现	320	160	33（32.9）
20	头与躯干出现胎毛	460	190	39（37.9）
22	皮肤红、皱	630	210	45（43.2）
24	指甲全出现，胎体瘦	820	230	50（49.8）
26	眼睑部分打开，睫毛出现	1000	250	55（54.0）
28	眼重新打开，头发出现，皮肤略皱	1300	270	59（61.9）
30	胎体平滑，睾丸开始下降，趾甲全出现	1700	280	63（63.4）
32	皮肤浅红光滑。指甲平齐指尖	2100	300	68（67.4）
36	胎体丰满，胎毛基本消失，趾甲平齐趾实，肢体弯由	2900	340	79（73.4）
38	胸部发育好，乳腺略隆起，睾丸位于阴囊或腹股沟管，指甲超过指尖	3400	360	83（77.1）

Note

案例 8-2

青年女性，以往月经规律，3 ~ 5/25 天，量中，无痛经史。2016 年足月顺产分娩一 3 kg 女婴，现体健。曾早孕，人工流产 1 次。2019 年行“腹腔镜下左侧畸胎瘤剥除术”。LMP：2021-01-18，EDC：2021-10-25。停经 30+ 天出现早孕反应。停经 4 个月自觉胎动至今。现停经 29^{+3} 周（2021-07-31），1 小时前无明显诱因出现阴道流血，色鲜红，量约 200 ml，无明显腹痛，偶有下腹紧缩感，自觉胎动好，为求进一步治疗入院。

体检：T 36.7 ℃，P 87 次 / 分，R 18 次 / 分，BP 104/67 mmHg，一般情况可，心肺未闻及明显异常，妊娠腹，肝脾肋下未触及，无水肿。产科查体：宫高 27 cm，腹围 91 cm，偶及宫缩，胎心 158 次 / 分，规律。未行阴道检查。

辅助检查：彩超示胎儿双顶径 7.4 cm，头围 27.0 cm，腹围 24.5 cm，股骨长 5.2 cm，羊水指数约 14.7 cm，胎盘附着后壁，Ⅰ级。经阴测量：宫颈管长约 4.2 cm。胎盘下缘完全覆盖宫颈内口，提示单胎、臀位、存活儿，前置胎盘。

初步诊断：完全性前置胎盘；先兆早产；29^{+3} 周妊娠、臀位。

问题：

1．何谓胎盘？

2．此病例完全性前置胎盘对胎儿有哪些不良影响？

一、胎膜与胎盘

胎膜与胎盘是胚胎的附属结构，胎儿娩出后即与子宫壁分离被排出体外，称为衣胞，对胚胎起到保护、营养、呼吸和排泄等作用。

（一）胎膜

胎膜（fetal membrane）包括绒毛膜、羊膜、卵黄囊、尿囊和脐带。

1．绒毛膜（chorion） 绒毛膜是由绒毛膜板和其上的绒毛构成的，绒毛膜板由滋养层和衬于其内的胚外中胚层构成（图 8-5）。植入完成后，滋养层分化为细胞滋养层和合体滋养层，随后细胞滋养层伸入合体滋养层形成许多突起，即为绒毛。胚外中胚层形成后也伸入绒毛内，此后绒毛内的胚外中胚层分化为结缔组织和血管，并与胚体内的血管相通。绒毛末端的细胞滋养层增殖穿出合体滋养层形成一层细胞滋养层壳，将绒毛固定在蜕膜上。滋养层陷窝演变成绒毛干之间的绒毛间隙，其内充满母体的血液。绒毛膜板上的绒毛在胚胎早期均匀分布，此后由于血供的不同，包蜕膜侧的绒毛渐退化消失，形成平滑绒毛膜，基蜕膜侧的绒毛生长旺盛，形成丛密绒毛膜，其与基蜕膜构成胎盘。

2．羊膜（amnion） 羊膜腔的壁称羊膜，由一层羊膜上皮和少量胚外中胚层构成，为半透明的薄膜，最初附着于胚盘的边缘，随着胚体的包卷大部分与绒毛膜相贴，小部分包在体蒂表面形成脐带（图 8-5）。羊膜腔内的液体称为羊水，由羊膜细胞分泌的液体、胎儿排泄的废物和胎儿脱落的细胞等构成。早期羊水无色透明，后期浑浊，足月胎儿的羊水有 1000 ~ 1500 ml。

羊水对胚胎具有重要的保护作用，分娩时具有扩张宫颈和冲洗产道的作用，羊水穿刺可早期诊断某些先天性畸形等。

3．卵黄囊 卵黄囊位于原始消化管腹侧，被包入脐带后与原始消化管相连的缩窄部分称为卵黄蒂，于第 6 周闭锁，卵黄囊渐退化（图 8-5）。

4．尿囊　胚第 3 周卵黄囊尾侧向体蒂内伸出的一个盲管，随胚体尾端的卷折而开口于原始消化管尾端的腹侧。当原始消化管尾端腹侧演化形成膀胱时，尿囊演化成一条从膀胱到脐部的细管，称脐尿管，出生时闭锁形成脐中韧带。尿囊壁上的胚外中胚层形成尿囊动脉和尿囊静脉，以后并入脐带演化成脐动脉和脐静脉。

5．脐带　胚胎脐部与胎盘相连的索条状结构，是物质运输的通道。脐带外覆光滑的羊膜，内有黏液性结缔组织、退化的卵黄囊、脐尿管、2 条脐动脉和 1 条脐静脉等。出生时脐带长 40 ~ 60 cm，脐带过长，易造成脐带绕颈，导致胚胎发育不良或窒息死亡；脐带过短，胎儿娩出时易引起胎盘早剥，造成大出血。

（二）胎盘

1．胎盘的结构　胎儿的丛密绒毛膜和母体的基蜕膜共同组成一个圆盘形的结构，称为胎盘（placenta）（图 8-5）。胎盘重约 500 g，直径 15 ~ 20 cm，中央厚、边缘薄，平均厚 2 ~ 5 cm。胎盘分光滑的胎儿面和粗糙的母体面。胎儿面覆有羊膜，中央有脐带，透过羊膜可见放射状走行的脐血管，深部为绒毛膜板，其上有粗大的绒毛干和细小的绒毛。脐血管的分支沿着绒毛膜板和绒毛干，进入绒毛内形成毛细血管。母体面为剥脱后的基蜕膜，基蜕膜伸入胎盘将胎盘分隔成 15 ~ 30 个胎盘小叶，每个小叶内有 1 ~ 4 根绒毛干及其上绒毛。绒毛干之间为绒毛间隙，子宫螺旋动脉和子宫静脉的分支开口于绒毛间隙内，故绒毛间隙内充满母血，绒毛浸泡于母血中。

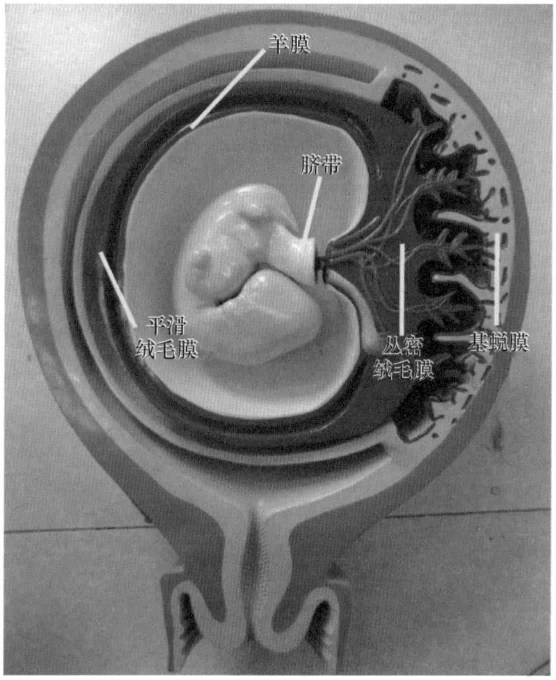

图 8-5　妊娠的子宫（胎盘）立体模型图

2．胎盘的血液循环　胎儿的静脉血经脐动脉进入绒毛内的毛细血管，与绒毛间隙内的母血进行物质交换后成为动脉血，经脐静脉流回胎儿体内。母体的动脉血经子宫的螺旋动脉注入绒毛间隙，与绒毛内的胎儿血进行物质交换后，经子宫静脉回流至母体内。胎儿和母体有各自独立的血液循环系统，两者可以进行物质交换，但互不混合。

3．胎盘膜（placental membrane）或胎盘屏障（placental barrier）　胎儿血和母体血在胎盘内进行物质交换的结构称胎盘膜或胎盘屏障，由绒毛表面的合体滋养层、细胞滋养层及其基

Note

膜、绒毛内的结缔组织、毛细血管基膜和内皮构成。妊娠晚期，一些部位的合体滋养层变薄、细胞滋养层消失使胎盘膜变薄，更有利于两者进行物质交换。

4．胎盘的功能

（1）屏障保护功能：胎盘屏障的存在使胎儿与母体血液分开，互不干扰，可有效阻止母体血中的某些有害物质进入胎儿血液循环，母体血液中的大分子物质、多数细菌和其他致病微生物，如艾滋病病毒和肝炎病毒等不能通过胎盘屏障进入胎儿血液，是保护胎儿的一个防御性屏障。但某些药物、病毒、细菌和螺旋体等可通过胎盘屏障进入胎儿体内，影响胎儿正常发育，以至致畸或感染。

（2）物质交换功能：通过胎盘，胎儿可从母血中获取营养物质和O_2，排出代谢产物和CO_2，起到物质交换的作用。此外，母血中的免疫球蛋白G（IgG）可通过胎盘膜进入胎儿体内，使胎儿具备一定的免疫力。某些病毒、药物和激素等也可经过胎盘膜进入胎儿体内，影响胎儿发育等。

（3）内分泌功能：胎盘合体滋养层细胞分泌多种激素，对维持妊娠具有重要作用。其中，人绒毛膜促性腺激素具有促进黄体生长发育、维持妊娠的作用，在妊娠第2周开始分泌，第8周达高峰，以后下降。由于该激素在妊娠早期可从孕妇尿中测出，故临床上常用来作为早孕诊断的指标之一。人胎盘催乳素从第2个月开始分泌，第8个月达高峰，直至分娩，具有促进母体乳腺和胎儿生长发育的作用。人胎盘孕激素和人胎盘雌激素在妊娠第4个月开始分泌，逐渐替代卵巢内妊娠黄体的功能，起着维持妊娠的作用。

二、胚胎龄的推算

胚胎龄的推算，临床上常以月经龄即孕妇末次月经的第一天算起，至胎儿娩出共约40周。胚胎学常用受精龄即从受精之日为起点到胎儿娩出，约38周。由于妇女的月经周期常受环境变化的影响，故胚胎龄的推算有时会有误差。

胚胎学家根据大量胚胎标本的观察研究，总结归纳出各期胚胎的外形特征和长度，以作为推算胚胎龄的依据（表8-2）。如第1～3周，主要根据胚的发育状况和胚盘的结构。第4～5周，常利用体节数及鳃弓与眼耳鼻等原基的出现情况。第6～8周，则依据四肢与颜面的发育特征（胚的外形特征与长度）。胎龄的推算，主要根据颜面、皮肤、毛发、四肢、外生殖器等的发育状况，并参照身长、足长和体重等（表8-1）。

表8-2 胚的外形特征与长度

胚龄（周）	外形特征	长度（mm）
1	受精、卵裂，胚泡形成，开始植入	
2	圆形二胚层胚盘，植入完成，绒毛膜形成	0.1～0.4（GL）
3	梨形三胚层胚盘，神精版和神经褶出现，体节初现	0.5～1.5（GL）
4	胚体渐形成，神经管形成，体节3～29对，鳃弓1～2对胚体渐形成，神经管形成，体节3～29对，鳃弓1～2对，眼鼻耳原基初现，脐带与胎盘形成	1.5～5.0（GL）
5	胚体屈向腹侧，鳃弓5对，肢芽出现，手板明显，体节30～40对	4～8（CRL）
6	肢芽分为两节，足板明显，视网膜出现色素，耳郭突出现	7～12（CRL）
7	手足板相继出现指、趾初形，体节不见。颜面形成，乳腺嵴出现	10～21（CRL）
8	手指、足趾明显，指、趾出现分节，眼睑开放，尿生殖膜和肛膜先后破裂，外阴可见，性别不分，脐疝明显	19～35（CRL）

此表主要参照Jirasek（1983）。最长值（greatest length，GL）多用于测量第13周的胚胎；顶臀长（CRL）用于测量第4周及以后的胚胎

三、双胎和联胎

（一）双胎

双胎又称孪生，自然情况下双胎的发生率约占新生儿的1%。双胎有双卵双胎和单卵双胎。双卵双胎又称假孪生，来自两个受精卵，性别可相同或不同，有各自的胎膜和胎盘，双胎的相貌和生理特征如同一般的兄弟姐妹，只是同龄。单卵双胎又称真孪生，是由一个受精卵发育形成的两个胚胎。这种双胎的遗传基因完全一样，性别相同，相貌和生理特征也极其相似，是一种天然克隆，两个个体间进行组织或器官移植，不会产生排斥反应。

单卵双胎形成的原因有：

1．一个受精卵形成两个胚泡 分别植入形成各自独立的两个胚胎，有各自的羊膜腔和胎盘。

2．一个胚泡内出现两个内细胞群 各发育为一个胚胎，它们有各自的羊膜腔，但共用一个胎盘。

3．一个胚盘上出现两个原条和两个脊索 形成两个神经管，发育成两个胚胎，它们共用一个羊膜腔和一个胎盘。

（二）联胎

联胎通常是指未完全分离的单卵双胎。当一个胚盘出现两个原条并分别发育成两个胚胎时，若两原条靠得较近，胚胎形成时发生局部联接，称联胎或联体双胎。联胎有对称型和不对称型两种，对称型有头联体、臀联体或胸腹联体等，不对称型有寄生胎或胎中胎等。

知识拓展

中国妇产科学的主要开拓者、奠基人之一——林巧稚

林巧稚（1901—1983年），医学家，在胎儿宫内呼吸、女性盆腔疾病、妇科肿瘤、新生儿溶血症等方面的研究中做出了贡献，是中国妇产科学的主要开拓者、奠基人之一。她是北京协和医院第一位中国籍妇产科主任及首届中国科学院唯一的女学部委员（院士）。林巧稚的终生奋斗目标是“让所有的母亲都高兴平安，让所有的孩子都聪明健康”，虽然一生没有结婚，却亲自接生了5万多婴儿，在去世前一天还接生了6个婴儿，被尊称为“万婴之母”“生命天使”“中国医学圣母”，又与梁毅文被合称为“南梁北林”。林巧稚有一句名言：“妊娠保健不是病，妊娠要防病。”多年的从医经历让她深刻意识到，中国妇女的疾病和痛苦很多是因为贫穷、多子女和缺乏起码的卫生常识所致。她每天收到大量来自全国各地的来信，很多是对一些生理、病理常识问题的咨询，她对这些问题给予了深入浅出的解答。根据湘阴农村基层的实际情况，作为最高专家，林巧稚亲手编写了最通俗的科普读物《农村妇幼卫生常识问答》《家庭卫生顾问》《家庭育儿百科全书》等书，在那个时代，这些书成了许多年轻妈妈的必读书，真正成了她们的“家庭卫生顾问”。1983年4月22日，林巧稚在协和医院逝世，留下了自己的遗嘱：3万元积蓄全部捐献给协和医院的托儿所，解决协和母亲们的后顾之忧。她的遗体供医院作医学解剖之用，她的骨灰撒在大海上。2019年9月25日，林巧稚被评选为“新中国最美奋斗者”。

思考题

1．何谓受精？受精的正常部位在哪里？

2．简述胎膜的组成及主要功能。

3．胎盘是胎儿与母体之间物质交换的重要器官，是胎儿和母体之间相互联系的重要纽带，保障胎儿在子宫中正常发育。请从胚胎学的角度解释这句话的含义。

（张皓云）

第九章

生理基本功能与调节

第九章数字资源

学习目标

1. 知识：解释体液、内环境、稳态、兴奋性、兴奋的概念、阈值的概念；阐述静息电位的概念及其产生机制；解释动作电位的概念、产生机制、特点、传导；分析兴奋性的周期性变化；列举生理功能调节方式；解释负反馈、正反馈。
2. 能力：①科研思维能力：利用生理学研究中的经典实验，分析静息电位和动作电位的形成机制，培养科学思维、科研兴趣和解决问题的能力。
   ②临床思维能力：用生理学基础理论知识分析疾病可能出现的临床症状和体征并解释原因，培养临床思维能力，提高学习兴趣。
3. 素养目标：锻炼专业知识检索和自我学习的能力，不断学习运用新知识、新技术、新方法解决临床问题。

生理学是一门研究生物体（或机体）及各组成成分生命活动的过程、规律和机制的科学。本章主要介绍生理学中一些重要的基本概念，如内环境及其稳态、刺激阈值和兴奋性、细胞的基本功能活动、机体生理功能的调节等，正确掌握这些概念将有利于对以后各章内容的理解和掌握。

第一节 内环境和稳态

一、内环境

人体内的液体称为体液（body fluid）。正常成年人的体液量约占体重的 60 %，其中约 2/3 分布于细胞内，称为细胞内液；其余约 1/3 分布于细胞外，称为细胞外液。细胞外液中约 3/4 分布于细胞间隙，称为组织液或组织间液；其余约 1/4 在血管中，即为血浆。此外，还有少量的淋巴液和脑脊液等。

环境是人类赖以生存和发展的必要条件。生物机体所面临的环境有两个，即内环境和外环境。外环境是指机体直接生存的外界环境，包括自然环境和社会环境。人体内绝大部分的细胞并不与外环境直接接触，而是浸浴在细胞外液中。1857 年，法国生理学家 Claude Bernard 首先提出了一个重要的概念，即细胞外液是细胞在体内直接接触并赖以生存的环境，称之为内环

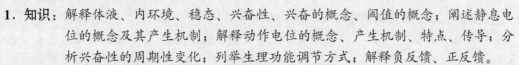

Note

境（internal environment），以区别于整个机体所处的外环境。内环境对细胞的生存以及维持细胞的正常生理功能十分重要。细胞通过细胞膜从内环境中摄取氧气和其他营养物质，同时将二氧化碳和其他代谢产物排到内环境中进行代谢、排泄。

二、稳态

内环境与外环境明显不同的是，其理化因素如温度、渗透压、酸碱度和各种液体成分等通常保持相对稳定，这种在正常生理情况下内环境的理化因素保持相对稳定的状态，称为内稳态（homeostasis）。稳态包括两方面的含义：一方面是指细胞外液理化因素总是在一定水平上保持相对恒定，不随外环境的变化而明显变化。例如，在自然环境的各季节中，气温发生了很大变化，但人的体温总是维持在 37 ℃ 左右，变动范围不会超过 1 ℃。另一方面是指这个恒定状态并不是静止不变的，在正常生理状态下有一定的波动，但其变动范围很小。因此，内环境稳态是一个动态的、相对稳定的状态，是一种动态平衡。

稳态具有十分重要的生理意义。如果稳态不能维持，内环境理化因素发生重大变化超出一定的范围，就可能引起疾病；反过来，在疾病情况下，细胞、器官的活动发生异常，内环境的稳态就会受到破坏，细胞外液的某些成分就会发生变化，超出正常的变动范围。如高热、低氧、水、电解质及酸碱平衡紊乱等都将损害细胞功能，引起疾病，甚至危及生命。因此，维持稳态是保证机体正常生命活动的必要条件。

稳态的维持是机体自我调节的结果。在外环境变化和细胞新陈代谢不断破坏内环境稳态的同时，机体通过多个器官和系统的活动，使遭受破坏的内环境及时得到恢复，并使之保持在适宜的相对恒定水平。而神经和内分泌系统则通过各种调节机制调节各系统的活动，使稳态的调节更趋协调和完善。因此，稳态的维持是全身各系统和器官共同参与和相互协调的结果。

知识拓展

内环境和稳态的发展历史

进入 20 世纪，随着实验生理学的发展，人们对内环境稳态的认识更趋明确。1929 年，美国生理学家 W. B. Cannon 在其著名论文《生理稳态的组织》中指出："外界环境的变化使生物体内部产生扰乱，正常情况下这种扰乱保持在很狭窄的范围内，因为系统内的自动调整装置表现出作用，防止了大的波动，保持身体内大部分稳定状态协调的生理反应很复杂、很特殊，我建议用一个特殊的词来指出这种状态，这个词就是稳态（homeostasis）"。Homeostasis 由希腊文 homeo（相似之意）和 stasis（稳定之意）两词组成，中文一般译作"稳态"。后来 Cannon 在其名著《身体的智慧》中再次明确了稳态的含义："稳态指的是一种状态，一种可变的，但又是相对恒定的状态。"

在现代生物学和医学中，稳态概念已被大大扩展，它不仅仅指血液、组织液等内环境的稳定状态。1963 年在英国剑桥大学召开的一次关于稳态与反馈机制的生理学会议中，学者们一致认为"在广义上，稳态包括了使有机体大多数稳定状态得以保持的那些协调的生理过程""这一概念也能应用于细胞、器官系统、个体以及社会群体水平等不同的组织层次。稳态可以从几毫秒到几百万年。稳态的根本特性在于一些因素的相互作用，使在特定的时间内保持特定的状态""稳态并不意味着没有变化，因为稳态是调节机制的作用所向，可随时间的推移而变动，然而通过这种变化却仍保持在某种紧密的控制之下"。

综上所述，稳态已不仅是生理学中的概念，也是在控制论、细胞生物学、遗传学、生态学、临床医学等许多不同学科中广泛应用的重要概念，揭示了生命活动的重要规律。

第二节 生命活动的基本特征

凡是有生命的生物体都具有一些共同的基本特征，包括新陈代谢、兴奋性、生殖、适应性等。

一、新陈代谢

机体要生存，就得不断与环境进行物质和能量交换，摄取营养物质以合成自身的物质，同时不断分解自身衰老退化的物质，并将分解产物排出体外。这种自我更新过程称为新陈代谢(metabolism)。新陈代谢包括合成代谢和分解代谢两个方面。合成代谢是指机体不断从外界环境中摄取营养物质来合成自身，并储存能量的过程；分解代谢是指机体分解自身物质，同时释放能量以供机体生命活动的需要，并将代谢终产物排出体外的过程。因此新陈代谢是机体生命活动的基本特征。新陈代谢一旦停止，生命活动就会终止。

二、兴奋性

机体生存在一定的环境中，当环境发生变化时，机体会主动对环境的变化作出适宜的反应。在生理学中，这种作用于机体的内外环境变化称为刺激（stimulus）。例如声、电、光、酸、碱、细菌和情绪变化等。机体接受刺激后所产生的应答性变化称为反应（response），将机体接受刺激产生反应的特性或能力称为兴奋性（excitability）。例如，人的眼睛受到强光刺激，瞳孔会立即缩小，避免强光对眼睛的伤害，瞳孔缩小就是一种反应。反应的形式主要有两种：一种是由相对静止变为显著的运动状态，或原有的活动由弱变强，称为兴奋（excitation）；另一种表现形式是由运动转为相对静止，或活动由强变弱，称为抑制（inhibition）。例如，躯体剧烈运动时，心搏加快、加强（兴奋）；安静休息时，心搏减慢、减弱（抑制）。

通常机体内不同的组织细胞对刺激所产生的反应表现形式不同。例如，神经细胞对刺激表现出来的反应形式是产生和传导动作电位；肌肉表现为收缩和舒张；而各种腺体则表现为分泌腺液。将这些接受刺激后能迅速产生某种特定生理反应的组织称为可兴奋组织。由于可兴奋组织在发生反应之前都会产生一种共同的生物电变化，即动作电位（详见本章第三节），所以，现代生理学将组织细胞接受刺激产生动作电位的能力称为兴奋性，将组织细胞接受刺激后产生动作电位的现象称为兴奋。

刺激要引起机体产生反应，必须具备三个条件，即足够的刺激强度、足够的刺激作用时间和适当的刺激强度 - 时间变化率。当刺激作用时间和刺激强度 - 时间变化率固定不变时，将能引起组织发生反应的最小刺激强度，称为阈强度，简称阈值（threshold）。强度等于阈值的刺激称为阈刺激，强度大于阈值的刺激称为阈上刺激，而强度小于阈值的刺激则称为阈下刺激。阈值可作为衡量组织或细胞兴奋性的指标，二者呈反变关系，即阈值越小，表明组织或细胞的兴奋性越高，即对刺激的反应灵敏；反之，阈值越大，表明组织或细胞的兴奋性越低，即对刺激的反应迟钝。

三、生殖

生物体生长发育成熟后，通过无性或有性繁殖方式产生与自身相似子代个体的功能称为生殖（reproduction）。生殖是生物种系繁衍的重要生命活动，也是生物体区别于非生物的基本特征之一。目前人类辅助生殖技术的发展不仅解决了人类不孕不育症的困扰，而且使优生优育成为可能。此外，从1996年第一只克隆羊“多莉”的诞生乃至2018年中国克隆猴的问世，克隆技术的不断发展也对伦理学和传统生殖方式提出了新的挑战。

四、适应性

当机体长期生活在某一特定环境中，本身可以逐渐形成一种特殊的、适合自身生存的反应方式。机体随环境变化调整自身生理功能的过程称为适应。机体对环境变化产生反应以适应环境变化的能力称为适应性（adaptability）。环境的变化对人和动物都会产生刺激而影响机体的生理活动。正常的机体能够对这种变化产生适应性反应。例如，长期居住在高原地区的人，其红细胞数远远超过平原地区的人，这样就增加了血液运氧的能力，从而克服高原低氧给人体带来的不适。人类不仅受自然环境的影响，还受社会环境的影响，目前由社会环境影响产生疾病的情况逐渐增多。自然界中的生物、物理、化学因素以及语言、文字、思维、情绪等社会因素的改变在一定条件下，都可构成对人体的刺激而影响生命活动。正常人体能随着环境的变化，不断调整心理活动和机体的生理功能，使之与环境保持协调。

第三节 细胞生物电活动

案例 9-1

6岁男孩足球赛后活动困难，父母带其就医。主诉离开球场后约10分钟，感觉十分无力。问诊发现男孩吃香蕉（富含钾）后感觉肌肉无力，并伴有阵发性肌肉痉挛，偶发肌肉强直。体格检查后，诊断为高钾血症性周期性麻痹。医生建议高糖、低钾饮食，发作期给予高糖饮料，避免过度运动和禁食。

问题：

1．该案例中主要涉及的生理学知识有哪些？

2．高钾血症对细胞膜电位有何影响？

机体所有细胞在进行生命活动时都伴随有电的现象，这种电现象称为生物电（bioelectricity）。生物电是由一些带电离子（如 Na^+、K^+、Cl^-、Ca^{2+} 等）跨细胞膜流动而产生的，表现为跨膜电位。细胞的跨膜电位主要有两种形式，即安静状态下相对平稳的静息电位和受刺激时迅速发生并向远处传播的动作电位。目前为人们所熟知的临床上诊断疾病时广泛应用的心电图、脑电图、肌电图和胃肠电图等是在器官水平上记录的生物电，它们是在细胞生物电活动基础上发生总和的结果。机体所有的细胞都具有静息电位，而动作电位仅见于神经细胞、肌细胞和部分腺细胞。现以神经细胞为例分别叙述。

一、静息电位

（一）静息电位的概念和测定

静息电位（resting potential，RP）是指细胞在静息状态下存在于细胞膜两侧的内负外正的电位差。记录细胞静息电位的方法如图 9-1 所示。参考电极置于细胞外液，细胞外液接地使之保持在零电位水平；测量电极是尖端极细（可小于 1 μm）的玻璃微电极，可插入细胞内而不明显损伤细胞。当测量电极置于细胞外液时，示波器荧屏上的光点在零电位水平扫描，表示参考电极和测量电极之间没有电位差；在测量电极插入细胞的瞬间，示波器荧屏上的扫描线立即下移，表示电位立即降到零电位水平以下（如蛙神经纤维在 −70 mV 左右），并保持基本稳定。这表明细胞膜两侧存在一个稳定的电位差，即静息电位。

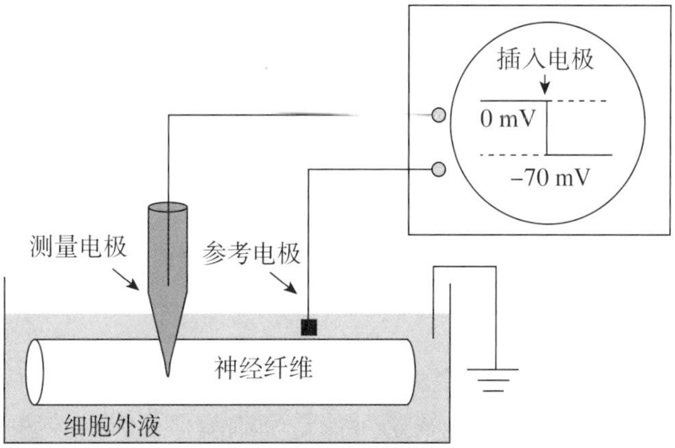

图 9-1 神经纤维静息电位测定示意图

根据以往大量的测定结果，当细胞外液固定于零电位时，各类细胞的膜内电位在安静状态下均为负值，范围在 −100 ~ −10 mV 之间。例如骨骼肌细胞为 −90 mV，神经细胞约 −70 mV，人的红细胞约 −10 mV 等。这里膜电位的表示与数学上含义不同，其绝对值表示膜内外两侧电位差的大小，而符号只表示电荷分布的状态，因此若膜电位由 −70 mV 变为 −90 mV，常称为静息电位增大，反之，则称为静息电位减小。生理学中，通常将安静状态时，细胞膜内外两侧存在内负外正的不均匀的电荷分布状态称为极化（polarization）；膜电位并不是恒定不变的，若静息电位负值增大，称为超极化（hyperpolarization）；静息电位负值减小，称为去极化（depolarization）；细胞在接受刺激时，膜电位可发生去极化，甚至与原有的极化状态相比变成内正外负，极化方向发生反转，这时称为反极化（reverse polarization）。细胞在发生去极化后，膜电位会再次向静息电位的水平恢复，最终会回到原有的极化状态，这一过程称为复极化（repolarization）。

Note

知识拓展

电压钳和膜片钳技术

20 世纪 50 年代，英国剑桥大学科学家 Hodgkin 和 Huxley 改进了 Cole 和 Marment 设计的电压钳技术，并成功应用于神经纤维动作电位产生机制的研究，创建了动作电位的钠学说。电压钳（voltage clamp）技术是通过插入细胞内的一根微电极向胞内补充电流，补充的电流量正好等于跨膜流出的反向离子流，这样即使膜通透性发生改变，也能控制膜电位数值不变。经过离子通道的离子流与经微电极施加的电流方向相反，数量相等，因此可以定量测定细胞兴奋时的离子电流。膜通透性的改变是迅速的，但如使用一个高频响应的放大器，可以连续、快速、自动地调整注入电流，达到保持膜电位恒定的目的。它可以测量细胞的膜电位、膜电流和突触后电位。Hodgkin 和 Huxley 因此获得 1963 年诺贝尔生理学或医学奖。

Neher 和 Sakmann 在电压钳的基础上发展建立了膜片钳（patch clamp）技术。膜片技术是用微玻璃管接触细胞膜，以吉欧姆（GΩ）以上的阻抗使二者封接，于是电极尖端开口处相接的细胞膜的小区域与其周围细胞膜在电学上绝缘，在此基础上钳制以固定电位，记录离子通道离子电流的方法。膜片钳技术不仅可用于观察单离子通道电流，而且有多种模式可以方便地对细胞进行电压钳制和电流钳制，观察各种离子通道电流及其调控，并与分子生物学技术结合进行离子通道与受体的分子结构和功能研究，广泛应用于神经生物学、生理学、药理学等各个领域。Neher 和 Sakmann 因为他们的创造性工作和对生理学的突出贡献而获得 1991 年诺贝尔生理学或医学奖。

（二）静息电位的产生机制

1902 年，Bernstein 提出了解释生物电产生机制的膜学说。该学说认为：细胞内外 K^+ 的不均衡分布和安静时膜对 K^+ 的选择性通透可能是细胞膜保持膜内较膜外为负的极化状态的基础。由于技术所限，这一学说当时并未得到实验证明。1939 年，英国剑桥大学的 Hodgkin 和 Huxley 等利用枪乌贼巨大神经轴突首次直接记录到细胞膜两侧的电位梯度，经研究证明 Bernstein 的膜学说理论基本正确。

静息电位产生的根本原因是带电离子的跨膜扩散，而细胞膜两侧的离子浓度差是离子跨膜扩散的直接动力。由于 Na^+ 泵的活动，造成细胞内外 Na^+ 和 K^+ 的不均衡分布。表 9-1 显示的是哺乳动物神经元细胞内外液中的部分离子浓度。其中，细胞外液的 Na^+ 浓度为细胞内液 Na^+ 浓度的 10 倍左右；而细胞内液 K^+ 浓度为细胞外液 K^+ 浓度的 35 倍左右，K^+ 有顺浓度差外流的趋势。在静息状态下，细胞膜上存在经常处于开放状态的钾通道，使得细胞膜对 K^+ 通透性较高，是 Na^+ 的 10 ~ 100 倍。于是 K^+ 顺浓度差由膜内向膜外扩散（K^+ 外流），细胞内有机负离子却不能随之透出，只能在膜内侧与 K^+ 隔膜相吸，结果导致膜外带正电，膜内带负电，膜两侧产生了电位差，并形成阻碍 K^+ 外流的电场力。

表 9-1 哺乳动物神经元细胞内外液中的部分离子浓度

离子	细胞内浓度 $[X]_i$（mmol/L）	细胞外浓度 $[X]_o$（mmol/L）	$[X]_i$: $[X]_o$
K^+	140	4	35 : 1
Na^+	14	142	1 : 10

续表

离子	细胞内浓度 $[X]_i$（mmol/L）	细胞外浓度 $[X]_o$（mmol/L）	$[X]_i$ ∶ $[X]_o$
Cl^-	7	120	1 ∶ 17
Ca^{2+}	0.0001	1.2	1 ∶ 12000

K^+ 的外流并不能无限地进行下去，当 K^+ 外流形成的电位差驱动力增加到与浓度差驱动力相等时，K^+ 的跨膜净移动将停止，即达到平衡。这时由 K^+ 外移所形成的外正内负的电位差也稳定在某一水平，这个稳定的电位差就是静息电位，所以静息电位实质是 K^+ 的电化学平衡电位。K^+ 平衡电位可用 Nernst 公式进行计算。

$$E_X = \frac{RT}{ZF}\ln\frac{[X]_o}{[X]_i}(V)$$

式中，E_x 表示某离子（X）的平衡电位；R 表示气体常数；T 表示绝对温度；F 表示法拉第常数；Z 表示离子价；$[X]_o$ 和 $[X]_i$ 表示该离子在膜外侧和膜内侧溶液中的浓度。如果离子 X 为 +1 价，环境温度为 29.2 ℃，将自然对数转换为常用对数，E_x 的单位用 mV 表示，则上述公式可改写为：

$$E_X = 60\lg\frac{[X]_o}{[X]_i}(mV)$$

1939 年，Hodgkin 和 Huxley 第一次利用枪乌贼的巨大神经轴突测定了单一细胞静息电位的数值以及细胞内外的 K^+ 浓度，结果发现，静息电位的实际测定值为 −77 mV，由 K^+ 平衡电位计算所得到的值为 −87 mV，两者非常接近，这也进一步证明，静息电位主要是由 K^+ 外流造成的。但静息电位的实际测定值总是不同程度地小于 K^+ 平衡电位，这是因为膜对 Na^+ 亦有一定的通透性，扩散内流的 Na^+ 可部分抵消由 K^+ 扩散外流所形成的膜内负电位。

二、动作电位

（一）动作电位的概念和组成

动作电位（action potential，AP）是指在静息电位的基础上，细胞接受有效刺激后产生的一个快速的、可逆的、可向远处传播的膜电位变化。它是一个电位的快速变化过程，而不是一个稳定的电位差；动作电位是细胞受刺激后产生兴奋的标志；它产生在受刺激的局部细胞膜，但能沿着细胞膜传导。

以神经细胞为例。其静息电位约 −70 mV，当受到有效刺激时，膜电位先由 −70 mV 升高至细胞阈电位水平（见后文），此后迅速上升至 +30 mV，形成动作电位的升支（去极相）（图 9-2A，abc），其中去极化达 0 mV 以上的部分，称为超射；随后膜电位又迅速下降至接近静息电位水平，形成动作电位的降支（复极相）（图 9-2A，cd），两者共同形成尖峰状的电位变化，称为峰电位。峰电位是动作电位的主要部分，为 1 ～ 2 ms，被视为动作电位的标志。峰电位后膜电位出现低幅、缓慢的波动，称为后电位（图 9-2A，def）。后电位包括两个成分，前一个成分的膜电位仍小于静息电位，称为负后电位（图 9-2A，de），后一成分的膜电位大于静息电位，称为正后电位（图 9-2A，ef）。后电位结束后膜电位才恢复到稳定的静息电位水平。

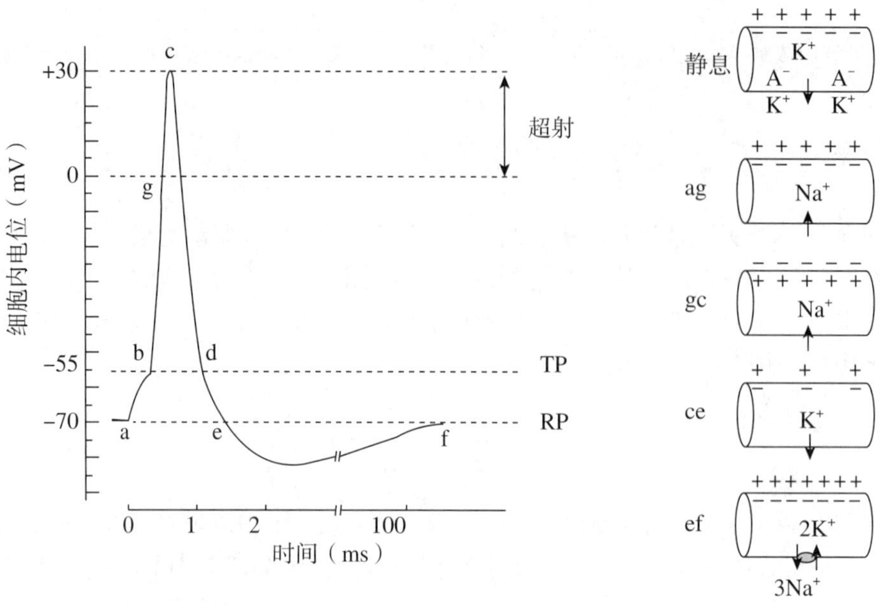

图 9-2 神经细胞动作电位模式图及形成的基本过程

A．神经细胞动作电位模式图；B．跨膜电位形成过程中主要离子的跨膜转移与膜两侧电荷分布的状态
ab：膜电位去极化达到阈电位；bc：动作电位快速去极相；cd：动作电位快速复极相；bcd：锋电位；de：负后电位；ef：正后电位

（二）动作电位的产生机制

动作电位的产生也是离子跨膜移动的结果。如前所述，离子跨膜转运需要两个必不可少的因素，一是细胞内外存在的 Na^+、K^+ 离子的不均匀分布状态，二是细胞膜对离子的通透性的改变。

当细胞受刺激时，并不是立即产生动作电位，只是受刺激局部细胞膜的 Na^+ 通道少量开放，Na^+ 顺浓度差少量内流，引起细胞膜轻度去极化，当去极化达到一个临界膜电位值时，细胞膜上的钠通道才大量开放而触发动作电位，这个能触发动作电位的膜电位临界值称为阈电位(threshold potential，TP)。一般来说，细胞的阈电位比静息电位绝对值小 10 ～ 20 mV，如神经细胞的静息电位约 -70 mV，其阈电位为 -55 mV 左右。阈刺激就是其强度刚好能使细胞的静息电位发生去极化达到阈电位水平的刺激。

在之前描述静息电位产生机制时已经提到，由于钠泵等离子主动转运方式的存在，使得细胞外 Na^+ 浓度明显高于细胞内，并且此时膜两侧存在外正内负的电位差，因此，当细胞处于静息状态时，Na^+ 有顺浓度差和电场力内流的趋势，受到很强的内向驱动力。当细胞受到一个有效刺激时，受刺激部位细胞膜去极化达到阈电位，膜上大量 Na^+ 通道被激活而开放，细胞膜对 Na^+ 的通透性瞬间增大，此时 Na^+ 就会在浓度差和电场力的作用下快速、大量内流，导致膜内负电位迅速减小，膜发生去极化。当膜电位上升达零电位水平时，在膜外 Na^+ 较高的浓度差的驱动下，Na^+ 仍继续内流，逐渐在膜内形成内正外负的电位差，并阻止 Na^+ 的内流。随着 Na^+ 不断内流，阻止 Na^+ 内流的电场阻力也在逐渐增大，当促使 Na^+ 内流的浓度差和阻止 Na^+ 内流的电场力相等时，Na^+ 的净移动为零，膜电位达到一个新的平衡点。此时膜内所具有的电位值，理论上应相当于 Nernst 公式计算所得出的 Na^+ 平衡电位值（E_{Na}）。而实际测得的动作电位超射值较为接近 E_{Na}。

在去极化过程中，细胞膜电压门控 Na^+ 通道开放的时间很短，只有 1 ～ 2 ms，随着去极化过程 Na^+ 通道关闭，Na^+ 内流停止。同时膜的去极化使 K^+ 通道延迟激活而打开，进而膜对

K^+ 的通透性增高，于是膜内 K^+ 在浓度差和电位差的驱动下迅速外流，膜内电位快速降低，由正值快速向负值转变，直至恢复到静息电位水平，形成动作电位的下降支。在复极的晚期，虽然细胞的膜电位已基本恢复到静息电位水平，但是动作电位过程中有一部分 Na^+ 流入细胞内，一部分 K^+ 流到细胞外，造成细胞外 K^+ 浓度升高，细胞内 Na^+ 浓度升高，将激活细胞膜上的 Na^+-K^+ 泵，将动作电位期间进入细胞内的 Na^+ 泵出，同时将外流的 K^+ 泵入细胞，以恢复静息状态时膜两侧的 Na^+、K^+ 离子不均匀分布，从而维持细胞的正常兴奋性。

总之，动作电位的去极化时相是由于 Na^+ 的大量、快速内流形成的；复极化时相是 K^+ 快速外流的结果；后电位的产生可能是 Na^+-K^+ 泵活动的结果。

细胞生物电活动是以膜两侧离子浓度梯度及膜对离子通透性改变为基础的。改变膜内、外离子浓度或用人工方法调控离子通道的开关，都将影响生物电的质和量。例如给患者输入 KCl 溶液，会使细胞外液 K^+ 浓度升高，从而使细胞内、外 K^+ 浓度梯度减小，可影响与 K^+ 有关的静息电位和动作电位的复极相。因此，在临床上使用电解质溶液治疗时，一定要综合考虑离子对机体生物电活动的影响。如食用河豚时，因处理不当所致河豚毒中毒的患者病情十分凶险。因为河豚毒素可特异性阻断 Na^+ 通道，导致细胞膜对 Na^+ 的通透性降低，多数细胞兴奋过程不能发生。

（三）动作电位的特点

动作电位具有以下特点：①“全或无”现象。细胞膜受刺激产生去极化，一旦达到阈电位，动作电位就会立即产生且达到最大值，即使再增加刺激强度，动作电位的幅度也不会随之增大。即动作电位要么不产生（无），一旦产生即达到最大（全）。②连续刺激不融合。由于不应期的存在使连续多个刺激所产生的多个动作电位不可能融合，相邻的两个动作电位之间总有一定的时间间隔。③不衰减性传导。动作电位在同一细胞的传导过程中，其幅度和波形不会因为传导距离的增加而减小，这是因为动作电位的幅度和波形取决于细胞膜的生理特性和膜内外的离子分布状态，而在同一个细胞不同部位细胞膜的性质和离子分布基本相同。

（四）动作电位的传导

细胞膜受到阈下刺激时，不能产生动作电位，但在受刺激的细胞膜局部可产生一定程度的去极化电位，称为局部电位（局部反应）。局部电位不具备“全或无”特性，呈衰减式传导，但可以总和，连续多个阈下刺激产生的局部去极化可以叠加起来，一旦使细胞膜去极化达到阈电位，则可引起动作电位的产生。由此可见，能否产生动作电位的关键在于细胞膜去极化是否达到阈电位水平。刺激强度达到阈值是细胞产生动作电位的外部条件，细胞膜去极化达到阈电位才是细胞膜产生动作电位的根本原因。

动作电位产生后，并不停留在受刺激处的局部细胞膜，而是沿着细胞膜不衰减地传遍整个细胞，这一过程称为动作电位传导（conduction）。动作电位传导的原理可用局部电流学说解释。如图 9-3A 所示，动作电位的发生部位即兴奋区，此处膜两侧电位呈外负内正的反极化状态，而与它相邻的未兴奋区仍处于外正内负的极化状态。这时在兴奋部位和邻近未兴奋部位之间将出现电位差，由于膜内外都是可导电的溶液，所以必然出现由正电位区流向负电位区的电荷流动，形成局部电流。局部电流的流动方向，在膜内由兴奋部位流向邻近未兴奋部位；在膜外由未兴奋部位流向兴奋部位。这样流动的结果使邻近未兴奋部位膜电位减小，即引起该部分膜的去极化。当去极化达到阈电位时，即触发该区爆发动作电位，使它成为新的兴奋区，而原来的兴奋区则进入复极化状态。新的兴奋区又与其前方的未兴奋部位再形成新的局部电流，犹如多米诺骨牌倾倒一样，从而使动作电位由近及远地传播开来。动作电位在无髓神经纤维的传导是连续进行的，直至神经纤维末端。但是，在人体内，绝大部分神经是有髓鞘的，由于髓鞘具有电绝缘性，局部电流只能在郎飞结之间形成，因此，动作电位的传导也只能从一个郎飞结传到下一个郎飞结，呈现跳跃式的传导（图 9-3B），传导速度加快。

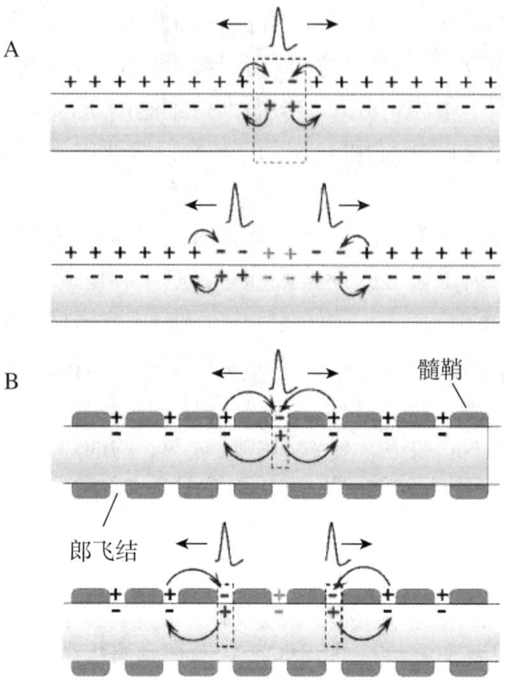

图 9-3 动作电位在神经纤维上的双向传导示意图

A．动作电位在无髓神经纤维上传导示意图；B．动作电位在有髓神经纤维上传导示意图；虚线方框代表兴奋区

（五）细胞兴奋后兴奋性的周期性变化

可兴奋细胞在发生一次兴奋后，其兴奋性也将发生一系列变化（图 9-4）。

绝对不应期：兴奋发生后的最初一段时间内，无论给予多么强的刺激都不能引起细胞再次兴奋，这段时间称为绝对不应期（absolute refractory period），此期兴奋性降低到零。绝对不应期相当于整个锋电位持续的时间，所以动作电位的锋电位不会发生叠加。

相对不应期：在绝对不应期之后，细胞的兴奋性逐渐恢复，再次接受刺激后可发生兴奋，但刺激强度必须大于原来的阈值，这一时期称为相对不应期（relative refractory period）。相对不应期是细胞兴奋性从零逐渐恢复到接近正常的时期。在神经纤维，相对不应期相当于动作电位的负后电位前半段。

超常期：在相对不应期之后，有的细胞还会出现兴奋性轻度增高的时期，称为超常期（supranormal period）。此期给予阈下刺激就可引起细胞再兴奋，表明细胞兴奋性高于正常水平。超常期持续时间相当于动作电位的负后电位后半段。

低常期：超常期后有的细胞又出现兴奋性的轻度减低，此期称为低常期（subnormal period）。此期需要阈上刺激才能引起细胞再次兴奋，表明细胞兴奋性低于正常水平。低常期相当于动作电位的正后电位所持续的时间。

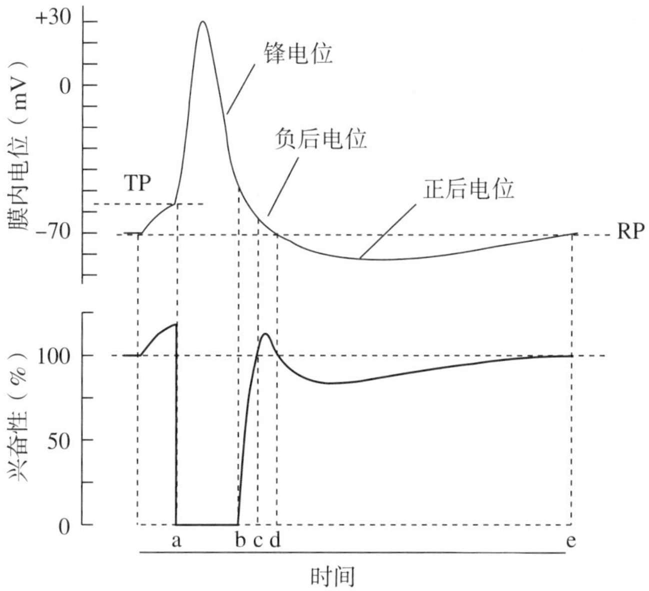

图 9-4 神经纤维兴奋过程中兴奋性的变化

TP：阈电位，RP：静息电位

ab：绝对不应期，bc：相对不应期，cd：超常期，de：低常期

第四节 机体功能的调节

在生理情况下，人体内各细胞、组织和器官所进行的活动并不是彼此孤立和互不相关的，而是紧密联系、互相配合，使机体成为一个统一的整体。当机体内外环境发生变化时，人体内各器官、组织的功能活动将发生相应的变化，使机体适应环境的变化，并维持内环境的稳定，这种适应性的反应过程称为生理功能的调节。人体生理功能调节的方式主要有三种，即神经调节、体液调节和自身调节。

一、神经调节

机体内许多生理功能是由神经系统的活动调节完成的，称为神经调节（nervous regulation）。神经调节是机体最主要的调节方式，基本形式是反射（reflex）。反射是指在中枢神经系统参与下，机体对内外环境刺激所产生的规律性应答反应。反射的结构基础是反射弧（reflex arc），它由 5 个部分组成，即感受器、传入神经、神经中枢、传出神经和效应器（图 9-5）。感受器能够感受机体内、外环境的变化，并将各种变化转换成神经冲动，通过传入神经纤维传到相应的神经中枢，中枢对传入信号进行分析综合后作出反应，再经传出神经传至效应器，改变后者的活动状态。反射的完成有赖于反射弧结构和功能的完整性，如果其中任何一部分结构或功能遭受破坏，都将导致这一反射的消失。

神经调节的特点是产生效应迅速，调节作用精确，作用时间短暂。

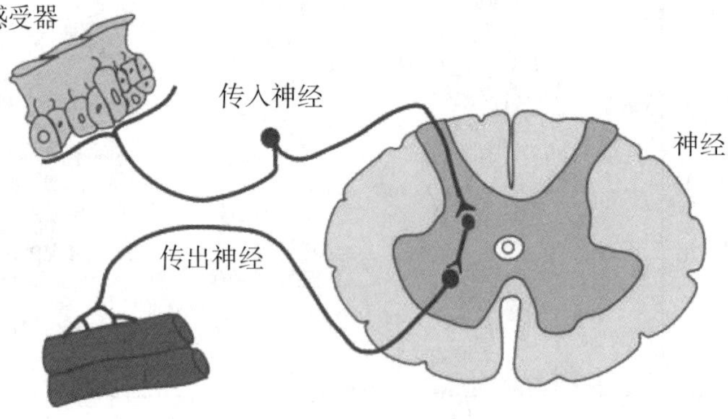

图 9-5 反射弧模式图

二、体液调节

体液调节（humoral regulation）是指机体的某些组织细胞所分泌的特殊的化学物质，通过体液途径到达并作用于靶细胞上的相应受体，影响靶细胞生理活动的一种调节方式。这些特殊的化学物质主要有内分泌腺分泌的激素、某些组织细胞分泌的肽类和细胞因子等。激素等物质往往是经血液运输到全身各处进行调节，这种方式称为远距分泌。也有一些化学物质不通过血液循环，而是直接进入周围的组织液，经扩散作用于邻近组织细胞，这种调节称为旁分泌。另外，人体内有不少内分泌腺或内分泌细胞还直接或间接地接受神经系统的调节，在这种情况下，体液调节成为神经反射弧传出途径的延伸，这种调节称为神经 - 体液调节。例如，交感神经兴奋，可促使所支配的肾上腺髓质分泌肾上腺素和去甲肾上腺素，经血液运输调节有关器官的功能活动。

体液调节的特点是产生效应较缓慢，作用范围广泛，持续时间较长。

三、自身调节

自身调节（autoregulation）是指体内某些细胞、组织或器官在不依赖于神经或体液调节的情况下，自身对内外环境变化所产生的一种特定适应性反应。例如，在一定范围内血管壁的平滑肌受到牵拉时，会发生收缩反应；心肌被拉长后，心肌收缩力将发生改变。

自身调节是一种局部调节，其调节幅度较小，灵敏度较低，但对组织、器官的生理功能仍有一定的调节意义。

四、体内的控制系统

人体通过各种生理功能的调节，保持内环境稳态或协调完成各种生理功能。这是由于人体内存在着多种复杂的控制系统，精密地调节着人体生命活动。控制系统分为非自动控制系统和自动控制系统，其中自动控制系统又分为反馈控制系统和前馈控制系统。运用工程技术领域中使用的自动控制理论，有助于对人体内自动控制系统的运作规律和特点的认识和理解。

（一）反馈控制系统

在生理学中，通常将神经中枢或内分泌腺等看作控制部分，将效应器或靶细胞看作受控部分，而将后者的状态或所产生的效应称为输出变量。在控制部分和受控部分之间，通过不同形式的信息传递，形成一个闭合回路（图 9-6），即存在着双向的信息联系，控制部分发出指令改变受控部分的活动，而受控部分也不断有信息反馈到控制部分，不断纠正和调整控制部分的活动，从而达到精确的调节。这种由受控部分发出的信息反过来影响控制部分活动的调节方式称为反馈（feedback）。反馈有负反馈和正反馈两种方式。

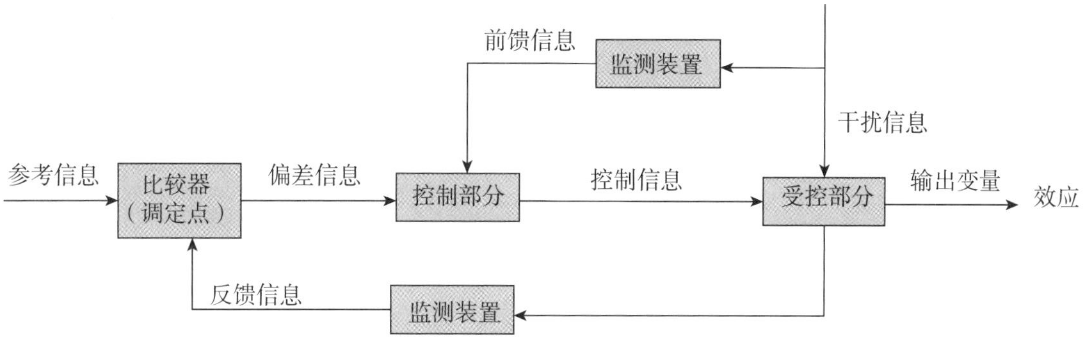

图 9-6　自动控制系统模式图

1．负反馈　负反馈（negative feedback）是指从受控部分发出的反馈信息调整控制部分的活动，从而使受控部分的活动向着与其原先活动相反方向发展的过程。也就是说，当某种生理活动过强时，通过负反馈调控可使该生理活动减弱；而当某种生理活动过弱时，可反过来引起该生理活动增强。负反馈的意义是维持机体生理功能的稳定，在维持内环境稳态中具有重要作用。在生理情况下，机体内大部分控制系统都属于负反馈控制系统。

动脉血压的维持是负反馈调节的典型例子。例如，当人体由卧位转为立位时，体内的部分血液滞留在下肢，回心血量减少，血压降低。这时，分布在主动脉弓和颈动脉窦的压力感受器感受到这一变化，立即将信息通过传入神经传到心血管中枢，心血管中枢分析整合后，通过传出神经增强心脏的活动并收缩血管，使血压回升，从而维持血压的稳定。

2．正反馈　正反馈（positive feedback）是指反馈作用与原效应作用一致，起到促进或加强原效应的作用，使某一生理过程加速完成。血液凝固过程、排尿过程、分娩过程等都是正反馈的例子。在正常分娩过程中，子宫收缩导致胎儿头部下降并牵张子宫颈，宫颈部受牵张时可进一步加强子宫收缩，再使胎儿头部进一步下降并牵张宫颈，宫颈牵张再加强子宫收缩，如此反复，直至胎儿娩出。

（二）前馈控制系统

前馈控制（feed-forward control）是指在控制部分向受控部分发出活动指令的同时或稍前，又通过另一快捷的通路向受控部分发出指令，这一提前到达的指令使受控部分的活动更具有预见性和适应性。例如，人们在进餐时，进餐环境和进食动作（如咀嚼、胃蠕动等）在血糖升高之前即已引起胰岛素分泌，以及时、快速地防止营养物质吸收所引起的血糖过度升高。机体各种条件反射都属于前馈控制活动。

与反馈控制相比，前馈控制更为快捷。在机体生理活动的调控中，前馈控制与反馈控制常互相联系、互相配合。

Note

思考题

1. 何谓内环境的稳态？有什么生理意义？
2. 什么是兴奋性？如何评价兴奋性的高低？
3. 什么是动作电位？如何理解动作电位的特点？
4. 人体生理功能的调节方式有哪些？各自有什么特点？

（宋卓慧）

第十章

生物化学基础

第十章数字资源

学习目标

1. 知识：复述生物化学的基本理论、生物分子的化学组成、结构、功能和重要意义；说明物质代谢的基本过程和生理意义（糖代谢、脂质代谢、蛋白质代谢、氨基酸代谢和生物氧化），解释物质代谢的联系。
2. 能力：适当运用生物化学知识解释临床疾病的发病机制及采取的防治措施。
3. 素养：培养良好的职业道德、实事求是的科学态度，独立思考、分析问题的能力，相互沟通和团结协作的能力。

生物化学（biochemistry）即生物体中的化学，是研究生物体的化学分子（结构与功能）及其变化规律（代谢规律），从分子水平探讨生命现象与本质的一门学科。随着生命科学研究的不断深入，包括分子生物学分支在内的生物化学已经成为生命科学领域的共同语言和前沿学科。

可以将生物化学学科发展过程人为划分成几个阶段：①叙述生物化学阶段：18 世纪中叶至 19 世纪末，该时期主要研究生物体的化学组成，对脂质、糖及氨基酸的性质等进行了较为系统的阐述；②动态生物化学阶段：20 世纪初开始，人们对各种生物分子的代谢变化有了深入的认识；③分子生物学时期：20 世纪后半叶以来，随着对 DNA 的认识，生命科学领域的研究热点逐步转移到基因和基因表达中。

人体是由众多结构功能复杂的分子高度有序构成的有机整体。生物大分子包括蛋白质、酶、核酸及聚糖类等。此外，水、电解质及酸碱代谢也构成了机体代谢的一个方面。

第一节　生物分子的结构与功能

案例 10-1

一位 15 岁的美籍非洲女孩，因“疲劳，尿道灼烧 1 个月伴双侧大腿和臀部疼痛 1 天”到医院就诊。

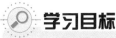

1 个月前，她无明显诱因自觉疲劳，小便时尿道时有灼烧感，无腰痛、腹痛、尿频、尿急等症状，未引起特殊重视。1 天前无明显原因又出现双侧大腿和臀部疼痛，进行性加重，不伴下肢麻木等症状，服用药物布洛芬疼痛无缓解来到医院，最近没有外伤和剧

烈运动。既往有大腿及臀部疼痛症状，有时需住院治疗才能缓解（具体诊断治疗不详），余无特殊。家族其他成员没有类似疾病。查体：体温正常，睑结膜和口腔黏膜稍微苍白，双侧大腿外观正常，但有非特异性的大腿前部疼痛，其他体征正常。辅助检查：血常规检查结果：白细胞计数（WBC）为 17×10^9/L［正常值（3.5 ~ 9.5）$\times 10^9$/L］；血红蛋白（HGB）浓度为 71 g/L，女性正常值是 110 ~ 150 g/L；尿液分析显示有大量的细胞。

问题：

1. 本病的发病机制是什么？
2. 本病各种症状产生的原因是什么？
3. 请提出一些本病的治疗措施。

一、氨基酸、多肽与蛋白质

蛋白质（protein）是生命活动的最主要载体和功能执行者。它既是生物体的重要的结构物质之一，也承担着各种生物学功能，如化学催化反应、免疫反应、血液凝固、物质代谢调节、基因表达调控和肌肉收缩等。同时，蛋白质也是生物体中含量最丰富的生物大分子（biomacromolecule），约占人体固体成分的 45%，细胞干重的 70% 以上。

（一）氨基酸是组成蛋白质的基本单位

人体内组成蛋白质的氨基酸（amino acid）有 20 种，除了甘氨酸外均属 L-α- 氨基酸（图 10-1）。在 α- 碳原子上分别连接羧基（$-COO^-$）、氨基（$-NH_3^+$）、氢原子及侧链（R）基团（甘氨酸中 R 基团为 H）。由于氨基酸带有含碱性的 α- 氨基和酸性的 α- 羧基，在不同 pH 溶液中可能带有不同电荷，故其具有两性解离的性质。在某一 pH 的溶液中，氨基酸解离成阳离子和阴离子的趋势及程度相等，呈电中性，此时溶液的 pH 称为该氨基酸的等电点（isoelectric point，pI）。

人体内也有若干不参与蛋白质组成但具有重要生理功能的氨基酸，如参与合成尿素的鸟氨酸（ornithine）、瓜氨酸（citrulline）和精氨酸代琥珀酸（argininosuccinate）。

非极性脂肪族氨基酸							
Gly	Ala	Val	Leu	Ile	Pro		
G	A	V	L	I	P		
甘氨酸	丙氨酸	缬氨酸	亮氨酸	异亮氨酸	脯氨酸		
极性中性氨基酸							
Ser	Cys	Met	Asn	Gln	Thr		
S	C	M	N	Q	T		
丝氨酸	半胱氨酸	甲硫氨酸	天冬酰胺	谷氨酰胺	苏氨酸		
含芳香环氨基酸			碱性氨基酸			酸性氨基酸	
Phe	Tyr	Trp	Arg	Lys	His	Asp	Glu
F	Y	W	R	K	H	D	E
苯丙氨酸	酪氨酸	色氨酸	精氨酸	赖氨酸	组氨酸	天冬氨酸	谷氨酸

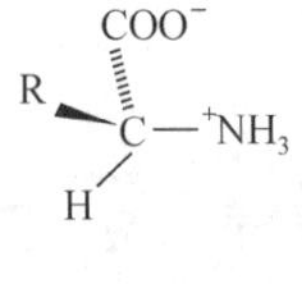

L-α-氨基酸通式
（R 为侧链）

图 10-1 组成人体蛋白质的氨基酸及 L- 氨基酸通式

（二）氨基酸组成的肽具有生物学活性

氨基酸相互结合可生成肽（peptide）。如 1 分子的甘氨酸的 α- 羧基和 1 分子甘氨酸的 α- 氨基脱去 1 分子水缩合成为甘氨酰甘氨酸，这是最简单的肽，因是两个氨基酸缩合而成，称为“二肽”。该二肽中的两个甘氨酸残基间的化学键称为肽键（peptide bond）。一般而言，由 10 个以内氨基酸相连而成的肽称为寡肽（oligopeptides），而更多的氨基酸组成的肽称为多肽（polypeptides）。多肽链的两端，一端为游离 α- 氨基，另一端为游离 α- 羧基，分别称为氨基末端（N 端）和羧基末端（C 端）。蛋白质是由多个氨基酸残基组成，并形成特定高级结构的具有生物学活性的多肽。例如，促肾上腺皮质激素由 39 个氨基酸残基组成，归为多肽，胰岛素含有 51 个氨基酸残基，则归为蛋白质。

机体内有多种肽类具有生物学活性。如谷胱甘肽（glutathione，GSH）系谷氨酸、半胱氨酸和甘氨酸组成的三肽。其中，半胱氨酸的巯基（—SH）具有还原性，是体内重要的还原剂，可保护体内蛋白质或酶分子中的巯基免遭氧化，维持后者的活性状态。此外，催产素（9 肽）、加压素（9 肽）、促甲状腺释放激素（3 肽）、脑啡肽（5 肽）及强啡肽（17 肽）等都分别具有相应的生物学功能。

（三）蛋白质的结构与功能密切相关

许多氨基酸通过肽键相连形成蛋白质。蛋白质要发挥其生物学作用就要形成正确的结构。

知识拓展

胰岛素的结构性质的认识

胰岛素在蛋白质的结构和性质研究中创造了多个第一，在蛋白质晶体学和蛋白质结构研究中占有重要的历史地位。

Hodgkins 在 1935 年首次获得胰岛素晶体的衍射照片，后来成功解析了胰岛素的六聚体晶体结构，因此获得了 1964 年诺贝尔化学奖，胰岛素是第一个被解析晶体结构的激素。20 世纪 50 年代，Sanger 解析了胰岛素 A、B 链的氨基酸序列和二硫键位置，于 1958 年获得诺贝尔化学奖，这是人类首次测出蛋白质的氨基酸序列。

1965 年，Steiner 在研究胰岛瘤细胞时发现胰岛素的前体是单链的胰岛素原，分泌过程中切去中间的 C 肽后形成胰岛素，这是对多肽激素前体的首次研究。胰岛素的结构解析为胰岛素 - 胰岛素受体相互作用研究铺平了道路。在胰岛素单基因突变疾病的研究中，人类逐渐认识了胰岛素的生物合成和分泌途径，不同功能的胰岛素突变体为胰岛素的关键氨基酸残基提供了重要信息。

一般根据丹麦科学家 Linderstrom-Lang 提出的四级结构进行阐述：一级结构、二级结构（图 10-2）、三级结构和四级结构（表 10-1）。其中后三者统称为高级结构或空间结构。并非所有蛋白质都具有四级结构，只有那些由多个亚基（subunit）组成的蛋白质才具有四级结构，如由 4 个亚基（多肽链）共同组成的血红蛋白（hemoglobin，Hb）。

表 10-1 蛋白质的结构

定义		维系结构的化学键
一级结构	蛋白质分子从N端至C端的氨基酸排列顺序	肽键，二硫键的位置
二级结构	蛋白质分子中某一段肽链的局部空间结构，即该段肽链主链骨架原子的相对空间位置，并不涉及氨基酸残基侧链的构象	氢键（结构：α螺旋、β折叠、β转角、无规卷曲）
三级结构	整条肽链中全部氨基酸残基的相对空间位置，即肽链中所有原子在三维空间的排布位置	疏水作用、离子键、氢键和范德华力等
四级结构	蛋白质分子中各亚基的空间排布及亚基接触部位的布局和相互作用	氢键和离子键

1. 蛋白质的功能与其结构关系密切 特定的空间结构是行使生物功能的基础，空间结构决定着蛋白质的生物学功能。蛋白质一级结构是高级结构与功能的基础。一级结构中半胱氨酸的巯基将形成蛋白质多肽链间或链内的二硫键（—S—S—），参与高级结构的形成；一级结构相似的蛋白质具有相似的高级结构与功能，如多种物种的胰岛素A链一级结构高度相似，其功能也相似。

微整合

临床应用

人工合成胰岛素

胰岛素发现后迅速用于临床糖尿病治疗。此后的50年间，胰岛素药物一直来自于动物胰的提取。但23500多个胰腺仅能纯化出1磅胰岛素，这难以满足临床治疗的需要，同时动物源性胰岛素的纯度和引发炎症反应的问题一度困扰研发人员。

1965年9月17日，中国首次用人工方法成功合成了结晶牛胰岛素蛋白质分子。人工合成牛胰岛素的结构、生物活性、物理化学性质，都与天然牛胰岛素完全一样。这一成功标志着中国在这个领域的科学研究在世界上取得了领先地位。人工牛胰岛素的合成，为人工合成胰岛素用于糖尿病的治疗做出了开创性的尝试，也开辟了人工合成蛋白质的时代，在生物化学研究的发展史上具有重大意义和影响。

1978年，Genentech公司利用重组DNA技术生产出了世界首个重组人胰岛素，并实现商业化生产，迅速在糖尿病的治疗中广泛应用。

2. 蛋白质的功能依赖特定的空间结构 含有大量α螺旋结构的角蛋白使得由其构成的组织坚韧并富有弹性。肌红蛋白（myoglobin，Mb）和血红蛋白由于分别为单链蛋白质和四亚基蛋白，与氧结合能力显示出了巨大差别。后者由于4个亚基能够分别与氧结合，且各亚基结合氧后促进后续亚基结合氧，被称为正协同效应（positive cooperativity）。

（四）蛋白质的理化性质可用于定性定量

蛋白质具有多种理化性质，这便于在临床诊断与科学研究中对其进行检测，包括两性解离性质、胶体性质、紫外吸收性质（280 nm处具有最大吸收峰）及呈色反应（茚三酮反应、双缩脲反应）。此外，受物理化学因素（如加热、乙醇、强酸、强碱、重金属离子及生物碱制剂

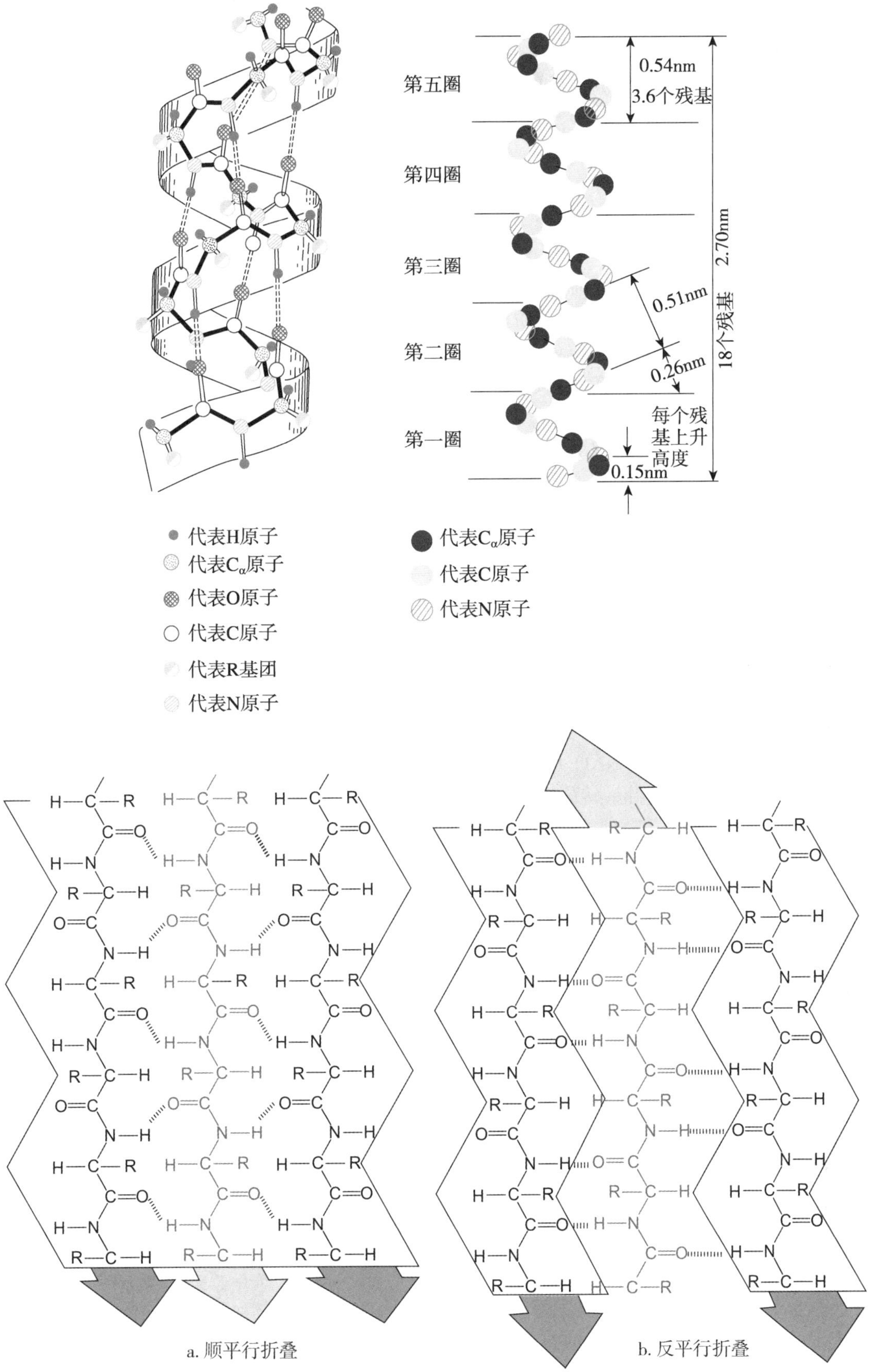

图 10-2　蛋白质的二级结构：α 螺旋和 β 折叠

等）作用，蛋白质空间结构破坏，导致物理化学特性改变、生物学活性丧失，称为蛋白质变性（protein denaturation）。

根据上述性质，可采用离心、透析、超滤、盐析、层析、电泳等手段对其进行分离、浓缩等操作，为后续检测提供可能。

二、酶

生物体内化学分子的变化是通过有序且不断的化学反应来实现的。这些反应在极为温和的条件下高效而特异地进行，参与这些反应的一类重要的催化剂就是酶（enzyme）。酶是由活细胞产生的对其特异底物（substrate）具有高效特异性和高度催化效能的蛋白质。此外，还有一些 RNA 具有酶活性，称为核酶（ribozyme）。

（一）酶的分子结构与功能

按照分子组成，酶可分为单纯酶（simple enzyme）和结合酶（conjugated enzyme）。仅含蛋白质的酶为单纯酶，如脲酶、淀粉酶、酯酶及核酸酶等。由蛋白质部分和非蛋白质部分组成的酶为结合酶，其中蛋白质部分称为酶蛋白（apoenzyme），非蛋白质部分称为辅助因子（co-factor）。酶蛋白主要决定酶促反应的特异性及其催化机制；辅助因子主要决定酶促反应的性质和类型。二者结合在一起称为全酶（holoenzyme），单独存在则均无催化活性。

与酶蛋白结合疏松，可用透析或超滤等方法除去的辅助因子称为辅酶（coenzyme）；与酶蛋白结合紧密，不能用透析或超滤等方法除去的辅助因子则称为辅基（prosthetic group）。辅助因子多为小分子化合物或金属离子，在酶促反应中参与传递电子、质子或运输载体等作用。如尼克酰胺腺嘌呤二核苷酸（NAD^+）及尼克酰胺腺嘌呤二核苷酸磷酸（$NADP^+$）是体内转移 H^+ 和电子的重要辅酶；四氢叶酸转移一碳单位；辅酶 A 转移酰基等。

（二）酶的工作原理

酶在催化反应进行时，可通过与底物形成中间产物（过渡态）降低反应的活化能，从而提高反应速率，但酶不能改变终产物的生成量。酶促反应的特点包括：酶对底物有极高的催化效率；对底物具有高度的特异性；酶的活性和酶量具有可调节性；酶因是蛋白质，在某些理化因素的作用下会失去活性。

（三）酶促反应动力学

酶促反应的速率受酶浓度、底物浓度、温度、溶液 pH、抑制剂和激活剂等的影响。有机磷农药、重金属离子等属于不可逆抑制剂，与酶共价结合，产生一系列毒性反应；磺胺类抗生素与对氨基苯甲酸结构相似，后者作为细菌合成二氢叶酸的原料，磺胺类药物属于竞争性抑制剂。

（四）酶的调节

酶的调节主要从酶活性与酶量两个方面进行。通过一些代谢物对酶构象进行改变，进而影响活性的方式称为别构调节（allosteric regulation），也称变构调节。酶蛋白肽链上一些基团可被其他化学基团共价结合，称为酶的共价修饰（covalent modification）或化学修饰（chemical modification）调节。酶原激活是另一种重要的活性调节方式，它使得酶在体内特定位置发挥作用，如胰蛋白酶原在胰腺合成运输至小肠后，经肠激酶作用后形成有活性的胰蛋白酶。

（五）酶与医学的关系

酶的质和量与疾病的关系密切。酪氨酸酶缺乏引起白化病；苯丙氨酸羟化酶缺乏可造成智力障碍；胰腺炎时，胰蛋白酶在胰腺中被激活，造成胰腺组织被水解破坏。测定酶活性可用于诊断疾病，如碱性磷酸酶升高可提示骨肿瘤等。酶在医学科研中也发挥了巨大作用，如酶标记测定、基因工程的工具酶等。

微整合

临床应用

磺胺类药物的作用机制

口服磺胺类抗菌药物对肺炎链球菌、溶血性链球菌、流感嗜血杆菌、大肠埃希菌、奴卡氏菌、支原体、衣原体等多种病原菌都有较强的抗菌作用。为什么磺胺类药物可以起到抗菌作用呢？

凡是能降低酶促反应速率，但不引起酶分子变性失活的物质称为酶的抑制剂（inhibitor）。如果抑制剂与底物竞争，与酶的同一活性中心结合，从而干扰了酶与底物的结合并使酶的催化活性降低，称为竞争性抑制作用。

人体和细菌在生命活动中都需要二氢叶酸，但不同的是人可以从食物中获得叶酸变成二氢叶酸，而细菌没有办法直接利用叶酸或二氢叶酸，必须用各种原料来自身合成二氢叶酸。细菌合成二氢叶酸的重要原料之一称为对氨基苯甲酸（PABA），而磺胺类药物的结构与 PABA 非常接近，因此磺胺类药物进入细菌体之后，在合成二氢叶酸的过程中和 PABA 竞争与二氢叶酸合成酶结合，导致酶的活性障碍，进而阻碍了细菌合成自己所需要的二氢叶酸，细菌体内核苷酸和核酸合成受阻，导致细菌生长繁殖不能进行，磺胺类药物成功起到了抗菌作用。

三、脂质

机体内另一类重要的分子是脂质（lipids）。脂质种类丰富且结构复杂，决定了其在生命体内功能的多样性和复杂性。脂质分子并不是由基因编码产生，而是独立于基因到蛋白质的遗传信息系统之外，这些决定了脂质在生命现象、疾病发生发展过程中的特殊性。一些以往被认为与脂质关系不大的疾病现象，也可能与脂质及其代谢有着密切关系。脂质是脂肪和类脂的总称，脂肪即三酰甘油（triacylglycerol），也称甘油三酯（triglyceride，TG），类脂包括固醇及其酯、磷脂和糖脂。

三酰甘油是甘油的三个羟基分别被相同或不同的脂肪酸酯化形成的酯，是机体重要的能源物质。体内还含有少量的单酰甘油（monoacylglycerol）和二酰甘油（diacylglycerol，DAG）。

脂肪酸（fatty acid）是脂肪烃的羧酸，其结构通式为 $CH_3(CH_2)_nCOOH$。高等动植物脂肪酸碳链的长度一般在 14 ~ 20C，多为偶数碳。此外，脂肪酸碳链中还可能含有双键。无双键的称为饱和脂肪酸（saturated fatty acid），含有一个双键的脂肪酸称为单不饱和脂肪酸（monounsaturated fatty acid），含有两个及以上双键的脂肪酸称为多不饱和脂肪酸（polyunsaturated fatty acid）。多数脂肪酸可在体内合成，但亚油酸、α- 亚麻酸在体内不能被合成，必须从植物油摄取，称为人体必需脂肪酸（essential fatty acids），花生四烯酸可在体内由亚油酸转变生成，一般也归为必需脂肪酸。

三酰甘油是机体重要的功能和储能物质。三酰甘油氧化分解后产能较多，1 g 三酰甘油彻底氧化分解可产生 38 kJ 能量，而 1 g 蛋白质或 1 g 糖类只能产生 17 kJ 的能量。此外，三酰甘油疏水，储存时不带水分子，所占体积小。三酰甘油的储存有特定组织，即脂肪组织。

磷脂由甘油或鞘氨醇、脂肪酸、磷酸和含氮化合物组成，是生物膜的重要成分，也是第二信使的前体（如磷脂酰肌醇）。含甘油的磷脂称为甘油磷脂。含有鞘氨醇或二氢鞘氨醇的磷脂称为鞘磷脂（sphingophospholipids）。鞘磷脂中的氨基以酰胺键与 1 分子的脂肪酸结合生成神经酰胺（ceramide），为鞘脂的母体。磷脂是构成生物膜的重要成分。磷脂分子具有亲水端和疏水端，在水溶液中可聚集成脂质双层，是生物膜的基础结构。此外，由磷脂形成的磷脂酰肌醇的 4、5 位可被磷酸化，形成磷脂酰肌醇 -4,5- 二磷酸（PIP_2），是细胞膜磷脂的重要组成部分，存在于细胞膜的内表面。PIP_2 在信号分子的作用下可分解生成二酰甘油和肌醇三磷酸，二者在细胞信号转导中可作为第二信使发挥作用。

固醇类化合物衍生物中，最丰富的是胆固醇，是细胞膜的基本结构成分，也可转化成一些具有重要功能的固醇化合物。

四、糖与糖复合物

机体细胞中存在着种类丰富的含糖的复合生物大分子，如糖蛋白、蛋白聚糖、糖脂等，这些分子统称为复合糖类（complex carbohydrate），又称为糖复合体（glycoconjugate）。糖复合体中的糖组分（除单个糖基外）称为聚糖（glycan）。糖蛋白和蛋白聚糖均由共价键连接的蛋白质和聚糖两个部分构成，而糖脂则由聚糖和脂质构成。

机体中的糖蛋白和蛋白聚糖分布于细胞表面、细胞内分泌颗粒和细胞核内；也可通过胞吐作用等释放出细胞。糖蛋白分子中蛋白质质量百分比要大于蛋白聚糖，而蛋白聚糖中聚糖含量占一半以上，甚至高达 95%，以至多数蛋白聚糖中的聚糖分析质量高达 10 万以上。

糖蛋白分子中的含糖量因蛋白质不同而异，为 5% ~ 20%。此外，糖蛋白分子中单糖种类、组成比例和聚糖的结构也存在着显著的差异。组成糖蛋白的分子中聚糖的单糖分子有 7 种：葡萄糖、半乳糖、甘露糖、*N*- 乙酰半乳糖胺、*N*- 乙酰葡糖胺、岩藻糖和 *N*- 乙酰神经氨酸。由上述单糖相互连接构成结构各异的聚糖，根据连接方式的不同，可分为 *N*- 连接型聚糖（*N*-linked glycan）和 *O*- 连接型聚糖（*O*-linked glycan）。前者是指与蛋白质分子中天冬酰胺残基的酰胺氮相连的聚糖，后者指的是与蛋白质分子中丝氨酸或苏氨酸残基的羟基相连的聚糖。故糖蛋白也相应地分成 *N*- 连接糖蛋白和 *O*- 连接糖蛋白。

人体细胞内蛋白质 1/3 为糖蛋白，执行着不同的功能。糖蛋白分子中的聚糖不但能影响蛋白质部分的构象、聚合、溶解及降解，还参与糖蛋白相互识别和结合等过程。聚糖可稳固多肽链的结构及延长半衰期：糖蛋白的聚糖通常存在于蛋白质表面或转角的序列处，并突出于蛋白质分子的表面。有些糖链还可能通过限制与它们连接的多肽链的构象自由度而发挥结构性作用。聚糖参与糖蛋白新生肽链的折叠与聚合：不少糖蛋白的 *N*- 连接型聚糖参与新生肽链的折叠，并维持蛋白质正确的空间构象。聚糖还可影响糖蛋白在细胞内的靶向输送，并参与分子的相互识别。

蛋白聚糖是一类更为复杂的复合糖类，主要由糖胺聚糖共价连接于核心蛋白上所构成。蛋白聚糖最主要的功能是构成细胞外基质。此外，有些蛋白聚糖还具有特殊功能，如肝素的抗凝作用、硫酸软骨素维持软骨的机械性能及角膜中的硫酸角质素和硫酸皮肤素使角膜透明的作用等。

五、核苷酸与核酸

核酸（nucleic acid）是以核苷酸为基本组成单位的生物信息大分子，具有复杂的结构和重要的生物学功能。核酸可以分为脱氧核糖核酸（deoxyribonucleic acid，DNA）和核糖核酸（ribonucleic acid，RNA）两类。人体 DNA 存在于细胞核和线粒体内，携带生物遗传信息，并通过复制的方式传递遗传信息。人体 RNA 是 DNA 的转录产物，参与遗传信息的复制和表达。RNA 存在于细胞质、细胞核和线粒体中。核苷酸是核酸的基本组成单位。核苷酸由核糖、磷酸及碱基构成。按照核糖 2′ - 碳上是否结合氧原子，核糖分为脱氧核糖与核糖，与之对应形成了脱氧核苷酸和核苷酸，前者是 DNA 的组成单位，后者是 RNA 的组成单位。碱基共包括 5 种：腺嘌呤（A）、鸟嘌呤（G）、胞嘧啶（C）、胸腺嘧啶（T）出现在脱氧核苷酸中；A、G、C 和尿嘧啶（U）则出现在核苷酸中。

DNA 的二级结构是双螺旋结构，该结构于 1953 年由 J. Watson 和 F. Crick 共同提出，二人因此获得 1962 年诺贝尔奖。由此，生物化学中的另一重要内容——分子生物学研究的大门缓缓开启。DNA 双螺旋结构模型很好地揭示了以往对于 DNA 研究中的诸多现象，也成为后来研究的理论基础。其要点主要包括：DNA 由两条多聚脱氧核苷酸链组成，核糖与磷酸位于外侧，DNA 双链之间形成了互补碱基对（A=T，G ≡ C），碱基对的疏水作用和氢键共同维持着 DNA 双螺旋结构的稳定。而双螺旋的 DNA 进而形成更高级结构形式存在于细胞核内，相关内容可参阅遗传学章节。

RNA 是 DNA 的转录产物，其种类、数量更为丰富与庞大。RNA 依赖 DNA 中的一条模板链，按照碱基互补的方式合成前体序列。此后，前体序列经由剪接、运输过程形成成熟的 RNA，到达细胞特定位置发挥作用。信使 RNA（mRNA）在蛋白质合成中发挥模板作用；转移 RNA（tRNA）在蛋白质合成中具有氨基酸载体作用；核糖体 RNA（rRNA）参与形成核糖体，是蛋白质合成的场所。近年，研究较多的非编码 RNA（non-coding RNA）也帮助人们进一步理解生命现象与疾病过程。如微 RNA（microRNA）、长链非编码 RNA（long non-coding RNA）、piwi-interacting RNA（pi-RNA）及环形 RNA（circular RNA）等均具有特定的基因表达调控功能。

核酸的主要理化性质为光吸收和变性 / 复性作用。核酸在 260 nm 处具有最大吸收峰，可用于核酸的定量，该波长需要与蛋白质的最大吸收波长相区别。核酸在受热（94 ℃）时，双链中碱基之间的氢键“打开”，形成单链，称为热变性。此时，碱基更多地暴露，促使 260 nm 处的吸光度增加。当温度降低时，两条单链又可根据碱基互补原则形成双链结构，称为复性。这一性质也是聚合酶链反应（polymerase chain reaction，PCR）的重要基础。

第二节　物质代谢与能量代谢

案例 10-2

一个 7 岁小男孩，因“鼻塞，流涕 4 天伴茶色尿 1 天”来医院就诊。患儿因感冒后出现鼻塞，流涕等症状持续了 4 天，由于无发热，无明显咳嗽，饮食、精神正常，所以未服药物。1 天前下午家长发现其排茶色尿，并出现精神萎靡，面色苍黄，无腹痛、尿频、尿急、尿痛等症状。追诉病史患者家属说患儿 2 天前进食蚕豆（为首次进食），因此以“蚕豆病”收入住院。既往体健，无药物、食物过敏史，家族中未发现类似疾病。

Note

查体：体温 37.4 ℃，脉搏 146 次 / 分，呼吸 39 次 / 分，神志清，精神萎靡，面色苍黄，重度贫血貌，全身浅表淋巴结未及肿大，巩膜可见轻度黄染，咽充血，扁桃体Ⅰ度肿大。腹软，无压痛，肝脾未及肿大。实验室检查网织红细胞明显增高，间接胆红素增高。外周血检查见水泡红细胞，Coombs 实验（可诊断自身免疫性溶血性贫血等）阴性。贫血相关基因检测为葡萄糖 -6- 磷酸脱氢酶（G-6-PD）杂合突变。

问题：

1. 本病的发病机制是什么？
2. 蚕豆病发作的诱因是什么？
3. 蚕豆病的治疗措施是什么？

物质代谢和能量代谢是生物化学关注的主要内容。生命活动的基本特征之一是生物体内各种物质按一定规律不断进行新陈代谢，以实现生物体与外环境的物质交换、自我更新，以及机体内环境的相对稳定。各种物质代谢之间也有广泛的联系，且各种代谢受到严密的调节，使之形成一个庞大统一的整体。

一、糖代谢

糖是生物体的一种重要的能量来源，人体所需能量的 50% ～ 70% 源自糖。1 mol 葡萄糖（glucose）完全氧化成为二氧化碳和水可释放 2840 kJ（679 kcal/mol）能量。人类食物中可被机体分解利用的糖类包括植物淀粉、动物糖原、麦芽糖、蔗糖、乳糖及葡萄糖等。糖类被消化成单糖后，在小肠黏膜被吸收。这里主要探讨葡萄糖的代谢。

（一）糖的无氧氧化

1 分子的葡萄糖在胞质中经多步反应生成 2 分子的丙酮酸，称为糖酵解（glycolysis）（图 10-3），是葡萄糖无氧氧化和有氧氧化（aerobic oxidation）的共同起始途径。在氧供应不足时，人体还能将丙酮酸还原生成乳酸，称为乳酸发酵（lactic acid fermentation）。

在葡萄糖无氧氧化的初始阶段，消耗了 2 分子的 ATP；但随后，就能以底物水平磷酸化的方式迅速产生 4 分子 ATP。ADP 或其他核苷二磷酸的磷酸化作用与底物的脱氢作用直接偶联的反应称为底物水平磷酸化（substrate-level phosphorylation）。

糖的无氧氧化无需氧的参与，并且能够快速供能。这对缺氧或剧烈运动中的肌肉收缩尤为重要。此外，成熟红细胞无线粒体，只能依赖糖的无氧氧化提供能量。神经细胞、白细胞及骨髓细胞代谢极为活跃，也常由无氧氧化提供部分能量。

无氧氧化过程由多个酶促反应共同组成。磷酸果糖激酶 -1 可受 ATP 和柠檬酸的别构抑制等作用，丙酮酸激酶可受果糖 -1,6- 二磷酸的别构激活，己糖激酶受产物葡糖 -6- 磷酸的反馈抑制，三者作为这一过程的关键酶参与该过程的调节。

（二）糖的有氧氧化

糖的有氧氧化包括葡萄糖经糖酵解生成丙酮酸（胞质）、丙酮酸氧化脱羧生成乙酰 CoA（线粒体）及乙酰 CoA 进入柠檬酸循环（citric acid cycle）经氧化磷酸化生成 ATP 三个阶段。柠檬酸循环又称三羧酸循环（tricarboxylic acid cycle，TCA cycle），是由线粒体内一系列酶促反应构成的、以形成的柠檬酸为起始物的循环反应体系（图 10-3）。该学说由 Krebs 提出，又称 Krebs 循环。柠檬酸循环反应过程中，首先由乙酰 CoA（主要来自于三大营养物质的分解代谢）与草酰乙酸缩合生成 3 个羧基的柠檬酸，再经 4 次脱氢、2 次脱羧，生成 2 分子 CO_2 等，最终重新生成草酰乙酸再进入下一轮循环。柠檬酸循环发生一次底物水平磷酸化，但更主要的是由辅酶 NAD^+ 及 FAD 接受代谢中间产物脱下的氢，将其传递给线粒体膜上的递氢体，进行氧化磷酸化生成 ATP。柠檬酸循环是三大营养物质（糖、脂肪、氨基酸）分解产能的共同通路，这些营养物质在体内的分解代谢最终都将产生乙酰 CoA，进入柠檬酸循环进行氧化供能。此外，柠檬酸循环是三大营养物质代谢联系的枢纽，三者通过柠檬酸循环在一定程度上相互转变。

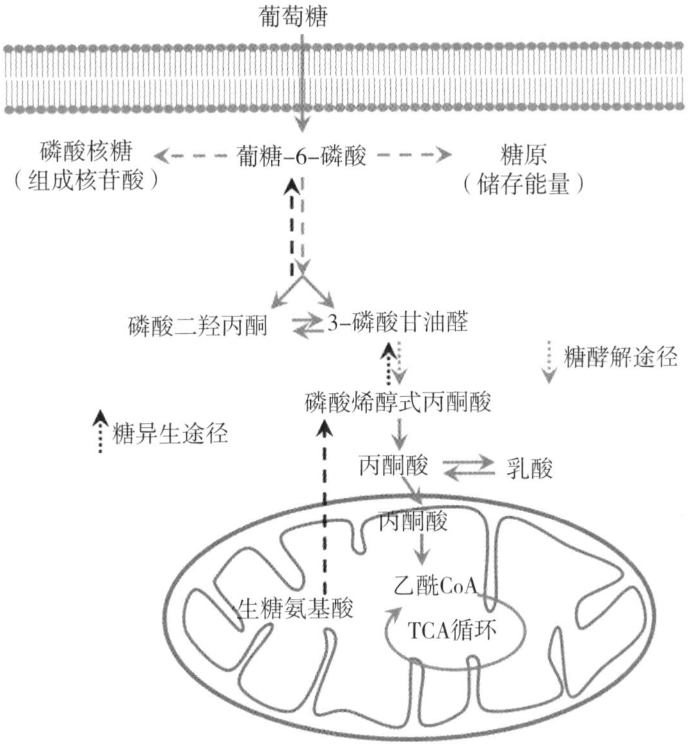

图 10-3　糖代谢

（三）其他代谢途径

葡萄糖在体内除通过上述无氧氧化和有氧氧化分解产能外，还能够发生不产能的分解代谢，如戊糖磷酸途径。戊糖磷酸途径（pentose phosphate pathway）是指从糖酵解的中间产物葡糖 -6- 磷酸开始形成旁路，通过氧化、基团转移两个阶段生成果糖 -6- 磷酸和 3- 磷酸甘油醛，从而返回糖酵解的代谢途径。戊糖磷酸途径不能产生 ATP，其主要意义在于生成 NADPH 和磷酸核糖，这些物质是肝、脂肪组织、哺乳期的乳腺、肾上腺皮质等组织发挥功能所需要的。

（四）糖原合成与分解

人体摄入的糖类除部分供能外，大部分将转变为脂肪储存于脂肪组织，还有一部分合成糖原（glycogen）。糖原是葡萄糖的多聚体，是体内糖的储存形式。糖原主要由葡萄糖单位以

α-1,4- 糖苷键连接，分支处以 α-1,6- 糖苷键连接，构成树枝状结构的分子，中心分支更多。糖原的合成对机体来说具有重要的意义，当机体需要葡萄糖时，它可以被迅速动员，而脂肪动员利用则较为缓慢。此外，肝与骨骼肌是合成糖原和储存糖原的主要组织器官，但肝糖原和肌糖原的生理意义不同。前者是血糖的重要来源，对于某些依赖葡萄糖供能的器官，如脑、成熟红细胞尤为重要。而肌糖原主要为肌肉收缩提供能量。

（五）糖异生

以上所述多为葡萄糖的去向，机体还有一套完备的酶促反应用来合成葡萄糖。饥饿状态下由非糖化合物（乳酸、甘油、生糖氨基酸）转变为葡萄糖或糖原的过程称为糖异生（gluconeogenesis）（图 10-3）。虽然体内具有糖原的储备，正常成人每小时可由肝释放出葡萄糖 210 mg/kg 体重，如没有额外补充，10 余小时肝糖原将被耗尽，血糖来源中断。但实际上禁食 24 小时后，血糖仍能维持在正常范围内。此时，除周围组织减少对葡萄糖的利用外，机体还依赖肝将氨基酸、乳酸等转变为葡萄糖。糖异生的主要器官是肝，肾在长期饥饿时糖异生能力较强。

糖异生并非糖酵解的逆反应，需要克服三个限速步骤，由几个特有的酶来完成催化。糖异生过程除了维持血糖的作用外，还是补充或恢复肝糖原储备的重要途径。肾糖异生增强还有利于维持酸碱平衡。

肌肉收缩时，葡萄糖经无氧氧化生成乳酸，乳酸通过细胞膜弥散进入血液后，再入肝糖异生为葡萄糖：葡萄糖入血液后又可被肌肉摄取，由此构成了一个循环，称为乳酸循环，又称 Cori 循环。

（六）血糖调节与疾病

血糖（blood sugar）指血中的葡萄糖。血糖的稳定与维持在临床实践中具有重要意义。血糖来源主要有食物中的糖、肝糖原分解及非糖物质的糖异生；去路包括氧化分解、糖原合成、戊糖磷酸途径及合成脂肪与参与氨基酸代谢。来源与去路平衡，使得血糖维持在 3.89 ~ 6.11 mmol/L 水平。

血糖的来源去路平衡由激素调控。胰岛素是唯一降低血糖的激素。升高血糖的激素包括胰高血糖素、糖皮质激素及肾上腺素。临床上最为常见的糖代谢紊乱疾病是糖尿病（diabetes mellitus），其主要病因是部分或完全胰岛素缺乏、胰岛素抵抗，使得血糖升高及糖尿出现。低血糖可见于内分泌异常、某些肿瘤及饥饿或不能进食等情况。

二、脂质代谢

如前所述，脂质种类繁多、结构复杂。本部分主要介绍脂质的消化吸收，三酰甘油、磷脂、胆固醇及血浆脂蛋白的代谢。

（一）脂质消化和吸收

脂质不溶于水，不能与消化酶充分接触，需要胆汁酸盐帮助以降低脂水两相之间的界面张力，使之乳化成细小微团，增加其与消化酶的接触面积。含有胆汁酸盐的胆汁、含有脂质消化酶的胰液分泌后进入十二指肠，故脂质消化的主要场所位于小肠上段。随后，脂质于十二指肠下段及空肠上段被吸收。

（二）三酰甘油的代谢

三酰甘油是最主要的脂质之一，三酰甘油代谢也包括合成代谢与分解代谢。

体内三酰甘油合成在细胞质中完成，以肝合成能力最强，此外，脂肪组织和小肠也具有三酰甘油合成能力。三酰甘油的合成中，脂肪酸需要活化成为酯酰 CoA 后才能与磷酸甘油或甘油酯结合。小肠黏膜细胞主要利用摄取的三酰甘油消化产物遵循单酰甘油途径重新合成三酰甘油。而肝和脂肪组织细胞则以二酰甘油途径合成三酰甘油。

机体除能够利用三酰甘油的代谢产物甘油和脂肪酸直接合成三酰甘油，还能够利用体内较小的代谢产物进行内源性合成，其中脂肪酸的合成较为重要（图 10-4）。机体首先合成软脂酸（16 碳饱和脂肪酸），该过程相关酶广泛存在于哺乳动物的肝、肾、脑、肺及乳腺组织细胞的细胞质中。虽然脂肪组织细胞中也含有上述内源性合成软脂酸的酶系统，但脂肪组织的脂肪酸来源主要是小肠消化吸收的外源性脂肪酸和肝合成的内源性脂肪酸。软脂酸的合成原料是葡萄糖代谢中的乙酰 CoA，此时乙酰 CoA 位于线粒体内，需要借助柠檬酸 - 丙酮酸循环的帮助进入细胞质，再通过缩合、加氢、脱水和再加氢一系列过程完成软脂酸的合成。

合成后的软脂酸可在内质网和线粒体中进行加工和延长，以形成不同类型脂肪酸。但人体不能合成多不饱和脂肪酸，须由食物中摄取。

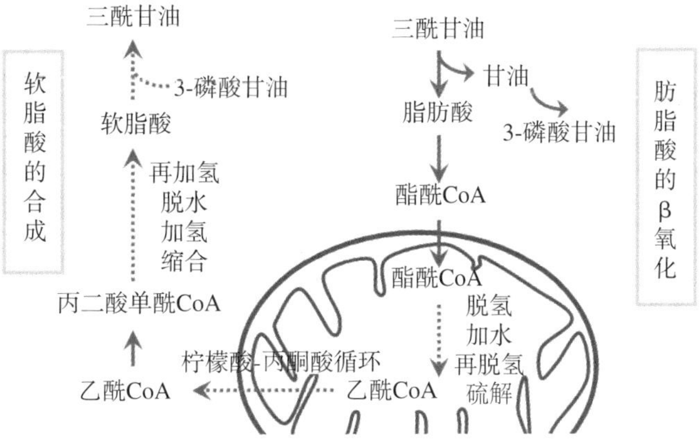

图 10-4　脂肪酸代谢

三酰甘油的分解代谢始于脂肪动员（fat mobilization），指储存在脂肪细胞内的脂肪在脂肪酶作用下，逐步水解，释放游离脂肪酸和甘油供其他细胞氧化利用的过程。当饥饿、禁食或交感神经兴奋时，一方面，肾上腺素、去甲肾上腺素及胰高血糖素等分泌增加，通过细胞信号通路使得脂肪细胞内激素敏感性脂肪酶磷酸化而激活，分解脂肪，此类激素称为脂解激素。另一方面，胰岛素、前列腺素 E_2 等抗脂解激素则抑制脂肪动员。

三酰甘油分解后的甘油转变为 3- 磷酸甘油，进入糖酵解。脂肪酸经 β- 氧化产生乙酰 CoA 进入柠檬酸循环为机体供能。脂肪酸分解代谢产物乙酰 CoA 除进入柠檬酸循环，在特定条件下还可转变为酮体（ketone body）。酮体包括乙酰乙酸（acetoacetate）、β- 羟丁酸（β-hydroxybutyrate）和丙酮（acetone），分别约占 30%、70% 和微量。酮体分子小，溶于水，在机体饥饿或糖尿病状态下，由于脂肪动员加强，酮体生成增加。常说酮体是“肝内生成，肝外用”，指的是酮体生成场所在肝，而其主要在心肌、肾和脑加以利用供能。

Note

知识拓展

肥胖症与脂肪代谢

肥胖症是一组常见的代谢症群。正常男性成人脂肪组织重量占体重的15% ~ 18%，女性占20% ~ 25%。随年龄增长，体脂所占比例相应增加。当人体进食热量多于消耗热量时，多余热量以脂肪形式储存于体内，其量超过正常生理需要量且达一定值时遂演变为肥胖症。

人体储存脂肪，主要有两个来源，一是食物中的脂肪，变成了身体脂肪，这是相对直接的储存。二是糖类、蛋白质等不是脂肪的物质转化成脂肪储存起来，称脂肪的合成。只要是能代谢变成乙酰辅酶A的物质，都能间接合成脂肪酸。因此，为人体供能的三大营养物质，即糖类、脂质、蛋白质，均可在体内相互转化。如果摄入的食物含有的热量过多，同时又不喜欢运动，在这种情况下，摄入的热量逐渐超过人体自身消耗的热量，这些多余的热量会逐渐转化为脂肪，进而堆积在内脏或皮下，逐渐导致体重增加。成年人标准体重：[身高（cm）－ 100] ×90%= 标准体重（kg）。当体重超过标准体重的10% 时，称为超重；超出标准体重的20%，称为轻度肥胖；超出标准体重的30%，称为中度肥胖；当超过50% 时称为重度肥胖。

（三）磷脂代谢

甘油磷脂合成的相关酶系，以肝、肾及肠等组织中活性最高。甘油磷脂合成的基本原料包括甘油、脂肪酸、胆碱、丝氨酸和肌醇等。甘油和脂肪酸主要由葡萄糖转化而来，胆碱由食物供给，也可由丝氨酸及甲硫氨酸合成。丝氨酸是合成磷脂酰丝氨酸的原料，脱羧后生成的乙醇胺又是合成磷脂酰乙醇胺的原料。可以说甘油磷脂合成的原料来自糖、脂质和氨基酸代谢的产物。另外，甘油磷脂可被体内多种磷脂酶（phospholipase）降解。

（四）胆固醇代谢

胆固醇有游离胆固醇（free cholesterol，FC）和胆固醇酯（cholesterolester）两种形式，广泛分布于各组织，约1/4分布在脑和神经组织。除成年动物脑组织和成熟红细胞外，几乎全身各组织均可合成胆固醇，每天合成量为1 g左右。肝是主要合成器官，占全身合成胆固醇的70% ~ 80%，其次是小肠（10%）。胆固醇合成酶系存在于细胞质和滑面内质网处，其合成的基本原料为乙酰CoA和NADPH。胆固醇的合成受昼夜节律、关键酶、细胞内胆固醇含量、进食状态及相关激素等的调控。

（五）血浆脂蛋白代谢

血浆中也存在大量的脂质，包括三酰甘油、磷脂、胆固醇及其酯以及游离脂肪酸等，称为血脂。其来源有两种，外源性脂质从食物摄取入血，内源性脂质由肝细胞、脂肪细胞及其他组织细胞合成后释放入血。血脂可受饮食、年龄、职业、性别及自身代谢状况等影响，波动范围较大。

血脂的运输及代谢形式是血浆脂蛋白，血浆脂蛋白种类较多，其中所含脂质和蛋白质也各有不同。利用超速离心法可对血浆脂蛋白进行分离，根据密度从小到大依次为：乳糜微粒（chylomicron，CM）、极低密度脂蛋白（very low density lipoprotein，VLDL）、低密度脂蛋白（low density lipoprotein，LDL）和高密度脂蛋白（high density lipoprotein，HDL）。

上述四种血浆脂蛋白在体内分别运输不同的脂质成分——外源性三酰甘油及胆固醇，内源性三酰甘油，内源性胆固醇及胆固醇逆向转运。一般认为，高密度脂蛋白发挥的胆固醇逆向转运过程能够降低血液中的胆固醇，有助于维护心脑血管系统的健康。

三、氨基酸代谢

体内氨基酸的重要生理功能之一是作为合成蛋白质的原料。蛋白质分解成氨基酸进行后续的代谢反应。氨基酸代谢是蛋白质代谢的核心内容，分为合成代谢与分解代谢。

（一）营养必需氨基酸

人体内蛋白质的生物学功能多样：维持组织细胞的生长、更新与修补；参与体内生理生化活动；作为能源物质氧化供能。通常，用氮平衡（nitrogen balance）描述体内蛋白质的代谢情况。氮平衡指每日氮的摄入量与排出量之间的关系。不同蛋白质的含氮量平均值约 16%。氮平衡有三种情况：氮总平衡、氮的正平衡和氮的负平衡。氮总平衡见于正常成人，氮摄入量和排出量一致，蛋白质分解和合成动态平衡；正平衡时摄入量大于排出量，见于生长期的儿童、孕妇和恢复期的患者；负平衡时摄入量小于排出量，见于饥饿、严重烧伤、出血及消耗性疾病患者。组成蛋白质的氨基酸多数能够通过机体自身合成，但有 9 种氨基酸不能自身合成，必须由食物提供，称为营养必需氨基酸（nutritional essential amino acid），包括亮氨酸、异亮氨酸、苏氨酸、缬氨酸、赖氨酸、甲硫氨酸、组氨酸、苯丙氨酸和色氨酸。其余 11 种体内可合成，称为营养非必需氨基酸（nutritional non-essential amino acid）。

（二）蛋白质的消化、吸收与腐败

蛋白质的消化始于胃，主要在小肠中进行。胃和小肠中的酶类，如胃蛋白酶、胰蛋白酶、羧基肽酶等将蛋白质消化成寡肽和氨基酸后再被吸收。在小肠黏膜处氨基酸和寡肽除能够利用细胞膜上的转运蛋白进入小肠黏膜细胞内，还可通过 γ- 谷氨酰基循环进入细胞内。

外源性蛋白质中约 95% 被消化吸收，其余未被消化的蛋白质和吸收的氨基酸在大肠下段被细菌分解，这种作用称为蛋白质的腐败作用（putrefaction）。

未被消化的蛋白质经肠道菌群的分解生成氨基酸，之后脱羧基生成胺类（组胺、尸胺、色胺、酪胺及苯乙胺等），这些腐败产物多数具有毒性。这些有毒物质可经过肝代谢转化为无毒形式排出体外。肠道菌群通过对氨基酸的脱氨基作用产生氨，后者吸收入血，将在肝中合成尿素。除上述胺类和氨以外，蛋白质的腐败作用还可产生苯酚、吲哚、甲基吲哚及硫化氢等有害物质。正常情况下，这些有毒物质随粪便排出。

（三）氨基酸的一般代谢

氨基酸的一般代谢中重点讨论分解代谢。无论是食物来源的外源性氨基酸，还是体内组织蛋白质降解产生的内源性氨基酸，均可通过脱氨基分解。

1. 氨基酸可通过转氨基作用脱去氨基 体内各组织广泛分布着转氨酶，也称氨基转移酶（amino transferase）。可将氨基酸（如谷氨酸）的 α- 氨基转移给 α- 酮酸（如丙酮酸或草酰乙酸），生成相应酮酸（α- 酮戊二酸）和氨基酸（丙氨酸或天冬氨酸）。如肝中含量丰富的丙氨酸转氨酶（alanine amino transferase，ALT）和天冬氨酸转氨酶（aspartate amino transferase，AST）可作为肝损伤的血清学指标。

2. L- 谷氨酸通过 L- 谷氨酸脱氢酶催化脱去氨基 氨基酸转氨基作用脱下的氨基多数与

α- 酮戊二酸生成 L- 谷氨酸，故 L- 谷氨酸是哺乳动物中唯一能够以极高速率进行氧化脱氨反应的氨基酸。它的脱氨由 L- 谷氨酸脱氢酶催化完成。

3．心肌和骨骼肌中 L- 谷氨酸脱氢酶的活性很弱，这些组织中的氨基酸主要通过嘌呤核苷酸循环（purine nucleotide cycle）脱去氨基。

4．此外，肾中还存在一种 L- 氨基酸氧化酶，借助辅基 FMN 或 FAD 脱去氨基酸的氨基。氨基酸脱去氨基形成 α- 酮酸后，可进行以下三方面的代谢。

（1）α- 酮酸可彻底氧化分解提供能量：α- 酮酸于体内经柠檬酸循环和生物氧化体系彻底氧化生成 CO_2 和 H_2O，同时释能。

（2）α- 酮酸经氨基化生成营养非必需氨基酸。

（3）α- 酮酸可转变为糖和脂质化合物：根据可转变成糖还是脂质化合物，氨基酸又可分为生糖氨基酸、生酮氨基酸和生糖兼生酮氨基酸。

（四）氨的代谢

氨基酸代谢过程中脱下的氨基可生成氨，与消化道吸收的氨进入血液，形成血氨。氨具有毒性，正常情况下，血氨将维持在一定水平。血氨来源主要有：氨基酸经胺氧化酶脱氨基产生氨、肠道细菌降解氨基酸生成氨及肾小管上皮细胞分泌。骨骼肌中的氨通过丙氨酸 - 葡萄糖循环运往肝，脑和骨骼肌中的氨可通过谷氨酰胺运往肝和肾。血氨的去路主要是在肝合成尿素，这一过程经由鸟氨酸循环（ornithine cycle）完成。

（五）代谢特殊产物与个别氨基酸代谢

氨基酸根据其侧链不同，其代谢途径也有所差异。

1．氨基酸脱羧基产生胺类化合物。

2．某些氨基酸分解产生一碳单位。

3．含硫氨基酸代谢相互联系。

4．芳香族氨基酸代谢生成神经递质。

5．支链氨基酸分解过程相似。

四、生物氧化

生物体内的化学反应复杂而多样，其中生物氧化（biological oxidation）是重要而特殊的一大类。在体内，化学分子的加氧、脱氢或失电子的过程均可视为氧化。三大营养物质经柠檬酸循环或其他代谢途径进行脱氢反应，产生的成对氢原子（2 个氢离子和 2 个电子）以还原当量的形式存在，是生物氧化过程中产生的主要还原性电子载体。机体在进行有氧呼吸时，这些还原性电子载体通过一系列的酶催化和连续的氧化还原反应逐步失去电子，最终使氢离子与氧结合生成水，同时释放能量。

体内的生物氧化过程以线粒体内膜上的氧化呼吸链介导的电子传递最具代表性。简单地说，这部分生物氧化过程是机体产生能量（ATP）的重要方式。机体将 $NADH+H^+$ 或 $FADH_2$ 彻底氧化成水和 ATP 的过程与细胞呼吸有关，需要消耗氧，参与氧化还原反应的组分由含辅助因子的多种蛋白酶复合体组成，形成一个连续的传递链，称为氧化呼吸链（oxidative respiratory chain），又称电子传递链（electron transfer chain）。人体细胞 ATP 的生成在线粒体中进行，在氧化呼吸链中，参与传递反应的酶复合体按照一定顺序排列在线粒体内膜上，发挥递电子或递氢的作用。这些能够传递电子的称为电子传递体，传递氢的酶蛋白或辅助因子称为递氢体。

（一）氧化呼吸链由具有电子传递功能的复合体组成

氧化呼吸链是由位于线粒体内膜上的四种蛋白酶复合体组成的，分别称为复合体Ⅰ、Ⅱ、Ⅲ和Ⅳ。而每个复合体都由多种酶蛋白和辅助因子组成。

复合体Ⅰ，即NADH-泛醌还原酶或NADH脱氢酶，接受来自$NADH+H^+$的电子并转移给泛醌（ubiquinone）。体内柠檬酸循环和脂肪酸β-氧化等过程的脱氢反应中，大部分中间产物脱下的2H由NAD^+（见辅酶）接受，形成还原型$NADH+H^+$。复合体Ⅰ的辅基黄素单核苷酸（flavin mononucleotide，FMN）从$NADH+H^+$接受2个质子和2个电子生成$FMNH_2$，再经一系列铁硫中心（Fe-S）将电子传递给内膜中的泛醌。泛醌又称辅酶Q（coenzyme Q，CoQ，Q），是脂溶性小分子醌类化合物，独立于复合体Ⅰ存在于线粒体内膜中。

复合体Ⅰ不仅完成上述质子、电子的传递，还兼具质子泵的作用，能够将4个H^+从线粒体基质侧泵至内外膜之间的膜间腔内，使之形成线粒体膜间腔和基质间的质子梯度，为后续能量物质ATP的产生提供可能性。

复合体Ⅱ是柠檬酸循环中的琥珀酸脱氢酶，又称琥珀酸泛醌还原酶，其功能是将电子从琥珀酸传递给泛醌。琥珀酸脱氢反应使得FAD转变成还原型$FADH_2$，复合体Ⅱ将之传递给泛醌。复合体Ⅰ和Ⅱ分别从NAD^+和FAD辅酶（辅基）处获得质子/电子，传递给泛醌，随后，泛醌将来自于两个途径的电子继续传递给复合体Ⅲ。

复合体Ⅲ将电子从还原型泛醌传递给细胞色素c（cytochrome c，Cyt c）。细胞色素c是氧化呼吸链中唯一的水溶性蛋白，与线粒体内膜外表面疏松结合，不包括在上述复合体中。复合体Ⅲ也具有质子泵作用。

复合体Ⅳ又称细胞色素c氧化酶，将Cyt c的电子传递给分子氧，使之还原生成H_2O。同时，复合体Ⅳ的质子泵功能将4个质子泵入膜间腔。

体内的两条电子传递链为（图10-5）：

1．NADH →复合体Ⅰ→ CoQ →复合体Ⅲ→ Cyt c →复合体Ⅳ→ O_2

2．琥珀酸（$FADH_2$）→复合体Ⅱ→ CoQ →复合体Ⅲ→ Cyt c →复合体Ⅳ→ O_2

两条电子传递链自CoQ之后的传递方式相同，可谓“殊途同归”。

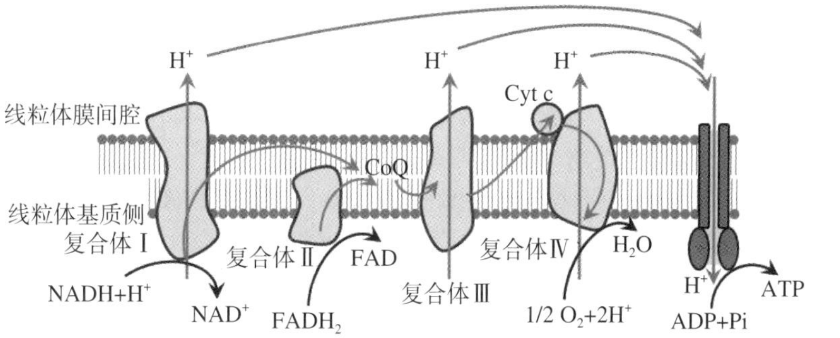

图10-5　线粒体结构与生物氧化

（二）氧化磷酸化将氧化呼吸链释能与ADP磷酸化偶联生成ATP

上述电子传递的同时，一部分氢与氧结合生成水，另一部分氢被泵入膜间腔，形成质子梯度。当质子顺梯度回流至线粒体基质时，储存的能量被ATP合酶（ATP synthase）充分利用，催化ADP与Pi生成ATP。ATP作为能量载体分子，在机体能量代谢中是供能的主要高能化合物。与糖酵解中提到的底物水平磷酸化不同，由代谢物脱下的氢，经线粒体氧化呼吸链电子传递释放能量，该过程与驱动 ADP 磷酸化成 ATP 相偶联，称为氧化磷酸化（oxidative phosphorylation）或偶联磷酸化。机体 ATP 形成的主要方式是氧化磷酸化。

1．机体能量代谢的特点

（1）生物大分子多通过非共价键维系，难以承受能量的急剧变化或大量释放能量的化学过程，所以，代谢反应都是依序进行，能量逐步获得和释放。

（2）生物体不能直接利用营养物质中的化学键，需要使之转变为更为“通用”的能量形式，如 ATP 的化学能。

2．ATP 在能量代谢中的核心作用

（1）ATP 是体内能量捕获和释放利用的重要分子：ATP 是细胞可以直接利用的能量形式。营养物分解产生的能量约 40% 用于产生 ATP。

（2）ATP 是体内能量转移和磷酸核苷化合物相互转变的核心：体内除 ATP 作为能源物质，UTP、CTP、GTP 可为糖原、磷脂、蛋白质等合成提供能量，但这些物质一般不能从物质氧化过程中直接生成，只能通过核苷二磷酸从 ATP 中获得高能磷酸键。

（3）ATP 通过转移自身基团提供能量：有时 ATP 参与酶促反应不仅提供能量，还能够将自身的 Pi、PPi 或 AMP 基团转移到底物或酶蛋白上形成中间产物，帮助酶促反应的发生。

（4）磷酸肌酸是高能键能量的储存形式：ATP 充足时，可通过转移末端磷酸基团给肌酸，生成磷酸肌酸（creatine phosphate，CP）。磷酸肌酸储存于骨骼肌、心肌和脑组织中，为迅速消耗 ATP 后由 ADP 转化为 ATP 提供能量。

（三）氧化磷酸化受多因素调控

发生于线粒体内的氧化磷酸化是机体合成能量载体 ATP 的最重要途径，机体也能够根据能量的需求情况调控氧化磷酸化速率，调节 ATP 的生成量。体内 ADP 浓度和 ATP/ADP 这一比值可调节柠檬酸循环、糖酵解途径，从而调节氧化磷酸化对还原当量的需求。

此外，一些抑制剂也能够抑制氧化磷酸化中的电子传递。如鱼藤酮、粉蝶霉素 A 及异戊巴比妥可阻断复合体 I 中铁硫中心到泛醌的电子传递。抗霉素 A 阻断细胞色素到泛醌的电子传递。一氧化碳（CO）能够与还原型细胞色素 a_3 结合，阻断电子传递给氧。

解偶联剂（uncoupler）可使氧化反应和磷酸化过程的偶联脱离。电子可经呼吸链进行正常传递并建立跨线粒体内膜的质子电化学梯度储存能量，但不能使 ADP 磷酸化成 ATP。外源性物质二硝基苯酚具有解偶联作用。体内也存在着内源性解偶联物质——解偶联蛋白 1（uncoupling protein 1，UCP1），多存在于棕色脂肪组织，使氧化磷酸化解偶联不生成 ATP，质子梯度储存的能量以热能形式释放，以供御寒。

参与氧化磷酸化的酶复合体中的 13 个亚基成分由线粒体 DNA 编码生成。线粒体 DNA 呈环形结构，无组蛋白结合，极易受到体内外因素影响而发生突变，因此可能带来呼吸链成分的突变而致供能异常。

（四）胞质 NADH 通过穿梭机制进入线粒体的氧化呼吸链

如前所述，线粒体中柠檬酸循环脱下的 H 形成 NADH 进入呼吸链。在机体代谢过程中，有些 NADH 产生于胞质中，需要通过一些穿梭机制使之进入线粒体内。α- 磷酸甘油穿梭主要存在于脑和骨骼肌中，胞质中 $NADH+H^+$ 的氢由线粒体内 FAD 接受。苹果酸天冬氨酸穿梭主要存在于肝和心肌组织中，胞质中 $NADH+H^+$ 的氢由线粒体内 $NADH+H^+$ 接受。

五、核苷酸代谢

核苷酸主要组成机体的核酸分子，是其基本组成单元。人体内核苷酸主要由机体细胞自身合成，不属于营养必需物质。核苷酸除参与核酸组成，还具有以下功能：体内能量的利用形式（如ATP、GTP），参与代谢和生理调节（如cAMP、CGMP），构成辅酶（如NAD、FAD、CoA），参与形成活化中间产物（如UDPG、CDP二酰基甘油、*S*-腺苷甲硫氨酸）。

根据碱基不同分为嘌呤代谢和嘧啶代谢，无论哪种核苷酸合成代谢又可分为从头合成和补救合成两个途径。

（一）嘌呤核苷酸代谢

除某些细菌外，几乎所有生物都能合成嘌呤碱。参与嘌呤从头合成的物质包括甘氨酸、谷氨酰胺、天冬氨酸、CO_2及一碳单位（甲酰基）。嘌呤核苷酸分解代谢主要在肝、小肠和肾中进行，终产物为尿酸。

（二）嘧啶核苷酸代谢

嘧啶的从头合成物质包括天冬氨酸和氨基甲酰磷酸，后者由氨基甲酰磷酸合成酶Ⅱ催化谷氨酰胺和CO_2形成。嘧啶核苷酸分解代谢主要在肝中进行，产物均溶于水。细胞利用现成的嘌呤（嘧啶）碱基或嘌呤（嘧啶）核苷重新合成嘌呤（嘧啶）核苷酸，称为补救合成。

（三）核苷酸代谢与临床

核苷酸的主要功能是合成核酸，后者是生命体重要的遗传物质。细胞分裂增殖都需要进行DNA的复制等过程。对于肿瘤细胞，给予核苷酸类似物可以抑制体内正常核酸的形成，起到抑制肿瘤进展的作用。嘌呤类似物有6-巯基嘌呤、6-巯基鸟嘌呤、8-氮杂鸟嘌呤等。与嘌呤核苷酸从头合成中原料之一谷氨酰胺结构相似，氮杂丝氨酸能够影响嘌呤核苷酸合成。叶酸类似物氨蝶呤和甲氨蝶呤能够抑制一碳单位的提供。嘧啶类似物有5-氟尿嘧啶。核苷酸类似物有阿糖胞苷、环胞苷等。以上都可抑制核苷酸的合成过程，作为抗肿瘤药物用于临床实践。

嘌呤分解终产物尿酸水溶性差。当摄取高嘌呤食物或体内大量核酸分解时均可使其升高，导致痛风（gout）的出现。临床上用别嘌醇治疗痛风。

微整合

基础回顾

嘌呤核苷酸代谢与痛风症

嘌呤核苷酸的分解首先是在核苷酸酶的催化下，脱去磷酸生成嘌呤核苷，然后在核苷酶的催化下分解生成嘌呤碱，最后在黄嘌呤氧化酶的作用下氧化生成尿酸（uric acid），再经尿液排出体外。尿酸是嘌呤核苷酸在人体内分解代谢的终产物。

正常人血浆中尿酸含量为0.12 ~ 0.36 mmol/L。尿酸水溶性较差，当血浆中尿酸含量超过0.48 mmol/L时，即可形成尿酸盐晶体。患者由于体内嘌呤核苷酸分解代谢异常，可致血中尿酸水平升高，以尿酸钠晶体沉积于软骨、关节、软组织及肾，临床上表现为皮下结节，关节疼痛等，即痛风。各个年龄段均可能罹患本病，男性发病率高于女性。痛风发病的诱因主要是食用了富含大量嘌呤的食物。患者经常会在夜晚出现突然性的关节痛，发病急，关节部位出现疼痛、水肿、红肿和炎症，疼痛感慢慢减轻直至消失，持续几天或几周不等。

临床上主要用别嘌醇（allopurinol）治疗痛风。别嘌醇的分子结构与次黄嘌呤类似，可竞争性抑制黄嘌呤氧化酶的活性，从而减少体内尿酸的生成。同时，别嘌呤与5-磷酸核糖-1-焦磷酸盐（PRPP）反应生成的别嘌呤核苷酸，可反馈抑制嘌呤核苷酸从头合成途径的关键酶。

对于痛风主要有药物治疗法和饮食治疗法两种方法。①日常多喝白开水，以促进尿酸排泄；②遵医嘱用降尿酸药物治疗，如非布司他、苯溴马隆等，必要时可以加用碳酸氢钠等碱性药物，以碱化尿液，促进尿酸排泄；③日常可适当多吃些促进尿酸代谢的食物，如冬瓜、樱桃等；④日常适当多运动，如游泳、骑行车等；⑤减少食用高嘌呤食物、高脂类食物，如肉类、野味、海鲜、含酵母食物和饮料等；⑥限制饮酒，酒精在发酵过程中会消耗人体大量水分并产生大量嘌呤，同时酒精刺激肝也会产生尿酸。

六、非营养物质代谢

（一）生物转化作用

机体内除营养物质提供能量、组成细胞结构外，还存在许多非营养物质。这些物质既不能形成细胞成分，也不能提供能量，部分物质还具有潜在的毒性。机体在排出这些非营养物质之前，需要对其进行代谢转变，提高水溶性、极性，使之易于通过胆汁或尿液排出，该过程称为生物转化（biotransformation）。

（二）胆汁酸的肠肝循环

进入肠道的各种胆汁酸（初级和次级、游离型和结合型）95%以上可被肠道重新吸收，其余的随粪便排出。胆汁酸在肝和肠道之间的不断循环称为胆汁酸的肠肝循环（enterohepatic circulation of bile acid）。

（三）血红素代谢

血红素（heme）是血红蛋白的辅基，同时也是其他含血红素蛋白的辅基，如肌红蛋白、细胞色素、过氧化物酶及过氧化氢酶。血红素的合成始于线粒体内，经多步酶促反应，进入胞质，再回到线粒体内。血红素合成原料为琥珀酰辅酶A和甘氨酸。

第三节　物质代谢的联系与调节

一、物质代谢的特点与相互联系

（一）物质代谢的特点

体内物质代谢相互联系形成一个庞大有序的整体；物质代谢受到持续不断的精细调节；各组织、器官物质代谢各具特色；体内各物质代谢具有共同的代谢池。

（二）物质代谢的相互联系

各种物质代谢相互联系、相互制约。机体内三大营养物质及核苷酸代谢不是彼此孤立的，而是通过共同的中间代谢产物和代谢过程相互联系，不断转变（图 10-6）。其中，葡萄糖可转变成脂肪酸，葡萄糖与大部分氨基酸能够相互转变，氨基酸可转变为多种脂质（但脂质几乎不能转变为氨基酸），一些氨基酸和磷酸戊糖是合成核苷酸的原料。

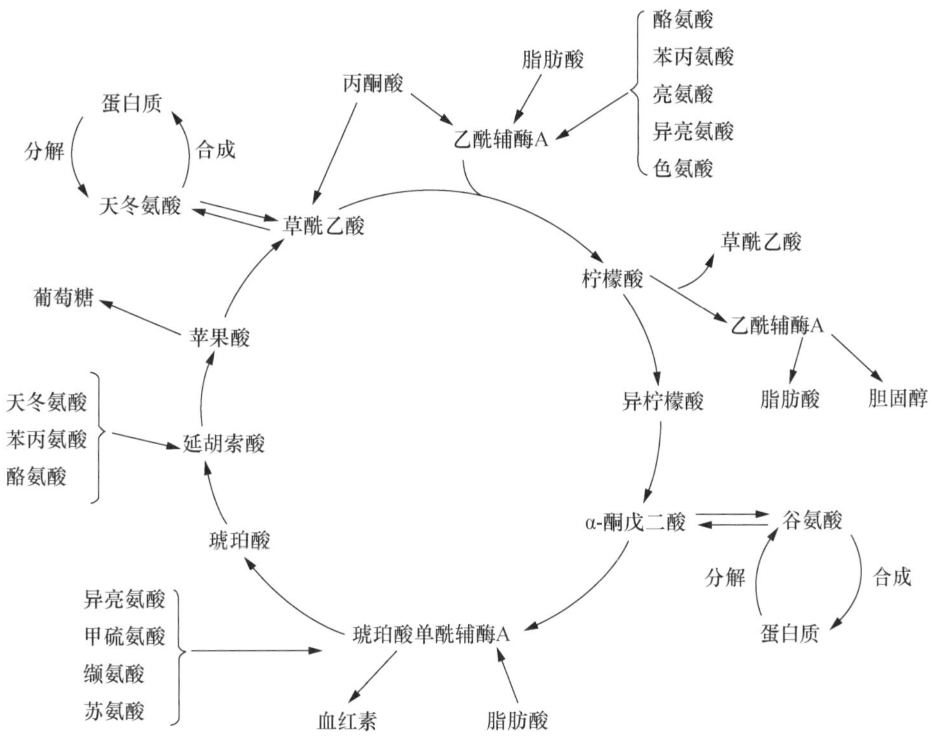

图 10-6　柠檬酸循环的枢纽作用简图

二、肝在物质代谢中的作用

肝是机体最重要的代谢器官之一。肝是维持血糖水平相对稳定的重要器官；肝在脂质代谢中具有重要地位；肝中蛋白质代谢相当活跃；肝参与维生素和辅酶代谢；肝参与多种激素的灭活。

三、肝外重要组织器官物质代谢特点与联系

心肌细胞优先利用脂肪酸氧化供能；脑对葡萄糖的需求量很大，此外，具有可利用酮体的功能；骨骼肌主要依靠氧化脂肪酸供能；脂肪组织是储存和释放能量的重要场所；肾主要进行糖异生和参与酮体生成。

四、物质代谢调节的主要方式

体内物质代谢由一系列酶促反应组成。对物质代谢的调节除对酶量的调节，主要通过调节

关键酶的活性进行。活性调节方式主要包括别构调节、化学修饰等。酶量调节可通过诱导（酶量升高）和阻遏（酶量降低）进行。神经、体液等均是物质代谢调节的方式。

知识拓展

生物化学家克雷布斯

1988 年，*Nature* 发表了一篇公开信，称“拒绝克雷布斯的文章是 *Nature* 期刊有史以来所犯的最大错误”。在自然科学领域，*Science* 和 *Nature* 几乎是最广为人知的杂志了。可能让 *Nature* 发这样一个声明的克雷布斯，恐怕是第一个，也是唯一的一个。克雷布斯究竟是何许人也，能让 *Nature* 如此刮目相看？

克雷布斯 1900 年生于德国一个下萨克森希尔德斯海姆的犹太家庭，1918—1923 年于哥廷根和弗莱堡学习医学，1925 年在汉堡大学获医学博士学位，后又赴柏林大学学习化学一年。1926—1930 年在奥托・海因里希・瓦尔堡领导的柏林威廉皇家生物学研究所工作，1932 年转入弗赖堡大学医学院任教。1933 年德国陷入纳粹统治者掌中，克雷布斯被迫离开任教的弗莱堡大学，流亡英国。在剑桥大学获得硕士学位后，便在霍普金斯手下从事研究。1935 年转入谢菲尔德大学任药理学讲师，1945 年任生物化学教授。1954 年起在牛津大学任生物化学教授并受聘为该校研究细胞代谢的医学研究中心主任，1967 年退休。以后被聘为牛津大学临床医学系研究员。1981 年 10 月 22 日卒于英国牛津。

1932 年，他与其同事共同发现了尿素循环，阐明了人体内尿素生成的途径。1937 年他发现了柠檬酸循环，揭示了生物体内糖经酵解途径变为三碳物质后，进一步氧化为二氧化碳和水的途径以及代谢能的主要来源。这一循环与糖、蛋白质、脂肪等的代谢都有密切关系，是所有需氧生物代谢中的重要环节。这一发现被公认为代谢研究的里程碑，以他的名字命名为克雷布斯循环（Krebs cycle）。克雷布斯的发现，不仅补上了糖、蛋白质、脂肪代谢过程中的最后一块拼图，让物质代谢图景呈现出全貌，更促进了微生物学、生物化学、细胞生物学的发展，可谓代谢研究史上的里程碑。1953 年，克雷布斯与美国生化学家李普曼共同获得诺贝尔生理学或医学奖。

思考题

1．生物大分子的种类及其在生命活动中的关系是什么？
2．为什么说柠檬酸循环是物质代谢的枢纽？
3．线粒体在细胞活动中的作用是什么？
4．物质代谢的特点与相互联系是什么？
5．一位 21 岁的女性，患 1 型糖尿病 8 年，平时采用短效 - 短效 - 短效 - 中效（R-R-R-N）胰岛素皮下注射治疗，定期查糖化血红蛋白（反映过去 8 ~ 12 周平均血糖水平，正常值 4% ~ 6%）7.5% ~ 8%。2 日前患者受凉后发热，体温 37.5 ~ 38 ℃，由于食欲不佳，进食量少，因此自行停用胰岛素，改用阿卡波糖治疗，渐出现恶心，食欲不振，呕吐少量胃内容物，尿中有异味。查体：心率 102 次 / 分（成年人正常值 60 ~ 100 次 / 分），BP 90/60 mmHg（血压正常值：收缩压 90 ~ 120 mmHg；舒张压 60 ~ 90 mmHg），体重 55 kg，轻度脱水貌，精神萎靡。实验室检查：随机血糖 25.6 mmol/L（成人空腹血糖正常值为 3.9 ~ 6.1 mmol/L），血钾

4.8 mmol/L（血钾正常范围为 3.5 ~ 5.5 mmol/L），血钠 144 mmol/L（血钠正常范围是 135 ~ 145 mmol/L），尿糖（++++），尿酮体（+++）；动脉血气分析 pH 7.25（血气分析 pH 正常值 7.35 ~ 7.45）。

（1）该患者目前最佳胰岛素治疗方案是（单选题）

A．速效胰岛素类似物持续静脉滴注，起始量 11 IU/h

B．长效胰岛素类似物持续静脉滴注，起始量 5.5 IU/h

C．常规人胰岛素持续静脉滴注，起始量 11 IU/h

D．恢复 4 次胰岛素注射治疗，并适当增加剂量

E．常规人胰岛素持续静脉滴注，起始量 5.5 IU/h

（2）该患者 pH 降低，合理的治疗是（单选题）

A．静脉滴注 0.9% 生理盐水

B．静脉注射 5% 碳酸氢钠，至血 pH 正常

C．静脉滴注 1.25% 碳酸氢钠，至血 pH 正常

D．静脉滴注 1.25% 碳酸氢钠，至尿酮体转阴

E．静脉滴注 5% 碳酸氢钠，至尿酮体转阴

（3）患者入院后尿量约 50 ml/h，复查血钾 4.0 mmol/L。补钾治疗应采取（单选题）

A．每 2 小时测定血钾，低于 3.5 mmol/L 开始补钾

B．开始口服补钾

C．开始静脉补钾

D．两次检测血钾均正常，不需要补钾

E．观察尿量如果有进一步的增加，则补钾

（郑小莉）

第十一章

人类遗传学基础

第十一章数字资源

学习目标

1. **知识**：列举染色质的类型；概述染色质到染色体的结构演变；说明染色体形态与结构；解释人类性别决定的染色体机制；列举减数分裂过程；说明人类基因组的组成；解释人类基因的调控元件；总结基因复制的过程和特点；列举基因表达的步骤。
2. **能力**：通过加强对减数分裂一般规律的认识，培养自主学习、分析问题和解决问题的能力；通过加深对人类基因组计划及其快速发展现状的了解，培养创新思维和团队合作能力。
3. **素养**：通过细胞生物学和分子生物学发展史上重要的里程碑事件的知识，培养正确的人生观、价值观；培养求是、求真和勇于挑战权威的科学精神。
4. **掌握**：Denver 体制；Lyon 假说和剂量补偿效应；减数分裂的过程和生物学意义；基因表达的步骤和基因表达调控。

在有性生殖生物中，世代相传的性状是两性生殖细胞结合之后发育表达的结果。遗传物质主要存在于细胞核中，遗传物质在细胞中传递和表达的规律即遗传规律。基因是细胞内遗传物质的结构和功能单位，以脱氧核糖核酸的形式存在，并随细胞的增殖由亲代传递给子代。

第一节　染色质与染色体

染色质（chromatin）与染色体（chromosome）是同一种物质在细胞周期的不同时期中所表现的不同存在形式。染色质和染色体是一种由 DNA、组蛋白、非组蛋白及 RNA 等组成的核蛋白复合物，是核基因的载体。细胞分裂间期的染色质呈细丝状或线状，不均匀地分布于细胞核中，有利于遗传信息的复制和表达。当细胞进入分裂期，染色质经过盘绕折叠凝集成染色体，有利于遗传物质的平均分配。

一、染色质的化学组成与分子结构

（一）染色质的化学组成

染色质的主要化学成分为 DNA 和组蛋白，两者总含量占染色质化学组成的 98% 以上；此外还有非组蛋白和少量 RNA，非组蛋白的含量随细胞生理状态不同而变化较大。DNA 全称是脱氧核糖核酸（deoxyribonucleic acid），是染色质中携带遗传信息的一种生物大分子物质。组蛋白（histone）是构成真核生物染色质的主要结构蛋白，富含带正电荷的精氨酸和赖氨酸等碱性氨基酸，属碱性蛋白。组蛋白在细胞周期的 S 期合成，在细胞质中合成后转移到细胞核，与 DNA 组装成染色质。真核生物组蛋白包括 5 种：H_1、H_2A、H_2B、H_3 和 H_4。在这 5 类组蛋白中，H_1 具有一定的种属和组织特异性，与染色质高级结构形成有关；H_2A、H_2B、H_3 和 H_4 则被统称为核小体组蛋白，这 4 种组蛋白没有种属及组织特异性，在进化上十分保守，可相互作用形成复合体，参与维持染色质的结构。组蛋白可以进行化学修饰，如甲基化、磷酸化和乙酰化等，生物体可以通过调控组蛋白的化学修饰，达到调控遗传信息转录的目的。非组蛋白（non-histone）是染色质中除组蛋白外所有蛋白质的总称，包括以 DNA 为底物的酶以及作用于组蛋白的一些酶，为一类富含天冬氨酸、谷氨酸等氨基酸的酸性蛋白质。非组蛋白数量少但种类多，有种属和组织特异性，在整个细胞周期都能合成。一般功能活跃组织的染色质中非组蛋白含量比不活跃的组织高。非组蛋白与特异的 DNA 识别并结合，进而调节基因的转录。非组蛋白可以被磷酸化，与基因的表达活性有关，是基因表达调控的重要因素。与 DNA 相比，RNA 在染色质中含量很少，二者之比约为 1∶0.1，大部分 RNA 为新合成的 tRNA、rRNA 及前体 mRNA，还包括分子量小的核小 RNA（small nuclear RNA，snRNA）及其他非编码 RNA 等。

（二）染色质的分子结构

核小体（nucleosome）是染色质的基本结构单位。核小体颗粒是直径为 11 nm、高 6.0 nm 的扁圆柱体，由 DNA 分子和组蛋白组成，包括核心颗粒和连接区两部分。其中核心颗粒是由 4 个异二聚体（包括两个 H_2A-H_2B 和两个 H_3-H_4）组成的八聚体及其表面缠绕的 1.75 圈（约 146 个碱基对）DNA 所构成。连接区 DNA 约含 60 个碱基对，连接相邻的两个核心颗粒。两个核心颗粒间有组蛋白 H_1 和少量的非组蛋白（图 11-1）。大量核小体通过 DNA 分子串联起来，形成一条串珠状的纤维，即染色质纤维。

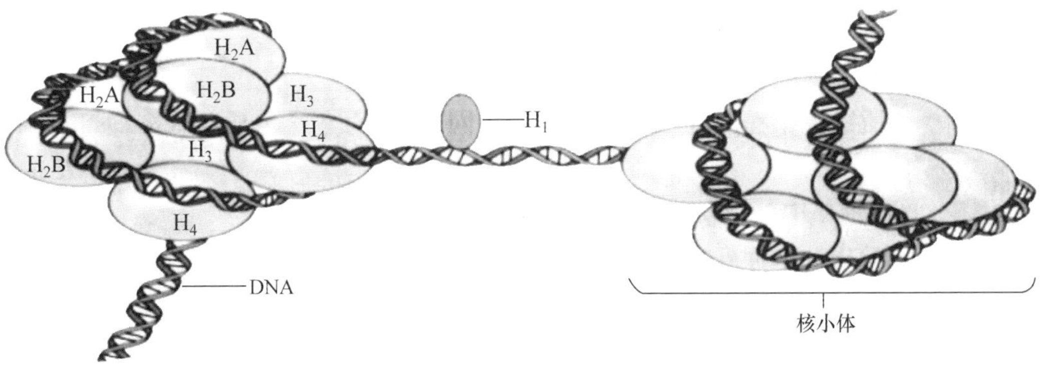

图 11-1　核小体的结构

二、染色质的类型

细胞核内染色质的功能与其折叠盘曲的程度密切相关。间期细胞核的染色质可根据其所含核蛋白分子螺旋化程度以及功能状态等将染色质分为常染色质（euchromatin）和异染色质

（heterochromatin）两类。

（一）常染色质

常染色质是在细胞间期核内螺旋化程度低，呈松散状，染色较浅而均匀，含有单一或重复序列的 DNA，具有转录活性。常染色质一般位于细胞核的中央区域。因常染色质不易着色，故而折光性强，因此难以在光镜下看到，只有在电镜下才能辨认。

（二）异染色质

异染色质是在细胞间期核内纤维螺旋化程度高、呈现凝集状态的染色质，其 DNA 复制较晚，含有重复 DNA 序列，很少进行转录或无转录活性。异染色质一般位于细胞核的边缘和核仁周围区域，构成核仁相随染色质的一部分，着色较深。异染色质又分为结构异染色质（constitutive heterochromatin）和兼性异染色质（facultative heterochromatin）两种。结构异染色质又称专性异染色质，是异染色质的主要类型，是在各种细胞中总是处于凝集状态的染色质。此类染色质多位于染色体的端粒区、着丝粒区、次级缢痕以及 Y 染色体长臂远端 2/3 区段等，一般为高度重复的 DNA 序列，没有转录活性；兼性异染色质又称功能异染色质，是在特定细胞或在某一特定发育阶段由原来的常染色质凝缩转变形成的，凝缩时基因失去了活性，无转录功能，二者的转化可能与基因的表达调控有关。

三、染色质到染色体的结构演变

人类的一个基因组 DNA 含有约 6.4×10^9 个核苷酸，线性总长度约 2 m，平均每条染色体上的 DNA 分子长度约 4 cm，细胞核直径只有 5 ～ 8 μm，因而 DNA 分子需要经过高度的压缩和装配才能够存在于细胞核中。染色体是由染色质通过多级螺旋包装形成的。关于染色质包装成染色体的过程非常复杂，至今仍不完全清楚，目前人们公认染色质的基本结构单位是核小体，在此基础之上，普遍接受多级折叠模型（multiple coiling model）和染色体支架 - 袢环结构模型（scaffold-radial loops structure model）构建形成染色体。

（一）多级折叠模型

染色体构建的多级折叠模型认为，由 DNA 包装成染色单体主要经历了 4 个阶段，即所谓的四级结构。DNA 与组蛋白包装成为核小体，并相互连接形成直径约 10 nm 的核小体串珠，这是染色体构建的一级结构。核小体串珠以每圈 6 个核小体的形式螺旋盘绕，形成内径 10 nm、外径 30 nm 的螺线管（solenoid），构成染色体构建的二级结构。1977 年，Bak 等将染色体从人胎儿离体培养的分裂细胞中分离出来，经处理在电镜下观察到由螺线管螺旋化形成长度 11 ～ 60 μm、直径 0.4 μm 的圆筒状结构，称超螺线管（supersolenoid），为染色体构建的三级结构。超螺线管进一步螺旋，形成长度 2 ～ 10 μm 的染色质单体，是染色体的四级结构。经过这样的四级折叠，DNA 长度缩短到原长的 1/8400，进而使间期核中的染色质被包装成为分裂期的染色体。

（二）染色体的支架 - 袢环结构模型

四级结构虽有合理部分，但关于如何形成超螺旋管、染色单体的解释方面仍令人难以信服。20 世纪 80 年代以来，一个新的学说——染色体支架 - 袢环结构模型受到瞩目。支架 - 袢环结构模型认为，染色体中有一个非组蛋白构成的支架，称作染色体支架（chromosome scaffold)，两条染色单体的染色体支架在着丝粒区域相连。螺线管一端结合于支架的某一点，另一端辐射向周围经环状迂回后再回到结合点处，两个结合点在支架上靠得很近，这种环状螺线管称为袢环。以染色体支架为轴心，每 18 个袢环呈放射状向四周伸出，形成微带。微带是染色体的高级结构单位，约 10^6 个微带沿着轴心支架以纵向排列，构建形成染色单体。该模型与染色体在细胞分裂中期的电镜下形态相吻合。

第二节　正常染色体

案例 11-1

某男孩 5 岁，不能区分红色和绿色，经眼科医生诊断为红绿色盲。医生推荐父母带他到遗传咨询门诊做遗传咨询。经核型分析，患儿核型为 47,XXY，父母核型表型均正常。已知红绿色盲为 X 连锁隐性遗传病，致病基因是 a。

问题：

1. 书写患儿父母的核型和基因型。
2. 请分析患儿发病的可能遗传学机制。
3. 近些年全国各地医院陆续建立遗传咨询门诊，请举例说明哪些人群需要去遗传咨询门诊就诊，门诊医生能为患者解决哪些问题，国家大力推进遗传咨询的建设对我国遗传病或出生缺陷的防治有哪些积极影响。

一、染色体的形态与结构

（一）人类染色体的数目

同一物种的染色体数目、结构和形态是相对恒定的，不同物种生物的染色体数目、结构和形态各不相同。例如，果蝇的染色体数目为 8，小鼠染色体数为 40。染色体数目的恒定对维持物种的稳定性具有重要意义，也是物种鉴定的重要标志之一。在真核生物中，一个正常生殖细胞（配子）中所含的全套染色体称为一个染色体组，其所含的全部基因称为一个基因组（genome）。具有一个染色体组的细胞称为单倍体（haploid），以 n 表示；具有两个染色体组的细胞称为二倍体（diploid），以 $2n$ 表示。人类正常体细胞染色体数目是 46，即 $2n=46$，正常生殖细胞（精子或卵子）中染色体数为 23 条，即 $n=23$。

（二）人类染色体的形态与结构

在细胞增殖周期中的不同时期，染色体的形态结构不断地变化。其中，有丝分裂中期染色体的形态结构最为典型，在光学显微镜下最清晰，常用于染色体研究和临床上染色体病的诊断。

每一中期染色体都具有两条染色单体（chromatid），互称姐妹染色单体（sister chromatid），它们各含有一条 DNA 双螺旋链。两条单体之间由着丝粒（centromere）相连接，着丝粒处凹陷缩窄，称主（初级）缢痕（primary constriction）。在某些染色体的长、短臂上还可见凹陷缩窄的部分，称为次缢痕（secondary constriction）。着丝粒是纺锤体附着的部位，在细胞分裂中与染色体的运动密切相关，失去着丝粒的染色体片段通常不能在分裂后期向两极移动而丢失。

着丝粒还含有“卫星”DNA序列，它是一种短串联重复DNA序列，通常具有染色体特异性。着丝粒将染色体划分为短臂（p）和长臂（q）两部分。在短臂和长臂的末端分别有一特化部位，称为端粒（telomere）。端粒是一种特殊的蛋白质-DNA结构，含有TTAGGG六核苷酸重复的延伸序列，起着维持染色体形态结构的稳定性和完整性的作用。人类近端着丝粒染色体的短臂末端有一球状结构，称为随体（satellite）。随体柄部为缩窄的次缢痕，该部位与核仁的形成有关，称为核仁形成区或核仁组织区（nucleolus organizing region，NOR）。核仁组织区含有核糖体RNA基因18S和28S的rDNA，其主要功能是转录rRNA，参与核糖体大亚基前体的合成。

染色体上的着丝粒位置恒定不变，根据着丝粒在染色体纵轴上的位置可将染色体分为4种类型：①中央着丝粒染色体（metacentric chromosome），着丝粒位于或靠近染色体中央。若将染色体全长分为8等份，则着丝粒位于染色体纵轴的1/2 ~ 5/8之间，将染色体分为长短相近的两个臂。②亚中着丝粒染色体（submetacentric chromosome），着丝粒位于染色体纵轴的5/8 ~ 7/8之间，其将染色体分为长短明显不同的两个臂。③近端着丝粒染色体（acrocentric chromosome），着丝粒靠近染色体纵轴的一端，位于染色体纵轴的7/8至末端，短臂很短。④端着丝粒染色体（telocentric chromosome），着丝粒位于染色体的末端，没有短臂。人类正常染色体只有前三种类型，即中央着丝粒染色体、亚中着丝粒染色体和近端着丝粒染色体。

（三）染色体核型

一个体细胞中的全部染色体，按其大小、形态特征顺序排列所构成的图像称为核型（karyotype）。在正常的情况下，一个体细胞的核型可代表该个体的核型。将待测细胞的核型进行染色体数目、形态特征的分析，确定其是否与正常核型完全一致，称为核型分析（karyotype analysis）。

1. 人类非显带染色体核型 非显带染色体核型是指按常规染色方法所得到的染色体标本，用Giemsa染色，染色体除着丝粒和次级缢痕外，整条染色体均匀着色，因此非显带染色体核型很难准确鉴别出组内染色体的序号。

1960年、1963年和1966年在美国丹佛、英国伦敦和美国芝加哥召开的三次国际细胞学会议，制订了人类有丝分裂染色体的识别、编号、分组以及核型描述等统一的标准命名系统，包括对染色体数目和结构异常的核型描述。根据这一命名系统，1 ~ 22号为常染色体，是男女共有的22对染色体；其余一对为性染色体（sex chromosome），随男女性别而异，男性为XY，女性为XX。将这23对染色体依照大小递减顺序和着丝粒位置分为A、B、C、D、E、F、G共7个组，A组最大，G组最小。X染色体列入C组，Y染色体列入G组。染色体分组情况及各组染色体形态特征见表11-1。

表11-1 人类染色体分组与形态特征

组号	染色体号	大小	着丝粒位置	次缢痕	随体
A	1 ~ 3	最大	中央（1、3号） 亚中央（2号）	1号可见	无
B	4 ~ 5	次大	亚中央	无	无
C	6 ~ 12；X	中等	亚中央	9号可见	无
D	13 ~ 15	中等	近端	无	有
E	16 ~ 18	小	中央（16号） 亚中央（17、18号）	16号可见	无
F	19 ~ 20	次小	中央	无	无
G	21 ~ 22；Y	最小	近端	无	有（21、22号）无（Y）

核型的描述包括两部分内容，第一部分是染色体总数，第二部分是性染色体的组成，两者之间用“,”分隔开。正常女性核型描述为46,XX。正常男性核型描述为46,XY。在正常核型中，染色体是成对存在的，每对染色体在形态结构、大小和着丝粒位置上基本相同，其中一条来自父方的精子，另一条来自母方的卵子，称为同源染色体（homologous chromosome）。由于非显带染色体标本只能根据各个染色体的大致特征来识别染色体，包括大小和着丝粒位置，并不能将每一条染色体本身的特征完全显示出来，因此即使是最有经验的细胞遗传学家，也只能较准确地识别出1、2、3、16和Y等几条染色体，对B、C、D、F和G组的染色体，只能识别出属于哪一组，但对组内相邻序号的染色体之间很难区分，并且对于染色体所发生的一些结构畸变，比如易位、倒位和微小的缺失等均不能检出，这使染色体结构畸变的研究与临床应用受到极大的限制。因此，从1959年Lejeune发现第一例人类染色体病至1968年的10年中，人们只发现了十几种染色体异常综合征，而且主要是染色体数目异常的病例。

2. 人类染色体显带核型 1968年，瑞典细胞化学家Caspersson等应用荧光染料喹吖因（quinacrine mustard，QM）处理染色体后，在荧光显微镜下可观察到染色体沿其长轴显示出一条条明暗相间、宽窄不同的横纹，即染色体的带（band）。这一显带技术称Q显带（Q banding），所显示的带纹称为Q带（Q band）。中期染色体最短，一套单倍体染色体带纹数为320 ~ 450条。显带技术可将人类的24种染色体显示出各自特异的带型。Q显带技术以及随后发展起来的其他显带技术为染色体研究提供了有力的工具。显带技术一般分为两大类：①显示整条染色体带的分布方法，如Q、G、R、高分辨显带技术；②显示特殊染色体结构或特定带的方法，如C显带、T显带、N显带等。

染色体高分辨显带（high resolution banding，HRB）是指采用细胞同步化技术，获得大量有丝分裂早中期或晚前期细胞，制备出早中期或晚前期染色体，再用G显带技术显示出带纹，这种染色体就是高分辨显带染色体。早中期染色体较长，一套单倍体带纹数可达550 ~ 850条，高分辨染色体带纹越多，越容易识别染色体的细微结构畸变，可确定染色体易位、缺失和重排的精确位置，提高对染色体病的检出率，在临床细胞遗传学上有广泛的应用价值。

二、性染色质

性染色质（sex chromatin）是高等哺乳动物性染色体在间期细胞核中显示出来的一种特殊结构，包括X染色质和Y染色质。性染色质属于兼性异染色质。

（一）X染色质

Barr等于1949年在雌猫神经远细胞间期核中发现一种直径约1 μm的浓缩小体，而在雄猫中却没有该结构。进一步研究发现，不仅在雌猫，其他雌性哺乳动物细胞间期核中也都具有这种显示性别差异的结构，而且不仅是神经元细胞，在其他细胞的间期核中也可以见到这一结构，称之为X染色质（X chromatin），又称X小体，或Barr小体。

1961年，Lyon根据对小鼠X连锁的毛色基因的遗传学观察，提出了X染色体失活的假说，即Lyon假说（Lyon hypothesis），来说明X染色质形成的机制。Lyon假说的要点如下：①雌性哺乳动物间期体细胞核内仅有一条X染色体有活性，其他的X染色体在遗传上是失活的，失活的X染色体高度螺旋化而异固缩为X染色质，即Lyon化；②失活发生在胚胎早期，人类大约在妊娠的第16天，在此之前体细胞中所有的X染色体都具有活性；③X染色体的失活是随机的，异固缩的X染色体可以来自母亲，也可以来自父亲。但失活的细胞是克隆化的，一旦特定的X染色体失活，那么由此细胞分裂增殖产生的所有子代细胞也总是保持这一条X

染色体失活。即父源的X染色体失活的细胞，其子细胞也均为父源的X染色体失活。因此失活是随机的，但却是恒定的。

间期细胞核内的X染色质数目总是比X染色体数目少1。也就是说，当某一个体的体细胞仅有1条X染色体时，如正常男性（核型为46,XY）及特纳（Turner）综合征女性（核型为45,X），这条仅存的X染色体并不发生异固缩，因此细胞中并不存在X染色质；而当某一个体的体细胞存在2个或以上的X染色体时，如正常女性（核型为46,XX），额外的X染色体则会发生异固缩而形成X染色质。正常女性体细胞中1条X染色体因发生异固缩而失去转录活性，这样保证了雌雄两性细胞中都只有一条X染色体保持转录活性，使两性X连锁基因产物的量保持在相同水平上，这称作X染色体的剂量补偿（dosage compensation）。但需要指出的是，失活的X染色体上的基因并不都失去了活性，仍有一部分基因保持一定的活性。

（二）Y染色质

正常男性间期细胞用荧光染料染色后，在细胞核内可出现一个直径约为0.3 μm的强荧光小体，称为Y染色质（Y chromatin）或称Y小体。研究表明，Y染色质实质上是由Y染色体长臂远端部分异染色质形成的，因此Y染色质是男性细胞中所特有的，女性细胞中不存在。男性细胞中Y染色质数目和Y染色体数目相等。比如，核型为47,XXY的个体，X染色质与Y染色质数目都是1；而核型为47,XYY的个体，X染色质数目为0，Y染色质数目为2。女性细胞中因不存在Y染色体，而无Y染色质。

三、人类性别决定的染色体机制

性别决定（sex determination）是指细胞内遗传物质对性别的决定作用，这种决定作用始于受精卵的遗传物质。关于人类的性别决定机制，目前被广泛接受的是性染色体学说。该学说认为，性染色体在性别决定中起到核心作用，人类的性别是在受精时由精子和卵子中的性染色体所决定的。配子发生时，男性可以形成两种精子，即含X染色体的精子和含Y染色体的精子，这两种精子数目相等；而女性只能产生一种卵子，含有X染色体。在受精时，若X型精子与卵子相结合，形成的受精卵性染色体组成为XX，其发育成女性；而Y型精子与卵子相结合，则形成的受精卵性染色体组成为XY，其发育成为男性。自然状态下，精子与卵子的结合是随机的，所以人类男女比例大致保持1∶1。

很显然，性别决定实际上是由精子中所带有的性染色体是X染色体还是Y染色体决定的，而X染色体和Y染色体在人类性别决定中的作用并不相等。1966年，人们发现Y染色体短臂上存在一个基因，称为“睾丸决定因子”（testis determining factor，TDF），此基因与睾丸的分化有关，能够起到决定男性性别的作用，而X染色体几乎不起作用，因此无论受精卵中有几条X染色体，只要有Y染色体的个体就会发育成男性；若受精卵中没有Y染色体而仅有X染色体的个体，则会发育成女性。性染色体异常的个体，如核型为47,XXY或48,XXXY等，他们的表型是男性，但却是不正常的男性。1990年，Sinclair等发现了Y染色体的性别决定基因（sex-determining region Y，SRY），其位与Y染色体短臂末端，被认为是*TDF*的最佳候选基因，并且证实它与人类性别决定紧密相关。*SRY*产物为SRY蛋白，决定睾丸的形成。而且有越来越多的证据表明SRY和人类性别决定确有关系。研究表明，*SRY*可能作为睾丸发育的启动者，它是性别决定中最重要的基因，但不是唯一决定基因。*SRY*必须激活睾丸分化途径上其他的基因才能使内生殖器进行正常发育。所以可能有多个基因影响性别的决定。性别决定与分化是一个相当复杂的过程，可能涉及了性染色体和常染色体上多个基因的协同作用。例如，

SOX9 和 *SOX3* 基因在性别决定中也起到了重要作用。此外，性别决定还涉及 *DAX1*、*SF1*、*WNT4* 和 *WT1* 等基因。

知识拓展

染色体显带

染色体显带（chromosome banding）是 20 世纪 70 年代的一项重要突破性技术，它的诞生开创了细胞遗传学的辉煌时代。带型使染色体识别非常准确，成为当时鉴定染色体畸变的主要手段。迄今为止，带型标识仍是基因组和染色体区段重要的共同标识。目前，虽然带型分析已经趋于自动化，比较基因组杂交（comparative genomic hybridization，CGH）高密度芯片和光谱核型分析技术（spectral karyotyping，SKY）也已被广泛应用于染色体分析，但带型的历史性贡献仍十分重要。国际人类遗传学界对标准化描述染色体及各种带型非常重视，曾多次召开规范命名会议，最终于 1995 年形成了“人类细胞遗传学国际命名系统”（International System for Human Cytogenetic Nomenclature），简称 ISCN 1995。

第三节　配子发生与减数分裂

一、配子发生

配子发生是指有性生殖过程中精子和卵子的形成过程。在配子发生过程中，二倍体的原始生殖细胞要通过减数分裂和分化才能转化成单倍体的精子或卵子。精子和卵子是高度特化的生殖细胞，它们既是父体和母体的产物，又是子体的来源，因而成为上下两代之间传递遗传信息的唯一媒介。一个人继承于双亲的全部物质都包含在精子和卵子这两个细胞中，精子和卵子结合完成受精作用形成合子，即为受精卵，受精卵是每个生命的开始。

（一）精子发生

精原细胞发育成精子的过程称为精子发生。男性进入青春期以后，在雄激素诱导下，位于生精上皮基底部的精原细胞分化为初级精母细胞，初级精母细胞经过减数分裂产生精细胞，精细胞经过一系列复杂的变化形成蝌蚪状的精子。男性精子发生一个周期约需 2 个月。精子是在睾丸的生精小管（曲细精管）中发生的，经过增殖期、生长期、成熟期、变形期 4 个基本时期，在成熟期进行减数分裂（图 11-2A）。

1．增殖期　睾丸的生精小管上皮中的精原细胞经过多次有丝分裂不断增殖，细胞核中包含 46 条染色体，为二倍体（2*n*）。

2．生长期　精原细胞经过多次增殖后，一部分精原细胞继续增殖，另一部分精原细胞则进入生长期，细胞体积逐渐增大而成为初级精母细胞，此时细胞核中的染色体数仍为 46 条。

3．成熟期　每个初级精母细胞进行减数分裂，经过减数分裂Ⅰ后形成 2 个次级精母细胞，染色体数目减半，变为单倍体（*n*），每个细胞核中只有 23 条染色体。再经过减数分裂Ⅱ，每个次级精母细胞形成 2 个精细胞。一个初级精母细胞经过两次连续的分裂，共形成 4 个精细胞。

4．变形期 精细胞逐渐变形，经过顶体形成、核染色质凝聚和尾部形成等一系列变化，由圆形的精细胞转变为蝌蚪状的精子。

（二）卵子发生

卵子发生（oogenesis）指从胚胎发育早期开始，经过胚胎期、出生直至性成熟才完成的由原始生殖细胞形成到卵原细胞（oogonia），再由卵原细胞形成成熟卵细胞的过程。卵子的发生开始于胚胎发育早期的卵巢中，其基本过程与精子发生相似，但是无变形期，可分为增殖期、生长期、成熟期 3 个时期（图 11-2B）。

1．增殖期 在卵巢生发上皮中有许多原始的生殖细胞即卵原细胞，它们经有丝分裂大量增殖为二倍体（$2n$），细胞核中具有 46 条染色体。

2．生长期 此期经历的时间较长，在胚胎发育的第 3 个月左右卵原细胞开始进入生长期，体积显著增大，最终发育成初级卵母细胞。此时，细胞核中的染色体数仍为 46 条。到了胚胎发育的后期，所有的卵原细胞均发育成体积较大的初级卵母细胞，每一个初级卵母细胞均被若干个卵泡细胞包围，构成卵泡。

3．成熟期 初级卵母细胞形成后便开始进行减数分裂，进入成熟期。经过减数分裂Ⅰ后，形成一个体积较小的第一极体细胞和一个次级卵母细胞。此时染色体数目减半，为单倍体细胞（n），每个细胞核中有 23 条染色体。次级卵母细胞和第一极体分别进行减数分裂Ⅱ，前者形成 1 个体积较大的卵细胞和 1 个体积较小的第二极体；后者形成 2 个第二极体。卵细胞和极体中均含有 23 条染色体。卵细胞即成为卵子；极体属于无功能细胞，会逐渐退化消失。一个初级卵母细胞经减数分裂，形成 1 个卵细胞与 3 个极体。

一个初级卵母细胞经过减数分裂，形成 1 个卵细胞和 3 个极体。在人卵的发生过程中，卵原细胞的总数为 400 万～500 万个，至胚胎的第 6 个月左右，卵原细胞就已经生长为初级卵母细胞。卵母细胞减数分裂的过程是不连续的，从卵母细胞形成卵细胞的过程可长达数十年。女婴出生后，大部分初级卵母细胞渐渐退化、消失，仅有约 400 个初级卵母细胞能够得到继续发育，而且始终停留在减数分裂前期Ⅰ的双线期，直至成年女性排卵前 36 ～ 48 小时，初级卵母细胞才完成减数分裂Ⅰ。女性性成熟以后，每个月有一个卵泡成熟、排放，其中的次级卵母细胞停留在减数分裂Ⅱ中期。若此时受精，可完成减数分裂Ⅱ，形成一个成熟卵细胞并且释放第二极体；若未受精，次级卵母细胞将不再继续分裂，而蜕变消失在输卵管中。

二、减数分裂

减数分裂（meiosis）是有性生殖生物在生殖细胞成熟过程中发生的特殊分裂方式，又称成熟分裂或减数分离。减数分裂是一种特殊有丝分裂形式，在此过程中染色体只复制一次，而细胞连续分裂两次，形成的 4 个子细胞中染色体数目只有母细胞的一半，故称为减数分裂。两性配子经过受精，形成合子，染色体数目恢复到体细胞的染色体数目。

（一）减数分裂的过程

减数分裂由两次连续分裂构成，称为减数分裂Ⅰ及减数分裂Ⅱ，两次分裂都分为四期，即前期、中期、后期和末期（图 11-3）。两次分裂之间通常有一个短暂的间隔期，染色体数目减半及遗传物质的交换等变化均发生于第一次减数分裂中。

1．减数分裂Ⅰ 减数分裂Ⅰ即第一次减数分裂，包括以下各期。

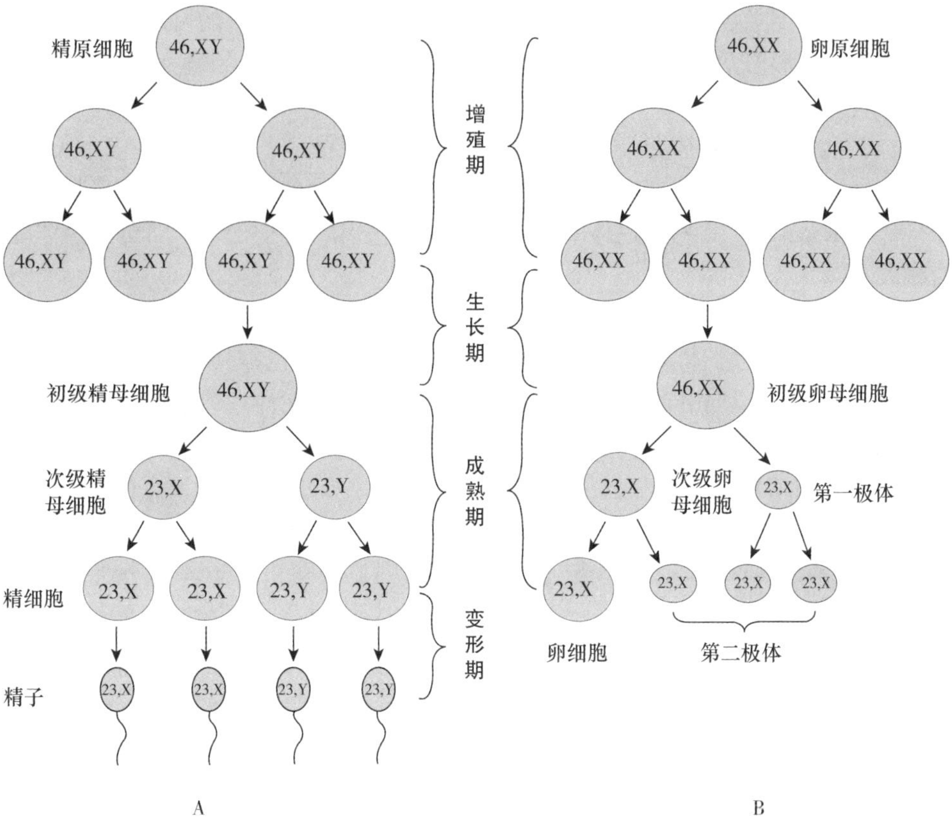

图 11-2　人类精子和卵子的发生过程示意图

A．精子发生；B．卵子发生

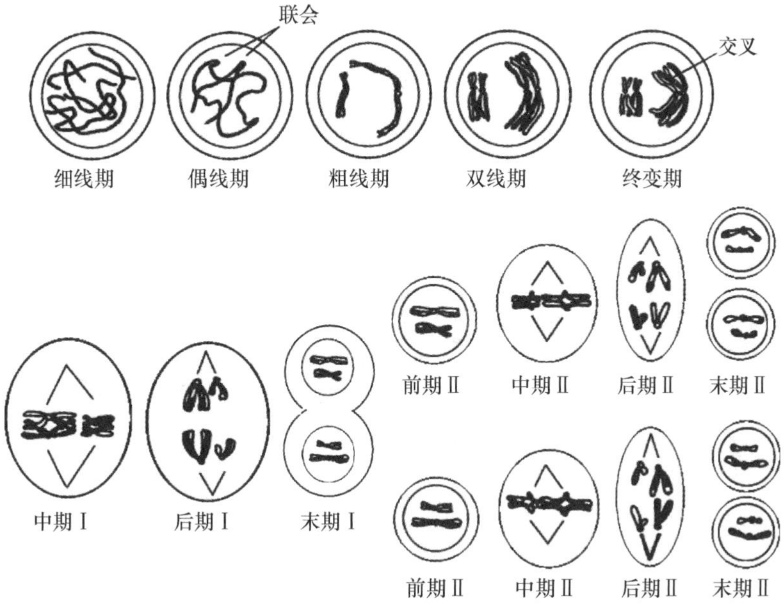

图 11-3　减数分裂图解

(1) 前期Ⅰ：该期染色体变化比较复杂，且经历的时间较长，有的可能几周、几年或者几十年。基于染色体的形态变化，本期可划分为细线期、偶线期、粗线期、双线期和终变期5个亚期。

1）细线期（leptotene）：染色质逐渐凝集成光镜下可见的细长染色体丝，DNA虽已复制，但分辨不出染色单体的双线结构。由于小区域浓缩的结果，染色体细丝上有许多粒状结构，称为染色粒（chromomere）。此期染色体端部与核膜紧密相连，这样有利于同源染色体配对。核仁及核均膨大。

2）偶线期（zygotene）：本期最重要的事件是同源染色体配对现象，这一过程称为联会（synapsis），并形成联会复合体（synaptonemal complex）。同源染色体（homologous chromosome）是指大小、形态和结构上均相同的一对染色体，其中一个来自父体，另一个来自母体。起初每一对同源染色体的一端或两端在核膜的某一点聚集，而后从该点开始互相靠拢，完成配对。由于同源染色体联会的结果，使每对染色体形成一个紧密相伴的二价体（bivalent）。但此时染色体细长，看不清数目。

3）粗线期（pachytene）：染色体进一步螺旋化，明显变变粗变短。每一条染色体由两条染色单体组成，每一个二价体含有四条染色单体，所以二价体又称四分体（tetrad）。每条染色体的两条染色单体之间互称为姐妹染色单体，同源染色体的染色单体之间互称为非姐妹染色单体。在粗线期可以看到非姐妹染色单体之间存在交叉，代表它们之间发生了片段互换。

4）双线期（diplotene）：染色体继续变粗缩短，联会复合体解体，同源染色体互相排斥，交叉点沿染色体两臂向末端移动，此现象称交叉端化（chiasma terminalization），此时光镜下观察到的交叉点未必是非姐妹染色单体发生交换的位置。人和许多动物的双线期经历时间比较长。如人的卵母细胞在5个月胎儿已达双线期，至12 ~ 50岁的排卵年龄期间，卵子的生成一直停留在双线期。

5）终变期（diakinesis）：染色体变得更短更粗，并且向核的四周移动。本期结束时，纺锤体开始形成，核膜和核仁消失。伴随着交叉端化的进行，虽然交叉点数目减少，但同源染色体末端仍然紧靠在一起。

(2) 中期Ⅰ：各四分体排列在赤道面上，形成赤道板。纺锤体已经形成，纺锤体微管和染色体的动粒相连接，两条同源染色体的动粒分别朝向细胞的两极，此期二价体仍借助于少数交叉相连。

(3) 后期Ⅰ：同源染色体由纺锤体微管牵引着彼此分离，向细胞的两极移动，每一极只能获得同源染色体中的一条，即二分体。人类同源染色体分离向两极移动是随机的，非同源染色体也是随机组合的。

(4) 末期Ⅰ：二分体移至两极之后，染色体解旋呈细丝状，核仁重新形成，核膜重建，同时胞质分裂，成为两个子细胞。经由减数分裂Ⅰ，成对的同源染色体分离，进入不同的子细胞，所以子细胞中染色体的数目减少了一半，各有23个二分体。

2. 减数分裂Ⅱ 末期Ⅰ结束之后，细胞进入到短暂的间期。但有些生物减数分裂无间期，直接进入前期Ⅱ。减数分裂Ⅱ与普通有丝分裂相似，但无DNA复制，分离的是姐妹染色单体。

(1) 前期Ⅱ：染色质凝集成染色体，中心体向两极移动，组装纺锤体，核膜和核仁开始消失。每个细胞中均有23条染色体，每条染色体均为二分体。

(2) 中期Ⅱ：各个二分体在赤道面上排列，纺锤体形成，二分体的着丝粒均与纺锤丝相连。核膜和核仁完全消失。

(3) 后期Ⅱ：着丝粒纵裂为2个，姐妹染色单体分开，各形成2个单分体，并且分别向细胞的两极移动，此时，每条单分体成为一条独立的染色体。

(4) 末期Ⅱ：各染色体移至两极后解旋伸展，核膜重新组装，核仁重现。纺锤体消失，细胞质分裂。各个单分体分别到达两极，胞质分裂，核膜和核仁出现，2 个新的子细胞形成。子细胞均成为单倍体细胞，每条染色体只含有单分体。

(二) 减数分裂的意义

减数分裂对生物的遗传和变异起着很重要的作用。成熟生殖细胞经减数分裂染色体数目减半，细胞由二倍体染色体（$2n$）变成精子或卵细胞中的单倍体染色体（n）；受精后，精子和卵子结合形成受精卵，染色体数目又恢复为二倍体（$2n$）。如此周而复始，使亲代与子代染色体数目及遗传物质保持相对稳定，维持了生物世代间遗传的稳定性，保持了物种染色体数的恒定性，具有非常重要的生物学意义。

通过减数分裂，同源染色体彼此分离，分别进入不同的子细胞，是分离定律的细胞学基础；非同源染色体随机组合进入子细胞，是自由组合定律的细胞学基础。在减数分裂过程中，同源染色体联会、配对，非姐妹染色单体间发生交换，因此产生了遗传物质的重组，是生物个体多样性的基础。染色体上连锁在一起的基因由于这种交换而发生重组，是连锁和互换定律的细胞学基础。在减数分裂过程中，同源染色体彼此分离，非同源染色体自由组合，人类 23 对染色体经过减数分裂，非同源染色体可以有 2^{23} 种组合方式；不仅如此，在粗线期发生的非姐妹染色单体间片段的互换，更增加了子细胞在遗传组成上的多样性，这是有性生殖过程中复杂遗传变异现象的基础。减数分裂作为生物有性生殖的基础，是生物遗传、进化以及生物多样性的重要保证。

知识拓展

“12 码空门未起脚”的遗憾！

美籍华人科学家徐道觉一生对细胞生物学贡献极大，其中他发明的低渗液处理染色体技术是人类细胞遗传学发展的一个重要转折点。但当时由于受到遗传学权威 Paint 在 1923 年发布的人类 48 条染色体结论的影响，徐道觉未能确认自己在 1952 年所观察到的 46 条染色体的事实。这也许是面对众多的权威不敢发布，也许是认为条件未成熟不肯轻易发布。

1956 年，美籍华裔学者蒋有兴在学习了徐道觉发明的低渗技术后，确认人体细胞为 46 条染色体，并毫不犹豫地、勇敢地向 Paint 的“定论”挑战，很快获得了广泛赞同。至此，关于人类染色体数目的探索大功告成。

于是，46 条人体染色体的发现权便属于敢于向权威挑战的蒋有兴（他也因此荣获了美国肯尼迪国际奖），而不属于在他之前的发现者徐道觉。

第四节　基因组和基因

一、人类基因组

人类基因组（genome）是指人体所有遗传信息的总和，包括两个相对独立而相互关联的核基因组（nuclear genome）和线粒体基因组（mitochondrial genome）（图 11-4）。如果不特别注明，人类基因组通常是指核基因组。核基因组存在于细胞核染色体上，通常指真核生物细胞核内所包含的全部遗传信息，每个体细胞核中含有两套核基因组：一套父源 DNA 和一套母源 DNA。线粒体基因组是指细胞质中每个线粒体中的闭环双链 DNA，即线粒体 DNA。由于一个细胞里有许多个线粒体，而且一个线粒体里也有许多份基因组拷贝，所以一个细胞里也就有多个线粒体基因组。

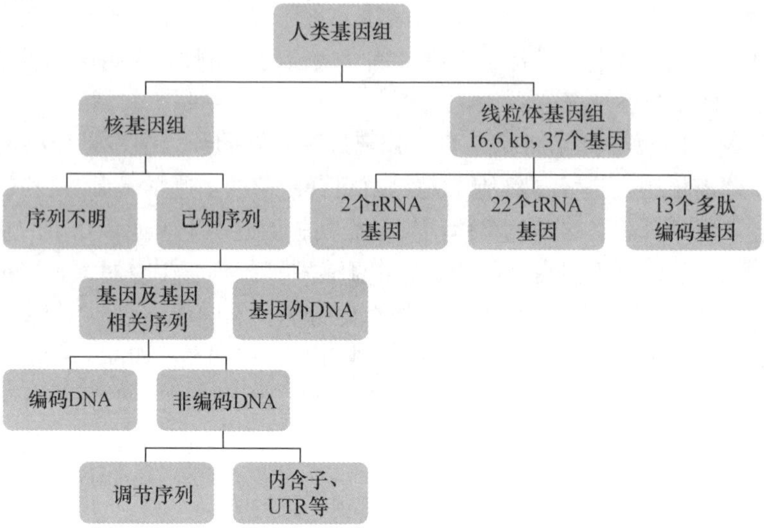

图 11-4 人类基因组的组成

（一）核基因组

随着人类基因组计划研究的深入和结构基因组学的基本完成，已知人类每个单倍体基因组含 DNA 约 3.2×10^9 bp，足以编码 1.5×10^6 种蛋白质，而实际上编码蛋白质的结构基因只有 20414 个。人类核基因组包括基因及基因相关序列、基因外序列。其中，基因及基因相关序列包括编码蛋白质或 RNA 的编码序列、非翻译序列（untranslated region，UTR）、调控序列，以及内含子序列等。基因外序列主要由重复序列片段构成。在人类基因组中，重复序列系指在基因组中重复出现的 DNA 序列，占基因组的至少 50%。根据重复次数分为中度重复序列（重复次数 $10^2 \sim 10^5$）和高度重复序列（重复次数高于 10^5）；既能构成串联重复序列，如卫星 DNA、小卫星 DNA 和微卫星 DNA，也可以散在于基因组的多个部位，称为散在重复序列。重复序列如内含子和 UTR，既可位于基因外，也可位于基因内。

与线粒体基因组相比，人类核基因组更大，包含的基因更多，基因的大小和内部结构更复杂。不仅如此，人类基因的数目，在不同染色体间甚至同一染色体内的分布上也存在着极大的差异。比如，21 号染色体因体积极小，包含基因的数目也相对较少；而 Y 染色体在染色体中包含的基因最少，只含性别决定基因。

（二）线粒体基因组

线粒体基因组独立于细胞核染色体外，位于细胞质的线粒体上，为环形封闭双链 DNA 分子，双链有重链（H 链）和轻链（L 链）之分。外环是重链，内环是轻链。两条链的碱基组成差别较大，重链富含 G，是 12 种多肽、12S rRNA、16S rRNA 和 14 种 tRNA 转录的模板；而轻链富含 C，它仅是 1 种多肽和 8 种 tRNA 的转录模板。与核基因组相对比，线粒体基因组非常小，共含 16569 bp，37 个基因，其中 22 个为 tRNA 编码，2 个为 rRNA 编码，13 个为多肽链编码基因。线粒体基因组与核基因组及其编码基因相比，其结构及所编码基因的内部结构更简单，基因组更小，因此目前认为，线粒体基因组来自原核细胞。

（三）人类基因组计划

人类基因组计划（human genome project，HGP）是 1990 年开始启动的全球范围内研究人类基因组的重大科学项目，是一项规模宏大、跨国跨学科的科学探索工程。美国、英国、法国、德国、日本和中国科学家共同参与了这一预算达 30 亿美元的人类基因组计划，国际上专门成立了人类基因组组织（Human Genome Organization，HUGO）协调该项合作研究。HGP 与阿波罗登月计划和曼哈顿原子弹计划一起，被称为三大科学计划，是人类科学史上的又一个伟大工程，被誉为生命科学的“登月计划”。HGP 旨在阐明人类（核）基因组 DNA 的 3.2×10^9 bp 序列，从而绘制人类基因组图谱，并且辨识其载有的基因及其序列，达到破译人类遗传信息的最终目的。中国于 1999 年 9 月参加到这项研究计划中，承担其中 1% 的任务，即人类 3 号染色体短臂上约 3000 万个碱基对的测序任务，中国因此成为参加这项研究计划的唯一的发展中国家。2004 年，国际人类基因组测序联盟在 *Nature* 上公布了人类基因组的完成图，认为人类有 2 万～2.5 万个蛋白质编码基因。近年来，在此基础上发展起来的全基因组测序（whole-genome sequencing，WGS）和全外显子组测序（whole-exome sequencing，WES）等基因组分析技术，已在科学研究和临床医学实践中被广泛应用，揭示单基因异常和严重危害人类健康的多基因病的致病基因或易感基因，建立对各种疾病新的诊治方法，或者为人类遗传多样性的研究提供基本数据。目前，基因组分析已成为最令人瞩目的前沿学科之一，推动了整个生命科学和医学领域的快速发展。

HGP 完成后，人们关注的下一个问题是不同个体间的基因组序列存在哪些差异，这些差异与不同个体间的表型和疾病易感性差异存在何种联系。人类基因组单倍型图计划（haplotype mapping project，HapMap）开始于 2002 年，是人类基因组分析从个体序列分析过渡到人类基因组多样性研究的标志。HapMap 计划收集了源自非洲、欧洲和亚洲人群的 DNA 样本，最终在来自 11 个人群的 1184 个样本中共鉴定出了约 1000 万个单核苷酸多态性（single nucleotide polymorphism，SNP）位点。借助 HapMap，可以进一步研究基因组的结构特点以及 SNP 位点在人群间的分布情况，为群体遗传学研究提供数据。HapMap 还为定位遗传病致病基因和复杂疾病相关基因研究提供了较高密度的遗传标记，让某些复杂多基因病的遗传基础被逐渐揭示出来。

另外一项分析人类基因组多样性的工作是千人基因组计划（1000 genome project），该计划起始于 2008 年，共收集了来自非洲、欧洲、亚洲和美洲的 2504 个人类 DNA 样本，涵盖了世界范围内的 26 个族群。2015 年完成了全部样本采集和测序数据分析。千人基因组计划与二代测序技术的出现和发展相辅相成，以较低的测序成本获得了全基因组测序数据、外显子组测序数据以及 SNP 基因分型数据。通过对这些数据的分析，鉴定出约 8470 万个 SNP 位点，约 360 万个短片段插入 / 缺失和约 7 万个基因组结构变异（structural variation）。千人基因组计划不仅大幅度提升了 SNP 的数量，还提示基因组结构变异在人群中并不罕见。另外，千人基因组计划详实记录了所有样本的族群信息，让研究者可依据全基因组数据对来自世界不同地区的人群开展进化遗传学分析。千人基因组计划完成后，包括中国在内的多个国家又相继启动万人、十万人以至百万人基因组计划，以期在更大规模的人群中鉴定出更多的常见变异和罕见变异位点。这些计划的实施和完成，为疾病遗传机制的研究和对疾病个体化诊疗提供了大量的参考信息。

从基因组学的范畴来说，1990—2004 年，HGP 的重点在于研究人类基因组的结构，属于基因组学的最基础的结构基因组学（structural genomics）研究，这为人类功能基因组学（functional genomics）研究奠定了基础。2003 年 9 月，美国国立人类基因组研究院（NHGRI）公布了 ENCODE（The Encyclopedia of DNA Elements）计划，即 DNA 元件百科全书计划。该研究计划旨在通过实验和生物信息学的方法，鉴定和分析人类基因组中的全部功能性元件，包括蛋白编码基因、非编码 RNA 基因、蛋白结合位点、染色质组装和修饰的相关位点等。来自全球 32 个实验室的 440 多名科学家组成了 ENCODE 协作组。该协作组分别在 2007 年和 2012 年公布了 ENCODE 计划前两个阶段的研究成果，解析了人类不同组织来源的 147 种细胞的转录组数据。2020 年 7 月，ENCODE 计划发布了第三期成果，在 500 多种人类及小鼠细胞的基因组中，鉴定了大量顺式作用元件，包括转录区域、可变剪接转录本、转录因子的结合区域、组蛋白修饰区域、开放染色质区域，以及染色质三维相互作用区域等。目前，INCODE 计划已进入第四阶段研究。

后基因组学即在基因组的层次上，研究基因的表达调控与功能，后基因组计划包括人类基因组多样性计划、比较基因学组、蛋白质组学、转录组学、代谢物组学、疾病基因组学、药物基因组学以及表观基因组学等方面。当然，人类基因组计划在给人类社会带来巨大发展空间时，也会面临许多严峻的伦理学问题，如基因与个人隐私等。

二、人类基因

基因（gene）是具有特定遗传效应的 DNA 片段，能够决定细胞内 RNA 和蛋白质（包括酶分子）等的合成，从而决定生物的遗传性状。基因是基因组中携带遗传信息的最基本的物理和功能单位。人类基因包括结构基因及为 RNA 编码的基因。截至目前，已知为蛋白质编码的基因仅占人类基因组的 2% ～ 3%。相对于这些数目比较固定的结构基因，人类近年来对 RNA 编码基因的研究取得了很大进展，RNA 编码基因的种类和数目大幅增加，但其具体数字尚无定论。ENCODE 计划表明人类基因组的 80% 都被转录，而这些转录是否都具有生物活性，为其编码的 DNA 是否都是基因，仍有待进一步证实。

（一）编码蛋白质的基因

编码蛋白质的基因即结构基因（structural gene），因其大部分基因的内部均有外显子和内含子的结构而得名。

1．外显子内含子结构 多数真核生物基因的编码序列在 DNA 分子上是不连续的，而是由编码序列和非编码序列两部分构成，非编码序列将编码序列隔开。基因中，在经过 mRNA 剪切后仍保留的片段称为外显子（exon），绝大部分的外显子为编码序列。经剪切后的外显子序列拼接在一起形成编码肽链的成熟 mRNA。外显子组（exome）就是基因组所含的所有外显子的总和。基因中在 mRNA 剪切后被切除的部分称为内含子（intron）。目前已知的大部分内含子是无功能的，但也有一些基因的内含子中包含调节序列或为核仁小 RNA、miRNA 编码的序列。基因一般由若干外显子和内含子组成，编码序列的外显子平均长度少于 200 bp，非编码序列的内含子平均长度为 3000 bp 左右，所以外显子和内含子组成的基因大小是多样的。在割裂基因的每个外显子与内含子的接头部位，都有一高度保守的共有序列，为剪接识别信号，即每个内含子 5' 端的两个核苷酸都是 GT，3′ 端的两个核苷酸都 AG，这种连接方式称为 GT-AG 法则（GT-AG rule）。mRNA 在剪切中，前一外显子为剪切供体，后一外显子为剪切受体。人类大部分基因在剪切过程中，通常切除所有的内含子，并且将所有的外显子连接在一起。此外，还有不同的剪切方式，称为选择性剪切（alternative splicing），也就是将同一基因中不同的外显子进行选择性的切除及连接，这样使同一基因可以编码不同的肽链，其产生的不同蛋白质称等位蛋白质（isoform protein）。许多情况下，等位蛋白质具有不同的功能、组织特异性及生物学特性。

2．结构域 结构域（domain）通常是编码蛋白质 - 蛋白质之间相互作用的碱基序列，它是基因中最重要的功能单位。结构域的序列高度保守，变异的结构域通常使编码蛋白质的功能发生改变。

3．开放阅读框 开放阅读框（open reading frame，ORF）指的是一段核苷酸序列，在一个起始密码子和一个终止密码子之间，每三联密码子即编码一个相应的氨基酸。

4．同源基因和基因家族 进化过程使基因不断地被复制，由于自然选择的压力，使变异不断地发生，从而形成同源基因和基因家族。所谓同源基因（homologous gene），是指保守性较高的两个或更多的基因碱基序列。这些基因在序列上的保守性，也提示它们在进化中联系密切。同源基因若位于不同染色体上，则称为基因家族（gene family）；若位于同一条染色体上，则称为基因簇（gene cluster）（图 11-5）。

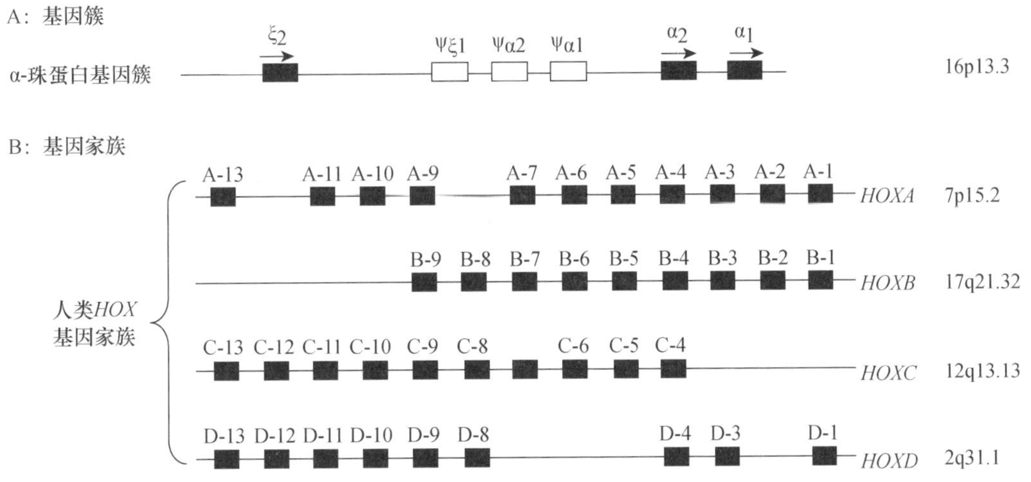

图 11-5 基因家族和基因簇示意图

5．假基因 假基因（pseudogene），也称伪基因，是基因家族在进化过程中形成的无功能的残留物。它与正常基因相似，但丧失正常功能的 DNA 序列。虽然假基因本身不具备任何功能，但它通常和其他功能基因的某些片段具有同源序列。

（二）RNA 编码基因

此类 RNA 基因不编码蛋白质，又称为非编码 RNA（non-coding RNA，ncRNA）。

1．rRNA 基因 rRNA 基因编码构成核糖体的 RNA 成分，人类基因组包含 6 种 rRNA 基因，核基因组编码 5S、5.8S、18S 和 28SrRNA、线粒体基因组重链编码 12SrRNA 和 16SrRNA。其中，5S、5.8S 和 28SrRNA 是组成核糖体大亚基的亚单位；18SrRNA 是组成核糖体小亚基的亚单位；它们都参与蛋白质的合成。

2．tRNA 基因 tRNA 是一种由 76 ～ 90 个核苷酸所组成的 RNA，其 3′端可以在氨酰 -tRNA 合成酶催化之下，接附特定种类的氨基酸。tRNA 通过其所含的反密码子运送相应的氨基酸来合成蛋白质。tRNA 编码基因分布在核基因组和线粒体基因组。

3．核小 RNA（snRNA）基因 snRNA 仅含 106 ～ 186 bp，因富含 U 而得名。人类基因组中，为 snRNA 编码的基因目前约 200 个，分别编码 9 种 snRNA。每种 snRNA 均与 7 种核心蛋白质结合形成剪切体，是真核生物转录后加工过程中 RNA 剪接体的主要成分，参与 mRNA 前体的加工过程。

4．核仁小 RNA（small nucleolar RNA，snoRNA）基因 其主要功能是参与 rRNA 的位点特异性修饰，大部分在所有细胞中表达，只有少数具有组织特异性。snoRNA 编码基因多数位于较大的结构基因内含子中，由结构基因的转录本中剪切而成。所以，snoRNA 所在的“宿主”基因能够影响其合成。snoRNA 已被证明有多种功能，主要参与 rRNA 的加工；反义 snoRNA 指导 rRNA 核糖甲基化。

5．微 RNA（miRNA）基因 miRNA 平均长度为 21 ~ 22 bp，mRNA 3′端的 UTR 序列是其最常见的目标序列，能够通过碱基配对阻止 mRNA 的翻译，起到下调基因表达的作用。miRNA 在进化中大多高度保守。成熟 miRNA 与其目标序列结合往往含有多个碱基的错配，所以一个 miRNA 通常能沉默多个基因的表达。

6．内源性小干扰 RNA（endo-siRNA）基因 内源性小干扰 RNA 种类很多，是自然转录的双链 RNA，有基因沉默或调节基因转录的功能。

三、人类基因的调控元件

人类基因的调控元件包括顺式作用元件和反式作用因子。顺式作用元件一般只调节所在基因的表达，是基因内的调控元件。反式作用因子是转录因子，通常位于另一染色体或所调节基因的远端，由另一个完全不同的基因编码。基因组中含有的调控某一基因簇中基因表达的所有调控元件区域称为位点调控区域。下面重点介绍顺式作用元件。

（一）启动子

启动子（promoter）多位于所控制基因的上游，是基因 5′端一段特异的 DNA 序列。转录因子与启动子结合后，激活 RNA 聚合酶，在特定位置起始 RNA 合成。

1．TATA 盒 TATA 盒是位于转录起始点 5′端上游 −25 ~ −30 bp 处的一段高度保守序列，由 7 个碱基组成，即 TATAA（T）AA（T），其中两个碱基可以变化。TATA 框能与转录因子 TF Ⅱ结合，再与 RNA 聚合酶Ⅱ形成复合物，准确识别转录起始点，启动基因转录。

2．GC 盒 序列通常为 GGGCGG，多为管家基因（housekeeping gene）的启动子，可对位于其 5′端或 3′端的基因进行调控，此部分基因没有 TATA 盒启动子结构。

3．CAAT 盒 多位于转录起始点 5′端上游 −70 ~ −80 bp 的一段保守序列，由 9 个碱基组成，即 GGC（T）CAATCT，其中有一个碱基可以变化，被认为是拥有最强启动功能的启动子。

4．RNA 编码基因的启动子 部分 RNA 基因的转录由Ⅰ型或Ⅲ型 RNA 聚合酶所催化，故其启动子可与结构基因不同。

（二）增强子和沉默子

增强子（enhancer）和沉默子（silencer）也是一段 DNA 序列，通过与蛋白质结合而起到增强或抑制基因转录的作用。增强子和沉默子往往较启动子距编码序列远，其与所调节基因的位置关系也并不固定，既可位于调节基因的上游，也可位于下游。但增强子必须与启动子共同存在才能发挥作用，没有启动子，增强子不能表现活性。人类发育相关基因常有多重复杂的增强子或沉默子。

（三）终止子

终止子（terminator）是不同于终止密码的一段核苷酸序列，由特定序列 AATAAA 和一段回文序列组成，AATAAA 是多聚腺苷酸（poly A）附加信号，回文序列转录后形成发夹结构，阻碍 RNA 聚合酶继续移动，其使 mRNA 从其所结合并进行转录的 DNA 链上滑脱下来，从而中止转录。

与核基因组不同，线粒体基因组的基因没有自己单独的调控元件，而是每条链有自己的调控元件，以每条链为单位进行转录。

知识拓展

“一美元，一个碱基”的预算是如何得来的？

20 世纪 90 年代，不少美国人并不知道什么是基因，但几乎纽约的每个“的哥”都会告诉你什么是 HGP 且总预算是 30 亿美元，那就是“一美元，一个碱基”（one buck，one base）。

1900 年，美国国会批准为 HGP 投资 30 亿美元，计划 15 年内完成 HGP。在当时，能够使用的测序仪仅有“平板凝胶手工测序仪”，其成本高（10 美元 / 碱基），通量低，即使动用所有中心进行测序，HGP 也不可能在 15 年内完成。

时至今日，我们应该钦佩这些先驱们长远的战略眼光和惊人的胆魄。他们深知基因组测序“意义重大，势在必行”，并预见到在测序技术重大需求的推动下，必将发生重大的改进与创造。因此，这一挑战成为他们的理由：只有 HGP 这样的“重大计划”，才能激发改进现有仪器的激情、发明新仪器和社会的投入。

第五节　基因复制、表达及其调控

一、基因复制

基因的复制（replication）是以 DNA 复制为基础的。在生物体内以亲代 DNA 分子的两条链为模板，合成两个子代 DNA 分子的过程，称为 DNA 复制。能够准确地自我复制，通过自我复制将遗传信息传递给子代，是 DNA 分子作为遗传物质的基本特征之一。

DNA 复制要具备下面基本条件，才能完成复杂的酶促反应过程：4 种三磷酸脱氧核苷（dATP、dCTP、dGTP、dTTP）作为合成新链的原料；母链 DNA 作为复制模板；要有 DNA 解旋酶、DNA 解链酶、DNA 聚合酶、DNA 连接酶等的参与；要有 RNA 引物。

（一）双向复制

核细胞的 DNA 分子十分巨大，有多个复制起始点，在每个复制起始点上所进行的双向复制可使复制时间大大缩短。DNA 复制是从链上某个特定的起始点开始，同时向两侧的相反方向进行，为双向复制。复制开始时，起始点处的 DNA 双螺旋在解旋酶和拓扑异构酶作用下解旋，松解开的两股链与尚未松解开的双螺旋形状似一把叉子，称复制叉（replicating fork）。复制起始点和两侧的复制叉共同构成一个单位，称复制子（replicon)。每个复制子没有终点，只有起点。人类基因组中约有 1 万个复制子，从起点开始向两侧推进双向复制，随着复制叉延伸移动，相邻复制子汇合相连在一起，当所有复制子都汇合连接成两条连续的 DNA 分子时复制完成。

（二）半保留复制

半保留复制（semi-conservative replication）是指 DNA 复制过程中，双链 DNA 分子被解旋酶分成两条单链，每条单链都能指导合成一条互补链，形成两个子 DNA 双链。由于每个子 DNA 的两条核苷酸链一条来自亲代 DNA，另一条是新合成的 DNA，因此称复制过程是半保留的。

（三）半不连续复制

DNA 复制是从复制起始点开始进行双向复制的，在起始点的一侧为 5′ → 3′ 方向，另一侧为 3′ → 5′ 方向。由于 dNTP 原料只能连接在多核苷酸链游离的 3' 端碳原子的羟基（OH）上，所以 DNA 复制方向按 5′ → 3′ 进行。因此在 3′ → 5′ 模板链上 DNA 可沿 5′ → 3′ 方向连续复制，复制速度较快且完成复制较早，被称为前导链；以 5′ → 3′ 模板链合成的 3′ → 5′ 互补链不能按 5′ → 3′ 方向进行，因此必须先借助 RNA 聚合酶，以 DNA 为模板合成一段长约 10 bp 的 RNA，它被称为引物 RNA，具有引物的作用。每一引物 RNA 只合成一个 DNA 片段，被称为冈崎片段（Okazaki fragment)。DNA 连接酶将这些冈崎片段连接起来，形成完整单链，此复制过程速度较慢且完成较晚，称为后随链。在 DNA 复制时，前导链的复制是连续的，后随链的复制是不连续的，因此称为半不连续复制（图 11-6)。

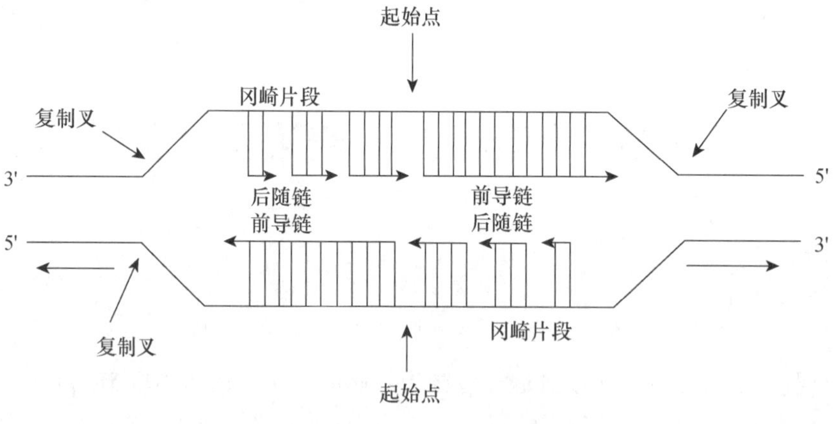

图 11-6 真核生物 DNA 半不连续复制

二、基因表达

基因表达（gene expression）一般是所储存的遗传信息转变为由特定的氨基酸种类和序列构成的多肽链，再由多肽链构成蛋白质或酶分子，从而决定生物各种性状（表型）的过程。基因表达包括两个步骤：①以 DNA 为模板转录合成 mRNA；②将遗传信息翻译成多肽链中相应的氨基酸种类和序列。

（一）转录

基因的转录指在 RNA 聚合酶的催化下，以 DNA 链为模板，按碱基互补配对原则，用 4 种三磷酸核苷酸（ATP、UTP、CTP、GTP）为原料合成 RNA 的过程。转录发生在细胞核中，转录方向为 5′ → 3′，转录产物 RNA 的碱基序列与 DNA 模板链互补，同非模板链一致，只是把 T 换成了 U。通常把非模板链称为有义链（sense strand），模板链称为反义链（antisense strand）。转录的最终产物是 mRNA、tRNA 和 rRNA 等。真核生物的基因大多为断裂基因，由 RNA 聚合酶Ⅱ催化形成的初始转录产物是 mRNA 的前体，称为核不均一 RNA 或核内异质 RNA，比成熟的 mRNA 大 4 ~ 5 倍，要经过戴帽、加尾，剪接等加工过程，才能形成成熟的 mRNA。

1．戴帽（capping） 即在初级转录物的 5′ 端第一个核苷酸（常为 G）的前方，加上一个 7- 甲基鸟嘌呤核苷酸“帽”（m7GpppN）。“帽”有两个作用：①易被核糖体识别，促使 mRNA 与核糖体小亚基结合；②有效地封闭了 RNA 5′ 末端，使其不再加接核苷酸，同时也保护了 5′ 末端，使它免受核酸酶和磷酸酶的消化，从而增强 mRNA 的稳定性。

2．加尾（tailing） 大多数真核生物的初级转录物均需在 3′ 端加上“多聚腺苷酸（poly A）”尾，又称 poly A 化。Poly A 可使 mRNA 因不易解聚而保持稳定，并可以促使其由细胞核进入到细胞质。

3．剪接（splicing） 在剪接酶的作用下，将内含子非编码序列切除，再将外显子编码序列由连接酶逐段连接起来，形成成熟的 mRNA 分子。mRNA 由细胞核进入细胞质后即可开始翻译。

（二）翻译

翻译（translation）是指 mRNA 转译成氨基酸序列的过程。成熟的 mRNA 从细胞核进入细胞质，由核糖体阅读 mRNA 所携带的信息，指导特异的多肽合成。通常 mRNA 的中间序列被翻译成氨基酸，而 5′ 端和 3′ 端是非翻译区（5′UTR 和 3′UTR），多数为第一和最后外显子序列，其中包括 5′ 端的加帽和 3′ 的加尾序列。翻译的过程就是细胞内蛋白质（多肽链）生物合成的过程。

1．蛋白质中氨基酸的种类 人体中的蛋白质由 20 种氨基酸组成。氨基酸的数目、种类和排列顺序构成蛋白质分子的一级结构，它是通过 mRNA 分子中的密码子来实现的。密码子（codon）决定某一特定的氨基酸（表 11-2），是 mRNA 5′ → 3′ 的碱基顺序中每三个相邻的碱基，也称遗传密码（genetic code）或三联体密码（triplet code）。

表 11-2　遗传密码表

第一位（5′）端核苷酸	第二位（中间）核苷酸								第三位（3′）端核苷酸
	U		C		A		G		
U	UUU	Phe	UCU	Ser	UAU	Tyr	UGU	Cys	U
	UUC		UCC		UAC		UGC		C
	UUA	Leu	UCA		UAA	Stop	UGA	Stop	A
	UUG		UCG		UAG		UGG	Trp	G
C	CUU	Leu	CCU	Pro	CAU	His	CGU	Arg	U
	CUC		CCC		CAC		CGC		C
	CUA		CCA		CAA	Gln	CGA		A
	CUG		CCG		CAG		CGG		G

续表

第一位（5′）端核苷酸		第二位（中间）核苷酸									第三位（3′）端核苷酸
		U		C		A		G			
	A	AUU	Ile	ACU	Thr	AAU	Asn	AGU	Ser	U	
		AUC		ACC		AAC		AGC		C	
		AUA		ACA		AAA	Lys	AGA	Arg	A	
		AUG	Met	ACG		AAG		AGG		G	
	G	GUU	Val	GCU	Ala	GAU	Asp	GGU	Gly	U	
		GUC		GCC		GAC		GGC		C	
		GUA		GCA		GAA	Glu	GGA		A	
		GUG		GCG		GAG		GGG		G	

位于 mRNA 启动部位的 AUG 为氨基酸合成的启动信号，真核生物中此密码代表甲硫氨酸，原核生物中代表甲酰甲硫氨酸。

在 64 种密码子中，AUG 是起始密码子，UAA、UGA 和 UAG 是终止密码子。同一种氨基酸可由两种以上遗传密码编码的现象，称为密码子的简并性（degeneracy）。

2．蛋白质合成所需物质 蛋白质的合成是在细胞质中核糖体上进行的，需要核糖体、mRNA 和 tRNA 三种重要成分。tRNA 呈三叶草状，游离于细胞质中。分子一端有 CCA 三个碱基，A 碱基以共价键方式与特定氨基酸相连形成氨酰 tRNA；分子另一端有反密码子（anticodon），反密码子能与密码子通过碱基互补而结合。因此，在蛋白质合成过程中，tRNA 行使转运氨基酸的功能。

3．蛋白质合成的过程 蛋白质的生物合成过程是一个比 DNA 复制和转录更为复杂的过程，包括以下三个阶段。①翻译的起始：核糖体与 mRNA 结合并与带有甲硫氨酸的 tRNA 生成起始复合物。②肽链的延伸：核糖体由 mRNA 的 5′ 末端向 3′ 末端逐渐移动，多肽开始从 C 端向 N 端合成。③肽链的终止和释放：核糖体从 mRNA 上解离，准备新一轮的合成。

翻译过程并非一个单一核糖体在一个 mRNA 分子上进行翻译，通常有几个甚至数十个核糖体连接在同一条 mRNA 分子上，各个核糖体同时进行翻译，按不同进度可翻译出多条相同的多肽链，这种聚合体称为多聚核糖体。新生的肽链还需要进一步地修饰、加工，才能成为有生物活性的蛋白质分子。mRNA 决定了多肽链中的氨基酸的顺序，翻译后的修饰则决定了蛋白质分子的空间结构。翻译后的肽链加工方式有肽链的切割，氨基酸的乙酰化、羟基化、糖基化和磷酸化等。

三、基因表达的调控

人体所有细胞均含有完整的基因组，但在特定组织中只有部分基因表达，而不同基因是在不同的时空进行表达的。细胞类型的区别并非所含基因组的不同，而是基因表达差异所致。基因若在不当的时空表达或其产物量的异常都能引起疾病。因此，认识基因表达调控对了解人类生命本质以及疾病发生机制都是十分重要的。在多数细胞中都表达的基因称为持家基因（housekeeping gene），例如核糖体、染色体、细胞骨架的相关蛋白基因。

（一）RNA 编辑

RNA 编辑（RNA editing）是一种与 RNA 剪接不同的 RNA 加工形式，指转录后的 RNA

在编码区发生碱基的加入、丢失或转换等现象，属于遗传信息加工。RNA 编辑能改变初始转录物的编码特性，导致生成的 mRNA 分子在编码区的序列不同于它的 DNA 模板序列。RNA 编辑的形式有三种：① CGU、AGG 或 GGA 的碱基转换；② CGG、GGC 或 UGA 的碱基颠换；③ U 的加入或删除。编辑是从 mRNA 的 3′ → 5′ 方向进行的，RNA 编辑的多种形式将极大地增加 mRNA 的遗传信息量。除 mRNA 外，tRNA、rRNA 也都发现有 RNA 编辑的加工方式存在。因为提供编辑的信息仍然来源于 DNA 贮藏的遗传信息，RNA 编辑并不偏离中心法则，RNA 编辑可以看作对分子生物学中心法则的一个重要补充。RNA 编辑的生物学意义在于：①通过编辑使该 mRNA 能被通读；②使 mRNA 具有翻译活性，通过编辑可以引入或去除起始密码子或终止密码子来调控翻译；③ RNA 编辑可能与生物进化有关。

（二）DNA 甲基化修饰

DNA 甲基化（DNA methylation）是最早发现的、最为常见的一种 DNA 修饰，能够在不改变 DNA 序列的前提下，改变遗传表现。DNA 甲基化是指在 DNA 甲基化转移酶的作用下，在基因组 CpG 二核苷酸的胞嘧啶 5 号碳位共价键结合一个甲基基团。DNA 甲基化一般与基因沉默（gene silence）相关联；而非甲基化一般与基因活化（gene activation）相关联；去甲基化（demethylation）则诱导沉默基因重新活化和表达。DNA 甲基化作为一种相对稳定的修饰状态，在 DNA 甲基转移酶的作用下，可随 DNA 的复制过程遗传给新生的子代 DNA，是一种重要的表观遗传机制。生物体可通过选择性的 DNA 甲基化和去甲基化，在胚胎发育和细胞分化过程中实施对基因的调控，从而形成各种特异的组织类型。

（三）组蛋白修饰

组蛋白修饰（histone modification）是指组蛋白在相关酶作用下发生甲基化、乙酰化、磷酸化、腺苷酸化、泛素化、ADP 核糖基化等修饰的过程。被修饰的组蛋白可以改变 DNA- 组蛋白的相互作用，使染色质的构型发生改变以实现对特定基因的调节。组蛋白乙酰化主要发生在 H3、H4 的 N 端比较保守的赖氨酸位置上，由组蛋白乙酰转移酶和组蛋白去乙酰化酶协调进行。早期对染色质及其特征性组分进行归类划分时就有研究总结指出：异染色质结构域组蛋白呈低乙酰化，常染色质结构域组蛋白呈高乙酰化。

知识拓展

勇于挑战权威的 Watson 和 Crick

1953 年的 Watson 和 Crick 都是名不见经传的小人物，37 岁的 Crick 甚至连博士学位都没有拿到。当时的生物化学权威 Pauling 认为 DNA 是 3 股螺旋结构，Watson 和 Crick 也按照 3 股螺旋的思路进行了很长时间的工作，可是构建不出合理的 DNA 模型，科研进展陷于僵局。

不过 Watson 和 Crick 并没有就此打住，因为他们相信这是智者千虑之一失，可能 Pauling 本人很快就会发现错误并迅速纠正。在 Watson 和 Crick 看了晶体学专家 Franklin 所拍摄 DNA 的 X 线衍射照片后，立即领悟到了现在已成为众所周知的事实：2 条以磷酸为骨架的单链相互缠绕，形成 DNA 双螺旋结构，氢键则把 2 条单链连接在一起。Watson 和 Crick 在认真考虑之后，断然否定了 Pauling 的结论。之后俩人加快了研究工作，在不到 2 个月的时间里终于取得了后来震惊世界的成果。

Note

思 考 题

1．减数分裂在维护物种遗传稳定性和进化中有何重要意义？

2．Lyon 假说的主要内容有哪些？

3．实验室对一些异常个体进行性染色质检测，患者一检测出 1 个 X 染色质和 1 个 Y 染色质，患者二检测出 3 个 X 染色质，患者三检测出 2 个 Y 染色质。他们的核型各是什么？

（张学龙　乔远东）

第三篇

人体疾病发生基础

人体疾病的发生是由于体内、外致病因素单一或共同作用引起的机体自稳态调节紊乱而发生的生命活动异常，使机体细胞、组织产生病理变化，出现相应的症状、体征及社会行为的异常。体内致病因素包括免疫应答、应激与炎症、细胞增殖与组织修复、遗传与变异、肿瘤的发生等；体外因素包括生物类因素和非生物类因素。

第十二章

生物性致病因子

第十二章数字资源

学习目标

1. **知识**：描述生物性致病因子种类、形态结构、生理、不同生物性致病因子感染特征和致病的特点，总结不同生物致病因子的诊断方法、流行和防治特征。
2. **能力**：加强对不同生物致病因子及相关感染性疾病复杂性的认识，引导对生物致病因子感染致病复杂问题的了解和对前沿科学问题的追踪，增加对感染和致病相关科学问题的思考；提升参与研究生物致病因子致病机制及相关防控技术的兴趣和能力，培养科研创新能力。
3. **素养**：培养重视生物致病因子对人类健康的影响，通过对中国科学家在感染性疾病防治中的工作和我国感染性疾病防治的重大贡献，以及科学家精神引导增强民族自信，加强参与这些重要感染性疾病防治研究的信心和能力。
4. **掌握**：生物性致病因子种类、不同生物性致病因子感染致病的特征。

第一节　概　述

生物性致病因子是指引起人类疾病的生物性因素，包括致病性病原体和生物毒素。生物性病原体，或称病原生物，包括医学微生物和医学寄生虫，可导致严重威胁人类健康的感染性疾病或传染病。病原生物学（pathogen biology）包括医学微生物学（medical microbiology）和医学寄生虫学（medical parasitology）两个子学科，研究涉及各类病原生物的生物学特性、与宿主及外界因素的相互关系、致病机制、实验室诊断方法、所致疾病的传播和流行特点，以及预防和控制原则等。而生物毒素又称生物毒或天然毒素，是指各种生物（包括动物、植物、微生物和海洋生物等）产生且不可自我复制，并对人体有毒害作用的化学物质。生物毒素具有多样性和复杂性，迄今为止仍有许多生物毒素还尚未被发现和认识，因此，生物毒素中毒症的救治与公害防治仍是世界性的难题。近年来，随着生物毒素检测技术和研究的快速发展，已逐步成为一个与多学科交叉的新兴学科——毒素学（toxinology），其发展对于生命化学、医学、药物学、环境科学等均具有重要意义。

一、病原生物

病原生物因其各具独特的结构和生物学特性，分为病毒、细菌、真菌、寄生虫、支原体、立克次体等。除按照传统的生物学分类方法外，每一类病原生物还有其各自的分类系统。"种"是生物学等级分类系统中最基本的单位。每一种病原生物的学名均按林奈（Linnaeus）建立的双名法系统命名，以拉丁文表达，属名在前，用主格（名词），首字母大写；种名在后，用所有格（形容词），如有亚种名，则放在种名之后。种名和亚种名之后是命名者的姓和命名的年份，例如金黄色葡萄球菌的学名为 *Staphylococcus aureus* Rosenbach,1939（Staphylococcus 是属名，即葡萄菌属，aureus 是一个拉丁字的形容词，为金黄色的意思，Rosenbach 是命名人的姓），表明该名是 Rosenbach 于 1939 年命名的；日本血吸虫的拉丁名为 *Schistosoma japonicum* Katsurada,1904，表明该名是由 Katsurada 于 1904 年命名的。

1. 医学微生物 医学微生物是指可以感染人体并致病的微生物。医学微生物包括朊粒、真菌、细菌、螺旋体、支原体、立克次体、衣原体、病毒等，其中又以细菌和病毒的危害最大。医学微生物侵入人体后，人体作为病原体提供生存环境的场所，称为宿主。微生物在宿主中进行生长发育、释放毒性物质等引起机体不同程度的病理变化，这一过程称为感染。医学微生物学就是主要研究与人体疾病相关的病原微生物的生物学性状、感染致病机制、机体的抗感染免疫、诊断技术和特异性防治措施的一门科学。

2. 医学寄生虫 又称人体寄生虫，指能造成患者感染并致病的寄生虫，包括原虫(protozoa)、蠕虫（helminth）和医学节肢动物三大类。其中蠕虫又可分为吸虫、线虫、绦虫。医学寄生虫学是研究人体寄生虫的形态、生物学特征、生态学、致病机制、感染免疫规律、实验诊断、流行和防治规律的一门科学。

二、生物毒素

生物毒素种类繁多，几乎包括所有类型的化合物，其生物活性也很复杂，对人体生理功能可产生影响。生物毒素不仅具有毒理作用，而且具有药理作用，常用作生理科学研究的工具药，也可被用作药物。人体因接触、食入或毒虫叮咬引入生物毒素而引起相应的病理损伤，从而损害人体健康，甚至引起死亡。现已发现的生物毒素有 2000 多种，按来源可分为动物毒素、植物毒素、微生物毒素、海洋生物毒素等。

第二节 医学微生物

一、细菌

（一）细菌的形态结构

1. 细菌的形态 细菌（bacterium）属于原核细胞型单细胞微生物，广义的细菌还包括放线菌、支原体、衣原体、立克次体和螺旋体。它们体型微小，结构简单，具有细胞壁和原始核质，除核糖体外无其他细胞器。细菌形体微小，以微米（μm）为测量单位，大多细菌大小在 0.5 ~ 10 μm。细菌按其外形可分为球菌、杆菌和螺形菌三大类（图 12-1）。

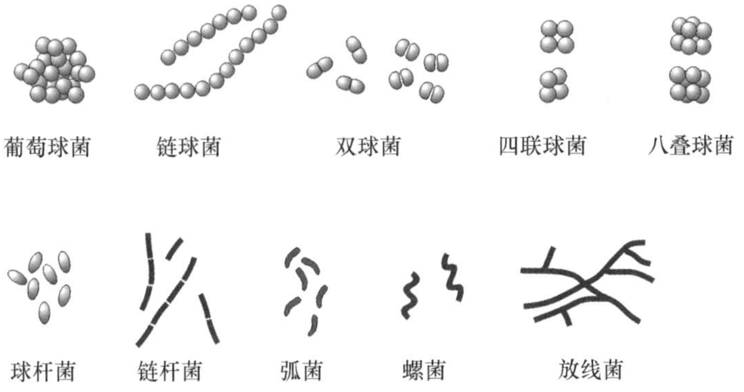

图 12-1　细菌的基本形态

知识拓展

淋球菌

淋球菌是人类淋病的病原菌，主要引起人类泌尿生殖道黏膜的急性或慢性化脓性感染。淋病是目前国内流行的发病率最高的性病。主要通过性接触或胎儿分娩时经淋病患者母体的产道或经接触淋球菌污染而感染，引起男性尿道炎、女性尿道炎与宫颈炎。临床表现为尿痛、尿频、尿道流脓、宫颈可见脓性分泌物等。若不及时治疗，进一步扩散到生殖系统，引起慢性感染，男性可发生前列腺炎、精囊精索炎和附睾炎，女性可发生前庭大腺炎、尿道旁腺炎和输卵管炎，导致不育。除治疗淋病患者外，还应治疗与淋病患者有性关系者。

2. 细菌的基本结构　几乎所有细菌都有细胞壁、细胞膜和细胞质等细菌基本结构，同时部分细菌还包括荚膜、鞭毛、菌毛和芽孢等特殊结构。

(1) 细胞壁：位于细菌细胞的最外层。应用革兰氏染色法（Gram stain，G）可将细菌分为两大类，染成紫色的称革兰氏阳性菌（G^+），染成红色的称革兰氏阴性菌（G^-），两类细菌细胞壁的共有组分为肽聚糖。

1）肽聚糖：是一类复杂的多聚体，作为框架结构存在于细菌细胞壁中。G^+ 菌的肽聚糖由聚糖骨架、四肽侧链和五肽交联桥三部分组成，而 G^- 菌的肽聚糖仅由聚糖骨架和四肽侧链两部分组成。

聚糖骨架由 *N*- 乙酰葡糖胺（*N*-acetyl glucosamine，G）和 *N*- 乙酰胞壁酸（*N*-acetylmuramic acid，M）交替排列，经 β-1,4 糖苷键联结而成的长链，各种细菌的聚糖骨架均相同。

四肽侧链是由四种氨基酸组成的短肽，连接在聚糖骨架的 *N*- 乙酰胞壁酸分子上，其组成的氨基酸及连接方式随不同的细菌而异。如葡萄球菌（G^+ 菌）的四肽侧链氨基酸依次为 L- 丙氨酸、D- 谷氨酸、L- 赖氨酸和 D- 丙氨酸；第三位的 L- 赖氨酸通过由五个甘氨酸组成的五肽交联桥连接到相邻聚糖骨架四肽侧链末端的 D- 丙氨酸上，从而构成机械强度十分坚韧的三维立体结构（图 12-2）。在大肠埃希菌（G^- 菌）的四肽侧链中，第三位氨基酸是二氨基庚二酸（diaminopimelic acid，DAP），并由 DAP 与相邻四肽侧链末端的 D- 丙氨酸直接相连，没有五肽交联桥，因而只形成单层平面网络的二维结构（图 12-3）。

2）磷壁酸：是革兰氏阳性菌细胞壁的特有组分。

3）外膜：是革兰氏阴性菌细胞壁的特殊组分，位于细胞壁肽聚糖层的外侧，由脂蛋白、

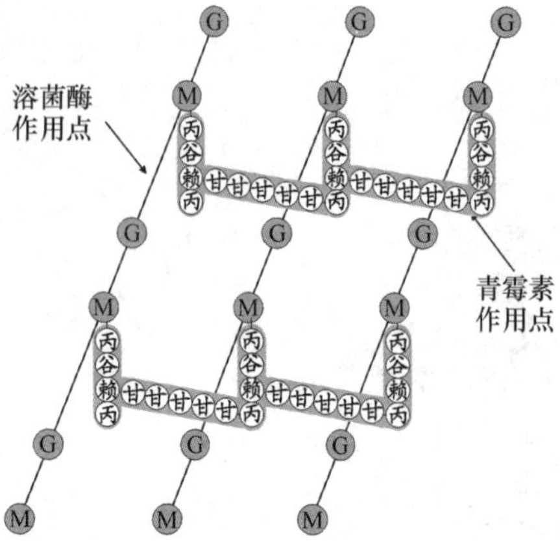

图 12-2 金黄色葡萄球菌细胞壁的肽聚糖结构

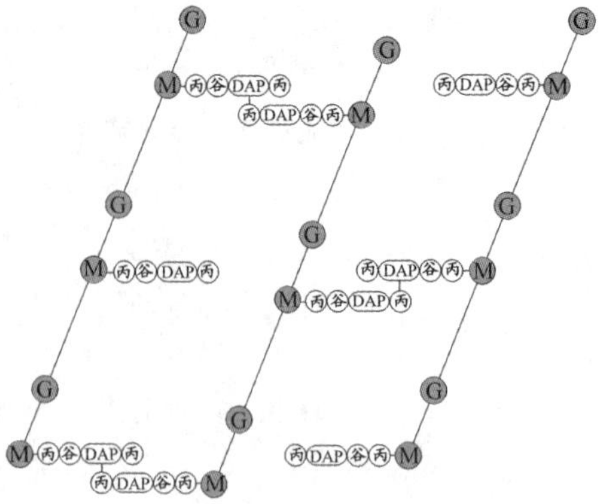

图 12-3 大肠埃希菌细胞壁的肽聚糖结构

脂质双层和脂多糖三部分组成。

革兰氏阳性菌和革兰氏阴性菌细胞壁结构存在不同，导致这两类细菌在染色性、抗原性、致病性及对药物敏感性方面存在明显差异（表 12-1）。

表 12-1 革兰氏阳性菌与革兰氏阴性菌细胞壁结构的比较

细胞壁	革兰氏阳性菌	革兰氏阴性菌
厚度（nm）	20 ~ 80	10 ~ 15
强度	较坚韧	较疏松
肽聚糖层数	可多达 50 层	1 ~ 2 层
糖类含量	约 50%	约 20%
磷壁酸	有	无
外膜	无	有

4）缺壁细菌：虽然细胞壁是细胞的基本结构，但是在特殊情况下仍存在细胞壁缺损的或无细胞壁的细菌存在。①自然存在的无细胞壁的细菌：如支原体；②某些细菌细胞壁的肽聚糖可受许多理化因素或生物因素的作用而受损或合成被抑制：如溶菌酶、青霉素、胆汁、抗体等因素，这种细胞壁受损的细菌在高渗环境中仍可存活，包括原生质体（protoplast，一般由 G^+ 菌构成）、球状体（一般由 G^- 菌构成）等；③由实验室自发突变而形成的稳定性遗传的细胞壁缺陷细菌，因其最早是 1935 年在 Lister 研究院发现，又称为细胞壁缺陷型或 L 型细菌（bacterial L form）：如念珠菌链杆菌等。许多 G^+ 菌和 G^- 菌都可以形成 L 型细菌。某些 L 型细菌仍有一定的致病力，通常引起慢性感染，如尿路感染、心内膜炎、骨髓炎等。

（2）细胞膜：细胞膜（cell membrane）是位于细胞壁内侧，紧包着细胞质的一层半渗透性的生物膜。细菌细胞膜的结构与真核细胞者基本相同，由磷脂和蛋白质组成，但不含胆固醇。细胞膜的主要功能：①物质转运；②呼吸和分泌；③生物合成；④参与细菌分裂：部分细胞膜内陷、折叠、卷曲形成的囊状物，称为中介体，多见于革兰氏阳性菌。其功能类似真核细胞的线粒体，称拟线粒体。

（3）细胞质：细胞质（cytoplasm）是由细胞膜包裹的无色透明的溶胶状物质，其中含有很多重要结构。

1）核糖体（ribosome）：是细菌蛋白质合成的场所，细菌核糖体沉降系数是 70S，由 50S 大亚基和 30S 小亚基组成。链霉素能与 30S 小亚基结合，红霉素能与 50S 大亚基结合，从而干扰细菌蛋白质合成，导致细菌死亡。

2）质粒（plasmid）：是细菌染色体外的遗传物质，存在于细胞质中，为闭合环状双链DNA，具有自我复制能力，表达所携带的遗传信息，控制细菌某些特定的遗传性状。质粒不是细菌生长繁殖所必需的物质，可自行丢失或因人工处理而消除，并随细菌的分裂而转移到子代细菌中。医学上重要的质粒有F质粒、R质粒等。

(4) 核质（nuclear material）：即细菌染色体，为单倍体。由单一闭合环状DNA分子反复卷曲盘绕，呈松散网状团块结构存在于胞质中。细菌是原核细胞，其遗传物质称为原核或核质。

知识拓展

结核分枝杆菌

结核分枝杆菌是结核病的病原体。近年来，由于治疗的不规范、耐药菌株的出现、高危人群的流动等因素的影响，结核病的发病率有明显上升趋势。据WHO估计，全球每年有900多万新发病例，300多万人死于结核病。而艾滋病携带者中有1/3以上死于结核。结核分枝杆菌可通过呼吸道、消化道或破损的皮肤黏膜侵入机体多个机体组织器官，引起相应器官的结核病，以肺结核最为常见。结核分枝杆菌抵抗力较强，能在干燥的痰中存活6个月，这与其细胞壁中脂质含量高有关。接种卡介苗能大大地降低结核病的发病率。新生儿可直接接种，约80%可获得保护力。

3．细菌的特殊结构

(1) 荚膜（capsule）：是某些细菌在生长过程中合成并分泌至胞壁外周的一层松散的黏液性物质，包绕整个菌体。荚膜成分因不同菌种而异，主要为多糖、多肽或脂类。荚膜的功能包括：①抗吞噬作用；②黏附作用；③抗有害物质的损伤作用；④抗干燥功能等。

(2) 鞭毛（flagellum）：是某些细菌表面附着的细长呈波状弯曲的丝状物，是细菌的运动器官（图12-4）。依据鞭毛的数量和位置，可将鞭毛菌分为四类：①单毛菌；②双毛菌；③丛毛菌：菌体一端或两端有一丛鞭毛，如铜绿假单胞菌；④周毛菌：菌体周围遍布许多鞭毛。鞭毛有抗原性，称为鞭毛（H）抗原。

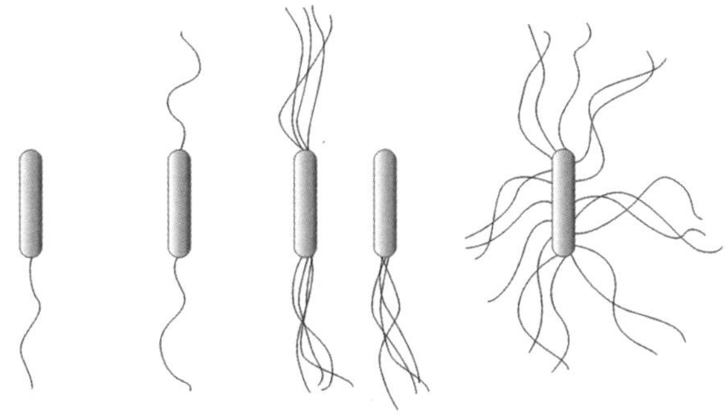

图12-4　细菌鞭毛的类型

(3) 菌毛（pilus or fimbriae）是许多G^-菌和少数G^+菌菌体表面存在的一种比鞭毛更细、更短而直的丝状物，菌毛必须借用电子显微镜方能观察到。菌毛主要成分为蛋白质，具有抗原性。菌毛主要具有黏附功能，根据功能可将其分为普通菌毛和性菌毛。

（4）芽孢（spore）：是某些细菌在一定环境条件下，其细胞质脱水浓缩，在菌体内部形成的圆形或卵圆形、厚壁、含水量低、抗逆性强的小体，是细菌的休眠形式。芽孢的特点如下：①芽孢抵抗力强，对热力、干燥、辐射、化学消毒剂等均有较强的抵抗力，在自然界分布广泛并可存活数年甚至数十年，一旦进入机体后可转为繁殖体，故防止芽孢污染环境具有重要的医学意义；②医学上手术器械、敷料等的灭菌，应以杀死芽孢作为消毒灭菌是否彻底的指标，杀死芽孢最可靠的方法是高压蒸汽灭菌法；③芽孢的有无、大小、形态和位置等特征是鉴别和分类细菌的重要指标。

知识拓展

生物被膜

生物被膜是指附着于有生命或无生命物体表面，被细菌胞外大分子包裹的有组织的细菌群体。生物被膜细菌对抗生素和宿主免疫防御机制具有很强的抗性，因为细菌生物被膜主要是由多糖蛋白、多糖基质、纤维蛋白、脂蛋白等组成的复合物。生物被膜内的细菌在生理、代谢、对底物的降解或利用和对环境的抵抗能力等方面都具有独特的性质。细菌黏附于表面可免于被流体带到不利于其生长的环境，例如，生长在尿道中的大肠埃菌具有高度进化的表面结构，牢固地附着在尿道内，免于被尿液冲出体外。牙菌斑是典型的菌种生物被膜，革兰氏阳性链球菌和放线菌是牙菌斑生物被膜中的早期定植菌种。

（二）细菌的生理

1．细菌的生长繁殖　细菌的生长繁殖必须供给各种营养成分和适宜的环境（温度、酸碱度、气体条件、渗透压）。大多数病原菌的最适 pH 为 7.2 ～ 7.6。细菌一般以简单的二分裂（binary fission）方式进行无性繁殖。大多数细菌为 20 min 分裂一次。

培养基（culture medium）是人工方法配制而成的，专供微生物生长繁殖使用的混合营养物制品。在液体培养基中细菌的生长现象可表现为：①混浊生长；②沉淀生长；③表面生长。将标本或培养物划线接种固体培养基，由于划线的分散作用可使细菌彼此分开，称为分离培养。一般经过 18 ～ 25 h 培养后，由单个细菌生长繁殖形成的一个肉眼可见的细菌集团，称为菌落（colony）。

将细菌接种于适宜的液体培养基中，间隔不同时间取样测定活菌数，以培养时间为横坐标、活菌数的对数为纵坐标，可绘出一条反映细菌生长繁殖规律的曲线，称生长曲线（growth curve）。

根据生长曲线，细菌群体生长繁殖大致分为 4 个时期（图 12-5）：①迟缓期（lag phase）：通常为培养最初的 1 ～ 4 h。此期菌体增大、代谢活跃，但分裂迟缓，细菌菌落增加不明显，是细菌适应新环境的阶段。②对数生长期（logarithmic phase）：培养至 8 ～ 18 h。此期细菌大量分裂，以几何级数恒定快速增殖，菌落数呈对数直线上升，细菌的大小、形态、染色性、生物活性等都较典型，对抗生素最敏感，是研究细菌生物学性状的最佳时期。③稳定期（stationary phase）：由于培养基中营养物质的消耗、毒性代谢产物的积聚、pH 的下降等因素的影响，细菌在这个阶段繁殖速度减慢，而死亡数上升，活菌数保持相对稳定，细菌可发生性状改变，产生外毒素或抗生素，形成芽孢等。④衰退期（decline phase）：细菌繁殖速度继续减

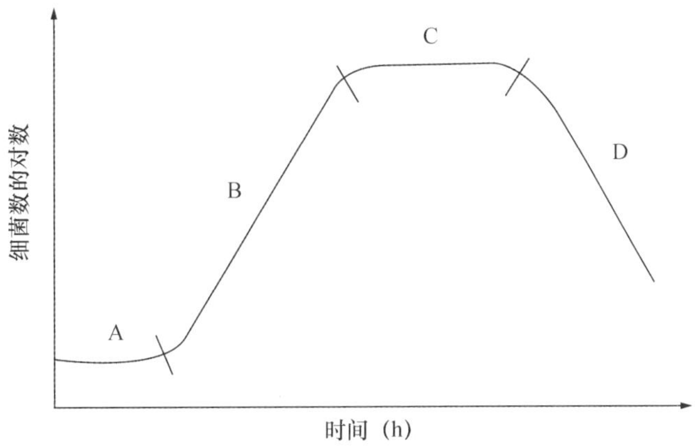

图 12-5 大肠埃希菌的生长曲线
A．迟缓期 B．对数生长期 C．稳定期 D．衰退期

慢或停止，死亡数继续上升，死菌数超过活菌数，细菌的外形明显改变，代谢活动停滞，难以辨认。

2．细菌的合成代谢产物

（1）热原质（pyrogen）：也称致热原，是细菌合成的一种注入人体或动物体内能引起发热反应的物质。产生热原质的细菌大多是革兰氏阴性菌，热原质为其细胞壁的脂多糖。热原质耐高温，高压蒸汽灭菌（121 ℃、20 分钟）亦不被破坏，250 ℃高温干烤 2 h 才能破坏热原质，液体中的热原质可用吸附剂或特制石棉板过滤除去，蒸馏法效果最好。在制备和使用注射药品过程中应严格无菌操作，防止细菌污染，可以利用鲎试剂进行脂多糖检测。

（2）毒素和侵袭性酶：毒素是病原菌合成的对人和动物有毒害作用的物质，分为内毒素（endotoxin）和外毒素（exotoxin）两类。

侵袭性酶是某些细菌合成的能损伤机体组织，促使细菌在机体内生存和扩散的一类酶，与细菌致病性有重要关系，如金黄色葡萄球菌的凝固酶、产气荚膜梭菌的卵磷脂酶等。

（3）色素（pigments）：某些细菌能产生不同颜色的色素，有助于鉴别细菌。细菌色素有两种类型：①水溶性色素，菌落带有颜色，同时产生的颜色也能弥散到培养基或周围组织，如铜绿假单胞菌产生的绿色色素。②脂溶性色素，由于色素不溶于水，故仅菌落显色，菌落周围培养基无色，如葡萄球菌可产生三种不同颜色的色素，分别是金黄色、白色和柠檬色。

（4）抗生素（antibiotic）：为某些微生物代谢过程中产生的一类能抑制或杀死其他某些微生物或肿瘤细胞的物质。大多数抗生素由放线菌和真菌产生，仅有多黏菌素、杆菌肽等少数抗生素由细菌产生。

（5）细菌素（bacteriocin）：是某些细菌产生的一类具有抗菌作用的蛋白质，与抗生素相比抗菌范围狭窄，仅对与产生菌有亲缘关系的细菌有杀伤作用。如大肠菌素（colicin）等，主要用于细菌分型和流行病学调查。

（6）维生素（vitamin）：有些细菌能合成维生素，除供自身需要外，还能分泌到周围环境中。如人类肠道中的大肠埃希菌合成维生素 B 和维生素 K，也能供人体吸收利用。

（三）感染与致病

1．细菌的致病性 在人的体表及与外界相通的眼结膜、口腔、鼻咽、肠道、泌尿生殖道等腔道，存在不同种类和数量众多的微生物，包括细菌、真菌、支原体、螺旋体等，正常情况下它们对人体无害，有些对人体还有利，这些微生物被称为正常菌群。近年来研究发现正常菌群对机体有着非常重要的作用，主要包括生物拮抗作用、营养作用、免疫作用、抗衰老作用，

Note

菌群失调与很多重要疾病的发生和进展存在密切关系。

细菌侵入宿主后与宿主防疫功能相互作用，引起不同程度的病理过程称为感染（infection）。能使宿主致病的细菌称为致病菌或病原菌；不引起宿主感染的为非致病菌；有些细菌在正常情况下不致病，但在特定条件下可以致病，这类细菌称为机会致病菌或条件致病菌。条件致病菌的致病条件主要是菌群失调、寄居异位及机体免疫功能降低。

细菌侵入宿主繁殖，并引起疾病的性能称为细菌的致病性。细菌的致病力称为毒力（virulence），即表示致病性强弱程度。细菌毒力由细菌对宿主的侵袭力和细菌的毒素所决定。突破宿主皮肤、黏膜生理屏障，进入机体并在体内黏附、定植、繁殖和扩散的能力，称为细菌的侵袭力。侵袭力与黏附素、荚膜、侵袭性酶、生物膜的形成有关。

细菌毒素（toxin）可分为外毒素和内毒素两种。①外毒素：主要由革兰氏阳性菌产生，某些革兰氏阴性菌如痢疾志贺菌、鼠疫耶尔森菌、霍乱弧菌、肠产毒素性大肠埃希菌等也能产生外毒素。大多数外毒素是在菌体内合成后分泌至细胞外的毒性蛋白物质。根据外毒素对宿主细胞的亲和性及作用方式等，可分成神经毒素、细胞毒素和肠毒素三大类。②内毒素：是革兰氏阴性菌细胞壁中的脂多糖（LPS）组分，只有当细菌死亡裂解后才释放出来。细菌外毒素与内毒素的主要区别见表 12-2。

表 12-2 外毒素与内毒素的主要区别

区别要点	外毒素	内毒素
来源	革兰氏阳性菌与部分革兰氏阴性菌	革兰氏阴性菌
存在部位	由活菌分泌到菌外，少数则为细菌崩解后释出	细胞壁成分，菌裂解后释出
化学成分	蛋白质	脂多糖
稳定性	60 ~ 80 ℃，30 min 被破坏	160 ℃ 2 ~ 4 小时才被破坏
毒性作用	强，对组织器官具选择性毒害效应，引起特殊临床表现	较弱，各菌的毒性效应大致相同
抗原性	强，能刺激机体产生抗毒素；经甲醛液处理脱毒形成类毒素	弱，甲醛液处理不形成类毒素

2．感染的来源与途径 在感染性疾病中，根据病原体的来源可分为外源性和内源性感染。外源性感染的病原体来源于宿主体外，其传染源包括：①患者；②带菌者；③带病的动物，有些细菌是人畜共患性病原菌，如鼠疫耶尔森菌、炭疽芽孢杆菌等。因此，动物也可将病原菌传播给人。而内源性感染的病原体则来源于患者自身的体内或体表，其感染原因包括细菌寄居部位的改变或机体菌群失调等。

细菌感染途径包括呼吸道感染、消化道感染、创伤感染、接触感染、节肢动物叮咬感染等。有的细菌感染方式和途径单一，如霍乱弧菌仅通过消化道感染致病，破伤风梭菌仅通过创口感染。也有的细菌可通过多种途径感染，如结核分枝杆菌、炭疽芽孢杆菌可通过呼吸道、消化道、皮肤黏膜接触等途径感染。

3．感染的类型 感染的发生、发展和结局是宿主和致病菌相互作用的复杂过程。根据双方力量对比，感染类型可以出现不感染、隐性感染（inapparent infection）、潜伏感染（latent infection）、显性感染（apparent infection）和带菌状态（carrier state）等不同临床表现。

临床上按感染的部位不同，分为：

（1）局部感染（local or limited infection）：是致病菌侵入宿主体内后，局限在一定部位生长繁殖引起病变的一种感染类型。例如化脓性球菌所致的疖、痈等。

（2）全身感染（generalized or systemic infection）：是感染发生后，致病菌或其毒性代谢产物向全身播散引起全身性症状的一种感染类型。临床上常见的有下列几种情况。

1）毒血症（toxemia）：产毒素的致病菌侵入宿主后，只在机体局部生长繁殖，病菌不进入血循环，但其产生的毒素入血才引起毒性症状。例如白喉、破伤风等病。

2）菌血症（bacteremia）：致病菌由局部侵入血流，但未在血流中生长繁殖，只是一过性地通过血循环到达体内适宜部位后再进行繁殖而致病。如伤寒早期有菌血症期。

3）败血症（septicemia）：致病菌侵入血流后，在其中大量繁殖并产生毒性产物，引起全身性中毒症状，例如高热、皮肤和黏膜瘀斑、肝脾大等。鼠疫耶尔森菌、炭疽芽孢杆菌等均可引起败血症。

4）脓毒血症（pyemia）：指化脓性病菌侵入血流后，在其中大量繁殖，并通过血流扩散至宿主的其他组织或器官，产生新的化脓性病灶。例如金黄色葡萄球菌的脓毒血症，常导致多发性肝脓肿、皮下脓肿和肾脓肿等。

微整合

临床应用

苍白密螺旋体与梅毒

苍白密螺旋体是梅毒的病原体，梅毒属于性传播疾病。人是其唯一的传染源。根据梅毒传播途径的不同，分为获得性梅毒和先天性梅毒，前者主要通过性接触传播，后者从母体通过胎盘传给胎儿。

Ⅰ期梅毒：临床症状主要为外生殖器无痛性溃疡，溃疡渗出物中含有大量梅毒螺旋体，传染性极强。Ⅱ期梅毒：发生在硬下疳出现后的 2 ～ 8 周，主要表现为全身皮肤黏膜出现梅毒疹，全身淋巴结肿大。在梅毒疹和淋巴结中，有大量螺旋体。传染性强。Ⅲ期梅毒：发生于感染 2 年以后，可累及全身组织器官，引起心血管及中枢神经系统的病变，导致动脉瘤、脊髓痨或全身麻痹等，可危及生命。

（四）细菌感染的检查方法与防治原则

1．病原学诊断

（1）标本的采集与运送：标本的采集与送检的质量好坏直接关系到检测结果的准确性。采集标本进行病原学和血清学检验，应注意以下原则：早期采集；无菌采集，严格无菌操作，避免标本被杂菌污染；根据致病菌在患者不同病期的体内分布和排出部位，采集不同标本；采集的标本必须尽快送检，大多数细菌标本可冷藏送检，但对不耐寒冷的某些细菌，如脑膜炎奈瑟菌、淋病奈瑟菌送检中要注意保温；标本作好标记，详细填写化验单，以保证各环节准确无误。

（2）细菌的分离培养与鉴定：根据不同疾病采取不同标本如血、尿、粪便、咽拭子以及脑脊液等进行细菌的分离和鉴定，是确诊细菌性感染最可靠的方法。

1）细菌培养：原则上所有标本均应作分离培养，以获得纯培养物后进一步鉴定。根据菌落形态、气味、色素及培养基的特性，结合标本类型和患者的信息，可为进一步的鉴定提供线索或给出报告。

2）显微镜检查：主要包括不染色标本和染色标本的检查。通过观察细菌的有无、主要细菌群体和动力，可了解是否为细菌性感染、有无特殊动力，并可为下一步检查选择适宜的方法和途径。凡在形态和染色性上具有特征的致病菌，直接涂片染色后镜检，有助于初步诊断。

3）生化试验：细菌的代谢活动依靠系列酶的催化作用，不同致病菌具有不同的酶系，故其代谢产物不尽相同，借此可对一些致病菌进行鉴别。例如肠道杆菌种类很多，形态、染色性基本相同，菌落亦类似。但它们的糖类和蛋白质的分解产物不完全一样，因而可利用不同基质进行生化试验予以区别。现已有多种微量、快速、半自动或自动的商品化细菌生化反应试剂条（板）和检测仪器。

4）血清学鉴定：利用已知的特异性抗体检查未知的纯培养细菌，以确定细菌的种、型。如用志贺菌属、沙门菌属等的特异性多价、单价诊断血清，与分离的待检菌做玻片凝集试验，鉴定菌种和确定菌型，是细菌学检验的常规方法。

5）动物试验：主要用于分离、鉴定致病菌等。常用实验动物有小鼠、豚鼠和家兔等。应按实验要求，选用一定的体重和年龄、具有高度易感性的健康动物。接种途径有皮内、皮下、腹腔、肌内、静脉、脑内和灌胃等。接种后应仔细观察动物的食量、精神状态和局部变化，有时尚要测定体重、体温和血液等指标。若动物死亡，应立即解剖，检查病变，或进一步作分离培养，证实由何病菌所致。含杂菌多的标本，也可通过接种易感动物获得纯培养，达到分离致病菌的目的。

6）药物敏感试验：药敏试验对指导临床选择用药、及时控制感染有重要意义。方法有纸碟法、小杯法、凹孔法和试管法等，以单片纸碟法和试管稀释法常用。纸碟法是根据抑菌圈有无、大小来判定试验菌对该抗菌药物耐药或敏感。试管法是以抗菌药物的最高稀释度仍能抑制细菌生长管为终点，该管含药浓度即为试验菌株的敏感度。

（3）病原菌抗原的检测：从患者标本中分离并鉴定出病原菌，虽然是诊断某种细菌性感染的最可靠依据，但往往患者在发病早期使用了抗生素，标本中的病原菌已被抑制或被杀死，不可能分离出病原菌，因此可以通过检出病原菌的抗原成分达到这一目的。用特异性抗体可检出极微量的细菌抗原成分。常用于细菌学诊断的免疫学技术有：

1）酶免疫技术（EIA）：目前常用的方法有酶联免疫吸附法和酶标免疫组化法。主要用于淋病奈瑟菌、沙门菌、大肠埃希菌等的检测。

2）协同凝集试验：以分泌 SPA 的金黄色葡萄球菌作为特异性抗体的载体，与待检抗原做协同凝集试验。常用于可溶性抗原的检测。该方法简便、快速，并且提高了敏感性。临床上用于流行性脑脊髓膜炎、伤寒、霍乱、淋病的早期诊断。

3）免疫荧光技术（IF）：如用荧光菌球法检测抗原，当有可疑细菌在含荧光抗体的液体培养基中培养 4 ~ 6 小时后，即可在荧光显微镜下观察到荧光菌球。该法省时，特异性和敏感性均较高。此法还可直接从阳性标本中取出荧光菌球，进行分离培养获得纯种细菌。

4）对流免疫电泳（CIE）：常用于检测脑膜炎奈瑟菌、肺炎链球菌或流感嗜血杆菌特异性抗原。因脑膜炎奈瑟菌易自溶，患者脑脊液中有可溶性抗原，采用 CIE 方法，1 小时内即可得结果。

5）免疫印迹技术：由十二烷基硫酸钠聚丙烯酰胺凝胶电泳、转印与标记技术相结合完成对标本中细菌蛋白的检测。

（4）病原菌核酸的检测：不同的细菌具有不同的基因组结构，可通过测定细菌的特异基因序列进行比较和鉴定。常应用核酸杂交、PCR 技术、基因芯片技术以及二代测序等技术检测致病微生物核酸。

1）核酸杂交：是应用放射性核素或生物素、地高辛、辣根过氧化物酶等非放射性物质标记的已知序列核酸单链作为探针，在一定条件下，按照碱基互补原则与待测标本的核酸单链退火形成双链杂交体。然后，通过杂交信号的检测，鉴定血清、尿、粪或活检组织等中有无相应的病原体基因及其分子大小。

核酸杂交技术包括原位杂交、斑点杂交、Southern 印迹、Northern 印迹等。核酸杂交可从标本中直接检出病原体，不受标本中杂质的干扰，对尚不能或难分离培养的病原体尤为适用。

2）聚合酶联反应（PCR）：是一种无细胞的分子克隆技术，在体外经数小时的处理即可扩增成上百万个同一基因分子。PCR 技术的基本步骤为从标本中提取 DNA 作为扩增模板；选用一对特异寡核苷酸作为引物，经不同温度的变性、退火、延伸等使之扩增；扩增产物作溴乙锭染色的凝胶电泳，紫外线灯下观察特定碱基对数的 DNA 片段；出现橙红色电泳条带者为阳性。若需进一步鉴定，可将凝胶中分离的 PCR 产物回收，再用特异探针确定。

PCR 技术具有快速、灵敏和特异性强等特点，现已用于生物医学中的多个领域。在细菌学方面，可用 PCR 技术检测标本中的结核分枝杆菌、淋病奈瑟菌、肠产毒素型大肠埃希菌、军团菌等中的特异性 DNA 片段。

3）基因芯片技术：基因芯片技术是近年来在生命科学领域中迅速发展起来的一项高新技术，是建立在基因探针和杂交测序技术上的一种高效快速的核酸序列分析手段。

2．血清学诊断　用已知的细菌或其特异性抗原检测患者血清或其他体液中的抗体及其效价的变化，可以作为感染性疾病的辅助诊断。由于多采取患者血清检测抗体，故常称为血清学诊断。血清学诊断主要适用于抗原性较强的致病菌，以及病程较长的感染性疾病，也可用于调查人群对某病原菌的免疫应答水平以及检测疫苗接种后的预防效果。

机体血清中出现某种抗体，除患与该抗体相应的疾病外，亦可因曾受该菌隐性感染或近期预防接种所致。因此必须有抗体效价明显高于正常人的水平或随病程递增才有诊断价值。血清学诊断试验最好取患者急性期和恢复期双份血清标本，当后者的抗体效价比前者升高≥ 4 倍方有意义。若患者在疾病早期即用抗菌药物，病菌在体内繁殖不多，抗体增长可以不明显。所以，细菌学检查和血清学诊断两者在细菌感染的确立方面是互为辅助的。

常用于细菌性感染的血清学诊断种类有直接凝集试验（伤寒、副伤寒的肥达试验，立克次体的外斐试验等，钩端螺旋体病的显微镜凝集试验等）、乳胶凝集试验（检测脑膜炎奈瑟菌、流感嗜血杆菌等抗体）、沉淀试验（梅毒的 VDRL、RPR 试验等）、补体结合试验（检测 Q 热柯克斯体等抗体）、中和试验（风湿病的抗 O 试验等）和 ELISA 等。ELISA 技术已广泛使用于多种病原体特异性抗体的检测，由于其特异、灵敏、快速，且可自动化检测大量标本，有逐渐替代其他血清学诊断方法之势。

3．细菌感染的防治原则

（1）发现和控制传染源：及时明确传染源，并迅速控制传染源是细菌感染防治的重要环节。以我国甲级传染病鼠疫为例，多次在我国出现暴发疫情，给人民健康带来严重危害。我国科学家伍连德博士亲手实施了中国医学史上第一例的病理解剖，成为世界上提出“肺鼠疫”概念第一人；同时其设计的“伍氏口罩”，让我国人民开始利用口罩预防传染病；提倡分餐制，为我国多次扑灭鼠疫和霍乱做出了巨大的贡献。

（2）切断传播途径：根据不同细菌感染的特征以及传播途径制定不同的控制方法。

（3）提高人群免疫力：即特异性预防。特异性预防是应用获得性免疫的原理，给机体注射或服用某种病原微生物（包括类毒素），或注射特异性抗体，以达到防治感染性疾病的目的，这种方法为人工免疫。根据其免疫产生的方式进一步又分为人工主动免疫和人工被动免疫，人工主动免疫方法通常称为预防接种或疫苗接种。

疫苗的种类很多。按其产生的年代及特性，将死疫苗与减毒活疫苗称为第一代疫苗，而将亚单位疫苗及基因工程疫苗称为第二代疫苗。①死疫苗：是选用免疫原性强的细菌，经人工大量培养后，用理化方法杀死而成。死疫苗易于保存，一般 4 ℃可保存 1 年左右。②减毒活疫苗，亦称活疫苗，是用减毒或无毒力的活病原体制成。活疫苗的菌株可以从自然界发现，或通过人工培育筛选。减毒或无毒菌仍可在宿主体内有一定的生长和繁殖，犹如轻型或隐性感染，一般只需接种一次，剂量较小，不良反应轻微或无，免疫效果优于死疫苗，免疫力较持久。活疫苗的缺点是需冷藏保存，保存期短。③基因工程疫苗：利用基因工程技术把编码病原体保护性抗原表位的目的基因，导入原核或真核表达系统后，用表达的保护性抗原制成疫苗，包括重组蛋白疫苗、病毒载体疫苗，DNA 疫苗、RNA 疫苗等，例如带有宋内志贺菌表面抗原质粒的伤害沙门菌 Ty21a 重组疫苗等。基因工程疫苗的优点是安全、经济、可批量生产，但技术要求相对较高。

人工主动免疫和人工被动免疫方法的比较见表 12-3。

表 12-3 两种人工免疫方法的比较

区别要点	人工主动免疫	人工被动免疫
免疫物质	抗原	抗体或细胞因子等
接种次数	1 ~ 3 次	1 次
免疫出现时间	慢（注射后 2 ~ 4 周）	快（注射后立即出现）
免疫维持时间	长（数月 ~ 数年）	短（2 ~ 3 周）
用途	多用于预防	多用于治疗或应急预防

4．细菌感染的治疗 主要是采用抗菌药物来治疗细菌感染。抗菌药物是指天然或人工合成的化学制剂，包括人工合成的磺胺、喹诺酮类化学药物以及由微生物合成的抗生素类药物。在抗感染的过程中，值得注意的是细菌还可以通过不同的方式对抗菌药物产生耐药性乃至多重耐药性，严重影响着临床治疗的效果。因此，正确的选择和合理的使用抗菌药物十分重要。

（五）常见致病菌感染与致病（表 12-4）

表 12-4 常见致病菌感染与致病

细菌名称	感染途径	致病
金黄色葡萄球菌	创伤	疖、痈、毛囊炎、伤口化脓、败血症、脓毒血症等
链球菌	呼吸道	淋巴管炎、淋巴结炎、痈、脓疱疮、扁桃体炎、鼻窦炎、产褥热、中耳炎、乳头炎、风湿热和急性肾小球肾炎
脑膜炎奈瑟菌	呼吸道	流行性脑脊髓膜炎（简称流脑）
百日咳鲍特菌	呼吸道	百日咳
白喉棒状杆菌	呼吸道	白喉
淋病奈瑟菌	性接触	淋病
杜克嗜血杆菌	性接触	性病软下疳
大肠埃希菌	条件致病菌	尿道炎、膀胱炎、肾盂肾炎，腹泻
志贺菌属	消化道	细菌性痢疾
沙门菌	消化道	伤寒、副伤寒、食物中毒或败血症
霍乱弧菌	消化道	霍乱
破伤风梭菌	创伤	破伤风
产气荚膜梭菌	创伤	气性坏疽
肉毒梭菌	消化道	肉毒梭菌中毒
结核分枝杆菌	呼吸道、消化道、皮肤黏膜	结核病
布鲁菌	皮肤黏膜、呼吸道、消化道	布鲁菌病

续表

细菌名称	感染途径	致病
炭疽芽孢杆菌	呼吸道、消化道、接触	炭疽
鼠疫耶尔森菌	蚤、呼吸道	鼠疫
放线菌	机体免疫力低下时	可引起放线菌病
铜绿假单胞菌	机体免疫力低下时	可引起多种感染
幽门螺杆菌	消化道	与慢性胃炎、胃和十二指肠溃疡、胃癌有关
嗜肺军团菌	飞沫	军团病
解脲脲原体	性接触	非淋球菌性尿道炎
肺炎支原体	呼吸道	支原体肺炎
沙眼衣原体	眼 - 手 - 眼、性接触	沙眼、包涵体结膜炎、非淋菌性尿道炎、性病淋巴肉芽肿
普氏立克次体	虱叮咬	流行性斑疹伤寒
莫氏立克次体	鼠蚤叮咬	地方性斑疹伤寒
恙虫病东方体	恙螨叮咬	恙虫病
钩端螺旋体	接触疫水	钩端螺旋体病
梅毒螺旋体	性接触	梅毒
阴道加特纳菌	性接触	阴道炎

微整合

临床应用

高压蒸汽灭菌

高压蒸汽灭菌不仅可杀死一般的细菌、真菌等微生物，对芽孢、孢子也有杀灭效果，是最可靠、应用最普遍的物理灭菌法。主要用于能耐高温的物品，如培养基、金属器械、玻璃、搪瓷、敷料、橡胶及一些药物的灭菌。

注意：①包裹不应过大、过紧，一般应小于 30 cm × 30 cm × 50 cm；②高压锅内的包裹不要排得太密，以免妨碍蒸汽透入，影响灭菌效果；③压力、温度和时间达到要求时，指示带上和化学指示剂即应出现已灭菌的色泽或状态；④易燃、易爆物品，如碘仿，苯类等禁用高压蒸汽灭菌；⑤锐性器械，如刀、剪不宜用此法灭菌，以免变钝；⑥瓶装液体灭菌时，要用玻璃纸和纱布包扎瓶口，如有橡皮塞，应插入针头排气；⑦应有专人负责，每次灭菌前，应检查安全阀的性能，以防压力过高发生爆炸，保证安全使用；⑧注明灭菌日期和物品保存时限，一般可保留 1 ~ 2 周。

二、真菌

（一）真菌的生物学特性

真菌（fungus）是一大类真核细胞型微生物。不含叶绿素，不分根茎叶。

真菌的大小、形态、结构及组成与细菌有较大差异。真菌比细菌大数倍至数百倍，其结构和化学组成也比细菌复杂，具有分化程度较高的细胞核，有核膜和核仁，胞浆内有完整的细胞器。体外有坚硬的细胞壁，但不含肽聚糖，由大分子几丁质、蛋白质、多糖等构成，故青霉素类抗生素对真菌无作用。真菌按形态可分为单细胞和多细胞两大类。

1．单细胞真菌 呈圆形或卵圆形，常见为酵母菌和类酵母菌。前者如新生隐球菌，后者如白假丝酵母菌。这类真菌以芽生方式繁殖，但后者芽体可伸长形成与母体相连的假菌丝。

2．多细胞真菌 大多长出菌丝和孢子，交织成团，称丝状菌，又称霉菌。不同种类的真菌其菌丝和孢子的形态不同，是鉴别多细胞真菌的依据之一。

（1）菌丝（hypha）：真菌在适宜环境中，由孢子出芽长出芽管，并逐渐延长呈丝状，称菌丝。菌丝再继续延长、分枝、交织成团，形成菌丝体。

（2）孢子（spore）：是真菌的繁殖结构，由生殖菌丝产生。一条菌丝可形成多个孢子，在环境适宜时，每个孢子又可发芽形成菌丝。

真菌对营养要求不高，常用沙保培养基（含 4% 葡萄糖、1% 蛋白胨、琼脂、NaCl）培养。最适 pH 4.0 ～ 6.0。

真菌的菌落有 3 种类型：①酵母型菌落：由单细胞真菌形成，与一般细菌菌落相似，菌落光滑湿润，柔软致密，如新生隐球菌的菌落。显微镜下观察可见单细胞性的芽生孢子，无菌丝。②类酵母型菌落：由单细胞真菌形成，菌落外观上和酵母型菌落相似，但在显微镜下可见假菌丝。如白假丝酵母菌出芽后，芽管延长不与母细胞脱离而形成假菌丝，伸入培养基内。③丝状菌落：为多细胞真菌的菌落形式，由疏松的菌丝体构成，呈棉絮状、绒毛状或粉末状，菌落正背两面可呈现不同的颜色。

（二）主要致病性真菌

1．皮肤癣菌 是浅部感染真菌中最常见的一类，主要侵犯角化的表皮、指（趾）甲和毛发，引起癣病。如手足癣是最常见的真菌病。皮肤癣菌分毛癣菌、表皮癣菌和小孢子癣菌 3 个属。

2．新生隐球菌 属于深部感染真菌，广泛分布于自然界，尤其在鸽粪中大量存在，鸽自身对此菌有抵抗力，是重要的传染源。隐球菌病呈世界性分布，人常因吸入鸽粪污染的空气而感染，当免疫力低下时，可引起肺和脑部的急性、亚急性或慢性感染。

3．白假丝酵母菌 菌体呈圆形或卵圆形，2 μm × 4 μm 大小，革兰氏染色阳性，但着色不均匀。以出芽方式繁殖，形成芽生孢子。孢子伸长成芽管，不与母体细胞脱离，形成较长的假菌丝（图 12-6）。

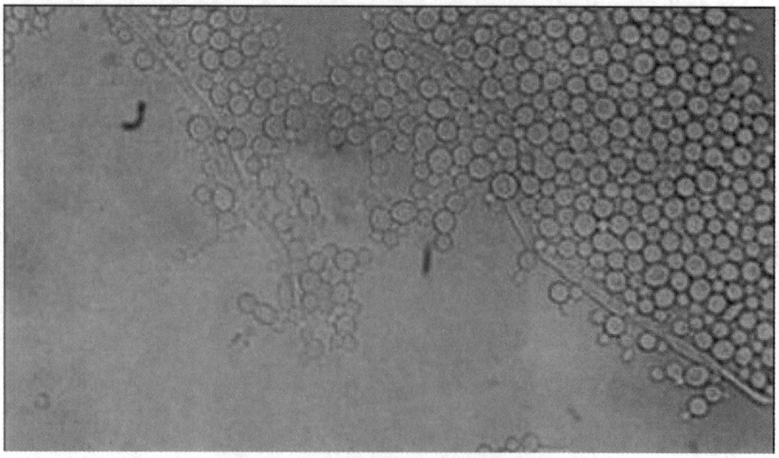

图 12-6 白假丝酵母菌假菌丝

白假丝酵母菌通常寄生于人体的口腔、上呼吸道、肠道及阴道等部位，是最常见的条件致病性真菌。可侵犯皮肤黏膜、内脏甚至中枢神经系统而致病。黏膜感染以鹅口疮最为常见，口腔、咽、舌部黏膜可见乳白色膜状物，剥离后糜烂面潮红或浅表溃疡。多见于婴幼儿及老弱者。可与口角炎并发。阴道炎也较常见，表现为红斑、丘疹甚至溃疡，阴道分泌物增多，局部痒、痛。多见于糖尿病、慢性宫颈炎及妊娠妇女。

三、病毒

（一）病毒的形态与结构

1. 病毒的形态 病毒体积微小，必须用电子显微镜放大数千至数万倍才能看到，以纳米（nm，1 nm = 1/1000 μm）为测量单位。各种病毒的大小差别悬殊，最大病毒直径约为 300 nm，最小病毒直径约为 20 nm。病毒常见的形态有球形、砖形、杆状、丝状、弹状和蝌蚪形等（图 12-7）。引起人和动物疾病的多数为球形。完整成熟的病毒颗粒（virion）是病毒在细胞外的典型结构形式，并有感染性。

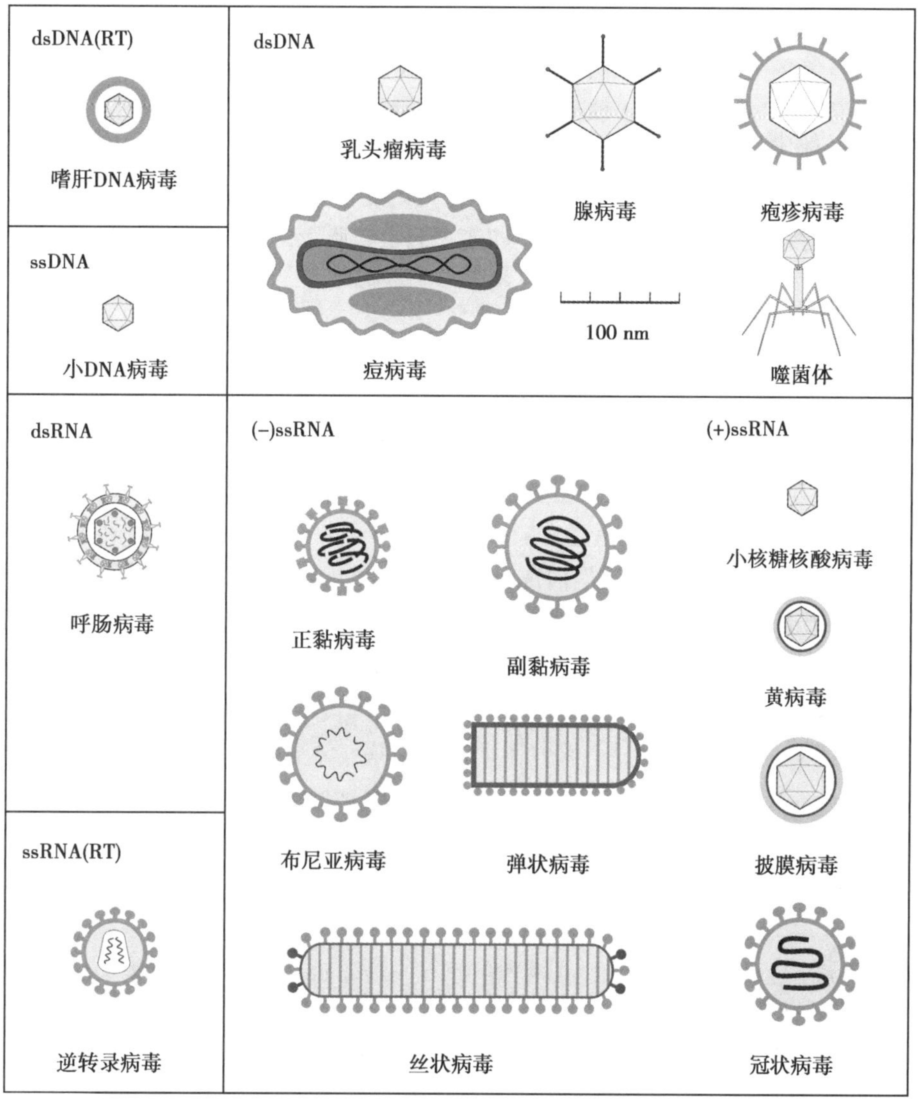

图 12-7 病毒的形态与结构模式图

Note

知识拓展

肝炎病毒

肝炎病毒是引起病毒性肝炎的病原体。目前公认的人类肝炎病毒有5种，包括甲型肝炎病毒（hepatitis A virus，HAV）、乙型肝炎病毒（HBV）、丙型肝炎病毒（HCV）、丁型肝炎病毒（HDV）、戊型肝炎病毒（HEV），分别引起甲型肝炎、乙型肝炎、丙型肝炎、丁型肝炎及戊型肝炎。其中甲、戊型肝炎病毒由消化道传播，引起急性肝炎，预后良好。乙型病毒性肝炎主要由输血、注射等途径传播，除引起急性肝炎外，可致慢性肝炎，并与肝硬化和肝癌相关。丙型病毒性肝炎也主要由输血、注射等途径传播，目前已经有特效治疗药物，预后良好。丁型肝炎病毒是一种缺陷病毒，必须在乙肝病毒等的辅助下才能复制，故其传播途径及致病性与乙肝病毒类似。

2. 病毒的结构 病毒的结构简单，其基本结构由核心（core）和衣壳（capsid）构成，称为核衣壳（nucleocapsid）。有些病毒在核衣壳外还有一层包膜。

（1）核心：位于病毒的中心，为单一核酸（DNA或RNA），构成病毒的基因组，为病毒的复制、遗传和变异提供遗传信息。

（2）衣壳：包绕在核酸外面的蛋白质外壳，称衣壳。由一定数量的壳粒组成，每个壳粒被称为形态亚单位，由一个或多个多肽分子组成。

（3）包膜：是某些病毒在成熟过程中穿过宿主细胞，以出芽方式向宿主细胞外释放时获得的，含有宿主细胞膜或核膜成分，包括脂质和少量的糖类。有些病毒包膜表面具有长短不等、呈放射状排列的突起，称为刺突（spike），如流感病毒包膜上的血凝素和神经氨酸酶。

（二）病毒的化学组成与功能

1. 病毒核酸 其化学成分为DNA或RNA，借此分为DNA病毒和RNA病毒两大类。病毒核酸是主导病毒感染、增殖、遗传和变异的物质基础。失去衣壳的病毒核酸进入宿主细胞后能增殖，仍具有传染性，称为感染性核酸。

2. 病毒蛋白质 蛋白质是病毒的主要组成部分，由病毒基因组编码，具有病毒的特异性。病毒蛋白可分为结构蛋白和非结构蛋白。

结构蛋白指的是组成病毒体的蛋白成分，主要分布于衣壳、包膜和脂质中。其重要功能有：①保护病毒核酸免受酶或其他理化因素的破坏。②可与宿主细胞膜上的受体特异性结合，介导病毒进入细胞，引起宿主细胞的感染。③具有抗原性。

3. 脂类和糖 病毒的脂质主要存在于包膜中，有些病毒含少量糖类，以糖蛋白形式存在，也是包膜的表面成分之一。包膜对衣壳有保护作用，并与病毒吸附宿主细胞有关。

微整合

临床应用

狂犬病病毒

狂犬病病毒主要侵犯中枢神经系统，引起人和动物狂犬病。一旦发病，死亡率几乎达100%，是我国目前死亡率最高的传染病。捕杀野犬，加强家犬管理，注射犬用疫苗，是预防狂犬病的主要措施。人被动物咬伤后，应立即用20%肥皂水、0.1%苯扎溴铵或清水反复冲洗伤口至少30分钟，再用70%乙醇及碘酊反复涂擦。彻底清洗伤口可明显降低发病率。疫苗接种，狂犬病的潜伏期一般较长，人被咬伤后如及早接种疫苗，可以预防发病。

（三）病毒的复制周期

从病毒进入宿主细胞开始，经过基因组复制、转录，翻译出相应的病毒蛋白质，最后释放出子代病毒，称为一个复制周期。人和动物病毒的复制周期依次包括吸附、穿入、脱壳、生物合成及组装、成熟和释放等步骤。

微整合

临床应用

人乳头瘤病毒

人乳头瘤病毒（HPV）主要侵犯人的黏膜和皮肤，引起皮肤黏膜的扁平疣、寻常疣和肛门生殖器尖锐湿疣等，与子宫癌的发生有密切关系。宫颈癌主要与 HPV 的 16、18、31 和 33 等型别相关。这些型别的 HPV 感染细胞后，病毒的基因组可整合于宿主细胞基因组中，引起细胞转化，与生殖道癌前病变和恶性肿瘤的发生密切相关。对寻常疣和尖锐湿疣可用局部药物治疗或冷冻、电灼、激光或手术等疗法去除，但易复发。

（四）病毒的干扰现象

两种病毒感染同一宿主细胞时，可发生一种病毒抑制另一种病毒增殖的现象，称为干扰现象（interference）。干扰现象不仅发生在异种病毒之间，也可发生在同种、同型及同株病毒之间。

微整合

临床应用

柯萨奇病毒

手足口病主要由肠道病毒 71 型和柯萨奇病毒 A16 引起。表现为手足皮肤和口舌出现水疱性损伤，可伴有发热。多发生于 5 岁以下小儿，夏秋季易流行。主要通过粪 - 口途径传播，但也可经呼吸道或眼部黏膜感染。

柯萨奇病毒 B 组还可引起病毒性心肌炎，病毒通过直接作用和免疫病理机制引起心肌细胞的损伤。一般多先有短暂的发热、感冒，继而出现心脏症状。

（五）病毒的异常增殖

病毒在宿主细胞内复制时，并非所有的病毒成分都能组装成完整的病毒体，常有异常增殖。

1．顿挫感染 病毒进入宿主细胞后，如细胞不能为病毒增殖提供所需要的酶、原料、能量，则病毒不能复制出有感染性的病毒颗粒，称为顿挫感染（abortive infection）。不能为病毒复制提供必要条件的细胞称为非容纳细胞。非容纳细胞对另一种病毒可能成为容纳细胞。病毒在非容纳细胞内呈顿挫感染，而在另一些细胞内则可能增殖，造成感染。

2．缺陷病毒 指因病毒基因组不完整或某一基因位点改变，不能进行正常增殖，复制不出完整的有感染性的病毒颗粒，此病毒称为缺陷病毒（defective virus）。但当与另一种病毒共同培养时，若后者能为前者提供所缺乏的物质，就能使缺陷病毒完成正常增殖，这种有辅助作用的病毒被称为辅助病毒。在同一病毒株中混有缺陷病毒，当与完整病毒同时感染同一细胞

Note

时，完整病毒的增殖受到抑制的现象称自身干扰现象，发挥干扰作用的缺陷病毒称为缺陷干扰颗粒（defective interfering particle，DIP）。

（六）理化因素对病毒的影响

病毒受理化因素作用后，失去感染性称为灭活（inactivation）。灭活的病毒仍能保留其他特性，如抗原性、红细胞吸附、血凝及细胞融合、干扰现象等。

1．温度 大多数病毒耐冷不耐热，在 0 ℃以下的温度，特别是在干冰温度（–70 ℃）和液氮温度（–196 ℃）下，可长期保持其感染性。大多数病毒 50 ~ 60 ℃、30 分钟即被灭活。热对病毒的灭活作用，主要是使病毒衣壳蛋白变性和病毒包膜的糖蛋白刺突发生变化，阻止病毒吸附于宿主细胞。热也能破坏病毒复制所需的酶类，使病毒不能脱壳。

2．pH 大多数病毒在 pH 5 ~ 9 的范围内比较稳定，而在 pH 5.0 以下或 pH 9.0 以上迅速灭活。但不同病毒对 pH 的耐受能力有很大不同。

3．射线和紫外线 γ线、X 线和紫外线都能使病毒灭活。射线引起核苷酸链发生致死性断裂；紫外线引起病毒的多核苷酸形成双聚体（如胸腺核苷与尿核苷），抑制病毒核酸的复制，导致病毒失活。但有些病毒经紫外线灭活后，若再用可见光照射，因激活酶的作用，可使灭活的病毒复活，故不宜用紫外线来制备灭活病毒疫苗。

4．脂溶剂 病毒的包膜含脂质成分，易被乙醚、氯仿、去氧胆酸盐等脂溶剂溶解。因此，包膜病毒进入人体消化道后，即被胆汁破坏。乙醚在脂溶剂中对病毒包膜具有最大的破坏作用，所以乙醚灭活试验可鉴别有包膜和无包膜病毒。

5．酚类 酚类及其衍生物为蛋白变性剂，可作为病毒的消毒剂。

6．氧化剂、卤素及其化合物 病毒对这些化学物质都很敏感。

7．抗生素与中草药 抗生素一般对病毒无抑制作用，但可以抑制待检标本中的细菌，有利于分离病毒。近年来研究证明，有些中草药如板蓝根、大青叶、大黄、黄芪和七叶一枝花等对病毒有一定的抑制作用。

（七）人类免疫缺陷病毒

人类免疫缺陷病毒（human immunodeficiency virus，HIV）是获得性免疫缺陷综合征（acquired immunodeficiency syndrome，AIDS）即艾滋病的病原体。HIV 有两型：HIV-1 和 HIV-2。大多数的 AIDS 是由 HIV-1 引起，HIV-2 主要在西非和西欧呈地域性流行。自 1983 年分离出 HIV-1 以来，AIDS 已迅速蔓延全世界，全球有数千万人感染 HIV。AIDS 的传染源是 HIV 感染者和 AIDS 患者。HIV 感染者是指血液中 HIV 抗体或抗原阳性而无症状的感染者，是重要的传染源。HIV 主要存在于血液、精液和阴道分泌物中。HIV 主要通过性接触、输血、注射和垂直感染等方式传播。HIV 感染后，会选择性地侵犯表达 CD4 分子的辅助性 T 细胞，因而引起以 $CD4^+$ T 细胞缺损和功能障碍为特征的严重免疫缺陷。由于 T 细胞减少和功能丧失，不能诱导特异性免疫应答，因此，患者会出现严重的细胞免疫缺陷，引起致死性机会致病菌感染或引发恶性肿瘤。HIV 亦可感染脑组织中的小神经胶质细胞和巨噬细胞，引起神经细胞的损伤。被感染的细胞可释放神经毒物质或趋化因子，促进脑组织的炎症反应。脑组织损伤的临床表现为痴呆等中枢神经系统症状。目前 AIDS 已成为全球最重要的公共卫生问题之一。

1．形态结构 HIV 呈球形，直径 100 ~ 120 nm。病毒体最外层为脂蛋白包膜，镶嵌有由 gp120 和 gp41 两种病毒糖蛋白构成的刺突（图 12-8）。核衣壳核心呈圆柱形，内含有两条相同的正链 RNA 基因组和包裹其外的核衣壳蛋白（p7）、衣壳蛋白（p24），并携带有逆转录酶、整合酶和蛋白酶。包膜与圆柱形核心之间有一层内膜蛋白（p17）。

2．临床表现 AIDS 潜伏期长，自感染到发病大约有 10 年的时间。临床上 HIV 的感染过

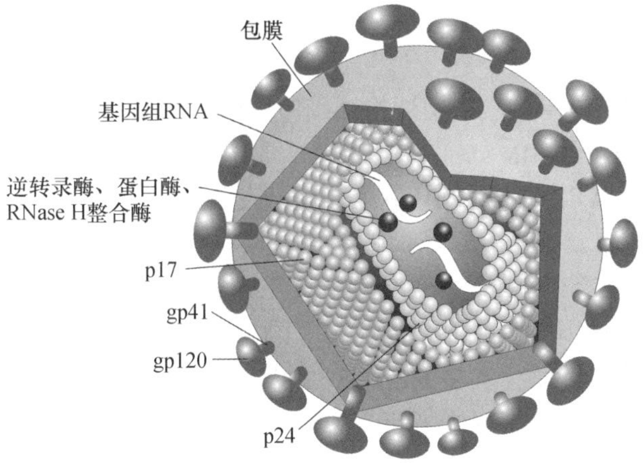

图 12-8　人类免疫缺陷病毒的结构

程可分为 4 个时期。

（1）急性感染期：HIV 感染机体后开始大量复制，引起病毒血症。患者可出现类似流感的非特异性症状，如发热、头痛、乏力、淋巴结肿大等，一般 2 ～ 3 周，症状自行消退，进入无症状潜伏期。在急性感染期从血中可查到 HIV 抗原 p24，但 HIV 抗体可能尚未转阳，通常 HIV 抗体在感染 4 ～ 8 周之后才能在血液中检出。

（2）无症状潜伏期：此期持续时间较长，可达 10 年左右。患者一般无临床症状，或症状轻微，有无痛性淋巴结肿大。血中的 HIV 数量降至较低的水平，但 HIV 在淋巴结中持续存在，并活跃复制。感染者血中 HIV 抗体检测显示阳性。

（3）AIDS 相关综合征：随着感染时间的延长，当 HIV 大量在体内复制并造成机体免疫系统进行性损伤时，临床上则出现低热、盗汗、全身倦怠、慢性腹泻及全身持续性淋巴肿大等症状，症状逐渐加重。

（4）典型 AIDS 期：此期从患者血中能稳定检出高水平的 HIV。患者血中 $CD4^+$ T 细胞明显下降，引起严重免疫缺陷，易合并各种机会致病菌感染和恶性肿瘤。在未治疗患者，通常在临床症状出现后 2 年内死亡。

艾滋病患者常见的机会致病病原体感染有：①真菌感染：包括白假丝酵母菌引起的白假丝酵母菌病、肺孢子菌引起的肺孢子菌肺炎、新生隐球菌病、组织胞浆菌病等；②细菌感染：主要有结核分枝杆菌、李斯特菌、某些沙门菌和链球菌引起的疾病；③病毒感染：常见的有巨细胞病毒、单纯疱疹病毒和水痘 - 带状疱疹病毒等引起的病毒性疾病；④原虫感染：隐孢子虫腹泻、弓形体病等。

常见的 AIDS 相关恶性肿瘤有：①疱疹病毒 8 型（HHV-8）引起的卡波西（Kaposi）肉瘤；②多克隆 B 细胞恶变产生的恶性淋巴瘤；③ EB 病毒所致的伯基特（Burkitt）淋巴瘤；④ HPV 所致的生殖道恶性肿瘤如宫颈癌等。

感染病毒 10 年内发展为 AIDS 的约占 50%，AIDS 患者于 5 年内死亡率约 90%。

3．微生物学检查　检测 HIV 感染主要用于：① AIDS 的诊断；②指导抗病毒药物的治疗；③筛查和确认 HIV 感染者，以阻断 HIV 的传播途径。

（1）检测病毒抗体：常用 ELISA 方法筛查 HIV 抗体阳性的感染者，阳性者必须进行确认试验。确认试验常用特异性高的蛋白质印迹法（WB）及免疫荧光染色法，检测待检血清中的 HIV 衣壳蛋白抗体（p24）和糖蛋白质抗体（gp41、gp120/160），确认血清抗体的阳性结果。

（2）检测病毒抗原：通常 HIV 抗体在感染 4 ～ 8 周才能在血液中检出，在少数感染者血清抗体阳转需长达 6 个月。因此，在急性感染期，可通过 ELISA 检测血浆中 HIV p24 抗原用于早期辅助诊断。应注意 HIV 抗体出现后，p24 抗原常转为阴性，但在感染后期，可再现 p24 抗原。

（3）检测病毒核酸：应用核酸杂交法检测细胞中前病毒 DNA，可确定细胞中 HIV 的潜伏感染情况；应用 PCR 法检测 HIV 的前病毒 DNA，或用 RT-PCR 法定量检测血浆等标本中的病毒 RNA；定量检测方法常用于监测 HIV 感染者病情发展及评价药效。

4．防治原则

（1）药物治疗：目前治疗 HIV 感染的药物主要有 4 类，即核苷类逆转录酶抑制剂、非核苷类逆转录酶抑制剂、蛋白酶抑制剂，以及新近上市的以 gp41 为作用靶点的融合抑制剂。临床治疗目前常采用由核苷类似物齐多夫定和拉米夫定 / 蛋白酶抑制剂茚地奈韦组成的三联疗法，或由核苷类似物齐多夫定和双脱氧肌苷 / 非核苷类似物抑制剂奈韦拉平组成的三联疗法等。但目前尚不能治愈 AIDS，也无有效疫苗上市。

（2）预防措施：①普遍开展预防 AIDS 的宣传教育，认识 AIDS 的传染方式及其严重危害性；②建立全球和地区性 HIV 感染的监测网，及时掌握疫情；③对献血、献器官、献精液者必须作 HIV 抗体检测，禁止进口血液制品，确保输血和血液制品的安全；④禁止共用注射器、注射针、牙刷和剃刀等；⑤提倡安全性生活，坚持每次正确使用质量合格的安全套；⑥ HIV 抗体阳性妇女，应避免怀孕或避免用母乳喂养婴儿等。

（八）常见病毒感染途径与致病（表 12-5）

表 12-5　常见病毒感染途径与致病

病毒名称	感染途径	致病
流感病毒	呼吸道	流行性感冒
麻疹病毒	呼吸道	麻疹
腮腺炎病毒	飞沫，呼吸道	腮腺炎
呼吸道合胞病毒	呼吸道	肺炎
冠状病毒	呼吸道	感冒、咽喉炎
SARS 冠状病毒	呼吸道	严重急性呼吸综合征
风疹病毒	呼吸道、母婴垂直传播	风疹、先天畸形
鼻病毒	呼吸道	感冒
腺病毒	呼吸道	感冒、肺炎、咽结膜热
脊髓灰质炎病毒	消化道	脊髓灰质炎
柯萨奇病毒	消化道	心肌炎、手足口病
埃可病毒	消化道	无菌性脑膜炎、感冒
肠道病毒 70 型	接触传播	急性出血性结膜炎
肠道病毒 71 型	消化道、呼吸道、密切接触	手足口病
轮状病毒	粪 - 口途径、呼吸道	婴幼儿腹泻
肠道腺病毒	粪 - 口途径、呼吸道	婴幼儿腹泻
甲型肝炎病毒	粪 - 口途径	急性甲型肝炎
戊型肝炎病毒	粪 - 口途径	急性戊型肝炎
乙型肝炎病毒	血源性、垂直传播	急、慢性乙型肝炎 重型肝炎、肝硬化

续表

病毒名称	感染途径	致病
丙型肝炎病毒	血源性、垂直传播	急、慢性乙型肝炎 重型肝炎、肝硬化
丁型肝炎病毒	血源性	急、慢性乙型肝炎 重型肝炎、肝硬化
人类免疫缺陷病毒	性传播、血液传播、垂直传播	艾滋病
EB 病毒	唾液传播、性传播	传染性单核细胞增多症 非洲儿童恶性淋巴瘤 鼻咽癌
汉坦病毒	动物源性传播	肾综合征出血热
狂犬病毒	患病动物咬伤、抓伤	狂犬病
登革病毒	蚊叮咬	登革热
乙型脑炎病毒	蚊叮咬	乙型脑炎
森林脑炎病毒	蜱叮咬	森林脑炎
人乳头瘤病毒	直接接触、间接接触	皮肤疣、尖锐湿疣、宫颈癌
朊粒	传染性、遗传性	朊粒病

第三节 医学寄生虫

案例 12-1

患者，男，44 岁，因“发热、胸痛、咳嗽 2 月余，胸闷和胸部疼痛 10 天，近 3 天出现呼吸困难”入院。患者近 2 个月来出现不明原因的咳嗽、咳白痰，偶有痰中带血，并伴有疲乏等症状。患者半个月前前往医院门诊就诊，按照“上呼吸道感染”治疗，给予阿莫西林（每次 0.5 g，一日 3 ~ 4 次）治疗，效果不佳，10 天前发现胸部皮下包块。

查体：体温 37.9 ℃，血压 114/80 mmHg，神志清晰，查体无明显异常。实验室检查：血常规检查白细胞 11×10^9/L，嗜酸性粒细胞 3.9%。PPD 试验（-）。CT 检查：左肺肺炎，淋巴结肿大，左肺多处浆膜腔积液。

患者回忆 2 个月前曾在老家吃过醉蟹。这些醉蟹是患者本人在老家县城瀑布下游捕获的十几只溪蟹倒入黄酒、白酒、食盐和佐料浸泡腌制而成。

问题：

1. 你猜测该患者可能得了什么疾病？
2. 你觉得如果要进一步确诊，还需要做什么相关实验室检查？

Note

一、概述

（一）寄生现象

在自然界，两种不同生物长期或短暂生活在一起，称为共生（symbiosis），其相互关系可分为三种。

1．共栖（commensalism） 一方受益，另一方既不受益，也不受害，如海洋中的鮣鱼依附于大型鱼类。

2．互利共生（mutualism） 双方均受益，如白蚁与其消化道内的鞭毛虫。

3．寄生（parasitism） 一方受益，而另一方受害。寄生关系中，受害方称为宿主（host），受益方称寄生虫（parasite），能够寄生于人体者，即称为人体寄生虫。如寄生在人体小肠内的蛔虫即为寄生虫，人即为其宿主。

（二）寄生虫及其类型

人体寄生虫有 200 余种，较常见者有几十种。按其与宿主的关系，可分为以下不同类别。

1．专性寄生虫 生活史中至少有一个发育阶段营寄生生活，如钩虫。

2．兼性寄生虫 既可营寄生生活，也可营自生生活，如粪类圆线虫。

3．机会致病寄生虫 通常处于隐性感染状态，当宿主免疫功能受损时出现异常增殖并致病，如弓形虫。

另外，按寄生部位可分为体内寄生虫和体外寄生虫；按寄生时间可分为长期寄生虫和暂时性寄生虫。

（三）宿主及其类型

不同寄生虫在其生活史过程中所需要的宿主不同，有的只需要一个宿主，有的需要两个或以上。按寄生虫发育阶段对宿主的需要，可分为以下不同类别。

1．终宿主（definitive host） 是寄生虫成虫或有性生殖阶段所寄生的宿主。如蛔虫成虫寄生于人体小肠，人是蛔虫的终宿主。

2．中间宿主（intermediate host） 是寄生虫幼虫或无性生殖阶段所寄生的宿主。有些寄生虫在其发育过程中需两个中间宿主，按先后依次称为第一和第二中间宿主。如肝吸虫的第一中间宿主是淡水螺，第二中间宿主是淡水鱼、虾。

3．保虫宿主（reservoir host） 某些寄生虫既可寄生于人，也可寄生于脊椎动物，后者可将寄生虫传播给人，这样的脊椎动物即保虫宿主，亦称储存宿主。

4．转续宿主（paratenic host 或 transport host） 某些寄生虫的幼虫侵入非适宜宿主后不能发育为成虫，但能存活并长期维持在滞育幼虫阶段，当有机会侵入适宜宿主后，可以继续发育为成虫，这种非适宜宿主为转续宿主。

（四）寄生虫的生活史

寄生虫完成一代生长、发育和繁殖的全过程称为寄生虫的生活史（life cycle）。不同寄生虫的生活史特征不同。按照生活史过程中是否需要中间宿主，可将其分为直接发育型和间接发育型两类，前者如蛔虫、钩虫等，生活史过程较简单，不需要中间宿主，只需经人体寄生；后者如丝虫、血吸虫等，生活史过程较复杂，发育过程需要中间宿主，除人体或其他终宿主外，还分别经媒介蚊和中间宿主钉螺体内发育增殖。

（五）寄生虫与宿主的相互作用

人体感染寄生虫后，寄生部位的局部免疫微环境以及寄生虫的免疫逃避之间相互影响，有多种复杂因素决定寄生虫的转归。依寄生虫致病力和宿主抵抗力强弱的不同，可表现为驱除虫体、杀灭虫体、带虫状态或寄生虫病等不同的结局。

1．寄生虫对宿主的作用

（1）掠夺营养：寄生虫生长发育繁殖所需的营养物质来源于宿主，寄生虫可通过掠夺宿主体内的营养物质导致宿主营养损耗。虫体摄取宿主的血液、淋巴液、细胞质、组织液和消化物质。如小肠内的蛔虫以宿主半消化的食糜为养料。

（2）机械性损伤：在腔道内、组织内或细胞内的寄生虫和移行的幼虫可导致腔道阻塞、内脏器官的压迫、组织的损伤或细胞的破裂等。如囊尾蚴和棘球蚴压迫组织，蛔虫阻塞胆管，钩虫的钩齿或板齿致肠黏膜损伤等。

（3）毒性作用与超敏反应：寄生虫在生长繁殖过程中不断向寄生环境排出分泌代谢产物、组织溶解酶以及死亡虫体的分解产物，会造成寄生部位组织的增生、化生、坏死等损害，甚至导致癌变。如溶组织内阿米巴滋养体分泌溶组织酶致肠黏膜形成溃疡，华支睾吸虫引起胆管癌，埃及血吸虫引起膀胱癌等。有些蜱的涎液具有神经毒性，叮咬后可致宿主肌肉麻痹甚至瘫痪。寄生虫作为异物抗原还能诱导宿主产生免疫病理反应，造成人体组织的损伤，如日本血吸虫卵可溶性抗原诱发Ⅳ型超敏反应引起虫卵肉芽肿，形成肝、肠病变；棘球蚴液漏出诱发Ⅰ型超敏反应，使宿主发生过敏性休克等。

2．宿主对寄生虫的作用　寄生虫侵入宿主可引起一系列的防御反应，机体通过非特异性免疫和特异性免疫抑制、杀伤或清除感染的寄生虫。

（1）非特异性免疫或先天性免疫（innate immunity）：即宿主对某种寄生虫具有的先天不易感性，亦即抗性。

（2）特异性免疫或获得性免疫（acquired immunity）：即由寄生虫抗原刺激宿主免疫系统诱发免疫应答所产生的针对该类抗原的免疫反应，包括体液免疫和细胞免疫，分别通过免疫球蛋白及效应细胞产生免疫效应，并可随寄生虫的种类和发育阶段不同而有很大差异。非消除性免疫在人体感染寄生虫后最为常见，机体产生抗寄生虫免疫不能完全清除体内寄生虫，仅对再感染有一定程度的抵抗力，一旦虫体被完全清除后，相应的免疫力将很快消失。如疟原虫感染可诱导机体产生带虫免疫（premunition），而血吸虫感染则可诱导机体产生伴随免疫（concomitant immunity）。

针对机体产生的免疫力，寄生虫也进化出不少逃避机体免疫识别的能力（免疫逃避），如恶性疟原虫表面抗原转换、蠕虫更换表膜、分泌虫源性免疫调节分子等。

（六）寄生虫感染与寄生虫病的特点

寄生虫生活史中具有感染人体能力的发育阶段称为感染期（infective stage）。寄生虫侵入到人体生活，如未引起明显临床症状，称寄生虫感染，如有明显临床症状，则称为寄生虫病。

在感染寄生虫后，大多数人并不表现有明显临床症状，这些感染者称为带虫者，因其能传播病原体，所以是重要传染源。动物亦可作为带虫者。慢性感染是寄生虫感染的重要特点之一，初期并无症状，后未经治疗或治疗不彻底，感染转为慢性持续状态，机体遭受损伤的同时也伴随修复。

寄生虫感染人体后，既不产生临床症状，也不易用常规方法检查出来，则称为隐性感染。有时，人可同时感染两种及以上寄生虫，即多寄生现象，在同一机体内的不同虫种之间可能产生相互促进或相互制约的作用。有时，人并非某些寄生虫的适宜宿主，幼虫侵入机体后，处于滞育状态，并可在皮下或内脏游移，产生症状，即幼虫移行症。

（七）寄生虫病的流行与防治

寄生虫病可在人际及动物之间传播，有数种寄生虫病被列为法定乙类、丙类传染病。

1. 寄生虫病流行的三个基本环节

（1）传染源：指存在寄生虫感染，并能将病原体传入外界或另一新宿主的人或动物，包括患者、带虫者及保虫宿主。

（2）传播途径：指寄生虫的某个阶段自传染源排出，经特定的发育阶段、利用某些传播因素，进入易感宿主的全过程。常见的感染方式有经口、经皮肤、经媒介昆虫、经接触、经胎盘感染、经输血、经吸入感染等。

（3）易感人群：指对某种寄生虫缺乏免疫力的人群。人对寄生虫普遍缺乏先天性免疫。免疫功能受损患者更易感染某些机会致病性寄生虫，如弓形虫等。

2. 寄生虫的流行因素

（1）自然因素：包括地理、环境、温度、雨量、光照等气候因素。

（2）生物因素：中间宿主和传病媒介的存在是某些寄生虫病流行的必需条件。

（3）社会因素：政治、经济、文化、教育、生产活动和生活习惯直接影响寄生虫病的流行。

3. 寄生虫病流行的三个特点

（1）地方性：寄生虫病的分布有明显的地方性特点。

（2）季节性：气候的季节性变化与许多寄生虫感染有关。

（3）人兽共患性：许多寄生虫除了寄生于人体外，还可在其他脊椎动物体内寄生，对人类造成威胁。这类在脊椎动物和人之间自然传播的寄生虫病称为人兽共患寄生虫病。

4. 寄生虫病的防治原则 寄生虫病的防治多针对寄生虫的生活史、感染方式、传播规律及流行特征，采取综合措施。

（1）控制传染源：积极治疗现症患者、带虫者及保虫宿主。

（2）切断传播途径：控制中间宿主，对于土源性蠕虫及食源性寄生虫，尤其注意管理好粪便和饮食卫生；对于虫媒病则须大力控制媒介节肢动物。

（3）保护易感人群：积极开展卫生宣教，改进生产方式和条件，摒弃生活陋习，积极开发疫苗，对于某些寄生虫可采取预防服药的措施。

寄生虫病防治现状：我国曾深受寄生虫病危害，历经艰苦持久的防治，取得了举世瞩目的成就。我国五大寄虫病得到了成效卓著的防控，疟疾已经于 2021 年 7 月 6 日得到 WHO 的正式认证消除，血吸虫病等重大传染性寄生虫病也正趋向于消除。在新形势下，我国国内仍然存在多种寄生虫病的流行，而更为重要的是，因为国际交流合作的加强，当下还面临存在各种输入性寄生虫病的持续威胁。因此，寄生虫病防治工作仍将是一项长期艰巨的任务。

二、原虫

原虫属单细胞原生动物，个体微小，形态各异，结构简单，由胞膜、胞质和胞核组成，具有完整的生理功能。原虫可依靠伪足、鞭毛、纤毛等运动，其生殖方式包括无性生殖或有性生殖。医学原虫的致病作用与虫种、株系、寄生部位及宿主的抵抗力有关，有一些机会致病性原虫在机体免疫受损时，可严重致病。常见的医学原虫包括阿米巴、鞭毛虫、孢子虫和纤虫几类。

（一）溶组织内阿米巴

溶组织内阿米巴（*Entamoeba histolytica*）又称痢疾阿米巴，主要寄生于人体结肠内，引起阿米巴痢疾，亦可侵入人体肝、肺、脑等肠外器官，引发相应器官组织的脓肿和溃疡。

1．形态

（1）滋养体：形态多变且不规则，大小为 12 ～ 60 μm。细胞质内质、外质分界明显，外质透明，内质富含颗粒，常吞噬有红细胞。伪足指状或舌状，可作定向阿米巴运动，细胞核为球状泡状核（图 12-9）。

（2）包囊：呈圆球形，不运动，直径 10 ～ 20 μm，成熟包囊有泡状核 4 个，未成熟包囊核 1 ～ 2 个，铁苏木素染色后，可见棒状拟染色体和糖原泡。成熟包囊中拟染色体往往缺失。

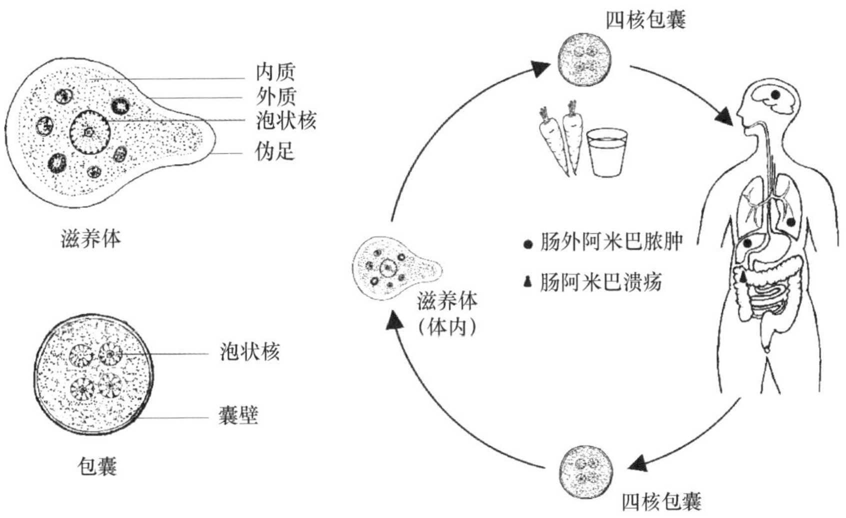

图 12-9　溶组织内阿米巴形态与生活史

2．生活史　较简单，包括滋养体和包囊两个阶段。人经口误食或误饮入感染期成熟包囊，包囊受到小肠消化液的影响，虫体脱囊而出，成为滋养体，以二分裂法增殖。部分滋养体随肠内容物下移，并形成包囊，四核包囊为成熟包囊，随粪便排出体外。

3．致病

（1）致病机制：不同虫株的毒力强弱不同。参与对宿主侵袭的分子主要有凝集素、穿孔素和蛋白酶。

（2）临床表现：阿米巴病的潜伏期从 2 天到数月不等。起病急或隐匿，可呈暴发性或迁延性。临床上将其分为肠阿米巴病和肠外阿米巴病。

1）肠阿米巴病：病变部位多出现在盲肠、升结肠，典型病理变化为口小底大的烧瓶状溃疡。严重者可并发肠出血、肠穿孔或阑尾炎。急性感染者主要表现为消化道症状，如腹痛、腹泻及血便，粪便可呈果酱样便，有恶臭，慢性感染可迁延不愈。

2）肠外阿米巴病：主要侵犯部位包括肝、脑、肺、皮肤等，以阿米巴肝脓肿最多见，晚期穿刺可见果酱色的脓液，穿刺液中仅可查见滋养体。

4．诊断　临床上以检测到阿米巴病原体最为可靠。

（1）病原学检查：粪便直接生理盐水涂片法查滋养体，适合急性患者，检查时标本要新鲜，并注意保温，可观察到活动的滋养体，也可作铁苏木素染色或碘液染色法检测。对于慢性患者，以包囊检查为主，首选碘液涂片染色法，也可用浓集法提高检出率。

（2）免疫学诊断：对于肠外阿米巴病，查抗体具有良好的辅助诊断效果。

（3）分子生物学诊断：可采集各种样本，经 PCR 或二代测序（NGS）等分子生物学诊断技术检测样本中的核酸，既可用于快速诊断阿米巴感染和鉴定虫种，也可用于流行病学调查。

5．流行 溶组织内阿米巴为世界性分布，以热带和亚热带地区为多见。

（1）传染源：主要是粪便中可持续排包囊者。

（2）传播途径：经口食入被污染的食物或饮用被污染的水源而感染。

（3）易感人群：任何年龄组均可感染阿米巴，但以青壮年较多。

6．防治

（1）普查普治：治疗患者和带虫者，控制传染源。常用杀滋养体药物有甲硝唑（灭滴灵）、替硝唑，巴龙霉素用于杀包囊。

（2）切断传播途径：加强粪便管理，保护水源是预防阿米巴感染与流行的重要环节。

（3）加强个人防护：注意饮食饮水卫生，养成良好的个人习惯，防止病从口入。

（二）疟原虫

疟原虫是引起疟疾（malaria）的病原体，人体疟原虫共有四种，即间日疟原虫（*Plasmodium vivax*）、恶性疟原虫（*Plasmodium falciparum*）、三日疟原虫（*Plasmodium malariae*）、卵形疟原虫（*Plasmodium ovale*）。猕猴的疟原虫诺氏疟原虫（*Plasmodium knowlesi*）在某些情况下也可以感染人类。

20 世纪初，法国学者 Laveran 和英国学者 Ross 因发现疟原虫、蚊传播疟疾而分别获得诺贝尔奖。2015 年，屠呦呦教授因青蒿素的发现及其在治疗疟疾方面的基础贡献，获诺贝尔生理学或医学奖，成为首位荣获该奖的中国本土科学家。

1．形态 在人和蚊体内不同部位、不同时期的疟原虫形态区别很大，以下以间日疟为例，介绍人体红细胞期疟原虫形态。经吉氏染色后，核呈紫色，胞质呈蓝色。

（1）滋养体（trophozoite）：早期滋养体核小、质少，中间有空泡，虫体呈环状，又称环状体。以后虫体长大，胞质均匀，有伪足伸出，疟色素开始出现，且被寄生的红细胞变淡，开始出现薛氏点，称为晚期滋养体，亦称大滋养体。

（2）裂殖体（schizont）：大滋养体进一步发育，虫体变圆，细胞核开始分裂，称未成熟裂殖体。之后胞核继续分裂，胞质随之分裂，每一个核都被部分胞质包裹，形成数个至数十个裂殖子（merozoite），疟色素渐趋集中，称为成熟裂殖体。

（3）配子体（gametocyte）：属有性生殖前期，卵圆形，疟色素明显，雌配子体虫体较大，细胞核较小，常偏位；雄配子体虫体较小，细胞核较大，核常居中，且染色质疏松。恶性疟原虫配子体形态独特，呈新月型（雌）或腊肠型（雄）。

2．生活史 寄生于人体的五种疟原虫生活史基本相同，需要人和按蚊两个宿主。其生活史分为在人体内和在蚊体内两个阶段，其中在人体内的过程分为红细胞外期和红细胞内期两个过程。

红细胞外期（exo-erythrocytic stage）：简称红外期，雌性按蚊刺吸人血时，疟原虫子孢子作为感染期经皮肤进入人体，随血流侵入肝细胞，经裂体增殖，释放数以万计的裂殖子入血。间日疟原虫和卵形疟原虫有迟发型子孢子，即肝期休眠子，是疟疾复发的基础。

红细胞内期（erythrocytic stage）：简称红内期，肝期裂殖子侵入红细胞，历经环状体、大滋养体、未成熟裂殖体、成熟裂殖体，最终红细胞破裂，释放出裂殖子，并可侵入新的红细胞，形成裂体增殖循环。历经几次循环，部分裂殖子侵入红细胞后可发育为雌、雄配子体。

在按蚊体内的发育：雌、雄配子体在蚊胃腔内进行有性生殖，形成合子，即配子生殖（gametogony）。在蚊胃壁形成卵囊，卵囊内进行无性生殖，以出芽的方式形成子孢子，即孢子增殖（sporogony）。子孢子在蚊体内钻行，最终进入唾液腺，并在蚊再次血餐时，可将子孢子注入人体。

3．致病 疟原虫主要致病阶段是红内期，可引起周期性寒战、发热，若干次发作后，可出现贫血及脾大；严重者还可引起凶险型疟疾，常见于恶性疟。

（1）潜伏期（incubation period）：从子孢子侵入人体到出现疟疾发作的时间为潜伏期。疟原虫虫种不同，潜伏期也不同。

（2）疟疾发作（paroxysm）：典型表现为周期性的寒战、发热和出汗退热三个连续阶段。发作时间取决于红内期增殖时间，间日疟和卵形疟为隔日一次，三日疟为隔两天一次；恶性疟隔 36 ~ 48 小时。疟原虫混合感染时疟疾发作的周期可能会出现差异。

（3）再燃与复发：疟疾初发停止后，若无再感染，仅由体内残存的红内期疟原虫在一定条件下重新大量繁殖而引起的疟疾发作，称为再燃（recrudescence）；若红内期疟原虫已被完全消灭，未经蚊媒再次传播感染，而由体内残存的肝期体眠子重新激活繁殖而引起的疟疾发作，称为复发（relapse）。

（4）贫血：疟疾发作次数越多，病程越长，贫血越重，尤以恶性疟为甚。贫血的主要原因为红细胞直接破坏，其次为脾功能亢进、骨髓抑制、免疫溶血。

（5）重症疟疾：如脑型疟、肾衰竭、重症贫血等。其中常见的是脑型疟，病因主要是感染红细胞在脑血管内聚集，临床表现为剧烈头痛、谵妄、惊厥、昏迷等，病死率高。

（6）其他类型：脾大、疟疾肾病、先天疟疾、婴幼儿疟疾、输血疟疾等。

人类感染疟原虫后产生的免疫力，能抵抗同种疟原虫的再感染，但同时其血液内又有低水平的原虫血症，这种免疫状态称为带虫免疫（premunition）。部分疟原虫还具有逃避宿主免疫效应的能力，与宿主保护性免疫共存，这种现象称为免疫逃避（immune evasion）。

4．实验诊断 WHO 要求在抗疟治疗之前需要进行实验诊断。

（1）病原学诊断：通过取外周血制作厚薄血膜染色镜检，检出疟原虫，是疟疾确诊的依据。间日疟最好在发作后数小时至 10 余小时进行采血，恶性疟应在发作时采血。恶性疟血涂片一般只能查见环状体和配子体。

（2）免疫学诊断：快速免疫诊断（RDT）方便易用，主要针对的靶抗原有 PfHRP-2、pLDH 等。抗体检测主要用于流行病学调查。

（3）分子生物学诊断：利用巢式 PCR 检测疟原虫核酸，不仅可确诊，还可鉴定虫种。

5．流行 疟疾主要流行于热带、亚热带，全球约有 40% 人口受威胁，年发病人数约 2 亿，年死亡人数约 40 多万，大部分为 5 岁以下非洲儿童。疟疾曾经也是我国流行历史悠久、影响范围广泛和危害最严重的传染病之一，新中国成立前每年约有 3000 万人患疟疾，病死率高达 1%，新中国成立后，在党中央的领导下，我国疟疾防治取得巨大成就，成功实现了从 3000 万到零病例的全球瞩目的成绩。2021 年 7 月 6 日，世界卫生组织宣布中国通过消除疟疾认证，正式消除疟疾，成为我国继天花、脊髓灰质炎、丝虫病、新生儿破伤风后消除的又一个重大传染病。不过仍然需要重视的是，由于国际交流密切，我国消除本土疟疾后仍然面临输入性疟疾的威胁。

6．防治

（1）预防：灭蚊和使用蚊帐及驱蚊剂。预防药物常用氯喹（chloroquine）或哌喹（piperaquine）。人类首个疟疾疫苗 Mosquirox（RTS，S）已获 WHO 和欧盟批准，用于非洲地区接种。

（2）治疗：间日疟采用氯喹和伯氨喹 8 日疗法，前者杀灭红内期疟原虫，后者用于预防复发。恶性疟必须使用青蒿素为主的复方制剂。对于重症疟疾的治疗，根据卫生部颁发的用药指南，可用青蒿琥酯静脉推注，或蒿甲醚肌内注射，在抗疟治疗的同时也应针对并发症进行治疗。

疟疾防治的其他措施还包括加强流动人口疟疾管理，坚持疟疾监测，以及加强健康教育。

（三）其他重要医学原虫（表 12-6）

表 12-6 其他重要医学原虫

虫种	寄生部位	感染方式	致病
弓形虫	有核细胞内	经口、皮肤、输血、胎盘	机会致病性寄生虫，获得性脑弓形虫病、流产、先天性弓形虫病（致畸）等
黑热病原虫	单核巨噬细胞内	经白蛉叮咬	黑热病：持续发热、肝脾大、贫血等
蓝氏贾第鞭毛虫	小肠	经口	旅行者腹泻
克氏锥虫	组织细胞	经锥蝽叮咬	美洲锥虫病，即恰加斯病
布氏锥虫	血液、脑脊液	经舌蝇叮咬	非洲锥虫病，即昏睡病
结肠小袋纤毛虫	结肠	经口	腹泻
人芽囊原虫	肠道	经口	腹泻
隐孢子虫	小肠	经口	腹泻、水样便
巴贝虫	红细胞内	经蜱叮咬	巴贝虫病：发热、贫血、肝脾大等
福氏耐格里阿米巴	脑	经鼻黏膜	原发性阿米巴脑膜脑炎（食脑虫）
卡氏棘阿米巴	眼、脑、皮肤	经皮肤、黏膜	肉芽肿性阿米巴脑炎、角膜炎等
阴道滴虫	泌尿生殖道	经接触	滴虫性阴道炎、尿道炎、前列腺炎

三、吸虫

吸虫（trematode）属扁形动物门的吸虫纲（Trematoda），种类繁多。成虫多呈叶状或舌状，背腹扁平，两侧对称。具有口吸盘和腹吸盘，无体腔。吸虫消化系统不完整，前端有由口、咽、食道，向后分为两肠支，无肛门。除血吸虫外均为雌雄同体。生活史复杂，有世代交替及宿主转换现象，其有性世代多寄生于脊椎动物或人；无性世代则在淡水螺体内完成，有的还需在淡水鱼、虾或溪蟹、蝲蛄体内进一步完成发育。

（一）华支睾吸虫

华支睾吸虫（*Clonorchis sinensis*）即肝吸虫，成虫寄生于人体的肝胆管内，引起肝吸虫病。

1．形态

（1）成虫：体形狭长，背腹扁平，如葵花子状，长 1.0 ~ 2.5 cm。口吸盘略大于腹吸盘，雌雄同体，2 个分枝状的睾丸前后排列。卵巢位于睾丸之前，子宫盘绕于虫体中部，内含大量的虫卵（图 12-10）。

（2）虫卵：黄褐色，形似芝麻粒，大小为（27 ~ 35）μm×（12 ~ 20）μm，为常见蠕虫卵中体形最小者，前端有明显的卵盖，其周围卵壳增厚，形成肩峰，末端有一小疣，卵内含一毛蚴（图 12-10）。

2．生活史 成虫寄生于人或哺乳动物的肝胆管内，虫卵随胆汁进入消化道，随粪便排出体外，进入淡水，被第一中间宿主豆螺等淡水螺摄入，经毛蚴、胞蚴、雷蚴无性增殖阶段释放大量尾蚴。尾蚴侵入第二中间宿主淡水鱼、虾，发育成囊蚴。人经口食入含有感染期囊蚴的

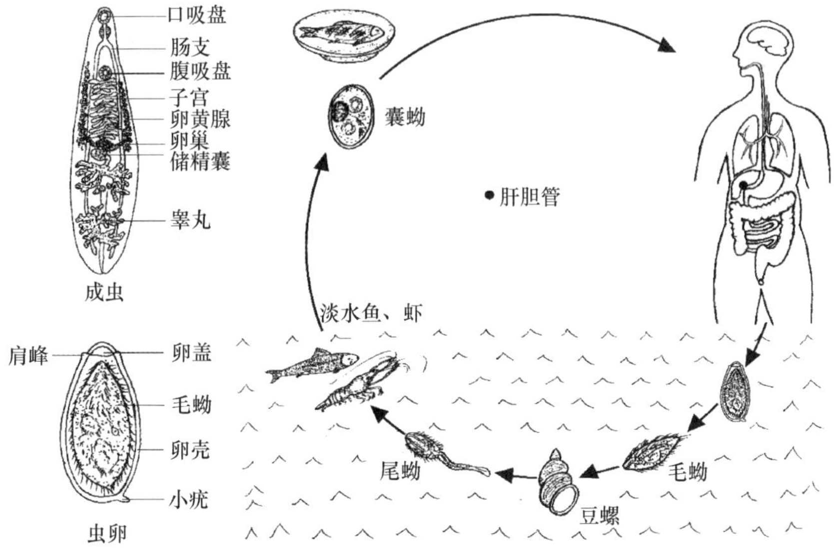

图 12-10　肝吸虫形态与生活史

鱼、虾后，囊蚴被消化脱囊，发育为童虫，并定居至肝内胆管发育为成虫。

3．致病　成虫寄生于肝胆管内，虫体引起的化学性和机械性刺激导致胆管炎症，管壁增厚、管腔狭窄，加之虫体的阻塞作用，胆汁淤滞，可引起阻塞性黄疸、胆囊炎、胆石症、肝硬变，腺瘤样变甚至肝胆管癌。本病一般为慢性过程，轻者无明显症状，严重者可出现肝硬化、腹水，甚至上消化道大出血、肝性脑病而死亡。儿童严重感染者可引起发育障碍或侏儒症。

4．诊断

（1）病原学检查：确诊主要依靠粪便检获虫卵，粪便直接涂片法检出率低，自然沉淀法、醛醚沉淀法可提高检出率。十二指肠引流液虫卵检出率高，肝胆手术检获成虫也可确诊。

（2）免疫学诊断：患者血清华支睾吸虫抗原或抗体阳性可作为本病的辅助诊断依据，并可用于流行病学调查。

5．流行　肝吸虫病主要分布于东亚和东南亚地区，在我国，广东、广西和黑龙江发病较高。肝吸虫病为人兽共患病，患者、带虫者和保虫宿主都是重要的传染源。保虫宿主种类多，主要有猫、狗等脊椎动物。中间宿主淡水螺、淡水鱼虾种类多、分布广，食生鱼虾习惯是重要的流行因素。

6．防治　积极治疗患者和感染者，以吡喹酮为首选药物。做好卫生宣教，提高群众对肝吸虫病传播途径的认识。不食生的或不熟的鱼虾，不混用生、熟食砧板，把住“病从口入”这一关。治疗保虫宿主，不用生鱼喂猫、犬等动物。加强粪便管理，避免粪便直接进入鱼塘，切断传播途径。研发鱼用疫苗也是防治肝吸虫病的有效手段。

（二）日本血吸虫

血吸虫又称裂体吸虫（schistosome），成虫寄生于人及多种哺乳动物的静脉血管内。寄生人体的血吸虫主要有 6 种，其中日本血吸虫（*Schistosoma japonicum*）主要流行于中国，危害严重。

1．形态

（1）成虫：雌雄异体，雌虫常居于雄虫的抱雌沟内，呈合抱状态。虫体外观呈圆柱形，似线虫。雄虫乳白色，较粗短，体长 10 ~ 20 mm。口、腹吸盘均较发达，抱雌沟位于腹吸盘后方，睾丸椭圆形，呈串珠状排列。雌虫黑褐色，长 20 ~ 25 mm，口、腹吸盘不明显，卵巢

1个，长椭圆形，子宫管状，内含卵50～300个，开口生殖孔。

（2）虫卵：椭圆形，淡黄色，卵壳厚薄均匀，无卵盖，在侧面有一小棘。虫卵平均大小89 μm×67 μm。成熟虫卵内含一毛蚴，可分泌可溶性虫卵抗原（soluble egg antige，SEA）。

（3）尾蚴：由体部和尾部组成，尾部分尾干和尾叉，属叉尾蚴。

2．生活史 成虫寄生于人和多种哺乳动物的门脉-肠系膜静脉系统。雌虫在肠黏膜下层静脉末稍产卵，一部分虫卵随血流经肝门静脉沉积于肝组织内，另一部分虫卵沉积于结肠壁小静脉中。虫卵周围组织炎症、坏死，肠壁上虫卵肉芽肿破溃，虫卵随坏死组织进入肠腔，并随粪便排出体外。虫卵入水后毛蚴孵化，遇见并侵入到中间宿主钉螺体内，再经母胞蚴、子胞蚴无性增殖为成千上万条尾蚴。尾蚴阶段是人的感染期，尾蚴自钉螺体内逸出后可自主游动，若与终宿主皮肤、黏膜接触，主动钻入宿主皮肤。脱去尾部，转化为童虫，侵入循环系统，经右心到肺，再由左心进入体循环，在肝门静脉，雌雄虫合抱后逆行至肠系膜静脉内寄居、交配和产卵。

3．致病 血吸虫病不仅是一种寄生虫病，而且是一种免疫性疾病，其中虫卵致病的最为重要。

（1）尾蚴：血吸虫尾蚴钻入皮肤后引起局部皮肤瘙痒，出现红色小丘疹，即尾蚴性皮炎。

（2）童虫：童虫在宿主体内移行时可穿透毛细血管壁，造成毛细血管破裂或栓塞，局部炎性细胞浸润和点状出血，以肺部损害最为显著。

（3）成虫：成虫在血内的寄生作用，可引起轻微的静脉内膜炎或周围炎。

（4）虫卵：属于Ⅳ型超敏反应，卵内成熟毛蚴分泌SEA，透过卵壳可致敏机体免疫系统，虫卵沉积部位免疫炎症细胞浸润，形成虫卵肉芽肿（又称虫卵结节），进而形成纤维化，当肝门静脉脉区广泛发生纤维化，B超可出现典型的干线型肝硬化。

4．临床表现 临床上血吸虫病以下几种类型。

（1）急性血吸虫病：常见于血吸虫初次感染者，患者均有明显的疫水接触史，表现为畏寒、发热、多汗、淋巴结及肝脾肿大，常伴有肝区压痛。

（2）慢性血吸虫病：未经抗血吸虫治疗或治疗未愈者，反复轻度感染而获得免疫力的患者，常出现隐匿型间质性肝炎或慢性血吸虫性结肠炎。有症状的患者主要表现为慢性腹泻和腹痛、黏液血便，可有轻度贫血。

（3）晚期血吸虫病：患者由于反复或重度感染、未及时治疗或治疗不彻底，经多年演变而成，可分4种类型，即巨脾型、腹水型、结肠增殖型和侏儒型。

5．诊断

（1）病原学检查：粪便直接涂片方法简单，但虫卵检出率低，仅适用于急性感染者和重度感染者。尼龙绢袋集卵法、毛蚴孵化法、水洗沉淀可提高检出率，定量透明法可用于疗效考察。直肠镜活组织检查适合于慢性、晚期血吸虫病患者。

（2）免疫学检查：环卵沉淀试验（circumoval precipitin test，COPT）是血吸虫的特殊免疫检查方法。间接血凝试验（IHA）、ELISA等方法适合辅助诊断和流行病学调查。循环抗原检查既适用于辅助诊断，也有考察疗效的价值。

6．流行 日本血吸虫病流行于中国等亚洲国家，曾在我国长江流域及其以南地区严重流行，危害极大。新中国成立后，在党中央的领导下，经过几十年的努力，我国绝大多数地区达到血吸虫病传播阻断和传播控制标准，在《“健康中国2030”规划纲要》中，也提到要在2030年消除血吸虫病。不过也需要重视日本血吸虫病局部地区死灰复燃或存在局部流行的可能。和人类似，多种家畜和野生动物可感染血吸虫，患者和患牛是最重要的传染源。血吸虫卵的粪便污染水体、水中存在钉螺以及人群接触疫水是流行的三个重要环节，钉螺的存在是本病流行的先决条件。感染途径主要是经皮肤，其次为口腔黏膜。人群普遍易感，但儿童、青少年及由非疫区进入疫区的人群更容易感染。根据钉螺孳生地的地理环境及流行病学特点，我国血吸虫病流行区划分为水网型、湖沼型和山丘型。

7．防治　当前我国血吸虫病的防治策略是实施“以控制传染源为主的综合防治措施”。吡喹酮是当前治疗血吸虫病的首选药物。灭螺应采用综合措施，以改变钉螺孳生环境灭螺为主，局部地区配合氯硝柳胺等化学药物灭螺。加强人畜粪便管理，建立安全供水设施，可避免和减少居民直接接触疫水。向疫区人群宣传血吸虫病危害、血防知识与防护技能，引导人们改变不良的生产方式、生活方式。做好个人防护，接触疫水者可穿着护具、涂抹防护药。

（三）其他重要吸虫（表 12-7）

表 12-7　其他重要吸虫

虫种	寄生部位	感染方式	致病
肺吸虫	肺、组织器官	经口	肺吸虫病、幼虫移行症
斯氏狸殖吸虫	皮肤、内脏	经口	幼虫移行症
姜片虫	小肠	经口	腹泻等消化道症状
肝片吸虫	肝胆管	经口	肝损害
异形吸虫	小肠	经口	消化道症状

四、绦虫

绦虫（cestode）隶属于扁形动物门（*Phylum Platyhelminthes*）绦虫纲，是人体常见的寄生虫之一。绦虫的成虫和幼虫都可能致病。成虫主要寄生于终宿主的消化道内，扁平，呈带状，分节。虫体通常可分为头节、颈部和链体三部分，节片数目从 3 ～ 4 个至数千个不等，体长由几毫米至几米。绦虫幼虫有多个发育阶段，其在中间宿主体内的发育时期统称为中绦期（metacestode）。不同种类绦虫中绦期的名称、形态和结构各不相同。

（一）链状带绦虫

链状带绦虫（*Taenia solium*）又称猪带绦虫，成虫寄生于人体小肠内，可引起猪带绦虫病。幼虫即猪囊尾蚴，可寄生于人体皮下、肌肉、脑、眼等器官组织内，引起猪囊尾蚴病（cysticercosis），产生的危害远较成虫严重。

1．形态

（1）成虫：虫体乳白色，背腹扁平，长带状，分节，长 2 ～ 4 m，前窄后宽，节片较薄而略透明。头节，近似球形，细小，直径 0.6 ～ 1 mm，有 4 个吸盘，顶突周围有两圈小钩。颈部具有生发能力。链体由 700 ～ 1000 个节片构成，分幼节、成节和孕节。成节内卵巢分 3 叶，孕节较宽大，呈竖长方形，仅保留充满虫卵的子宫，每侧子宫分支 7 ～ 13 支，内含大量虫卵（图 12-11）。

（2）虫卵：近圆形或卵圆形，卵壳较薄，无色透明，易破碎。粪便内的虫卵多为脱壳卵，直径为 31 ～ 43 μm，外层胚膜较厚，棕黄色，有放射状条纹，内含具 6 个小钩的幼虫，称六钩蚴（onchosphere）。

（3）幼虫：即囊尾蚴，乳白色半透明，椭圆形囊状物，黄豆大小，约为 10 mm × 5 mm，囊内充满囊液，囊内可见一米粒大的白点，为囊虫头节。

2．生活史　猪带绦虫发育过程中需要 2 个宿主。成虫寄生在人体小肠上段，后端的孕节

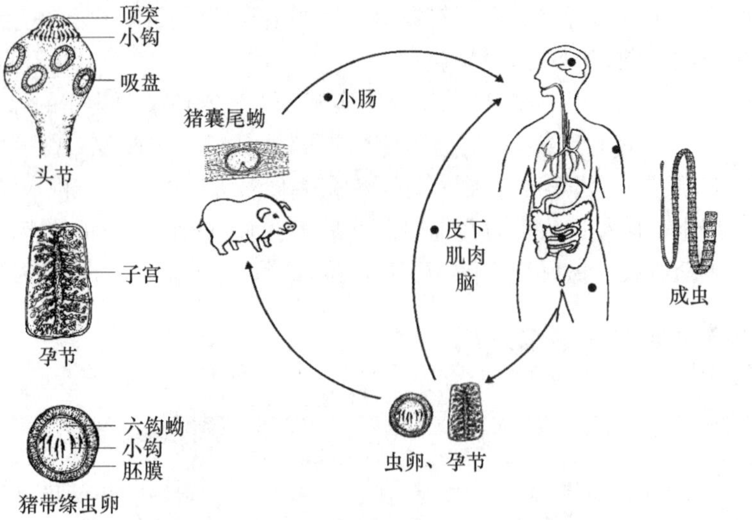

图 12-11 猪带绦虫形态与生活史

脱落随粪便排出，释放出虫卵并污染环境。猪食入虫卵或孕节，经过消化，六钩蚴逸出并钻入肠壁，经血液或淋巴循环到达猪的全身各处，形成“米猪肉”。人生食或半生食含活囊尾蚴的猪肉，囊尾蚴进入人体小肠，在消化液的作用下，翻出头节，借助吸盘和小钩吸附于小肠壁，经 2 ~ 3 个月发育为成虫。人若误食入猪带绦虫卵，虫卵亦可在人体内发育为囊尾蚴，从而引起猪囊尾蚴病，俗称猪囊虫病。

3．致病 猪带绦虫成虫和猪囊尾蚴对人均可致病。成虫在消化道内可引起机械性损伤、掠夺营养、诱发超敏反应，引起消化道症状、营养不良及全身反应。寄生于人体组织的猪囊虫，除机械性损伤、引起占位性病变外，也可诱发超敏反应。好发部位依次为皮下组织、肌肉、脑、眼等部位。

皮下肌肉型囊尾蚴病：囊尾蚴寄生于皮下肌肉可形成囊虫结节，无压痛，可移动。轻度感染者可无症状，重度感染时，患者可自觉肌肉酸痛、乏力等。

脑囊尾蚴病：临床表现复杂多样，与寄生部位、数量及宿主的免疫反应有关。轻者可终生无症状，重者甚至猝死。癫痫发作、颅内压增高和精神障碍是脑囊尾蚴三大主要症状。

眼囊尾蚴病：囊尾蚴可寄生于眼的任何部位，当囊尾蚴死亡后，虫体可导致眼退行性变，甚至导致失明。

4．诊断 患者食用猪肉的方式及有粪便排节片史，有助于猪带绦虫病的诊断。确诊依据主要依靠孕节节片染色，可鉴定虫种。患者粪便中查找到虫卵也可以确诊，常用生理盐水直接涂片法，也可采用集卵法以提高检出率。但一般难以确定虫种，仍需要依赖分子生物学进一步诊断。囊尾蚴病检查取决于寄生部位：

（1）皮下肌肉型可通过手术摘除结节活检，以明确诊断。

（2）脑型诊断较困难，可采用 CT、MRI 等影像学检查，囊虫抗体检查具有重要的辅助诊断价值。

（3）眼型可进行眼底镜检查，观察到活囊尾蚴可确定诊断。

5．流行 猪带绦虫病、猪囊虫病呈世界性分布，我国分布广泛，呈区域性流行。本病的流行及传播与居民不良的饮食和卫生习惯，以及猪的饲养和管理不善有关。绦虫病流行多因生食、半生食猪肉引起。猪囊虫病的流行是由于误食猪带绦虫卵所致。食入未清洗干净的蔬菜、饮生水或饭前便后不洗手等不良的卫生习惯，均易将猪带绦虫卵食入而感染猪囊虫病。

6．防治 预防猪带绦虫病和猪囊尾蚴病的关键是采取“驱、管、检”综合防治措施。及早彻底驱虫治疗猪带绦虫病患者，是控制人或猪感染囊尾蚴病的关键措施。管理好人粪，规范养猪，猪圈与人厕分离。加强肉类检疫，发现含囊尾蚴的猪肉必须销毁。加强卫生宣教，不食生的或未熟透的猪肉，切生食和熟食的刀和砧板应分开，避免病从口入等。

猪带绦虫病的治疗，利用中药南瓜子和槟榔合剂驱虫疗效较好。其他药物如氯硝柳胺（灭绦灵）、甲苯咪唑（mebendazole）、吡喹酮（praziquantel）等均有驱虫效果。猪囊虫病的治疗，适宜手术者可选择手术摘除，吡喹酮、阿苯哒唑可致囊虫变性和死亡，是目前治疗囊虫病的首选药物。

（二）细粒棘球绦虫

细粒棘球绦虫（*Echinococcus granulosus*）是一种重要的人兽共患寄生虫，成虫寄生于犬科食肉类动物的小肠，其幼虫称棘球蚴或包虫（hydatid），可寄生于人体引起包虫病，危害严重。

1．形态 成虫体长仅 2 ~ 7 mm，由头节、颈节和链体三部分构成。虫卵与猪带绦虫和牛带绦虫卵形态基本相同。幼虫即棘球蚴，为圆形或不规则形的囊状体。其大小因寄生部位、时间和宿主而差异明显，直径从不足 1 cm 至数十厘米不等。棘球蚴为单房性囊，由囊壁和内含物（原头蚴、生发囊、子囊、囊液）构成。

2．生活史 成虫寄生于犬科肉食类动物小肠的上段，脱落的孕节和虫卵随粪便排出，散落污染牧场、水源等周围环境。人以及羊等中间宿主误食虫卵或孕节后，六钩蚴在小肠孵出并钻入肠壁，通过血循环和淋巴循环移至肝、肺等器官组织内，发育成为棘球蚴并逐渐增大。含棘球蚴的家畜内脏器官组织被犬、狼等终宿主吞食后，囊内原头蚴在小肠内发育为成虫。

3．致病 棘球蚴对人体的危害包括机械性损害及囊液引起的中毒和过敏反应，严重程度取决于棘球蚴的体积、数量、寄生时间和部位。组织内寄生棘球蚴压迫并引起宿主组织细胞的萎缩、坏死及功能性改变。棘球蚴囊液含多种成分，其渗出或溢出可引发一系列的炎症或超敏反应。在人体内棘球蚴最多见的寄生部位是肝，其次为肺、腹腔、脑等。

4．实验诊断 通过手术从患病部位取出棘球蚴，或从痰液、胸腔积液、腹水及尿中检获棘球蚴碎片或原头蚴等作为确诊依据。包虫抗体检测具有重要的辅助诊断作用。

5．流行 细粒棘球蚴病呈世界性分布，在我国主要分布在牧区。虫卵在外界有较强的抵抗力，人畜密切接触、病畜的内脏喂狗等是本病的主要流行因素。

6．防治 棘球蚴病的治疗以手术为主，药物治疗可选用阿苯哒唑、吡喹酮等。主要预防措施包括：加强卫生宣教，合理处理病畜及内脏，加强检疫，捕杀牧场周围野生的食肉动物，发现感染犬应及时用药物驱虫。

（三）其他重要绦虫（表 12-8）

表 12-8 其他重要绦虫

虫种	寄生部位	感染方式	致病
曼氏迭宫绦虫	组织、消化道	经口、经皮肤	裂头蚴病、曼氏迭宫绦虫病
牛带绦虫	小肠	经口	消化道症状
亚洲带绦虫	小肠	经口	消化道症状
微小膜壳绦虫	肠道	经口、自体感染	消化道症状
多房棘球绦虫	组织、器官	经口	肝、肺、脑等器官泡球蚴病
犬复孔绦虫	小肠	经口	消化道症状
司氏伯特绦虫	肠道	经口	消化道症状
阔节裂头绦虫	肠道	经口	消化道症状、贫血

Note

五、线虫

线虫（nematode）属于线形动物门线虫纲（Nematoda），种类繁多，广泛分布于自然界，绝大多数营自生生活，仅少数营寄生生活。在我国可寄生于人体并导致疾病的线虫有 35 种，其中重要的有 10 余种，包括蛔虫、钩虫等。

（一）蛔虫

似蚓蛔线虫（*Ascaris lumbricoides*）简称蛔虫，寄生于小肠，是人体最常见的寄生虫之一，可引起蛔虫病。

1．形态

（1）成虫：成虫呈长圆柱形，似蚯蚓。虫体呈微黄色或淡红色，死后灰白色。体表有细横纹。前端口孔周围有三片唇瓣，呈“品”字形排列。消化管末端开口于雌虫肛孔或雄虫的泄殖腔。雄虫长 15 ~ 31 cm，尾端卷曲，有交合刺一对，生殖器官为单管型。雌虫一般长 20 ~ 35 cm，尾端平直，生殖器官为双管型（图 12-12）。

（2）虫卵：受精蛔虫卵呈宽椭圆形，中等大小，长 45 ~ 75 μm，宽 35 ~ 50 μm，黄色或棕黄色。卵壳厚，外表被有一花瓣状蛋白质膜。卵内含有一个未分裂的卵细胞。未受精卵为长椭圆形，内含几十个卵黄细胞。

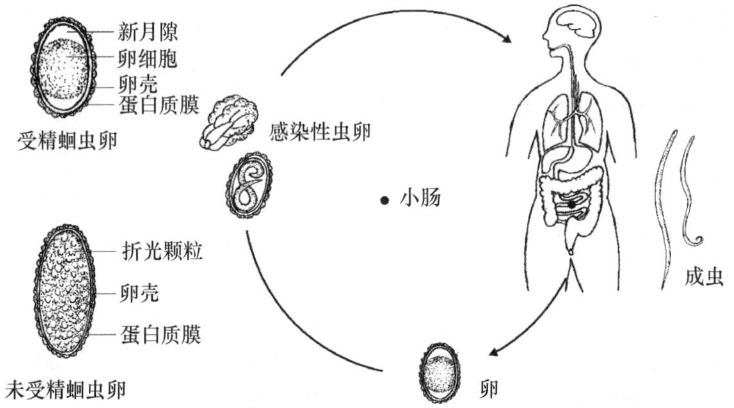

图 12-12　蛔虫形态与生活史

2．生活史　蛔虫成虫寄生于人体小肠，虫卵随粪便排出体外，受精卵在潮湿、温暖的土壤中，约经 3 周发育为感染期虫卵。人因误食被感染期卵污染的食物或水而经口感染。在宿主小肠内，孵出的幼虫能侵入肠黏膜静脉或肠淋巴管，经循环系统到达肺，穿过毛细血管进入肺泡，可沿气管逆行至咽部进入消化道，在小肠内发育为成虫，每条雌虫每天可产卵 20 余万个。

3．致病　蛔虫幼虫和成虫均能致病。蛔蚴在肺内移行可引起致肉芽肿形成，穿过肺泡可引起出血和炎症，患者出现咳嗽、哮喘、血性痰等呼吸道症状，即蛔蚴性肺炎。

成虫在小肠寄生可对肠黏膜产生机械性损伤、毒性及过敏反应导致腹痛等消化症状，掠夺营养，导致营养不良。且蛔虫成虫具有窜扰、钻孔习性，可引起严重并发症，如胆道蛔虫症、肠梗阻、阑尾炎、肠穿孔等。

4．诊断　病原学诊断为金标准。自患者粪便中检出蛔虫卵，即可确诊。由于蛔虫的排卵量大，粪便直接涂片法即可获得较高的检出率。必要时也可采用饱和盐水浮聚等方法浓集，提高检出率，定量透明法则用于估计虫荷。患者痰中检出蛔蚴、粪中排出或吐出蛔虫也可确诊。

5．流行 蛔虫呈世界性分布，在温带、亚热带及热带均有流行，而在气候适宜、生活水平低、环境卫生和个人卫生差的地方，尤为常见。据估计全球蛔虫感染人数约为 10 亿人。我国人群的蛔虫感染率平均约为 12.72%，人群感染特点是农村高于城市，儿童高于成人。

6．防治 蛔虫病的防治应采取综合防治措施，包括查治患者和带虫者、管理粪便和预防感染。对患者和带虫者进行驱虫治疗，是控制传染源的重要措施。目前常用驱虫药为阿苯达唑、甲苯咪唑。加强管理粪便，加强卫生宣教，防止病从口入。

（二）钩虫

钩虫（hookworm）是钩口科线虫的统称，寄生于人体的钩虫主要有十二指肠钩口线虫（*Ancylostoma duodenale*）和美洲板口线虫（*Necator americanus*），分别简称十二指肠钩虫和美洲钩虫。另有一些钩虫感染人体，可引起皮肤幼虫移行症。

1．形态

（1）成虫：细长线状，长约 1 cm，体壁略透明，活时呈肉红色，死后为乳白色。虫体前端口囊内有 2 对钩齿或 1 对板齿。咽管壁肌肉发达，肌细胞交替收缩使咽管似唧筒，利于吸取血液。雌虫较大，阴门位于虫体腹面中部，十二指肠钩虫有尾刺。雄虫较小，末端膨大形成交合伞，其内背辐肋是虫种鉴别依据之一。

（2）幼虫：丝状蚴长 0.5 ~ 0.7 mm，口腔封闭不能进食，其内口矛有助于虫种的鉴别。丝状蚴对人体具有感染能力，故也称感染期蚴。

（3）虫卵：钩虫卵呈椭圆形，无色透明，大小为（56 ~ 76）μm×（36 ~ 40）μm。卵壳薄，新鲜粪便中的虫卵内含 4 ~ 8 个细胞，有明显的卵周隙。

2．生活史 钩虫生活史过程不需要中间宿主。雌虫所产虫卵随粪便排出体外，在温暖、湿润的土壤中，孵化出杆状蚴经两次脱皮，发育为感染期丝状蚴。人皮肤接触后，丝状蚴经皮肤侵入人体，移行穿入皮下微血管或淋巴管，随血流由心至肺，并穿破血管进入肺泡，逆行至咽部，被吞咽后到达小肠，经多次脱皮，发育为成虫并交配产卵。

3．致病 两种钩虫致病类似，但十二指肠钩虫危害更严重。幼虫在皮下移行可致钩蚴性皮炎，在肺内发育和穿行可致钩蚴性肺炎。钩虫成虫咬附可致肠黏膜出血和溃疡，重者出现消化道症状，甚至出现消化道出血。钩虫寄生可致人出现严重小细胞低色素性贫血，与虫体吸血、咬附部位渗血、不凝血，更换咬附部位，加重失血等因素有关。某些钩虫感染患者行为可被改变，如出现异嗜症。

4．实验诊断 粪便检查中检出钩虫卵为确诊的依据，采用饱和盐水浮聚法检出率高。钩蚴培养除用于诊断外，还可鉴定虫种。发现成虫也可确诊，并可做虫种鉴定。

5．流行 钩虫病在世界上分布较为广泛，在我国曾经流行十分严重，属“五大寄生虫”之一，防治后人群感染率大大降低，感染农村高于城市，成人高于儿童。钩虫病患者和带虫者是钩虫病的传染源。人主要通过生产劳动等方式接触疫土（被丝状蚴污染的土壤）而受感染。耕作习惯与钩虫分布关系密切。

6．防治 治疗患者控制传染源是预防钩虫病传播的重要环节，常用驱虫药物有甲苯咪唑、丙硫咪唑、噻嘧啶等，对贫血患者应适量补充铁剂。加强粪便管理及无害化处理，加强宣教，重视个人防护，耕作时提倡穿鞋下地，手部可戴手套，或涂抹趋避剂。

（三）其他重要线虫（表 12-9）

表 12-9 其他重要线虫

虫种	寄生部位	感染方式	致病
丝虫	淋巴系统	经媒介蚊叮咬	淋巴丝虫病：丝虫热、流火、象皮肿、乳糜尿、睾丸鞘膜积液
旋毛虫	小肠和横纹肌	经口	旋毛虫病：消化道症状、全身症状、肌肉损伤
蛲虫	盲肠	经口	蛲虫病、消化道症状、肛周瘙痒
鞭虫	盲肠	经口	消化道症状
粪类圆线虫	小肠、组织和器官	经皮肤	粪类圆线虫病，肺、脑及全身损害
广州管圆线虫	脑、组织和器官	经口	幼虫移行症、嗜酸性粒细胞增高性脑炎
结膜吸吮线虫	眼	经媒介果蝇	结膜吸吮线虫病，即东方眼虫病
异尖线虫	胃	经口	异尖线虫病，消化道症状
棘颚口线虫	消化道	经口	幼虫移行症
肾膨结线虫	肾	经口	肾内占位

六、医学节肢动物

节肢动物（arthropod）是无脊椎动物中最大的一个门类，分类上属于节肢动物门（*Phylum Arthropoda*），分布广泛，占动物种类总数 80% 以上。医学节肢动物（medical arthropod）即可危害人类健康的节肢动物。

（一）生物学

节肢动物主要特征：虫体两侧对称，身体及对称分布的附肢均分节，故称节肢动物；体表骨骼化，由几丁质及醌单宁蛋白组成的表皮亦称外骨骼；循环系统开放式，整个循环系统的主体称为血腔，内含血淋巴；发育史大多经历蜕皮和变态（图 12-13）。

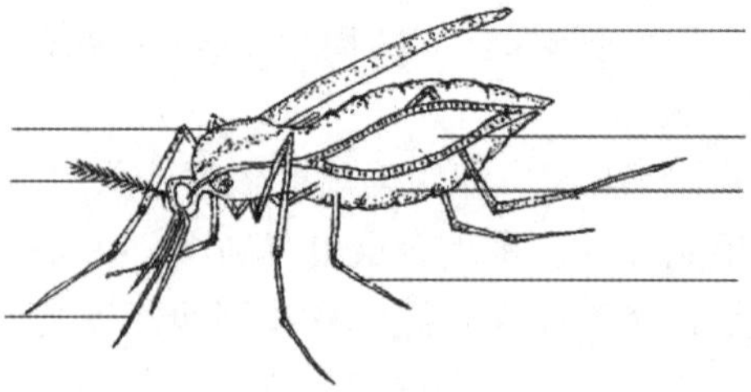

图 12-13 蚊的形态结构图

1. 种类 节肢动物门分为 10 多个纲，与医学有重要关系的是昆虫纲、蛛形纲。

（1）昆虫纲：虫体分头、胸、腹 3 部。头部有触角 1 对，胸部有足 3 对，多数有翅。主要医学昆虫有蚊、蝇、白蛉、蠓、蚋、虻、蚤、虱、蜚蠊、锥蝽、毒隐翅虫等。

（2）蛛形纲：虫体分头胸和腹两部或头胸腹愈合成一个整体，即躯体，成虫具足 4 对，无触角，无翅。重要医学类群有蜱（硬蜱、软蜱）、螨（恙螨、革螨、疥螨、蠕形螨、尘螨）、蜘蛛和蝎子等。

2．生活史　节肢动物由卵至成虫所经历的外部形态、内部结构、生理功能、生活习性及行为的一系列变化，其过程称为变态。变态分为两类。

（1）完全变态：生活史包括卵、幼虫、蛹和成虫四个时期，其特点是存在蛹期，各期之间在外部形态、生活习性差别显著，如蚊、蝇等。

（2）不完全变态：生活史包括卵、若虫、成虫三个时期。幼虫与成虫的形态和生活习性相似，仅体积较小，性器官未发育成熟，称为若虫。常见的有虱、蜱等。

（二）危害

1．直接危害　指节肢动物本身对人体直接造成的损害，包括以下几个方面。

（1）骚扰和吸血：蚊、蛉、蚤、臭虫、蜱等刺吸人血，造成骚扰。

（2）螫刺和毒害：某些节肢动物具有毒腺、毒毛或者体液有毒，螫刺时会分泌毒液注入人体而使人受害。

（3）超敏反应：节肢动物的躯体成分、涎液、分泌物、排泄物及皮壳等，都可能成为致敏原，引起宿主过敏反应，如尘螨性哮喘、过敏性鼻炎。

（4）寄生：一些节肢动物可直接寄居在人体组织或器官内而造成损害，如有些蝇类幼虫寄生于宿主的腔道、皮肤等处引起蝇蛆病（myiasis）。

2．间接危害　指医学节肢动物携带病原体并传播疾病。由节肢动物传播的疾病称为虫媒病（arbo disease），种类很多，危害严重，在传染病中具有重要地位。

（1）机械性传播：节肢动物在传播病原体时只是起到运输、携带作用，病原体的形态、数量不发生变化，如蝇和蜚蠊传播痢疾、伤寒、霍乱等。

（2）生物性传播：某些节肢动物是病原体的宿主，病原体需要在这些节肢动物体内经过发育或繁殖之后才能传给人体，病原体有形态和数量的变化，这类传播称为生物性传播。例如蚊传播疟疾、丝虫病。有的病原体不仅在节肢动物体内繁殖，而且可侵入雌性节肢动物的卵巢，经卵传至下一代后仍具有感染性，称为经卵传递，如恙螨传播立克次体病。

（三）防制原则

综合防制是节肢动物防制的重要策略，目标是通过各种防制方法控制种群数量，包括环境治理、物理防制、化学防制、生物防制、遗传防制及法规防制等。

1．环境治理　环境治理是根据媒介节肢动物的生态习性来改造或处理环境，通过改变环境达到减少目标节肢动物孳生、预防和控制虫媒病的目的。如消除蚊虫孳生地等。

2．物理防制　是利用各种机械、热、光、声、电等手段，以捕杀、隔离或驱赶害虫的方法。如装纱窗、纱门防止蚊、蝇等进入室内；挂蚊帐防止蚊虫叮咬。

3．化学防制　化学防制指使用天然或合成的化合物为主要内容的防制方法，其中又以人工合成的化合物为主，包括杀虫剂（insecticides）、驱避剂（repellents）等。理想的化学杀虫剂应当具有高效速杀、广谱多用等特点。

（四）重要医学节肢动物（表 12-10）

表 12-10　重要医学节肢动物

虫种	致病或传病
蚊	传播疟疾、丝虫、乙脑、登革热、黄热病、西尼罗病毒、寨卡病毒等
蝇	幼虫寄生引起蝇蛆病；舌蝇传播非洲锥虫病
白蛉	传播黑热病
蚤	传播鼠疫、立克次体病、绦虫病；潜蚤直接寄生皮下

续表

虫种	致病或传病
虱	传播立克次体、螺旋体等；体表毛发寄生
蜱	传播森林脑炎、出血热、莱姆病、新型布尼亚病毒（发热伴血小板减少综合征）、Q热、巴贝虫等
恙螨	传播恙虫病、肾综合征出血热
蠕形螨	直接寄生于毛囊、皮脂腺，导致皮肤炎症
疥螨	直接寄生于皮肤，导致疥疮
尘螨	为重要过敏原

第四节 生物毒素

生物毒素作为病原因素，可通过其在人体表或体内与人体效应部位接触后，化学物质达到一定剂量而引起局部或全身性的病理损害。

一、分类

生物毒素可分为动物毒素、植物毒素、微生物毒素和海洋生物毒素。

（一）动物毒素

动物毒素（animal toxin）来源于动物的生物毒素，主要成分为多聚肽、酶和胺类等，常见的有蛇毒、蛙毒、蜘蛛毒、蝎毒、蜂毒等。动物毒素除具有生物毒作用外，许多动物毒素具有抗病毒、抗细菌、抗炎症、抗肿瘤及抗凝血的作用。

（二）植物毒素

植物毒素（phytotoxin）是来源于植物的生物毒素，主要成分为酚类化合物、生物碱、萜类化合物以及酶、多肽和蛋白质等，常见的有毒蕈毒、乌头碱类毒素、夹竹桃毒素、木薯毒素、白果毒素、发芽马铃薯毒素、棉子毒素、植物亚硝酸盐等。植物毒素在农业科学中的应用主要包括生产植物源杀虫剂、杀草剂、天然植物激素等。其中蓖麻毒素（ricin toxin，RT）和相思子毒素（abrin toxin，AT）是生物武器核查清单中唯一的两种植物蛋白毒素。

（三）微生物毒素

微生物毒素（microbial toxin）是微生物在生长繁殖过程中产生的一种次级代谢产物，常见的有黄曲霉毒素、镰刀菌毒素、赤霉菌毒素等真菌毒素，以及霍乱毒素、大肠埃希菌肠毒素、白喉毒素等细菌毒素。微生物源毒素是危害性较大的生物毒素，主要包括小分子类的霉菌毒素、蛋白质类毒素、脂多糖内毒素等。微生物毒素已在微生物章节中介绍。

（四）海洋生物毒素

海洋生物毒素（marine toxins）主要由藻类或浮游植物产生，在陆生动物中极为罕见，绝大部分仅为海洋生物所特有，大部分属于非蛋白质类的低分子化合物，结构特征、物理性质和作用机制均有很大的不同，也有部分肽类毒素。

海洋生物毒素为海洋生物体内存在的一类高活性的特殊代谢成分，一般拥有剧烈毒性。根据化学结构，可分为多肽类毒素、聚醚类毒素、生物碱类毒素等三大类；根据毒性作用机制，可分为腹泻性贝毒（DSP）、麻痹性贝毒（PSP）、神经性贝毒（NSP）和记忆缺损性贝毒（ASP）四类；根据最初分离的来源，可分为河豚毒素、西加毒素、水母毒素、芋螺毒素等。海洋生物毒素可以在滤食性的软体贝壳类动物的组织内蓄积。

二、危害

由生物毒素引起的病理损害称为中毒。中毒可由于误食、误服、意外叮咬等原因所致。毒素作用于接触部位的局部可使皮肤黏膜发生过敏、炎症或坏死；毒素通过消化道进入，可引起消化道损伤而出现消化道症状；毒素被吸收进入血液则可引起全身效应。毒素通过与机体内的效应器官作用而产生单独或系列的病理变化，从而使机体出现临床症状，甚至导致死亡。

生物毒素对人类的危害除直接中毒外，还可以造成农业、畜牧业、水产业损失和环境危害，如棘豆、紫茎泽兰与楝属等有毒植物对我国西部畜牧业危害严重，经常发生的赤潮也常造成渔业重大经济损失。

生物毒素也是一类重要的生物资源，许多生物毒素市场售价极其昂贵，在国际上已逐渐形成一种高效益的技术产业，但其研究更积极的意义在于创新药物研究。

表 12-11 为常见动、植物毒素成分与致病机制。

表 12-11　常见动、植物毒素成分与致病机制

毒素种类	毒素名称	毒素成分	致病机制
动物毒素	蛇毒	神经毒：主要为多肽 血循环毒：包括凝血毒、抗凝血毒、纤维蛋白溶解毒、溶血毒、出血毒、心脏毒、磷脂酶 A_2 和蛋白水解酶等	神经毒具有神经肌肉传导阻滞作用，可引起横纹肌弛缓性瘫痪，导致呼吸肌麻痹，可诱导呼吸衰竭而致死 血循环毒可引起机体凝血、溶血、出血、细胞溶解、蛋白质分解、组织坏死，心肌变性、出血、坏死，致循环衰竭而死或引起组织坏死等
	河豚毒	主要有河豚毒（成分为氨基过氢喹氮杂茂化合物）和河豚酸	河豚毒是一种钠通道强阻滞剂，使神经、肌肉和心脏浦肯野细胞的兴奋和传导受抑制。首先引起上腹不适、恶心、呕吐、腹痛、腹泻甚至便血等消化道症状；继而出现口唇、舌尖、肢端，甚至全身麻痹，致呼吸中枢和血管运动中枢麻痹，可诱导呼吸麻痹、心脏骤停或休克而死亡
	毒虫毒	蜂毒：为多种酶（透明质酸酶、磷脂酶 A_2 和组氨酸脱羧酶等）、肽类、非酶蛋白质、氨基酸和多种生物碱（组胺、儿茶酚胺、5-羟色胺等）	一是大量活性物质大量释放，可使人体在短期内出现血压下降、休克、呼吸困难，甚至衰竭；二是抗原性蛋白，能引起严重变态反应，出现荨麻疹、喉头水肿、支气管痉挛，可因过敏性休克、窒息死亡
		毒蜘蛛毒：主要为胶原酶、蛋白酶、磷脂酯酶及透明质酸酶等	具有神经毒素和组织溶解毒素。神经毒素可结合到神经肌肉胞突结合膜，刺激中枢神经、周围神经和自主神经；溶解毒素可引起组织血管炎，关系到全身反应。但蜘蛛排毒量小，螯伤人后一般较少致病

Note

续表

毒素种类	毒素名称	毒素成分	致病机制
动物毒素	毒虫毒	蝎子毒：为低分子量、无色的酸性蛋白	主要毒性作用为神经毒、胆碱能作用和肾上腺能作用，与神经细胞钠通道结合，使神经肌肉结合部、副交感神经、肾上腺素能神经末梢和肾上腺髓质的突触前活性增强；尚有溶血、出血毒作用、凝血素、心脏毒和血管收缩作用，可引起全身肌肉痉挛、血压升高、心肌损伤、心律紊乱、休克、肺水肿，甚至呼吸麻痹而死亡
		蜈蚣毒：有组胺样物质、溶血性蛋白质及蚁酸等	可引起局部淋巴管炎和组织坏死，个别患者可发生过敏性休克
		蟾蜍毒：有蟾蜍毒素和蟾蜍配基（统称蟾毒素）、儿茶酚胺类化合物、吲哚烷基胺类化合物	可引起剧烈的恶心、呕吐、腹痛、腹泻等消化道症状，头痛、头昏、嗜睡、口唇、四肢麻木、出汗、膝反射迟钝或消失等神经系统症状，出现心律紊乱、心电图改变，可发生心源性脑缺血综合征、血压下降和休克。毒素进入眼内可引起眼睛红肿，甚至失明
	鱼胆汁	有胆汁毒素（含有胆酸、水溶性鲤醇硫酸酯钠）和氰氢酸、组胺等过敏物质	水溶性鲤醇硫酸酯钠可使钙内流，溶酶体膜稳定性降低，造成细胞损伤，可引起多脏器损伤
植物毒素	毒蕈毒	胃肠炎型毒素：类似于树脂毒性物质或含石炭酸、甲酚的化合物	可引起胃肠炎
		精神神经型毒素：成分有毒蝇碱、蟾蜍素、光盖伞素、毒伞毒素、毒伞溶血素等	毒蝇碱是致精神兴奋的主要毒素，还含有乙酰胆碱，刺激副交感神经，出现副交感神经兴奋症状，蟾蜍素有明显的对色的幻觉作用，光盖伞素可引起视觉、听觉和味觉紊乱，人格变态，并有交感神经兴奋作用。出现出汗、流涎、流泪、心动过缓、瞳孔缩小等症状，少数病情严重者出现头昏、谵妄、幻觉甚至被害妄想，以致发生自杀或杀人行为或类似精神分裂症表现，个别患者发生癫痫大发作
		中毒性肝炎型毒素：主要有毒肽和毒伞肽两大类毒素，共11种化学结构，为环肽类中分子物质	毒肽主要作用于肝细胞内质网，毒伞肽直接作用于细胞核，可能抑制RNA聚合酶，并显著减少肝糖原，导致肝细胞坏死，并兼有肾、心脏和神经毒作用
		中毒性溶血型毒素：成分有马鞍酸、鹿花蕈素、毒伞溶血素等	中毒性溶血毒素：可破坏红细胞，使肌肉溶解，偶可致中毒性心肌炎，或引起以肾毒性为主的多脏器功能损伤，甚至急性肾衰竭
	乌头碱类毒素	为二萜类生物碱	多因饮用乌头类浸泡酒或服用民间医生自制乌头类药物的制剂中毒。主要为神经和心血管系症状，作用于中枢神经系统及周围神经先兴奋后麻痹，麻痹延髓中枢而产生血压下降、呼吸抑制，麻痹运动中枢使肢体活动障碍；作用于心肌，并兴奋迷走神经，使心律失常及心动过缓等
	夹竹桃毒素	夹竹桃苷类物质	有强心利尿、祛痰定喘作用，并具有箭毒样作用，其所含强心苷的药理和毒理作用与洋地黄相类似，毒性反应较洋地黄为低。有恶心、呕吐、腹痛、头痛、各种心律失常、心前区疼痛等

续表

毒素种类	毒素名称	毒素成分	致病机制
植物毒素	木薯毒素	氰苷水解产生的氢氰酸	氢氰酸能与人体组织细胞含铁呼吸酶结合，使细胞无法利用氧气，导致人体缺氧症状，轻者头晕、头痛、恶心、无力，重者呕吐、腹泻、神志不清，严重者最后因呼吸麻痹而死
	白果毒素	白果酸、白果醇、白果酚、银杏毒和氰苷	白果酸和银杏毒有溶血作用，并可引起中枢神经系统和胃肠道的损伤，偶有周围神经功能障碍
	发芽马铃薯毒素	龙葵碱、毒茄碱、胰蛋白酶、糜蛋白酶、胞质素和细胞凝集素	龙葵碱具有腐蚀性、溶血性，并对运动中枢及呼吸中枢有麻痹作用
	棉子毒素	游离棉子酚	游离棉子酚是一种含酚毒苷，为细胞性、神经性和血液性的毒物，主要病理改变是体内血钾减少和低钾血症，对心血管、肝、肾、神经等均有毒性，还影响性腺和生殖细胞
	植物亚硝酸盐	亚硝酸盐	亚硝酸盐是氧化剂，能使血红蛋白氧化为高铁血红蛋白，失去携氧功能，使组织缺氧，缺氧严重可致心肌损伤、意识障碍和昏迷
	变质甘蔗	节菱孢霉菌代谢产物 3- 硝基丙酸	霉变甘蔗中节菱孢霉菌主生的 3- 硝基丙酸作用于神经细胞，使其水肿变性、坏死，引起神经系统损害

三、检测

中毒是由机体一系列的病理变化引起的，临床表现不具有典型性，临床工作中很难做出准确的推测而进行某种毒素的检测，需结合患者的症状和与毒素的接触史做出初步诊断，然后再进行相关检测验证。

根据最近几年的报道总结，生物毒素检测方法主要有高效液相色谱、质谱和免疫学检测法以及其他一些方法。

1．高效液相色谱法（high performance liquid chromatography，HPLC） 本法以其灵敏度高、特异性强的特点广泛应用于生物毒素的检测中。根据分离原理的不同，分为液 - 固色谱法、液 - 液色谱法、离子交换色谱法、凝胶色谱法。但是该方法也存在仪器设备要求较高、需要专门的技术人员等不足，在一定程度上限制了该方法的推广和运用。

2．质谱法（mass spectrometry，MS） 本法具有检测范围广、灵敏度高、速度快、操作简单等优点，随着质谱技术的成熟和不断完善，该项技术已成为未来生物毒素检测的有力手段。按其应用角度和质谱仪类型主要有气相色谱 - 质谱联用法（GS-MS）、液相色谱 - 质谱联用法（LC-MS）和飞行时间质谱法（MALD-TOF/MS）等。

3．免疫学检测法（immunoassay，IA） 本法是基于抗体与抗原或半抗原之间的高选择性反应而建立起来的一种生物化学分析法，通常具有很高的选择性和很低的检出限，广泛用于各种抗原、半抗原或抗体的测定。一般分为荧光免疫法（immunofluorescence）、发光免疫法、酶联免疫吸附法（enzymelinked immunosorbent assay，ELISA）及电化学免疫法等非放射免疫法和放射免疫法（radioimmunoassay，RIA），其中应用较广的主要是免疫荧光法、放射免疫法和酶联免疫吸附法。

Note

思考题

1. 细菌合成代谢产物及其医学意义是什么？
2. 细菌内毒素与外毒素的主要区别是什么？
3. 日本血吸虫的危害有哪些？流行区主要分布在哪里？如何防治？
4. 医学节肢动物是怎样危害人类健康的？
5. 简述生物毒素的主要分类及其危害性。

（孙　希）

第十三章

非生物类致病因素

第十三章数字资源

学习目标

1．知识：列举非生物类致病因素的种类，解释各类因素对机体的影响及其作用特点。
2．能力：基于非生物类致病因素的种类及特点分析疾病发生的原因，为疾病的预防、诊断和治疗提供依据；探讨患者的心理问题和心理需求，识别患者的异常心理，分析疾病与心理社会因素的关联。
3．素养：培养全面、综合的分析能力，树立正确的心身观点，重视心理社会因素对健康的影响。
4．掌握：引起疾病发生的理化因素种类；机体维持酸碱平衡的调节方式及其各自特点；水钠代谢紊乱的类型；主要营养物质的生理功能；异常心理的类型。

第一节　物理因素

案例 13-1

时值高温盛夏，一名跑步新人在周末第一次参加了当地的团建长跑。在长跑过程中，大汗淋漓，自觉不适，但考虑到自己是第一次参加大型集体活动，并未在出现不适第一时间停止运动和降温补水。在随后的跑步过程中，他突然呼吸困难，眼前发黑，直接晕倒在地。团建的成员随即将其送医就诊，经初步诊断为重度中暑。

问题：

1．导致该患者中暑的物理性因素有哪些？
2．此时患者存在哪种类型的水钠代谢紊乱？主要原因有哪些？
3．基于心理社会因素的角度，试分析哪些因素可能是造成该患者中暑的诱发因素。

一、主要因素

物理因素种类繁多，主要有以下几类。

1．机械暴力 钝器、锐器、火器、坠落、交通故事等外力。

2．温度 如气体、液体、固体、其他物质等引起的高温和低温。

3．电流 带电部位裸露、漏电、雷电、静电、电火花、其他电危害等。

4．辐射 分为电离辐射和非电离辐射。其中，电离辐射有X射线、γ射线、α粒子、β粒子、质子、中子、高能电子束等；非电离辐射有紫外线、红外线、激光、射频、超高压电场等。

5．粉尘与气溶胶 粉尘包括无机性粉尘、有机性粉尘和混合性粉尘。气溶胶（aerosol）是由固体小颗粒或液体小质点分散并悬浮在气体介质中形成的胶体分散体系，其固体或液体质点大小为0.001 ~ 100 μm，包括大气气溶胶、生物气溶胶和人造气溶胶，但不包括爆炸性、有毒性粉尘与气溶胶。

6．噪声 包括机械性噪声、电磁性噪声、流体动力性噪声等。

7．气压 包括气压过高或过低。

8．振动 包括机械性振动、电磁性振动、流体动力性振动、其他振动等。

9．其他因素 包括照明环境（如采光照明不良、有害光照）、气体环境（如缺氧、通风不良、空气质量不良等）、强迫体位、高湿度、自然灾害等。

二、对机体的影响

1．机械暴力 主要引起创伤、震荡、骨折、脱臼等。

2．温度 高温主要引起烧伤或热射病（中暑），而低温主要引起冻伤或全身过冷。

3．电流 可造成电击伤，表现为电击部位的局部损伤，还可造成全身性损伤。

4．辐射 电离辐射可以引起放射病等。非电离辐射中，高频电磁场对机体的危害主要表现为非特异性类神经征；紫外线和红外线主要造成皮肤和眼的损伤；高能量激光可引起蛋白质变性和酶失活。

5．粉尘与气溶胶 粉尘对机体的影响以呼吸系统损害为主（如肺尘埃沉着病等），还可产生以刺激和炎症为主的局部作用以及中毒作用和致癌作用等；气溶胶对人体的危害主要表现为致呼吸道疾病，如支气管炎、肺炎、咽炎、支气管哮喘、肺气肿和肺癌等。

6．噪声 既可影响听觉系统（如暂时性听阈位移、永久性听阈位移、职业性噪声聋和爆震性耳聋等），又可影响非听觉系统。

7．气压 高气压可引起减压病，而低气压可引起高原病、航空病。

8．振动 高强度振动可造成内脏位移、机械性损伤、运动病、手臂振动病等。

三、对机体作用的因素

一般而言，物理因素导致组织损伤无明显选择性，大多数物理因素只引起疾病，但不影响其发展。然而，物理因素是否引起疾病以及引起疾病的严重程度，主要取决于其物理参数以及作用强度、部位和范围以及作用持续时间等。例如，温度越高、作用面积越大，则引起的损伤越严重；同样强度的交流电通过肢体时只引起烧伤，但如通过心脏则可引起心室颤动而致死。在有些情况下，特定条件在发病中也起一定作用，如在空气干燥、风速较大而利于发汗散热时，人体可以经受住50 ~ 60 ℃的环境高温，而在空气湿度大、风速小、不利于蒸发对流散热时，30 ~ 35 ℃的气温就可能引起中暑。

第二节　化学因素

一、外源性化学物质

（一）种类

1．易燃易爆性物质　包括：①易燃易爆性的气体、液体、固体、粉尘与气溶胶，如氢气、乙醚、乙醇、红磷、镁粉等；②遇湿易燃物质，如钠、钾等活泼金属、碳化钙等；③自燃性物质，如黄磷等；④其他易燃易爆性物质等。

2．高活性物质　包括：①强氧化剂，如高锰酸盐、过氧化氢、硝酸盐、亚硝酸盐、过氧酸等；②有机过氧化物，如过氧苯甲酸、过氧乙酸等；③强还原剂，如铝、镁、锌（尤其是粉末）等。

3．有毒物质　包括有毒的气体、液体、固体、粉尘与气溶胶，以及其他有毒物质等，如一氧化碳、硫化氢、甲醇、二甲苯、尼古丁、氰化物、亚硝酸钠、毒鼠强、汞尘、铅尘、石棉粉尘，以及农药类物质（如甲拌磷、敌敌畏、乐果）等。

4．腐蚀性物质　包括腐蚀性的气体、液体、固体，以及其他腐蚀性物质等，如氯气、二氧化氮、硫酸、盐酸、溴化硼、甲醛、氢氧化钾等。

5．其他化学性危险和有害因素　服用过量的治疗性药物、用药配伍不当、压力下的气体等。

（二）对机体作用的因素

化学物质对人体健康的影响因素包括：①物质的化学结构；②剂量、浓度以及接触时间和面积；③物质的联合作用；④环境因素；⑤个体易感性；⑥机体的生物活化、排泄速度和蓄积；⑦处理是否及时有效等。当人体接触化学物质后，可产生局部损伤及全身损伤。

1．局部损伤　由于化学物质的性质差异，其可导致局部组织的氧化、还原、腐蚀、原生质毒、脱水及起疱等损伤作用，如碱烧伤、酸烧伤、磷烧伤等。有的化学物质可同时导致以上几种损伤。有的化学物质导致局部损伤作用后可引起进一步的组织损伤，如碱烧伤后形成脂肪皂化，并可产生可溶性碱性蛋白，加重局部创面损伤；磷烧伤后形成磷酸，可继续引起组织损伤。

2．全身损伤　化学物质可从正常皮肤、创面、呼吸道、消化道等吸收，引起中毒及内脏器官的破坏。由于多数化学物质是由肝、肾排泄，故以肝、肾损害较多见，常见的临床表现有中毒性肝炎、急性重型肝炎、急性肾衰竭、肾小管肾炎等。化学物质引起全身损伤的临床表现还包括呼吸系统损伤，如肺水肿、哮喘、肺纤维化病变等；神经系统损伤，如中毒性脑病、脑水肿等；血液系统损伤，如贫血、溶血、出血等；消化系统损伤，如急性胃肠炎等。

（三）对机体作用的机制

化学物质种类繁多，其引起机体损伤的主要机制分为以下几类。

1．局部刺激和腐蚀作用　强酸或强碱吸收组织中的水分，与蛋白质或脂肪结合，使细胞变性和坏死。

2．引起机体组织和器官缺氧　如一氧化碳、硫化氢或氰化物等毒物阻碍氧的吸收、转运或利用，对缺氧敏感的脑和心肌易发生中毒损伤。

3．对机体的麻醉作用 亲脂性强的毒物（如过量的有机溶剂和吸入性麻醉药）易通过血脑屏障进入含脂量高的脑组织，抑制其功能。

4．抑制代谢酶的活性 有些毒物及其代谢物通过抑制代谢酶活力产生毒性作用，如氰化物抑制细胞色素氧化酶，含金属离子的毒物能抑制含巯基的酶等。

5．干扰细胞或细胞器的功能 体内的四氯化碳经酶催化形成三氯甲烷自由基后，作用于肝细胞膜中的不饱和脂肪酸，引起脂质过氧化，使线粒体及内质网变性和肝细胞坏死。酚类（如二硝基酚、五氯酚和棉酚等）可使线粒体氧化磷酸化作用解偶联，阻碍腺苷三磷酸的形成和贮存。

6．竞争相关受体 如阿托品过量时通过竞争性阻断毒蕈碱受体产生毒性作用。

二、体液内化学物质

（一）种类

人体的体液包括细胞内液和细胞外液（组织液和血浆），其中水和电解质是构成体液的主要物质。体液的总量分布因体型、性别、年龄不同而有所差别，其含量、分布、渗透压等的相对恒定，是维持机体正常生理功能的基本保证。

1．水 是构成机体的主要物质，约占体重的60%。机体内的水以两种形式存在，大部分的水以与有机物结合的形式存在，即结合水，如蛋白质、磷脂、黏多糖等；另一种为自由水。不同组织器官含水量不同，肌肉组织含水量为75% ~ 80%，而脂肪组织含水量相对较少，为10% ~ 30%。水是人体正常生理活动的重要物质之一，其生理功能为：①促进物质代谢。水是良好的溶剂，能促使物质溶解、加速化学反应，有利于消化、吸收、运输、代谢废物的排泄。②调节体温。水的比热大，能吸收大量的热量，水可通过蒸发散热及随血液全身循环调节体内热量分布。③润滑作用。泪液可防止眼球干燥而有利于眼球运动，唾液使口腔和咽部湿润而有利于吞咽，关节液减少摩擦而有利于关节活动。④结合水的作用。与蛋白质、磷脂等结合的水，可发挥复杂的生理功能，其一就是保障各类肌肉具有独特的机械功能。

2．电解质 以离子状态溶于体液中的各种无机盐或有机物，例如 Na^+、K^+、Ca^{2+}、Mg^{2+}、Cl^-、HCO_3^-、HPO_4^{2-}、蛋白质等。电解质在细胞外液和细胞内液的分布和含量上存在较大差异（表13-1）。电解质的功能为：①维持体液的渗透压和酸碱平衡；②维持细胞的静息电位、参与动作电位形成；③参与新陈代谢和生理功能活动。

表13-1 细胞内、外液主要电解质及含量

体液	阳离子（mmol/L）			阴离子（mmol/L）			
细胞外液	Na^+	K^+	Ca^{2+}	Cl^-	HCO_3^-		
	140	3.5 ~ 5.5	5	104	24		
细胞内液	Na^+	K^+	Mg^{2+}	Cl^-	HCO_3^-	HPO_4^{2-}	蛋白质
	14	150	26	4	10	100	65

（二）水、电解质和酸碱平衡

1. 水平衡　正常情况下，机体水的来源有饮水、食物水和代谢水，每天水的摄入和排出处于动态平衡。肾是水排出的主要器官，每天约 60% 的水经尿液排出。若环境温度增高、运动量增加，显性和非显性汗排水量增加，肾将补偿性地减少排水。水平衡主要受渴感和抗利尿激素的调节。

2. 钠平衡　正常情况下，机体钠来源于食物中所含的钠盐，正常成年人每天摄入的食盐量为 6 ～ 12 g 不等。肾是钠排出的主要器官，机体维持正常钠平衡所必需钠仅为 85 mmol 左右（相当于 NaCl 0.5 g），过多的钠主要经尿液排出，另外粪便和汗液也可排出少量的钠。钠平衡主要受醛固酮和心房钠尿肽的调节。

知识拓展

水通道蛋白

水是构成机体的主要物质，在生命活动中发挥着重要的生理功能，所以水代谢对于机体而言至关重要。约翰霍普金斯大学的彼得·阿格雷（Peter Agre）在细胞膜上发现的膜内在蛋白——水通道蛋白（aquaporin，AQP）打破了关于“水进出细胞的唯一方式是自由穿越膜间隙”的认知。

水通道蛋白又名水孔蛋白，是细胞膜上一组构成了水通道且与水通透有关的转运蛋白，可选择性地、高效地协助水分子的跨膜运输。AQPs 广泛地存在于动物、植物及微生物界，此外，原生动物、蠕虫和昆虫等生物的组织中也发现了 AQPs 的存在。目前，在哺乳动物组织中鉴定的 AQPs 有 20 余种，不同种类 AQP 的组织分布存在特异性，其中分布在肾的主要有 AQP1 ～ 4，对水的吸收与分泌过程发挥着不同的作用和调节机制。AQP 的发现可以更好地揭示生命现象，启发科学家可以将水通道作为靶点治疗相关疾病，因此，彼得·阿格雷荣获了 2003 年诺贝尔化学奖。

3. 钾平衡　正常情况下，机体钾主要来源于食物，人体每日摄入钾量为 50 ～ 100 mmol，钾的需求随年龄的变化而变化。机体摄入的钾，约 90% 在肠道吸收，10% 经粪便排出。被吸收的钾中 90% 由尿液排出，另外少量的钾由汗液和粪便排出。钾平衡主要受钾的跨细胞转移、肾排泄和胃肠道排钾的调节。

4. 镁平衡　机体镁主要来源于天然食物，成人体内镁的总量约为 1000 mmol，大部分分布在骨组织、骨骼肌及肝中，仅 1% 存在于细胞外液中，血清镁浓度为 0.75 ～ 1.25 mmol/L。成人每日镁供给量为 200 ～ 300 mg，当钙、磷、维生素 D 及蛋白质的摄入量增加时，镁的需要量也随之增加。镁代谢平衡主要受消化道吸收和肾排泄的调节，体内多余的镁随尿液、粪便及汗液排出。

5. 钙平衡　人体所需的钙主要来源于食物，食物中的钙仅有小部分被小肠吸收，机体内钙主要从粪便和尿液中排出。钙是体内最多的阳离子之一，99% 贮存于骨和牙齿中，其余分布在各种软组织中，仅 0.1% 存在于细胞外液中。血浆和细胞外液中的钙以血浆蛋白结合钙、离子钙、非离子钙三种形式存在，其代谢平衡主要由甲状旁腺激素与降钙素等调节，肾是效应器官。

6. 磷平衡　成人每天摄取磷约 1 g，约 70% 在小肠吸收，剩余的从粪便排出。血浆中含磷物质有磷脂、有机磷酸和无机磷酸盐。血浆中无机磷为血磷，成人血磷的正常值为 0.8 ～

1.0 mmol/L。磷代谢与钙代谢密切相关，其代谢平衡受相同激素的调节，肾是排磷的主要器官。

7．酸碱平衡 在生命活动过程中，机体会不断生成酸性或碱性代谢产物，并经常摄取酸性或碱性食物，但正常生物体内酸碱度总是相对稳定的，这种机体能自主地维持体液酸碱度相对稳定的过程称为酸碱平衡（acid-base balance）。人体体液必须具有适宜的酸碱度才能维持正常代谢和生理功能，正常人体血液的酸碱度为 7.35 ～ 7.45，平均值为 7.40。

体液中的酸性或碱性物质可来源于体内的细胞分解代谢，也可来自体外的食物摄入。酸性物质主要来自糖、脂肪、蛋白质等分解代谢终产物 CO_2 的衍生物——碳酸，即挥发酸，以及由这些物质代谢生成，如硫酸、磷酸、尿酸、丙酮酸、乳酸、乙酰乙酸等非挥发酸（固定酸）；也有小部分来自机体摄入的酸性物质或酸性药物。碱性物质主要来自食物，特别是蔬菜、瓜果中的有机酸盐，如柠檬酸盐、苹果酸盐和草酸盐等。

体液酸碱度相对稳定主要依靠机体强大的缓冲能力和有效的调节功能，酸碱平衡调节的方式主要有以下几种。

1．血液的缓冲作用 血液主要通过由弱酸及其共轭碱组成的缓冲系统，包括碳酸氢盐缓冲系统、磷酸盐缓冲系统、血浆蛋白缓冲系统、血红蛋白和氧合血红蛋白等迅速完成缓冲作用。

2．肺的调节作用 肺主要通过改变 CO_2 排出量来调节血液中 H_2CO_3 浓度，使血液中 HCO_3^- 与 H_2CO_3 比值接近正常，以保持 pH 相对恒定。肺的调节作用发挥迅速，短时间内可见明显效果。

3．组织细胞的调节作用 组织细胞的缓冲作用主要是通过细胞内、外离子交换来完成的，如 H^+-Na^+、H^+-K^+、Na^+-K^+、Cl^--HCO_3^- 交换等。

4．肾的调节作用 肾主要通过排酸或保碱的作用来维持 HCO_3^- 浓度，从而维持 pH 相对稳定。肾的调节作用发挥缓慢，但其效能高且作用持久。

（三）水和电解质代谢紊乱

1．水钠代谢紊乱 水和钠代谢紊乱往往同时或相继发生、相互影响，临床上常将两者同时考虑。根据体液容量和渗透压的不同，水钠代谢紊乱可分为低渗性脱水、高渗性脱水、等渗性脱水、低渗性水过多（水中毒）、高渗性水过多（盐中毒）和等渗性水过多（水肿）；根据血钠浓度及体液容量分为低容量性低钠血症、等容量性低钠血症、高容量性低钠血症、低容量性高钠血症、等容量性高钠血症、高容量性高钠血症、等渗性脱水和水肿。其关系具体见表 13-2。

表 13-2 水钠代谢紊乱的分类

类型	体液量减少	体液量增多	体液量不变
低钠血症	低容量性低钠血症（低渗性脱水）	高容量性低钠血症（水中毒）	等容量性低钠血症
高钠血症	低容量性高钠血症（高渗性脱水）	高容量性高钠血症（盐中毒）	等容量性高钠血症
正常血钠	低容量性正常血钠（等渗性脱水）	水肿	正常

（1）低渗性脱水（hypotonic dehydration）：又称低容量性低钠血症（hypovolemic hyponatremia），水钠同时丢失，失钠多于失水，细胞外液低渗，细胞外液减少。常见于反复呕吐、慢性肠梗阻、持续的胃肠减压引流、大创面慢性渗液、排钠性疾病、利尿剂、等渗性脱水补充水分过多等。

(2) 等渗性脱水 (isotonic dehydration)：又称急性或混合性脱水，水钠等比例丢失，细胞外液等渗，细胞外液大量减少。常见于肠外瘘、大量呕吐、丧失在感染区或软组织的体液（腹膜腔感染）。

(3) 高渗性脱水 (hypertonic dehydration)：又称低容量性高钠血症 (hypovolemic hypernatremia)，水钠同时丢失，失水多于失钠，细胞外液高渗，细胞内、外液均减少。常见于摄入水分不足，如食管癌致吞咽困难、重症患者给水不足；以及丢失水分过多，如高热大汗、糖尿病大量尿液排出。

(4) 水中毒 (water intoxication)：机体的摄水量大于排水量，细胞内、外液容量增大，血钠下降，又称高容量性低钠血症 (hypervolemic hyponatremia)。常见于抗利尿激素过多、肾功能不全等造成的水排出减少，以及饮水过多、静脉输入含盐少或不含盐液体过多过快的水摄入过多。

(5) 水肿 (edema)：指血管外的组织间隙或体腔内有过多的体液积聚。习惯上，将过多的体液在体腔中积聚称为积水或积液 (hydrops)，如胸腔积液、腹水、心包积液等。水肿的分类方法很多，根据水肿发生的范围分为全身性水肿和局部性水肿；根据水肿发生的部位分为脑水肿、喉头水肿、肺水肿、皮下水肿、下肢水肿等；根据水肿发生的原因分为心源性水肿、肾性水肿、肝性水肿、炎性水肿、营养不良性水肿、淋巴性水肿、特发性水肿等；根据水肿发生的速度分为急性水肿和慢性水肿。

2．钾代谢紊乱

(1) 低钾血症 (hypokalemia)：血清钾浓度低于 3.5 mmol/L 称为低钾血症，除体内钾分布异常外，血清钾浓度减小常使机体总钾含量缺乏，即缺钾。引起低钾血症的主要原因为：长期不能进食（如消化道梗阻、昏迷及术后长期禁食）引起钾摄入不足；胃肠道（频繁呕吐、腹泻、胃肠减压、肠瘘以及滥用灌肠剂或缓泻剂等)、皮肤（大量出汗)、肾（长期大量使用利尿剂、醛固酮增多症、肾疾病、肾小管性酸中毒、镁缺失）等途径钾丢失过多；低钾性周期性麻痹、大量使用胰岛素、碱中毒、β 肾上腺素受体活性增强及钡中毒等引起钾向细胞内转移增多。

(2) 高钾血症 (hyperkalemia)：血清钾浓度高于 5.5 mmol/L 称为高钾血症。引起高钾血症的主要原因为：肾小球滤过率减小、盐皮质激素缺乏、长期应用留钾利尿药等导致肾排钾减少；钾摄入过多，在肾功能正常时，因钾摄入过多而引起高钾血症罕见，如果静脉输液补钾过多过快则有可能引起高钾血症，尤其是在肾功能低下时更易发生；酸中毒、缺氧、高钾血症型周期性麻痹等引起钾向细胞外移出增多。

3．镁代谢紊乱

(1) 低镁血症 (hypomagnesemia)：血清镁浓度低于 0.75 mmol/L 时称为低镁血症。引起低镁血症的主要原因为：长期禁食、厌食、静脉营养又未补镁等引起镁摄入不足；长期腹泻、胃肠减压、胰腺炎等导致胃肠道排镁增多；大量应用利尿剂、酒精中毒、醛固酮增多症、甲状旁腺功能亢进等导致肾排镁过多；甲状旁腺切除术后的骨饥饿综合征、糖尿病酮症酸中毒纠正酸中毒后、急性肾小管性酸中毒的恢复期等导致镁向细胞内转移增多。

(2) 高镁血症 (hypermagnesemia)：血清镁浓度高于 1.25 mmol/L 时称为高镁血症。引起高镁血症的主要原因为：静脉内补镁过多过快等导致镁摄入过多；肾衰竭、甲状腺功能减退、肾上腺皮质功能减退、严重脱水伴有少尿等导致镁排出过少或障碍；溶血、酸中毒、细胞坏死等导致镁向细胞外移出增多。

4．钙代谢紊乱

(1) 低钙血症 (hypocalcemia)：指血清蛋白浓度正常时，血钙浓度低于 2.2 mmol/L 或血清 Ca^{2+} 浓度低于 1 mmol/L。引起低钙血症的主要原因为：维生素 D 代谢障碍、甲状旁腺功能减退、慢性肾衰竭、低镁血症、急性胰腺炎等。

（2）高钙血症（hypercalcemia）：指血清蛋白浓度正常时，血钙浓度高于 2.75 mmol/L 或血清 Ca^{2+} 浓度高于 1.25 mmol/L。引起高钙血症的主要原因为：甲状旁腺功能亢进、维生素 D 中毒、甲状腺功能亢进、恶性肿瘤等。

5．磷代谢紊乱

（1）低磷血症（hypophosphatemia）：血清无机磷浓度小于 0.8 mmol/L 为低磷血症。当血磷低于 0.48 mmol/L 时，临床上出现低血磷的症状，若低于 0.32 mmol/L，则为严重低磷血症，应立即进行治疗。引起低磷血症的主要原因为：呕吐、腹泻、吸收不良综合征、低磷饮食等引起肠道吸收磷减少；甲状旁腺功能亢进、利尿剂、肾小管性酸中毒、酒精中毒、维生素 D 抵抗性佝偻病等致尿磷排出增多；呼吸性碱中毒、糖负荷增加、胰岛素应用等导致磷向细胞内转移。

（2）高磷血症（hyperphosphatemia）：成人血清磷高于 1.6 mmol/L、儿童高于 1.9 mmol/L，称为高磷血症。引起高磷血症的主要原因为：急慢性肾功能不全、甲状旁腺功能低下等导致尿磷排出减少；维生素 D 中毒等促进小肠及肾对磷的重吸收；急性酸中毒、骨骼肌破坏、肿瘤化疗等导致磷向细胞外移出。

第三节 营养因素

人体需要的营养物质主要有蛋白质、糖类、脂质、维生素、矿物质（常量元素及微量元素）及水等，这些营养物质失衡均可能影响到身体健康。基于营养科学原则以及健康营养需求，考虑地域间食物生产供应及人群生活的差异，中国营养学会修订并公布了《中国居民膳食指南（2022）》，科学地指导大众对合适膳食的学习和实践，更加有利地保证营养素的合理摄入。

一、蛋白质

蛋白质（protein）是自然界中一大类有机物质，主要由碳、氢、氧、氮及硫元素组成，有些蛋白质还含有磷、铁、锰及锌等其他元素。

（一）分类

蛋白质的化学结构非常复杂，目前仅按照蛋白质的化学组成、形状及营养价值等进行分类。

1．按化学组成分类 分为单纯蛋白质与结合蛋白质两大类。单纯蛋白质仅由氨基酸组成，按溶解度、受热凝固性及盐析等性质的不同又可分为清蛋白、球蛋白、谷蛋白、醇溶谷蛋白、鱼精蛋白、组蛋白和硬蛋白 7 类。结合蛋白质是由单纯蛋白质与非蛋白质（辅基）结合而成的，按辅基的不同又可分为核蛋白、糖蛋白、脂蛋白、磷蛋白和色蛋白 5 类。

2．按蛋白质形状分类 分为纤维状蛋白质和球状蛋白质。纤维状蛋白质是由长的氨基酸肽链连接成为纤维状或蜷曲成盘状结构，多为结构蛋白，是组织结构不可缺少的蛋白质，如皮肤、肌腱、软骨及骨组织中的胶原蛋白。球状蛋白质的形状近似于球形或椭球形，多为具有生理活性的蛋白质，如酶、转运蛋白、蛋白类激素、免疫球蛋白与补体等均属于此类。

3．按营养价值分类 分为完全蛋白质、半完全蛋白质和不完全蛋白质三大类。完全蛋白所含必需氨基酸种类齐全、数量充足、比例适当，不但能维持成人的健康，而且能促进儿童生长发育，如乳类中的酪蛋白、乳白蛋白，蛋类中的卵白蛋白、卵磷蛋白，肉类中的白蛋白、肌蛋白，大豆中的大豆蛋白，小麦中的麦谷蛋白，玉米中的谷蛋白等。半完全蛋白质所含必需氨基酸种类齐全，但数量不足、比例不适当，可以维持生命，但不能促进生长发育，如小麦中的麦胶蛋白等。不完全蛋白所含必需氨基酸种类不全，既不能维持生命，也不能促进生长发育，如玉米中的玉米胶蛋白、动物结缔组织和肉皮中的胶原蛋白、豌豆中的豆球蛋白等。

（二）必需氨基酸

组成蛋白质的氨基酸有 20 多种，按其 R 基的化学结构可分为脂肪族氨基酸、芳香族氨基酸、杂环氨基酸三大类。这些氨基酸对于人体都是不可缺少的，大部分可以在体内合成，但其中 9 种是人体不能合成或合成速度与数量不能满足机体需要，必须由食物供给提供的氨基酸，称为必需氨基酸（essential amino acid，EAA），它们是赖氨酸、色氨酸、苯丙氨酸、甲硫氨酸、苏氨酸、异亮氨酸、亮氨酸、缬氨酸和组氨酸。如果饮食中经常缺少上述氨基酸，可影响健康，如组氨酸缺乏则影响小儿生长发育。

（三）生理功能

蛋白质的主要生理功能为：①构成和修复人体组织；②调节生理功能，如酶、激素和神经递质、抗体、载体等；③供给能量，是蛋白质的次要功能，可由糖类及脂类代替。

二、糖类

糖类又名碳水化合物（carbohydrate），是由碳、氢、氧三种元素组成的一大类有机化合物，其化学本质为多羟醛或多羟酮及其缩聚物和衍生物。糖类广泛存在于动植物中，是构成其结构的骨架物质，如膳食纤维、果胶、黏多糖和几丁质；某些构成生物代谢的储备物质如淀粉、糊精、菊糖和糖原。糖类根据其结构和糖苷键的多寡不同，在理化性质上有所差异。

（一）分类

根据联合国粮农组织和世界卫生组织（FAO/WHO）的标准，综合考虑化学、生理和营养学，糖类按其聚合程度可分为糖、寡糖和多糖三类，具体见表 13-3。

表 13-3 糖类的分类

分类（糖分子聚合程度）	亚组	组成
糖（1 ~ 2）	单糖	葡萄糖、半乳糖、果糖
	双糖	蔗糖、乳糖、麦芽糖、海藻糖
	糖醇	山梨醇、甘露醇
寡糖（3 ~ 9）	异麦芽低聚寡糖	麦芽糊精
	其他寡糖	棉子糖、水苏糖、低聚果糖
多糖（≥ 10）	淀粉	直链淀粉、支链淀粉、变性淀粉
	非淀粉多糖	纤维素、半纤维素、果胶、亲水胶质物

（二）生理功能

1．储存和提供能量 膳食糖类是人类获取能量的最经济和最主要的来源。维持人体健康所需要的能量中，55% ~ 65% 由糖类提供。糖原是肌肉和肝内糖类的储存形式，肝储存机体内约 1/3 的糖原，一旦机体需要，肝糖原即被分解为葡萄糖以提供能量。

2．构成机体组织及重要生命物质 糖类参与组织细胞的组成和多种生理活动。每个细胞的糖类含量为 2% ～ 10%，主要以糖脂、糖蛋白和蛋白多糖的形式存在，分布在细胞膜、细胞器、细胞质及细胞间质中。

3．节约蛋白质作用 当膳食中糖类供应不足时，为了满足自身对葡萄糖的需要，机体利用蛋白质、脂肪通过糖原异生作用产生葡萄糖，供给能量；而当膳食提供足够量的糖类时，能减少体内供能的蛋白质消耗，增加体内氮潴留，即糖类的节约蛋白质作用。此外，糖类供应充足，体内有足够的 ATP 产生，也有利于氨基酸的主动转运。

4．抗生酮作用 脂肪酸分解产生的乙酰基需要与葡萄糖氧化产生的草酰乙酸结合进入三羧酸循环，最终被彻底氧化分解产生能量。当膳食中糖类供应不足时，体内脂肪被动员并加速分解为脂肪酸来供应能量；同时，由于草酰乙酸相应减少，脂肪酸不能被彻底氧化而产生过多的酮体，酮体不能及时氧化而在体内蓄积，产生酮血症和酮尿症。膳食中充足的糖类可以防止上述现象的发生，称为糖类的抗生酮作用。

5．解毒作用 经糖醛酸途径生成的葡糖醛酸，在肝中能与许多有害物质如细菌毒素、乙醇、砷等结合，以消除或减轻这些物质的毒性或生物活性，发挥解毒作用。

6．增强肠道功能 非淀粉类多糖如纤维素、果胶、抗性淀粉、功能性低聚糖等抗消化糖类，刺激肠道蠕动，有助于正常排便和增加排便量。近年来将抗消化糖类称为益生元，可选择性刺激肠道益生菌的生长，增强人体消化系统功能。

三、脂质

脂质（lipids）是生物体中一大类不溶于水而溶于有机溶剂的有机化合物，也是人体的必需营养素之一。

（一）分类

脂质包括脂肪（fats）和类脂（lipoids）。脂肪即三酰甘油，也称甘油三酯；类脂主要包括磷脂和固醇类，它们在机体内发挥了重要的生理功能。

1．脂肪 即三酰甘油，是由 1 分子甘油和 3 分子脂肪酸结合而成的，又称甘油三酯。组成天然脂肪的脂肪酸种类很多，按碳链的饱和程度可分为饱和脂肪酸和不饱和脂肪酸，根据不饱和双键的数量，可将不饱和脂肪酸分为单不饱和脂肪酸和多不饱和脂肪酸。必需脂肪酸是维持人体健康所必需但不能自身合成的脂肪酸，如亚油酸和亚麻酸。

2．磷脂 磷脂包括甘油磷脂和神经鞘磷脂。甘油磷脂主要与营养有关，神经鞘磷脂是构成生物膜的重要磷脂。

3．固醇类 固醇类为一些类固醇激素的前体，胆固醇是人体中主要的固醇类化合物。胆固醇构成了细胞膜的重要成分，也是机体内多种重要活性物质的合成原料。

（二）生理功能

1．供能与保护机体 脂质与蛋白质、糖类是产能的三大营养素，在供给人体能量方面起着重要作用，一般合理膳食的总能量有 20% ～ 30% 由脂肪提供，同时，脂肪也是机体储存能量的主要形式。脂质可隔热、保温，支撑和保护体内各种脏器，使之不受损伤。

2．构成身体组织和细胞的重要成分 皮下脂肪、腹腔内和内脏周围脂肪均为贮能脂肪。脂质特别是磷脂和胆固醇，是构成细胞膜、内质网膜、线粒体膜、核膜、神经鞘膜以及红细胞膜等膜结构的主要成分，与细胞的正常代谢和生理活动密切相关。

3．提供必需脂肪酸　必需脂肪酸是维持人体健康必不可少的成分，如亚油酸、亚麻酸和花生四烯酸等必需脂肪酸是人体内不能自行合成的，必须由食物供给。

4．促进脂溶性维生素的吸收　脂溶性维生素 A、D、E 和 K 只有溶解在脂肪中才能被机体吸收利用，故脂肪充当了脂溶性维生素的溶剂和载体，参与其吸收与利用过程。

5．增加饱腹感　脂质在胃中停留时间或从胃到小肠的排空时间较长，因此可增加饱腹感，使人不易饥饿。

四、维生素

维生素（vitamin）是维持人体正常生命活动所必需的一类低分子有机化合物。它们在体内含量极微，但在机体的物质和能量代谢、生长发育等过程中发挥着重要作用。维生素的化学结构与性质虽不相近，但具有以下共同特点：①维生素以本体或前体（维生素原）形式存在于天然食物中；②非机体结构成分和能量来源，但参与机体代谢功能；③一般不能在体内合成（维生素 D 例外）或合成量太少，必须由食物提供；④人体需要量少但不可或缺。

知识拓展

类维生素

自 20 世纪初维生素的概念被正式提出以来，各类维生素不断地被发现和阐明。在中国，维生素常被称为“维他命”，意在表明维生素是生命的源泉，维持机体生命活动所必需的有机物。如果想要成为维生素家族的成员，应符合其经典定义的基本要求，即“必需、缺乏、代谢、少量、敏感”五要素。近年来，人们又在食物中发现了一些微量有机营养素，它们的生理活性与维生素类似，也存在于人体内，但含量较少且人体自身能够合成一部分，参与了机体的正常生理活动。它们在生物活性及具备维生素原等方面的特性与维生素类似，但非人体所必需且机体能够合成或部分合成，所以这些微量有机营养素被称为类维生素（quasi-vitamin）或类维生素物质（vitamin like substances）。根据形成和作用的差异，类维生素包括肉碱、泛醌（辅酶 Q）、肌醇、牛磺酸、生物类黄酮、硫辛酸、对氨基苯甲酸等。其中，肉碱和牛磺酸在近年来备受重视。肉碱具有抗疲劳、辅助能量代谢、有助于脂肪代谢等作用，牛磺酸具有保护视网膜、促进脑组织发育、预防心血管病、降血糖等作用。

（一）命名与分类

1．命名　维生素的命名有三个系统：一是按其发现的历史顺序命名，如维生素 A、维生素 B_1、维生素 B_2、维生素 C、维生素 D、维生素 E 等；二是按其特有的生理功能或治疗作用命名，如抗眼干燥症因子（维生素 A）、抗癞皮病因子（烟酸）、抗坏血酸（维生素 C）等；三是按其化学结构命名，如视黄醇（维生素 A）、硫胺素（维生素 B_1）、核黄素（维生素 B_2）等。

2．分类　维生素种类很多，其化学结构、性质也各不相同，不同维生素的生理功能各异。一般按其溶解性分为脂溶性维生素与水溶性维生素两大类。脂溶性维生素有维生素 A、维生素 D、维生素 E 和维生素 K 等；水溶性维生素包括 B 族维生素和维生素 C。人体必需的 13 种维生素包括 4 种脂溶性维生素，分别为维生素 A、维生素 D、维生素 E、维生素 K；以及 9 类水溶性维生素，分别为维生素 B_1（硫胺素）、维生素 B_2（核黄素）、叶酸、维生素 B_6、维生素 PP

（烟酸）、维生素 B_{12}、维生素 C（抗坏血酸）、维生素 H（生物素）、泛酸等。

（二）生理功能

1. 抗氧化作用 如β-胡萝卜素、维生素C、维生素E以及维生素 B_2 等是天然的抗氧化剂，可清除自由基，避免其对机体造成的损伤；阻止脂质过氧化，使细胞膜免受过氧化损伤，降低低密度脂蛋白的过氧化作用，预防心血管疾病的发生及降低死亡率；延缓衰老过程；防止白内障和老年黄斑变性等。

2. 降低胆固醇作用 如维生素C在体内可将胆固醇转变为能溶于水的盐类，而增加排泄；或参与肝中胆固醇的羟化作用形成胆酸，从而降低血胆固醇含量，预防动脉粥样硬化的发生。

3. 降低心血管疾病危险性 类胡萝卜素降低冠心病危险性；血浆类胡萝卜素、维生素E、维生素C水平与心绞痛呈负相关，β-胡萝卜素减少冠心病死亡风险；叶酸与维生素 B_6 和维生素 B_{12} 共同作用参与同型半胱氨酸的代谢，对心血管疾病或缺血性脑卒中的发生有一定预防作用。

4. 铁吸收和降低贫血作用 维生素A与类胡萝卜素与铁在肠道内形成可溶解的复合物，防止植酸及多酚类等对铁吸收的抑制作用；维生素 B_2 可维持肠黏膜的结构和功能正常，当其缺乏时则影响铁的吸收、转运和储存，可继发缺铁性贫血；维生素C可将三价铁还原为二价铁，有利于肠道对铁的吸收，增加肝对铁的利用率，可治疗缺铁性贫血。

5. 与免疫功能的关系 维生素A通过强化自然杀伤细胞和巨噬细胞的活力，以及改变淋巴细胞的生长或分化等作用提高免疫功能；维生素A可维持上皮组织的完整性，防止外来致病因子的侵入；维生素 B_6 可促进抗体合成，当其缺乏时抗体合成减少、减少细胞因子的产生等，机体抵抗力降低；维生素C以刺激产生干扰素和体液免疫，促进中性粒细胞的趋化作用和增殖反应等途径影响免疫功能；维生素E可使免疫细胞免受氧化破坏，增加T淋巴细胞的免疫记忆反应等。

6. 参与骨代谢的作用 维生素D可提高机体对钙、磷的利用，促进骨、牙齿等的矿化作用，维持其正常的生长发育；维生素K是γ-谷氨酰脱羧酶的辅因子，将谷氨酸羧化为γ-羧基谷氨酸，而仅由成骨细胞合成的骨钙素，是一种依赖维生素K的羧基谷氨酸蛋白，可调节骨钙化和形成。

7. 对神经系统的作用 维生素C和维生素 B_6 参与神经递质，如去甲肾上腺素、5-羟色胺等的合成；维生素E可保护神经元免受神经毒性物质的破坏；维生素C、维生素E、叶酸对记忆和认知功能有良好的作用。

8. 与肿瘤防治的关系 很多研究发现叶酸、维生素E、维生素C、维生素D等可降低多种肿瘤的发生风险。

五、矿物质

人体中含有自然界的各种元素，其中构成人体组织、参与机体生化代谢、维持机体正常生物功能所必需的20多种元素中，除碳、氢、氧、氮外，其余的元素统称为矿物质（mineral）。人体中矿物质的特点之一是它们不能在体内合成，必须从食物和饮水中获取，矿物质按其在机体内的含量多少，又可分为常量元素和微量元素。其中，体内含量大于体重0.01%的矿物质称为常量元素，如钙、钠、钾、磷、镁等，关于常量元素请见前述；体内含量小于体重0.01%的矿物质称为微量元素。微量元素又可分为三类：①必需微量元素：碘、锌、硒、铜、钼、铬、钴和铁；②可能必需微量元素：锰、硅、镍、硼和钒；③潜在毒性微量元素，包括氟、铅、镉、汞、砷、铝、锡和锂，这些矿物质在低剂量时可能对机体发挥功能作用。

六、营养性疾病

营养性疾病（nutrition-related disease）是指因营养素的供给不足，营养素摄入、消化、吸收障碍和消耗增加引起机体营养缺乏以及营养过剩或营养代谢异常而引起的一系列疾病。主要包括营养缺乏病、营养过多症或中毒、营养代谢障碍性疾病和以营养为主要病因的一些慢性退行性疾病等。这些疾病有的与营养有直接因果关系，有的与营养无直接因果关系但有明显的相关性，如代谢性疾病（肥胖症、糖尿病）、心血管疾病及某些肿瘤等。由于营养对人体健康的影响是渐进性的，甚至是潜在性的，因此营养性疾病的发生与发展都需要一个较长的过程，往往易被忽视。

（一）营养不良性疾病

1. 原发性营养不良性疾病 是由营养素摄入不足或缺乏直接引起的相应营养性疾病，如原发性热能 - 蛋白质营养不良、营养必需氨基酸缺乏引起的营养不良、营养性贫血、锌缺乏症和维生素缺乏症（脚气病、坏血病、夜盲症、佝偻病与骨软化病）等。此外，某些恶性肿瘤、地方病等也与营养有一定关系。

2. 继发性营养不良性疾病 是由于机体内外各种因素影响所引起营养素缺乏或不足，主要是疾病、药物、生理变化等原因引起营养素的消化、吸收、利用障碍或需要量增加等，如继发性热能 - 蛋白质营养不良等。

（二）营养失调性疾病

营养失调性疾病是由膳食结构不合理、不良的饮食行为和习惯等导致的营养过剩或比例失调的疾病。如维生素 A、D 等摄入过多可引起维生素过多症；某些必需微量元素，如氟、钴等摄入过多引起中毒；热能、脂肪等摄入过多可致肥胖、高脂血症、动脉粥样硬化等；高钠盐和低纤维素膳食可引起高血压等。

第四节 心理社会因素

随着当前医学模式由传统的“生物医学模式”（biomedical model）向“生物 - 心理 - 社会医学模式”（biopsychosocial medical model）转变，人们的健康观与疾病观逐渐发生根本性改变，即不仅注重人类疾病发生中的生物学因素，也更加重视心理社会因素（psychological and social factors）的影响，形成了综合生理、心理和社会因素对人类健康和疾病相互转化过程影响的医学观，实现了在更高层次上对人的尊重。一般认为，心理因素赋予个体某些易病倾向，从而在社会因素作用下易于表现出某些心理障碍和躯体疾病。

知识拓展

医学模式及其演变

医学模式（medical model）是人类对健康观、疾病观、死亡观等重要医学观念的高度哲学概括，是人们对生命过程、健康及疾病的特点和本质的认识和历史总结，并据此指导卫生工作实践和医学教育，推动卫生事业发展。医学模式是一个动态的概念，与不同历史阶段下的社会发展和科学技术水平相适应，其发展经历了以下几个阶段的演变：神灵主义医学模式、自然哲学医学模式、机械论医学模式、生物医学模式和生物-心理-社会医学模式。生物-心理-社会医学模式是由美国罗切斯特大学的内科学及精神病学教授恩格尔（Goerge L. Engel）于1977年首次提出的，该医学模式将人的生物属性与社会属性并置，着眼于机体的生物生存状态的同时，也综合考虑了人的行为、心理过程等社会生存状态，演变为从整体、系统的角度认识人类健康和疾病为主要特点的当今医学模式。

一、心理因素

（一）分类

心理因素（psychological factors）是指影响健康和疾病过程的人体心理活动的表现形式，一般分为心理过程和个性特征。

1．心理过程 心理过程是指人的心理活动发生和发展的过程，包括认知过程、情绪和情感过程、意志过程。

（1）认知过程（cognitive process）：是人们获得知识或应用知识的过程，或信息加工的过程，是心理过程中最基本的部分，包括感觉、知觉、记忆、思维和想象等。如果认知能力不足、歪曲或认知障碍，可导致个体不能对外界刺激做出现实的评价以及合理的决定，难以采取有效的处理手段进行应对和适应，致使挫折机会增加，进而导致自身健康状况恶化。

（2）情绪和情感过程：是人在对客观事物是否符合其需要时表现出来的态度体验。情绪（emotion）有快乐、愤怒、悲哀和恐惧四种基本形式，不同基本情绪的组合可派生出爱慕、厌恶、谦虚、自卑、焦虑、悔恨等复合情绪；情感（affection）包括道德感、理智感与美感。愉快、平稳而持久的积极情绪能使人的神经系统处于良好的活动状态，有利于潜能发挥和保持身体各器官系统功能正常，增进身心健康。反之，消极情绪一般对人的身心产生不利的影响。情绪和疾病具有相互影响的关系，即情绪可以影响疾病的发生和发展，而疾病又可反过来影响情绪的变化，如癌症、高血压、心脏病、胃肠疾病等心因性疾病，均与情绪密切相关。

（3）意志过程（will process）：是人们自觉地确定目标，有意识地支配、调节行为，通过克服困难以实现预定目标的内在心理过程，是人类特有的高层次动机。

心理过程的三个组成部分并非各自孤立，而是作为一个统一的整体，即认知过程是基础，情绪、情感和意志是行为的动力，彼此之间既有区别又有联系。人的认知过程中产生了情绪、情感和意志，而情绪、情感和意志活动又促进了认识的发展；人的认知和意志过程常伴随一定的情绪和情感，情绪和情感又可反作用于认知和意志过程。

2．个性特征 个性特征也称人格（personality），是指人的整个精神面貌，指具有一定倾向的、稳定的心理特征总和，其心理结构包括人格倾向性、人格心理特征及自我调节系统。

①人格倾向性：是一个人所具有的意识倾向，是决定人对客观事物的态度和行为的基本动力。它是人格结构中最活跃的因素，主要包含需要、动机、兴趣、理想、信念和世界观等。②人格心理特征：是个体心理活动中经常表现出来的本质的、稳定的心理特点。它反映出人格的独特性，主要包含了能力、气质和性格，其中以性格为核心。③自我调节系统：是个体通过自我认知、自我体验和自我控制等对人格的各种心理成分进行调节和控制，使个性特征的各个成分整合完整、协调和统一，其核心是自我意识。

个性特征不仅与心理健康有关，而且与生理健康和躯体疾病有密切关系。许多研究结果表明，某些躯体疾病在发病前具有一些独特的人格心理特征。

（二）异常心理

异常心理（abnormal psychology）又称变态心理，是指人的知觉、思维、情感、智力、意志行为及人格等心理因素的异常表现。异常心理的表现多种多样，亦有轻重差异。目前，医学界对异常心理的分类主要使用三种分类标准，即：①世界卫生组织颁布的《国际疾病分类》（ICD），现已修订到第 11 版（ICD-11）；②美国精神医学会编写的《精神障碍诊断与统计手册》（DSM），现已颁布到第 5 版（DSM-5）；③中华医学会精神科学委员会通过的《中国精神障碍分类与诊断标准》第 3 版（CCMD-3）。三种分类系统均以病因和症状对异常心理进行分类，简单的分类情况见表 13-4。

表 13-4 ICD-11、DSM-5 与 CCMD-3 的精神疾病分类

ICD-11	DSM-5	CCMD-3
紧张症	神经发育障碍	（0）器质性精神障碍
精神分裂症或其他原发性精神病性障碍	精神分裂症谱系及其他精神病性障碍	（1）精神活性物质或非成瘾物质所致精神障碍
心境障碍	双相及相关障碍	（2）精神分裂症（分裂症）和其他精神病性障碍
分离障碍	抑郁障碍	（3）心境障碍（情感性精神障碍）
焦虑或恐惧相关性障碍	焦虑障碍	（4）癔症、应激相关障碍、神经症
应激相关障碍	强迫及相关障碍	（5）心理因素相关生理障碍
喂食或进食障碍	创伤及应激相关障碍	（6）人格障碍、习惯与冲动控制障碍、性心理障碍
心理或行为因素影响分类于他处的疾患或疾病	分离障碍	（7）精神发育迟滞与童年和少年期心理发育障碍
与分类于他处的障碍或疾病相关的继发性精神或者行为综合征	躯体症状及相关障碍	（8）童年和少年期的多动障碍、品行障碍、情绪障碍
与妊娠、分娩和产褥期有关的精神或行为障碍	喂食及进食障碍	（9）其他精神障碍和心理卫生情况
冲动控制障碍	排泄障碍	
做作性障碍	睡眠 - 觉醒障碍	
性欲倒错障碍	性功能失调	
神经发育障碍	性别烦躁	
破坏性行为或社交紊乱型障碍	破坏性、冲动控制及品行障碍	
人格障碍及相关人格特质	物质相关及成瘾障碍	

Note

续表

ICD-11	DSM-5	CCMD-3
其他特指的精神、行为或神经发育障碍	神经认知障碍	
应激相关障碍	人格障碍	
排泄障碍	性欲倒错障碍	
物质使用或成瘾行为所致障碍	其他精神障碍	
神经认知障碍	药物所致的运动障碍及其他不良反应	
精神、行为或神经发育障碍，未特指的	可能成为临床关注焦点的其他状况	
躯体不适或躯体体验障碍		

国内医学心理学领域主要根据心理偏移常态的程度不同，将异常心理由轻到重大致分为以下 7 类。

1．轻度心理障碍 是一类与心理社会因素密切相关的、程度较轻的心理障碍，如强迫症、焦虑症等各种神经症，以及创伤后应激障碍等。这类患者虽然有程度不同的心身不适感，但表面上与正常人表现区别不大，生活能力和社会功能基本完好，可以照常生活、工作。这部分患者往往需要采用心理和药物的联合治疗。

2．严重心理障碍 是一类由各种因素导致人精神活动功能严重受损的精神疾病，如精神分裂症、反应性精神病、情感性精神病等。这类疾病既可表现为自身精神活动诸多方面的不协调，也可表现为人与外部现实环境之间不能正常地接触和反应，因而无法进行正常的社会活动。

3．心理生理障碍 是由心理社会因素的刺激作用而导致躯体功能性障碍和躯体器质性病变的一类疾病。这类疾病的发生、发展和转归过程均以心理社会因素为主要原因，其疾病范围涉及躯体各系统，常见的有原发性高血压、冠状动脉粥样硬化性心脏病、糖尿病、支气管哮喘、消化性溃疡和功能性胃肠病、肿瘤等，其治疗原则是心身兼治，即标本兼治。

4．躯体器质性疾病伴发的心理障碍 是由大脑损害和一些躯体疾病伴发的精神障碍，这类障碍以治疗躯体疾病为主，辅助给予心理治疗。

5．人格障碍 是指人格特征明显偏离正常。这种偏离使患者形成了特有的个人生活风格和人际关系的行为模式。患者的异常行为模式明显影响其社会职能与职业功能，造成对社会环境的适应不良，患者为此感到痛苦，并已具有临床意义。常见的有偏执型、癔症型、强迫型、焦虑型、分裂样、反社会型、冲动型、依赖型等人格障碍。

6．行为问题和不良的行为习惯 是对身体、心理、社会等诸方面带来危害的不良行为习惯，如烟瘾、酒瘾、药瘾、厌食和贪食、网络成瘾等影响健康的行为习惯。

7．特殊条件下产生的心理障碍 是指在药物、催眠、航空等特殊条件下产生的心理障碍，如海洛因、烟草和酒精等状态下的精神障碍。

二、社会因素

（一）分类

社会因素（social factors）是指与人类健康有关的社会环境中的各种事件，包括社会政治、经济、文化、工作生活状况、医疗条件等。“社会”的概念不同，社会因素分类也并不统一，从不同角度有不同分类法，此处将社会因素分为 4 个方面。

1. 社会政治经济因素　指社会环境本身的动荡和变迁，如政局动荡、制度更迭、战争、物质丰富程度、人民生活状况、经济变革等，这些事件将影响每个社会成员。

2. 社会生活事件　指社会生活中个人遇到的各种事件、情境和变故，包括负性事件和正性事件。负性事件如意外事故、患病、死亡、失业等；正性事件如晋升、立功、获奖、结婚等，正性事件一般有利于健康，但如果过分强烈持久，也会产生不利的后果。

3. 社会文化因素　每个人均是在一定的社会文化环境中生活，面对众多的社会文化因素，要求每人做出应对和选择，适应者健康，反之有碍于健康。社会文化因素主要有：①社会道德规范、行为准则；②社会中不同的观念、不同的价值观，如守旧与创新、落后与先进、代沟现象等；③语言环境的改变；④异地的风俗习惯、生活习惯；⑤不同的宗教信仰等。当出现生活环境的转移、时代的变迁时，个体将面临大量社会文化因素的挑战。

4. 社会支持　指一个人从家庭、邻里、朋友、工作团体等构成的社会网络中获得的物质、生活和情感上的帮助。Duck 把社会支持分为 3 类：①情感支持，主要指亲朋好友通过礼物、问候、陪伴、倾听及必要的物质帮助等方式给予的关心；②能力支持，提供有价值的知识和信息，使人能够有效处理各种事物，保持高度的自信；③网络支持，网络成员的相互支持，如网络中某一成员突患急病，网络成员均从各种渠道给予物质上和精神上的支持。以上三种社会支持在正常生活中也无时不在。一般认为，社会支持能够有效地缓冲各种外界刺激所致的紧张，但如果使用不当，则会导致相反作用。

（二）影响健康的特点

1. 作用的广泛性　社会因素对人体健康影响的潜伏期长，一般是通过很长一段时间的逐步积累发生作用的，可导致全身多个器官及系统发生功能变化。社会因素的会聚作用和多元性以及每个个体遗传、后天发展的差异性，使社会因素的致病作用及健康效应特异性不明显。

2. 持久性与积累性　社会因素广泛存在于人们的现实生活中，对人类的影响是持久的。同时，社会因素是以一定的时间顺序作用于人体，可形成反应、功能损害和健康效应的累加作用。

3. 多因果的交互作用　由于社会因素与健康的因果关系具有多元性的特点，社会因素作用于人类健康往往以交互作用的方式产生效应。各类社会因素可以独立地直接影响人群健康，或可互为其他因素的中介，也或以其他因素为中介作用于人群健康。

思考题

1. 试述影响人类健康的主要非生物类因素。
2. 试述外源性理化因素的主要种类及其对机体的影响。
3. 简述体液酸碱平衡的调节方式及作用特点。
4. 水、钠代谢紊乱的类型有哪些？
5. 阐述人体需要的主要营养物质及其生理功能。
6. 什么是营养性疾病？常见的营养性疾病类型有哪些？
7. 异常心理分类的常用标准有哪些？如果由重到轻分类，可以分为哪几类？
8. 简述社会因素的种类及其影响健康的特点。

（王微微）

第十四章

机体免疫应答

第十四章数字资源

学习目标

1. **知识**：复述机体免疫的概念和分类，总结免疫系统的组成和功能，比较固有免疫和适应性应答的主要机制和特点。
2. **能力**：通过案例分析，培养主动学习的能力，加强对抗体产生的一般规律的的理解；思考疫苗接种预防策略，培养提出问题和分析问题的能力；通过知识拓展，加深对免疫系统在防御病原入侵、维护机体稳态中的作用机制的认识，培养科研创新思维。
3. **素养**：通过对“种牛痘预防天花”以及我国计划免疫接种政策的知识拓展，培养人文关怀和医学伦理素养。
4. **掌握**：免疫系统的组成、固有免疫和适应性应答的主要特点，抗体产生的一般规律。

免疫是指机体免疫系统识别自身与异己物质，并通过免疫应答排除异物，维持机体生理平衡的功能。免疫是机体的一种生理功能，机体依靠这种功能识别“自己”和“非己”成分，从而破坏和排斥进入机体的外来物质，或机体本身产生的损伤细胞和肿瘤细胞等，以维持机体的健康稳态。

第一节　机体免疫系统

机体免疫应答的核心是对外来成分的反应，这种可诱发免疫反应的物质被称为抗原。机体识别外来抗原，产生特异性的免疫细胞和分子，从而使机体获得预防相同抗原再次感染的保护作用，这种接触抗原后产生的免疫被称为获得性免疫或者特异性免疫。

知识拓展

天花的免疫学防治

证明机体获得性免疫存在的第一个线索来自于对天花的防治。天花在历史上是极为严重的公共卫生问题。18 世纪 90 年代，英国医生爱德华·詹纳注意到感染上牛痘的挤奶女工之后就不会再感染上天花。因此他收集了牛痘脓性分泌物并接种到一个小男孩体内，随后当这个小男孩再被接种天花患者脓性分泌物时，没有被感染。虽然当今社会的医学伦理道德约束不会允许这种情况发生，但詹纳成功开辟了一条免疫接种的道路，挽救了无数人的生命。值得注意的是，“种牛痘”仅仅能够保护机体抵抗天花病毒或相近的牛痘病毒感染，这名小男孩仍然可能患腮腺炎、麻疹等其他疾病，这就是获得性免疫系统的典型特征——仅针对特异的病原体产生抵抗力。现在已知，免疫个体对天花的免疫力是由于脓性分泌物中的牛痘病毒（抗原）诱导机体产生了特异性的蛋白质（抗体）。

案例 14-1A

患者，女性，2006 年 8 月底在回家途中被狗咬伤。9 月初伤者自感全身不适、胸闷、左上肢麻木等症状，几天后出现恐风、恐水、烦躁不安等症状，在家属陪同下到医院就诊，被诊断为一种急性传染病。

问题：

1. 该患者所得的可能是什么疾病？
2. 引起这种传染病的病原体是什么？其特点和致病机制如何？

一、免疫系统的组成

人和高等动物的免疫系统由免疫器官、免疫细胞以及免疫分子等组成，其主要组成成分如表 14-1 所示。

表 14-1　人体免疫系统的组成

免疫器官		免疫细胞		免疫分子	
中枢	外周	固有免疫细胞	适应性免疫细胞	膜型	分泌型
胸腺	脾	单核细胞	T 细胞	TCR	抗体
骨髓	淋巴结	巨噬细胞	B 细胞	BCR	补体
	黏膜相关淋巴组织	中性粒细胞		白细胞分化抗原	细胞因子
	皮肤相关淋巴组织	树突状细胞		黏附分子	趋化因子
		自然杀伤细胞		MHC 分子	溶菌酶
		嗜酸性粒细胞		细胞因子受体	抗菌肽
		嗜碱性粒细胞			

（一）免疫器官和组织

免疫器官根据分化的早晚和功能不同，可分为中枢免疫器官和外周免疫器官。前者是免疫细胞发生、分化、成熟的场所；后者是 T、B 淋巴细胞定居、增殖的场所及发生免疫应答的主要部位。两者之间通过血液循环及淋巴循环互相联系。

1. 中枢免疫器官　中枢免疫器官类似于部队训练基地，免疫细胞在中枢免疫系统中历经残酷的淘汰，通过层层考核，成为合格的战士后，方能离开中枢免疫系统这个培训基地，到达它们各自的战场——外周免疫器官，在这里接受抗原的刺激产生免疫应答，发挥功能。中枢免疫器官主要指骨髓和胸腺，其功能特点如表 14-2 所示。

表 14-2 人体中枢免疫器官

中枢免疫器官	特点	功能
骨髓	骨髓是人和其他哺乳动物最重要的中枢免疫器官。含有强大分化潜力的多能造血干细胞，是各种免疫细胞和血细胞的发源地	①造血 ② B 细胞分化发育的场所 ③浆细胞产生抗体的主要场所
胸腺	胸腺是 T 细胞分化发育和成熟的场所。人胸腺的大小和结构随年龄的不同具有明显的差异。胸腺于胚胎 20 周发育成熟，出生后逐渐增大，至青春期可达高峰，之后逐渐萎缩退化，到老年时被脂肪组织所取代。随着胸腺的逐渐萎缩，细胞免疫力下降	① T 细胞分化发育的场所 ②产生多种胸腺激素，释放入血可发挥免疫调节作用

2．外周免疫器官 外周免疫器官又称二级免疫器官，是成熟淋巴细胞定居的场所，也是这些细胞在外来抗原刺激下产生免疫应答的重要部位之一。外周免疫器官包括淋巴结、脾、黏膜相关淋巴组织（如扁桃体、阑尾、肠道集合淋巴结以及在呼吸道和消化道黏膜下层的许多分散淋巴小结和弥散淋巴组织等），其功能特点如表 14-3 所示。这些“关卡”都是用来防堵入侵的毒素及微生物。研究显示盲肠和扁桃体内有大量的淋巴结，这些结构能够协助免疫系统运作。

表 14-3 人体外周免疫器官

外周免疫器官	特点	功能
淋巴结	人全身有 500 ~ 600 个淋巴结。淋巴结是结构完备的外周免疫器官，广泛存在于全身非黏膜部位的淋巴通道上。当发生感染时，外来入侵者和免疫细胞都聚集在这里，淋巴结就会肿大。淋巴结肩负着过滤淋巴液的工作，把病毒、细菌等废物运走	① T/B 细胞定居的场所 ②初次特异性免疫应答发生的场所 ③参与淋巴细胞再循环 ④淋巴液过滤
脾	脾是胚胎时期的造血器官，自骨髓开始造血后，脾演变为人体最大的外周免疫器官。脾是血液仓库，承担着过滤血液的职能，能除去死亡的血细胞。脾还能激活 B 细胞使其产生大量抗体，促进病毒和细菌清除	① T/B 细胞的定居场所 ②免疫应答发生的场所 ③合成生物活性物质 ④血液过滤
黏膜免疫系统	亦称黏膜相关淋巴组织，主要是指呼吸道、胃肠道及泌尿生殖道黏膜固有层和上皮细胞下散在的无被膜淋巴组织，以及某些带有生发中心的器官化的淋巴组织，如扁桃体、肠道集合淋巴结及阑尾等	①阻止病原微生物等入侵机体的主要物理屏障 ②执行局部特异性免疫功能的主要部位

（二）免疫细胞

免疫细胞包括淋巴细胞（T 细胞、B 细胞、自然杀伤细胞）、抗原提呈细胞（树突状细胞、巨噬细胞、B 细胞）、粒细胞（嗜酸性粒细胞、嗜碱性粒细胞、中性粒细胞）以及其他参与免疫应答细胞（肥大细胞、红细胞、血小板）。主要免疫细胞及其来源如图 14-1 所示。

（三）免疫分子

免疫分子的种类繁多，主要包括以下几类：免疫球蛋白（immunoglobulin，Ig）、细胞因

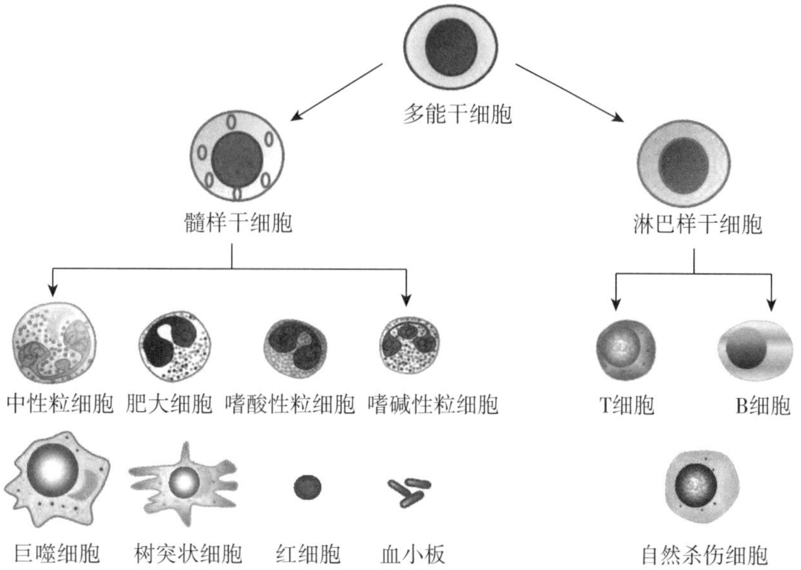

图 14-1　人体主要免疫细胞及其来源

子、主要组织相容性复合体（major histocompatibility complex，MHC）分子、白细胞分化抗原、黏附分子、补体等，其中最重要的免疫分子是抗体。机体免疫应答的核心是对外来成分的反应，这种可诱发免疫反应的物质被称为抗原，而机体中可以特异性去识别结合抗原的成分被称为抗体。抗体是一种由浆细胞（效应 B 细胞）分泌，被免疫系统用来识别和中和病原体或病原体抗原成分的蛋白质。抗体属于免疫球蛋白家族，是一类分泌型的免疫球蛋白，仅被发现存在于脊椎动物的血液等体液中。除了分泌型的抗体之外，免疫球蛋白还可以表达在细胞膜表面，包括多数膜受体、白细胞分化抗原、黏附分子等。

知识拓展

抗体的基本结构

抗体是对称的 Y 型结构，一个抗体分子上有两个完全一致的抗原结合部位。Y 型结构的两臂是抗原结合片段（antigen-binding fragment，Fab），柄部是可结晶片段（crystallizable fragment，Fc）。

抗体是由两条完全相同的重链（H 链）和两条完全相同的轻链（L 链）通过非共价键连接而成的四肽分子，其基本结构如下图所示。每条重链和轻链均包括恒定区（C 区）和可变区（V 区）两部分。对于某个特定物种而言，不同抗体分子的恒定区具有相

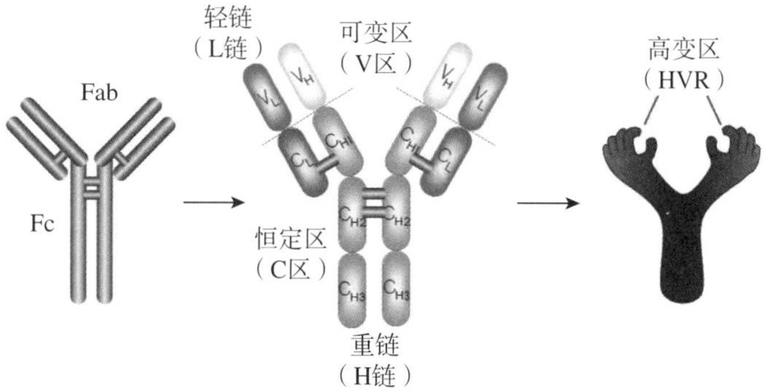

图　抗体的基本结构

Note

似的氨基酸序列。根据重链恒定区的不同，可将抗体分为IgM、IgD、IgG、IgE和IgA五种类别。可变区位于Y型结构的两臂末端，可变区内有一小部分氨基酸残基变化特别大、更易发生变异的区域，称高变区（HVR）。高变区是抗体分子上和抗原特异性结合的部位，高变区氨基酸序列决定了该抗体结合抗原的特异性。

微整合

临床应用

免疫球蛋白的临床应用

1. 作为药品使用的静脉注射免疫球蛋白是从较大数量健康人血液中提取的一种血浆制品，其通常含有健康人血浆中所有的特异性抗体成分，主要是IgG及少许IgA和IgM，可提高人体免疫力。临床上主要用于原发性免疫球蛋白缺乏症、继发性免疫球蛋白缺陷疾病、儿童艾滋病的治疗，以及重症感染和移植物抗宿主病的治疗和预防，也可作为一些自身免疫性疾病的辅助治疗手段。

2. 针对特殊病原体或抗原制备的免疫血清或者免疫球蛋白，从经过抗原免疫的动物或人体血液中提取，经过加工处理，含有高效特异性抗体，如抗蛇毒血清、抗破伤风血清（免疫球蛋白）、抗狂犬病病毒血清（免疫球蛋白）等，可以起到中和毒素和被动免疫的作用。

二、免疫系统的功能

如果把人体比作一个国家，免疫系统的功能就是国家机器——军队和警察，起到“攘外”和“安内”的双重作用。免疫系统对外来的“侵略者”给予毫不留情的打击，行使“免疫防御”的功能；对机体内部的“叛变者”严格监控，起到“免疫监视”的作用。免疫系统具有区别“自我”和“非我”的功能，对于自身正常的细胞和组织，免疫系统表现出相当的宽容和忍耐，不会发生攻击，这称作“免疫耐受”；但是对于异常的自身细胞（如癌变、感染或损伤、衰老的细胞），免疫系统会识别清除这些不良分子，保证体内环境“免疫稳态”。

免疫系统还能执行“免疫调节”的功能，它不仅调节机体的整体功能，亦调节免疫系统本身的功能，防止因为免疫系统的过度活化而导致在攻击外来者的同时出现误伤自己的情况。免疫调节是机体内极为重要的调控机制。如果免疫调节失衡，往往会导致免疫性疾病的发生。例如，如果机体免疫系统对外来抗原应答过强，则会导致超敏反应性疾病的发生，如青霉素过敏、支气管哮喘、荨麻疹等；如果免疫应答受到抑制或存在缺陷，无法有效清除病原体及癌变细胞，则容易导致感染及肿瘤的发生；如果自身免疫耐受被打破，被激活的自身免疫应答细胞则会攻击机体自身的组织和细胞，导致自身免疫病的发生。

第二节　免疫应答的类型

免疫应答是指机体免疫系统对抗原刺激所产生的以排除非己抗原为目的的生理过程。根据免疫应答识别的特点、获得形式以及效应机制，可分为固有免疫（innate immunity）和适应性免疫（adaptive immunity）。

一、固有免疫应答的作用时相和特点

固有免疫又称先天性免疫（天然免疫）或非特异性免疫，是生物在长期进化中逐渐形成的防御机制。固有免疫在个体出生时即具备，无需抗原激发，在病原入侵后会立即启动，迅速发挥免疫效应，是机体抵御病原体入侵的第一道防线。

固有免疫识别的主要是多种病原微生物及其产物所共有的、在进化中高度保守的特定的分子结构，统称为病原相关分子模式（pathogen-associated molecular pattern，PAMP）。固有免疫细胞上识别 PAMP 的相应受体被称为模式识别受体（pattern recognition receptor，PRR）。由此可见，固有免疫模式识别的机制在于区别“自己”和“非己”，识别范围广，对所有的病原都有抵抗作用，而非针对某一特定的抗原，因此不具备抗原特异性。

固有免疫可在人体接触病原体的 0 ～ 96 h 内发挥作用，但维持时间短且无免疫记忆，因此再次感染相同病原体所诱发的固有应答和初次应答的速度和强度并无区别。

二、适应性免疫应答的作用时相和特点

适应性免疫应答在人体接触抗原后方能产生，又称获得性免疫或特异性免疫。适应性免疫需要等到机体识别外来抗原后产生大量抗原特异性的淋巴细胞和抗体，方能发挥免疫防御功能，因此一般在病原体感染机体 96 h 后发挥作用。

淋巴细胞是介导适应性免疫的主要细胞。淋巴细胞通过其表面特异性的抗原受体如 T 细胞受体（T cell receptor，TCR）或者 B 细胞受体（B cell receptor，BCR）来识别抗原，因此应答具有精确的抗原特异性。每个淋巴细胞表面的抗原受体，其特异性是唯一的，但是在不同的初始淋巴细胞上的抗原受体却各不相同。为了保证有足够的抗原受体来识别不同的抗原，机体通过一种被称为“抗原受体基因重排”的机制，产生了多样性极其丰富的抗原受体（10^{12} 以上）。

当机体初次接触抗原时，会通过克隆扩增的方式产生大量相同的抗原特异性淋巴细胞，发挥免疫效应。如果再次接触到相同的抗原，机体会迅速反应，其应答速度和强度显著高于初次应答，因此适应性免疫具有抗原特异性和免疫记忆。

第三节　固有免疫效应机制

固有免疫系统由三个部分组成：固有免疫屏障形成第一道防线；固有免疫分子发挥体液防御的功能；而固有免疫细胞则提供了细胞防御效应。

机体防御病原体入侵的第一道防线就是由物理屏障组成的，包括皮肤和黏膜屏障，以及血脑屏障和血胎屏障等。病原微生物感染机体首先要越过这些物理屏障。

Note

一、固有免疫屏障

（一）皮肤屏障

皮肤由表皮和真皮构成，覆盖在人体表面。皮肤表面的多层鳞状上皮细胞排列紧密，可以机械阻挡病原微生物的入侵。真皮组织的半通透屏障效应和“真皮—表皮”连接结构的滤过作用也可以阻挡微生物入侵。此外，皮肤表面的皮脂腺分泌的脂肪酸、汗腺分泌的乳酸也具有抑制和杀伤病原微生物的作用。

（二）黏膜屏障

与外界相通的腔道（呼吸道、消化道和泌尿生殖道等）表面的黏膜构成了机体的黏膜屏障。其主要功能包括：①阻挡病原微生物的入侵；②分泌含有多种杀菌物质的黏液，促进病原微生物的清除；③通过黏膜上皮细胞纤毛运动清除黏膜表面的病原微生物。

（三）血脑 / 血胎屏障

血脑屏障是血液与脑组织之间的屏障，可限制物质在血液和脑组织之间的自由交换。血脑屏障可使脑组织少受甚至不受循环血液中有害物质的损害，从而保持脑组织内环境的基本稳定，对维持脑的正常生理状态具有重要的生物学意义。血胎屏障介于胎盘和母体血循环之间，可阻挡母体内有害物质进入胎儿体内。

（四）微生物屏障

微生物屏障由定植在健康人体各部位的微生物菌群组成，这些微生物菌群数量较大、种类较稳定，一般发挥有益作用。不同部位的正常菌群组成并不相同，如皮肤表面存在葡萄球菌、铜绿假单胞菌、丙酸杆菌等；肠道中存在双歧杆菌、尤杆菌、消化球菌、大肠埃希菌等。

正常菌群发挥的作用包括：①拮抗作用：抑制其他菌群的生长和定植；②营养作用：参与蛋白质、糖类、脂肪及维生素的合成，胆汁、胆固醇代谢等过程；③免疫作用：刺激宿主产生免疫。

二、固有免疫细胞

固有免疫细胞种类繁多，主要包括单核巨噬细胞、中性粒细胞、自然杀伤细胞、树突状细胞、肥大细胞、嗜碱性粒细胞、嗜酸性粒细胞等。

（一）单核细胞和巨噬细胞

单核吞噬细胞系统广泛分布于全身多个组织器官，包括骨髓里的单核前体细胞、血液中的单核细胞以及存在于体腔和组织中的巨噬细胞等。

单核吞噬细胞系统具有强大的免疫功能，包括：①吞噬、杀伤入侵病原体等抗原性异物；②清除机体异常的肿瘤细胞；③分泌趋化因子和促炎因子，促进机体炎症反应；④发挥抗原提呈作用，激活适应性免疫；⑤分泌细胞因子，发挥免疫调节作用。

（二）中性粒细胞

中性粒细胞来源于骨髓，具有分叶形或杆状的核，胞浆内含大量颗粒。这些颗粒多是溶酶体，内含髓过氧化物酶、溶菌酶、碱性磷酸酶和酸性水解酶等丰富的酶类，与细胞的吞噬和消化功能有关。中性粒细胞是人体血液中数量最多的白细胞，占白细胞总数的 50% ~ 70%，也是机体受到病原体感染后最早被招募到感染部位的炎症细胞。

（三）自然杀伤细胞

与多数固有免疫细胞来源于髓样干细胞不同的是，自然杀伤细胞来源于淋巴样干细胞。其发育成熟依赖于骨髓和胸腺微环境，主要分布于外周血、脾、淋巴结等。因其激活无需抗原预先致敏，故属于固有免疫细胞。

自然杀伤细胞的主要功能包括：①杀伤肿瘤细胞或病毒感染细胞；②分泌细胞因子，发挥免疫调节作用。

（四）树突状细胞

树突状细胞是最重要的专职抗原提呈细胞，在初次免疫时，只有树突状细胞能够活化初始的 T 细胞。体内的树突状细胞比较少，仅占外周血单个核细胞的 1%，主要分布于除脑以外的全身组织脏器。

（五）其他固有免疫细胞

1. 肥大细胞和嗜碱性粒细胞　主要参与速发型超敏反应。

2. 嗜酸性粒细胞　主要参与寄生虫免疫。

三、固有免疫分子

固有免疫分子组成了强大的天然体液免疫防线，在感染早期发挥作用。主要的固有免疫分子包括补体、细胞因子、抗菌肽和溶菌酶等。

（一）补体

补体是一组存在于人和脊椎动物血清中具有酶样活性、不耐热的糖蛋白。补体不是单一成分，在功能效应上是以连续反应进行的，故又称补体系统。补体系统由补体固有成分、补体调节蛋白和补体受体组成。补体系统激活时产生各种活性物质（主要是裂解片段），发挥溶菌作用、调理作用和炎症趋化作用。

（二）细胞因子

细胞因子是指细胞受到刺激时分泌的一类具有多种生物学活性的小分子多肽或糖蛋白。细胞因子通过与细胞表面相应的受体结合发挥广泛的生物学作用。常见的细胞因子及其功能如下。

1. 干扰素　抑制病毒复制；调控免疫应答。

2. 趋化因子　募集活化白细胞。

3. 促炎因子　调控炎症反应。

4. 肿瘤坏死因子　诱导肿瘤细胞死亡，促进炎症。

5. 集落刺激因子　促进免疫细胞的分化发育。

Note

（三）抗菌肽

抗菌肽是一类具有抗菌活性的天然碱性小分子多肽。抗菌肽具有广谱杀菌活性，不容易引起细菌耐药。随着研究工作的深入开展，发现某些抗菌肽对部分真菌、病毒及肿瘤细胞等也具有较强的杀伤作用。

（四）溶菌酶

溶菌酶又称作胞壁质酶，广泛存在于人体多种组织和体液中，在单核细胞、中性粒细胞中含量最为丰富。溶菌酶的溶菌作用主要针对 G^+ 菌，其杀菌机制是破坏 G^+ 菌细胞壁的肽聚糖骨架。溶菌酶稳定性强，具有广谱抗菌作用，不会引起细菌耐药。

知识拓展

天然抗感染免疫

如何更好地理解固有免疫系统在抵抗病原菌过程中的作用呢？假设手指被带有细菌的刀片划伤了，那么在几小时内，划伤的部位开始红肿，大量白细胞被募集到感染部位帮助抗击细菌进攻。

巨噬细胞是固有免疫系统中最重要的防御细胞。巨噬细胞吞噬细菌后，形成吞噬体小泡，并与溶酶体融合，后者含有作用很强的化学物质和酶，能够破坏细菌。巨噬细胞吞噬细菌后会释放出一些化学物质，引起伤口附近血流量增加，血管收缩，或刺激伤口周围组织中的神经。因此，感染后往往会伴随有“红、肿、热、痛”的症状，这是炎症反应的典型表现。巨噬细胞还能产生趋化因子募集其他巨噬细胞和免疫细胞，并分泌细胞因子帮助免疫细胞间进行交流。固有免疫介导的这场“战斗”使得感染局部很快产生强烈的炎症反应，但通常会在短短几天内结束。这也是为什么几天后，划伤的手指就会恢复。

第四节　适应性免疫效应机制

适应性免疫又称为特异性免疫，是个体在生命过程中接受抗原刺激后，产生抗原特异性的淋巴细胞或者抗体而获得的。此外，也可以通过被动输入抗原特异性淋巴细胞或者抗体而被动获得。适应性免疫应答是机体对抗原性异物所发生的一系列排异性生理反应，主要包括抗原特异性淋巴细胞对抗原的识别、自身活化、增殖、分化及发挥免疫效应的全过程。适应性免疫主要包括 B 细胞介导的特异性体液免疫和 T 细胞介导的特异性细胞免疫。

案例 14-1B

经过流行病学调查显示，该女性患者在 2006 年 8 月底被狗咬伤左上肢，随即到附近的中心卫生院对伤口进行正规处理，分别于被咬伤的当天、第 3 天、第 7 天、第 14 天接种人用狂犬病疫苗各 1 支。9 月初伤者自感全身不适、胸闷、左上肢麻木等症状，几天后出现恐风、恐水、烦躁不安等症状，在家属陪同下到医院就诊，临床诊断为狂犬病，当晚在医院病房去世。

问题：

1. 狂犬病有哪些防治手段？

2. 该患者注射了狂犬病疫苗后仍然发病，可能的原因有哪些？

一、B 细胞与特异性体液免疫

B 淋巴细胞亦可简称 B 细胞，来源于骨髓多能干细胞。与 T 淋巴细胞相比，它的体积略大。这种淋巴细胞受抗原刺激后，会增殖分化出大量浆细胞。浆细胞在血液中循环，合成和分泌大量抗体。B 细胞的细胞膜上有许多不同的标志，主要是表面抗原及表面受体。这些表面标志都是结合在细胞膜上的大分子蛋白。活化的 B 细胞在体内存活的时间较短，仅数天至数周，但少量 B 细胞可作为记忆细胞在体内长期存在数年或数十年。

B 细胞的激活需要抗原刺激和 T 细胞的帮助，这类帮助 B 细胞活化的 T 细胞被称为辅助性 T 细胞（helper T cell，Th），主要是 $CD4^+$ T 细胞。大部分活化的 B 细胞会分化成浆细胞，用来产生和分泌抗体。这些抗体分布于体液中，介导特异性的体液免疫应答。小部分的活化 B 细胞分化成长寿命的记忆 B 细胞，当再次遇到相同的抗原感染时会迅速活化，产生更多的抗体，介导免疫记忆。

（一）体液免疫应答的过程

B 细胞介导的免疫应答又称为体液免疫应答，也称抗体免疫应答，主要包括识别活化、增殖分化和效应阶段。

1. 识别活化阶段 B 细胞表面存在可以直接识别天然抗原的受体，即 B 细胞受体（B cell receptor，BCR）。BCR 本质上是一种膜型的 IgM，它和抗原结合后能够向 B 细胞内传递抗原刺激信号。除了抗原特异性的第一信号外，B 细胞的活化还需要第二信号的刺激，这个第二信号又称为共刺激信号，主要由辅助性 T 细胞（Th）及 B 细胞表面存在的共刺激分子和黏附分子通过相互配对的形式来提供。B 细胞只有在抗原刺激信号和共刺激信号的共同作用下，才能发生活化。两者缺一不可，这也被称为 B 细胞的双信号活化机制。

当然，B 细胞也并非单方面接受 Th 细胞的帮助，B 细胞本身也可以作为抗原提呈细胞给 Th 细胞提呈抗原信息和活化信号。所以实际上，B 细胞和 Th 细胞是相互帮助的关系。

2. 增殖分化阶段 活化的 B 细胞开始进行一系列的增殖，这种增殖方式产生的子代 B 细胞的抗原特异性都是相同的，所以被称为克隆扩增。B 细胞克隆扩增产生大量的子代细胞，其中大多数会分化成短寿命的效应 B 细胞，进一步分化成浆细胞来分泌抗体，小部分 B 细胞会分化成为长寿命的记忆细胞，该细胞可以在体内抗原消失数月乃至数十年以后，仍保持对抗原的记忆。当同一种抗原再次进入机体时，记忆细胞就会迅速应答，产生数量更多、效价也更高的抗体来保护机体。

3. 效应阶段 效应 B 细胞会进一步分化成浆细胞，合成并分泌抗体。抗体可以与相应的抗原特异性结合，发挥免疫效应。例如，抗体与入侵的病菌结合，可以抑制病菌的繁殖或是对宿主细胞的黏附，从而防止感染和疾病的发生；抗体与病毒结合后，可以使病毒失去侵染和破坏宿主细胞的能力。此外，抗体还可以结合到抗原表面，从而增强吞噬细胞对抗原的摄取能力，以及自然杀伤细胞对抗原或靶细胞的杀伤作用。

Note

知识拓展

克隆选择

B 细胞是如何产生足够数量不同种类抗体分子，以保护机体抵御所有病原的呢？这其实是一个克隆选择的过程（如下图所示）。克隆选择原则实际上就是每个 B 细胞产生的抗体只能识别特定的抗原，该抗原被称为这类抗体的同源抗原。每个 B 细胞表面都有上千个 B 细胞受体（BCR），同一个 B 细胞上的所有 BCR 只识别相同的同源抗原。当 BCR 与同源抗原结合后，B 细胞被激活，分裂成两个子代细胞。这一增殖期通常可以持续 1 周，将产生大约 20000 个相同的 B 细胞所组成的克隆群体，其中大多数成员最终分化为浆细胞，产生大量的抗体并释放到血液和组织中，少部分变成长寿命的记忆 B 细胞长期存在于体内。简而言之，一个 B 细胞可以识别它的同源抗原，识别后的 B 细胞即被选择增殖以形成一个 B 细胞的克隆群体，这个细胞群体所具有的受体均能识别相同的抗原。上述过程就是克隆选择。

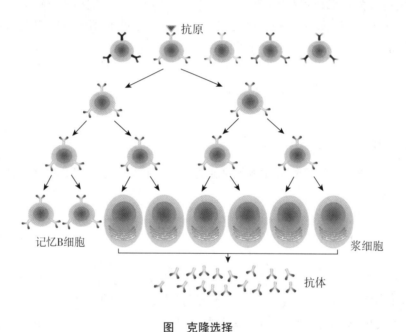

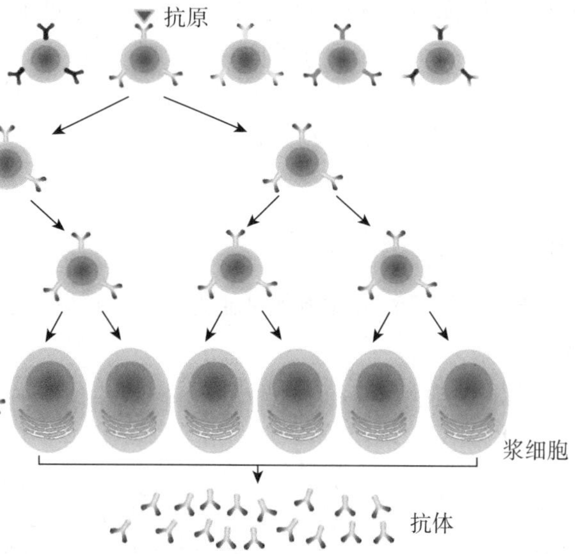

图　克隆选择

（二）体液免疫应答的一般规律

体液免疫应答的一般规律又称为抗体产生的一般规律，主要是指初次免疫应答和再次免疫应答时抗体产生的不同特点（图 14-2）。

1. 初次免疫应答　指抗原初次刺激机体所引发的免疫应答，初次免疫应答主要包括四个阶段。

（1）潜伏期：从机体接受抗原刺激开始到产生抗体之前，该阶段无抗体产生。

（2）对数期：从机体产生抗体开始到抗体达到高峰，该阶段抗体呈指数增长。

（3）平台期：抗体浓度达到高峰后的平台期，该阶段抗体维持稳定水平。

（4）下降期：该阶段抗体浓度下降。初次应答抗体产生特点是：反应慢（潜伏期长，一般 7 ~ 10 天），数量少，平台期短，产生的抗体主要以低亲和力的 IgM 为主。

2．再次免疫应答 指机体再次接触相同抗原后产生的免疫应答。由于初次免疫免疫应答的末期已经产生了记忆性的B细胞，当再次遇到相同抗原刺激后可产生迅速、高效的应答。因此，再次免疫应答的抗体产生特点是：反应快（潜伏期短，一般2～5天），数量多，平台期长，产生的抗体主要以高亲和力的IgG为主，并且激活再次应答所需抗原剂量也明显小于初次应答（图14-2）。

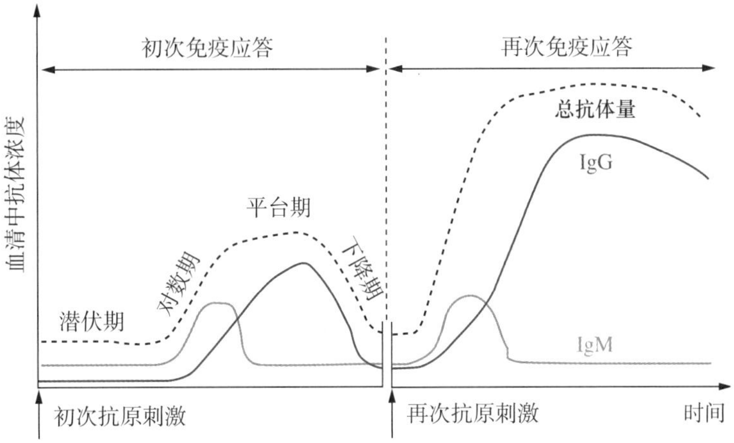

图14-2 初次及再次免疫应答抗体产生的一般规律

微整合

临床应用

抗体产生的一般规律在临床中的应用

1．指导预防接种，制订最佳免疫方案。
2．IgM类抗体水平可作为传染病的早期诊断或宫内感染诊断的指标之一。
3．根据抗体含量变化了解患者病程及评估疾病转归。

知识拓展

计划免疫接种

每年的4月25日是“全国儿童预防接种日”。婴幼儿和儿童自身对病原感染免疫力较低，细菌和病毒容易乘虚而入。接种疫苗不仅能够保护个体健康，还能阻断传染病在人群中的流行，是预防控制传染病最有效的手段。我国实施国家免疫规划，并用法律的形式规定实行有计划的预防接种，特别是对儿童实行预防接种证制度，根据儿童的免疫特点和传染病发生特点而制定免疫计划，通过有计划的预防接种程序，提高儿童的免疫水平。健康中国战略提出，从“以治病为中心”向“以人民健康为中心”转变，加强重大传染病防控，继续实施扩大国家免疫规划，适龄儿童国家免疫规划疫苗接种率维持在较高水平。各个年龄阶段人群都有相应的疫苗，疫苗在人的全生命周期健康中发挥重要作用。

二、T 细胞与特异性细胞免疫

虽然抗体能够标记病毒，使其易于受到吞噬和降解，并能阻止病毒感染细胞，但在抗体防御病毒的功能中也存在缺陷。一旦病毒进入了细胞，抗体便不能与之结合，病毒将安然无恙地在细胞内复制成千上万的子代病毒。为了找到解决这一问题的手段，人和动物在进化的过程中产生了获得性免疫系统团队中的另一成员，即 T 细胞。与 B 细胞一样，T 细胞来源于骨髓的淋巴样干细胞，但和 B 细胞在骨髓中分化发育成熟不同的是，T 细胞分化发育成熟的场所是胸腺。

在人体内，T 细胞约有 10^{12} 个，这一数量级概念已充分提示了其重要性。从形态上看，T 细胞与 B 细胞很相似。在 T 细胞的细胞膜上也存在可以识别抗原信息的免疫球蛋白样分子，即 T 细胞受体（TCR）。TCR 和 BCR 一样具有多样性。另外，和 B 细胞类似，T 细胞的活化和增殖也遵循双信号活化和克隆选择的原则，即当其受体分子与同源抗原结合时，会导致 T 细胞的增殖以形成一个具有抗原特异性的 T 细胞克隆。完成这一克隆增殖过程大约持续 1 周，因此和抗体反应一样，T 细胞反应较慢但具有抗原特异性和免疫记忆。T 细胞主要介导特异性细胞免疫，和 B 细胞介导的特异性体液免疫一起，组成了人体的适应性免疫系统。

（一）T 细胞的分类

根据 T 细胞对抗原应答的状态和生物学功能的不同，可以将 T 细胞分为不同的类别，其上表达不同的特征性表面分子。

1. 根据对抗原应答的状态不同，可将 T 细胞分为以下几类。

（1）初始 T 细胞（naïve T cell）：即未接受过抗原刺激的 T 细胞。初始 T 细胞主要表面标志是 CD45RA。

（2）效应 T 细胞（effector T cell）：即 T 细胞经过抗原刺激活化和克隆扩增后的阶段，可以通过直接杀伤或分泌细胞因子发挥其免疫学效应。

（3）记忆 T 细胞（memory T cell）：主要来源于效应细胞，可在体内存活长达数十年，在再次免疫应答中发挥重要作用。记忆 T 细胞的主要表面标志是 CD45RO。

2. 根据功能不同，可将 T 细胞分为以下几类。

（1）辅助性 T 细胞（helper T cell，Th）：其主要表面标志是 CD4。Th 细胞主要通过分泌细胞因子调控或辅助其他免疫细胞发挥功能，同时也为 B 细胞的活化提供了第二信号（共刺激信号）。

（2）细胞毒 T 细胞（cytotoxic T cell，Tc）：其主要表面标志是 CD8，主要作用是消灭被感染的细胞或者癌细胞，因此也被称为杀伤 T 细胞。

（3）调节性 T 细胞（regulatory T cell，Treg）：其主要分子标志是 CD25 和 CD4，主要发挥抑制其他免疫细胞的功能，通常起着维持自身耐受和避免过度免疫炎症损伤的重要作用。

（二）细胞免疫应答的过程

和 B 细胞介导的体液免疫应答类似，T 细胞介导的细胞免疫应答也分为识别活化、增殖分化和效应阶段。

1. 识别活化阶段 与 BCR 不同的是，T 细胞表面的 TCR 不能直接识别完整的抗原，而只能识别抗原被抗原提呈细胞加工处理后的降解产物——小分子抗原肽。这一识别过程需要主要组织相容性复合物（MHC）分子的帮助。实际上，TCR 识别的是由抗原肽和 MHC 分子形成的复合物。这个抗原特异性的刺激信号被称为 T 细胞活化的第一信号。T 细胞的活化也遵循双信号活化机制，其第二信号（共刺激信号）也是由抗原提呈细胞和T细胞表面形成的共刺激分子对来提供的。

2. 增殖分化阶段　在双信号刺激下，T细胞才能被激活。活化T细胞通过克隆扩增产生大量的相同抗原特异性的子代细胞，其中大部分会变成效应T细胞，介导特异性的细胞免疫应答，小部分会成为长寿命的记忆T细胞。

3. 效应阶段　效应T细胞包括Th和Tc细胞两类。前者由初始$CD4^+$ T细胞识别MHC Ⅱ类分子提呈的抗原肽后分化得到，后者由初始$CD8^+$ T细胞识别MHC Ⅰ类分子提呈的抗原肽后分化得到。

（1）Th细胞：主要通过分泌细胞因子，调控其他细胞的免疫功能。例如Th1细胞可以通过分泌干扰素（IFN-γ）等细胞因子，增强巨噬细胞、自然杀伤细胞、抗原提呈细胞和T细胞的活性，Th2细胞可以通过其表面的共刺激分子和分泌的白介素（IL-4）等细胞因子，调控B细胞活化和抗体的产生。

（2）Tc细胞：可以直接对靶细胞（如感染细胞和肿瘤细胞）进行杀伤，其杀伤机制有两种，一是分泌穿孔素在靶细胞表面打孔，使靶细胞膜通透性发生改变，进而引起靶细胞肿胀、溶解以致死亡；二是激活靶细胞内的死亡信号通路，诱导靶细胞发生程序性细胞死亡。

（三）细胞免疫应答的一般规律

T细胞和B细胞在初次免疫应答和再次免疫应答中的规律相似。初始T细胞在抗原提呈细胞的帮助下活化，进而发生克隆扩增，产生大量效应细胞，效应T细胞寿命较短，因此当T细胞数量上升到一定程度后，仅能维持一段时间又会急剧下降。所以如果把T细胞的数量和抗体产生的水平类比，也存在一个类似的上升期、平台期和下降期。而记忆T细胞正是在初次免疫应答的后期（下降期）产生，在初次免疫应答时并不直接执行效应功能，而是在再次免疫应答中发挥作用。当再次遇到相同抗原刺激时，这些记忆细胞将更迅速、更强烈地增殖，产生更多的效应T细胞，其中有少数记忆细胞将再次分裂为记忆细胞，持久地执行特异性免疫功能。这也是免疫记忆产生的基础。

知识拓展

MHC分子在T细胞应答中的作用

主要组织相容性复合物（MHC）分子主要有两种，即MHC Ⅰ类和MHC Ⅱ类分子。如下页图所示，MHC Ⅰ类分子在机体大多数细胞表面都有分布，但表达量差异很大。细胞被病毒感染后，通过MHC Ⅰ类分子将病毒抗原肽展示到其表面，被杀伤性T细胞的TCR受体识别，从而确定该细胞已被感染，应加以消灭。MHC Ⅱ类分子的“告示牌”的功能主要针对辅助T细胞的激活。在机体中，只有某些特定的细胞才能制造MHC Ⅱ类分子，这些细胞被称为抗原提呈细胞，如巨噬细胞就是一种专职抗原提呈细胞。巨噬细胞会吞噬细菌，将消化了的细菌蛋白片段与MHC Ⅱ类分子结合，展示在巨噬细胞表面。辅助T细胞通过其TCR受体的识别，可扫描到巨噬细胞上MHC Ⅱ类分子上的新的细菌感染的信息。综上所述，MHC Ⅰ类分子可以将细胞内部异常告知杀伤性T细胞，而MHC Ⅱ类分子则将细胞外部异常信息提供给辅助性T细胞。

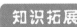

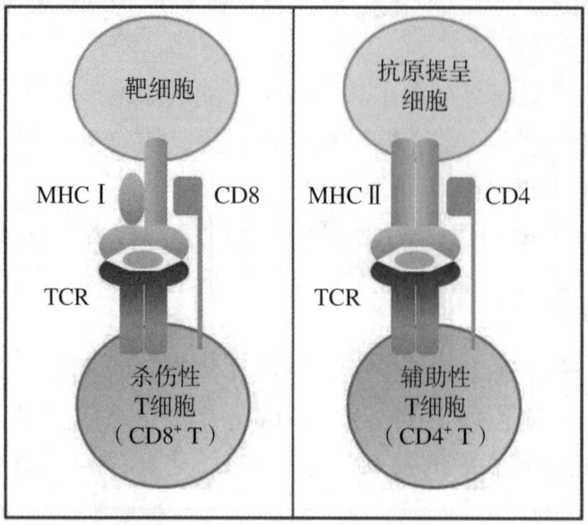

图 MHC 分子在 T 细胞应答中的作用

思考题

1．固有免疫和适应性免疫的识别机制有什么不同？

2．固有免疫如何影响适应性免疫？

3．免疫记忆是如何产生的？有什么特点？

4．临床上使用疫苗时采用多次接种的目的和原理是什么？

5．临床上妇女怀孕前或孕早期需要进行 TORCH 血清学检查。TORCH 是指一组容易导致胎儿畸形或流产的病原体，包括弓形虫（toxoplasma）、风疹病毒（rubella virus，RV）、巨细胞病毒（cytomegalo virus，CMV）、单纯疱疹病毒（herpes virus，HSV-Ⅰ，HSV-Ⅱ）等。该检查主要检测血清中这些病原体的 IgM 和 IgG 抗体。

请问下面四位妇女的 TORCH 血清学检查结果说明了什么？哪些妇女不适合近期怀孕？

妇女	TOX-IgM	TOX-IgG	RV-IgM	RV-IgG	CMV-IgM	CMV-IgG	HSV-Ⅰ-IgM	HSV-Ⅰ-IgG	HSV-Ⅱ-IgM	HSV-Ⅱ-IgG
甲	—	—	—	—	—	—	—	—	—	—
乙	+	—	—	—	+	—	—	—	—	—
丙	—	+	—	+	—	+	—	+	—	+
丁	—	—	—	—	+	+	—	—	—	—

（吴敏昊）

第十五章

应激、发热与炎症

第十五章数字资源

学习目标

1. **知识**：复述应激的概念及其发生的神经内分泌免疫机制、主要的应激性疾病，如原发性高血压、应激性溃疡的发生机制；复述发热、发热激活物、内生致热原的概念，发热机制和发热时相各期特点；阐述炎症的概念、炎症细胞的主要组成及其特点；总结急性炎症的基本过程及其转归；列举慢性炎症的主要诱因和表现特点。
2. **能力**：贯通应激、发热和炎症反应的内在联系；根据疾病症状和体征，初步分析发热和炎症反应在疾病不同时期的意义并理解相应的诊疗原则。
3. **素养**：通过对应激反应的神经内分泌机制的理解，了解心理和躯体健康的相互影响，注意在疾病治疗中给予人文关怀，提升治疗效果。
4. **掌握**：应激反应的神经内分泌机制、发热机制和发热时相、炎症细胞的主要组成以及急性炎症基本过程。

当机体遭遇各种致病因素（理化因素、生物因素以及心理社会因素）侵袭时，会启动一种全身性非特异性适应性反应，即应激反应，以对抗损伤。但是过强或持续时间过长的应激可以引起身心疾病。发热实际也是机体对抗致病原而出现的非特异性适应性反应，通过调节性体温升高，提高机体的防御力，但是过高的体温也会造成机体组织损伤。如果说发热是机体在神经内分泌免疫网络调节下的全身性适应反应；而炎症则凸显出在组织细胞水平发生的抗入侵反应，旨在抵抗入侵物或感染、去除损伤组织、产生新组织的过程。与炎症反应密切交织的免疫反应另成独立章节介绍，在此不多赘述。

第一节　应　激

应激是指个体身心感受到威胁时的一种紧张状态。例如在紧张时不由得会心搏加快、手心冒汗；一场火灾使得伤者背部部分Ⅱ度烧伤，虽然面积不大，可入院后，却出现了上消化道出血的情况，若患者素来没有消化道疾病，这种现象被称为“应激性溃疡”；有些同学在面临大考的时候，会突然出现口腔溃疡，痛苦不堪。这些似乎不相干的场面和加拿大病理生理学家塞里（Hans Selye）所描述的应激反应相一致。

塞里早在医学院学习的时候就观察到所有患者不论患有怎样的疾病都会有些共同表现，如脸色黯淡、食欲减退、发热、精神萎靡等。后来他又在实验室发现，给小鼠注射各种不纯的或

Note

有毒的激素制剂甚至甲醛，以及其他强烈刺激如感染、外伤和出血等，都会引起小鼠出现一些共性的表现：肾上腺肿大、胃肠道溃疡、胸腺淋巴结退化。塞里认为，机体在遭受有害刺激时，除了引发特定疾病症状，还会出现一种非特异性适应反应，他将这种反应称为全身适应综合征（general adaptation syndrome）。应激（stress）的概念也由此发展，是指机体在受到一定强度的应激源（躯体或心理刺激）作用时所出现的全身性非特异性适应性反应。应激的本质是机体调动的抗损伤反应，有利于战斗或逃避危险，但是过强或持续时间过长的应激可以引起身心疾病。应激源是指引起应激的各种因素。应激源包括的范围很广，各种理化因素、生物感染因素以及心理社会因素等，只要是对个体造成威胁的都可以成为应激源。随着时代变迁，常见的应激源类型也随之变化，如工业化社会凸显出来的环境污染问题、新发感染源、快节奏生活带来的心理健康问题等。

为什么不同病原入侵、理化因素刺激或是心理精神因素可以诱发机体出现这些共性反应？为什么这样的反应有利于机体逃避危险？

一、应激的神经内分泌免疫调节机制

案例 15-1

一位 75 岁患有充血性心力衰竭的老人抱怨说，当她忧虑某事或者紧张时，她的心脏症状就会加重。

问题：

1. 请结合应激时神经内分泌系统对心血管系统的影响，谈谈她在紧张反应时心衰症状加重的原因。

2. 这位老人还自述，在年轻时遇到刺激更强的烦心事，她也没有出现心脏症状，这是为什么？

（一）神经内分泌免疫调节机制

早在 1929 年美国生理学家 Cannon 就发现动物在格斗和逃跑时体内交感素（去甲肾上腺素和肾上腺素）升高，交感兴奋可刺激肾上腺髓质释放肾上腺素。肾上腺素大量释放引致显著效应：心搏加快，心排血量增加，满足组织器官的供血需要；而且相对皮肤、内脏血管收缩，冠脉、脑血管和骨骼肌血管相对扩张，以保证心脑优先供血和“逃跑反应”；支气管扩张改善肺通气而充分供氧；促进糖原与脂肪分解，满足高能量需求。正是由于交感肾上腺素的迅速动员，从而满足紧急逃避时机体对高氧耗和高能量的需求。机体在面对不同的强烈应激源刺激时调动的紧急防御体系实际上都是基于这样的“逃跑”避险机制。由于肾上腺素的紧急动员是机体逃避危险的本能反应，因此其躯体效应也往往最忠实反映人的内心世界。由此可以观察到其他一些有趣现象：一个人因为撒谎或意见不认同等产生心理压力时，会忍不住揉揉鼻尖或是松松衣领，这与紧张时肾上腺素大量释放导致血压升高所产生的鼻尖或是颈部血管异样感有关。

此外，机体在抵抗有害刺激的应激反应时还会激发肾上腺皮质激素的释放，肾上腺皮质产生的糖皮质激素和肾上腺素有协同作用。若小鼠切除双侧肾上腺，小鼠是无法存活的；而仅切除肾上腺髓质，保留肾上腺皮质则小鼠可以存活，可见肾上腺皮质激素在动物生命活动中的关键作用。糖皮质激素可维持循环系统对儿茶酚胺的反应性，稳定血压；通过促进蛋白质的分解和糖异生而升高血糖；可抑制溶酶体释放及炎症反应，从而调控机体过度应激反应所引致的炎症损伤；此外，适度的皮质激素可增进机体的“警察部队”——免疫系统的功能；但是长期过高的皮质激素诱发的高消耗状态又可抑制免疫系统，降低机体抵抗力，甚至发生免疫紊乱疾病。

（二）边缘系统与神经内分泌免疫调节网络

理解了神经 - 肾上腺在应激中的作用，那么是什么样的机制启动了神经兴奋和激素释放的阀门呢？在大脑有一个发育古老的边缘系统被认为和应激的神经内分泌调控密切相关。边缘系统包括称为边缘皮质的旧皮质和古皮质（海马），以及与其有密切关系的杏仁核、中隔核和下丘脑，参与饮食及性等本能行为、情绪表现、自主神经功能及激素分泌等。这里被认为是指挥机体各种本能反应的中枢部门，储存着人类上亿年学习进化的生存信息，指挥应激发生时“不假思索”的一系列战斗防御效应。应激时神经内分泌的中枢调节目前并未完全阐明，根据相关研究勾勒出几个主轴：边缘系统下丘脑 - 腺垂体 - 肾上腺皮质激素轴；脑干（蓝斑）脊髓交感神经肾上腺髓质调节轴。脑干（蓝斑）还可有交通支与边缘系统或下丘脑建立联系，从而形成相互作用的调节网络（图 15-1）。边缘系统除了下行调控基本生命活动，其杏仁核、海马参与应激反应时的兴奋、警觉或焦虑、恐惧等情绪反应以及学习记忆；也可上行与大脑新皮质建立广泛联系，与学习认知、注意力集中相关。所以应激在引起躯体反应的同时，也会伴随情绪反应、学习能力的改变；而一个人的个性特点、经验、教育程度以及社会支持系统影响下的高级神经活动等又会影响应激的最终结果。

值得注意的是，免疫系统分泌的细胞因子等也可直接作用于下丘脑等中枢部位，也就是说免疫系统可以细胞因子或其他介质形式通知大脑机体患病的信息，激发下丘脑引起发热、睡意、精神萎靡、食欲减退并且丧失性冲动。而这些表现恰恰也是人类进化出的抗病策略，如适当的发热可以提高机体抵抗力；而嗜睡有利于节约能量，从而保证免疫系统有足够能量抵抗入侵者。

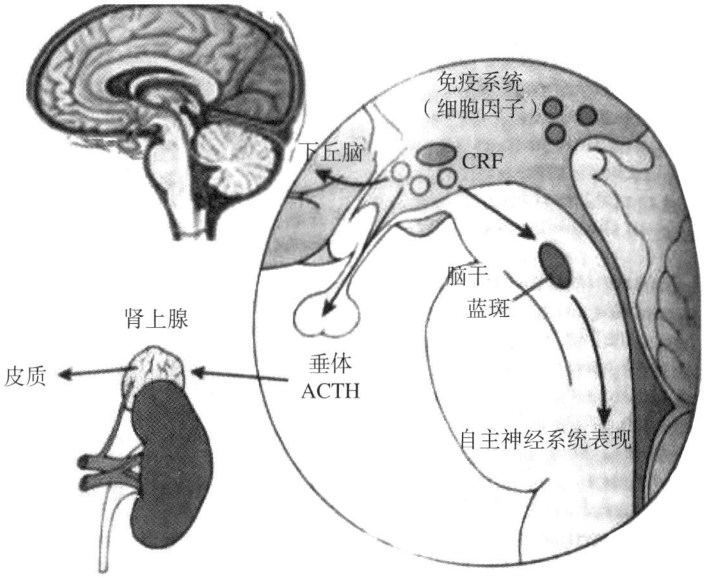

图 15-1　神经内分泌免疫调节网络

Note

二、应激与疾病

交感肾上腺髓质系统的持续兴奋导致皮肤、内脏血管的广泛收缩，外周阻力增高以及水钠潴留可引起高血压，过强的应激反应还可引起冠脉痉挛、心律失常，严重者发生心源性猝死。交感兴奋还显著影响消化系统。肾上腺素的大量释放可致胃和十二指肠黏膜小血管收缩，胃黏膜缺血及黏膜屏障结构破坏，胃腔内 H^+ 进入黏膜内导致胃黏膜损伤，同时过高的糖皮质激素抑制黏膜更新和黏液分泌可加剧这一损伤进程，由此导致胃炎或胃溃疡的发生。此外，当糖尿病愈来愈成为当代“流行病”时，应激反应所调动的高血糖代谢可能也有推波助澜作用；而相对逃避危险时的供能需求、生长发育以及生殖功能的相对抑制，则可能与甲状腺疾病或生殖功能降低有一定联系。

由于躯体应激源或心理应激源也可作用于边缘系统，引起兴奋、警觉及紧张、焦虑等情绪反应，惨烈的车祸、战争或自然灾害等劣性应激甚至可能导致杏仁核、海马等情绪记忆损伤，因此应激也可导致心理疾患的发生，如创伤后应激障碍（posttraumatic stress disorder，PTSD）。因此对经历惨烈事故或大自然灾害后的伤者，除了治疗他们直接的躯体损伤，还应留意创伤后一定时间发生的精神症状，如焦虑、抑郁甚至高自杀风险，或是衍生的躯体疾病，如高血压、哮喘和消化性溃疡等。此外，长期紧张高压的生活工作环境也会导致另一严重心理疾患——抑郁症，表现为了无生趣、无食欲、恐惧感、失眠以及夜间大汗等交感兴奋症状。

生命就是在不断遭受各种应激源的刺激中不断适应调整，并产生出一套高效精密的调控体系，但在长期过度的应激条件下就会导致疾病的发生。所以当遭受来自病原的，尤其是不良环境的、心理因素的刺激时，及时调整有利于避免严重疾病的发生。

应激作为机体针对应激源的非特异性适应性反应，其中最具共性的表现为发热，那么发热又将如何影响应激反应的转归？

第二节 发 热

人体具有完善的体温调节系统，正常人体温维持在 37 ℃左右，昼夜波动不超过 1 ℃，即使在严寒或酷暑极端天气，其波动也不会超过 0.6 ℃。虽然维持一个稳定的高体温，机体要消耗更多能量，似乎是件出力的麻烦事，但是研究认为，正是由于人体保持这样的温度，即使在寒冷天气，温暖的肌肉依然可以保持足够活力，在面对危险时可以跑得更快、更远，所以人体保持恒定的较高温度是一种长期进化的生存优势。

人体之所以可以保持恒定温度，可用“调定点”学说解释（图 15-2）。体温调节中枢位于下丘脑前部 / 视前区（preoptic anterior hypothalamus，POAH）。体温调节中枢可设定体温调定

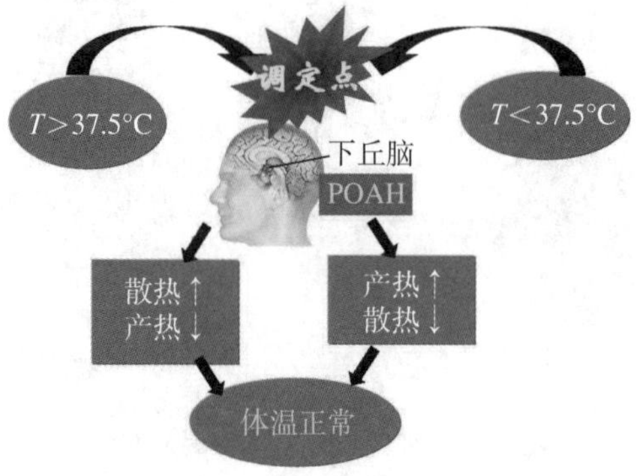

图 15-2 体温“调定点”示意图

点。若中心体温高于调定点，则体温中枢接受信息整合后，调节机体产热减少，散热增多，使中心体温接近调定点，避免温度过高；若体温低于调定点，则体温中枢调节产热增多、散热减少，如通过寒战产热、减少体表血流减少散热等效应，避免温度过低，以此维持正常机体体温恒定。发热（fever）是指由于致热原的作用使体温调定点（set point）上移而引起的调节性体温升高（超过 0.5 ℃）的全身性病理过程。而由于产热或散热障碍，导致体温不能控制到与调定点相适应，这样的被动性体温升高称为过热（hyperthermia）。

案例 15-2

一位 3 岁男孩因高热 39 ℃到儿科诊所就诊，男孩皮肤潮红、脉搏 120 次 / 分、呼吸 32 次 / 分，他的妈妈介绍说，男孩此前抱怨喉咙痛，但拒绝喝水吃药。考虑男孩温度过高，医生先给予口服加合百服宁后处理，男孩开始大量出汗，体温降至 37.2 ℃。

问题：

1. 请解释引起男孩发热的原因。其症状符合发热的哪一阶段？为什么？
2. 请解释男孩体温下降的原因。
3. 除了给予解热药处理，医生还要考虑哪些处理因素？

一、发热机制与发热时相

在发热机制研究领域，病理生理学科创始人之一李楚杰教授做出了突出贡献。20 世纪 70 年代后，李楚杰就先后提出了内生致热原、中枢发热介质理论以及发热体温中枢的正调节和负调节学说，从而否定了当时已被接受的“神经反射始动机制”学说，这些理论以其独创的学术见解，在国内外产生了重要影响。

发热是机体针对应激源的全身适应性反应，引起发热的应激源又被称为发热激活物，可以来自体外，如细菌、病毒、真菌、支原体、衣原体、立克次体、螺旋体、寄生虫等；也可以来自体内，如抗原 - 抗体复合物、类固醇、尿酸结晶，甚至坏死组织。这些发热激活物，如细菌脂多糖成分可作用于白细胞等，诱导细胞因子如 IL-1、TNF 等的释放。这些细胞因子又被称为内生致热原（endogenous pyrogen，EP），经血脑屏障作用于体温中枢，再通过诱导中枢调节性介质。其中 PGE、cAMP、Na^+/Ca^{2+}、CRH、NO 等可使调定点升高，也被称为正调节介质。为适应升高的体温调定点，机体产热增加、散热减少，体温升高。一些常见的退热药即是通过抑制 PGE 的产生而发挥作用。在体温升高的同时，负调节中枢也被激活，产生负调节介质，进而限制调定点的升高，正负调节介质相互作用的结果决定体温上升的水平。

发热持续一段时间后，随着发热激活物的去除，调定点下降，体温恢复正常。因此发热过程通常有典型的阶段表现，被称为发热时相。首先是体温上升期，调定点升高，机体以产热为主、散热减少，表现为代谢增强、皮肤血管收缩、寒战、立毛肌收缩的“鸡皮疙瘩”，因皮温下降，患者感到发冷，但实际中心体温已升高；随之进入高温持续期，产热和散热在较高的调定点水平维持平衡，患者有酷热感，皮肤血管扩张，皮温升高，水分蒸发明显，口唇干燥；最后进入体温下降期，由于致热原和调节介质的清除，调定点恢复正常，机体以散热为主，表现为大量出汗，此期应注意防脱水。

Note

二、发热对机体的影响与对发热的处理

发热是机体应对威胁的全身性反应，而不是引起疾病的病因。由于体温曲线可以反映病情变化和转归，此外，适度发热可调动机体的免疫力，增加机体抗感染能力，因此，若体温不过高又没有其他严重疾患，可不急于解热。但是超过 39 ℃的发热带来的坏处则大于好处，而超过 41 ℃的发热对人类生命构成威胁。

此外对于特定疾病患者，要根据情况及时解热。如心血管疾病患者，因发热引起高代谢状态、心率加快、心肌收缩力增强等可加剧心脏负担，有诱发心力衰竭的危险；肾病患者，发热可加剧肾小球损伤；妊娠期妇女，早期阶段发热有致畸胎危险，中后期发热同样引起心肺负荷加重而引致生命危险。发热本身是机体对抗疾病的应激反应，也是机体发出的求救信号。要严密观察发热对机体可能的不利影响，避免其成为促病因素，更重要的是及时找出并处理发热的原因。

第三节 炎 症

案例 15-3

一个 15 岁男孩因腹痛就诊，体温 38.5 ℃，血常规白细胞计数 13 000/μl，且中性粒细胞比例升高，并可见杆状核中性粒细胞。结合其他检查，初诊为急性阑尾炎。

问题：

1．炎症发生时的疼痛症状有什么意义？

2．导致该男孩发热、白细胞计数升高和杆状核中性粒细胞的病理机制是什么？

3．针对上述症状和初诊结果，基本处理原则如何？

经常会有患者因为发热到医院就诊，迫不及待地要求医生尽快用抗生素，以为这样就可以立竿见影。但是医生通常会先进行急查血常规处理，若有白细胞尤其是中性粒细胞显著升高，判断有细菌感染时才会考虑抗生素。细菌感染为什么导致白细胞变化呢？ 这得从病原入侵机体启动的炎症（inflammation）说起。有多种细胞或组织成分参与炎症反应，理解了这些成分的特点与功能，也就理解了其在疾病发生时升高或降低的意义（图 15-3）。

一、炎症细胞

1．内皮细胞 是覆盖在血管壁内层的单细胞上皮。生理状态下具有抗血小板、抗血栓形成作用；也可通过释放血管活性物质调节血流量。而在炎症时，其通透性会发生改变；或通过表达黏附分子和受体参与白细胞渗出；通过表达炎症介质调节免疫反应，或释放集落刺激因子调节免疫细胞增殖；也可通过释放生长因子促进脉管形成和细胞外基质合成，参与组织修复过程。

2．血小板 是从骨髓成熟的巨核细胞胞质裂解脱落下来的具有生物活性的小块胞质，体积小，无细胞核。血小板不仅在止血过程中发挥重要作用，而且激活后可产生大量炎症介质。

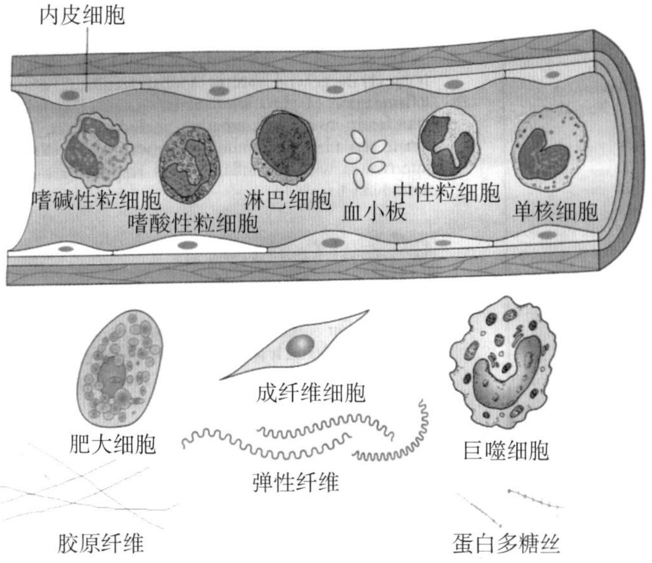

图 15-3 参与炎症反应的细胞组成

在动脉粥样硬化、偏头痛、系统性红斑狼疮等炎症疾病中都有血小板的异常激活。

3. 白细胞 白细胞不是一个均一的细胞群，根据其形态、功能和来源部位可以分为三大类：粒细胞、单核细胞和淋巴细胞。其中粒细胞又可根据胞质中颗粒的染色性质不同，分为中性粒细胞、嗜酸性粒细胞和嗜碱性粒细胞三种。多数白细胞仅在血液中稍作停留，当病菌侵入人体体内时，白细胞能通过变形而穿过毛细血管壁，集中到病菌入侵部位，将病菌包围、吞噬，或分泌白细胞介素、干扰素、肿瘤坏死因子等多种细胞因子，参与炎症和免疫反应的调控。如果体内白细胞的数量高于正常值，很可能提示身体有了炎症。不同白细胞有着鲜明的作用特点。

（1）中性粒细胞：在循环白细胞中占比 60% ～ 70%，因具有很强的运动能力，往往成为到达急性炎症部位的首批细胞；具有很强的吞噬活性，可吞噬细菌、衰老细胞等，当中性粒细胞吞噬数十个细菌后，自身发生解体，所释出的各种溶酶体酶类能溶解周围组织而形成脓液。

（2）嗜酸性粒细胞：在循环白细胞中占比 2% ～ 3%，运动能力较弱，所以较晚出现于炎症部位，且寿命较中性粒细胞长，因此主要见于慢性炎症。其胞质嗜酸性颗粒对不能被吞噬清除的大型寄生虫有很强毒性；此外还可拮抗嗜碱性粒细胞和肥大细胞在速发型超敏反应中的作用，因此在寄生虫感染、过敏反应等情况下，常伴有嗜酸性粒细胞增多。

（3）嗜碱性粒细胞和肥大细胞：仅占循环白细胞的 1%，但却在过敏反应中发挥突出作用。当嗜碱性粒细胞离开血液循环定居至组织时，则转化为肥大细胞，并主要分布在胃肠道、肺和皮肤真皮黏膜表面，这一定位也使其成为环境抗原和机体接触敏感地带的“哨兵”。

（4）单核巨噬细胞：单核细胞占白细胞计数的 3% ～ 8 %，当迁移至组织损伤部位时，则转化为成熟巨噬细胞。可吞噬更多、更大的细菌和颗粒；生成并释放多种细胞因子和炎症介质，参与免疫炎症反应；也参与损伤愈合。在外周存在时间较长，主要参与慢性炎症反应。

（5）淋巴细胞和浆细胞：主要参与机体的特异性免疫应答反应。淋巴细胞分 T 细胞和 B 细胞两类，其中成熟 B 细胞又称为浆细胞。

由上看出，中性粒细胞升高主要出现在细菌感染；寄生虫感染和过敏性疾病主要是嗜酸性粒细胞显著升高；而病毒感染则致中性粒细胞降低、淋巴细胞升高。个别免疫力特别低下的患者，也可以不诱发白细胞显著变化，甚至白细胞降低。中性粒细胞主要参与急性炎症反应；而巨噬细胞、淋巴细胞、浆细胞、嗜酸性粒细胞和肥大细胞主要介导慢性炎症反应。

二、急性炎症

当遭遇各种损伤时，局部组织和血管可立即（往往在特异免疫建立前）做出反应，以清除入侵因素，即为急性炎症。出现“红、肿、热、痛”典型症状，此外也可伴有发热、白细胞变化、急性期蛋白变化等全身反应。通常将急性炎症反应过程分为以下三个阶段：血管期、细胞期（白细胞边缘化、黏附贴壁、游离出血管外）以及白细胞激活和吞噬过程。

1．炎症过程

（1）血管期：损伤部位小血管在短暂收缩后迅速出现血管扩张，毛细血管血流增加，伴有血管通透性增加，血浆外渗，组织水肿；同时血管内细胞成分浓缩、血流阻滞并形成血栓，由此出现“红、肿、热、痛”的典型炎症表现。这一反应的意义在于可将入侵物阻滞在局部，大量渗出液也可稀释毒性物质的损害。

（2）细胞期：炎症部位缓慢的血流以及内皮细胞和白细胞的相互作用，使得白细胞（主要是中性粒细胞）边集，通过黏附分子与内皮细胞牢固结合，变形游离出细胞外，并在细菌或趋化因子的引导下趋化至感染位置（图 15-4）。

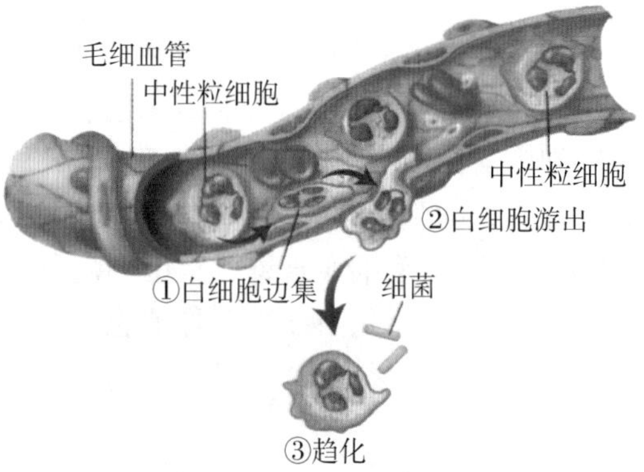

图 15-4　炎症反应细胞期

（3）白细胞激活和吞噬过程：活化的巨噬细胞通过模式受体直接识别，或通过 C3b 受体、Fc 受体与抗体或补体调理的病原物结合、包裹异物、形成吞噬体，进一步通过溶酶体释放的蛋白水解酶或活性氧等降解清除病原（图 15-5）。

上述炎症过程依赖于各种炎症介质介导的效应。

2．炎症介质　炎症介质有血浆来源的，也有细胞来源的。前者有激肽、缓激肽，可增加血管通透性而引起疼痛；有凝血因子，参与血栓形成；还有补体成分，致血管扩张和通透性增加，促进白细胞黏附趋化及吞噬作用。而细胞来源的，有的是细胞内预存炎症介质激活释放，如组胺（肥大细胞）、血清素（主要来自血小板）、溶酶体酶和活性氧（中性粒细胞、巨噬细胞）；也有的是细胞激活后新合成的，如白三烯代谢物、血小板活化因子（platelet activating factor，PAF）、细胞因子和趋化因子、一氧化氮（nitric oxide，NO）、氧自由基。这些炎症介质可引起一系列反应：或调节血管舒缩，使其通透性增加；或促进白细胞激活、渗出及吞噬作用；或激活血小板；或致支气管收缩。而有的介质如 NO 则对炎症有负调控作用，可减轻炎症细胞渗出和血小板激活。

3．急性炎症的局部表现和转归　基于炎症介质的作用，可以理解急性炎症的一系列表现，如经典的“红、肿、热、痛”表现，此外也可出现特征性的渗出液，如浆液性渗出物（蛋白含量低）、血性渗出液（含较多红细胞）、纤维素性渗出液（含大量纤维蛋白原）、脓性渗出

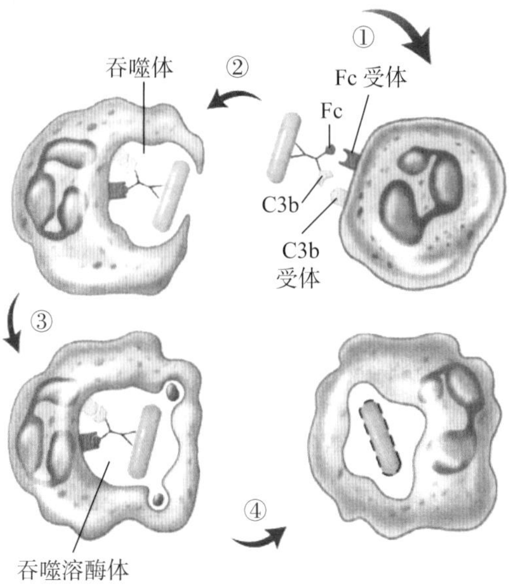

图 15-5　白细胞激活和吞噬过程
①识别和黏着；②吞入；③形成吞噬溶酶体；④降解清除

液（含大量组织碎片或白细胞降解物）。炎症反应在清除致病因素所致损伤的同时，在某些条件下，也会引致正常组织损伤，甚至超过病原损伤本身。如结核分枝杆菌、肝炎病毒诱发的炎症、心肌梗死后的炎症反应都反而加重病原的损害。经过急性炎症反应，机体可清除病原，恢复健康，但是也有部分急性炎症迁延不愈，转化为慢性炎症，或形成瘢痕、器官纤维化。

三、慢性炎症

同急性炎症的自限性和短期性不同，慢性炎症往往自我推进，可持续数周、数月，甚至数年。慢性炎症可以从反复进行的急性炎症发展而来，而更多是从轻度温和、没有显著炎症反应的病变发展而来，所以慢性炎症可以维持无症状很久，最终出现严重功能障碍，如动脉粥样硬化、慢性阻塞性肺疾病、类风湿关节炎、炎症性肠病的发生进程。对比急性炎症主要表现为血管扩张、水肿以及中性粒细胞的渗出反应，慢性炎症则以单个核细胞（如巨噬细胞、淋巴细胞、浆细胞）浸润为主并伴有脉管形成和纤维化的结缔组织修复表现。此外，还有研究认为持续的炎症反应可导致 DNA 损伤，增加肿瘤的易感性，如乙型和丙型肝炎与肝癌、炎症性肠病与结肠癌、HPV 感染与宫颈癌、幽门螺杆菌感染与胃癌的发生密切相关。诱发慢性炎症的因素可以是轻中度的持续异物刺激或感染，也可以是一些异常免疫反应，如自身免疫病。最近还发现肥胖与慢性炎症反应相关。尽管其炎症发生的机制未完全阐明，但有研究表明，肥胖者脂肪组织可以成为炎症介质的来源，而且伴随有更多巨噬细胞浸润，可能与动脉粥样硬化、糖尿病等疾病的发生有关。

慢性炎症还可表现为肉芽肿形式，典型肉芽肿 1 ～ 2 mm 大小，为大量巨噬细胞（上皮样巨噬细胞或多核巨细胞）聚集，周围可伴有淋巴细胞，并被结缔组织包裹隔离。肉芽肿的形成与异物或感染源不易被一般炎症反应清除有关，如外科缝线、粉尘、滑石粉、木刺等异物引起的肉芽，以及感染源（如结核分枝杆菌、梅毒螺旋体、真菌、寄生虫等）引起的肉芽肿。

在理想条件下，炎症反应被局限在局部，异物或病原被清除，但若大量炎症介质释放入血，也可以引起全身反应，如前所述的发热反应、白细胞计数改变、全身性炎症反应，其他症状如C反应蛋白升高、红细胞沉降率加快、乏力、嗜睡、心率加快、精神萎靡等，这些全身表现实际上和应激反应的发生机制是一致的。

思考题

1. 简述应激反应的神经内分泌机制。
2. 根据发热机制解释发热时相各期特点。
3. 简述主要炎症细胞的特点以及急性炎症反应过程。

（雷俊霞）

第十六章

细胞增殖与组织修复

第十六章数字资源

学习目标

1. 知识：概括细胞增殖、细胞周期、再生的概念；简述细胞周期的调控；列举各种细胞的再生能力与再生过程；理解肉芽组织的概念、形态学变化、作用及结局，区分创伤愈合的类型；阐述骨折愈合过程。
2. 能力：运用学习的基础知识进行临床案例分析，将基础知识与临床现象进行衔接与过渡，培养分析问题、解决问题的能力。
3. 素养：通过临床案例分析，体会透过现象看本质分析病情的重要性；了解健康教育的重要性；增强社会责任感和民族文化自信。
4. 掌握：细胞周期的特点；肉芽组织的概念、形态学变化、作用及结局；创伤愈合的类型与骨折愈合过程。按照再生能力对组织细胞进行分类。

细胞既是构成生命体的基本单位，也是遗传的基本单位。通过细胞增殖实现其数量的增加，其过程存在多阶段和多因素参与的严格有序的调控，其中一个或多环节发生障碍，均可出现细胞、组织及器官的结构、功能和代谢的紊乱，进而导致疾病的发生和发展。当局部组织和细胞损伤后，机体对所形成的缺损进行修复，可以部分或完全恢复原组织的结构和功能，以维持机体整体功能的正常。

第一节　细胞增殖

细胞增殖（cell proliferation）是指细胞分裂及再生的过程，细胞通过分裂进行增殖，将遗传信息传给子代，保持物种的延续性。细胞增殖是通过细胞周期实现的多阶段和多因素参与的调节过程。其调控程序极其严格，各类细胞根据机体需要进行增殖或处于静止状态，若调节过程紊乱则可导致疾病。

一、细胞周期概述

细胞周期（cell cycle）又称细胞增殖周期，是指细胞从上次分裂结束起到下一次分裂终止所经历的时间或过程。根据细胞的时相变化特点将其分为四个连续阶段，即 G_1 期（first gap phase，DNA 合成前期）、S 期（synthetic phase，DNA 合成期）、G_2 期（second gapphase，DNA

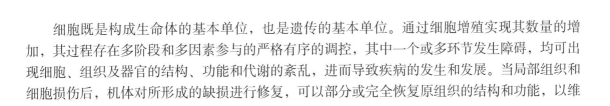

合成后期）和 M 期（mitotic phase，有丝分裂期）。其中有丝分裂期又分为前期（prophase）、中期（metaphase）、后期（anaphase）和末期（telaphase）。在细胞周期中，S 期最为关键，细胞要进行 DNA 倍增和染色体复制。

知识拓展

关于细胞周期的重大发现

2001 年 10 月 8 日，瑞典卡罗林斯卡医学研究院宣布由美国西雅图 Fred Hutchinson 癌症研究中心的利兰·哈特韦尔（Leland Hartwell）、英国伦敦皇家癌症研究基金的保罗·纳斯（Paulurse）和提莫西·亨特（Timothy Hunt）共享 2001 年诺贝尔生理学或医学奖，以表彰他们"发现了细胞周期的关键调节因子"。这三位科学家的成就具有划时代的意义，特别是对开辟治疗肿瘤新途径具有极其深远的意义。我国科研工作者在细胞周期领域也开展了多方面的研究，在细胞周期调控、肿瘤细胞和胚胎干细胞等的发生途径、细胞衰老死亡机制、细胞周期和增殖的生化机制等方面取得了令人瞩目的成就，向世界展示了我国学者严谨求实的科研精神和文化自信。

细胞周期的特点包括以下几方面。①单向性：细胞周期只沿 $G_1 \rightarrow S \rightarrow G_2 \rightarrow M$ 方向推进而不能逆行。②阶段性：各期细胞形态和代谢特点有明显差异，细胞可因一些原因在某时相发生停滞，待生长条件适合后，又可重新活跃到下一时相。③检查点：各时相交叉处存在着相应的检查点（check point），决定细胞下一步增殖趋势。④细胞微环境影响：细胞外信号和条件等因素影响细胞周期是否顺利推进。

二、细胞周期调控

细胞周期存在一个非常严密的时空调控，这种调控主要来自两个方面：细胞周期自身调控及细胞外信号对细胞周期的调控。

（一）细胞周期的自身调控

细胞周期的自身调控是由细胞周期驱动力量（周期素和周期素依赖性激酶）、抑制力量（周期素依赖性激酶抑制因子）和检查点等共同作用而完成的。

1. 周期素（cyclin） 是细胞周期运转的驱动力量之一，Cyclin 家族至少有 11 种，共 16 个成员（cyclinA、cyclinB1 ～ 2、cyclinC、cyclinD1 ～ 3、cyclinE、cyclinF、cyclinG_1 ～ 2、cyclinH、cyclinI、cyclinK 及 cyclinT1 ～ 2）。周期素可分为三类——G_1 期、S 期和 G_2/M 期的细胞周期素，其分别在细胞周期的不同时相高表达。Cyclin 是调节亚基，需与催化亚基周期素依赖性激酶（cyclin dependent kinase，CDK）形成复合物，进而激活相应的 CDK 和加强 CDK 对特定底物的作用，推动细胞周期前行和细胞增殖。

Cyclin 在细胞周期中始终以恒定的速度产生，在有丝分裂期由于降解大于合成而消失，在间期因合成大于降解而积累。在各类细胞中，CDK 的表达在细胞周期各期是稳定的，但是由于受 cyclin 周期性波动的影响，使 CDK 亦呈现周期性的活性变化。

知识拓展

增殖细胞核抗原

增殖细胞核抗原（proliferating cell nuclear antigen，PCNA）由 Miyachi 等于 1978 年在系统性红斑狼疮患者的血清中首次发现并命名，因其只存在于正常增殖细胞及肿瘤细胞内而得名。PCNA 也是一种细胞周期相关蛋白，它不与 CDK 结合，而是作为 DNA 聚合酶的附属蛋白，促进 DNA 聚合酶延伸 DNA，在 S 期浓度最高，因此常作为 S 期标志物之一。

2．周期素依赖性激酶　CDK 在真核细胞中普遍存在，是一组丝氨酸/苏氨酸（serine/threnine，Ser/Thr）蛋白激酶，目前发现该家族至少 9 个成员，分别命名为 CDK1 ～ 9，参与细胞周期调控的主要有 CDK1/CDC2、CDK2、CDK4、CDK6。

CDK 与 cyclin 的结合及其分子中某些氨基酸残基的磷酸化状态是 CDK 激活的关键环节。只有当调节亚基 cyclin 浓度升高达到阈值时，才能与相应的催化亚基 CDK 结合，并形成 cyclin/CDK 复合物，通过二者的相互作用使 CDK 分子中的活化部位磷酸化和抑制部位去磷酸化，导致 CDK 部分活化，然后再经其上游的 CDK 活化激酶（CDK-activating kinase，CAK）的作用，使 CDK 分子中活化部位氨基酸残基进一步磷酸化，从而达到 CDK 完全活化。CDK 的灭活主要是通过泛素（ubiquitin）化降解，另外，CDK 抑制因子也可特异抑制 CDK 活性。

3．周期素依赖性激酶抑制因子　周期素依赖性激酶抑制因子（cyclin dependent kinase inhibitor，CDKI）是 CDK 的特异抑制物，相对分子量较小，包括 Ink4（inhibitors of kinase 4）和 Kip 家族（kinase inhibitory protein，Kip）。

（1）Ink4 家族包括 p16Ink4a、p15 Ink4b、p18 Ink4c 和 p19Ink4d 等，是一组 CDK 抑制蛋白，相对分子质量在 15 ～ 20 kD，可特异地与 CDK4/6 结合并抑制其活性。p16 Ink4a 是 Ink4 家族中目前研究较多的成员，在 S 期表达最高，是 G_1/S 限制点负调控机制的重要组成部分，其与 cyclinD 竞争结合 CDK4 或 CDK6，从而抑制 cyclinD/ CDK4 或 cyclinD/ CDK6 复合物的形成和活性，使细胞 cyclinD 阻滞于 G_1 期。

（2）Kip 家族包括 p21（Wafl、Kip1）、p27Kip1 家族和 p57Kip2 等，是一组 CDK 抑制蛋白，其 N 端含有一个 80 个氨基酸组成的保守序列，具有高度结构和功能相似性，可特异性抑制某些 cyclinD/CDK 的蛋白酶活性；它们 C 端的功能区也各不相同。Kip 经共价键与 cyclinE /CDK 复合物结合，进而形成三元体或四元体抑制 CDK。

4．细胞周期检查点　生物在进化过程中，细胞中出现一套保证 DNA 复制和染色体分配质量的检查机制，起负反馈调节作用。细胞周期检查点由三部分组成，即探测器（负责检测质量）、传感器（传递信号）和效应器（中断细胞周期并启动修复机制）。

细胞周期检查点包括四种：① DNA 损伤检查点：负责查看 G_1/S 交界处的 DNA 有无损伤，若损伤存在便将细胞阻滞于 G_1 期，首先启动 DNA 修复机制，待修复后才能复制。② DNA 复制检查点：负责 S/G_2 交界处 DNA 复制进度的检查。③染色体分离检查点。④纺锤体组装检查点：管理染色体的正确分配，因为染色体的分配主要依赖于纺锤体的作用。各检查点所处位置和功能各不相同，其中前两个检查点备受关注。当检查点功能障碍时，将使细胞增殖的质和量异常，甚至导致疾病的发生。

（二）细胞外信号对细胞周期的调控

细胞外信号包括增殖信号（如生长因子、丝裂原、分化诱导剂等）和抑制信号（转化生长

Note

因子）。

1．增殖信号 如表皮生长因子（epidermal growth factor，EGF）与细胞膜相应受体结合，启动细胞内的信号转导，通过上调 cyclinD 合成及下调抑制 CDKI 合成，使 cyclinD 与相应 CDK 结合，使 pRb 磷酸化而丧失抑制 E2F 的功能，后者激活 DNA 合成基因，使细胞进入 G_1 期。

2．抑制信号 如转化生长因子 β（transforming growth factor-β，TGF-β）通过下调 cyclin 和 CDK 表达实现对细胞周期的调节，主要抑制 CDK4 表达，同时诱导 p21 Wafl、p27Kip1 和 p15 Ink4b 等的生成，使细胞停滞在 G_1 期，抑制细胞生长。

三、细胞增殖异常与疾病

细胞增殖在个体发育和成年个体的生命活动中都是必需的。细胞周期及其调控是按既定的程序有序地进行，其中任何一个环节出现异常即可通过使细胞增殖过度或缺陷，引起相关疾病的发生。

（一）细胞增殖过度

细胞增殖过度可导致疾病，如肿瘤、肝肺肾纤维化、前列腺肥大、原发性血小板增多症、家族性红细胞增多症、银屑病、类风湿关节炎、肾小管间质性病变和动脉粥样硬化等。下面以肿瘤为例阐述细胞周期调控异常与癌细胞恶性增殖的关系。

1．cyclin 异常 许多人类肿瘤存在 cyclin 过表达，尤其是 cyclin D、E。现已证实，cyclin D1 在 B 细胞淋巴瘤、乳腺癌、食管癌及胃肠癌等呈高表达；人乳腺癌细胞及组织中存在 cyclin E 过表达。Cyclin 过表达与基因扩增、染色体易位和染色体倒位有关。B 细胞的恶变如套细胞淋巴瘤与 cyclin D1 基因的易位有关；在人甲状旁腺肿瘤发生染色体倒位使 cyclin D1 基因受控于其启动子。Cyclin D1 对正常和肿瘤细胞的 G1 期均至关重要，过表达的 cyclin D1 使细胞易被转化，如 cyclin D1 与 Ras 协同作用可以转化大鼠肾细胞或大鼠胚胎成纤维细胞。

2．CDK 过表达 肿瘤细胞和组织中常见 CDK 过表达，并与肿瘤的发生、发展、侵润及转移等密切相关。如 CDK6 过表达于肠癌、肺腺癌等；如在黑色素瘤、肉瘤和角质细胞瘤可见 CDK4 的过表达，CDK4 可能是 TGF-β 介导增殖抑制的靶蛋白，利用 TGF-β 处理人角化细胞可抑制 CDK4 mRNA 表达；如不同分化程度的胃癌组织中 CDK1 呈现过表达，且与胃癌发生中早期分子事件相关。

3．CDKI 表达不足和突变 CDKI 通过与 CDK 结合或 cyclin-CDK 复合物结合，从而调控 CDK 的活性，影响细胞周期运转。在多肿瘤细胞或组织中存在 CDKI 表达不足或突变，即 InK4 和 Kip 失活或（和）含量减少。

（1）InK4 失活或含量减少：可直接与 cyclin D1 竞争 G1 期激酶 CDK4/CDK6，抑制其对 pRb 的磷酸化作用，使游离 E2F-1 与去磷酸化 pRb 结合，抑制 E2F-1 基因的转录；InK4 也可间接抑制包括 DNA 合成在内的多种生化反应，从而抑制细胞周期。InK4 失活可导致细胞周期调控紊乱，诱发多种肿瘤，如 p16 纯合性缺失、CpG 岛高度甲基化或染色体异位均可引起 InK4 中 *p16Ink4a* 基因失活，使 *p16Ink4a* 呈低表达，见于黑色素瘤、急性白血病、胰腺癌、非小细胞肺癌、胶质瘤、食管癌、乳腺癌和直肠癌。

（2）Kip 失活或含量减少：Kip 家族在肿瘤发生等方面起着重要作用。如 p21Kip1 低表达或缺失可使细胞从正常增生转为过度增生，见于肝癌、骨肉瘤和黑色素瘤等。p27Kip1 低表达常与肿瘤发生、分化、分级和预后等相关，如乳腺癌、肺癌、前列腺癌和卵巢癌等可发现

p27Kip1 表达降低，且 p27Kip1 表达越低，则肿瘤分级越高，分化越差，预后越差。

4．检查点功能障碍 细胞周期主要的检查点是 DNA 损伤检查点，分别位于 G_1/S 和 G_2/M 交界处，当其探测到 DNA 损伤（包括基因组或纺锤体损伤）时，便会终止细胞周期进程，可见细胞周期是在检查点正确调控下得以精确而有序地进行。

检查点主要靠蛋白分子发挥调控作用，p53 为一个 DNA 损伤检查点分子，当 DNA 损伤时，p53 使细胞停滞在 G_1 期，以便在 DNA 复制前有充分时间对损伤进行修复；若 DNA 损伤修复失败，p53 则过度表达，直接激活 *bax* 凋亡基因或下调 *bcl-2* 抗凋亡基因表达，进而诱导细胞凋亡，避免癌前病变细胞进入 S 期，阻止癌症的发生与发展。*p53* 基因是人类肿瘤中突变率最高的基因，如 Li-Fraumeni 癌症综合征就是由于患者遗传了一个突变的 *p53* 基因，容易在 30 岁前患各种癌症。如 *p53* 基因缺失，可使细胞易于产生药物诱导的基因扩增，降低细胞分裂及染色体准确度。正常中心粒的复制起于 G_1/S 转变期，*p53* 不存在时，一个细胞周期中可产生多个中心粒，使有丝分裂时染色体分离异常，导致染色体数目和 DNA 倍数改变，造成细胞逃避免疫监视而演变成肿瘤细胞，并增加肿瘤侵袭性、转移性及化疗抵抗作用等。

（二）细胞增殖缺陷

细胞增殖缺陷可导致许多疾病，如糖尿病肾病、再生障碍性贫血和神经退行性疾病等。下面以糖尿病肾病为例简述细胞周期调控异常与糖尿病时肾细胞增殖缺陷的关系。

糖尿病肾病是糖尿病的慢性肾并发症，主要是由于肾小球硬化导致肾功能减退。在糖尿病实验模型中，虽未见 G_1/S 期 cyclin 和 CDK2 及 CDK4 的改变，但研究发现肾小球 p27 表达增高，如利用 p27 反义寡核苷酸处理可促进高糖环境中系膜细胞的增殖，高血糖或糖基化产物可促进体内 TGF-β1 及受体表达，TGF-β1 又作用于细胞周期调控蛋白，使 pRb 处于低磷酸化状态。故认为糖尿病肾病是由于 p27 过表达和 pRb 低磷酸化状态协同作用，抑制肾小管上皮细胞、系膜细胞或血管内皮细胞的增殖所致，至于更确切的机制有待进一步探讨。

第二节 组织修复

案例 16-1

患者，男，24 岁，因“车祸右侧小腿疼痛并活动受限 2 小时”入院。患者 2 小时前发生车祸，伤及右侧小腿，疼痛明显，右侧下肢不能活动。

查体：体温 37 ℃，脉搏 100 次 / 分，呼吸 20 次 / 分，血压 100/70 mmHg。右小腿肿胀、短缩、弯曲，局部压痛，可触及骨摩擦感，不能活动。实验室检查：血常规、尿常规均正常。B 超检查腹内脏器未见异常。X 线检查：胸部未见异常。右胫骨中下段 1/3 斜形完全性骨折，右腓骨上 1/3 骨折。

入院后，患者由于疼痛和害怕出现较大情绪波动，主治医生及其团队仔细对患者进行检查，耐心与患者交流，及时安抚患者，缓解其焦虑，并考虑到患者年轻、身体素质较好并结合病情，为患者急诊行跟骨牵引术及抗感染、防止出血。术后 1 个月后复查，X 线报告对位、对线良好，见少量骨痂形成。牵引 1 个月后石膏固定。

问题：

1．该骨折愈合属于哪种类型的修复？

2．骨折愈合的基本过程如何？

3．哪些因素可影响骨折的愈合？

4．作为医生，如何与患者进行沟通？

Note

局部组织和细胞损伤后，机体对所形成的缺损进行修补恢复的过程，称修复（repair），修复后可以部分或完全恢复原组织的结构和功能。修复过程有两种不同的形式：①由同种细胞来完成修复，称为再生（regeneration），如果完全恢复了原组织结构和功能，则称为完全性再生；②由纤维结缔组织来完成修复，称为纤维性修复，最后形成瘢痕组织，故也称瘢痕修复，属于不完全再生。在多数情况下，两种形式的修复常同时存在。

一、再生

（一）再生的分类

分为生理性再生和病理性再生两种类型。

1．生理性再生 生理过程中，有些细胞、组织不断衰老死亡，由新生的同种细胞不断再生代替，始终保持细胞、组织原有的结构与功能，如血细胞衰老死亡后，骨髓造血干细胞不断产生新的血细胞予以补充，皮肤的表层角化细胞不断脱落，而基底层细胞不断增生、分化予以补充等。这些均为生理性再生。

2．病理性再生 病理情况下，组织、细胞受损后的再生，称病理性再生。细胞和组织坏死或缺损后，如果损伤程度较轻，损伤的细胞又有较强的再生能力，则可由损伤周围的同种细胞增生、分化，完全恢复原有的结构与功能，为完全性病理性再生。如腺上皮损伤后，只要基膜未被破坏，也可由残留的细胞增生、分化恢复原有结构与功能；骨组织坏死或骨折以后，在一定条件下也可以完全恢复原有结构与功能等。在病理情况下，不能进行再生修复的组织，可经肉芽组织、瘢痕进行修复，为不完全性病理性再生。

（二）组织细胞的再生能力

机体各种细胞再生能力不一,一般而言，分化程度低、平时易受损伤的组织以及生理过程中经常更新的组织，再生能力较强；反之则较弱。根据细胞再生能力的强弱，可将机体各种细胞分为以下三类。

1．不稳定细胞（labile cells） 又称为持续分裂细胞，这类细胞再生能力很强。在生理情况下不断地进行着更新，以代替衰亡的细胞。如呼吸道、消化道黏膜被覆细胞、表皮细胞、造血细胞以及泌尿生殖器官黏膜的被覆细胞等。

2．稳定细胞（stable cells） 又称静止细胞，有潜在再生能力，即长期处于 G_0 期（静止期）的细胞。这类细胞在生理情况下一般较稳定，无明显再生更新现象。一旦受到刺激或损伤后，则表现出较强的再生能力，细胞重新返回增殖周期。属于这类细胞的有各种腺体或腺样器官的实质细胞，如肝、胰、内分泌腺、汗腺、皮脂腺和肾小管上皮细胞等；还有原始间叶细胞及其衍生细胞，如成纤维细胞、内皮细胞、软骨细胞及骨细胞等，间叶细胞还有较强的分化能力。由这些细胞构成的组织损伤后，常发生完全性再生，但如损伤范围较大，也可发生不完全性再生。平滑肌细胞也属于稳定细胞，但一般情况下再生能力较弱。

3．永久性细胞（permanent cells） 又称非分裂细胞，这类细胞基本上无再生能力或再生能力非常微弱。如神经细胞（包括中枢及周围神经的神经节细胞）完全无再生能力，一旦遭受破坏常由胶质细胞增生修复形成胶质瘢痕，但这不包括神经纤维，在神经细胞存活的前提下，受损的神经纤维有着活跃的再生能力。骨骼肌及心肌纤维的再生能力非常微弱，损伤后常由纤维组织增生来修复，最后形成瘢痕。

（三）组织细胞的再生过程

1. 被覆上皮的再生　皮肤鳞状上皮损伤后，由损伤边缘的基底细胞层细胞分裂增生进行修复。胃肠黏膜被覆的柱状上皮缺损后，同样由邻近的健康腺颈部上皮细胞再生增殖，沿基底膜向表面推移，逐渐覆盖缺损，初为立方形，然后分化为柱状或纤毛柱状上皮细胞。

2. 腺上皮的再生　腺体上皮损伤后，如底膜未破坏，残存的上皮细胞分裂补充，可完全性再生修复，如子宫内膜腺和肠腺因结构比较简单，损伤后可从残留处细胞再生。如果腺体构造被完全破坏，则难以再生，如皮肤附属器汗腺完全破坏后不能再生，仅能以结缔组织代替。

复杂的腺器官如肝的再生也有两种情况：一是肝细胞坏死时，不论范围大小，只要肝小叶网状支架完好，坏死周围区残存的肝细胞分裂增生，沿支架延伸，恢复原有结构；另一种是肝细胞坏死较广泛，肝小叶网状支架塌陷，网状纤维转化为胶原纤维（称网状纤维胶原化），或者由于肝细胞反复坏死及炎性刺激，导致肝细胞再生和纤维组织增生同时出现，由于原有支架结构塌陷和（或）增生纤维组织的阻隔，再生的肝细胞呈结构紊乱的结节状（结节状再生），不能恢复原有小叶结构和功能（如肝硬化等），实际上仍是瘢痕修复。

3. 血管的再生　在组织修复过程中，血管能否再生至关重要，因为再生血管要为修复组织提供足够的营养物质。毛细血管再生以出芽的方式进行。毛细血管内皮细胞肥大、分裂、增生，向外突起形成单层的内皮细胞幼芽，这些幼芽开始为实性条索，在血液冲击下出现管腔，形成新生毛细血管，继而相互吻合构成毛细血管网（图 16-1）。增生的内皮细胞逐渐分化成熟，分泌的Ⅳ型胶原和纤维连接蛋白等形成基膜。因新生毛细血管基膜不完整，内皮细胞间空隙较大，故通透性较高。为适应功能需要，新生毛细血管可进一步改建，形成小动脉或小静脉，其管壁平滑肌等成分则由血管外的间充质干细胞分化而来。较大血管损伤后，必须经手术连接缝合后才能再生愈合。首先吻合处的内皮细胞分裂、增殖、连接，离断的肌层由结缔组织再生形成瘢痕愈合。

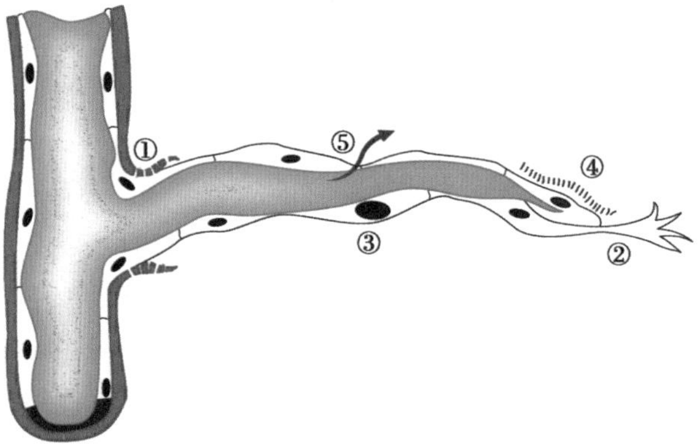

图 16-1　毛细血管再生模式图

①基膜溶解；②细胞移动；③细胞增生；④细胞管腔形成、成熟及生长抑制；⑤细胞间通透性增加

4. 纤维组织的再生　纤维组织受损伤后，由成纤维细胞进行分裂、增生。成纤维细胞可由局部静止状态的纤维细胞转变而来，或由未分化的间叶细胞分化而来。幼稚的成纤维细胞体积较大，胞质嗜碱性，两端常有突起，胞核大、淡染，呈椭圆形或梭形，可见 1 ～ 2 个核仁。当成纤维细胞停止分裂后，开始合成并分泌前胶原蛋白与基质，在细胞周围形成胶原纤维，细胞逐渐成熟，细胞及胞核逐渐变小、变细长，成为长梭形的纤维细胞。

5. 其他组织的再生

（1）软骨组织的再生：主要增生过程是由软骨膜中的幼稚细胞转变为软骨母细胞，后者形成软骨基质，同时软骨母细胞变为软骨细胞。实际上软骨细胞再生能力很弱，损伤后常常由瘢痕修复来完成。

（2）脂肪组织的再生：脂肪组织损伤较小时，周围的脂肪细胞和（或）原始间叶细胞增生、分化，在胞浆内出现细小脂滴，最后融合成一个大脂滴，占据胞浆位置，形成大脂肪滴，把胞核压向一侧，形成脂肪细胞，恢复原来结构和功能。如果损伤过大，常不能再生，而发生瘢痕修复。

（3）骨骼肌组织的再生：骨骼肌细胞再生能力极弱，仅能在肌膜未被破坏的条件下再生。而破坏肌膜的损伤全部是瘢痕修复。

（4）平滑肌组织的再生：平滑肌组织再生能力也很弱。除小血管壁平滑肌损伤后可进行再生性修复外，大血管壁及胃肠道等处平滑肌损伤后，往往都是瘢痕修复。

（5）心肌组织的再生：心肌细胞几乎无再生能力，损伤后都是瘢痕修复。

（6）腱组织的再生：初期都是瘢痕修复，以后可按功能需要改建，恢复原有结构和功能。

（四）影响再生的分子机制

细胞再生不但取决于受损伤细胞本身的再生能力，还受到许多细胞因子和其他因素的调控。机体内存在着促进和抑制细胞再生的两种机制，两者的动态消长直接影响组织的再生。

1．生长因子 与再生有关的生长因子很多，包括：①血小板源性生长因子（PDGF）：能引起成纤维细胞增生及单核细胞增多、游走，并能促进胶质细胞增生；②成纤维细胞生长因子（FGF）：生物活性十分广泛，几乎可以刺激所有间叶细胞增生，但主要作用于内皮细胞；③表皮生长因子（EGF）：对上皮细胞、成纤维细胞、胶质细胞都有促进增殖的作用；④转化生长因子（TGF）：许多细胞都分泌 TGF，与 EGF 作用相同，还可以促进纤维化的发生；⑤血管内皮生长因子（VEGF）：最初从肿瘤组织中分离提纯，对肿瘤血管的形成有促进作用，也可促进正常胚胎的发育、创伤愈合及慢性炎症时的血管增生。此外，还包括白细胞介素 -1（IL-1）等其他细胞因子。

2．抑素与接触抑素 细胞能产生一种抑素抑制本身的增殖。例如，已分化的表皮细胞受损后，抑素分泌停止，基底细胞开始分裂增生，直到增生的细胞达到足够的数量或抑素达到足够的浓度为止。这时细胞停止增殖，使细胞不致过度增生，这种现象称为生长的接触抑制。

3．细胞外基质在细胞再生过程中的作用 细胞外基质在任何组织都占有相当比例，它的主要作用是把细胞连接在一起，以支撑和维持组织的生理结构和功能。细胞外基质的主要成分有胶原蛋白、弹力蛋白、黏性糖蛋白和整合素、基质细胞蛋白、蛋白多糖等，它们对细胞的形态、增殖分化、铺展与迁徙均有显著影响。

（五）干细胞在细胞再生中的作用

干细胞是个体发育过程中产生的具有无限或较长时间自我更新和多向分化能力的一类细胞。可分为胚胎干细胞和成体干细胞两种。胚胎干细胞来源于胚胎时的全能干细胞，具有全向分化的能力，可以分化为体内所有类型的成熟细胞。成体干细胞是指存在于各种组织中的具有一定自我更新和一定分化潜能的幼稚细胞。这两类细胞在组织再生和修复过程中均起一定作用。

胚胎干细胞的研究不仅在于胚胎方面，而且在组织移植、细胞治疗及基因治疗等临床方面更具有重要意义，特别是使丧失功能的组织、器官的替换成为可能。成体干细胞存在于体内多种分化成熟的组织中，如造血干细胞、间充质干细胞、表皮干细胞、肝干细胞及神经干细胞等，这些细胞不但可以向本身组织进行分化，还具有横向分化为其他类型成熟细胞的能力。

干细胞可以在组织损伤后进入损伤部位，进一步分化成熟来修复受损组织的结构和功能。如造血干细胞使白血病患者的彻底康复变成现实，神经干细胞解决了神经细胞损伤的再生，肝干细胞为肝癌、肝硬化及肝衰竭患者带来了希望。因此，干细胞及其衍生组织器官的临床应用，将给人类挑战疾病提供新的手段和可能。

二、纤维性修复

各种疾病或创伤引起的组织、器官损伤，不能完全再生进行修复时，则通过肉芽组织增生，溶解、吸收损伤局部的坏死组织及异物，并填补组织缺损，以后肉芽组织转化成胶原纤维为主的瘢痕组织，便出现了纤维性修复。

（一）肉芽组织

1．肉芽组织的形态 肉芽组织（granulation tissue）由新生薄壁的毛细血管以及新生的成纤维细胞构成，伴有炎性细胞浸润，因肉眼呈颗粒状、鲜红色、柔软湿润，形似鲜嫩的肉芽而得名。因无神经末梢，因此没有疼痛及触觉。镜下见，由内皮细胞增生形成的实性细胞索及扩张的毛细血管平行排列，垂直于创面生长，以小动脉为轴心，在创伤的表面处互相吻合成袢状弯曲的毛细血管网，并突出于创面。新生毛细血管间有大量增生的成纤维细胞、渗出液及一定量的炎性细胞。成纤维细胞产生基质和胶原纤维；渗出液可给局部带来抗体、补体和营养物质等；浸润的炎细胞以巨噬细胞为主，也有一定量的中性粒细胞、淋巴细胞等。肉芽组织中一些成纤维细胞的胞质内含有细肌丝，此种细胞除有成纤维细胞的功能外，还有平滑肌的收缩功能，因此称其为肌成纤维细胞。

2．肉芽组织的功能 ①填补伤口及其他组织缺损，或连接断裂的组织；②抗感染保护创面；③机化或包裹坏死组织、血栓、血凝块，以及其他异物如虫卵、缝线等。

3．肉芽组织的结局 肉芽组织在创伤后 2 ～ 3 天内即可出现，从体表创口自下而上或从创缘向中心生长，以填补缺损的组织。随着时间的推移，1 ～ 2 周后肉芽组织逐渐成熟，炎性细胞逐渐减少并消失；间质内水分亦逐渐减少；部分毛细血管管腔闭塞并逐渐消失，部分毛细血管演变为小动脉和小静脉；成纤维细胞产生胶原纤维后，逐渐变为纤维细胞。至此，肉芽组织成熟变为纤维结缔组织，并老化为瘢痕组织。

（二）瘢痕组织

瘢痕（scar）组织是指肉芽组织经改建成熟形成的纤维结缔组织。

1．形态结构 瘢痕组织内血管较少，纤维细胞少，而胶原纤维增粗且互相融合，平行或交错分布成束，均质红染状，即玻璃样变性。外观呈苍白色或灰白色，半透明，质地坚实而缺乏弹性。经过较长一段时间后，瘢痕组织内的胶原纤维在胶原酶的作用下，分解吸收，使瘢痕缩小、变软。胶原酶主要来自巨噬细胞、中性粒细胞和成纤维细胞等。

2．主要影响

（1）对机体的有利影响：瘢痕组织的形成，可使损伤的创口或缺损的组织长期牢固地连接起来，并能保持组织器官的完整性及坚固性。

（2）对机体的不利影响：①瘢痕膨出：由于瘢痕组织弹性较差，抗拉力的强度弱，如局部承受过大的压力，可使愈合的瘢痕组织向外膨出，如腹壁瘢痕处因腹压增大可形成腹壁疝，心肌梗死形成的瘢痕向外凸出则形成室壁瘤；②瘢痕收缩：瘢痕组织可发生收缩，可导致有腔器官管腔狭窄、关节活动障碍、器官粘连或硬化等；③瘢痕过度增生：少数患者瘢痕组织过度增生形成隆起的斑块，称瘢痕疙瘩。其发生机制不清，一般认为与体质有关。④器官硬化：器官内广泛病变可导致广泛纤维化，发生器官硬化，如肝硬化、肺硬化等；⑤瘢痕性粘连：胸、腹腔内的器官或者器官与体腔壁之间，在炎性渗出物被机化后发生的纤维性粘连，会不同程度地影响器官的功能，如肠梗阻。

（三）创伤愈合

创伤愈合（wound healing）是指机体遭受外力作用后，损伤的组织出现断离或缺损，通过再生进行修复的过程。创伤愈合包括了各种组织的再生和肉芽组织增生、瘢痕形成等，表现出各种过程的协同作用。

1．皮肤创伤愈合

（1）皮肤创伤愈合的基本过程：①伤口的早期变化：伤口局部血管断裂出血并有不同程度的组织坏死，出现炎症反应，表现为充血、浆液渗出及白细胞游出，故局部红肿。伤口中血液和渗出物内的纤维蛋白原形成的血凝块填充在伤口内，伤口表面干燥形成的痂皮，对伤口有保护作用。②伤口收缩：2 ～ 3 天后，边缘的皮肤及皮下组织向中心移动，伤口缩小，直到 14 天左右停止。由伤口边缘新生的肌成纤维细胞的牵拉作用引起，其意义在于缩小创面。③肉芽组织增生和瘢痕形成：创伤后第 3 天开始，从伤口底部和边缘长出肉芽组织将伤口填平。第 5 ～ 6 天起成纤维细胞产生并分泌胶原纤维与基质，其后 1 周胶原纤维形成十分活跃，以后逐渐缓慢。随着胶原纤维不断增加，开始形成瘢痕，伤后 1 个月左右瘢痕完全形成。④伤后数小时上皮细胞也增生，增生的上皮开始呈单层上皮细胞，覆盖于肉芽组织的表面，当增生上皮完全覆盖伤口表面时，则停止增生，并分化成鳞状上皮。如伤口直径大于 20 cm，则再生表皮很难将创口完全覆盖，往往需要植皮。

（2）皮肤创伤愈合的类型：根据损伤程度及有无感染，将创伤愈合分为以下两种类型。①一期愈合；见于损伤范围小，组织坏死、出血、渗出物少，创缘整齐，对合严密，无感染的伤口。如皮肤的无菌手术的切口愈合，就是典型的一期愈合。创伤后，伤口内仅有少量血凝块，故炎症反应轻。肉芽组织从伤口边缘长入，将创缘连接起来，创缘表皮再生将创口覆盖。1 周左右伤口达临床愈合，可拆除缝线，留下一条线状瘢痕。②二期愈合；见于组织缺损大、创缘不整齐、无法整齐对合或伴有感染的伤口。与一期愈合有很大不同（表 16-1，图 16-2）。

表 16-1　一期愈合与二期愈合

	一期愈合	二期愈合
伤口状态	缺损小，无感染	缺损大，或伴有感染
创缘情况	可缝合，创缘整齐、对合紧密	不能缝合，创缘无法整齐对合、哆开
炎症反应	轻，再生与炎症反应同步	重，待感染控制、坏死清除后，开始再生
再生顺序	先上皮覆盖，再肉芽组织生长	先肉芽组织填平伤口，再上皮覆盖
愈合特点	愈合时间短，瘢痕小	愈合时间长，瘢痕大

2．骨折愈合（fracture healing）　骨折分为外伤性骨折和病理性骨折。骨组织再生能力较强，骨折发生后，可由两断端的骨组织再生修复。经过良好复位及固定的单纯性外伤性骨折，几个月内可完全愈合，恢复正常的结构和功能。骨折愈合过程可分为以下几个阶段（图 16-3）。

（1）血肿形成；骨折时因周围组织及骨组织损伤，造成局部血管破裂出血形成血肿。数小时后血肿发生凝固，将两断端连接起来。以后局部出现炎症反应，故外观红肿。渗出的白细胞

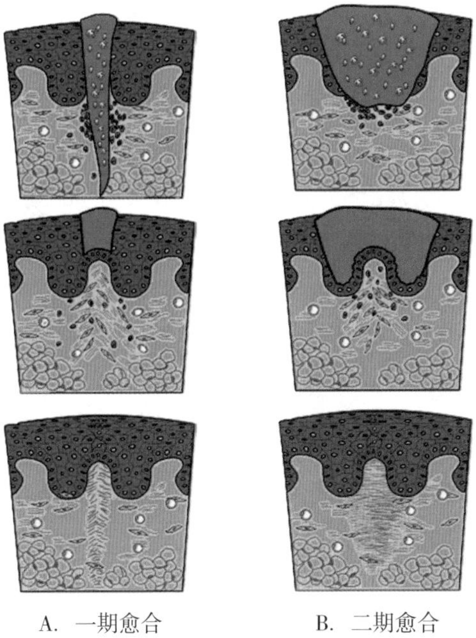

图 16-2 创伤一期愈合（A）和二期愈合（B）模式图

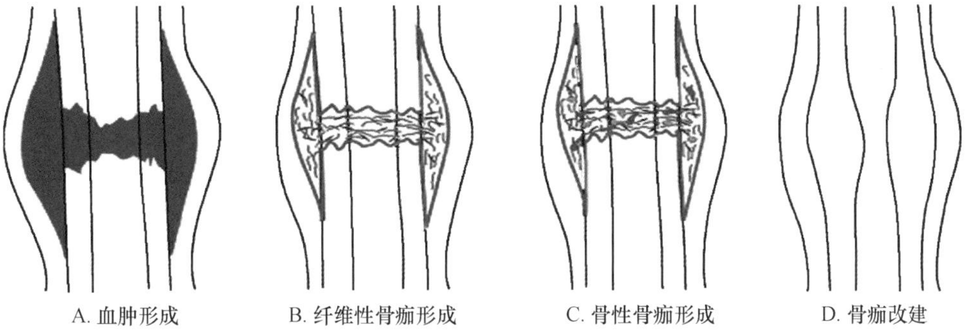

图 16-3 骨折愈合过程模式图

清除坏死组织，为肉芽组织的长入与机化创造了条件。

（2）纤维性骨痂形成：骨折后 2 ～ 3 天，骨外膜及骨内膜处的骨膜细胞增生成为成纤维细胞及毛细血管、炎性细胞构成的肉芽组织，向血凝块中长入，逐渐将其取代，形成质软、局部呈梭形肿胀的纤维性骨痂，或称临时骨痂，将两断端连接起来，但此时的连接并不牢固。此过程需 2 ～ 3 周。

（3）骨性骨痂形成：在纤维性骨痂基础上，成纤维细胞逐渐分化为成骨细胞和成软骨细胞。成骨细胞分泌大量的骨基质，沉积于细胞间，成骨细胞逐渐成熟变为骨细胞，形成骨样组织。骨样组织的结构似骨，但无钙盐沉着，以后钙盐沉积变为骨性组织。成软骨细胞也经过软骨化骨过程变成骨性组织，形成骨性骨痂。此时骨折的两断端牢固地结合在一起，但骨小梁排列紊乱，结构较疏松，比正常骨脆弱，故仍达不到正常骨组织的功能要求。此期需 4 ～ 8 周。

（4）骨痂改建：上述骨性骨痂虽达到临床愈合阶段，但根据功能的要求，骨性骨痂还需进一步改建成板层骨。在改建过程中，是通过破骨细胞与成骨细胞的协同作用完成的。破骨细胞可将不需要的骨组织吸收、清除，而成骨细胞可产生新的骨质，逐渐加强负荷重的部位，使骨小梁逐渐适应力学排列方向，经过一定时间，可以完全恢复正常骨的结构和功能。

Note

知识拓展

骨折愈合标准

①局部无压痛，无纵向叩击痛；②局部无异常活动；③X线片显示骨折线模糊，有连续性骨痂通过骨折线；④功能测定，在解除外固定情况下，上肢能平举1 kg达数分钟，下肢能连续徒手步行3分钟，并不少于30步；⑤连续观察2周，骨折处不变形，则观察的第一天为临床愈合日期。

②④两项的测定必须慎重，以不发生变形或再骨折为原则。

3. 影响再生修复的因素 创伤愈合的修复方式，除与组织损伤的程度、组织的再生能力、伤口有无坏死和异物，以及有无感染等因素有关外，还受机体全身性和局部性因素的影响。影响再生修复的因素包括以下两个方面。

（1）全身因素：①年龄：婴幼儿及青少年的组织再生能力强，愈合快；老年人因组织、细胞的再生能力弱，愈合慢，可能与老年人血管硬化、血液供应不足有关。②营养：各种原因引起的营养不良，特别是蛋白质及维生素C、钙、磷、锌等缺乏时胶原纤维形成不良，伤口愈合延缓，影响组织的再生。因此，给较大手术后患者补充必要的营养，有利于手术后创伤的愈合。③激素或药物的作用：机体的内分泌状态或一些药物对再生修复有重要影响。如垂体的促肾上腺皮质激素及肾上腺糖皮质激素能抑制炎症的渗出、巨噬细胞的吞噬及肉芽组织的形成，且能加速胶原纤维分解，故在炎症创伤愈合过程中要慎重使用此类激素。某些药物，如青霉胺能抑制结缔组织的再生及胶原的合成。④疾病：糖尿病、免疫缺陷病、尿毒症等也可影响创伤的愈合。

（2）局部因素：局部很多因素可影响局部组织或细胞的再生，常见的局部因素有下列几种。①感染：伤口感染时，局部渗出物多，伤口张力大，易使伤口裂开；细菌毒素、酶可引起组织坏死及胶原纤维与基质溶解，使感染扩散，致伤口愈合延缓。②异物：异物（如死骨片、丝线、纱布等）既是一种刺激物，同时也加重炎症反应，只有对异物清除后，伤口才能愈合。③局部血液循环：良好的局部血液供应能保证组织再生所需的氧和营养，同时也有利于对坏死组织的吸收及控制局部感染，反之则影响愈合。④神经支配：局部神经受到损伤时，因神经营养不良可导致局部受累组织难以愈合。如麻风引起的溃疡不易愈合。自主神经损伤、血管的舒缩调节失衡使血液循环障碍，也不利于再生修复。⑤电离辐射：能破坏细胞、损伤小血管、抑制组织再生，延迟伤口愈合。

骨折愈合时，上述影响创伤愈合的全身及局部因素对骨折愈合都起作用。如骨折断端间有异物或有其他组织嵌塞、断端活动、对位不良等，也会影响骨折的愈合。

思考题

1. 根据再生能力，细胞可分为哪几类？
2. 试述肉芽组织的组成成分及其功能。
3. 创伤愈合的类型有什么？各有什么特点？

（郝 雷）

第十七章

遗传与变异

第十七章数字资源

学习目标

1. 知识："遗传与变异"是一对矛盾，遗传决定了生命的延续和物种的稳定性；变异则是进化的源泉和动力。人类的遗传变异可以引起染色体病、单基因病及多基因病等。人类遗传变异是精准医学的基础。
2. 能力：根据人类遗传与变异、基因型与表型之间的关系，培养学生对遗传病的诊断、治疗和预防的基本能力和技能。对患者及家属的赋能、教育、辅导、帮助、心理疏导和情感支持是必要的基本功。
3. 素养：遗传在延续生命的同时可将致病性变异传递给后代，引起严重的遗传病，并可累及多个家庭成员。必须以"大爱无疆"的精神向遗传病患者及家属耐心解释遗传病发生的病因、诊断、预后、治疗、预防及传递给后代的风险，并给予婚育方面的指导。
4. 掌握："遗传与变异"的基本概念及其促进生命延续和进化的重要意义；人类遗传变异与疾病之间的关系、遗传异质性的概念，并作为理论基础指导临床应用。

第一节　人类的遗传与变异

人类具有繁衍后代、延续生命的特点，这就是遗传。然而人类在遗传的过程中出现子代与亲代的差异，这就是变异。遗传与变异是一对矛盾，它促进了生命的延续和进化。遗传与变异也受到环境因素的影响。

一、人类遗传决定了人类生命的延续和物种的稳定

人类和所有生物一样，能够繁衍与自己相似的后代。父亲通过精子将自己的核基因组的遗传物质传递给后代，母亲通过卵子将自己的核基因组和线粒体基因组的遗传物质传递给后代，让生命得以延续。"种瓜的瓜，种豆得豆"，遗传决定了亲代和子代的相似性，从而保持了物种的相对稳定性。例如，法医学的亲子鉴定就是根据亲代和子代 DNA 遗传标记或指纹等的相似性进行的。

Note

二、变异是人类进化的动力和遗传多样性的源泉

（一）差异性的原因

子代和亲代之间由于遗传具有相似性，又由于变异具有差异性。差异性主要由下列原因引起。

1．遗传因素 ①在减数分裂Ⅰ期同源染色体之间的交叉和互换；②在减数分裂Ⅰ期，非同源染色体随机组合到子细胞中；③精子和卵子的随机结合（随机受精）；④单基因遗传变异；⑤多基因遗传变异；⑥基因组变异；⑦染色体变异；⑧表观遗传学修饰等。

2．环境因素 ①自然选择；②机体自适应环境（例如海拔、气温等）；③物理因素；④生物因素；⑤某些药物。

（二）变异是人类进化的动力

变异是生物界的普遍现象，是人类进化的动力。变异使得人类改变了其原有的某些生物学特征，出现了新的遗传性状和表型性状。形态结构逐渐复杂和完善；生理功能逐渐专门化、精细化、效能提高；遗传信息量增加；对内环境调控的精确度提高，对外环境的适应性增加。例如，由脯氨酸羟化酶结构域蛋白 2 基因（prolyl hydroxylase domain protein 2，*PHD2*）的变异所形成的 *PHD2D4E/C127S* 单倍型呈高频率分布于居住在高原的藏族人群中。该单倍型的存在明显减少了 *PHD2* 与 p23 的相互作用，使 *PHD2* 对缺氧诱导因子（hypoxia inducible factor，HIF）通路的下调作用减弱。因此，*PHD2D4E/C127S* 单倍型是一个丧失功能的变异，导致 HIF 通路的激活增强。在缺氧的情况下，HIF-1α 激活了促红细胞生成素、葡萄糖转运蛋白、糖酵解途径中的相关酶及血管内皮细胞等，通过加强氧气交换和促进代谢产能以纠正缺氧，有利于藏族人群的高原适应。

（三）变异是产生人类遗传多样性的源泉

变异形成了人类的遗传多样性。例如，不同的人种具有不同的肤色、不同颜色的毛发、不同的酒精耐受量、不同的身高和对药物的不同反应性等。

三、对遗传与变异的研究促进了人类认识自我和改造自我

科学家们根据人类基因组中遗传与变异的特点，通过构建进化树和生物时钟等，获得了充分的遗传学证据，并结合大量考古学的发现，提出了“人类起源于非洲”的科学理论，促进了人类的自我认识。此外，在临床上如果发现亲代带有严重危害人类健康的致病性染色体畸变或基因变异，可以通过种植前遗传学诊断（preimplantation genetic diagnosis，PGD）技术，对着床前取胚胎的遗传物质进行分析，对胚胎是否患有相应的遗传病做出遗传学诊断。然后，筛选出正常的胚胎植入母亲的子宫，主动地减少或消除严重影响生命和健康的致病性遗传变异在后代中的传递，减少了患儿的出生。

第二节 人类的遗传变异与疾病发生的关系

一方面变异是人类进化的动力，是产生人类遗传多样性的源泉，另一方面致病性变异也是引起疾病的遗传学原因。人类遗传变异所引起的常见遗传病有染色体病、单基因遗传病、多基

因遗传病等。

一、染色体病

正常人的体细胞中有 46 条染色体，其中有 2 条性染色体。如果染色体的数目或结构发生致病性变异，则可引起染色体病（chromosome disorders），例如唐氏综合征（Down syndrome）（OMIM # 190685）（图 17-1）。

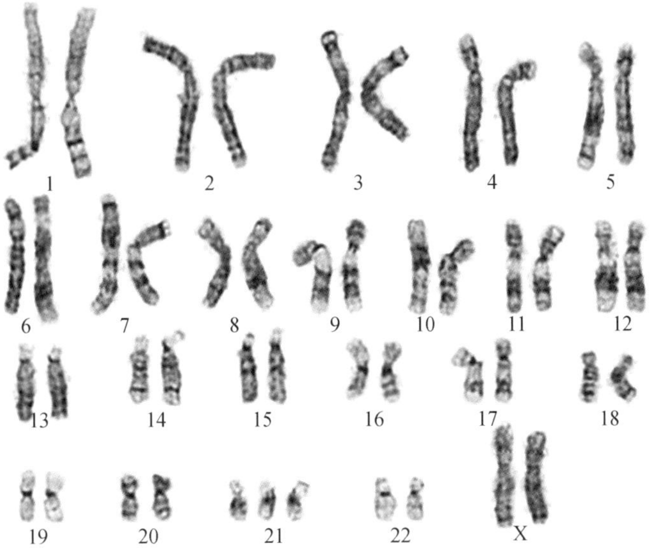

图 17-1　标准型唐氏综合征患者染色体核型

（一）唐氏综合征的遗传学发病机制

1866 年，Langdon Down 博士首次描述了唐氏综合征。1955 年，Lejeune 博士和他的同事们发现了这种疾病的原因是完全的或部分关键的 21 号染色体的三体形成。

1．标准型唐氏综合征（完全性 21 三体）形成的机制　21 号染色体在减数分裂期的不分离是产生完全性 21 三体、引起标准型唐氏综合征的遗传学基础。21 号染色体不分离可以是第一次减数分裂的同源染色体不分离或是第二次减数分裂的姐妹染色单体不分离，由此导致一个子细胞增多一条 21 号染色体，形成 21 号染色体的二体配子；而另一个子细胞缺少 21 号染色体，成为不能存活的 21 号染色体的缺体配子（图 17-1）。当 21 二体配子与正常配子结合后，生成完全性 21 三体，引起标准型唐氏综合征（图 17-2）。

2．嵌合型唐氏综合征形成的机制　若 21 号染色体不分离发生在受精后、合子细胞的第二次或第二次以后的有丝分裂期，可形成正常的 21 二体和异常的 21 三体的两种细胞群，引起嵌合型唐氏综合征（图 17-3）。患者的临床症状轻于标准型唐氏综合征患者。

3．易位型唐氏综合征形成的机制　当父母一方为 21 号染色体与另一近端着丝粒染色体的罗氏易位携带者时，其子女有 1/6 的概率为易位型唐氏综合征患者。罗氏易位是指两个近端着丝粒染色体在着丝粒或着丝粒附近断裂后，两条长臂在着丝粒处融合形成一条大的异常衍生染色体。两条短臂也融合形成一条小的异常衍生染色体，这条小的异常衍生染色体常在减数分裂时丢失。例如，14 和 21 号染色体在着丝粒处断裂后形成两条衍生染色体（图 17-4）。其中一条染色体由 14 和 21 号染色体的长臂在着丝粒处融合而成，几乎具有全部的遗传物质；而另一

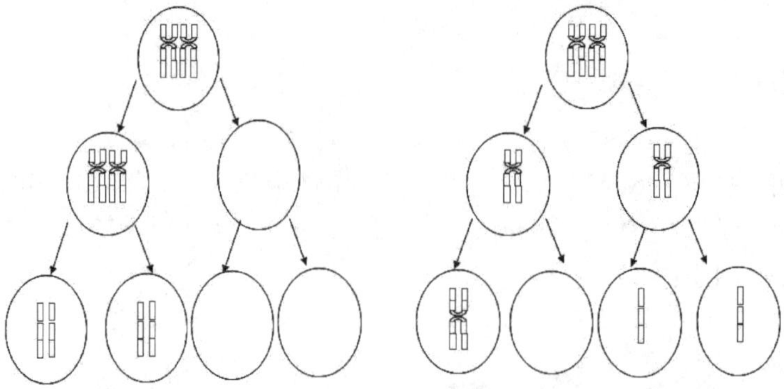

图 17-2 标准型唐氏综合征的发生机制

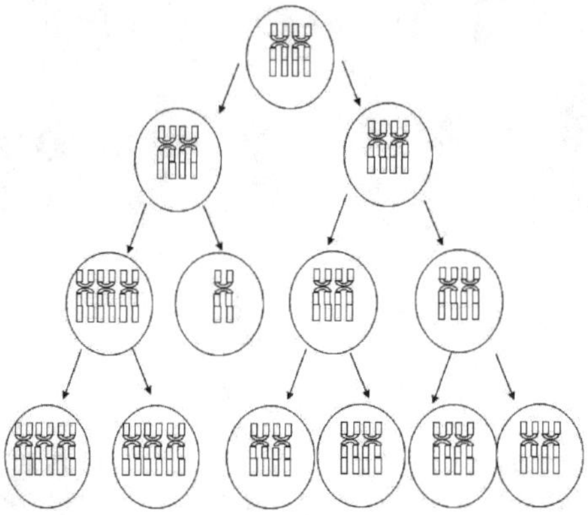

图 17-3 嵌合型唐氏综合征的发生机制

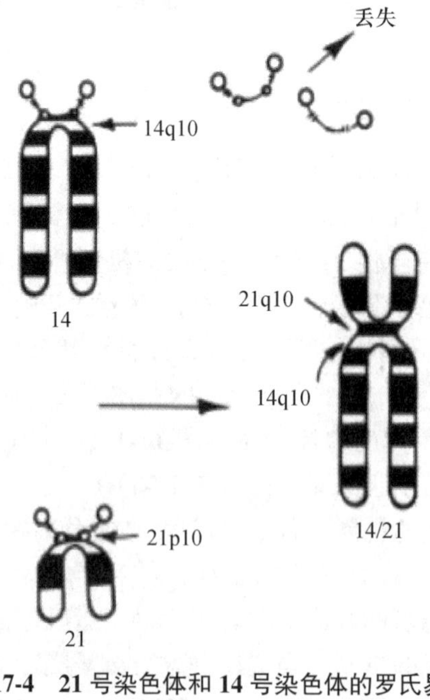

图 17-4 21 号染色体和 14 号染色体的罗氏易位

条小的衍生染色体则由 14 和 21 号染色体的短臂构成，由于没有着丝粒，在减数分裂时不能定向而丢失。又由于丢失的遗传物质很少，且几乎全由结构性异染色质组成，故这条由短臂构成的小衍生染色体的丢失一般不引起表型异常。但是在生成配子的减数分裂前期 I 的偶线期，这种平衡易位携带者的同源染色体进行联会时少了一条染色体，形成三价体（trivalent），生成 6

种配子：正常配子、14/21 平衡易位型配子、易位型 21 二体配子、21 缺体型配子、易位型 14 二体配子及 14 缺体型配子。后 3 种配子受精后不能存活，引起自然流产。14/21 平衡易位型配子与正常配子受精后，生出表型正常的 14/21 罗氏易位携带者。当易位型 21 二体配子与正常配子受精后，生出易位型唐氏综合征患儿。

（二）唐氏综合征的主要临床表现

1．面部特征　睑裂向上倾斜、内眦赘皮、眼间距增宽、小耳、低耳位、伸舌等。

2．智力发育迟缓　患者的 IQ 值在 20 ～ 60，平均为 40 ～ 50。

3．先天性畸形　心血管畸形、消化道畸形、肢体畸形、牙齿畸形等。

4．听力下降　双耳听力下降。

5．通贯掌　约 53% 患者有通贯掌。

（三）唐氏综合征的预防

提倡适龄生育，通过产前筛查、母血游离胎盘 DNA 检测、介入性产前诊断、种植前遗传学诊断、遗传咨询及加强孕期管理等，有效地降低唐氏综合征患儿的出生率。

1．产前筛查　通过 B 超及母亲血清中相关生化指标的筛查发现唐氏综合征高风险的胎儿。

2．母血游离胎盘 DNA 检测　在孕妇的外周血中含有游离的胎盘 DNA，可抽取孕妇静脉血，通过低深度二代测序技术对母血中游离的胎盘 DNA 进行分析，检出可疑患唐氏综合征的胎儿。这种方法的阳性预测值为 84.67%。

案例 17-1A

孕妇，37 岁，孕 23 周。经过母血游离胎盘 DNA 检测发现胎儿唐氏综合征高风险。孕期按规定产检，孕 12 周胎儿颈项透明膜（nuchal translucency，NT）1.6 mm；孕 21 周，胎儿三维超声检查未见异常。孕期无服药史及有害物接触史。曾于 5 年前足月顺产一女，健康。3 年前，于孕 8 周时自然流产一次，流产组织未行遗传学及病理学检测。夫妇双方体健，否认特殊病史、近亲结婚史及遗传病家族史。

案例背景：

案例发生在广东省佛山市三水区南山镇“不忘初心、牢记使命”主题教育义诊活动的现场。当孕妇夫妇接到上述母血游离胎盘 DNA 检测的结果后，丈夫准备次日带孕妇去医院终止妊娠。

问题：

（1）当孕妇及家属得知母血游离胎盘 DNA 检测结果提示胎儿唐氏综合征高风险，孕妇的丈夫拟次日带孕妇去医院终止妊娠。对此，你有何看法？为什么？

（2）当母血游离胎盘 DNA 检测发现胎儿唐氏综合征高风险时，下一步应该如何处理？为什么？

3．介入性产前诊断　对于患唐氏综合征高风险的胎儿需要通过介入性方法获取胎儿的遗传物质，在出生前对胎儿是否患有唐氏综合征做出诊断。孕 11 ～ 12 周可取绒毛，或孕 16 ～ 20 周行羊膜腔穿刺抽取羊水，或 20 周以后行脐静脉穿刺抽取脐带血进行胎儿染色体核型分析，这是目前诊断唐氏综合征的金标准。

Note

案例 17-1B

3 周以后，胎儿羊水细胞高分辨率染色体核型分析结果：46,XN（正常核型）。染色体微阵列分析结果：未检出染色体非整倍体及 100 kb 以上的致病性 CNVs（正常）。向孕妇及家属解释上述遗传学检查结果后，孕妇及其丈夫决定继续妊娠。

问题：

下一步是否需要对胎儿进行重点监测？为什么？

4．种植前遗传学诊断 若父母一方为 45,XX(XY),-14,-21,+ t(q14,q21) 罗氏易位的携带者，可以通过种植前遗传学诊断，降低易位型唐氏综合征患儿的出生率。

5．遗传咨询 是帮助人们理解和适应遗传因素对疾病的作用及其对医学、心理和家庭影响的沟通过程。

6．加强孕期管理 对患病孕妇或高危胎儿需加强孕期管理。

案例 17-1C

妊娠 28 周该孕妇出现妊娠糖尿病，及时予以控制血糖。每 2 周一次 B 超监测胎儿生长发育情况，均正常。同时，胎心及胎动监测正常。孕妇于 2021 年 4 月足月顺产一子，Apgar 评分满分。产后追踪至今，孩子健康活泼。

问题：

本案例全过程处理的重要理念是什么？医生所需要具备的基本素质是什么？

二、单基因遗传病

由单基因变异引起的遗传病称为单基因遗传病（single gene disorders），呈质量性状。疾病在向后代遗传的过程中遵循孟德尔遗传定律。目前已发现的单基因遗传病达 7000 多种，中国南方人群中常见的两种单基因遗传病是地中海贫血和 G6PD 缺陷症。

（一）地中海贫血

地中海贫血（thalassemia）是一种常染色体隐性遗传病，呈世界流行趋势，好发于地中海沿岸的国家和地区，如意大利、希腊、马耳他、塞浦路斯及东南亚各国。我国广西、广东和海南三省区为高发区。广西和广东地区 α 地中海贫血发生率为 23.98%，β 地中海贫血发生率为 11.07%。

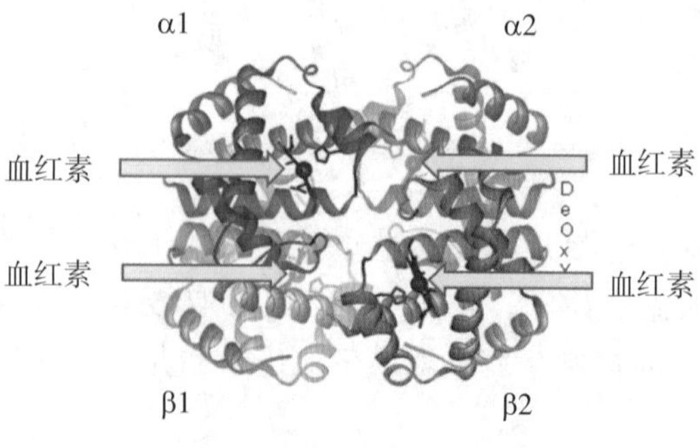

图 17-5 血红蛋白的四级结构

正常人的血红蛋白由 2 条 α 珠蛋白肽链（或类 α 链）和 2 条 β 链珠蛋白肽链（或类 β 链）所组成（图 17-5）。由于某种或某些珠蛋白肽链合成速率降低，造成一些肽链缺陷，另一些肽链相对多，出现肽链数量的不平衡，临床上出现溶血性贫血，称之为地中海贫血。

按照合成速率降低的珠蛋白肽链类型，可以把地中海贫血区分为多种不同的类型：①由于 α 珠蛋白基因变异导致 α 珠蛋白肽链合成异常的称为 α 地中海贫血

（α-thalassemia）（OMIM #604131）。目前已发现120多种α地中海贫血基因变异型，中国人群中最常见的基因型是 --SEA/αα。根据疾病的严重程度，α地中海贫血分为：缺失1个α基因的静止型、缺失2个α基因的轻型、缺失3个α基因的中间型（中间型还见于缺失型与α2基因点突变形成的复合杂合子）及缺失4个α基因的重型。重型α地中海贫血患者不能存活，可于23～38周胎死宫内或出生后死亡。部分中间型α地中海贫血的个体平时无临床症状，应激时需要输血；部分中间型的个体为输血依赖型α地中海贫血，靠输血维持生命。②由于β珠蛋白基因变异导致β链合成异常的称为β地中海贫血（β-thalassemia）（OMIM# 613985）。目前已发现400多种β地中海贫血基因变异型。根据疾病的严重程度，β地中海贫血分为轻型、中间型及重型，重型β地中海贫血患者需要靠输血维持生命。③γ链合成异常的称为γ地中海贫血，δ和β链合成减缺的称为δβ地中海贫血。

目前在我国，α及β地中海贫血的筛查是婚前及孕前的必检项目。α及β地中海贫血的产前诊断及种植前诊断已在临床广泛应用，有效地减少了重型α及β地中海贫血患儿的出生。重型β地中海贫血患者需要靠输血维持生命，也可以通过脐血造血干细胞或骨髓造血干细胞移植进行治疗。基因治疗也逐渐进入临床，不断有成功的案例报道，具有一定的应用前景。

知识拓展

β地中海贫血基因治疗的进展

重型β地中海贫血在临床上可表现为溶血性贫血、黄疸、肝脾大、髓外造血所引起的骨骼异常、发育不良等。输血依赖型β地中海贫血（transfusion-dependent β-thalassemia，TDT）患者可由于长期输血造成铁过载，铁离子贮积在心脏、肝、胰腺、脑垂体等重要器官，引起相应脏器的功能损伤，甚至引起危及生命的心力衰竭等并发症。干细胞移植受供体及最佳移植时间的限制，因此基因治疗具有一定的应用前景。应用基因编辑技术破坏+58 BCL11A红系增强子上的GATA1结合位点，诱导γ-球蛋白表达，是缓解*HBB*基因变异引起的β地中海贫血的一种有前途的治疗策略。在患者自体造血干细胞和祖细胞中，应用基因编辑技术抑制BCL11A增强子，然后回输到两名患者体内，其中一名患者携带β0/β0基因型，被归类为最严重的TDT类型。两名患者在治疗后的18个月内都实现了零输血，Hb分别从8.2和10.8 g/dl增加至15.0和14.0 g/dl。在骨髓细胞中的编辑持久性分别为85.46%及89.48%。单细胞转录组和indel模式的探索性分析提示：经基因编辑的外周血单个有核细胞的基因治疗无明显副作用。

（二）葡萄糖-6-磷酸脱氢酶缺陷症（glucose-6-phosphate dehydrogenase deficiency）（OMIM #300908）

葡萄糖-6-磷酸脱氢酶（glucose-6-phosphate dehydrogenase，G6PD）是戊糖磷酸途径的第一个限速酶，它催化葡萄糖-6-磷酸转换为葡萄糖酸-6-磷酸内酯，同时脱下的一对氢使氧化型的 $NADP^+$ 还原生成 $NADPH+H^+$。$NADPH+H^+$ 是体内清除过氧化氢的重要还原当量，是保护细胞膜等避免氧化性损伤的必要物质，也是体内脂肪酸合成、激素合成等多种代谢途径的供氢体。*G6PD*基因的变异导致G6PD缺陷症，在临床上包括蚕豆病、药物性溶血、新生儿溶血性黄疸、某些感染性溶血和慢性非球形细胞溶血性贫血。编码G6PD的基因定位在X染色体长臂2区8带（Xq28）（图17-6），包含13个外显子和12个内含子，全长20114 bp。

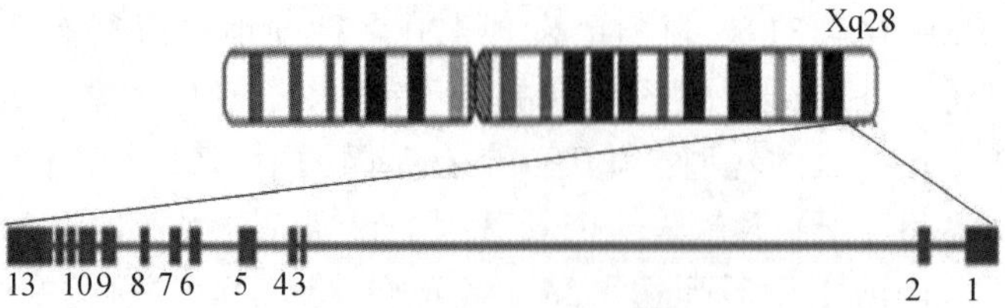

图 17-6 G6PD 基因定位

G6PD 缺陷症是最常见的一组人类酶缺陷病，全球范围内约有 4 亿人受累，尤其在热带和亚热带地区高发，中国广东、广西、云南及海南属于高发区。1952 年，杜顺德首报了 11 个在四川发现的“蚕豆病”病例。1961 年，杜传书率先在国内确定“蚕豆病”的病因是红细胞 G6PD 缺陷，蚕豆及蚕豆花粉为诱因。中国人群 G6PD 缺陷症的患病率为 0 ~ 17.4%，在不同民族群体中，G6PD 基因变异型没有民族异质性，但在等位基因频率上存在差异。以 c.1388 G > A、c.1376G > T、c.95A > G、c.871G > A 为主。G6PD 缺陷的 c.1388 G > A 等位基因在中国人群中具有抗疟选择优势。通过原子力显微镜结合球形探针在纳米级水平上检测红细胞膜表面杨氏模量发现，随着 G6PD 酶活性的降低，在应力不变的条件下，红细胞膜的弹性降低、变形性降低、僵硬，不利于裂殖子入侵红细胞，表现为红细胞恶性疟原虫的感染率下降。由于女性两条 X 染色体中的一条在胚胎早期失活，G6PD 缺陷女性杂合子的临床表型具有不同的表现度，在临床中应予以关注。

微整合

临床应用

中国人群 G6PD 缺陷症的预防

G6PD 缺陷症是中国南方高发的 X 连锁遗传病，患者发生急性溶血，若抢救不及时可致死。经过对中国人群 15 万人的 *G6PD* 基因结构、功能与表型的研究，发现中国人群中 70% 以上的 G6PD 缺陷者具有一定的同类底物利用率增强的代偿能力。在没有氧化性诱因的作用下，不会发生急性溶血。因此，群体预防采用“禁其所忌”的策略，避免进食蚕豆及其制品；禁服喹宁、水杨酸、磺胺类等药物；避免接触樟脑丸等可以有效地预防急性溶血的发生。婚前及孕前筛查可有效检出 G6PD 缺陷者，但不需要对 G6PD 缺陷的胎儿进行产前诊断。孩子出生后应采集新生儿的足跟血进行 G6PD 酶活性的检测，如果发现 G6PD 缺陷，及时治疗。终生采用“禁其所忌”的策略进行预防。

三、多基因遗传病

在环境因素的作用下，由多个变异的易感基因相互作用的累加效应超过阈值而引起的遗传病称为多基因遗传病，呈连续变异的数量性状。疾病在向后代遗传的过程中不遵循孟德尔遗传定律。多基因遗传病往往是一些常见病，例如原发性高血压、糖尿病、某些先天性心脏病、先天性巨结肠、阿尔茨海默病及唇腭裂等。现以原发性高血压为例说明。

（一）引起原发性高血压的环境因素

工作压力过大、精神紧张、饮食钠含量高、睡眠不足、肥胖、吸烟、饮酒和缺乏运动等因素与原发性高血压发病的风险增加有关。

（二）引起原发性高血压的遗传学基础

家系和双生子的研究表明，高血压的发生具有一定的遗传学基础。对人群大样本进行全基因组关联分析（GWS），现已发现超过 1477 个与原发性高血压的表型相关联的常见 SNPs，提供了这些易感基因的变异与高血压发病风险相关的证据。这些易感基因的变异通过肾对钠处理、血管收缩、分子信号通路异常改变等机制引起成人或儿童的原发性高血压。此外，表观遗传学也对原发性高血压的发生、发展起到重要作用。表观遗传现象是指致病相关基因的 DNA 序列本身没有改变，但基因表达发生变化，包括 DNA 甲基化、转录及翻译后的组蛋白修饰、非编码小分子核糖核酸等的调控。由于表观遗传在细胞分化、基因表达量及确保某些基因只在特定细胞类型中表达等生理过程中起重要作用，故表观遗传学也对原发性高血压的发生、发展起到重要作用。例如，血管紧张素Ⅱ受体Ⅰ基因的高度甲基化可引起收缩压和舒张压基线的升高。虽然表观遗传修饰是可以遗传的，但经过几代，也可以受到营养、医药、胎儿和环境因素的影响而发生逆转，导致高血压的遗传性发生改变。综上所述，原发性高血压的发生是由于基因之间复杂的相互作用、表观遗传和环境因素等综合影响的结果。因此，在本病的防治过程中需要据此制订精准的预防措施和降压治疗方案。

第三节　人类遗传变异与精准医学

一、人类遗传病的精准诊断

（一）人类遗传变异与遗传异质性

人类的遗传变异可以引起遗传病。不同的基因变异可以引起相同的遗传性状，出现相同的临床表型，这种现象称为遗传异质性。遗传异质性分为基因座遗传异质性和等位基因遗传异质性。基因座遗传异质性是指位于不同基因座的基因变异引起相同的遗传性状，出现相同的临床表型。例如，苯丙酮尿症（phenylketonuria，PKU）（OMIM #261600）是一种引起智力发育迟缓的常染色体隐性遗传性氨基酸代谢病，可由苯丙氨酸羟化酶（phenylalanine hydroxylase，PAH）缺陷或四氢生物蝶呤合成或循环利用过程中所需要的酶缺陷所致。这些酶的编码基因位于不同的基因座，但变异后可引起同一种疾病。等位基因遗传异质性是指在同一基因座上基因的不同等位基因变异引起相同的遗传性状，出现相同的临床表型。例如，至今已发现 900 多种 PAH 等位基因的变异可引起苯丙酮尿症。

（二）在精准医学中遗传异质性与精准诊断的应用及意义

由于遗传异质性的存在，遗传病的基因诊断必须是精准诊断。例如，PKU 的症状前基因诊断及产前基因诊断对患者的早期治疗、降低 PKU 患儿的出生率、降低致残率等都具有重要意义。有一出生 10 天的新生儿，PKU 筛查阴性。父亲为 PAH L333F 携带者，母亲为 PAH E390G 携带者，其姐姐为 PAH L333F/E390G PKU 患者。经过精准基因诊断，该新生儿也为 PAH L333F/E390G PKU 复合杂合子的患者，否定了 PKU 筛查的阴性结果。由于及时的治疗，避免了患儿智力发育迟缓和精神发育障碍所致的终身残疾。

Note

二、人类遗传病的精准治疗

由于遗传异质性的存在，遗传病的基因治疗是精准治疗。

（一）人类遗传变异决定了遗传病精准治疗的重要性

由于致病性基因变异引起了相应的遗传病，又由于遗传异质性的存在，因此通过定点对变异的基因进行原位修复的精准治疗策略在遗传病的基因治疗中扮演着重要的角色。

（二）遗传病精准治疗的应用及进展

镰状细胞贫血（sickle cell disease，SCD）（OMIM ＃ 603903）是一种常染色体显性遗传性疾病。在撒哈拉以南非洲、地中海盆地、中东和印度高发。每年约有 30 万 SCD 患儿出生，估计到 2050 年会增加到每年约 40 万 SCD 患儿出生。

镰状细胞贫血是因 β 珠蛋白基因缺陷所引起的疾病。纯合子患者 β 珠蛋白基因的第 6 位密码子由正常的 GAG 变异为 GTG，使其编码的 β 珠蛋白 N 端第 6 位氨基酸由正常的谷氨酸变成了缬氨酸，形成镰状红细胞。镰变的红细胞引起血液黏性增加，易形成血栓，使微细血管栓塞，造成散发性的组织局部缺氧，甚至坏死，产生致死性急性胸部综合征、肌肉骨骼痛、腹痛等痛性危象。同时镰状红细胞的变形能力降低，通过狭窄的毛细血管时，不易变形通过，挤压时易破裂，导致溶血性贫血。因 SCD 发病率及死亡率高，严重影响人类健康，故成为基因治疗的重点遗传病。而对该病的基因治疗需要进行精准的基因修正（gene correction），使变异的 β 珠蛋白基因的第 6 位密码子由 GTG 恢复成正常的 GAG。SCD 的精准治疗应用基因编辑技术 CRISPR/Cas9 修正成人 SCD 患者的诱导多能干细胞（induced pluripotent stem cells，iPSCs）。经 CRISPR/Cas9 技术校正的干细胞能够分化为红细胞，并产生正常的 β 珠蛋白。为提高修正的效率，应用核糖核酸蛋白（RNP）复合物，其中包括 Cas9 蛋白、未经修饰的 sgRNA 和单链 DNA 寡核苷酸供体（ssODN），实现了人造血干 / 祖细胞（hematopoietic stem/progenitor cells，HSPC）中 SCD 变异的有效替换。来自 SCD 患者的被纠正了的 HSPC 产生的血红蛋白、RNA 和蛋白质较少，当其分化为红细胞时，野生型血红蛋白也相应增加，实现了 SCD 的精准治疗。

思考题

1．为何说变异是人类进化的动力？请举一个例子加以说明。
2．试述标准型唐氏综合征的遗传学发病机制。
3．为何 G6PD 缺陷症高发区与疟疾流行区一致？
4．如何降低输血依赖型 β 地中海贫血患儿的出生率？

（蒋玮莹）

第十八章

肿瘤的发生

第十八章数字资源

学习目标

1. **知识**：熟记肿瘤的概念、形态、命名原则，理解肿瘤的分化和异型性、生长与扩散等生物学特性，描述癌前疾病、异型增生及原位癌，区分肿瘤性增生与非肿瘤性增生、良性肿瘤与恶性肿瘤、癌与肉瘤，评价肿瘤对机体的影响，解释肿瘤的病因与发病机制。
2. **能力**：认识肿瘤发生的共同规律及危险因素，提高对常见肿瘤良恶性、生物学行为、预后的初步鉴别分析能力，培养正确的逻辑思维和唯物辩证观，促进肿瘤预防与康养理念的建立，加强肿瘤防治科普宣讲能力。
3. **素养**：培养科学严谨的学习态度，倡导健康的生活方式，保护环境，树立大卫生、大健康的观念，弘扬家国情怀，塑造高尚的职业道德和良好的职业素养。
4. **掌握**：肿瘤的概念、形态、分化和异型性、命名原则、生长与扩散、肿瘤对机体的影响；癌前病变、异型增生、原位癌的概念；鉴别肿瘤性增生和非肿瘤性增生、良性肿瘤和恶性肿瘤、癌和肉瘤。

肿瘤（tumor，neoplasm）是一类常见病和多发病，其中恶性肿瘤严重危害着人类生命与健康，已成为全球最大的公共卫生问题。所有的恶性肿瘤统称为癌症（cancer），据世界卫生组织国际癌症研究机构（IARC）发布的2020年全球最新癌症负担数据显示，全球新发癌症病例1929万例，乳腺癌取代肺癌，成为全球发病第一的癌症，但肺癌仍是造成全球范围内死亡人数最多的癌症。我国新发癌症457万人，常见的癌症为肺癌、结直肠癌、胃癌、乳腺癌、肝癌、食管癌、甲状腺癌、胰腺癌、前列腺癌、子宫颈癌等。

肿瘤的发生发展机制十分复杂，随着科学的发展和研究的深入，对肿瘤的病因学、发病学、分子生物学的认识及肿瘤的诊疗都取得了较大进展，但迄今对肿瘤的本质及环境等因素的影响尚未完全阐明，恶性肿瘤新发病例仍持续上升并呈年轻化趋势，肿瘤的防治工作任重而道远，因此正确认识肿瘤，对预防肿瘤、早期正确诊疗肿瘤及肿瘤康复具有十分重要的意义。

第一节　肿瘤的概念

肿瘤是机体在各种致瘤因素作用下，局部组织的细胞在基因水平上失去对其生长的正常调控，导致克隆性异常增生而形成的新生物。这一过程称为肿瘤形成（neoplasia）。这种导致肿瘤形成的异常增生称为肿瘤性增生，常表现为局部肿块，但有些肿瘤不一定形成肿块（如白血病)。另外，在某些生理状态下或者在损伤修复和炎症等病理状态下，机体细胞或组织常有增生，甚至可以形成“肿块”，但其并非真正的肿瘤，这种增生称为非肿瘤性增生，也称反应性增生。肿瘤性增生与非肿瘤性增生有着本质的区别。

肿瘤性增生一般是单克隆性的，是由单个发生了肿瘤性转化的亲代细胞经过反复分裂繁殖产生的子代细胞组成的肿瘤细胞群。肿瘤细胞在不同程度上失去了分化成熟的能力，呈现异常的形态、代谢和功能；肿瘤细胞生长旺盛，具有相对自主性，即使致瘤因素消除，肿瘤仍能持续生长，提示肿瘤细胞的遗传异常可以传给其子代细胞。这种肿瘤性增生不受机体调控，与机体需要不协调。

非肿瘤性增生一般是多克隆性的，即增生过程产生的细胞群来自不同亲代细胞衍生而来的子代细胞。增生的细胞或组织能够分化成熟，具有正常的形态、代谢和功能。这种增生有自限性，原因一旦消除后便不再继续，受机体调控，是机体所需要的。

知识拓展

肿瘤学发展史概述

人类发现肿瘤的历史悠久，已有三千多年。人类自从发现肿瘤至今一直对肿瘤的发生、发展及转归不断深入研究，形成了肿瘤学。肿瘤学不仅成为一门独立的学科，并已形成若干分支，如肿瘤免疫学、肿瘤病理学、肿瘤药理学、肿瘤遗传学、肿瘤病因学、肿瘤预防学、肿瘤治疗学、肿瘤流行病学、分子肿瘤学、实验肿瘤学、临床肿瘤学、放射肿瘤学等。目前世界上成立了抗癌联盟、抗癌协会、协作中心以及各种专业委员会。研究领域也逐渐扩大，涉及物理、化学、生物、天文、地理等，肿瘤的研究和临床实践也日益深入，手术治疗、药物治疗、生物治疗、靶向治疗、免疫治疗、综合治疗等均有突破。

第二节　肿瘤的形态

肿瘤形态可在一定程度上反映肿瘤的生物学特性，有助于肿瘤类型的判断和良恶性肿瘤的鉴别。

一、肿瘤的大体形态

大体形态学观察可描述肿瘤的重要方面，肉眼观察时，应注意肿瘤的数目、大小、形状、颜色、质地等，这些信息有助于判断肿瘤的性质和类型。

1. 数目　肿瘤数目不等，通常为一个（单发瘤），比如消化道的癌，多为单发；有时为多个（多发瘤），如多发性子宫平滑肌瘤和神经纤维瘤病，可以多达数十到数百个。

2. 大小　肿瘤大小不一，小者微小，甚至只有在显微镜下才能发现，如原位癌、微小癌；大者巨大，可达数千克乃至数十千克，如发生在卵巢的囊腺瘤。肿瘤的大小与发生部位、生长时间和肿瘤的良恶性等有关。生长于体表或较大体腔（如腹腔）内的肿瘤有时可长得很大；生长于密闭的狭小腔道（如颅腔、椎管）内的肿瘤由于较早出现症状和体征，一般较小。良性肿瘤一般生长慢，生长时间长，有机会体积很大；而恶性肿瘤生长迅速，可出现明显的临床表现，常较快发生转移甚至致死，故体积未必很大。一般而言，恶性肿瘤的体积越大，转移的可能也越大。对于有些类型的肿瘤，体积大小也是判断其良恶性的重要指标。

3．形状　肿瘤的形状多样，因组织来源、发生部位、生长方式和良恶性的不同而异。生长于体表和空腔脏器的肿瘤常突出于皮肤或黏膜表面，呈息肉状、绒毛状、乳头状、蕈伞状或菜花状等；生长于器官内和深部组织的肿瘤多呈结节状、分叶状或囊状等；恶性肿瘤因其浸润性生长，常呈浸润性包块状、弥漫性肥厚状、蟹足状或树根状，肿瘤表面坏死脱落可呈溃疡状等（图 18-1）。

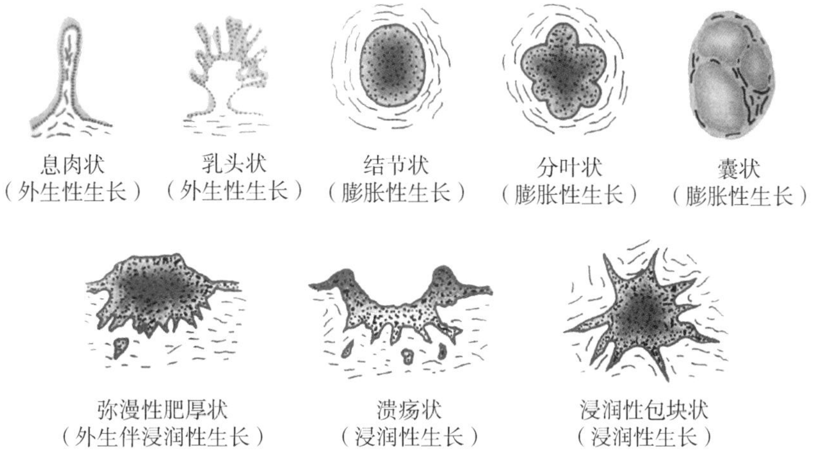

图 18-1　肿瘤形状和生长方式模式图

4．颜色　肿瘤的颜色取决于肿瘤的组织来源、产物及其有无继发改变等。良性肿瘤的颜色多近似于其来源的正常组织，如脂肪瘤呈黄色，纤维瘤呈灰白色，血管瘤多呈红色。有些肿瘤产生色素，如黑色素瘤细胞产生黑色素，可使肿瘤呈黑色。恶性肿瘤切面多呈灰白或灰红色，当继发如变性、坏死、出血等改变时，可使肿瘤原来的颜色发生改变时，如肾癌可呈多彩状等。

5．质地　肿瘤的质地与肿瘤的类型、肿瘤实质与间质的比例以及有无继发改变等有关。如骨瘤质地坚硬，脂肪瘤质地较软，纤维瘤和平滑肌瘤质地较韧。实质多于间质的肿瘤一般较软，反之则较硬；肿瘤继发坏死时常变软，继发钙化或骨化时则变硬。

另外，还应注意肿瘤发生的部位以及肿瘤与周围组织的关系。

机体的任何组织器官几乎都可能发生肿瘤，但常见肿瘤多有一定的好发部位，例如食管癌好发于食管中段、胃癌好发于胃窦部、大肠癌好发于直肠、膀胱癌好发于膀胱三角、子宫颈癌好发于宫颈鳞状上皮与柱状上皮交界处、骨肉瘤好发于长骨的干骺端等，了解肿瘤的好发部位，有利于对肿瘤的预防和诊疗。

良性肿瘤常有完整的包膜，与周围组织分界清楚，容易手术切除；恶性肿瘤无包膜或包膜不完整，也可推挤周围组织形成假包膜，多向周围组织浸润生长，边界不清，手术时应扩大切除范围，减少复发。

二、肿瘤的组织形态

肿瘤的组织形态复杂多样，是肿瘤组织病理诊断的基础。几乎所有肿瘤的组织都可分为实质和间质两部分。

1．实质（parenchyma） 肿瘤的实质由肿瘤细胞构成，是肿瘤的特异性成分，也是判断肿瘤组织来源、分化程度，进行命名、分类和组织学诊断的主要依据。不同肿瘤具有不同的实质，大多数肿瘤只含一种实质成分，但少数肿瘤可含有两种或多种实质成分，如畸胎瘤等。

2．间质（stroma） 肿瘤的间质主要由结缔组织和血管构成，还可见淋巴管及数量不等的免疫细胞浸润，不具有特异性，对实质起着支持和营养作用。肿瘤间质构成的微环境对肿瘤细胞的生长、分化和迁移具有重要意义。

第三节 肿瘤的分化与异型性

分化（differentiation）在胚胎学中指幼稚或原始细胞发育为成熟细胞的过程。肿瘤的分化是指肿瘤细胞与其来源的正常组织细胞的相似之处，相似的程度称为肿瘤的分化程度。分化程度高或分化好，表明肿瘤的形态和功能比较接近其来源的正常组织，组织细胞成熟度高；分化程度低或分化差，表明二者相似性小，组织细胞成熟度低。如果一个肿瘤缺乏与正常组织的相似之处，分化极差，以致无法判断其分化方向，称为未分化肿瘤。

肿瘤无论在组织结构还是细胞形态上都与其来源的正常组织有不同程度的差异，这种差异称为异型性（atypia）。

肿瘤异型性的大小反映了肿瘤的分化程度。二者呈负相关，肿瘤异型性越小，表示与起源组织越相似，分化程度越高，恶性程度就越低；反之，肿瘤异型性越大，表示与起源组织差异越大，分化程度越低，恶性程度就越高。有些恶性肿瘤细胞主要由未分化细胞构成，异型性显著，称为间变性肿瘤，多为高度恶性的肿瘤。

异型性大小是诊断肿瘤、区别肿瘤良恶性以及判断肿瘤恶性程度和分级的主要组织学依据。

肿瘤的异型性包括组织结构异型性和细胞异型性。

一、组织结构异型性

肿瘤组织在空间排列方式上与其来源的正常组织存在的差异称为肿瘤的组织结构异型性。无论良恶性肿瘤，在组织结构上均有不同程度的异型性。

良性肿瘤细胞异型性一般较小，因此诊断良性肿瘤主要依据其组织结构的异型性。如皮肤乳头状瘤的瘤细胞与正常鳞状上皮相似，只是其排列与正常组织不同，呈含有纤维脉管轴心的乳头状。恶性肿瘤的组织结构异型性更为明显，表现为瘤细胞排列紊乱，层次增多，失去正常的排列结构或极向，如鳞状细胞癌，形成癌巢，细胞排列失去极性，与正常鳞状上皮结构差异更大。

二、细胞异型性

良性肿瘤分化程度较高，细胞异型性小，恶性肿瘤常有明显的细胞异型性，主要表现如下。

1．肿瘤细胞的多形性 恶性肿瘤细胞通常比起源的正常细胞大，且大小不一，形态各异，有时出现瘤巨细胞。也有少数分化差的恶性肿瘤，瘤细胞小而一致，多呈圆形，密集分布，如肺小细胞癌。

2．肿瘤细胞核的异型性 这是恶性肿瘤最重要的形态特征。①核的多形性：核大，体积一般较正常细胞核大；深染，由于核内 DNA 增多，核染色加深，核染色质呈粗颗粒状，分布不均，常堆于核膜下，使核膜增厚；形态不一，可出现双核、多核、巨核或畸形核。②核质比增大［正常为 1∶(4 ~ 6)，恶性肿瘤细胞则接近 1∶1］。③核仁明显，体积大，数目增多。④核分裂象增多，出现病理性核分裂象，如不对称、顿挫性或多极性核分裂等，对诊断恶性肿瘤具有重要价值。

3．肿瘤细胞质的改变 恶性肿瘤细胞多因核蛋白体增多而呈嗜碱性。有些肿瘤细胞质内可产生异常分泌物或代谢产物（如黏液、激素、脂质、糖原、角蛋白和色素等）而具有不同特点，有助于肿瘤组织来源的判断。

第四节 肿瘤的命名与分类

肿瘤的命名与分类是肿瘤诊疗规范的重要保证。

一、肿瘤的命名

肿瘤种类繁多，命名复杂。一般根据其组织来源以及生物学行为来命名，但也有部分肿瘤命名未遵循此原则。

（一）肿瘤命名的一般原则

1．良性肿瘤的命名 一般在组织或细胞类型的名称后加“瘤”字。如平滑肌来源的良性肿瘤命名为平滑肌瘤，腺上皮来源的良性肿瘤命名为腺瘤等。有时结合肿瘤形态加一些描述性词语，如结肠息肉状腺瘤、肝海绵状血管瘤、卵巢浆液性乳头状囊腺瘤等。

2．恶性肿瘤的命名

（1）癌（carcinoma）：上皮组织来源的恶性肿瘤统称为癌。命名方式是在其来源组织名称后加“癌”字，如来源于鳞状上皮的恶性肿瘤称为鳞状细胞癌，来源于腺上皮的恶性肿瘤称为腺癌等。由腺癌和鳞癌两种成分构成的癌称为腺鳞癌。有时结合其形态特点进行命名，如乳头状囊腺癌等。

（2）肉瘤（sarcoma）：间叶组织来源的恶性肿瘤统称为肉瘤。间叶组织包括纤维组织、脂肪组织、肌肉组织、骨组织、软骨组织、脉管等。命名方法是在其来源组织后加“肉瘤”二字，如纤维肉瘤、脂肪肉瘤、骨肉瘤等。

有少数肿瘤中既有癌的成分又有肉瘤的成分，命名为癌肉瘤。真正的癌肉瘤罕见，多数为肉瘤样癌，即形态结构类似肉瘤的上皮组织来源的恶性肿瘤。

癌症不等同于癌，泛指所有恶性肿瘤，包括癌和肉瘤。

（二）肿瘤命名的特殊情况

由于历史原因，有少数肿瘤名称已经约定俗成，不完全依照上述一般原则命名。

1．母细胞瘤 有些肿瘤的形态类似发育过程中的某些幼稚细胞或组织，采用“母细胞瘤”来命名，多数为恶性，如肾母细胞瘤、神经母细胞瘤、视网膜母细胞瘤等；少数为良性，如骨母细胞瘤、软骨母细胞瘤和脂肪母细胞瘤等。

2．在肿瘤名称前冠以“恶性” 有些恶性肿瘤既不以癌命名，也不以肉瘤命名，而采用在肿瘤名称前加“恶性”来命名，如恶性脑膜瘤、恶性黑色素瘤、恶性淋巴瘤、恶性间皮瘤等。

3．以“病”或“瘤”命名的恶性肿瘤 如白血病、蕈样霉菌病、精原细胞瘤、骨髓瘤等，虽称为“病”或“瘤”，实际上皆为恶性肿瘤。

4．以人名命名的恶性肿瘤 有些肿瘤是以最初描述或研究者的名字来命名，如尤因（Ewing）肉瘤、霍奇金（Hodgkin）淋巴瘤。

5．以肿瘤细胞的形态命名 如透明细胞癌、燕麦细胞癌、印戒细胞癌等。

6．瘤病 常用于多发性或在局部呈广泛弥漫性生长的良性肿瘤，如神经纤维瘤病、脂肪瘤病、血管瘤病等。

7．畸胎瘤 由性腺或胚胎剩件中的全能细胞发生的肿瘤，常发生于性腺，一般含有两个以上胚层的多种成分，结构混乱，分为良性（成熟畸胎瘤）和恶性（不成熟畸胎瘤）。

需要注意的是病理学上有些病变称为“瘤”，但本质上并非肿瘤，如动脉瘤、室壁瘤、创伤性神经瘤等。

二、肿瘤的分类

肿瘤的分类主要以组织来源、细胞类型和生物学行为为依据，是肿瘤正确诊疗、判断预后和肿瘤研究工作的基础。通常根据肿瘤的组织来源，如上皮组织、间叶组织、淋巴造血组织、神经组织和其他组织等分类。每类又根据其分化程度和生物学行为，分为良性肿瘤与恶性肿瘤，有些类别中还存在恶性潜能未定或交界性肿瘤。近年来，随着对肿瘤发生发展分子机制的研究深入，WHO最新版的各器官肿瘤分类不仅以病理学改变为基础，还结合临床表现、免疫表型、分子遗传学改变等特征确定了新的分类标准，在医学实践工作中有着重要的作用。

知识拓展

常见肿瘤类型

由上皮组织发生的肿瘤最为常见。上皮组织包括被覆上皮、腺上皮和导管上皮等。上皮组织肿瘤又分为良性和恶性上皮组织肿瘤。上皮组织良性肿瘤包括发生于鳞状上皮、尿路上皮等被覆上皮的乳头状瘤和发生于腺上皮的腺瘤；人体的恶性肿瘤大部分来源于上皮组织，因此癌对人体的危害也更大，常见类型有鳞状细胞癌、腺癌、基底细胞癌及尿路上皮癌等。间叶组织肿瘤的种类很多，包括来源于脂肪组织、血管和淋巴管、平滑肌、横纹肌、纤维组织、骨组织等的肿瘤。骨肿瘤以外的间叶组织肿瘤又常称为软组织肿瘤。间叶组织肿瘤中，良性的相对比较常见，而恶性肿瘤（肉瘤）较少见。

第五节　肿瘤的生长和扩散

案例 18-1

患者，女，65 岁，胃部不适 4 年余，近半年来逐渐出现疼痛加剧，饱胀不适，偶有呕血、黑便，消瘦，贫血，来院就诊。查体：左锁骨上触及肿大的无痛淋巴结，质硬、固定；腹部稍膨隆，腹水阳性。超声检查：肝内多发结节，大网膜及肠系膜上见多个大小不等的结节，双侧卵巢肿大。胃镜检查：胃窦部小弯侧见一 4 cm×3 cm 溃疡。直肠镜检：无明显异常。肛门指诊：直肠前凹触及核桃大小肿块。腹水脱落细胞学检查：血性，查见恶性肿瘤细胞。

初步诊断：原发性胃癌（溃疡型）合并多发转移。

问题：

1．试述诊断依据。

2．结合案例讨论肿瘤的生长方式及扩散途径。

3．肿瘤对机体有何影响？试述肿瘤的三级预防。

具有局部浸润和远处转移能力是恶性肿瘤最重要的生物学特点，也是威胁患者生命与健康的主要原因。因此对肿瘤生长和扩散的生物学特性的研究已成为肿瘤学的重要内容。

一、肿瘤的生长

肿瘤的生长以瘤细胞不断分裂增生和凋亡减慢为基础。良性肿瘤与恶性肿瘤在生长速度和生长方式上有很大差异，这对判断肿瘤的良、恶性有一定意义。

（一）肿瘤的生长速度

不同肿瘤的生长速度差异很大。影响肿瘤生长速度的因素有肿瘤细胞倍增时间、生长分数、肿瘤细胞的生成与凋亡比例等生长动力学因素，主要取决于生长分数和肿瘤细胞的生成与凋亡比例，而与倍增时间关系不大。良性肿瘤一般生长较缓慢，生长时间可长达数年甚至数十年；恶性肿瘤生长较快，特别是分化差的恶性肿瘤，可在短时间内形成明显的肿块，并由于血管形成及营养相对不足，易发生坏死、出血等继发改变；当一个生长缓慢的良性肿瘤短期内体积迅速增大时，应考虑恶性变的可能。

（二）肿瘤的生长方式

肿瘤的生长方式主要有 3 种。

1．膨胀性生长（expansive growth）　是大多数良性肿瘤的主要生长方式，肿瘤多呈结节状、分叶状，生长缓慢，周围常有完整的包膜，随着瘤体增大，推挤压迫周围组织，与周围组织分界清楚。有包膜的肿瘤触诊时常常可以推动，手术易摘除，不易复发。

2．外生性生长（exophytic growth）　发生在体表、体腔或管道腔面（如消化道等）的肿瘤，常向表面生长，形成突起的乳头状、息肉状、蕈状或菜花状肿物。良性肿瘤和恶性肿瘤均可采取这种生长方式，但良性肿瘤为单纯的外生性生长，恶性肿瘤在外生的同时基底部常有浸润。

3．浸润性生长（invasive growth） 为大多数恶性肿瘤的生长方式。肿瘤细胞长入并破坏周围组织（包括组织间隙、淋巴管或血管），如树根状、蟹足状生长，这种现象称为浸润。浸润性肿瘤常无包膜，与周围组织分界不清。触诊瘤体固定，活动度小，手术不易彻底切除，术后易复发。因此，临床上对恶性肿瘤常采取扩大范围手术切除加放疗、化疗、靶向治疗等综合性治疗措施，以减少复发。

二、肿瘤的扩散

良性肿瘤通常在原发部位生长增大，不扩散。肿瘤的扩散是恶性肿瘤最重要的生物学特征之一。恶性肿瘤不仅可以在原发部位继续生长，累及邻近器官或组织，而且还可以通过多种途径扩散到身体其他部位。

（一）扩散的机制

肿瘤的扩散机制十分复杂，目前尚未完全阐明。以癌为例，大体可归纳为三个阶段。

1．癌细胞间黏附力的改变 正常上皮细胞表面有各种细胞黏附分子相互作用，有助于细胞黏附在一起，阻止细胞移动。癌细胞表面黏附分子减少，使细胞彼此容易分离、迁移，进一步与基膜黏着并突破基膜，启动局部浸润。

2．细胞外基质的降解 细胞外基质是阻挡瘤细胞侵袭的屏障，主要成分有各型胶原、纤维连接蛋白、层粘连蛋白（laminin，LN）和蛋白多糖等。肿瘤细胞与细胞外基质成分黏附后，直接分泌或诱导间质细胞释放各种蛋白水解酶，降解细胞外基质，使基膜局部缺损，有助于癌细胞通过。

3．癌细胞的迁移 癌细胞借助阿米巴样运动方式从基膜缺损处移出。癌细胞产生自分泌移动因子，如肝细胞生长因子等，可介导癌细胞运动。癌细胞穿过基膜后，进一步溶解结缔组织，在间质中移动，并不断诱生血管形成和肿瘤生长。当其到达血管壁时，又以类似的方式穿过血管的基膜进入血管，发生浸润和转移。

（二）扩散途径

1．直接蔓延（direct spread） 随着恶性肿瘤不断长大，肿瘤细胞常常沿着组织间隙、淋巴管、血管或神经束衣连续不断地浸润生长，侵袭、破坏邻近的组织或器官，并继续生长，这种现象称为直接蔓延。如晚期子宫颈癌可向两侧直接蔓延到宫旁或盆壁组织，或向前后侵及膀胱和直肠。直接蔓延可导致癌灶扩大，造成癌性粘连，增加手术切除的难度，并为转移创造条件。

2．转移（metastasis） 恶性肿瘤细胞从原发部位侵入血管、淋巴管或体腔，被带到其他部位继续生长，形成与原发瘤同种类型肿瘤的过程称为转移。所形成的肿瘤称为转移瘤或继发瘤。原发部位的肿瘤称为原发瘤。转移是恶性肿瘤特有的生物学行为，良性肿瘤一般不转移，只有恶性肿瘤才发生转移，但并非所有恶性肿瘤都会发生转移。例如发生在皮肤的基底细胞癌，多在局部浸润，很少发生转移。常见转移途径有以下 3 种。

（1）淋巴道转移：是癌常见的转移途径。癌细胞首先侵入淋巴管，随淋巴液引流到局部淋巴结，形成淋巴结内转移癌（图 18-2）。如发生于外上象限的乳腺癌首先转移到同侧腋窝淋巴结，肺癌首先转移到肺门淋巴结。肿瘤细胞进入淋巴结后，首先到达边缘窦，以后逐渐累及整

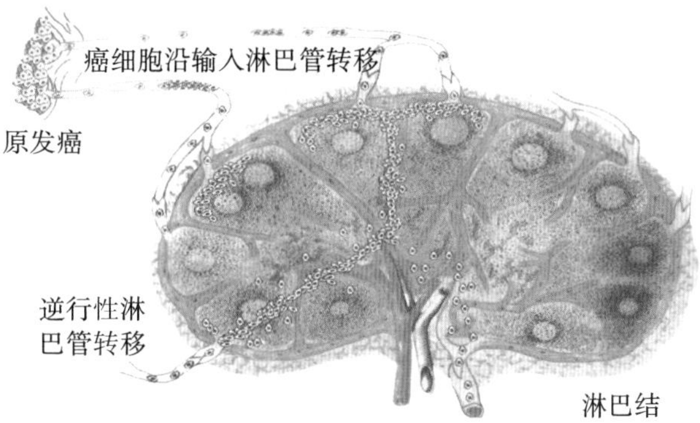

图 18-2　肿瘤的淋巴道转移模式图

个淋巴结，使受累淋巴结肿大，质地变硬，切面常呈灰白色，侵出被膜后可使多个相邻淋巴结相互融合成团块。局部淋巴结转移后可依次累及下一站及远处各组淋巴结，晚期可经胸导管进入血流，进而发生血道转移。有时因局部淋巴窦或淋巴管阻塞，可发生跳跃式或逆行淋巴引流的转移。在临床上最常见的癌转移淋巴结是左锁骨上淋巴结（Virchow 淋巴结），称为锁骨上浸润，其原发部位多位于肺和胃肠道。有时癌症患者局部淋巴结肿大，也不一定是癌转移，有可能是淋巴结反应性增生。

（2）血道转移：是肉瘤转移的重要途径。癌也可发生血道转移。瘤细胞侵入血管后，可随血流到达远处的器官，继续生长，形成转移瘤。由于静脉壁薄，管内压力低，故瘤细胞多经静脉入血，少数亦可经淋巴管入血。瘤细胞侵入脉管后，可继续增殖，但并非都能够迁徙至其他器官形成新的转移瘤。大多数单个肿瘤细胞受机体免疫反应攻击、缺血等因素的影响而死亡，仅少数能逃脱免疫监视存活下来，被血小板和纤维蛋白凝集成团形成瘤栓，随血流运行栓塞于小血管内，与栓塞处的血管内皮细胞黏附，然后穿过血管内皮和基膜，形成新的转移瘤。转移瘤还可再次经血道发生广泛转移，这是癌症难以根治和导致患者死亡的主要原因。

血道转移途径与栓子运行途径相似。侵入体静脉的瘤细胞经右心到肺，常在肺内形成转移瘤，如绒癌的肺转移；侵入肺静脉的肿瘤细胞，经左心随主动脉血流到达全身各器官；侵入门静脉系统的瘤细胞，首先发生肝转移；侵入胸、腰、骨盆静脉的瘤细胞可通过吻合支进入脊椎静脉丛，转移到脊髓和脑，如前列腺癌可经此途径转移到脊椎，进而转移至脑，而不伴有肺转移。恶性肿瘤可以通过血道转移累及许多器官，因为肺和肝分别汇集体静脉和门静脉的血液，所以肺和肝是肿瘤转移最常累及的器官。临床上判断有无血道转移，以确定患者的临床分期和治疗方案时，应做肺、肝等重要脏器的影像学检查。

形态上，血道转移瘤的特点为多个散在分布、接近器官表面的圆形结节，边界清楚。有时由于瘤结节中央出血、坏死而凹陷，可形成所谓“癌脐”。

（3）种植性转移：当体腔内器官的恶性肿瘤蔓延至器官表面时，瘤细胞可脱落，并像播种一样种植于体腔其他器官的表面，继续生长，形成多个转移瘤，这种转移方式称为种植性转移。种植性转移常见于腹腔器官的恶性肿瘤，如胃癌破坏胃壁侵及浆膜后，可种植到大网膜、腹膜、腹腔内器官表面，甚至卵巢等处。其中，种植在卵巢可形成 Krukenberg 瘤（亦可通过血道或淋巴道转移形成）。浆膜腔的种植性转移常伴有血性积液，内含脱落的癌细胞，可穿刺抽取做细胞学检查，这也是诊断恶性肿瘤的重要方法之一，特别是对于不宜活检和手术切除的晚期肿瘤患者。

第六节 肿瘤的分级和分期

肿瘤的分级和分期仅用于恶性肿瘤。“级”是描述肿瘤恶性程度的指标，一般根据恶性肿瘤分化程度、异型性以及病理性核分裂象的数目等进行分级。通常采用三级分级法：Ⅰ级为高分化，低度恶性；Ⅱ级为中分化，中度恶性；Ⅲ级为低分化，高度恶性。临床上对某些肿瘤也采用低级别（分化较好）和高级别（分化较差）的两级分级法。

“期”是指恶性肿瘤的生长范围和播散程度。肿瘤的分期方案很多，国际上广泛采用TNM分期，主要根据原发瘤大小、浸润范围和深度、局部和远处淋巴结转移情况以及有无血道或其他远处转移等来确定。T指原发肿瘤，随着肿瘤体积增大和邻近组织受累范围的增加，依次用T_1～T_4表示，Tis代表原位癌；N指局部淋巴结受累程度，N_0表示无淋巴结受累，随着淋巴结受累程度的增加，依次用N_1～N_3表示；M指远处转移（通常指血道转移），M_0表示无远处转移，M_1为有远处转移。

肿瘤的分级和分期对临床医生制订治疗方案和评估预后有重要的参考价值，一般来说肿瘤分级和分期越高，预后越差，生存率越低。

第七节 肿瘤对机体的影响

肿瘤因其良恶性、大小及生长部位不同，对机体的影响也不相同。

一、良性肿瘤对机体的影响

良性肿瘤分化较成熟，生长缓慢，无浸润和转移，因此对机体的影响一般相对较小，主要表现为局部压迫和阻塞症状。但若发生在重要部位，也可引起较为严重的后果。如颅内脑膜瘤可压迫脑组织，阻塞脑室系统，引起颅内压增高等相应的神经系统症状。良性肿瘤可发生继发性改变，对机体造成不同程度的影响。如甲状腺腺瘤可发生囊性变使肿瘤明显增大，进而压迫气管引起呼吸困难。内分泌腺的良性肿瘤可分泌过多的激素，导致相应的内分泌紊乱症状。如垂体腺瘤可分泌过多的生长激素，导致巨人症或肢端肥大症；肾上腺嗜铬细胞瘤分泌过多的儿茶酚胺，可引起阵发性高血压等。

二、恶性肿瘤对机体的影响

恶性肿瘤分化不成熟，生长迅速，浸润并破坏器官结构，引起功能障碍，并可发生转移，因而对机体的影响较严重。除引起局部压迫和阻塞症状外，还可造成以下影响。

（一）继发性改变

恶性肿瘤常发生出血、坏死、溃疡、穿孔以及感染等继发性改变。出血是引起医生和患者警觉的信号，如肺癌患者的咯血，肠癌患者的便血，肾癌、膀胱癌患者的无痛性血尿等。坏死可导致自然管道之间的瘘管形成，如食管癌引起的食管气管瘘、宫颈癌引起的膀胱直肠瘘。有时肿瘤产物、坏死组织等或合并感染可引起发热。恶性肿瘤累及局部神经，可引起顽固性疼痛。

（二）恶病质

恶病质是指恶性肿瘤患者晚期机体严重消瘦、乏力、贫血，呈全身功能衰竭的状态。其发生可能与许多因素有关，主要与恶性肿瘤迅速生长消耗大量营养物质、产生的毒性产物引起机体代谢障碍、患者晚期进食和消化吸收障碍导致营养缺乏、顽固性疼痛、不良的心理因素和精神负担等综合作用有关。

（三）异位内分泌综合征和副肿瘤综合征

异位内分泌综合征是指一些非内分泌腺发生的恶性肿瘤能产生或分泌激素或激素类物质，引起内分泌紊乱而出现相应的临床症状。此类肿瘤称为异位内分泌肿瘤，其中多为恶性肿瘤，以癌居多，如肺癌、胃癌、肝癌、胰腺癌、结肠癌等。肺小细胞癌可产生促肾上腺皮质激素，引起库欣（Cushing）综合征症状。异位激素的产生可能与肿瘤细胞的基因表达异常有关。

异位内分泌综合征属于副肿瘤综合征。广义的副肿瘤综合征，是指由肿瘤的产物或异常免疫反应等原因间接引起，表现为神经、内分泌、消化、造血、骨关节、肾及皮肤等系统的异常，导致相应的临床表现。但这些表现不是由原发瘤或转移瘤直接引起的，它可能是一些隐匿肿瘤的早期表现，出现在原发肿瘤尚未出现任何体征前，因此正确认识副肿瘤综合征对于肿瘤的早期发现和疗效判定具有非常重要的临床意义。

第八节　良性肿瘤与恶性肿瘤的区别

良性肿瘤与恶性肿瘤之间的生物学特点有明显区别，对机体的影响也不同。良性肿瘤一般对机体影响小，易于治疗，疗效较好；恶性肿瘤对机体危害较大，治疗复杂，疗效相对较差。因此区别肿瘤的良、恶性对于正确诊疗十分重要（表 18-1）。

表 18-1　良性肿瘤和恶性肿瘤的区别

	良性肿瘤	恶性肿瘤
分化程度	分化好，异型性小，与起源组织形态相似	分化不好，异型性大，与起源组织形态相差大
核分裂象	无或稀少	多见，并可见病理性核分裂象
生长速度	生长缓慢	生长较快
生长方式	呈膨胀性或外生性生长，常有包膜，边界清楚，有一定活动度	呈浸润性或外生性生长，无包膜，与周围组织边界不清，常粘连固定，不活动
继发改变	很少发生坏死、出血	常发生坏死、出血、溃疡形成等
转移	不转移	常有转移
复发	手术切除后很少复发	手术后易复发
对机体的影响	主要为压迫、阻塞。除发生在要害部位外，危害性一般不大	扩散、侵袭、破坏重要器官，出现恶病质或严重并发症，危害性大

必须强调的是：首先，良、恶性肿瘤之间有时并无绝对界限，有些肿瘤组织形态和生物学行为介于两者之间，称为交界性肿瘤（borderline tumor），如卵巢交界性浆液性或黏液性囊腺瘤。这类肿瘤有恶变倾向，故临床上应加强随访。其次，同为良性肿瘤或恶性肿瘤，其生物学行为和对机体的危害也各不相同。如血管瘤虽为良性，但无包膜，常呈浸润性生长；生长在要害部位（如颅内）的良性肿瘤也可危及患者生命；恶性肿瘤的恶性程度也有差异，如皮肤基底细胞癌几乎不发生转移，临床上呈低度恶性经过。此外，肿瘤的良恶性也并非一成不变，有些

良性肿瘤未得到及时治疗，或经多次复发后，有可能转变为恶性肿瘤，称为恶变，如结肠乳头状腺瘤恶变为腺癌。相反，偶见某些恶性肿瘤有时随着机体免疫力的增强等原因可以停止生长甚至完全自然消退，如神经母细胞瘤、视网膜母细胞瘤、黑色素瘤等，但绝大多数恶性肿瘤不能自然逆转为良性。

目前肿瘤良恶性的判断主要依据病理形态学即肿瘤的异型性、生物学行为及对机体的影响进行分析，必要时还要结合临床、影像及其他检查综合考虑。

第九节 癌前病变、异型增生及原位癌

肿瘤的发生需要经过长时间不断的演进。在上皮组织，一些恶性肿瘤的发生需经历癌前病变、异型增生，继而发展为原位癌，再进一步发展到浸润癌。因此，早期发现癌前病变、异型增生及原位癌并及时治疗，是肿瘤防治的重要环节。

一、癌前病变

癌前病变（precancerous lesions）是指某些具有癌变潜能的良性病变，如不治疗，长期存在，有可能发展为癌。癌前病变可以是获得性或遗传性的。临床上常见的癌前病变有以下几种：①大肠腺瘤，尤其是家族性腺瘤性息肉病（familial adenomatous polyposis，FAP）几乎均会发生癌变；②慢性溃疡性结肠炎；③慢性胃炎伴肠上皮化生；④肝硬化；⑤乳腺增生性纤维囊性变伴导管上皮非典型增生；⑥皮肤慢性溃疡；⑦黏膜白斑等。

二、异型增生

过去文献常用非典型增生（atypical hyperplasia）这一术语来描述细胞增生并出现异型性，常用于上皮组织。由于非典型增生既可见于肿瘤性病变，也可见于修复、炎症等情况，故现在倾向于使用异型增生（dysplasia）来描述与肿瘤形成有关的非典型增生。

异型增生的上皮具有细胞和结构异型性，但并非总进展为癌。根据增生的程度和（或）累及的范围，可将异型增生分为轻、中、重三度，多数情况下轻、中度异型增生在病因消除后可恢复正常，重度异型增生则较难逆转。

三、原位癌

原位癌（carcinoma *in situ*，CIS）是指癌细胞已累及上皮全层，但未突破基膜向下浸润，有时亦称上皮内癌。常见于鳞状上皮或尿路上皮等被覆的部位，如皮肤、食管、子宫颈及膀胱等处；也可见于发生鳞化的黏膜上皮以及乳腺导管或小叶。原位癌进一步发展为浸润癌。如能尽早发现并及时治疗原位癌，可阻止其进展，从而提高癌症的治愈率。

目前 WHO 采用上皮内瘤变（intraepithelial neoplasia，IN）这一术语描述上皮从异型增生到原位癌这一连续的过程。三级分类法将轻度和中度异型增生分别称为上皮内瘤变Ⅰ级和Ⅱ级，将重度异型增生和原位癌称为上皮内瘤变Ⅲ级。为避免诊断差异和方便临床治疗选择，目前临床较多采用两级分类法，即低级别上皮内瘤变（病变）和高级别上皮内瘤变（病变）。

第十节　肿瘤病因学和发病学

多年来，人类一直致力于肿瘤的病因和发病机制的研究。虽然在生物医学领域各方面都进行了广泛的研究，取得不少进展，但肿瘤病因学和发病学依然是肿瘤研究的重点和难点。

一、肿瘤的病因学

与肿瘤发生有关的病因非常复杂，主要包括环境致瘤因素和机体内在因素两个方面。肿瘤的发生，往往是多种因素交互作用的结果。

（一）环境致瘤因素

环境因素是肿瘤发生的始动因素。环境致瘤因素多种多样，有些因素比较明确，有些目前尚难确定，下面简单介绍一些常见的环境致瘤因素（也称致癌因素）。

1．化学致癌因素　化学因素是最主要的环境致瘤因素，目前已知的对动物有致癌作用的化学物质超过千种，有些可能与人类肿瘤的发生有关，可分为直接致癌物和间接致癌物两类。

直接致癌物是指不需要在体内进行代谢转化即可致癌，较少见，主要有烷化剂和酰化剂。有些烷化剂，如环磷酰胺既是抗癌药物又是很强的免疫抑制剂，在抗癌的同时，有可能诱发其他恶性肿瘤，如粒细胞性白血病。某些金属元素、非金属元素和有机化合物也有致癌作用，如镍可致鼻咽癌和肺癌，铬可致肺癌，镉可致前列腺癌和肾癌，砷可致皮肤癌，苯可致白血病，氯乙烯可致塑料厂工人发生肝血管肉瘤等。

间接致癌物多见，需经体内（主要是在肝）代谢、活化后才对靶细胞有致癌作用，也称前致癌物，其代谢活化的致癌产物为终末致癌物。常见的间接致癌物有多环芳烃类、芳香胺类与氨基偶氮染料、亚硝胺类、真菌毒素等。大多数化学致癌物为致突变剂，导致 DNA 的结构改变。有些化学物质本身无致癌性，但可协同增强致癌物的致癌作用，这种增加致癌效应的物质称作促癌物，如巴豆油、激素、酚和某些药物。

化学致癌因素大多与环境污染和职业性接触有关。因此，治理环境污染、加强防护措施、防治职业病对预防肿瘤的发生十分重要。

2．物理致癌因素　电离辐射是主要的物理致癌因素。辐射源包括 X 射线、γ 射线和粒子形式如 β 粒子的辐射等，主要通过损伤细胞的染色体，导致癌基因激活和（或）抑癌基因失活，引起肿瘤的发生。与电离辐射有关的肿瘤主要有白血病、肺癌、皮肤癌、甲状腺癌、乳腺癌、骨肿瘤和淋巴瘤等。此外，紫外线、热辐射、慢性炎症刺激、创伤和异物等亦可能与促癌有关。如长期暴晒于阳光和受紫外线过度照射，易引起皮肤的鳞状细胞癌、基底细胞癌和黑色素瘤，白种人或照射后黑色素不增加的有色人种最易发生。

3．生物致癌因素　包括病毒和某些细菌、寄生虫感染等。

现已知有数百种病毒可引起人或动物肿瘤，或在体外能使细胞发生恶性转化，这些病毒被称为肿瘤病毒，包括 DNA 肿瘤病毒和 RNA 肿瘤病毒。与人类肿瘤发生密切相关的 DNA 病毒有：EB 病毒，与鼻咽癌和 Burkitt 淋巴瘤的发生有关；人乳头瘤病毒（HPV），与生殖道和喉等部位的乳头状瘤以及宫颈癌等发生密切相关；乙型肝炎病毒（HBV）与肝细胞癌的发生有关。RNA 病毒是逆转录病毒，可分为急性转化病毒和慢性转化病毒。人类 T 细胞白血病 / 淋巴瘤病毒 1（HTLV-1）是一类与人类肿瘤发生密切相关的 RNA 病毒，与成人 T 细胞白血病 / 淋巴瘤（ATL）的发生有关。幽门螺杆菌感染与慢性胃炎、胃溃疡、胃癌及胃黏膜相关淋巴组织淋巴瘤的发生密切相关。有些寄生虫感染也可导致肿瘤发生，如日本血吸虫病与结肠癌的发生有关；华支睾吸虫病与胆管细胞性肝癌的发生有关。

4．生活方式 近年来大量流行病学调查资料显示，肿瘤的发生与不良的生活方式有关，"生活方式癌"这一概念也随之产生。不良生活方式包括过度饮酒、吸烟、肥胖、饮食习惯不合理、缺乏体育锻炼、不安全性行为等，这些均已成为影响肿瘤发生的重要因素。

（二）机体内在因素

大多数肿瘤的发生与环境致瘤因素有关，但处在同一环境中的人并非都患肿瘤，这种生物学效应的差异与机体的内在因素有着密切的关系。

1．遗传因素 遗传因素在一些肿瘤的发生中起着重要作用，这种作用在遗传性肿瘤综合征上表现尤为明显。视网膜母细胞瘤、肾母细胞瘤、神经母细胞瘤等，一些癌前病变，如家族性腺瘤性息肉病、神经纤维瘤病等，有明显的家族史，以常染色体显性遗传的规律出现，主要表现为肿瘤抑制基因的突变或缺失。有些肿瘤表现为常染色体隐性遗传的综合征，如着色性干皮病患者经紫外线照射后易患皮肤癌，Bloom 综合征患者易发生白血病等恶性肿瘤，这些遗传综合征与 DNA 修复基因异常有关。一些常见肿瘤有家族聚集倾向，如乳腺癌、胃肠癌等，可能与多因素遗传有关。

在大多数肿瘤的发生中，环境因素对其更为重要，遗传因素的作用是增加对某些肿瘤的易感性，遗传真正起决定作用的肿瘤只有少数不常见的肿瘤。

2．免疫因素 发生肿瘤性转化的细胞可引起机体的免疫反应。引起机体免疫反应的肿瘤抗原和机体抗肿瘤免疫是肿瘤免疫学的重要研究内容。

肿瘤抗原包括肿瘤特异性抗原和肿瘤相关性抗原。肿瘤特异性抗原是肿瘤细胞特有的抗原，只存在于肿瘤细胞而不存在于正常细胞。肿瘤相关抗原既存在于肿瘤细胞也存在于某些正常细胞，分为肿瘤胚胎抗原和肿瘤分化抗原两类。肿瘤相关抗原有助于相关肿瘤的诊断和病情监测，甚至有望成为肿瘤分子治疗的靶点或用于开发肿瘤预防型疫苗。

机体的抗肿瘤免疫以细胞免疫反应为主，其效应细胞有细胞毒性 T 细胞、自然杀伤细胞和巨噬细胞等。大量临床和实验证据表明，免疫功能低下者，如免疫缺陷病患者和接受免疫抑制治疗的患者，恶性肿瘤的发病率明显增加，这一现象提示正常机体存在免疫监视，可发现并清除肿瘤性转化的细胞，起到抗肿瘤的作用。肿瘤细胞可通过肿瘤抗原低表达等方式逃脱免疫监视，又可通过高表达 PD-L1 等负刺激分子抑制免疫反应，甚至破坏机体的免疫系统导致肿瘤的发生。目前以 PD-1/PD-L1 为靶点的免疫治疗药物已在临床某些肿瘤治疗中应用。

另外，与肿瘤的发生有关的内在因素还包括营养、激素、性别、年龄、种族等。多种因素混杂交互作用，影响着肿瘤的发生。

二、肿瘤的发病学

（一）肿瘤发生的分子基础

随着肿瘤研究的不断深入，人们发现肿瘤的发生具有复杂的分子基础。目前认为肿瘤是一种基因病，肿瘤发生的中心环节是各种致瘤因素引起多种基因的改变，主要包括原癌基因的激活、抑癌基因的失活、凋亡调节基因异常和 DNA 修复基因功能紊乱，以及具有端粒酶活性和表观遗传学改变等。

1．癌基因 癌基因是指细胞基因组中能使正常细胞发生癌变的基因。这些基因在正常细胞中以非激活的形式存在，不表达或有限制地表达，称为原癌基因。原癌基因编码的产物是对正常细胞的生长和分化起正性调控作用的蛋白质，包括生长因子、生长因子受体、信号转导蛋白和转录因子等。原癌基因可被激活为癌基因。不同的癌基因有不同的激活方式，一种癌基因也可有不同的激活方式，常见的激活方式包括点突变、基因扩增、染色体重排。常见的癌基因有 *sis*、*erb-B2*、*ras*、*abl*、*myc* 等，一种肿瘤往往有多种癌基因的表达增强。癌基因编码的癌蛋白可持续刺激细胞自主生长。

2．抑癌基因　抑癌基因又称抗癌基因或肿瘤抑制基因，是存在于正常细胞内、与原癌基因编码蛋白功能相反、可抑制细胞生长的一类基因。抑癌基因的失活主要通过等位基因的两次突变或缺失的方式实现。另有研究显示，某些功能异常也与基因启动子的过甲基化导致其表达障碍有关。肿瘤抑制基因根据其作用机制分为看门基因和管理基因，前者的作用是抑制带损伤DNA 的细胞增殖或促进其凋亡，如 *p53*、*Rb*、*APC* 等，后者的作用是通过修复 DNA 损伤以维持基因组的稳定，如 *BRCA1*、*BRCA2* 等。其功能丧失可使细胞增殖失控而导致肿瘤的发生。

3．凋亡调节基因　肿瘤的生长与细胞增殖和细胞死亡的比例有关。除了原癌基因和抑癌基因的作用外，凋亡调节基因异常，凋亡途径发生障碍导致凋亡抵抗，也可促进肿瘤形成。现已发现的凋亡调节基因包括促进凋亡的基因如 *bax*、*bad* 等，以及抑制凋亡基因如 *bcl-2*、*bcl-X* 等。凋亡调节基因在肿瘤发生、发展过程中具有双重作用。

4．DNA 修复基因　人类在生活中接触到许多致瘤因素引起 DNA 损害，正常细胞内 DNA 的轻度损害，可通过 DNA 修复机制予以修复，这对维持机体遗传基因组的稳定非常重要。如果修复系统的基因突变或缺失，引起功能紊乱也是肿瘤发生的重要原因。如着色性干皮病患者，不能修复紫外线导致的 DNA 损伤，其皮肤癌的发生率极高。

5．端粒酶和肿瘤　端粒被称为细胞的生命计时器。细胞分裂一次，其端粒就缩短一点，细胞分裂一定次数后，端粒缩短使得染色体相互融合，导致细胞死亡。生殖细胞具有端粒酶活性，可使缩短的端粒长度恢复，但大多数体细胞没有端粒酶活性，只能复制大约 50 次。许多恶性肿瘤细胞则含有端粒酶活性，使其端粒稳定在一定长度，从而使肿瘤细胞持续增殖，获得永生化。因此，端粒酶活性可作为评估肿瘤恶性程度和预后的指标之一，抑制肿瘤细胞的端粒酶活性可能成为肿瘤治疗的新途径。

6．表观遗传学改变　是指不伴有基因突变、可逆的基因表达的遗传学改变，包括 DNA 甲基化和组蛋白修饰等。许多人类肿瘤都有不同程度的 DNA 异常甲基化，包括肿瘤抑制基因的过甲基化和癌基因的低甲基化，前者导致肿瘤抑制基因表达下降，后者导致癌基因过表达，促使肿瘤形成。组蛋白维护染色质结构，参与基因表达调控。组蛋白修饰异常也是肿瘤发生的重要环节。另外，近年来研究发现非编码 RNA 表达异常能够通过多种途径调控肿瘤的发生，也属于广义的表观遗传学改变。

微整合

临床应用

肿瘤干细胞

一个肿瘤虽然由大量肿瘤细胞组成，但其中只有一小群与干细胞性质相似的肿瘤细胞，具有自我更新、多潜能分化能力，与肿瘤的生长、复发和转移有着密切关系，这类细胞称为肿瘤干细胞或癌症干细胞。目前人们已在多种恶性肿瘤如乳腺癌、肺癌、前列腺癌、胰腺癌及脑肿瘤等肿瘤细胞系中分离鉴定出相应的肿瘤干细胞。这些肿瘤干细胞不仅成瘤活性高，侵袭力强，并且具有对化学治疗耐药和对放射治疗抵抗等特性，是影响肿瘤根除的关键，也是肿瘤复发的根源。要彻底治愈肿瘤，就必须清除肿瘤干细胞。因此，对肿瘤干细胞的深入研究将为探索肿瘤起源、提高诊疗、纠正耐药、防止复发和转移等提供理论和实验基础。

Note

（二）肿瘤的发生和演进

肿瘤的发生和发展是一个长期的多因素、多步骤、多阶段的复杂过程。除少数与遗传因素明显有关的肿瘤外，单个基因改变通常不足以造成细胞的完全恶变，一般需要上述多个基因的改变。不同阶段基因水平的改变，可以通过形态学改变反映出来。以结直肠癌的发生为例，在正常肠黏膜—肠黏膜上皮增生—异型增生—腺瘤—癌的演进过程中，存在多个步骤的基因改变（图 18-3）。一个细胞要积累这些基因改变，一般需要较长时间，这是许多肿瘤在年龄较大的人群发生率高的一个原因。

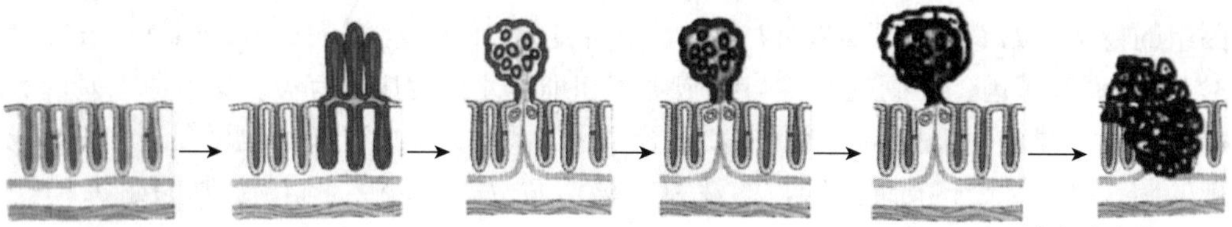

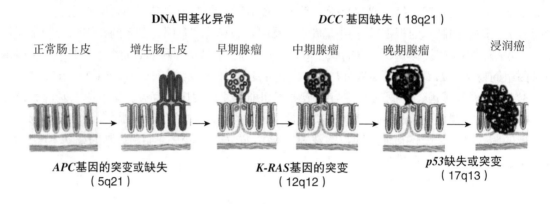

图 18-3 结直肠癌的多步骤发生模式图

知识拓展

《健康中国行动——癌症防治实施方案（2019—2022 年）》

为实施癌症防治行动，切实维护广大人民群众健康，国家卫生健康委等 10 部门联合制定了《健康中国行动——癌症防治实施方案（2019—2022 年）》。

此方案阐明了癌症防治工作的指导思想，提出坚持以人民为中心的发展思想，牢固树立大卫生、大健康的观念，坚持预防为主、防治结合、综合施策，创新体制机制和工作模式，普及健康知识，动员群众参与癌症防治，部署加强癌症预防筛查、早诊早治和科研攻关，聚焦癌症防治难点，集中优势力量在发病机制、防治技术、资源配置、政策保障等关键环节取得重点突破，有效减少癌症带来的危害，为增进群众健康福祉、共建共享健康中国奠定重要基础。

目前人们认识的肿瘤发生的基本模式简要归纳如下：致瘤因素引起基因损伤，激活原癌基因和（或）灭活抑癌基因，还可能改变凋亡调节基因和（或）DNA 修复基因，使细胞出现多克隆性增殖，在进一步基因损伤基础上，发展为克隆性增殖，通过不断演进，形成具有不同生物学特性的亚克隆（肿瘤异质性），获得浸润和转移的能力，发展到恶性肿瘤并扩散。

思考题

1. 什么是肿瘤？肿瘤性增生和非肿瘤性增生有何不同？

2．试述异型性、分化程度及其与肿瘤良恶性的关系。

3．肿瘤的生长方式和扩散途径有哪些？

4．如何鉴别肿瘤的良恶性？

5．患者，男，43 岁，某电镀铬厂工人，半年前出现无明显诱因咳嗽，咳痰，偶有痰中带血。CT 检查发现右肺下叶直径 4 cm 结节影，边缘毛刺，并有胸腔积液，胸腔积液检查可见癌细胞（腺癌）。患者既往体健，无吸烟史及家族史。初步诊断：肺腺癌。

（1）该病的发生与哪种环境因素有关？

（2）要减少环境因素导致的肿瘤发生，应该如何做？

（董孟华）

第四篇

主要系统疾病基础

在人体，若干个功能相关的器官联合起来，共同完成某一特定的生理功能，即形成系统。人体有九大系统：呼吸系统、循环系统、消化系统、泌尿系统、神经系统、内分泌系统、血液系统、肌肉骨骼系统、生殖系统。它们各司其职、相互联系、密切配合，实现各种复杂的生命活动：通过消化系统吸收营养物质；通过呼吸系统摄入氧气，排出组织代谢产生的二氧化碳；机体的代谢产物、有毒的物质、多余的水分和无机离子通过肾的滤过、重吸收和分泌功能排出体外；氧气、二氧化碳、各种营养物质和代谢产物以血液为载体在循环系统的推动下运送至全身；神经系统和内分泌系统则对机体的生长、发育、成熟和衰老等各方面生理活动发挥调节和整合作用，使人体成为一个完整、统一的有机体。

本篇以器官系统为中心，以正常形态结构—生理功能—病理改变为主线进行从正常到异常的阐述。通过学习机体在生理状态下形态、结构的特点和生命活动的规律，理解在病理状态下机体形态、结构和功能的改变及其机制，进而深刻地认识疾病的发生发展规律及疾病防治的原理与措施。同时要学习基础医学的思维方法，注意从结构与功能相适应，生理过程的合理高效以及病理进程的代偿、适应和失代偿等高度建立批判性思维，从而更好地掌握医学基础知识。

第十九章

呼吸系统

第十九章数字资源

学习目标

1. 知识：复述呼吸系统的结构；总结呼吸系统的功能；解释缺氧和肺功能不全；阐述呼吸系统常见疾病。
2. 能力：认识呼吸系统的解剖结构；理解呼吸运动的过程以及调节机制；学会分析呼吸系统疾病的病例。
3. 素养：从呼吸系统疾病的特点出发，学习选择针对不同病患的沟通技巧。
4. 掌握：缺氧、呼吸功能不全的发病机制。

呼吸系统（respiratory system）由呼吸道和肺组成，其主要功能是从外界环境摄取新陈代谢所需的 O_2，并排出 CO_2。机体与外界环境之间的气体交换过程称为呼吸（respiration）。呼吸是机体维持正常代谢和生命活动所必需的基本功能。呼吸系统的功能与血液循环系统的功能紧密相连，气体在肺组织与外界环境进行交换依赖于肺循环，在全身组织器官与细胞进行交换依赖于体循环。

第一节　呼吸系统的结构

呼吸道（respiratory tract）是气体进出肺的管道，由鼻、咽、喉、气管、支气管及其分支组成（图 19-1）。通常将鼻、咽、喉称为上呼吸道；将气管、主支气管和肺内的各级支气管分支称为下呼吸道。肺由肺实质（支气管树、肺泡）和肺间质组成。其中肺泡是气体交换的主要场所。

案例 19-1A

3 岁男性患儿，腹泻 3 天，出现晕厥，送入院。入院查体：体温 36.6 ℃，脉搏快速，呼吸急促，血压降低。患儿以胸式呼吸为主，肺活量降低，呼吸困难，口唇呈现青紫色，腹部压痛，肠鸣音亢进，胸部检查无异常。

问题：

1. 正常的呼吸频率是多少？什么情况下会出现呼吸困难？
2. 什么是胸式呼吸？患儿肺活量降低意味着什么？
3. 患儿口唇呈现青紫色，说明什么？

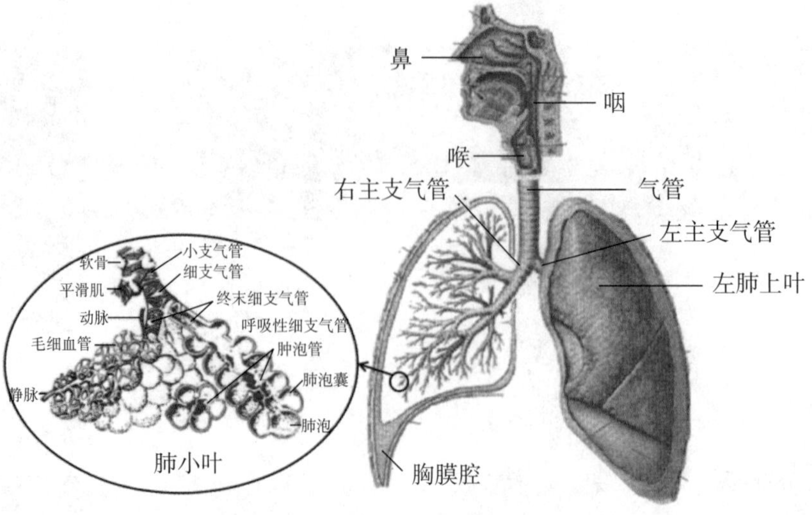

图 19-1　呼吸系统模式图

一、上呼吸道

（一）鼻

鼻是呼吸道的起始部，是嗅觉器官，亦能辅助发音，包括外鼻、鼻腔和开口于鼻腔的鼻旁窦三部分。鼻腔内覆以黏膜，被鼻中隔分成左右两腔，腔向前以鼻孔与外界相通；向后经鼻后孔与鼻咽相通。

（二）咽

咽是漏斗形的肌性管道，因其前方分别通鼻腔、口腔和喉腔，故分为鼻咽、口咽和喉咽三部分。咽是呼吸系统和消化系统共用的通道，可协调呼吸和吞咽活动，亦可以辅助发音。

（三）喉

喉位于颈前部正中，上连舌骨，下通气管，向后与咽紧密相连。喉不仅是呼吸的管道，亦是发音的器官。它以软骨为基础，借关节、韧带与肌肉连结构成锥形管状器官。

喉软骨构成喉的支架，由甲状软骨、环状软骨、会厌软骨以及成对的勺状软骨构成。成年男性的甲状软骨向前突出，称为喉结。会厌软骨的前、后面均由黏膜覆盖，称之为会厌，其位于喉入口的前方，当吞咽时，喉上提，会厌关闭喉口，防止食物误入气管。

喉腔黏膜结缔组织疏松，急性炎症时，易引起水肿，造成呼吸困难，甚至窒息，会危及生命。

二、下呼吸道

（一）气管

气管位于食管前方，上接环状软骨，经颈部正中，下行入胸腔。在胸骨角平面分为左、右主支气管，分叉处称气管杈。气管杈内的气管隆嵴，是支气管镜检查的定位标志。气管由16～20个“C”形的透明软骨环和疏松结缔组织构成，可保持气管通畅并有弹性。软骨环的缺口朝向气管后壁，此处有弹性纤维组成的韧带和平滑肌束。气管切开术通常在第3～5气管软骨环处进行。

（二）支气管

支气管指由气管分出的各级分支。一级支气管即左、右主支气管。左主支气管与右主支气管相比，前者细长，后者短粗，所以经气管坠入的异物多进入右侧。

（三）气管和主支气管的微细结构

气管和主支气管的管壁由内向外分为三层，依次为黏膜、黏膜下层和外膜。

1．黏膜 由上皮层和固有层构成。假复层纤毛柱状上皮层内有纤毛细胞、杯状细胞、基细胞、刷细胞和弥散神经内分泌细胞分布。固有层是由弹性纤维、小血管和散在的淋巴组织构成的结缔组织。黏膜表面覆盖着由杯状细胞分泌的黏液，并与黏膜下层的腺体分泌物共同形成黏液屏障。此屏障能黏附异物及细菌等有害物质，并由纤毛细胞节律性向咽部定向摆动将其排出体外。弥散神经内分泌细胞可释放5-羟色胺、降钙素、脑啡肽等物质，调节呼吸道平滑肌的舒张和收缩，以及腺体的分泌。

2．黏膜下层 由血管、神经、淋巴管以及丰富的混合性气管腺体组成。气管腺分泌的稀薄的液体帮助黏膜上皮的纤毛正常摆动。

3．外膜 由“C”形的透明软骨环和结缔组织连接而成。后壁软骨缺口处由平滑肌肌束、结缔组织和气管腺封闭。

三、肺

（一）肺的位置和外形

肺位于胸腔内，左、右两肺分别位于膈肌的上方和纵隔的两侧。由于膈肌的右侧较左侧高和心脏偏左的缘故，使得右肺宽短，左肺狭长。肺组织柔软，富有弹性。因肺内含有空气，故能浮于水中，而未经呼吸的肺，入水会下沉，法医因此鉴别胎儿是生前还是生后死亡。

肺表面被脏胸膜覆盖，光滑润泽，其深部的结缔组织深入肺内，将左肺分为上、下两叶；右肺分为上、中、下三叶。肺尖圆钝，经胸廓上口突至颈部，肺底又称膈面，稍向上凹。肺的内侧面又称纵隔面，其中部有一长圆形的凹陷，称肺门，是支气管、血管、神经和淋巴管出入肺的部位。透过脏胸膜可见许多多边形的肺小叶（pulmonary lobule）。左、右主支气管分为肺叶支气管，进入肺叶。肺叶支气管在各肺叶内再分为肺段支气管。每一肺段支气管及其所属的肺组织，称为支气管肺段。肺段的结构和功能相对独立，如病变局限在某一肺段之内，可做该肺段切除术。

胸膜是一薄层浆膜，分为脏胸膜和壁胸膜。脏、壁胸膜之间是一密闭的腔隙，称为胸膜腔。左、右胸膜腔独立，互不相通。胸膜腔内呈负压，内有少量浆液，可减少呼吸时的摩擦。

（二）肺组织

肺组织分为肺实质和肺间质。肺间质指肺内的结缔组织及其中的血管、神经及淋巴管等。肺实质指肺内支气管的各级分支及终末的大量肺泡。主支气管经肺门进入肺，大约经24

级分支至肺泡。因支气管的反复分支呈树枝状，也称为支气管树。从肺叶支气管到终末细支气管为肺导气部，呼吸性细支气管以下均出现肺泡，为肺呼吸部。每一细支气管连同其各级分支和肺泡，组成一个肺小叶（图 19-1）。每叶肺有 50 ～ 80 个肺小叶。肺小叶是肺的结构单位，其尖端朝向肺门，底面朝向肺表面。临床上若炎症累及肺小叶，则称小叶性肺炎。

1．肺导气部 导气部的支气管管径逐渐变细，管壁变薄，结构渐趋简单。由肺叶支气管至终末细支气管的黏膜上皮逐渐由假复层纤毛柱状上皮变为单层纤毛柱状上皮；杯状细胞、气管腺和软骨片逐渐减少至消失；环行平滑肌则逐渐增加，黏膜皱襞随管径变细而逐渐明显。终末细支气管的上皮内有一种分泌细胞，呈柱状，无纤毛，称为克拉拉细胞（Clara cell）。其分泌物内含有蛋白水解酶，可分解支气管管腔中的黏液，降低黏液的黏稠度，使之利于排出。细支气管和终末细支气管的平滑肌收缩或舒张，能调节进出肺小叶的气流量。若平滑肌痉挛性收缩，可使支气管管腔变细，气流减少，引发呼吸困难。

2．肺呼吸部 呼吸部包括呼吸性细支气管、肺泡管、肺泡囊和肺泡，共同特点是都有肺泡。肺泡为半球形的囊泡，开口于肺泡囊、肺泡管或呼吸性细支气管，是肺进行气体交换的部位，构成肺的主要结构。成人肺有 3 亿～ 4 亿个肺泡，吸气时总面积可达 140 m^2。肺泡壁很薄，由单层肺泡上皮细胞和基膜组成，细胞之间均有紧密连接和桥粒，防止组织液渗入肺泡。相邻肺泡之间的薄层结缔组织称为肺泡隔。内有丰富的弹性纤维，有利于呼气时肺泡的回缩。老年人的弹性纤维退化，可导致肺内残留气体增加，肺泡扩大，形成老年性肺气肿，影响呼吸功能。吸烟也可加速弹性纤维的退化。

肺泡上皮含有Ⅰ型肺泡细胞和Ⅱ型肺泡细胞。Ⅰ型肺泡细胞数量少，约占肺泡上皮细胞的 25%，但其却覆盖了肺泡约 95% 的表面积，是完成气体交换的部位。电镜下，Ⅰ型肺泡细胞内含细胞吞入表面活性物质（surfactant）和微小的尘埃颗粒，细胞可将这些物质转运到间质内清除。Ⅰ型肺泡细胞无增殖能力，损伤后由Ⅱ型肺泡细胞分化补充。Ⅱ型肺泡细胞散在于Ⅰ型肺泡细胞之间，其体积小，数量多，可以释放细胞内容物，在肺泡表面铺展并形成一层薄膜，称为表面活性物质，其有降低肺泡表面张力、稳定肺泡大小的作用。

气 - 血屏障（blood-air barrier）是肺泡与肺泡毛细血管之间进行气体交换的组织结构。由肺泡表面活性物质层、Ⅰ型肺泡细胞及其基膜、薄层结缔组织、连续毛细血管基膜与内皮构成，又称为肺泡 - 毛细血管膜或呼吸膜（图 19-2）。此膜的总厚度仅为 0.2 ～ 0.5 μm，有利于气体迅速交换。

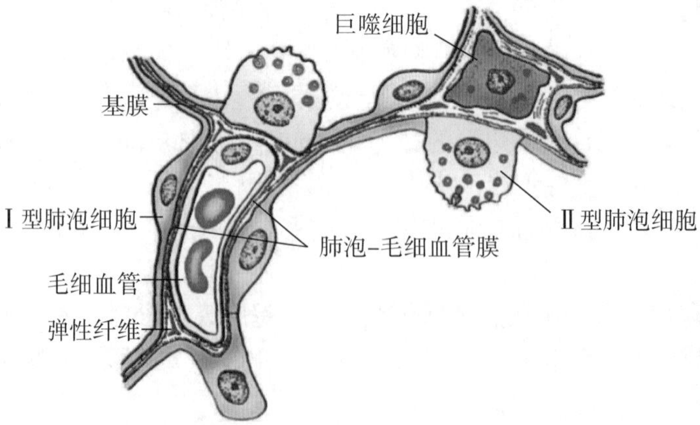

图 19-2 肺泡 - 毛细血管膜模式图

四、肺的血液循环与神经支配

根据功能和来源，肺的血液循环可分为构成肺循环的肺动脉和肺静脉，以及属于体循环的支气管动、静脉。前者为肺的功能血管，参与气体交换；后者为肺的营养血管，供给肺组织氧气和营养物质。

（一）肺循环

肺动脉携带静脉血从右心室发出进入肺，其血管分支与支气管的各级分支伴行，至肺泡隔内形成密集的毛细血管网。毛细血管网内的血液与肺泡进行气体交换后，形成动脉血。各级静脉血管携带动脉血逐级汇集成肺静脉，出肺回到左心房。肺动脉及其分支都较短，管径粗，管壁可扩张性扩大，所以肺循环的血流阻力小，肺动脉压比主动脉压低，血容量的变化范围较大。

（二）支气管循环

支气管循环即支气管动脉与支气管静脉之间的血液循环。支气管动脉与支气管伴行入肺，其终末支血管主要分布在呼吸性细支气管周围，形成毛细血管网。最后，一部分静脉血直接汇入肺静脉，另一部分静脉血则汇集形成支气管静脉，与支气管伴行，经肺门出肺。

第二节　呼吸系统的功能

对于机体，呼吸的全过程由同时进行并相互衔接的三个环节构成（图 19-3）：①外呼吸（external respiration），包括肺与外界空气之间的气体交换过程，即肺通气（pulmonary ventilation）以及肺泡与肺毛细血管之间气体交换过程，即肺换气（gas exchange in lungs）两个过程。②气体在血液中的运输。③内呼吸（internal respiration），即组织毛细血管血液与组织、细胞之间的气体交换过程，也称组织换气，有时也将细胞内的生物氧化过程包括在内。可见，呼吸过程不仅需要呼吸系统，还需要血液循环的配合，这种协调配合，又受神经体液因素的调节。

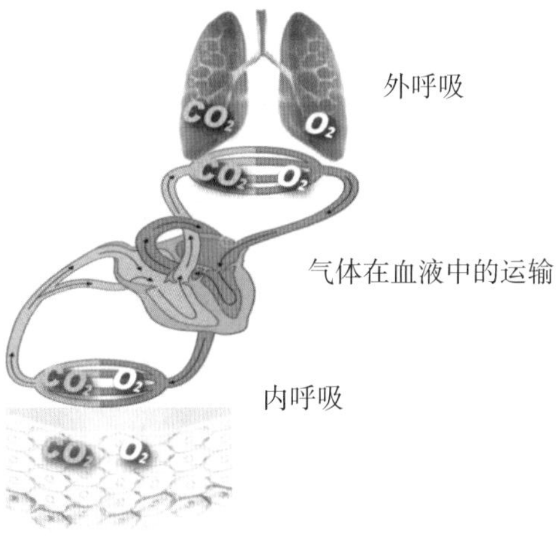

图 19-3　呼吸的全过程模式图

Note

一、外呼吸

（一）肺通气

肺通气是气体进出肺的过程，实现肺通气的器官包括呼吸道、肺泡和胸廓等。气体进出肺取决于推动气体流动的动力和阻止气体流动的阻力两方面的因素。动力必须克服阻力，才能实现肺通气。

1．肺通气的动力　大气与肺泡之间的气压差是肺通气的直接动力，呼吸肌收缩舒张引起的胸廓扩大和缩小即呼吸运动（respiratory movement），是肺通气的原动力。

（1）呼吸运动：包括吸气运动和呼气运动。主要的吸气肌为膈肌和肋间外肌，主要的呼气肌为肋间内肌和腹肌。平静吸气时，膈肌收缩增大了胸腔的上下径；肋间外肌收缩增大了胸腔的前后径和左右径，从而引起胸腔扩大，肺容积随之增大，肺内压降低，当低于大气压时，外界气体经呼吸道进入肺内，完成吸气。平静呼气时，呼吸运动不是由呼气肌的收缩引起的，而是由吸气肌的舒张完成的。膈肌和肋间外肌舒张，肺依靠自身的回缩力回位，同时牵引胸廓，使之缩小，从而使胸腔和肺的容积减小，肺内压升高，当高于大气压时，肺内气体沿呼吸道排出，完成呼气。用力吸气时，除膈肌和肋间外肌，辅助吸气肌也收缩，使胸廓和肺的容积进一步扩大，吸气运动增强，更多的气体进入肺内。用力呼气时，除吸气肌舒张外，呼气肌也参与收缩，使胸廓和肺的容积进一步缩小，呼气运动增强，更多的气体从肺内排出。

根据参与呼吸运动时，呼吸肌的主次、多少和程度，将呼吸运动分成不同的形式。①腹式呼吸与胸式呼吸：以膈肌舒缩为主的呼吸运动称为腹式呼吸；以肋间外肌舒缩为主的呼吸运动称为胸式呼吸。一般情况下，机体呈现腹式和胸式的混合式呼吸，当某一部位活动受限时，才会出现单一的呼吸形式。②平静呼吸和用力呼吸：安静状态下的呼吸运动为平静呼吸，其吸气为主动过程，呼气为被动过程，呼吸运动平稳均匀，频率为 12 ~ 18 次 / 分。机体活动时，呼吸加深加快的的呼吸运动为用力呼吸或深呼吸。在缺 O_2 或 CO_2 潴留严重的情况下，还会出现呼吸困难。

（2）肺内压：指肺泡内的压力，在呼吸运动过程中呈周期性变化。吸气初，随着肺容积增大，肺内压下降，当低于大气压时，外界气体在此压力差的推动下进入肺泡，随着肺泡内气体的增多，肺内压逐渐升高，至吸气末，肺内压已升高至与大气压相等，气流也停止进入。反之，呼气初，随着肺容积减小，肺内压升高，当超过大气压时，肺泡内气体呼出，随着肺内气体的减少，肺内压也逐渐降低，至呼气末，肺内压又降到与大气压相等，气流随之停止呼出。呼吸过程中，肺内压的变化会随着呼吸运动的急缓、深浅以及呼吸道的通畅程度而变化。若呼吸浅慢，呼吸道通畅，肺内压变化程度小；反之，则变化较大。如果用人为的方法改变肺内压，建立肺内压与大气压之间的压力差来维持肺通气，称为人工呼吸。

（3）胸膜腔内压：在呼吸运动中，肺之所以能随胸廓一起舒缩，缘于在肺和胸廓之间存在一潜在的密闭的胸膜腔和肺本身的可扩张性。正常情况下，胸膜腔内的浆液，使脏、壁两层胸膜紧贴在一起，不易分开。如果胸膜破裂，胸膜腔与大气相通，气体将立即进入胸膜腔内，形成气胸，而使肺脏塌陷，通气功能障碍，严重者必须紧急处理。胸膜腔内压（intrapleural pressure）是胸膜腔内的压力，呈负压，其大小取决于肺的回缩力和肺内压，可随呼吸运动而发生周期性波动。吸气时，肺扩张，肺的回缩力增大，胸膜腔负压也更负；呼气时，肺缩小，肺回缩力减小，胸膜腔负压减小。胸膜腔负压不但作用于肺，也有利于静脉血和淋巴液的回流。

2．肺通气的阻力　一是来自于肺和胸廓的弹性阻力，约占肺通气总阻力的 70%，是平静呼吸时的主要阻力；二是以气道阻力为主的非弹性阻力，约占总阻力的30%。物体对抗外力作用所引起的变形的力称为弹性阻力。一般用顺应性来衡量弹性阻力。顺应性指在外力作用下弹性组织的可扩张性。容易扩张者，顺应性大，弹性阻力小；不易扩张者，顺应性小，弹性阻力大。

（1）肺的弹性阻力：1/3来源于肺组织本身的弹性纤维和胶原纤维等弹性成分；2/3来源于肺泡内侧的液体层同肺泡内气体之间的表面张力。肺在被扩张变形时，会产生回缩力，是吸气的阻力。

知识拓展

肺泡表面活性物质

肺泡表面活性物质为Ⅱ型肺泡细胞分泌的脂蛋白混合物，主要成分是二棕榈酰卵磷脂，以单分子层分布在肺泡液-气界面上，其密度随肺泡的舒缩而改变。作用是：降低肺泡液-气界面的表面张力，减小肺泡的回缩力，降低吸气的阻力；减少组织液的生成，防止肺水肿；维持大小肺泡的稳定性。当其减少时，肺的弹性阻力增加，表现为吸气困难；当肺泡隔弹性成分大量破坏时，肺的弹性阻力减小，表现为呼气困难。妊娠7个月后，胎儿的肺组织才开始合成分泌肺泡表面活性物质。早产儿可因缺乏肺泡表面活性物质，出现新生儿呼吸窘迫综合征，导致死亡。可通过检测羊水中的含量，来了解胎儿肺发育的状态，通过延长妊娠时间或应用糖皮质激素促进其合成，来预防新生儿呼吸窘迫综合征的发生。

（2）胸廓的弹性阻力：来源于胸廓的弹性成分。平静吸气末的肺容量约占肺总量的67%时，胸廓处于自然容积状态，无变形，无弹性阻力。肺容量小于肺总量的67%时，胸廓被牵引缩小，弹性阻力向外，是吸气的动力、呼气的阻力；肺容量大于肺总量的67%时，胸廓被牵引扩大，弹性阻力向内，是吸气的阻力、呼气的动力。这与肺的情况不同，肺的弹性阻力总是吸气的阻力。

（3）非弹性阻力：来源于气道阻力，是气体在流动时产生的，随流速加快而增加，为动态阻力。受气流速度、气流形式和气道管径大小的影响：流速快，为湍流，管径小时，气道阻力大；反之阻力小。气道阻力会随呼吸运动而发生周期性的变化：吸气时，跨壁压增大，弹性成分对小气道的牵引作用增强，交感神经兴奋使气道口径扩大，阻力变小；呼气时正好相反，气道阻力变大，故支气管哮喘患者呼气比吸气更为困难。

3．功能评价 肺通气受呼吸肌的舒缩、肺和胸廓的弹性特征以及气道阻力等因素的影响。对肺通气功能的测定不仅可明确肺通气功能障碍的程度，还能鉴别其功能降低的类型。

（1）肺容积（pulmonary volume）：有四种，互不重叠，全部相加后就等于肺总量。①潮气量（tidal volume，TV）：每次呼吸时吸入或呼出的气体量。平静呼吸时，正常成年人平均约为500 ml，运动时增大，最大可达肺活量大小。②补吸气量（吸气储备量）（inspiratory reserve volume，IRV）：平静吸气末，再尽力吸气所能吸入的气体量。正常成年人为1500～2000 ml。③补呼气量（呼气储备量）（expiratory reserve volume，ERV）：平静呼气末，再尽力呼气所能呼出的气体量。正常成年人为900～1200 ml。④余气量（residual volume，RV）：最大呼气末尚存留于肺内不能呼出的气体量。正常成年人为1000～1500 ml。余气量可避免肺泡在低肺容积下发生塌陷，支气管哮喘和肺气肿患者的余气量因呼吸困难而增加。

(2) 肺容量 (pulmonary capacity)：指肺容积中两项或以上的联合气量。①深吸气量 (inspiratory capacity，IC)：潮气量与补吸气量之和，从平静呼气末做最大吸气时所能吸入的气体量，是衡量最大通气潜力的一个重要指标。②功能余气量 (functional residual capacity，FRC)：余气量与补呼气量之和，平静呼气末存留于肺内的气体量，正常成年人约为 2500 ml。功能余气量可以缓冲呼吸过程中肺泡气氧分压 (PO_2) 和二氧化碳分压 (PCO_2) 的变化幅度，有利于肺换气。肺气肿患者的功能余气量将增加，肺实质性病变时则减小。③肺活量 (vital capacity，VC)：是潮气量、补吸气量与补呼气量之和，用力吸气后，从肺内所能呼出的最大气体量，反映了肺一次通气的最大能力，是肺通气功能测定的常用指标。肺活量与个体的体型、性别、年龄、体位、呼吸肌强弱等有关，正常成年男性平均约为 3500 ml，女性约为 2500 ml。第 1 秒末用力呼气量 (forced expiratory volume in one second，FEV_1) 指一次最大吸气后尽力尽快呼气，在第 1 秒末所能呼出的气体量。为排除背景肺容量的影响，通常以 FEV_1 所占用力肺活量 (FVC) 的百分比表示，正常人 FEV_1/FVC 约为 83%。此数值在临床上鉴别是限制性还是阻塞性肺疾病时具有重要意义。④肺总量 (total lung capacity，TLC)：肺活量与余气量之和，肺所能容纳的最大气体量。肺总量与个体的体型、性别、年龄、体位等有关，成年男性平均约为 5000 ml，女性约为 3500 ml。当限制性通气障碍时，肺总量降低。

(3) 肺通气量：每分钟吸入或呼出的气体总量，等于潮气量与呼吸频率的乘积。随个体的体型、性别、年龄等的不同，正常成人平静呼吸时，为 6 ~ 9 L。尽力做深快呼吸时，每分钟吸入或呼出的最大气量为最大随意通气量，可反映单位时间内充分发挥全部通气能力所能达到的通气量，是评估个体能进行多大运动量的生理指标之一。

(4) 无效腔和肺泡通气量：每次吸入的气体，一部分会留在呼吸道内，不参与肺泡与血液之间的气体交换，故这部分称为解剖无效腔，约为 150 ml；进入肺泡的气体，一部分也会因血流在肺内分布不均而未能参与气体交换，这一部分称为肺泡无效腔。解剖无效腔与肺泡无效腔合称生理无效腔。由于无效腔的存在，为了计算真正有效的气体交换量，应以肺泡通气量 (alveolar ventilation) 为准。肺泡通气量指每分钟吸入肺泡的新鲜空气量，等于潮气量和无效腔气量之差与呼吸频率的乘积。潮气量和呼吸频率的变化对肺通气量和肺泡通气量有不同的影响：浅而快的呼吸对肺换气不利；深而慢的呼吸可增加肺泡通气量，但会增加呼吸做功。

(二) 肺换气

肺换气指肺泡与肺毛细血管血液间的气体通过呼吸膜交换的过程。在分压差的作用下，肺泡气中的 O_2 向肺毛细血管的血液弥散，使 PO_2 为 40 mmHg 的静脉血转变成 PO_2 为 100 mmHg 的动脉血；肺毛细血管血液中 CO_2 向肺泡弥散，使 PCO_2 为 46 mmHg 的静脉血转变成 PCO_2 为 40 mmHg 的动脉血。通常，血液流经肺泡毛细血管的时间约 0.7 s，但 O_2 和 CO_2 的弥散极为迅速，仅需 0.3 s 即可完成。影响肺换气体的因素有以下几个方面。

1. 气体的分压差 呼吸膜之间 O_2 和 CO_2 的分压差是气体弥散的动力，分压差越大，弥散速率越大。

2. 扩散系数 是溶解度与分子量的平方根之比，取决于气体分子本身的特性。扩散系数越大，弥散速率越大。由于 CO_2 在血浆中的溶解度约为 O_2 的 24 倍，CO_2 的分子量略大于 O_2 的分子量，所以 CO_2 的扩散系数是 O_2 的 20 倍。

3. 温度 温度越高，弥散速率越大。

4. 呼吸膜厚度 呼吸膜越厚，单位时间内交换的气体量越少。虽然呼吸膜由 6 层结构组成，但却很薄，总厚度平均约 0.6 μm，气体很容易弥散通过。病理情况下任何使呼吸膜增厚的疾病，如肺纤维化、肺水肿等，都会降低气体弥散速率，减少扩散量。

5. 呼吸膜面积 气体弥散速率与呼吸膜面积成正比。正常成年人，呼吸膜总面积约为

70 m^2。平静呼吸时，仅需约 40 m^2，故有相当大的储备面积。只有当呼吸膜面积减少到一半以上时，才会影响到肺换气功能。肺不张、肺实变等疾病均可使呼吸膜面积减小。

6．通气/血流比值（ventilation/perfusion ratio） 指每分钟肺泡通气量（V_A）和每分钟肺血流量（Q）的比值（V_A/Q），正常成年人安静时，平均约为 0.84。如果 V_A/Q 比值增大，表明通气过剩，血流不足，部分肺泡气未参与气体交换，使肺泡无效腔增大；V_A/Q 比值减小，表明通气不足，血流过剩，犹如发生了功能性动 - 静脉短路。V_A/Q 比值可作为衡量肺换气功能的指标。

健康成人肺总的平均 V_A/Q 比值是 0.84。但由于肺内肺泡通气量和肺毛细血管血流量的分布不均，使得肺各个部分的 V_A/Q 比值也不相同。如机体直立体位时，由于重力等因素的作用，肺尖部的通气和血流都较肺底部的少，但血流量更少，所以肺尖部的 V_A/Q 比值较大，甚至可高达 3.3，而肺底部的比值较小，可低至 0.63，但从总体上，由于呼吸膜面积远远超过肺换气的实际需要，所以并不影响 O_2 的摄取和 CO_2 的排出。

二、气体在血液中的运输

O_2 和 CO_2 都以物理溶解或化学结合两种形式存在于血液中，又以血液为媒介运输。经外呼吸摄取的 O_2 通过血液循环被运输到机体各组织器官供细胞利用；由细胞代谢产生的 CO_2 经组织换气后进入血液，再经血液循环被运输到肺部排出体外。

（一）氧的运输

红细胞内的血红蛋白（hemoglobin，Hb）是主要的运 O_2 工具。每一个 Hb 分子由 1 个珠蛋白和 4 个血红素构成，每个血红素中心含 1 个 Fe^{2+}，Fe^{2+} 与 O_2 进行可逆性氧合反应形成氧合血红蛋白（oxyhemoglobin，HbO_2）。当血液流经 PO_2 高的肺部时，Hb 与 O_2 结合，形成 HbO_2；当血液流经 PO_2 低的组织细胞时，HbO_2 迅速解离，释放 O_2，成为去氧血红蛋白（deoxyhemoglobin，Hb）。

1．常用的血氧指标 在体内反映血液携带氧气状况的检测指标称血氧指标，可分析测定组织细胞的供养和用氧情况。

（1）血氧分压（partial pressure of oxygen，PO_2）：又称血氧张力，是以物理状态溶解于血液中的氧分子所产生的张力。动脉血氧分压（arterial partial pressure of oxygen，PaO_2）正常值约为 100 mmHg，其数值的大小主要取决于吸入气的氧分压、机体的外呼吸功能以及静脉血的掺杂程度；静脉血氧分压（venous partial pressure of oxygen，PvO_2）正常值约为 40 mmHg，其数值的大小主要取决于组织细胞对氧的摄取和利用的能力。

（2）血氧容量：指在血液温度为 38 ℃，氧分压为 150 mmHg，二氧化碳分压为 40 mmHg 的条件下，100 ml 血液中血红蛋白被氧充分饱和时的最大携氧量。通常 1 g Hb 可携带 1.34 ml 的氧，而每 100 ml 血液约含 15 g Hb，则血氧容量的正常值约为 20 ml/dl。其数值的大小主要取决于 Hb 的数量和与氧结合的能力，反映了血液携氧能力的强弱。

（3）血氧含量：指机体 100 ml 血液中实际的携氧量，包括血液中 Hb 实际结合的氧量和物理溶解的氧量。其数值的大小主要取决于血氧分压和血氧容量。

（4）血氧饱和度（oxygen saturation of hemoglobin，SO_2）：是指 Hb 与氧结合的百分比，约等于 Hb 实际结合的氧量与最大结合的氧量的比值。动脉血氧饱和度（SaO_2）为 95% ~ 97%；静脉血氧饱和度（SvO_2）约为 75%，其数值的大小取决于血氧分压。

2．氧解离曲线 血氧饱和度与血氧分压的关系可用氧合血红蛋白解离曲线来表示（图

19-4)。曲线近似“S”形：曲线上段，相当于PO_2在60～100 mmHg之间的SO_2，曲线平坦，表明在此范围内，PO_2对Hb的血氧饱和度影响不大。因此只要PaO_2不低于60 mmHg，Hb仍可携带上足够的O_2，不会发生缺氧；曲线中段，相当于PO_2在40～60 mmHg之间时的SO_2，曲线较陡，反映机体在安静状态下供氧的情况；曲线下段，相当于PO_2在15～40 mmHg之间的SO_2，曲线陡直，表明PO_2稍有下降，HbO_2就释放大量的O_2，反映了血液供O_2的储备能力。

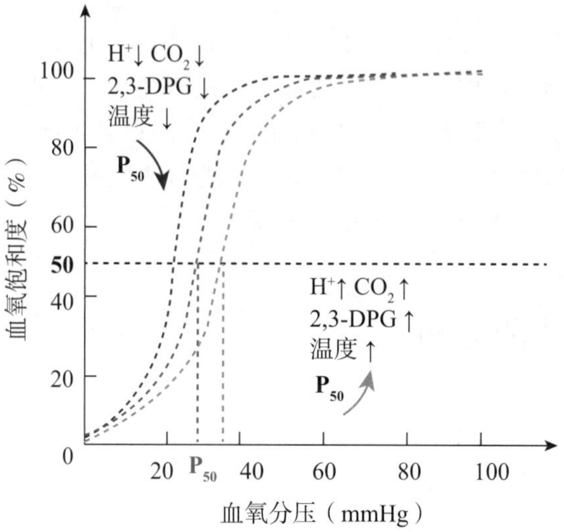

图19-4　氧合血红蛋白解离曲线及影响因素

3．P_{50}及其影响因素　P_{50}是氧合血红蛋白解离曲线上的一个点，是指SO_2为50%时的氧分压，正常值为26～27 mmHg，其数值的大小反映了Hb与氧的亲和力。影响氧合血红蛋白解离曲线的因素有4个，分别是血液的pH、血液温度、CO_2分压和红细胞内2,3-二磷酸甘油酸的含量。当血液的pH升高，血液温度降低，CO_2分压降低，红细胞内2,3-DPG的含量减少时，P_{50}减小，氧合血红蛋白解离曲线左移，Hb与O_2的亲和力增加，HbO_2不易释放O_2；当血液的pH降低，血液温度升高，CO_2分压升高，红细胞内2,3-DPG的含量增多时，P_{50}增大，氧合血红蛋白解离曲线右移，Hb与O_2的亲和力减小，HbO_2容易释放O_2。

（二）二氧化碳的运输

碳酸氢盐和氨基甲酰血红蛋白是运输CO_2的主要形式。从组织弥散入血液的大部分CO_2，在红细胞内与水在碳酸酐酶的催化下生成H_2CO_3，H_2CO_3又解离成HCO_3^-和H^+。CO_2解离曲线是表示CO_2含量与PCO_2关系的曲线。血液CO_2含量随PCO_2上升而增加。与O_2解离曲线不同，CO_2解离曲线呈线性，并且没有饱和点。O_2与CO_2的运输是相互影响的：O_2与Hb的结合可促使CO_2的释放，这一现象称为何尔登效应。

案例 19-1B

该患儿的血化验检查显示：PaO_2 100 mmHg，动脉血氧容量降低，动脉血氧含量降低，血红蛋白含量正常。患儿自觉头痛，给予吸氧后，呼吸逐渐平稳，但口唇青紫未消失。

问题：

1. 目前患儿所出现的典型的基本病理过程是什么？
2. 吸氧后发绀未消失，得到什么启示？

三、内呼吸

组织换气的机制和影响因素与肺换气相似。在组织中，由于细胞代谢不断地消耗 O_2 和产生 CO_2，使组织中的 PO_2 可低至 30 mmHg 以下；PCO_2 可高达 50 mmHg 以上。因此，当动脉血流经组织毛细血管时，在压力差的推动下，动脉血中的 O_2 不断向组织细胞弥散，组织细胞中的 CO_2 不断向血液中弥散，最终使动脉血因失去 O_2 得到 CO_2 而变成静脉血。

四、呼吸运动的调节

呼吸运动是一种呼吸肌有节律舒缩的活动，其深度和频率受体内外环境的影响而发生改变。这些变化既有赖于机体的神经和体液的调节，又可在一定程度上表现出有意识的行为调节。

（一）呼吸中枢与呼吸节律

1．呼吸中枢　指中枢神经系统内产生和调节呼吸运动的神经元群，主要分布在大脑皮质、间脑、脑桥、延髓和脊髓等各级部位。各级呼吸中枢的作用不同，呼吸运动是在它们的相互配合下实现的。

（1）脊髓：属于初级中枢。支配呼吸肌运动的神经元位于第 3 ～ 5 脊髓颈段和胸段的前角，分别支配膈肌、肋间肌和腹肌等。

（2）脑桥和延髓：属于低位中枢，是非随意的自主呼吸调节系统。动物实验证明，若在动物的脊髓和延髓之间作离断，呼吸运动立即停止并不再恢复；若在中脑和脑桥之间作离断，仅保留延髓与脑桥之间的联系，呼吸节律并无明显变化，说明产生呼吸节律的基本中枢位于延髓，而调节呼吸节律的基本中枢位于脑桥。

（3）大脑皮质、边缘系统、下丘脑：属于高位中枢，是随意呼吸调节系统，主要参与行为性呼吸运动的调节。

2．呼吸节律　正常呼吸节律的形成机制有两种学说。一是起步细胞学说，认为呼吸节律由延髓内具有起步样活动的神经元节律性兴奋引起；二是神经元网络学说，认为呼吸节律的产生依赖于延髓内呼吸神经元之间的相互联系和作用。

（二）呼吸的反射调节

呼吸运动的频率、深度等可受到来自呼吸器官本身以及血液循环等其他器官系统感受器传入冲动的反射性调节。

1．肺牵张反射（pulmonary stretch reflex）　是由肺扩张或肺萎陷引起的吸气抑制或兴奋的反射。包括肺扩张反射和肺萎陷反射。

（1）肺扩张反射：是肺扩张时抑制吸气活动的反射。感受器属于牵张感受器，阈值低，适应慢，位于从气管到细支气管的平滑肌中。肺扩张时，牵拉呼吸道，牵张感受器兴奋，沿迷走神经传入延髓，在延髓内通过神经联系，促使吸气转为呼气。加速吸气向呼气过程转换，使呼吸频率增加。在动物实验中，切断迷走神经后，吸气延长、加深，呼吸变得深慢。平静时，肺扩张反射往往不参与调节；疾病情况下，当肺顺应性降低时，肺扩张对气道的牵张刺激较强，可引起该反射，使呼吸变得浅快。

（2）肺萎陷反射：是肺萎陷时兴奋吸气活动的反射。感受器同样位于气道平滑肌中。平静呼吸时，同样不参与调节，但可对阻止呼气过深和肺不张等起一定作用。

2．化学感受性反射（chemoreceptor reflex）　指化学因素对呼吸运动的反射性调节。

（1）化学感受器：根据所在部位分为外周化学感受器和中枢化学感受器。①外周化学感受器位于颈动脉体与主动脉体，当动脉血 PO_2 降低、PCO_2 或 H^+ 浓度升高时，兴奋冲动沿窦神经和迷走神经传入延髓，反射性地引起呼吸加深加快和循环系统的变化，其生理功能是在机体低氧时能维持对呼吸的驱动。上述三种因素对感受器的刺激有协同作用，其中两种因素的同时作用比一种单独作用的效应强。②中枢化学感受器位于延髓腹外侧浅表部，其刺激物是脑脊液和局部脑组织细胞外液的 H^+，其生理功能可能是调节脑脊液的 H^+ 浓度，稳定中枢神经系统的 pH。

（2）CO_2、O_2、H^+ 对呼吸的调节：① CO_2 是最重要的调节呼吸运动的生理性化学因素。一定水平的 PCO_2 对维持呼吸中枢的兴奋性是必要的，$PaCO_2$ 在一定范围内升高可兴奋呼吸运动，但超过一定限度又会抑制呼吸，甚至出现呼吸困难、头痛、头昏、昏迷的 CO_2 麻醉。CO_2 刺激呼吸运动可直接兴奋外周化学感受器，引起呼吸加深加快；也可通过血脑屏障，升高中枢系统细胞外液中的 H^+ 浓度，间接兴奋中枢化学感受器，兴奋呼吸运动。②低 O_2 可以通过对外周化学感受器的刺激来兴奋呼吸中枢，从而在一定程度上对抗低 O_2 对呼吸中枢的直接抑制作用。在严重的低 O_2 时，外周化学感受器的兴奋不足以对抗中枢的抑制作用，将导致呼吸衰竭。PaO_2 对正常呼吸的调节作用不大，仅在特殊情况下如长期慢性缺 O_2 和 CO_2 潴留时，致使中枢化学感受器对 CO_2 的间接刺激不敏感，而低 O_2 对外周化学感受器的刺激将成为驱动呼吸运动的主要动力。③ H^+ 既可以兴奋外周化学感受器，也可以兴奋中枢化学感受器。当动脉血中 H^+ 浓度增高时，呼吸运动加深加快；H^+ 浓度降低时，呼吸运动受到抑制。但血液中的 H^+ 不易透过血脑屏障，脑脊液中的 H^+ 才是中枢化学感受器的最有效刺激。

第三节 缺氧和肺功能不全

一、缺氧

机体通过外呼吸摄取氧，由血红蛋白携带后，经血液循环运输到组织细胞，供细胞生物氧化需求。氧的供给和利用是一个复杂连续的过程。由于供氧不足或用氧障碍，导致机体功能代谢、形态结构发生异常改变，这一病理过程称为缺氧（hypoxia）。

（一）缺氧的类型、原因和机制

依据氧气在体内的代谢过程，把缺氧分为四种类型，各型缺氧的血氧变化特点如表 19-1 所示。

表 19-1 不同类型缺氧的血气变化特点

缺氧类型	PaO_2	血氧饱和度	血氧容量	血氧含量	动 - 静脉氧含量差
低张性缺氧	↓	↓	N 或 ↑	↓	N 或 ↓
血液性缺氧	N	N	N 或 ↓	↓	↓
循环性缺氧	N	N	N	N	↑
组织性缺氧	N	N	N	N	↓

注：N 正常；↓降低；↑升高

1. 低张性缺氧 以 PaO_2 降低为主要特征的缺氧，其原因有吸入气的 PO_2 过低、外呼吸功能障碍以及静脉血掺杂入动脉血。由于 PaO_2 低，使 HbO_2 含量降低，脱氧 Hb 数量增多。当毛细血管血液中脱氧 Hb 平均浓度达到或超过 5 g/dl 时，患者皮肤、黏膜呈现青紫色，称为发绀（紫绀）。

2. 血液性缺氧 以 Hb 含量减少或性质改变为主要特征的缺氧。其原因有：①贫血，因 Hb 含量减少导致的血液携氧减少所致的缺氧。因 HbO_2 减少，患者皮肤、黏膜呈现苍白色。②一氧化碳中毒，在机体 CO 与 Hb 结合形成碳氧血红蛋白（HbCO）所致的缺氧。因 HbCO 色泽鲜红，患者皮肤、黏膜呈现樱桃红色。③高铁血红蛋白血症，因 Hb 中的 Fe^{3+} 不能结合氧等原因所致的缺氧。因高铁血红蛋白呈棕褐色，患者皮肤、黏膜呈现咖啡色，类似于发绀，也称为肠源性发绀。

3. 循环性缺氧 是因组织血流量减少，使供氧量减少为主要特征的缺氧症。其原因有：①全身性循环障碍，多见于休克和心力衰竭；②局部性循环障碍，多见于血管病变，如动脉粥样硬化、脉管炎等。其中，因动脉压降低使血流灌注不足所致的缺氧称为缺血性缺氧，患者皮肤、黏膜呈现苍白色；因静脉回流受阻所致的缺氧称为淤血性缺氧，患者皮肤、黏膜出现发绀。

4. 组织性缺氧 以组织、细胞利用氧障碍主要特征的缺氧。其原因有细胞线粒体损伤、组织中毒以及呼吸酶合成不足等。因组织细胞不能利用氧，毛细血管中 HbO_2 增多，患者皮肤、黏膜呈现玫瑰红色。

微整合

临床应用

发 绀

发绀亦称紫绀，广义上讲是指异常血红蛋白的衍化物如高铁血红蛋白增加后引起皮肤、黏膜呈现青紫色的过程；狭义上讲是指毛细血管内还原性血红蛋白的绝对量异常引起皮肤、黏膜发青发紫的过程。在临床上，缺氧常伴发绀，但并非有发绀必有缺氧。缺氧伴有发绀的类型有：低张性缺氧时由于毛细血管血液中脱氧血红蛋白平均浓度达到或超过 5 g/dl，伴有发绀；高铁血红蛋白血症患者因高铁血红蛋白呈棕褐色，皮肤、黏膜出现发绀；淤血性缺氧因血液淤滞，血流量减少，细胞血液中摄取的氧量增多，毛细血管中脱氧血红蛋白增多，皮肤、黏膜出现发绀。发绀并非伴有缺氧的疾病如红细胞增多症。

（二）缺氧对机体的影响

缺氧对机体的影响取决于缺氧发生的原因、程度、速度、持续的时间以及机体功能代谢状态。机体对缺氧产生的功能代谢改变既有代偿性反应，也有损伤性改变。

1. 呼吸系统 急性缺氧的代偿反应是低氧通气反应。PaO_2 的降低、$PaCO_2$ 的升高调节呼吸运动，肺泡通气量增加的同时使胸腔负压增大，促进静脉回流，增多回心血量，有利于氧的摄取和运输。慢性缺氧的代偿反应对呼吸系统的影响与缺氧持续的时间相关。低张性缺氧出现低氧通气反应最明显。缺氧对呼吸系统的损伤性反应：①高原肺水肿、指机体初到海拔 2500 m 以上的高原地区的前 4 天，因低张性缺氧发生的一种高原特发性疾病。临床表现为呼吸困难、发绀、血性泡沫痰、肺部湿啰音等。②中枢性呼吸衰竭：当 PaO_2 低于 30 mmHg 时，缺氧对呼吸中枢直接表现为抑制作用，出现肺通气量减少，严重时出现中枢性呼吸衰竭，表现为呼吸频率和节律不规则。

2．循环系统 急性缺氧代偿性反应引发心输出量增加，可使组织细胞的供血量增加，从而增加供氧量；血流重新分布，保证生命重要器官供氧。皮肤、内脏、骨骼肌等血流量减少，心、脑血流量增多；为减少静脉血掺杂，维持 PaO_2，当部分肺泡气 PO_2 降低时，该部位的肺小动脉收缩，来维持肺泡 V_A/Q 比值正常。慢性缺氧可使血管内皮生长因子等基因高表达，促使毛细血管增生，增加供氧量。缺氧对循环系统的损伤性反应：长期的慢性缺氧，出现回心血量减少、心肌舒缩功能降低、心律失常。长期慢性缺氧使肺小动脉持续收缩的同时促使肺血管重构，血管硬化，顺应性降低，形成持续的肺动脉高压，致使右心室压力负荷增大，导致右心室肥大，严重时出现右心衰竭。

3．血液系统 缺氧刺激产生促红细胞生成素，增强骨髓造血，使红细胞和 Hb 数量增多，增加血液的氧容量和氧含量，增加供氧量，是机体慢性缺氧的重要代偿反应。大多数缺氧发生时，氧合血红蛋白解离曲线右移，促使氧释放，也有一定的代偿意义。缺氧对血液系统的损伤性反应：部分人会出现红细胞增多症，红细胞生成过多，使血流速度减慢，抵消了因氧容量增加而提高氧流量的代偿作用，血液黏稠度增加，还加重了心脏的后负荷，促使心衰的发生。严重的缺氧使红细胞内生成过多的 2,3-DPG，使氧合血红蛋白解离曲线过度右移，甚至会降低肺泡部血液的携氧能力，降低血氧饱和度，失去代偿意义。

4．中枢神经系统 脑有“血流大、耗氧多”的特点，对缺血、缺氧十分敏感。急性缺氧时，患者可出现头痛，情绪激动，思维力、记忆力、判断力降低或丧失以及运动不协调等，严重者可出现惊厥甚至昏迷。慢性缺氧时，患者症状较缓和，表现为易疲劳、思睡、注意力不集中及精神抑郁等症状。临床上完全缺氧 8 ～ 10 min，中枢神经系统可发生不可逆的损伤。

5. 组织细胞的变化 长期慢性缺氧时，组织细胞的代偿性变化有：细胞内线粒体的数目增多，使组织细胞利用氧的能力增强；使糖酵解过程加强，生成 ATP，补偿能量不足；肌细胞内的肌红蛋白含量增多，促进氧从血液向细胞内转移，供组织细胞利用；通过一系列机制，使组织细胞的耗能过程受到抑制，处于低代谢状态，节约能量，利于在缺氧情况下生存。严重的缺氧造成细胞损伤，而细胞损伤又促使缺氧加重，两者互为因果，形成恶性循环。

案例 19-1C

追问病史，该患儿曾口服次硝酸铋，来缓解腹痛。经进一步治疗，发绀消失，患儿恢复正常，出院。

问题：

1．“口服次硝酸铋”提示患儿的缺氧属于哪一种类型？为什么？

2．“经进一步治疗”你认为是什么治疗？

（三）缺氧的治疗

去除引发缺氧的原因是缺氧治疗的关键。例如，高铁血红蛋白症导致的缺氧应先口服少量亚甲蓝（还原剂）加维生素 C，将高铁血红蛋白还原为正常的血红蛋白，恢复携氧能力。

氧疗指通过吸入氧分压较高的气体或纯氧来治疗缺氧的方法。氧疗对各类型的缺氧均有一定的疗效，但缺氧类型不同，其疗效也不尽相同：氧疗对低张性缺氧的疗效最好，但对于由解剖分流增加引起的低张性缺氧疗效不大；CO 中毒患者吸入高压氧（3 个大气压的氧）是首选的特效疗法；循环性缺氧，氧疗后可增加机体血浆中物理溶解的氧量，促进向氧从血液向组织细胞弥散，有一定的治疗效果；组织性缺氧因供氧正常，是组织细胞无法利用氧所致，故氧疗无效。

二、肺功能不全

因各种原因引起外呼吸功能障碍，导致 PaO_2 低于 60 mmHg，伴有或不伴有 $PaCO_2$ 高于 50 mmHg 的病理过程，称为呼吸衰竭（respiratory failure）。肺功能不全（respiratory insufficiency）涵盖了外呼吸功能障碍从轻到重的全过程，而呼吸衰竭是肺功能不全的严重阶段。根据动脉血气特点，呼吸衰竭分为Ⅰ型（只有 $PaO_2 < 60$ mmHg）和Ⅱ型（既有 $PaO_2 < 60$ mmHg 又有 $PaCO_2 > 50$ mmHg）；根据发病机制，分为通气性和换气性呼吸衰竭；根据发病的缓急，分为急性和慢性呼吸衰竭。

（一）病因与机制

1．肺通气功能障碍　当肺通气功能障碍使肺泡通气不足时可发生呼吸衰竭。

（1）限制性通气不足：指吸气时肺泡的扩张受限引起的肺泡通气不足。原因有：①因神经系统病变、药物等致使呼吸中枢抑制或呼吸肌本身的问题致使呼吸肌活动障碍；②胸膜纤维化或肺纤维化等疾病引起胸廓或肺的顺应性下降；③胸腔积液、气胸等压迫肺组织，使肺扩张受限。

（2）阻塞性通气不足：指由于气道阻塞或狭窄所致的通气障碍。分为（图 19-5）：①气管分叉处以上的中央性气道阻塞，多见于气管异物、肿瘤、喉头水肿。若阻塞位于胸廓上口以上的胸外段，由于吸气时气道内压明显低于大气压，加重气道狭窄程度，故表现为吸气性呼吸困难；若阻塞位于胸廓上口以下的胸内段，由于呼气时胸内压明显大于气道内压，故表现为呼气性呼吸困难。②气管分叉处以下的外周性气道阻塞，多见于慢性支气管炎等疾病，常累及直径在 2 mm 以下的小支气管。由于管壁增厚或痉挛和顺应性下降等因素，小气道阻力增加，患者主要表现为呼气性呼吸困难。当患者用力呼吸时可引起小气道闭合，加重呼气性呼吸困难。

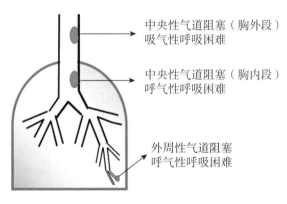

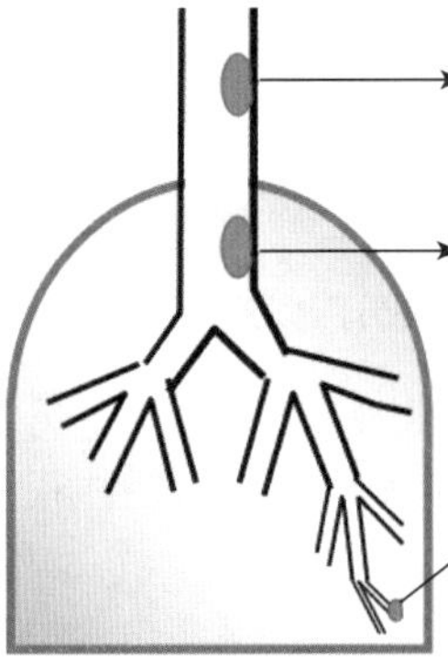

图 19-5　阻塞性通气不足模式图

（3）血气变化：无论是限制性通气不足，还是阻塞性通气不足，均可使总肺泡通气量降低，从而影响 O_2 的吸入和 CO_2 的排出。肺泡气氧分压（P_AO_2）下降和肺泡气二氧化碳分压（P_ACO_2）升高，导致 PaO_2 下降和 $PaCO_2$ 升高，属于Ⅱ型呼吸衰竭。$PaCO_2$ 是反映总肺泡通气量变化的最佳指标：$PaCO_2$ 增加表示通气降低；$PaCO_2$ 降低表示通气增强；$PaCO_2$ 正常，则不存在通气障碍。

2．肺换气功能障碍　包括弥散障碍、肺泡 V_A/Q 比例失调以及解剖分流增加。

（1）弥散障碍：指肺泡膜面积减少或异常增厚以及弥散时间缩短引起的气体交换障碍。当肺叶切除、肺实变或肺不张等使呼吸膜面积减少一半以上时，或肺水肿、肺泡透明膜形成等使呼吸膜厚度增加时，会发生弥散障碍，引发换气功能障碍。正常静息状态，因气体弥散的速度快，一般不会出现血气异常。但当机体体力负荷增加，心排血量增加，肺血流加快，血液与肺泡接触时间缩短时，可导致 PaO_2 降低。因 CO_2 的扩散系数是 O_2 的 20 倍，故只要机体能维持足够的通气量，就可保持 $PaCO_2$ 正常。因此弥散障碍使 PaO_2 降低的同时不伴有 $PaCO_2$ 的升高，属于Ⅰ型呼吸衰竭。

（2）肺泡 V_A/Q 比例失调：①部分肺泡通气不足：通气功能障碍时，病变的肺泡通气量减少，但血流并未减少，导致 V_A/Q 比值降低，使流经这部分肺泡的静脉血未充分动脉化，也称为功能性分流。而正常的肺泡会出现代偿性通气增加，使 V_A/Q 比值增高。②部分肺泡血流不足：肺血管病变时，部分肺泡血流减少，但通气未减少，使 V_A/Q 比值升高，使得肺泡通气不能被充分利用，这种情况相当于无效腔增加。流经此区域的血液虽然能充分地氧合，但因血流减少，导致流经其他部分肺泡的血流量增加而使通气相对不足，V_A/Q 比值低于正常。这两种情况最终都会使混合后的动脉血 PaO_2 降低，$PaCO_2$ 的变化则取决于病变范围和代偿程度，可以降低、正常或升高。

（3）解剖分流增加：支气管扩张症、肺小血管血栓等疾病可使解剖分流增加，静脉血掺杂异常增多，导致呼吸衰竭。由于解剖分流的血液完全不经气体交换过程，故称为真性分流。肺实变和肺不张时，病变肺泡失去通气功能，但仍有血流经过，类似解剖分流。吸入纯氧可有效地提高功能性分流的 PaO_2，但对真性分流的 PaO_2 无效（图 19-6）。

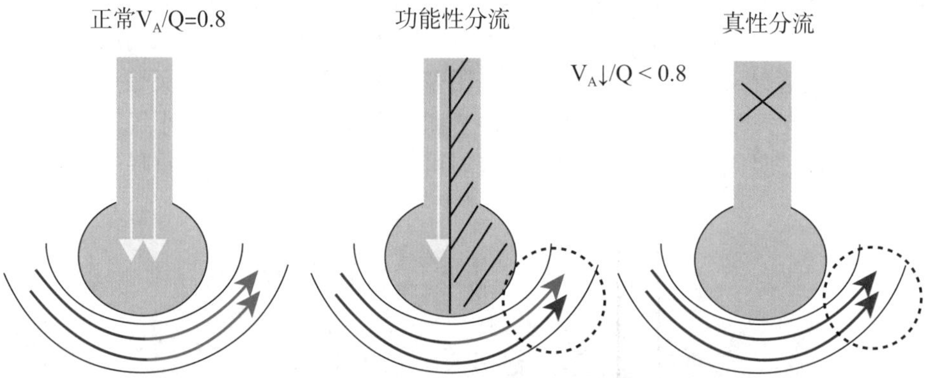

图 19-6 功能性分流、真性分流模式图

在呼吸衰竭的发病机制中，单纯的通气不足或换气功能障碍往往很少见，而是几个因素共同或相继发生作用。

（二）对机体的影响

1. 酸碱平衡及电解质紊乱 ①Ⅰ型呼衰主要引起代谢性酸中毒。缺氧使无氧代谢增强、乳酸等酸性产物增加。其他因素如肾功能不全、感染和休克等可导致代谢性酸中毒，同时伴有高血钾和高血氯的发生。②Ⅱ型呼衰既有代谢性酸中毒又有呼吸性酸中毒。缺氧伴有 CO_2 潴留，使血液中 H_2CO_3 原发性升高，同时伴有高血钾和低血氯的发生。

2. 呼吸系统 $PaO_2 < 60$ mmHg 时，通过兴奋外周化学感受器，使肺通气量增加；$PaO_2 < 30$ mmHg 时，抑制呼吸中枢，肺通气量减少。$PaCO_2 > 50$ mmHg 时，通过中枢化学感受器增强呼吸运动，肺通气量增加；当 $PaCO_2 > 80$ mmHg 时，抑制呼吸中枢，使呼吸变浅变慢。

此时呼吸运动的维持主要依赖低氧对外周化学感受器的刺激反射性兴奋呼吸中枢。

3．循环系统 急性呼衰早期，因 PaO_2 降低和 $PaCO_2$ 升高，会反射性引起心率加快、心肌收缩力增强以及心排血量增加。但呼衰中晚期，严重的缺氧和 CO_2 潴留会直接抑制心血管中枢，使血管扩张，血压下降、心肌收缩力降低，出现心律失常等。慢性呼衰，因肺小动脉持续收缩、持久的肺动脉高压、肺血管阻力增加等因素提升右心前、后负荷；另外缺氧和酸中毒使心肌舒缩功能障碍，会引起右心肥大和衰竭，即肺源性心脏病的发生。

4．中枢神经系统 中枢神经系统对缺氧非常敏感，当 PaO_2 降至 60 mmHg 时，可出现智力和视力轻度减退；当 PaO_2 降至 40 ~ 50 mmHg 时，会出现头痛、定向与记忆障碍、嗜睡等神经精神症状；当 PaO_2 降至 20 mmHg 以下时，可造成中枢神经系统不可逆性的损伤。当 $PaCO_2$ 超过 80 mmHg 时，可引起头痛、头晕、烦躁不安等症状，即“二氧化碳麻醉”。由呼吸衰竭引起的脑功能障碍，称为肺性脑病。肺性脑病的发病机制与高碳酸血症、缺氧和酸中毒引起的脑水肿和神经元损伤有关。

（三）呼吸衰竭的治疗

1．防止、去除呼吸衰竭的原因 慢性阻塞性肺疾病患者要预防感冒与急性支气管炎，防止诱发呼吸衰竭。

2．提高 PaO_2 呼吸衰竭必定存在低张性缺氧，应尽快将 PaO_2 提高到 60 mmHg 以上。Ⅰ型呼吸衰竭患者可吸入浓度不超过 50% 的较高浓度的氧。Ⅱ型呼吸衰竭患者如果吸入高浓度氧，会消除低氧对呼吸的兴奋作用，使呼吸运动减弱，肺通气减少，反而加重 CO_2 潴留，使病情恶化，因此，Ⅱ型呼吸衰竭患者可吸入浓度不超过 30% 的低浓度的氧。

3．降低 $PaCO_2$ 可通过解除呼吸道阻塞、增强呼吸动力以及人工辅助通气等方法增加肺泡通气量，使 $PaCO_2$ 降低。

第四节 呼吸系统其他常见疾病

呼吸系统疾病在我国死亡率病因中较高，对我国人民健康危害很大，以感染性疾病最多见。

一、肺炎

肺炎（pneumonia）指包括终末气道、肺泡腔及肺间质等在内的急性渗出性炎症，最常见的病因是感染。按病原体可分为细菌性、病毒性、支原体性和真菌性肺炎等；按病变范围可分为大叶性（肺泡性）、小叶性（支气管性）和间质性肺炎；按病变性质可分为浆液性、纤维蛋白性、化脓性、出血性和干酪样肺炎等类型。

（一）细菌性肺炎

1. 大叶性肺炎 多由肺炎链球菌感染引起，起始于肺泡，并迅速扩展至一部分或整个肺段或肺叶，是以肺泡内弥漫性纤维蛋白渗出为主的急性炎症。多见于青壮年，骤然起病，出现寒战、高热、胸痛、咳嗽、咳铁锈色痰、呼吸困难等，并有肺实变体征，伴随白细胞增高。病理改变有：①充血水肿期：肺泡壁毛细血管弥漫充血，肺泡腔内浆液渗出，患者可有高热、咳嗽等症状；②红色肝样变期：肺泡壁毛细血管显著扩张充血，肺泡腔内充满大量红细胞和纤维蛋白，患者呼吸困难明显，咳铁锈色痰；③灰色肝样变期：肺泡壁毛细血管受压，肺组织呈贫血状，肺泡腔内以中性粒细胞和纤维蛋白渗出为主，患者的呼吸困难减轻；④溶解消散期：纤维蛋白被溶解，肺组织结构和功能逐渐恢复正常。

2．小叶性肺炎 多由化脓菌感染引起，起始于细支气管，并向周围或末梢肺组织发展，形成以肺小叶为单位、呈灶状散布的肺化脓性炎症，也称为支气管肺炎。多见于儿童和年老体弱者，以发热、咳嗽、咳脓性痰为主要症状。病理改变可见两肺各叶散布一些以细支气管为中心的化脓性炎症病灶，以背侧和下叶居多；镜下病变的细支气管内充满脓性渗出，周围肺组织充血，可有浆液渗出。

（二）病毒性肺炎

病毒性肺炎往往是因上呼吸道病毒感染向下蔓延所致，多见于儿童，症状轻重不一，主要表现为发热、频繁的咳嗽、气急和发绀等。病理改变为急性间质性肺炎，肺间质可见淋巴细胞和单核细胞浸润，严重时肺泡腔内渗出物增多，可形成透明膜。细支气管上皮和肺泡上皮增生肥大，形成多核巨细胞。在增生的上皮细胞和多核巨细胞内可见病毒包涵体。病毒包涵体呈圆形或椭圆形，其周围常有一清晰的透明晕，检见病毒包涵体是病理组织学诊断病毒性肺炎的重要依据。

（三）支原体肺炎

支原体肺炎是由肺炎支原体引起的一种间质性肺炎，多见于儿童和青少年，起病较急，阵发性、刺激性咳嗽是最突出的症状。病变常累及一叶肺组织，下叶多见，呈节段性分布。病理改变可见肺泡间隔明显增宽，有大量淋巴细胞、浆细胞和单核细胞浸润，肺泡腔内多无渗出。临床上不易与病毒性肺炎鉴别。

二、慢性阻塞性肺疾病

慢性阻塞性肺疾病（chronic obstructive pulmonary disease，COPD）是一组以肺实质和小气道受损导致慢性气道阻塞、呼吸阻力增加和肺功能不全为共同特征的肺疾病。包括慢性支气管炎、肺气肿、支气管扩张症和支气管哮喘。

（一）慢性支气管炎

慢性支气管炎指发生于支气管黏膜及其周围组织的慢性非特异性炎症。多见于中老年人，以反复咳嗽、咳痰或伴有喘息，每年至少持续 3 个月，连续 2 年以上。慢性支气管炎是由呼吸道感染、吸烟、大气污染、过敏等多种因素长期综合作用的结果。病理改变可见呼吸道纤毛柱状上皮变性、坏死脱落发生鳞状上皮化生；黏液下腺体增生肥大、黏液腺化生，黏液分泌增多，造成气道阻塞；支气管管壁充血水肿，淋巴细胞、浆细胞浸润；管壁平滑肌断裂、萎缩，软骨萎缩、钙化或骨化。

（二）肺气肿

肺气肿是指呼吸性细支气管以下的末梢肺组织因余气量增多而呈持久性扩张，以致肺组织弹性减弱、肺体积膨大、通气功能降低的一种病理状态。肺气肿常继发于慢性支气管炎，吸烟、空气污染、小气道感染、肺尘埃沉着病等也是其常见的发病原因。其发病机制与阻塞性通气障碍、呼吸性细支气管和肺泡壁弹性降低、α_1- 抗胰蛋白酶水平降低有关。患者常因阻塞性通气障碍出现呼气性呼吸困难、气促、胸闷等缺氧症状，严重者会出现“桶状胸”，进一步可以发展成慢性肺源性心脏病。依据病变部位和性质将肺气肿分为三种类型。

1. 肺泡性肺气肿　病变在肺腺泡内，也称阻塞性肺气肿。①腺泡中央型肺气肿：最常见，多见于中老年吸烟者或慢性支气管炎患者。典型的病变是腺泡中央的呼吸性细支气管囊性扩张明显。②腺泡周围型肺气肿：多不合并慢性支气管炎，呼吸性细支气管也基本正常。典型的病变是远侧端周围的肺泡管和肺泡囊扩张明显。③全腺泡型肺气肿：常见于青壮年，因呼吸性细支气管、肺泡管、肺泡囊和肺泡都扩张，含气小囊腔布满肺腺泡内，也称囊泡性肺气肿。

2. 间质性肺气肿　因细支气管或肺泡间隔破裂，使空气进入肺间质形成，气体出现在肺膜下、肺小叶间隔，也可沿细支气管扩散到肺门和纵隔，形成串珠状气泡。

3. 其他类型肺气肿　包括出现在肺组织瘢痕灶周围，由肺泡破裂融合形成的瘢痕旁肺气肿；由于肺泡代偿性过度充气引起的代偿性肺气肿；因年老肺组织弹性回缩力减弱出现的老年性肺气肿。

（三）支气管扩张症

支气管扩张症是以肺内小支气管管腔的持久性扩张伴管壁纤维性增厚的慢性呼吸道疾病，以慢性咳嗽、大量脓痰、反复咯血和胸痛为主要临床表现。支气管扩张症多继发于慢性支气管炎、麻疹和百日咳后的支气管肺炎及肺结核病等。病变的支气管呈囊状或筒状扩张，可局限于一个肺段或肺叶，以左肺下叶多见。反复的感染导致管壁平滑肌、弹性纤维和软骨等支撑结构破坏；同时受支气管管壁外周围肺组织慢性炎症所形成的纤维瘢痕组织的牵拉及通气不畅引起远端支气管内压增加，最终导致支气管持久性扩张。

（四）支气管哮喘

支气管哮喘是一种由呼吸道过敏引起的以支气管可逆性发作性痉挛为特征的慢性阻塞性炎性疾病。患者多具有特异性变态反应体质，以致轻微的刺激即可使气道发生明显的收缩，引起气道阻力显著增高。患者平时不伴有任何症状，发作时可出现伴有哮鸣音的呼气性呼吸困难、咳嗽等症状，呈反复性。症状可自行缓解或经治疗后缓解。

三、肺结核

肺结核（pulmonary tuberculosis）是由结核分枝杆菌引起的慢性传染性肉芽肿性疾病。因初次感染和再次感染结核分枝杆菌时机体的反应性的不同，将其分为原发性和继发性肺结核两类。

（一）原发性肺结核

原发性肺结核是指初次感染，多发生于儿童、青少年。病变最初在通气较好的肺叶形成灰白色炎性实变原发病灶，病灶中央大多有干酪样坏死。原发病灶、淋巴管炎和肺门淋巴结结核称为原发复合征，是原发性肺结核的病理特征，X 线片上呈哑铃状阴影。临床症状多不明显，少数可出现发热、盗汗等表现。因机体免疫的建立，大多数原发复合征不再发展，病灶逐渐纤维化和钙化。

（二）继发性肺结核

继发性肺结核多在初次感染后数年到数十年后因机体抵抗力下降、再次感染所致，多见于成年人。根据病变特点和临床经过分为以下几种类型。

1. 局灶型肺结核　为早期病变，X 线片上单个或多个结节状病灶位于肺尖部，境界清楚，有纤维包裹。镜下以增生为主，中央可见干酪样坏死。患者多无自觉症状，常在体检时发现，属非活动性肺结核。

2. 浸润型肺结核 多由局灶型肺结核发展而来，是临床上最常见的活动性肺结核。X线片上锁骨下有边缘模糊的云絮状阴影，镜下以渗出为主，中央有干酪样坏死，周围有炎症包绕。患者常有低热、盗汗、咳嗽、咯血等症状。

3. 慢性纤维空洞型肺结核 多在浸润型肺结核形成急性空洞的基础上发展而来，为成人常见的慢性开放性肺结核。肺上叶有一个或多个厚壁空洞，大小不一，不规则。镜下空洞壁内层为干酪样坏死物；中层是结核性肉芽组织；外层为纤维结缔组织。下叶肺组织可见经支气管播散的大小不等、新旧类型不同、越往下越新鲜的病灶。后期肺组织破坏严重，广泛纤维化，胸膜粘连增厚。患者病程长、时好时坏，常有咳痰、咯血、呼吸困难等症状。

4. 干酪性肺炎 由浸润型肺结核恶化形成，也可以由急、慢性空洞内的结核分枝杆菌经支气管播散形成的一种危重的肺结核。镜下可见大片干酪样坏死灶，肺泡腔内有大量浆液纤维蛋白性渗出物。

5. 结核球 多为单个，也可多个，常发生在肺上叶有纤维包裹的孤立的境界分明的干酪样坏死灶。多来源于被纤维包裹的浸润型结核的干酪样坏死灶、空洞的引流支气管被阻塞、空洞被干酪样坏死物填充或多个小的干酪样坏死灶的融合。X线片上不易与周围型肺癌相鉴别，多采取手术切除。

6. 结核性胸膜炎 ①湿性结核性胸膜炎多见，多见于青少年，病变主要为浆液纤维素性炎，又称渗出性结核性胸膜炎。形成胸腔积液后，经治疗可吸收，不易吸收时，会使胸膜增厚粘连。②干性结核性胸膜炎，常发生于肺尖部，病变局限，以增生为主，又称增殖性结核性胸膜炎。很少导致胸腔积液，一般通过纤维化而愈合。

四、呼吸系统常见肿瘤

（一）鼻咽癌

鼻咽癌是指发生于鼻咽部上皮组织的恶性肿瘤，其发生与EB病毒感染关系密切。早期局部黏膜粗糙，稍隆起，逐渐发展为结节型、菜花型、溃疡型或黏膜下浸润型等肿块。鼻咽癌多起源于鼻咽黏膜柱状上皮的储备细胞，根据组织分化程度可分为鳞状细胞癌和腺癌。其转移早，以淋巴道为主。向上蔓延破坏颅底骨、损伤脑神经，向外侵犯咽鼓管、中耳，向前可进入鼻腔、眼眶，向后侵及颈椎。鼻咽癌早期症状不明显，随肿瘤生长可出现鼻出血、鼻塞、耳鸣、听力减退、头痛、颈部淋巴结肿大等症状。

（二）喉癌

喉癌指来源于喉部黏膜上皮组织的恶性肿瘤。好发于40岁以上的男性患者，与长期大量吸烟、酗酒、环境污染以及感染人乳头瘤病毒有关。最常见的组织学类型为鳞状细胞癌，腺癌非常少见，按照鳞状细胞癌的发展程度可分为原位癌、早期浸润癌和浸润癌。患者最常出现的早期症状为声嘶，转移发生较晚，常经淋巴道转移至颈淋巴结。

（三）肺癌

肺癌是最常见的恶性肿瘤之一，病因复杂，与吸烟，大气污染，长期接触铀、镭等放射性物质等因素密切相关。根据肺癌的部位和形态可分为：①中央型（肺门型），最常见，癌组织发生在主支气管或叶支气管，在肺门部形成肿块。②周围型，癌组织发生于肺段或其远端支气管，在肺周边形成孤立癌结节，与支气管的关系不明显。③弥漫型，少见，癌组织起源于肺组织末梢，沿肺泡管及肺泡弥漫性浸润性生长，形成粟粒大小的结节布满肺叶。肺癌组织学表现多样，临床上部分肺癌有多种组织学表现，常以其主要组织学表现归类。

1．鳞状细胞癌　是最常见的类型，又以中央型居多，多见于有吸烟史的中老年人。癌组织起源于段以上大支气管，纤维支气管镜可发现。免疫组化染色高分子角蛋白阳性，根据分化程度，将其分为低、中、高分化的鳞癌。低分化时癌巢界限不明显，细胞异型性大，无细胞内角化及角化珠；中分化时有细胞角化，但无角化珠，可有细胞间桥；高分化者有角化珠形成，常可见细胞间桥。

2．腺癌　女性患者多见，癌组织常起源于较小的支气管上皮，故多为周围型，常累及胸膜。其疗效及预后比鳞癌差，可分为：原位腺癌为局限性的，癌细胞沿肺泡壁呈鳞屑样生长，病灶≤ 3 cm；微浸润腺癌为孤立性的，癌细胞以鳞屑样生长为主伴浸润，浸润灶≤ 0.5 cm；浸润性腺癌其浸润灶＞ 0.5 cm。

3．小细胞癌　恶性程度最高，多见于中老年男性，与吸烟密切相关。好发于肺门附近的大支气管，多为中央型，生长迅速，转移早，对放、化疗敏感。镜下，癌细胞小，胞质少，似裸核，呈梭形或燕麦形密集成群，也称为燕麦细胞癌。

除此之外，还有腺鳞癌、大细胞癌、肉瘤样癌等组织类型。

思考题

1．反映肺通气功能的主要指标有哪些？

2．试述血液中 CO_2、O_2、H^+ 对呼吸的调节。

3．试述气 - 血屏障的定义、结构组成及其结构改变对肺换气功能的影响。

4．肺泡通气与血流比例失调的表现形式有哪几种？其对机体有何影响？

5．肺癌的组织类型主要有哪些？各有什么特点？

6．患者，男，75 岁，因咳嗽、咳痰伴喘息 10 余年，加重伴神志异常 3 天入院。患者 10 余年前出现间断咳嗽、咳痰、喘息，3 天前，因受凉后咳嗽加重，咳黄色黏痰，伴精神萎靡、嗜睡入院。自述平日不能从事家务，吸烟 30 余年，1 包 / 日。入院查体：体温 37.4 ℃，脉搏 86 次 / 分，呼吸 38 次 / 分，血压 60/50 mmHg，呼吸困难，发绀，桶状胸，双肺呼吸音低，闻及广泛的干、湿啰音。肝肋下 2 指，双下肢轻度水肿，肺功能降低。血气分析：PaO_2 50 mmHg，$PaCO_2$ 80 mmHg。

问题：

（1）该患者呼吸困难、发绀、桶状胸的原因是什么？

（2）该患者是否发生了呼吸衰竭？属于哪一类型的呼吸衰竭？

（3）给予你对该患者的诊断以及诊断依据。

（4）你认为该患者该如何氧疗？说明理由。

（白　静）

第二十章

循环系统

第二十章数字资源

学习目标

1. **知识**：心血管系统的组成、心动周期及心脏的泵血过程、影响心脏泵血功能及动脉血压的因素、心脏生物电的形成机制及心肌的生理特性、血管的结构和功能特点、心血管活动的调节因素、心力衰竭的发病机制及机体的代偿活动、心血管系统常见疾病的特点。
2. **能力**：运用心血管生理活动调节的相关知识，推导心力衰竭过程中机体的代偿反应；通过案例分析，理解心血管系统常见疾病的危险因素及主要病理生理过程。
3. **素养**：通过知识拓展，产生对科学的探索欲望，学习科学家们不畏艰难、实事求是的科学精神；通过临床应用，使学生具备基本的医学素质。
4. **掌握**：心血管系统的组成、心脏的泵血过程及其影响因素、动脉血压的形成及其影响因素、心血管活动的调节、心力衰竭的发病机制及机体的代偿活动。

案例 20-1

男性，76 岁，体育锻炼时突发心前区闷痛，伴心悸、头晕、出冷汗，持续时间超过 1 小时，自行含服硝酸甘油缓解不明显。送医后经过与患者沟通得知，患者有冠心病史 5 年余，偶有胸闷发作，自行服用硝酸甘油可缓解。有高血压史 10 年余，最高达 180/110 mmHg，服用氨氯地平，血压控制尚可。有长期吸烟及饮酒史。查体：心率 55 次 / 分，心律齐，血压 155/100 mmHg，心界向左下扩大，双下肺少量细湿啰音。心电图提示：急性下壁心肌梗死。临床诊断为：①冠状动脉粥样硬化性心脏病，急性下壁心肌梗死；②高血压 3 级（极高危组）。

问题：

1. 引起冠心病及高血压的危险因素有哪些？
2. 患者心率和血压是否正常？试述此次发病对其心率和血压的影响。
3. 患者心界向左下扩大的可能机制及其病理生理过程是什么？

第一节　循环系统的结构

循环系统包括心血管系统和淋巴系统。

一、心血管系统的组成

心血管系统由心脏和血管组成，其中血管又包括动脉、毛细血管和静脉。

（一）心脏

心脏（heart）是心血管系统的“动力泵”。心内有四个腔，分别为左心房、左心室、右心房和右心室。同侧心房和心室借房室口相通，心房接受静脉血，心室发出动脉。心瓣膜位于房室口和动脉口，包括二尖瓣、三尖瓣、主动脉瓣和肺动脉瓣，可阻止心房和心室舒张时血液反流。心脏壁较厚，主要由心肌构成，从腔面向外分为心内膜、心肌膜和心外膜三层（图20-1）。心内膜由薄而光滑的单层内皮和内皮下疏松结缔组织构成。心肌膜主要由心肌纤维构成，是心壁中最厚的一层。心外膜即心包脏层，为浆膜，其表面被覆一层间皮，深部是薄层结缔组织。

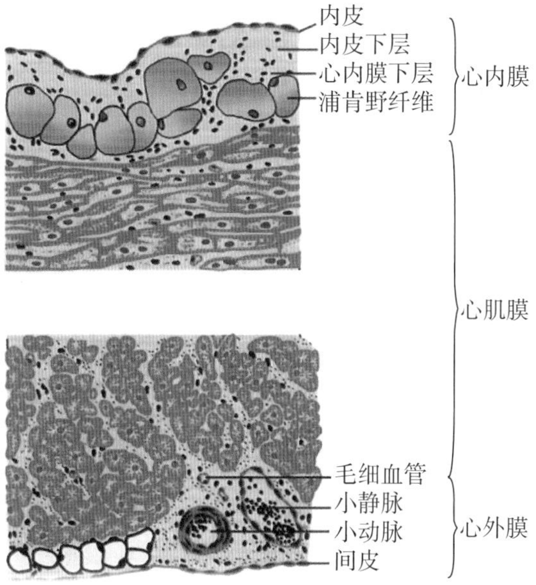

图 20-1　心壁光镜结构模式图

（二）血管

1. 动脉（artery） 是运送血液离心的血管。动脉的管壁较厚，可分为大动脉、中动脉、小动脉和微动脉。动脉管壁分为内膜、中膜和外膜（图 20-2）。内膜由内皮、内皮下层组成，内皮光滑，能减少血流阻力，内皮下层为疏松结缔组织。大动脉中膜较厚，主要由 40 ~ 70 层环行弹性膜和弹性纤维构成，有较大的弹性，能使心脏间断排出的血液连续流出；中、小动脉中膜环行平滑肌纤维发达，其收缩和舒张能改变管径的大小，从而影响局部血流阻力，可调节分配到身体各器官的血流量（图 20-3）。外膜由疏松结缔组织构成，含有胶原纤维和弹性纤维，可防止血管过度扩张。动脉在行程中不断分支，愈分愈细，最终移行为毛细血管。

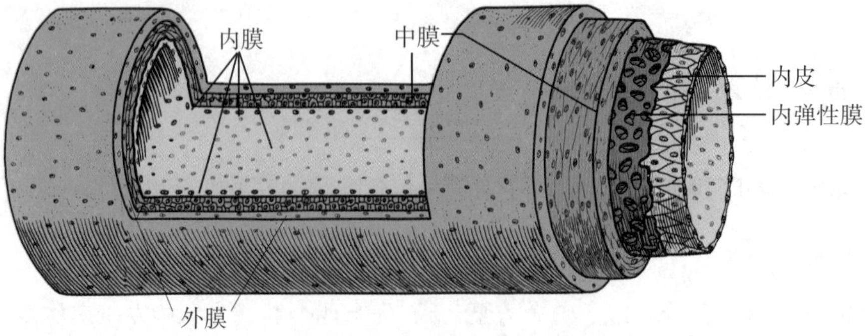

图 20-2 血管壁一般结构模式图

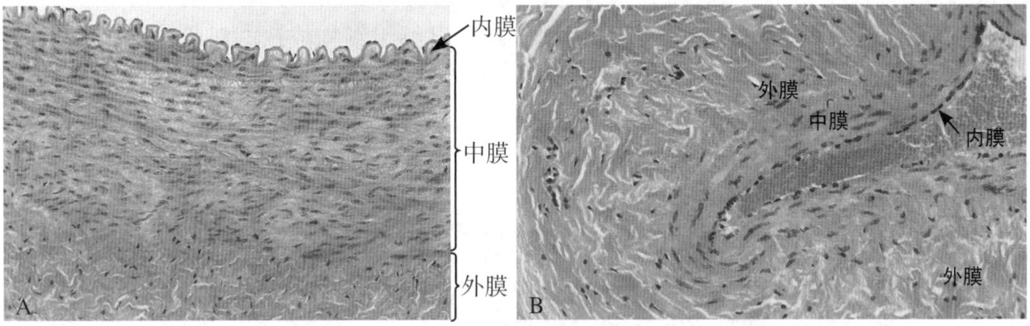

图 20-3 狗中动脉（A）和中静脉（B）横切面光镜像

2．毛细血管（capillary） 是动、静脉之间相互连接成网状的微细血管，其管径最细，一般为 6 ～ 8 μm。毛细血管管壁很薄，主要由一层内皮细胞和基膜组成，通透性大，血流缓慢，有利于血液和组织、细胞进行物质交换。

3．静脉（vein） 是输送血液回心的血管。静脉起于毛细血管的静脉端，在回心过程中逐渐汇合成各级静脉，最后注入心房。根据管径大小和管壁结构不同，静脉分为大静脉、中静脉、小静脉和微静脉四种。与伴行的动脉相比较，静脉的数量多，管腔大，管壁薄，平滑肌和弹性纤维均较少，缺乏收缩性和弹性。静脉管壁的三层膜分界不明显，中膜较薄，外膜较厚，在切片中管壁常塌陷，使管腔变扁或不规则（图 20-3）。管径在 2 mm 以上的静脉，管壁上常有静脉瓣，静脉瓣的游离缘朝向血流方向，可防止血液反流。四肢静脉的瓣膜较多。

血液沿体循环和肺循环流动，循环不息（图 20-4）。体循环又称为大循环，血液由左心室泵出，经主动脉及其分支到达全身毛细血管，经过物质与气体交换后，再由各级静脉汇集到上、下腔静脉及心冠状窦返回右心房。肺循环又称为小循环，血液由右心室泵出，经肺动脉干及其分支到达肺泡毛细血管，经过气体交换后，再通过肺静脉返回左心房。经由体循环后，富含氧气的动脉血逐渐转变成富含二氧化碳的静脉血，而通过肺循环，静脉血又可恢复为动脉血。

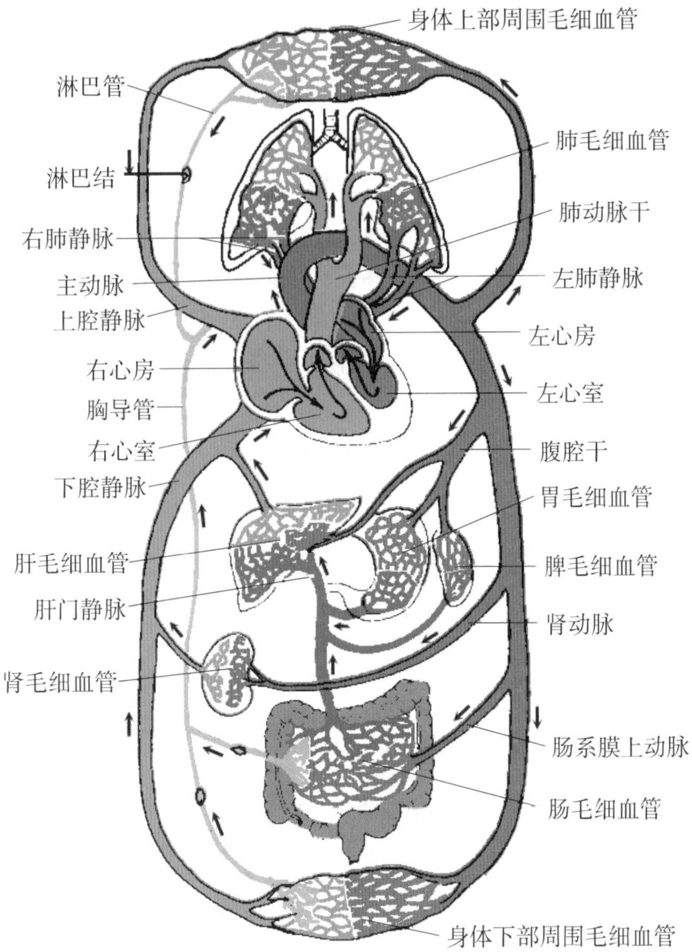

图 20-4　血液循环模式图

二、淋巴系统的组成

淋巴管道、淋巴组织和淋巴器官构成淋巴系统。淋巴管道以盲端起始于组织间隙，其通透性比毛细血管大，回收一部分组织液成为淋巴（lymph），淋巴沿淋巴管向心脏流动，最后汇入静脉。因此，淋巴系统是心血管系统的辅助系统，协助静脉引流组织液。淋巴器官和淋巴组织是人体免疫系统的重要组成部分。

（一）淋巴管道

淋巴管道可分为毛细淋巴管、淋巴管、淋巴干和淋巴导管（图 20-5）。

1．毛细淋巴管　是淋巴管道的起始段，以膨大的盲端起始于组织间隙，彼此吻合成毛细淋巴管网。毛细淋巴管管壁由单层内皮细胞构成，管壁薄，内皮细胞间隙较大，基膜不完整，通透性较大，一些不易透过毛细血管的大分子物质如蛋白质、脂滴、细菌、异物甚至癌细胞等都可进入毛细淋巴管。

2．淋巴管　由毛细淋巴管汇合而成。管壁结构与小静脉相似，但管径较细，管壁较薄，瓣膜丰富，可防止淋巴液反流。淋巴管分为浅深两种，浅淋巴管位于皮下，常与浅静脉伴行，收集皮肤和皮下组织的淋巴；深淋巴管与深部血管伴行，收集肌肉和内脏的淋巴。浅、深淋巴管之间有广泛的吻合。

Note

3．淋巴干 全身各部的浅、深淋巴管经过一系列淋巴结，后者发出的淋巴管再汇合成淋巴干。全身共9条淋巴干，分别为左、右颈干，左、右锁骨下干，左、右支气管纵隔干，左、右腰干，以及1条肠干。

4．淋巴导管 9条淋巴干汇合成2条淋巴导管，即胸导管和右淋巴导管，分别汇入左、右静脉角。其结构与大静脉相似，管壁薄，中膜平滑肌纤维呈纵行和环行排列，外膜较薄。

（1）胸导管（thoracic duct）：是全身最大的淋巴管道，起自第1腰椎体前方，起始处膨大，为乳糜池（cisterna chyli），由1条肠干和左、右腰干汇合而成。胸导管经膈的主动脉裂孔沿脊柱上行，出胸廓上口至左颈根部注入左静脉角。在注入左静脉角之前，还有左颈干、左锁骨下干和左支气管纵隔干汇入。胸导管主要收集下半身和左侧上半身的淋巴，约占全身3/4的淋巴。

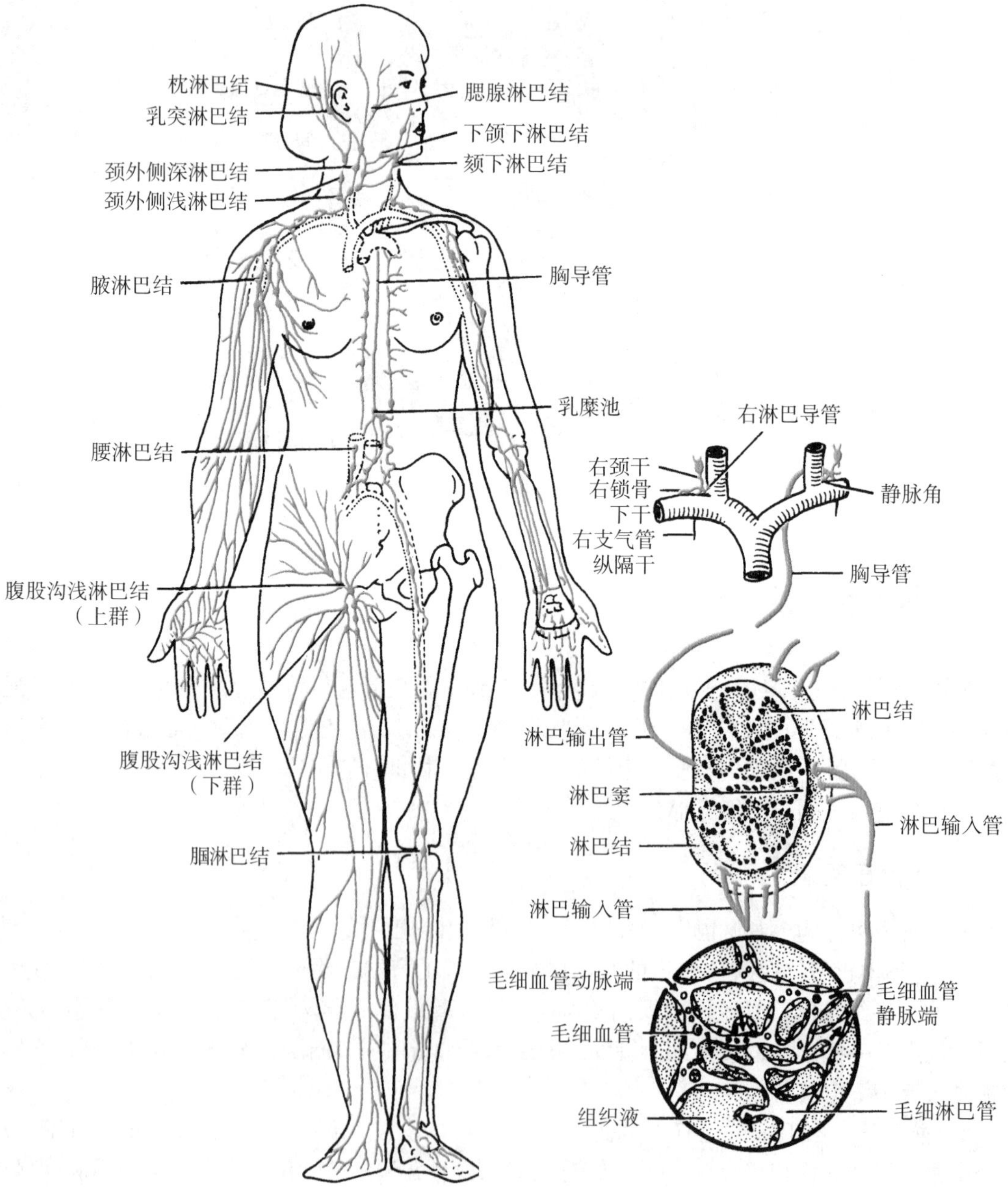

图20-5 淋巴系示意图

(2) 右淋巴导管：位于右颈根部，由右颈干、右锁骨下干、右支气管纵隔干汇合而成，注入右静脉角。右淋巴导管收集人体右侧上半身，即全身1/4的淋巴。

(二) 主要淋巴器官

主要淋巴器官包括淋巴结、脾、胸腺和扁桃体等。

1. 淋巴结（lymph node） 淋巴结为圆形或椭圆形的灰红色小体，串联在淋巴管中，质地软。一侧隆凸，另一侧凹陷，凸侧与数条输入淋巴管相连，凹陷侧称淋巴结门。全身淋巴结有400～450个，常成群存在。淋巴结的主要功能为滤过淋巴液、产生淋巴细胞及进行免疫应答。引流某一部位或器官的第一级淋巴结称为前哨淋巴结，当该部位发生病变时，细菌、寄生虫或肿瘤细胞等可沿淋巴管进入相应的前哨淋巴结，从而被拦截和清除，同时，淋巴结可因增殖等病理变化而发生肿大。因此，局部淋巴结肿大可反映其引流范围存在病变，具有诊断及治疗意义。

2. 脾（spleen） 脾是人体最大的淋巴器官，位于左季肋区胃底和膈之间，与左侧第9～11肋相对，其长轴与第10肋一致，暗红色，质软而脆，受暴力打击时易破裂。正常情况下，左季肋区肋弓下不能触及脾，脾的脏面近中央处为脾门，是血管和神经出入脾的门户，上缘前部有2～3个深陷的切迹，称脾切迹，可作为脾大时触诊的标志。脾的主要功能有储血、造血，吞噬细菌、异物、抗原、衰老的红细胞和血小板，以及免疫应答等。

3. 胸腺（thymus） 胸腺是中枢淋巴器官，位于胸骨柄的后方，上纵膈的前部，向上到达胸廓上口，向下至前纵隔，包括左右两叶。胸腺在性成熟时发育至最高峰，25～40 g，随后逐渐被结缔组织取代。胸腺的主要功能为培育和向周围淋巴器官及组织输送T淋巴细胞，并具有内分泌功能，可分泌胸腺素和促胸腺生成素。

4. 扁桃体（tonsil） 包括位于鼻咽部上后壁黏膜内的咽扁桃体、鼻咽部咽鼓管咽口至软腭之间的咽鼓管扁桃体、口咽部侧壁扁桃体窝内的腭扁桃体及舌根部的舌扁桃体，上述扁桃体共同构成咽淋巴环，对消化道及呼吸道具有防御功能。

第二节　循环系统的功能

心脏将血液泵出，并由血管将血液分配到各个器官、组织，血液在心血管系统中按一定的方向流动，最后回到心脏，这一过程称为血液循环（blood circulation）。血液循环主要完成体内的物质运输，机体内环境理化特性相对稳定的维持也有赖于血液的不断循环流动。

一、心脏生理

(一) 心动周期与心率

心脏一次收缩和舒张构成的一个机械活动周期称为心动周期（cardiac cycle）（图20-6），包括心房和心室各自的收缩期（systole）和舒张期（diastole）。心脏每分钟搏动的次数称为心率（heart rate）。心动周期持续的时间与心率成反比，如果正常成年人心率为75次/分，则每个心动周期持续0.8 s。心动周期中，两心房先收缩，持续0.1 s，接着心房舒张，持续0.7 s。心房收缩时，心室处于舒张期，心房进入舒张期后，心室开始收缩，持续0.3 s，随后进入舒张期，用时0.5 s。心室舒张的前0.4 s期间，心房也处于舒张期，这一时期称为全心舒张期。无论心房还是心室，收缩期均短于舒张期。心率加快时，心动周期持续时间缩短，收缩期、舒

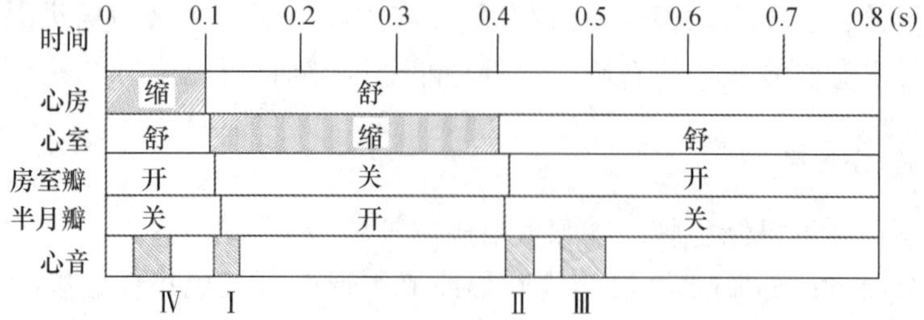

图 20-6 心动周期

张期均相应缩短，但以舒张期缩短更为明显，不利于心脏的持久活动。

（二）心脏的泵血过程

以左心室为例，心脏泵血过程包括心室收缩期和心室舒张期（图 20-7）。

1．心室收缩期 包括等容收缩期和射血期。

（1）等容收缩期：心房进入舒张期后，心室开始收缩，室内压不断升高，当压力超过房内压时引起房室瓣关闭，血液因此不会倒流入心房。此时室内压仍低于主动脉压，主动脉瓣处于关闭状态，心室成为一个封闭腔，心室强烈收缩使室内压急剧升高，但容积不变，称为等容收缩期，持续时间约 0.05 s。

（2）射血期：心肌收缩使室内压继续升高并超过主动脉压时，主动脉瓣开放，心室血液射入主动脉，称为射血期。根据射血速度快慢又将射血期分为快速射血期和减慢射血期。

1）快速射血期：心室射血早期，心室射入主动脉的血液量较多，血流速度较快，称为快速射血期。此期室内压升高直到峰值，历时 0.1 s，射出的血液量占总射血量的 2/3 左右。

2）减慢射血期：射血后期，心室收缩强度减弱，室内压逐步下降，射血速度减慢，称为减慢射血期。此期室内压已略低于主动脉内压，但心室内的血液具有较高的动能，依其惯性作用仍可逆压力差继续射入主动脉，减慢射血期历时 0.15 s，射出的血液量占总射血量的 1/3 左右。

2．心室舒张期 心室舒张期包括等容舒张期和心室充盈期。

（1）等容舒张期：射血期后，心室舒张，室内压急剧下降，主动脉内血液反流，推动主动脉瓣关闭。此时室内压仍高于房内压，房室瓣关闭，心室又成为封闭腔，室内压快速下降而容积不发生变化，称为等容舒张期，历时 0.06 ~ 0.08 s。

（2）心室充盈期：根据充盈速度的快慢又将心室充盈期分为快速充盈期和减慢充盈期。

1）快速充盈期：当室内压下降至低于房内压时，房室瓣开放，心房和大静脉内的血液顺房室压力梯度被“抽吸”快速流入心室，心室容积增大，称为快速充盈期，历时 0.11 s。该期流入心室的血液量约占总流入量的 2/3。

2）减慢充盈期：快速充盈期后，大静脉、房室间的压力梯度减小，血液以较慢的速度继续流入心室，心室容积继续增大，称为减慢充盈期，历时 0.22 s。该期流入心室的血液量约占总流入量的 2/3。

心室舒张期的最后 0.1 s，心房开始收缩，房内压增高，心房内的血液被挤入心室，其增加的充盈量占心室总充盈量的 10% ~ 30%。

（三）心脏功能的评定

1．每搏输出量（stroke volume）与射血分数（ejection fraction） 一侧心室一次收缩所射出的血液量称为每搏输出量，简称搏出量。正常成年人静息状态下，左心室舒张末期容积约为 125 ml，收缩末期容积约为 55 ml，搏出量约为 70 ml（60 ~ 80 ml）。搏出量占心室舒张末期

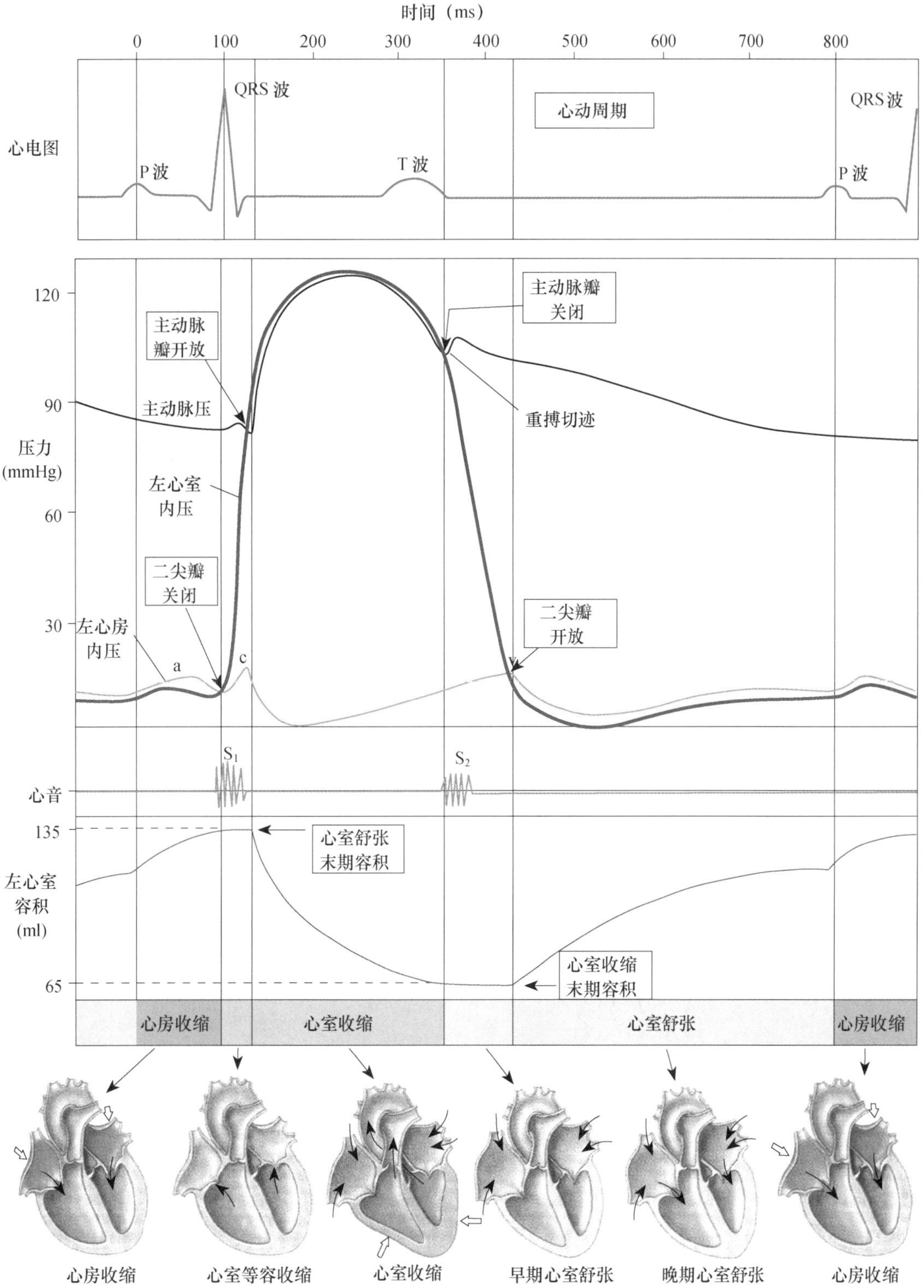

图 20-7　心动周期中左心压力、容积及瓣膜开关状态等变化及其相互关系

容积的百分比称为射血分数，正常维持在 55% ～ 65%。与搏出量比较，射血分数更能准确反映心脏的泵血功能。

2．每分输出量（minute volume）与心指数（cardiac index）　每分钟一侧心室泵出的血量称为每分输出量，或称心输出量（cardiac output），等于搏出量与心率的乘积。静息状态下，心率如果为 75 次 / 分，搏出量为 70 ml，心输出量约为 5 L/min。一般健康成年男性在静息状态

Note

下的心输出量为 4.5 ~ 6.0 L/min，健康女性比同体重男性的心输出量约低 10%，青年人心输出量高于老年人，在剧烈运动时心输出量可高达 25 ~ 35 L/min，麻醉情况下心输出量则可降低至 2.5 L/min。心输出量与体表面积成正比，以单位体表面积（m^2）计算的心输出量称为心指数，安静和空腹情况下测定的心指数称为静息心指数。中等身材的成年人体表面积为 1.6 ~ 1.7 m^2，安静和空腹情况下心输出量为 5 ~ 6 L/min，故静息心指数为 3.0 ~ 3.5 L/（min・m^2）。

（四）影响心脏泵血功能的因素

心输出量取决于搏出量和心率，机体通过对每博输出量和心率的调节来影响心输出量。

1．每搏输出量 影响搏出量的主要因素包括前负荷（preload）、后负荷（afterload）和心肌收缩力等。

（1）前负荷：是指肌肉在收缩前所承受的负荷，决定肌肉在收缩前的长度。心室肌的初长度取决于心室舒张末期血液充盈量，即心室舒张末期容积相当于心室的前负荷。又由于心室舒张末期容积与心室舒张末期压力在一定范围内呈现出良好的正相关，因此常用舒张末期压力来反映前负荷。通过心功能曲线（图 20-8）观察到，一定范围内，心室舒张末期压力增大，心肌收缩力增强，搏出量增多。这种通过改变心肌初长度引起心肌收缩强度改变的调节称为异长自身调节，主要的生理意义是对搏出量进行精细调节，使之与充盈量保持平衡。

在整体情况下，凡是能够影响心室舒张期充盈量的因素，均可影响心室的前负荷，从而通过异长自身调节使搏出量发生改变。影响前负荷的主要因素包括静脉回心血量和射血后心室内的剩余血量。

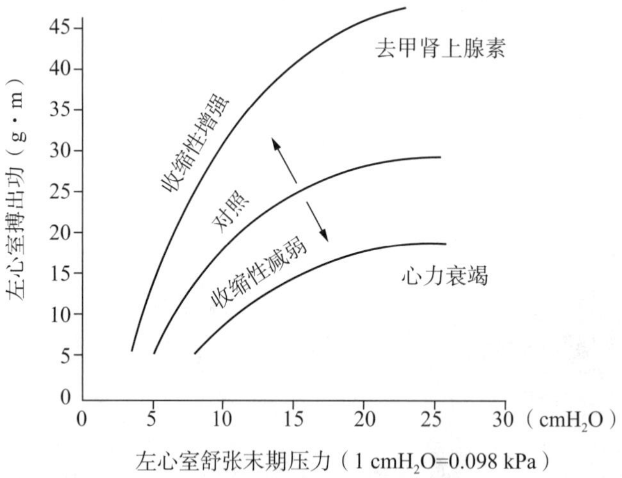

图 20-8 心室功能曲线

（2）后负荷：是指肌肉开始收缩后所承受的负荷。对心脏而言，大动脉血压是心室收缩时所遇到的后负荷。在心率、前负荷和收缩能力不变时，动脉血压升高，引起等容收缩期延长和射血期缩短；同时射血期心肌纤维缩短速度和程度均减小，搏出量减少。射血后心室剩余血量增加，引起心室舒张末期容积增加，前负荷增加，继而可通过异长自身调节使搏出量恢复至正常水平。因此尽管此时大动脉血压仍处于高水平，但心脏的搏出量不再减少。

在整体情况下，当大动脉血压在一定范围内（80 ~ 170 mmHg）改变时，心搏出量可维持在接近正常的水平。

（3）心肌收缩力：是指心肌不依赖于前、后负荷而能改变其力学活动（包括收缩的强度和速度）的一种内在特性。通过收缩能力改变调节心脏泵血功能称为等长调节，与兴奋收缩耦联过程中胞浆中的钙离子浓度、活化的横桥数目、ATP 酶的活性等各个环节有关。

2．心率 心率是决定心输出量的基本因素之一。正常成年人在安静状态时，心率在 60 ~ 100 次 / 分之间，平均 75 次 / 分。在一定范围内，心率增快可使心输出量增加，但如果心率太快（超过 160 ~ 180 次 / 分），将使心室舒张期明显缩短，心室充盈量减少，心输出量将下降。当心率低于 40 次 / 分时，将使心室舒张期过长，心室充盈接近最大限度，不能再进一步增加充盈量和搏出量，心输出量也会下降。

（五）心音

心动周期中，心肌收缩、瓣膜开关、血液流速改变形成的湍流和血流撞击引起的机械振动可通过周围组织传递到胸壁，用听诊器可在胸部某些部位听到的声音，称为心音（heart sound）。每一心动周期中，一般可听到两个心音，即第一心音和第二心音。第一心音发生在心室收缩期，音调低，持续时间相对较长，是由于心室肌收缩、房室瓣关闭以及心室射出的血液冲击动脉壁引起振动而形成的，标志着心室收缩期的开始。第二心音发生在心室舒张期，频率较高，持续时间较短，与主动脉瓣和肺动脉瓣的关闭有关，标志着心室舒张期的开始。

（六）心肌的生物电现象

心肌细胞的生物电活动是心肌生理特性的基础。

根据功能可将心肌细胞分为工作细胞和自律细胞（autorhythmic cell）。工作细胞包括心房肌和心室肌，含丰富的肌原纤维，具有兴奋性、传导性和收缩性，无自律性，主要执行收缩功能。自律细胞包括窦房结细胞和浦肯野细胞等，除具有兴奋性和传导性之外，还具有自律性，主要功能是产生和传播兴奋，控制心脏的节律性活动，但它们含肌原纤维甚少（或完全缺乏），基本无收缩能力。根据心肌细胞动作电位去极化的快慢，又可分为快反应细胞（fast response cell）和慢反应细胞（slow response cell）。快反应细胞包括心房、心室肌细胞和浦肯野细胞，慢反应细胞包括窦房结和房室结细胞。

1．工作细胞的跨膜电位及其形成机制

（1）静息电位（resting potential，RP）：指静息状态下细胞膜两侧存在的外正内负且相对平稳的电位差。心室肌细胞的静息电位约为 −90 mV，其形成机制与神经细胞、骨骼肌细胞相似，主要是 K^+ 外流达到 K^+ 平衡电位。

（2）动作电位（action potential）：心室肌细胞的动作电位持续时间较长，整个过程可分为 0、1、2、3、4 共五个时期（图 20-9）。

1）0 期（快速去极期）：心室肌细胞兴奋时，膜内电位由静息状态下的 −90 mV 迅速上升到 +30 mV 左右，构成动作电位的上升支，幅度约 120 mV，去极化过程短暂，仅 1 ~ 2 ms。0 期去极化主要是由于 Na^+ 内流引起的。在外来刺激作用下引起膜去极化达到阈电位水平（−70 mV）时，Na^+ 通道开放，使膜进一步去极化。决定 0 期去极化的 Na^+ 通道是一种快通道，激活速度快，激活后失活也快，当膜去极化达 0 mV 左右时，Na^+ 通道开始失活而关闭。

2）1 期（快速复极初期）：在复极初期，膜电位由 +30 mV 迅速下降到 0 mV 左右，用时约 10 ms，与 0 期构成锋电位。此期快 Na^+ 通道失活，瞬时外向电流被激活，其主要离子基础为 K^+ 外流，从而使膜迅速复极到 0 mV 电位水平。

3）2 期（平台期，plateau）：膜内电位停滞于 0 mV 左右，持续 100 ~ 150 ms，是心肌工作细胞动作电位区别于神经和骨骼肌细胞动作电位的主要特征。平台期形成机制主要是 Ca^{2+} 缓慢内流和 K^+ 外流同时存在，外向电流和内向电流两者处于平衡状态，使膜电位稳定于 0 mV 左右。Ca^{2+} 通道在膜去极化达 −40 mV 时被激活，其激活、失活以及复活所需的时间均比 Na^+ 通道要长，故又称为慢通道。

4）3 期（快速复极末期）：此期的细胞膜复极速度加快，膜电位从 0mV 左右较快地下降到 –90 mV，持续 100 ~ 150 ms。主要机制是 Ca^{2+} 通道关闭，K^+ 外流进一步增加，从而加速 3 期复极。

从 0 期去极化开始到 3 期复极化完毕的这段时间，称为动作电位时程（action potential duration，APD）。心室肌细胞的 APD 为 200 ~ 300 ms。

5）4 期（静息期，resting stage）：心室肌细胞膜电位稳定在 –90 mV，通过 Na^+-K^+ 泵、Na^+- Ca^{2+} 交换和 Ca^{2+} 泵恢复细胞内外离子浓度。

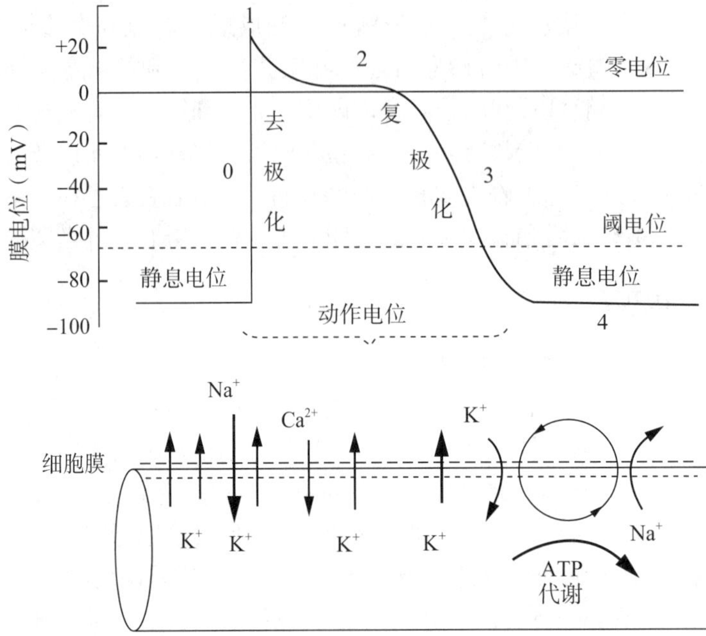

图 20-9 心室肌细胞动作电位

2．自律细胞的跨膜电位及其形成机制 自律细胞动作电位 3 期复极末期膜内电位达最低水平即最大复极电位（maximal repolarization potential）后，立即开始 4 期自动去极化（spontaneous depolarization），这是自律细胞产生自动节律性兴奋的基础。不同类型的自律细胞其跨膜电位形成机制不同。

（1）窦房结细胞：窦房结细胞是一种慢反应自律细胞，没有复极 1 期和 2 期。0 期去极化主要是由慢 Ca^{2+} 通道（$I_{Ca\text{-}L}$）开放引起 Ca^{2+} 内流所引起。复极 3 期，Ca^{2+} 通道逐渐失活，Ca^{2+} 内流减少；同时 K^+ 外流（I_K）增加，细胞膜逐渐复极化达到最大复极电位。4 期为自动去极化期，此时 K^+ 外流进行性衰减，Na^+ 介导的内向电流（I_f）逐渐增强，同时 Ca^{2+} 通道（$I_{Ca\text{-}T}$）暂时性开放引起 Ca^{2+} 内流，三者共同构成了 4 期自动去极化电流（图 20-10）。

（2）浦肯野细胞：浦肯野细胞是一种快反应自律细胞，其动作电位形状与心室肌细胞相似，产生的离子基础也基本相同，但在 4 期出现自动去极化，主要是由随时间而逐渐增强的 Na^+ 内流。浦肯野细胞的 4 期自动去极化速度较窦房结慢，其自律性较窦房结低。

（七）心肌的生理特性

心肌细胞具有兴奋性、自律性、传导性和收缩性四种生理特性。兴奋性、自律性和传导性建立在心肌生物电活动的基础上，属于电生理特性，而收缩性属于机械特性。

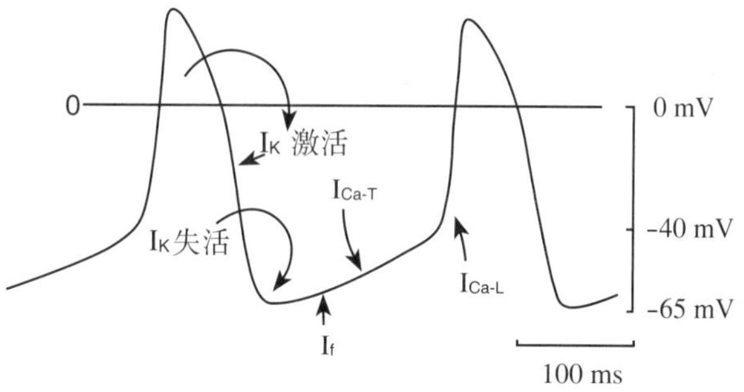

图 20-10　窦房结细胞的动作电位和离子电流

1．兴奋性

（1）兴奋性的周期性变化：心肌细胞每产生一次兴奋，其膜电位将发生一系列规律性变化，兴奋性也发生相应的周期性改变，以心室肌为例，其兴奋性的变化可分为 3 个时期（图 20-11）。

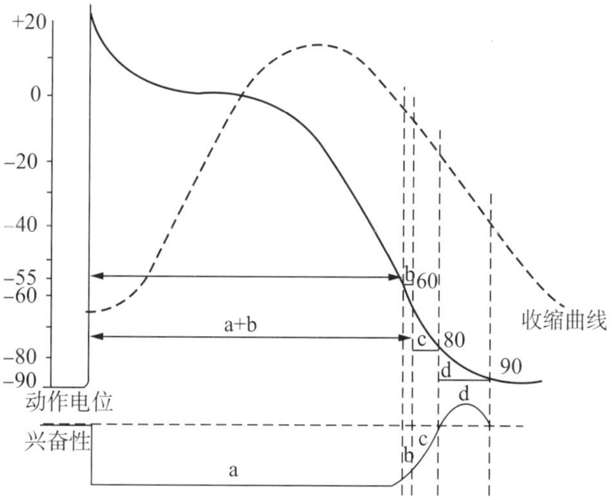

图 20-11　心室肌动作电位期间兴奋性的变化及其与机械收缩的关系

a：绝对不应期；b：局部兴奋；a+b：有效不应期；c：相对不应期；d：超常期

1）有效不应期（effective refractory period，ERP）：心肌细胞发生一次兴奋后，从 0 期去极化开始到复极 3 期膜电位至 −60 mV 这段时间内，无论多强的刺激强度都不能引起新的动作电位的发生，称为有效不应期。有效不应期包括绝对不应期和局部反应期。有效不应期是因为 Na^+ 通道完全失活（绝对不应期）或刚开始复活（局部反应期），但还远没有恢复到可以被再激活的备用状态。

2）相对不应期（relative refractory period，RRP）：有效不应期后，心肌膜电位复极从 −60 mV 到 −80 mV 期间，给予阈上刺激，可产生新的动作电位，称为相对不应期。该期一部分 Na^+ 通道已逐渐复活到备用状态，阈刺激下开放数量少，Na^+ 内流所引起的去极化速度和幅度均小于正常。

3）超常期（supranormal period，SNP）：膜电位由 −80 mV 恢复到 −90 mV 这段时间，绝大部分 Na^+ 通道都恢复至备用状态，膜电位虽低于阈电位，但差距较小，兴奋性高于正常，称为超常期。此期给予细胞阈下刺激即可产生动作电位，但 0 期去极化的速度和幅度仍低于正常。

（2）兴奋性周期性变化与收缩活动的关系：心肌细胞的有效不应期特别长，一直延续到心肌收缩活动的舒张早期（图 20-11）。因此，心肌不会产生完全强直收缩而始终进行收缩和舒张交替的活动，保证了泵血功能正常完成。

正常情况下，心脏按窦房结发出的兴奋节律进行活动。如果心室有效不应期之后受到一次外来刺激，则在下一个心动周期窦房结兴奋到达前提前产生一次兴奋和收缩，分别称为期前兴奋和期前收缩，亦称早搏。期前兴奋也有其自身的有效不应期，当窦房结兴奋传到心室肌时，如果正好落在期前兴奋的有效不应期内，则不能引起心室兴奋和收缩，必须等到下一次窦房结的兴奋传到心室时才能引起心室的兴奋和收缩，出现一段较长的心室舒张期，称为代偿间歇（图 20-12）。

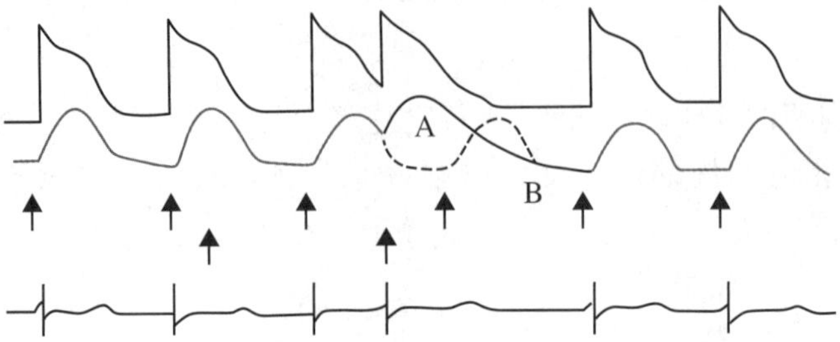

图 20-12　期前收缩和代偿间歇

2．自律性　心肌细胞能够在没有外来刺激条件下自动地发生节律性兴奋的特性称为自动节律性，简称自律性。

正常情况下，窦房结细胞自律性最高（100 次 / 分），末梢浦肯野纤维网自律性最低（25 次 / 分），而房室交界区的自律性介于两者之间（约 50 次 / 分）。窦房结自律性最高，成为控制心脏活动的正常起搏点，所形成的心脏节律称为窦性节律（sinus rhythm）。其他自律组织自律性较低，常受控于窦房结的节律之下，不表现出本身的自律性，称为潜在起搏点。

3．传导性　心肌细胞具有传导兴奋的能力或特性称为心肌的传导性。心肌细胞的兴奋不仅可以在细胞内传播，相邻细胞之间也可以通过闰盘传递兴奋。

正常情况下窦房结发出兴奋，通过心房肌传播到右心房和左心房，沿着心房肌组成的“优势传导通路”迅速传播到房室交界区，经房室束和左、右束支传播到浦肯野纤维，引起心室肌兴奋。心房肌的传导速度较慢，约 0.4 m/s，心室肌的传导速度约为 1 m/s，浦肯野纤维传导速度最快，可达 4 m/s，可保持心室同步收缩。房室交界兴奋是由心房进入心室的唯一通道，传导速度仅 0.02 m/s，使兴奋在这里出现时间延搁，称为房 - 室延搁（atrioventricular delay），然后兴奋向心室传播，从而使心室在心房收缩结束之后才开始收缩。

微整合

临床应用

人工心脏起搏器

人工心脏起搏器采用微电子技术模拟心脏电激动和传导等电生理功能，用低能量电脉冲暂时或长期刺激心脏，使之激动和收缩，以治疗因心律失常所致的心脏功能障碍。起搏器由脉冲发生器、电极及导线、电源 3 部分组成。电源供应电能，使脉冲发生器发放电脉冲（起搏脉冲），经导线传到电极，电极与心肌接触而使起搏脉冲刺激心肌，即相当于一个人造的异位兴奋灶代替了窦房结工作，引起心脏兴奋与收缩，或直接刺激心室，使其按一定频率收缩，保证脏器血液供应。起搏器对仍保持兴奋、收缩及心肌纤维间传导功能的心肌发挥作用，而对心肌兴奋、收缩功能丧失所致的心脏停搏无作用。

4．收缩性　心肌细胞属横纹肌，通过兴奋收缩耦联引起肌丝滑行，完成心肌收缩。心肌细胞的肌浆网和终末池不发达，贮存的 Ca^{2+} 量较少，但横小管发达，有利于细胞外 Ca^{2+} 的内流。由于心脏内存在特殊传导系统，细胞间由大量的闰盘相联系，使整个心房或心室构成功能合胞体，心房或心室的全部心肌细胞同步收缩，产生最大收缩反应。同时由于心肌细胞兴奋时有效不应期特别长，心肌不会发生完全性强直收缩，这一特征保证心脏交替进行收缩和舒张活动，有利于心室充盈和泵血。

二、血管生理

（一）各类血管的结构和功能特点

根据血管的生理功能，可将血管分为以下几类。

1．弹性储器血管　指主动脉、肺动脉主干及其发出的最大分支。这些血管管壁坚厚，富含弹性纤维，顺应性和弹性较大，可使心室的间断射血变为血液在血管中的连续流动，减少血压波动。

2．分配血管　指中动脉，管壁主要由平滑肌组成，收缩性较强。其功能是将血液输送至各器官组织，故称为分配血管。

3．毛细血管前阻力血管　包括小动脉和微动脉。管壁富有平滑肌，后者的舒缩活动可使局部血管的口径和血流阻力发生明显的变化，从而影响所在器官、组织的血流量，对动脉血压的维持有重要意义。

4．毛细血管前括约肌　环绕在真毛细血管的起始部的平滑肌，称为毛细血管前括约肌，属于阻力血管的一部分，其收缩和舒张控制了真毛细血管的关闭和开放。

5．交换血管　是指真毛细血管，其管壁由单层内皮细胞和基膜组成，通透性高，且血流速度最慢，是血液和组织液之间进行物质交换的主要场所。

6．毛细血管后阻力血管　指微静脉。由于管径小，对血流也可产生一定的阻力。

7．容量血管　指微静脉以后到大静脉的整个静脉系统。数量多、管径大、管壁薄且易扩张，在安静状态下容纳了整个循环血量的 60% ~ 70%，起到贮血库的作用，故称为容量血管。

8．短路血管　指小动脉和小静脉之间的吻合支，可使小动脉内的血液不经过毛细血管而直接流入小静脉。多见于手指、足趾、耳郭等处的皮肤，与体温调节有关。

（二）动脉血压

血压（blood pressure）是指血管内流动的血液对单位面积血管壁的侧压力，即压强，常用高于大气压的千帕（kPa）或毫米汞柱（mmHg）表示（1 mmHg = 0.133 kPa）。

1．动脉血压形成　动脉血压一般指主动脉压。动脉血压形成时，循环系统内有足够的血液充盈是前提条件，心脏射血和外周阻力是必要条件。由于外周阻力的存在，心室收缩时，仅 1/3 血液流至外周，2/3 被暂时贮存在大动脉和主动脉内，使收缩期血压不会升得过高。心室舒张时，心室停止射血，被扩张的动脉管壁弹性回缩，大动脉内血液继续流向外周，使舒张压不会过度降低。

2．动脉血压的正常值　在一个心动周期中，动脉血压随心脏的间断性射血发生规律性的波动。心室射血时，动脉血压快速射血期末达最高值，称为收缩压（systolic pressure）。心室舒张末期，动脉血压下降至最低值，称为舒张压（diastolic pressure）。收缩压和舒张压的差值称为脉搏压，简称脉压（pulse pressure）。一个心动周期中每一瞬间动脉血压的平均值，称为平均动脉压（mean arterial pressure）。

由于大动脉中血压落差很小，为便于临床测量，通常将上臂测得的肱动脉血压代表动脉压。我国健康青年人在安静状态下，收缩压为 100 ～ 120 mmHg，舒张压为 60 ～ 80 mmHg，脉压为 30 ～ 40 mmHg。

动脉血压存在个体、性别和年龄差异。随年龄的增长，动脉血压逐渐升高，且收缩压的升高比舒张压的升高更为显著。女性在更年期前动脉血压比同龄男性低，更年期后动脉血压则基本相同，甚至略高。动脉血压还存在昼夜波动的日节律，多数人血压在凌晨 2—3 时最低，上午 6—10 时和下午 4—8 时各有一个高峰。

3．影响动脉血压的因素 生理情况下，动脉血压的变化受多因素综合影响。

（1）每搏输出量：主要影响收缩压。每搏输出量增加，收缩压升高明显，舒张压升高相对较小，故脉压增大。反之，每搏输出量减少，收缩压降低明显，故脉压减小。因此，收缩压的高低主要反映每博输出量的大小。

（2）心率：主要影响舒张压。一定范围内心率增加，舒张压升高明显，收缩压升高程度较小，故脉压减小。相反，心率减慢时，舒张压降低的幅度较收缩压更显著，故脉压增大。

（3）外周阻力：主要影响舒张压。外周阻力增大时，收缩压升高不如舒张压升高明显，故脉压减小。反之，外周阻力减小时，舒张压降低更显著，故脉压增大。安静状态下，心率变化不大，舒张压的改变主要反映了外周阻力的大小。

（4）主动脉和大动脉的弹性贮器作用：主动脉和大动脉的弹性贮器作用有缓冲动脉血压波动幅度的作用。老年人常因动脉管壁硬化，大动脉的弹性贮器作用减弱，出现收缩压升得过高，舒张压降得过低，使脉压增大。

（5）循环血量和血管系统容积的比例：任何引起循环血量相对减少和（或）血管系统容积相对增大的因素，都会使循环系统平均充盈压下降，使动脉血压降低。相反，循环血量相对增多和（或）血管系统容积相对缩小，都将导致动脉血压升高。

（三）静脉血压

静脉是血液回流心脏的通道，易扩张、容量大，起着血液储存库的作用。静脉的收缩或舒张可有效地调节回心血量和心输出量，适应机体在各种生理状态时的需要。

通常将右心房和胸腔内大静脉的血压称为中心静脉压（central venous pressure），将各器官静脉的血压称为外周静脉压（peripheral venous pressure）。中心静脉压正常变动范围为 4 ～ 12 cmH_2O，其高低取决于心脏射血能力和静脉回心血量之间的相互关系。心脏射血功能好或静脉回心血量少，中心静脉压低；心脏射血功能差或静脉回心血量多，血液淤积在大静脉和右心房，中心静脉压升高。

（四）微循环

微循环（microcirculation）是指微动脉和微静脉之间的血液循环。血液循环的最根本功能是在微循环处实现血液与组织之间的物质交换。典型的微循环由微动脉、后微动脉、毛细血管前括约肌、真毛细血管、通血毛细血管、动 - 静脉吻合支和微静脉等部分组成（图 20-13）。

1．迂回通路 血液从微动脉流经后微动脉、毛细血管前括约肌进入真毛细血管网，最后汇入微静脉的通路，称为迂回通路，主要功能是完成血液与组织液之间的物质交换。

2．直捷通路 血液从微动脉经后微动脉和通血毛细血管进入微静脉的通路称为直捷通路，主要功能是使一部分血液能迅速通过微循环进入微静脉流回心脏。

3．动 - 静脉短路 血液从微动脉经动静脉吻合支流入微静脉的通路称为动 - 静脉短路。该类通路血流速度快，不能进行物质交换，在皮肤、皮下组织较为多见，其功能与体温调节有关。

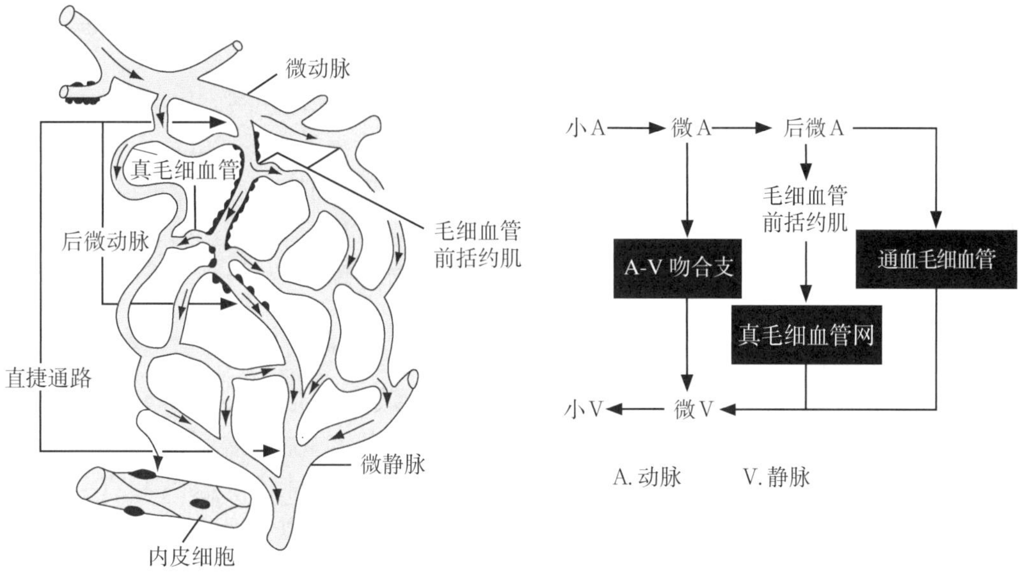

图 20-13　微循环模式图

（五）组织液的生成

组织液（interstitial fluid 或 tissue fluid）由血浆经毛细血管壁滤过到组织细胞间隙生成，除蛋白质浓度明显低于血浆外，其他各种离子成分与血浆相同。

正常情况下，组织液由毛细血管动脉端不断生成，又可通过毛细血管静脉端重吸收回到毛细血管内，小部分进入淋巴循环。液体通过毛细血管壁的滤过和重吸收取决于四种因素，即毛细血管血压、组织液静水压、血浆胶体渗透压和组织液胶体渗透压。其中毛细血管血压和组织液胶体渗透压是促进液体滤过（即组织液生成）的力量，血浆胶体渗透压和组织液静水压是促进液体重吸收（即组织液回流）的力量。这两组力量的差值称为有效滤过压（effective filtration pressure，EFP），即：

有效滤过压＝（毛细血管血压＋组织液胶体渗透压）－（血浆胶体渗透压＋组织液静水压）

有效滤过压是液体通过毛细血管壁滤过和重吸收的动力。如果有效滤过压大于零，则血浆滤过毛细血管壁生成组织液；如果有效滤过压小于零，则组织液通过毛细血管壁重吸收入血液，形成组织液回流。

三、心血管活动的调节

不同的生理状况下，机体通过神经和体液调节心脏和各部分血管的活动，以适应机体需要。

（一）神经调节

机体对心血管活动的神经调节是通过各种心血管反射实现的。

1．心脏和血管的神经支配

（1）心脏的神经支配：支配心脏的传出神经为心交感神经和心迷走神经。

1）心交感神经：心交感神经兴奋时，节后纤维末梢释放去甲肾上腺素，主要与心肌细胞膜上的 β_1 受体结合，引起心率加快（正性变时作用，positive chronotropic action）、心肌收缩能力增强（正性变力作用，positive inotropic action）、房室传导速度加快（正性变传导作用，

positive dromotropic action)，使每搏量增多，心输出量增加。β受体阻滞剂普萘洛尔等可以阻断心交感神经的兴奋效应。

2）心迷走神经：心迷走神经兴奋时，节后纤维末梢释放乙酰胆碱，作用于心肌细胞膜上的M型胆碱受体，引起心率减慢（负性变时作用）、心肌收缩能力减弱（负性变力作用）、房室传导速度减慢（负性变传导作用）。阿托品等M受体阻滞剂可阻断心迷走神经对心脏的抑制作用。

（2）血管的神经支配：人体大部分血管只接受交感缩血管纤维单一神经支配，仅部分血管受交感舒血管、副交感舒血管神经纤维支配。

交感缩血管神经纤维的节后纤维末梢释放的递质为去甲肾上腺素，血管平滑肌细胞有α和$β_2$两类肾上腺素受体，α受体激动可引起血管平滑肌收缩，而$β_2$受体激动可引起血管平滑肌舒张。去甲肾上腺素与α受体结合能力较强，故主要表现为缩血管效应。

2．心血管中枢 延髓是心血管活动的基本中枢，调控交感神经和迷走神经对心血管的调节作用。延髓以上的脑干、下丘脑、小脑和大脑中，都存在与心血管活动有关的神经元，它们除了调节心血管反射活动之外，还起着协调心血管与其他生理活动之间的整合功能。

3．心血管反射 当机体处于不同的生理状态或内外环境发生变化时，引起各种心血管反射，以适应机体所处的状态或环境的变化。

（1）颈动脉窦和主动脉弓压力感受性反射：当动脉血压突然升高时，可引起压力感受性反射（baroreceptor reflex），导致心率减慢，心肌收缩力减弱，心输出量减少，血管舒张，外周阻力降低，血压下降。

动脉压力感受器主要为颈动脉窦和主动脉弓血管外膜下的感觉神经末梢，适宜刺激是血管壁所受到的机械牵张刺激（图20-14）。动脉压力感受器的特点是对波动性的压力变化刺激敏感。动脉血压升高时，动脉管壁被牵张的程度增加，压力感受器发放的神经冲动增多，经窦神经（舌咽神经）和主动脉弓神经（迷走神经）传入延髓孤束核，引起心交感神经、交感缩血管神经抑制，心迷走神经兴奋，最终效应是心率减慢，心肌收缩力减弱，心输出量减少，同时外周血管舒张，阻力减小，血压回降，故又称降压反射（depressor reflex）。反之，当动脉血压下降时，压力感受性反射活动减弱，出现血压升高效应。

压力感受性反射是一种负反馈调节，具有双向调节能力，其生理意义主要在于快速调节动脉血压，使动脉血压不至于发生过大的波动，而在正常范围之内保持相对稳定。

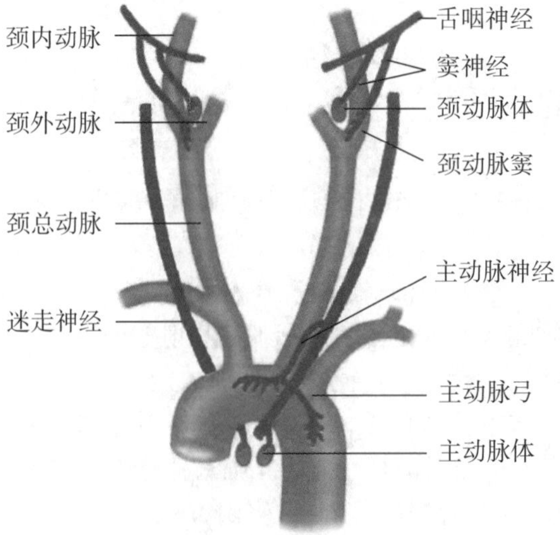

图20-14 颈动脉窦区和主动脉弓区的压力与化学感受器

知识拓展

神经感知压力的秘密——机械力受体

2021 年，美国 Scripps 研究所的阿德姆·帕塔普蒂安由于在研究中发现了人体感知压力的分子机制，为与触觉相关的生理疾病研究提供了重要依据，获得了 2021 年的诺贝尔生理学或医学奖。帕塔普蒂安课题组从人类的 2 万多个编码基因中精心挑选出 300 多个候选基因，然后逐一对这些基因进行测试。经过三年多的不懈努力，终于发现 PIEZO 蛋白是哺乳动物体内感受压力的必需基因。PIEZO 分布在位于皮肤及肌肉本体感受器的神经末梢，可形成离子通道，通过感受机械力刺激产生神经冲动，引起触觉和本体感觉。PIEZO 还分布于血管和肺部的神经末梢，通过感受压力变化而影响红细胞体积和血管生理。PIEZO 的发现打开了力学生物学的大门，是研究力学变化如何影响细胞和组织生物功能的重要基础。

（2）颈动脉体和主动脉体化学感受性反射：在颈内外动脉分叉处、主动脉弓与肺动脉之间的血管壁外存在一些对血液 CO_2 分压过高、H^+ 浓度过高、缺氧等化学成分变化敏感的感受装置，分别称为颈动脉体和主动脉体化学感受器（chemoreceptor）（图 20-14）。颈动脉体和主动脉体兴奋，信号分别经窦神经和迷走神经传入延髓孤束核，换神经元后传入延髓呼吸中枢和心血管中枢，使交感缩血管中枢紧张性增强，外周阻力增大，血压升高；另外，化学感受性反射主要使呼吸加深、加快，可间接地引起心率加快，心输出量增加。

化学感受性反射主要在缺氧缺血等情况下起作用，可兴奋交感缩血管中枢，使骨骼肌和大部分内脏血管收缩，同时由于心脏和脑的血管无明显收缩，使循环血量得以重新分配，从而优先保证心、脑等重要器官的血液供应。

（二）体液调节

心血管活动的体液调节是指血液和组织液中一些化学物质对心肌和血管平滑肌活动的调节作用。这些体液因素中，有些是通过血液运输，广泛作用于心血管系统；有些则在组织中形成，主要作用于局部的血管，调节局部组织的血流量。

1．肾素 - 血管紧张素系统　肾素（renin）是由肾近球细胞合成和分泌的一种蛋白水解酶，当肾血流灌注减少、血浆中 Na^+ 浓度降低或交感神经兴奋时，肾素释放入血，作用于血浆中由肝合成和释放的血管紧张素原（angiotensinogen），使之水解生成血管紧张素Ⅰ（angiotensin Ⅰ，Ang Ⅰ）。血管紧张素Ⅰ被肺血管内皮生成的血管紧张素转换酶（angiotensin-converting enzyme，ACE）水解，生成血管紧张素Ⅱ（angiotensin Ⅱ，Ang Ⅱ）。血管紧张素Ⅱ在血浆和组织中可进一步被氨基肽酶或中性内肽酶水解，生成血管紧张素Ⅲ（angiotensin Ⅲ，Ang Ⅲ）。

对体内多数组织、细胞来说，Ang Ⅰ不具有活性。Ang Ⅱ是已知作用最强的缩血管物质之一，通过作用于血管平滑肌上血管紧张素受体（angiotensin receptor，AT receptor）发挥生理作用。AT 受体分为四个亚型，分别为 AT_1、AT_2、AT_3 和 AT_4 受体，其中 AT_1 受体介导了 Ang Ⅱ的大部分生理效应，而 Ang Ⅲ与 Ang Ⅱ的生理效应相似，但其缩血管效应较弱，刺激肾上腺皮质合成和释放醛固酮作用较强。Ang Ⅱ的生理效应包括：

（1）缩血管作用：Ang Ⅱ可使全身微动脉收缩，血压升高，也可使微静脉收缩，回心血量增加。

（2）提高交感神经系统活性：Ang Ⅱ通过作用于交感神经末梢突触前膜的 AT 受体，从而促进神经递质释放。

（3）促进醛固酮（aldosterone）的合成和释放：Ang Ⅱ可刺激肾上腺皮质合成和释放醛固酮，从而促进肾小管对 Na^+ 的重吸收，调节机体水、电解质代谢，增加循环血量。

（4）对中枢神经系统的作用：Ang Ⅱ还可通过中枢机制使血管阻力增大，血压升高。

微整合

临床应用

肾素-血管紧张素系统家族的竞争者——血管紧张素家族成员抑制剂

1．ACE 抑制剂　ACE 抑制剂抑制 Ang Ⅰ向 Ang Ⅱ转化，减少 Ang Ⅱ的生成，引起血管舒张，全身血管阻力降低，血压下降；并可减少醛固酮释放，从而减少水钠潴留和血容量，加强其降压作用等。

2．Ang Ⅱ受体阻滞剂　Ang Ⅱ受体阻滞剂直接阻断 Ang Ⅱ与受体的结合，特异性拮抗 Ang Ⅱ的生物活性，抑制其介导的血管收缩、醛固酮释放及心血管重构等。

3．肾素抑制剂　肾素作为肾素-血管紧张素系统中第一个步骤的限速酶，如果抑制肾素活性就可抑制整个系统的功能。但临床上还没有足够的证据证实肾素抑制剂的作用优于 ACE 抑制剂和 Ang Ⅱ受体阻滞剂。

2．肾上腺素（epinephrine，E 或 adrenaline）和去甲肾上腺素（norepinephrine，NE 或 noradrenaline） 肾上腺髓质释放肾上腺素和去甲肾上腺素，交感神经节后纤维末梢释放去甲肾上腺素。

（1）肾上腺素：可与 α 和 β 肾上腺素受体结合。在心脏，通过作用于心脏 β_1 受体，使心搏加快、传导加速、心肌收缩力增强，故心输出量增多。在血管，通过作用于血管 α 受体，使皮肤、肾和胃肠道血管收缩；通过作用于血管 β_2 受体，使骨骼肌、肝和冠状血管舒张。

（2）去甲肾上腺素：主要与 α 受体结合，使全身大多数血管收缩，外周阻力增加，舒张压和收缩压均显著升高，动脉血压明显升高；同时血压升高导致压力感受性反射活动加强，反射性引起心率减慢。

基于肾上腺素与去甲肾上腺素的不同作用机制，临床上常用肾上腺素作为强心药，而用去甲肾上腺素作为升压药。

3．血管升压素（vasopressin，VP） 又称为抗利尿激素（antidiuretic hormone，ADH），由下丘脑视上核和室旁核合成，经下丘脑-垂体束运输到神经垂体储存。主要作用为提高肾远曲小管和集合管对水的通透性，促进水的重吸收，减少尿量，即抗利尿效应。剂量明显高于正常时，引起血管收缩，血压升高。血管升压素对于维持细胞外液量和动脉血压的稳定起到重要作用。

四、冠脉循环

心脏的血液供应主要来自冠脉循环。左、右冠状动脉起自升主动脉根部，主干和大分支行走于心脏表面，其小分支则以垂直于心脏表面的方向穿入心肌深层，在心内膜下层分支成网。

冠脉小分支的分布特点使冠脉血管很容易在心肌收缩时受挤压。左冠状动脉主要供应左心室的前部，其血液流经毛细血管和静脉后，主要经冠状窦回流入右心房；右冠状动脉主要供应左心室的后部和右心室，血液主要经心前静脉直接回流入右心房。

心肌内毛细血管网分布极为丰富，毛细血管的密度很高，毛细血管数和心肌纤维数的比例可高达 1 ∶ 1，心肌和冠脉血液之间的物质和气体交换可快速完成，保证了心肌对氧和营养物质的需求。冠脉之间有侧支吻合，吻合支较细小，血流量很少。当冠状动脉突然阻塞时，不易很快建立侧支循环而导致心肌梗死。但如果冠脉阻塞是逐渐形成的，随着吻合支的扩张，可建立新的有效侧支循环，发挥代偿作用。

第三节　心力衰竭

心脏最主要的功能是泵血，在生理条件下，心排血量可随着机体的需要而变化。心功能不全（cardiac insufficiency）是指各种原因引起心脏结构和功能的变化，心室泵血量和（或）充盈不足，从而不能满足机体代谢需要。心力衰竭（heart failure）则是心功能不全的失代偿阶段，两者本质相同，程度不同，因此可以通用。

一、心力衰竭的分类

（一）按病程发展速度分类

心力衰竭分为急性心力衰竭和慢性心力衰竭。急性心力衰竭发病急，进展快，心排血量在短时间内急剧下降，机体来不及代偿，可突然出现晕厥、急性肺水肿、心源性休克等。慢性心力衰竭发病缓，进展慢，经历心肌肥大等代偿阶段，以血容量增加、循环淤血和水肿为主。

（二）按发生部位分类

心力衰竭分为左心衰竭、右心衰竭和全心衰竭。

1. 左心衰竭　常见于冠心病、高血压病、主动脉（瓣）狭窄及关闭不全等。因左心室受损或负荷过重，导致左心室充盈和泵血功能下降，使左心房压力增高，血液从肺静脉回流到左心受阻。心输出量下降的同时，临床上以肺循环淤血、肺水肿为其主要特征。

2. 右心衰竭　常见于肺部疾病如慢性阻塞性肺疾病、肺动脉狭窄、肺动脉高压，以及某些先天性心脏病如房室间隔缺损和法洛四联症。因右心室负荷过重，不能将体循环回流的血液充分输送至肺循环。故临床上以体循环淤血、静脉压升高、下肢甚至全身性水肿为其主要特征。

3. 全心衰竭　全心衰竭时，左、右心室同时或先后发生衰竭。

（三）按心肌收缩与舒张功能障碍分类

心力衰竭分为收缩性心力衰竭和舒张性心力衰竭。收缩性心力衰竭指因心肌收缩功能障碍或心室后负荷过重所致心脏泵血量减少而引起的心力衰竭，临床特征为左室射血分数降低。舒张性心力衰竭指在心肌收缩功能正常的情况下，由于心室顺应性降低使其舒张和充盈能力减弱，患者出现循环淤血的临床综合征。

二、心力衰竭的发病机制

（一）心肌收缩功能障碍

心肌收缩功能障碍是导致心脏泵血功能降低的主要原因，可以由心肌收缩结构基础的改变、心肌能量代谢障碍以及心肌兴奋 - 收缩耦联障碍三个环节分别或共同引起。

1．心肌收缩结构基础的改变 心肌细胞数量减少和（或）心肌重塑及基质重构是导致心肌收缩结构基础改变的常见原因。

（1）心肌细胞数量减少：心肌损害时，心肌细胞可发生变性、萎缩甚至死亡，从而使有效收缩的心肌细胞数量减少，影响心肌收缩功能。

（2）心肌重塑及基质重构：心肌细胞过度肥大时，其肌丝与线粒体数目增加不成比例，肌节不规则叠加，肌原纤维排列紊乱，使心肌收缩性能降低。心肌细胞和非心肌细胞的肥大与萎缩、增殖与死亡并存，基质重构引起心肌收缩结构发生改变。心力衰竭时心室腔扩大而室壁变薄，引起功能性瓣膜反流，泵血功能进一步降低。

2．心肌能量代谢障碍 心肌收缩是一个主动耗能的过程，Ca^{2+} 的转运和肌丝的滑动都需要 ATP。凡是干扰能量生成、储存或利用的因素，都可使心肌收缩性减弱。

心肌能量代谢障碍有的是引起心肌收缩性减弱的原因，有的是心功能不全的后果，然而一旦出现能量代谢障碍，势必会加速心功能不全的发展。

3．心肌兴奋 - 收缩耦联障碍 心肌兴奋 - 收缩耦联是指从心肌兴奋时膜电位的变化到心肌收缩的整个过程。任何影响 Ca^{2+} 转运和分布的因素都会导致心肌兴奋 - 收缩耦联障碍，包括肌浆网 Ca^{2+} 转运障碍、胞外 Ca^{2+} 内流障碍、肌钙蛋白与 Ca^{2+} 结合障碍等。

（二）心肌舒张功能障碍

心脏舒张是保证心室有足够血液充盈的基本因素。任何使心室充盈量减少、弹性回缩力降低、心室僵硬度增加的因素都可以引起心室舒张功能降低。由心室舒张功能障碍引起的心功能不全占总数的 20% ～ 40%。

心室舒张功能障碍的机制尚不十分清楚，与 Ca^{2+} 复位延缓、肌球 - 肌动蛋白复合体解离障碍、心室舒张势能减小、心室顺应性降低等有关。

三、心力衰竭发病过程中机体的代偿活动

心力衰竭时，机体可通过一系列代偿反应防止心输出量进一步减小。

（一）神经 - 体液代偿反应

1．交感神经系统激活 心力衰竭时，心输出量减少，心腔淤血和血压下降分别通过增强心交感传入反射和刺激压力感受器兴奋交感神经系统，使血浆中儿茶酚胺浓度显著升高。儿茶酚胺作用于心脏 β 受体使心率增快、心肌收缩力增强，提高心输出量；刺激 α 受体使外周血管选择性收缩、血流重新分布以维持动脉血压、保障重要器官如脑和心脏等的血流灌注。但是，该系统持久、过度激活的负面影响将成为心功能恶化的重要因素。

2．肾素 - 血管紧张素 - 醛固酮系统（renin-angiotensin-aldosterone system，RAAS）激活 心力衰竭时，心输出量减少还可激活 RAAS，且 RAAS 的激活与交感神经系统的兴奋性增强密切相关。肾素释放后触发一系列级联反应：血管紧张素Ⅱ收缩血管，增加心脏后负荷，并

促进心肌细胞肥大和增殖；醛固酮可促进远曲小管和集合管对水钠的重吸收，使血容量增加，增加心脏前负荷，并促进心脏纤维化。

（二）心脏代偿反应

心力衰竭时，机体可通过心率加快、心肌收缩力增强、心脏紧张源性扩张、心室重塑等代偿反应维持心脏功能。

1．心率加快 这是一种启动快、见效迅速的代偿反应。当心输出量减小时，对位于主动脉弓和颈动脉窦血管壁的压力感受器的刺激减弱，使心率加快；此外，心脏泵血减少使心腔内剩余血量增多，心室扩张增强，刺激心交感传入反射，使心率加快。心率加快在一定范围内有代偿意义，可提高心输出量，提高舒张压，有利于冠脉的血液灌注。但是心率加快会增加心肌耗氧量，同时心率过快会缩短心脏舒张期及心室充盈时间，反而造成心排血量降低。

2．心肌收缩力增强 心力衰竭时，由交感肾上腺髓质系统兴奋使儿茶酚胺释放增加，通过激活 β 肾上腺素受体，发挥正性变力作用。但心肌收缩性的增强导致耗氧量增加，有可能使心功能由代偿转向失代偿。

3．心脏紧张源性扩张 随着前负荷增加，左室舒张末期容积增加，心肌纤维的肌节长度增长，当肌节长度由正常范围内的 1.7 ~ 1.9 μm 增加到 2.2 μm 时，由于此时粗、细肌丝处于最佳重叠位置，产生的收缩力最大，这种伴有心肌收缩力增强的心脏扩大称为心肌紧张源性扩张，该作用有助于及时泵出心腔内的过多血液。但是当前负荷过大，肌节长度超过 2.2 μm 后，心肌收缩力反而降低，造成心排血量减少。

4．心室重塑 心室细胞发生的慢性的适应性的综合反应，称为心室重塑（ventricular remodeling）。心室重塑包括心肌肥大、心肌细胞表型改变以及非心肌细胞和细胞外基质的变化。

（三）心外代偿反应

心力衰竭时，机体可通过增加血容量、引起血流重新分布、促进红细胞生成、增加组织利用氧的能力，从而适应心排血量的降低。

1．增加血容量 心力衰竭时，心输出量和有效循环血量减少可使交感神经兴奋，激活肾素 - 血管紧张素 - 醛固酮系统，并引起抗利尿激素释放增多，从而促进水钠潴留和血容量增加。一定程度的血容量增加可提高心输出量，但长期过度的血容量增加可加重心脏负荷，反而加速心力衰竭的进展。

2．血流重新分布 心力衰竭时，交感神经系统兴奋可引起血流的重新分布，从而保证心、脑等重要器官的血流量。然而，外周器官长期供血不足会导致该器官功能障碍。

3．促进红细胞生成 心力衰竭引起的循环缺氧可刺激肾间质细胞分泌促红细胞生成素（erythropoietin），使红细胞和血红蛋白合成增加，改善机体缺氧状态。但红细胞过多会造成血液黏度增大，从而增加心脏后负荷。

4．组织利用氧的能力增加 心力衰竭时，组织细胞自身代谢会发生调整，例如细胞内线粒体的数量和活性增加，从而增加组织细胞利用氧的能力，对抗供氧不足的不利影响。

四、心力衰竭时临床表现的病理生理学基础

（一）心输出量不足

心衰最具特征性的血流动力学变化是心输出量绝对或相对减少，表现为心指数和射血分

数降低，心室充盈压升高和心室舒张末容积增大，心悸，血压下降，皮肤苍白或发绀，疲乏无力、失眠、嗜睡，甚至出现心源性休克。心排血量减少引起器官血流量重新分配，初期，皮肤、肾及其他腹腔内脏等灌流量显著减少，尿量减少，以维持正常的心、脑血液供应，当心力衰竭进展到严重阶段，心、脑血液供应也将进一步减少。

（二）肺循环淤血

左心衰竭时，可引起不同程度的肺循环淤血，主要表现为各种形式的呼吸困难和肺水肿。左室收缩功能降低，引起左心室舒张末期压力增高，左房压增高，肺静脉回流障碍，肺循环毛细血管静水压增高，引起肺淤血、肺水肿。常表现为劳力性呼吸困难，指伴随着体力活动而出现的呼吸困难，休息后自行消失。进一步引起端坐呼吸，夜间阵发性呼吸困难，患者夜间入睡后突感气闷被惊醒等。重度急性左心衰竭时，由于肺毛细血管内压力升高使血管壁通透性增大，血浆渗出到肺间质和肺泡引起急性肺水肿，患者可出现发绀、气促、端坐呼吸、咳嗽、咳粉红色（或无色）泡沫痰等。

（三）体循环淤血

体循环淤血见于右心衰竭和全心衰竭，主要表现为体循环静脉系统的过度充盈、颈静脉怒张、静脉压升高、肝大及肝功能障碍、胃肠淤血、水肿等。水肿是右心衰竭及全心衰竭的主要临床表现之一，称为心源性水肿，表现为皮下水肿、腹水、胸腔积液等。受重力作用的影响，下肢毛细血管压升高更为明显，故水肿以下肢出现早、程度重为特点，静脉淤血所致的毛细血管压升高和水钠潴留是引起水肿的主要原因。

第四节　心血管系统其他常见疾病

一、动脉粥样硬化

动脉粥样硬化（atherosclerosis，AS）是冠心病、脑梗死、外周血管病的主要原因。动脉粥样硬化表现为动脉管壁增厚变硬、失去弹性和管腔缩小。其特点是受累动脉的病变从内膜开始，先后有多种病变存在，包括局部有脂质和复合糖类积聚、纤维组织增生和钙质沉着形成斑块，动脉中层逐渐退变，继发性病变尚有斑块内出血、斑块破裂及局部血栓形成。脂质代谢障碍为动脉粥样硬化的病变基础。

动脉粥样硬化主要累及体循环的大动脉和中动脉，其病变发展过程分为：

（一）脂质点、脂质条纹

脂质点、脂质条纹是AS肉眼可见的最早病变，为点状或条纹状黄色不隆起或微隆起于内膜的病灶，常见于主动脉后壁及其分支开口处。

（二）粥样斑块

粥样斑块表现为脂质积聚多，形成脂质池，内膜结构破坏，动脉壁变形。

（三）纤维粥样斑块

纤维粥样斑块为动脉粥样硬化最具特征性的病变，白色斑块突入管腔引起管腔狭窄，伴有纤维增生、变性坏死等。

（四）复合病变

复合病变为严重病变，纤维粥样斑块发生出血、坏死、溃疡、钙化和血栓等同时存在。

动脉粥样硬化是多病因疾病，主要危险因素有高血压、血脂异常、吸烟、糖尿病、肥胖和家族遗传史等。其症状主要取决于血管病变及受累器官的缺血程度：主动脉粥样硬化大多数无特异性症状，其主要后果是形成主动脉瘤，一旦破裂可迅速致命；冠状动脉粥样硬化时，若管径狭窄达到75%以上，则可发生心绞痛、心肌梗死、心律失常，甚至猝死；脑动脉粥样硬化多集中在血管分叉处，可引起脑缺血、脑萎缩、血管性脑痴呆，或造成脑血管破裂出血；肾动脉粥样硬化常引起顽固性高血压、夜尿、肾萎缩，甚至肾衰竭；肠系膜动脉粥样硬化可引起消化不良、腹痛、便秘等，肠壁坏死时可引起便血、麻痹性肠梗阻、休克等症状；四肢动脉粥样硬化以下肢多见，引起下肢发凉、麻木、间歇性跛行、足背动脉搏动消失，严重者甚至可发生坏疽。

微整合

临床应用

抗动脉粥样硬化药中的“明星”——他汀类药物

他汀类药物是主要的调血脂药，可稳定动脉粥样斑块，是防治动脉粥样硬化的重要手段。他汀类药物的靶点是羟甲基戊二酸单酰辅酶A还原酶，该酶是肝中合成胆固醇的限速酶，他汀类因为其本身的结构与该酶相似，可在胆固醇合成的早期阶段竞争性抑制该酶的活性，从而阻碍肝内源性胆固醇的合成，进而降低血浆中胆固醇的水平。现在临床常用的药物包括阿托伐他汀、瑞舒伐他汀等。近年来大量证据显示，他汀类在心血管疾病的一级及二级预防以及预防心血管事件方面，都显示了良好的作用。

二、冠状动脉粥样硬化性心脏病

冠状动脉粥样硬化性心脏病是指冠状动脉血管发生动脉粥样硬化病变而引起管腔狭窄或闭塞，导致心肌缺血、缺氧或坏死而引起的心脏病，简称冠心病（coronary heart disease，CHD）。

1979年，世界卫生组织将冠心病分为5型：无症状型心肌冠心病（隐匿性冠心病）、心绞痛、心肌梗死、缺血性心肌病和猝死。临床常分为慢性冠脉病（chronic coronary artery disease，CAD）和急性冠状动脉综合征（acute coronary syndrome，ACS）。当冠脉的供血不能满足心肌的需血，就可引起心肌缺血、缺氧而造成心绞痛发作，而持续的、严重的心肌缺血可引起心肌梗死。

心绞痛的发作常常与季节变化、情绪激动、体力活动增加、饱食、吸烟和饮酒等有关。主要症状表现为典型胸痛，突感心前区疼痛、压迫、发闷或紧缩，也可有烧灼感，因体力劳动、情绪激动等诱发。疼痛从胸骨体之后，可波及心前区，常放射至左肩、左臂内侧达环指和小指。疼痛出现后常逐步加重，达到一定程度后持续一段时间，然后逐渐消失，一般持续数分钟至十余分钟，很少超过半小时。胸痛同时常见心率加快、血压升高、表情焦虑、皮肤冷或出汗。停止诱因或舌下含服硝酸甘油可缓解。

Note

三、高血压

高血压（hypertension）是最常见的慢性病，也是心脑血管病最主要的危险因素，可损伤重要脏器如心、脑、肾的功能，导致这些器官功能衰竭。正常人的血压随内外环境变化在一定范围内波动，在整体人群，血压水平随年龄增加而逐渐升高，以收缩压升高更为明显。

高血压为未使用降压药物的情况下诊室收缩压≥ 140 mmHg 和（或）舒张压≥ 90 mmHg。根据血压升高水平，进一步将高血压分为 1 ～ 3 级（表 20-1）。

表 20-1　血压水平分类和定义（单位：mmHg）

分类	收缩压		舒张压
正常血压	＜ 120	和	＜ 80
正常高值血压	120 ～ 139	和（或）	80 ～ 89
高血压	≥ 140	和（或）	≥ 90
1 级高血压	≥ 140 ～ 159	和（或）	90 ～ 99
2 级高血压	160 ～ 179	和（或）	100 ～ 109
3 级高血压	≥ 180	和（或）	≥ 110
单纯性收缩期高血压	≥ 140	和	＜ 90

当收缩压和舒张压分属于不同分级时，以较高的级别作为标准。以上标准适用于任何年龄的成年男性和女性

（一）原发性高血压

原发性高血压（primary hypertension）是以体循环动脉血压升高为主要临床表现的心血管综合征，简称高血压。

原发性高血压的病因为多因素，尤其是遗传和环境因素交互作用的结果。高血压具有明显的家族聚集性，饮食习惯（高盐、高蛋白饮食）、精神应激、吸烟、体重增加等可引起血压增高。

（二）继发性高血压

继发性高血压（secondary hypertension）是指由某些确定的疾病或病因引起的血压升高，约占所有高血压的 5%。高血压仅是该种疾病的临床表现之一，血压可暂时性或持久性升高。常见于肾实质性高血压、肾血管性高血压、原发性醛固酮增多症、嗜铬细胞瘤、皮质醇增多症、主动脉缩窄等。

心脏和血管是高血压最主要的靶器官。长期高血压可引起左心室肥厚和扩大，导致高血压心脏病，而全身小动脉病变会导致心、脑、肾、视网膜等重要靶器官缺血，常合并冠状动脉粥样硬化和微血管病变。

高血压大多数起病缓慢，早期可能无症状或症状不明显，常见的是头晕、头痛、颈项紧张、疲劳、心悸等，也可出现视物模糊、鼻出血等较重症状，血压下降后头痛症状即可消失。高血压患者还可出现受累器官的症状，如胸闷、气促、心绞痛、多尿等。高血压的主要并发症包括脑血管病、心力衰竭和冠心病、慢性肾衰竭和主动脉夹层。

思考题

1. 请比较动脉和静脉在组织结构上的异同点。

2. 试从窦房结自律细胞动作电位的发生机制，分析窦房结为什么是心脏的正常起搏点。

3. 低蛋白血症易引起水肿发生，试分析水肿产生的可能原因。

4. 人由平卧位突然转为直立位，动脉血压如何变化？试分析可能的机制。

5. 根据血压变化情况，试分析高血压的分期。

6. 患者，男，56岁，1年前出现胸闷、气促，活动时加重，休息后减轻。1天前患者劳累后上述症状加重，不能平卧入睡，并出现剧烈咳嗽，咳粉红色泡沫样痰。查体：心率88次/分，律齐，血压115/65 mmHg。心界向左下扩大，双下肺遍布湿啰音。超声心动图提示：左室增大，左室壁运动不协调，射血分数降低。心电图提示：窦性心律，完全性左束支传导阻滞，ST-T段改变。实验室检查：B型脑钠肽显著升高。诊断：急性左心衰竭。

问题：

(1) 患者的诊断依据是什么？

(2) 患者出现上述临床症状的病理生理基础是什么？

（马明明）

第二十一章

消化系统

第二十一章数字资源

学习目标

1. **知识**：指出消化系统的组成部分，描述消化系统各个部分解剖学位置以及组织学结构；举例说明消化液的主要功能、消化系统的内分泌功能特点，列出支配消化道的神经及其作用，比较胃和肠的消化吸收作用，指出肝的主要功能及生理作用；总结肝功能不全的常见病因、分类，举例说明肝功能不全时主要代谢功能变化以及导致机体出现的障碍；总结急慢性胃炎、消化性溃疡病、病毒性肝炎、肝硬化、食管癌、胃癌、大肠癌、原发性肝癌等疾病的病因、发病机制、基本病理变化以及临床表现。
2. **能力**：从消化系统正常的组成、解剖学位置、结构功能 - 异常疾病发生的衔接环节上构建对消化系统的整体认识，识别消化系统在人体中的功能意义。
3. **素养**：在探究消化系统的过程中认识到日常生活中的饮食习惯对消化系统以及人体健康的重要性。
4. **掌握**：消化系统的组成部分、解剖学位置以及组织学结构，消化液的主要功能，消化系统的内分泌功能特点，肝功能不全时代谢功能的变化以及导致机体出现的障碍，消化系统常见疾病的发病机制、基本病理变化和临床表现。

消化系统（alimentary system）由消化管（alimentary canal）和消化腺（digestive gland）两大部分组成。消化系统是体内易发生疾病的部位，胃炎、消化性溃疡病、肝炎、肝硬化等是临床常见疾病，食管癌、胃癌、大肠癌和肝癌也是危害国人生命的常见肿瘤。

案例 21-1

28 个月大的男童中午玩耍时将一枚一角硬币吞入口中。家人发现并制止时，男童已经将其咽下，随后出现吞咽困难、哭闹不止。家人采取拍背、抠嘴等处理措施，男童未能将其吐出。症状逐渐加重，家人晚 7 时许带孩子到医院就诊，医院立即为其开通了绿色通道，检查显示硬币直径 2.3 cm，嵌顿的在食管第三个狭窄处，家人要求早点取出。综合评估患儿情况后，医生向家属交代术中、术后可能出现的不良反应及意外情况，并征得家人同意，考虑到男童年龄、手术技巧等因素，决定不采取全身麻醉，让家属配合哄逗。最后，在医生和护士的配合下，使用胃镜全程用时 1 分 30 秒，在孩子清醒状态下就将硬币取出。

问题：

1. 如果幼儿能顺利将异物随粪便排出去，请按顺序写出该硬币经过哪些器官排出体外。

2. 幼儿不慎将此异物吞咽下去，不能顺利将异物随粪便排出去，容易嵌顿的位置有哪些？

3. 为什么幼儿喜欢吞东西？幼儿吞了异物后怎么办？

第一节　消化系统的结构

一、消化管

（一）口腔

口腔（oral cavity）是消化管的起始部，是以骨性口腔为基础形成的，前方开口称口裂（schistostoma），由上下唇围成；后方以咽峡和咽交通，在口腔与咽交界处有扁桃体；上壁（顶）是腭，向后延续，中央部有一个下垂的小突起，称为悬雍垂（uvula）。下壁是口底，口腔内有牙齿和舌，并有三对唾液腺开口于口腔黏膜表面（图 21-l）。

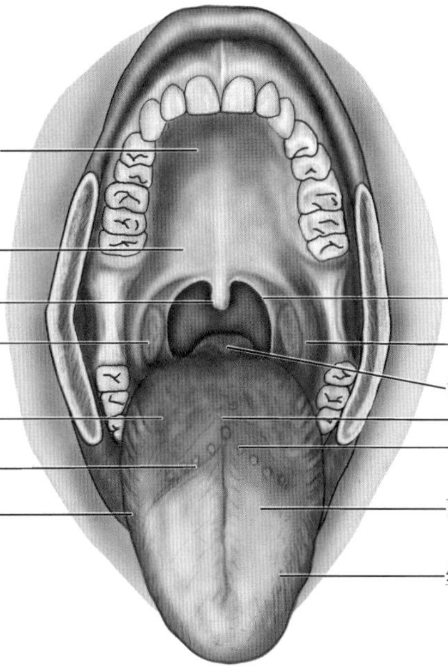

图 21-1　咽峡与舌背

（二）咽

咽（pharynx）位于第 1 ～ 6 颈椎前方，为上宽下窄、由肌肉和黏膜构成的前后略扁的漏斗形的肌性管道。咽有前壁、后壁及侧壁，其前壁不完整，咽向前自上而下可分别与鼻腔、口腔及喉腔相通。鼻咽在呼吸系统中介绍，此处化介绍口咽、喉咽。

1．口咽（oropharynx） 是咽腔的中部，介于软腭至会厌上缘平面之间，向上通鼻咽，向下通喉咽，向前经咽颊与口腔相通。口咽的前壁主要为舌根后部，由此有一黏膜皱襞与会厌相连，称舌会厌正中襞（median glossoepiglottic fold），襞两侧的凹陷称会厌谷（epiglottic vallecula）（图 21-2），异物也可停留于此处。

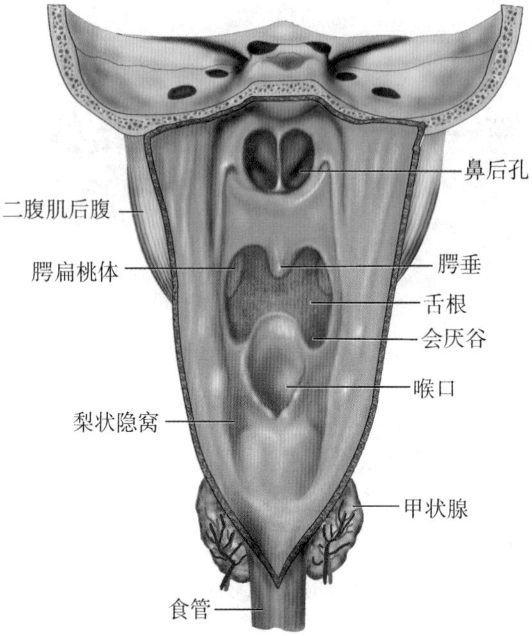

图 21-2 咽腔（咽后壁切开）

2．喉咽（laryngopharynx） 位于喉的后方，始于会厌上缘平面以下，下端在第 6 颈椎下缘水平与食管相续，向前借喉口通喉腔。在喉口的两侧各有一深窝，称梨状隐窝（piriform recess）（图 21-2），是异物易滞留之处。

（三）食管

食管（esophagus）是消化管中最狭窄的部分。食管最重要的特点是全程有三处较狭窄：第一处狭窄位于食管和咽的连接处，相当于第 6 颈椎体下缘水平，距中切牙约 15 cm；第二处狭窄位于食管与左主支气管交叉处，相当于胸骨角平面，距中切牙约 25 cm；第三处狭窄为穿经膈食管裂孔处，相当于第 10 胸椎体水平，距中切牙 37 ~ 40 cm（图 21-3）。

食管具有消化管的典型四层结构（图 21-4），分别为黏膜层、黏膜下层、肌层和外膜。黏膜层由表面被覆上皮、及下方固有层和黏膜肌层构成。黏膜上皮为较厚的未角化的复层鳞状上皮，耐摩擦，有保护作用。

（四）胃

胃（stomach）是消化管的最膨大部分。大部分位于腹上部的左季肋区，小部分位于腹上区。胃分前、后两壁，大、小两弯，出、入两口和四部分（图 21-5）。胃的前壁朝向前上方，后壁朝向后下方。胃上缘凹向右上方称胃小弯（lesser curvature of stomach），其最低点的明显转折处，称角切迹（angular incisure）。胃下缘凸向左下方称胃大弯（greater curvature of

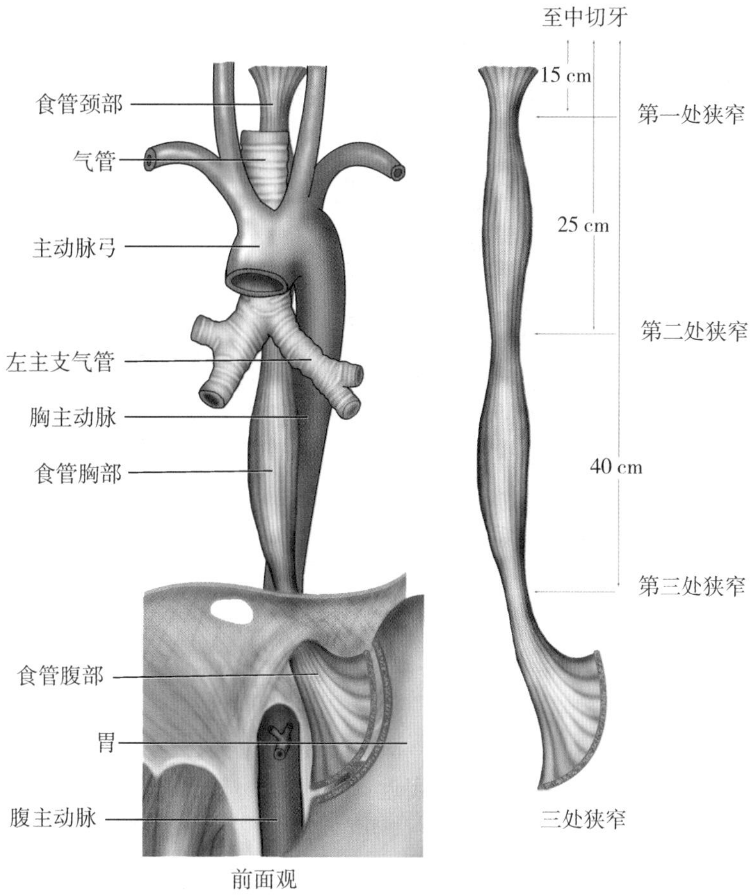

图 21-3　食管位置及三个狭窄

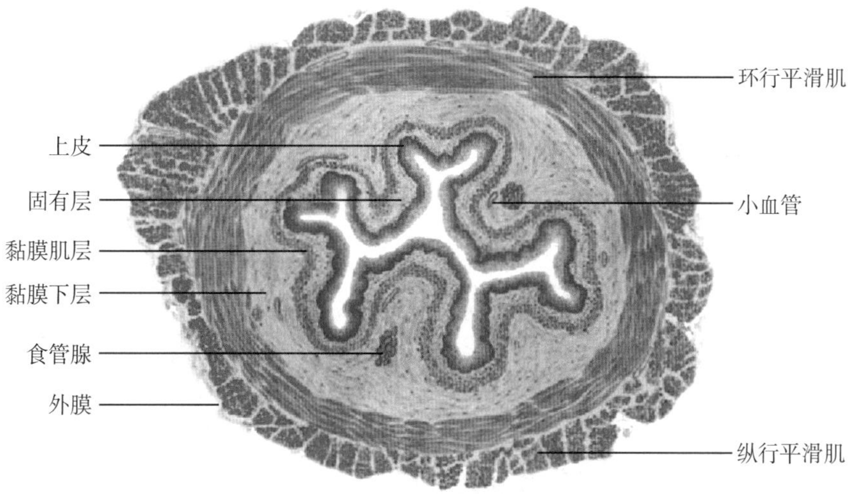

图 21-4　人食管横切面光镜结构模式图

stomach)，上端与食管相续的入口称贲门（cardia)，在其左侧，食管末端左缘与胃大弯起始处所形成的锐角，称贲门切迹（cardia incisure)；下端连接十二指肠的出口称幽门（pylorus)。贲门部指贲门周围的部分，其界域不明显；贲门切迹平面以上向左上方膨出的部分称胃底，临床上亦称胃穹窿；胃体为自胃底向下至角切迹的中间大部分；胃体下界与幽门之间的部分称幽门部。幽门部的胃大弯侧有一不甚明显的浅沟——中间沟，将幽门部分为右侧的幽门管（pylorus

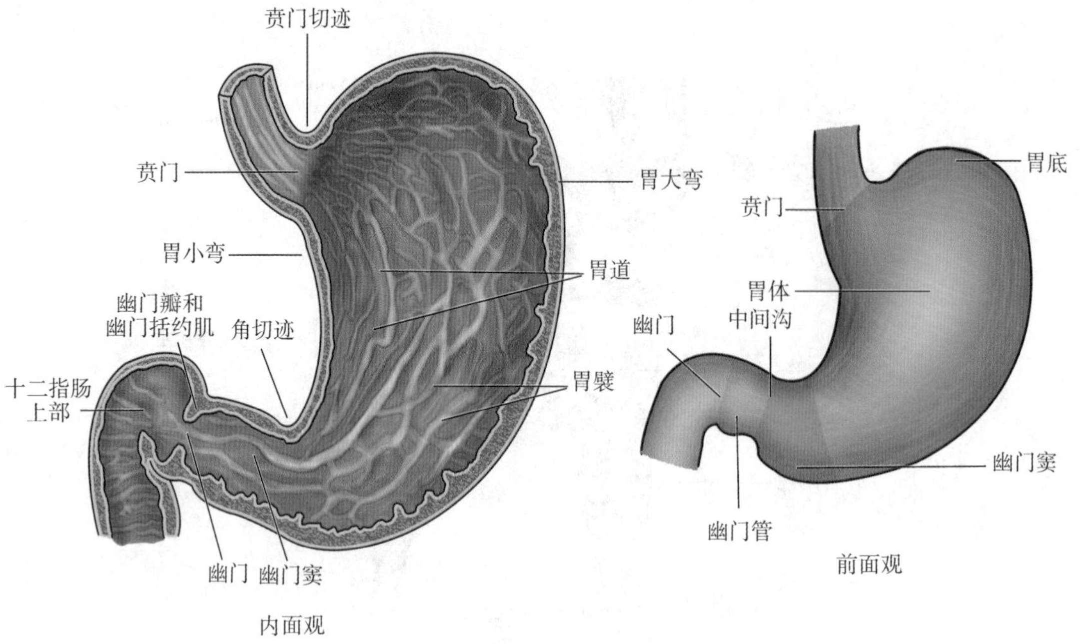

图 21-5　胃的形态和分部

canal）和左侧的幽门窦（pylorus antrum)。临床所称的“胃窦”为幽门窦或是包括幽门窦在内的幽门部，胃溃疡和胃癌多发生于胃幽门窦近胃小弯处。

胃壁具有消化管典型四层结构。幽门处的黏膜形成环行的皱襞，称幽门瓣（pyloric valve），突向十二指肠腔内，其深面有幽门括约肌（pyloric sphincter)，有延缓胃内容物排空和防止肠内容物逆流至胃的作用（图 21-5)。

胃黏膜表面遍布不规则分布的小沟，它们相互连成网状，网眼中的胃黏膜呈小丘样隆起，直径为 0.1 ～ 0.6 cm，称胃区（gastric area)。胃区表面的众多凹陷称胃小凹（gastric pit）（图 21-6)。

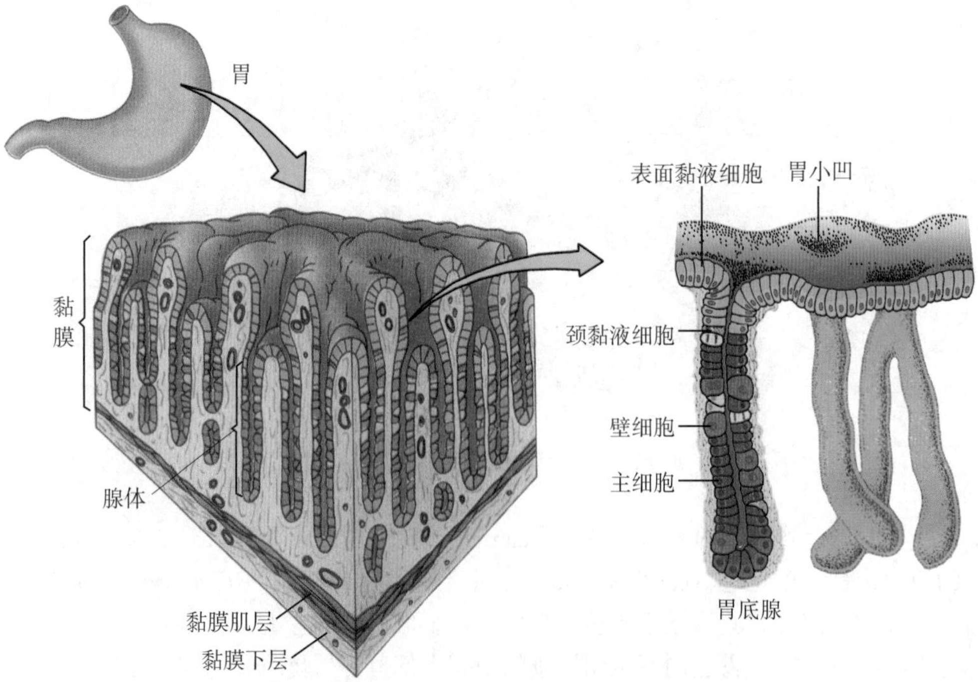

图 21-6　胃立体结构和胃腺细胞结构模式图

胃黏膜层上皮由单层柱状表面黏液细胞构成，向固有层凹陷形成胃小凹。固有层内有紧密排列的大量管状腺（胃腺），3 ~ 5 条胃腺共同开口于一个胃小凹底部，根据所在部位和结构的不同，分为胃底腺、贲门腺和幽门腺，腺之间及胃小凹之间有少量结缔组织。①胃底腺（fundic gland）（图 21-6）：又称泌酸腺（oxyntic gland），分布于胃底和胃体部，是胃黏膜中数量最多、功能最重要的腺体，由主细胞、壁细胞、颈黏液细胞、干细胞和内分泌细胞组成。主细胞（chief cell）：又称胃酶细胞（zymogenic cell），数量最多，主要分布于腺的下半部，分泌胃蛋白酶原（pepsinogen）。壁细胞（parietal cell）：又称泌酸细胞（oxyntic cell），在腺的上半部较多，分泌盐酸（也称胃酸）入腺腔。人的壁细胞尚分泌内因子（intrinsic factor）。颈黏液细胞（mucous neck cell）：较少，位于胃底腺顶部，其分泌物为可溶性的酸性黏液。干细胞（stem cell）：存在于从胃底腺顶部至胃小凹深部一带，处于活跃的增殖状态，增殖分化为表面黏液细胞和胃底腺细胞。内分泌细胞：主要为肠嗜铬样（ECL）细胞，分泌组胺；还有 D 细胞，分泌生长抑素。②贲门腺（cardiac gland）：分布于近贲门处宽 1 ~ 3 cm 的区域，为黏液性腺，分泌黏液。③幽门腺（pyloric gland）：分布于幽门部宽 4 ~ 5 cm 的区域，此区胃小凹很深；幽门腺为分支较多而弯曲的管状黏液性腺，可有少量壁细胞。幽门腺中还有很多的 G 细胞，产生促胃液素（gastrin），又称胃泌素。以上三种腺体的分泌物混合，统称为胃液。

（五）小肠

小肠（small intestine）是消化管中最长的一段，成人全长 5 ~ 7 m。上端从幽门起始，下端在右髂窝与盲肠相接，可分为十二指肠、空肠和回肠三部分。

1．十二指肠（duodenum） 在胃与空肠之间。由于它既接受胃液，又接受胰液和胆汁，所以具有十分重要的消化功能。十二指肠呈“C”形，包绕胰头，可分上部、降部、水平部和升部四部（图 21-7）。

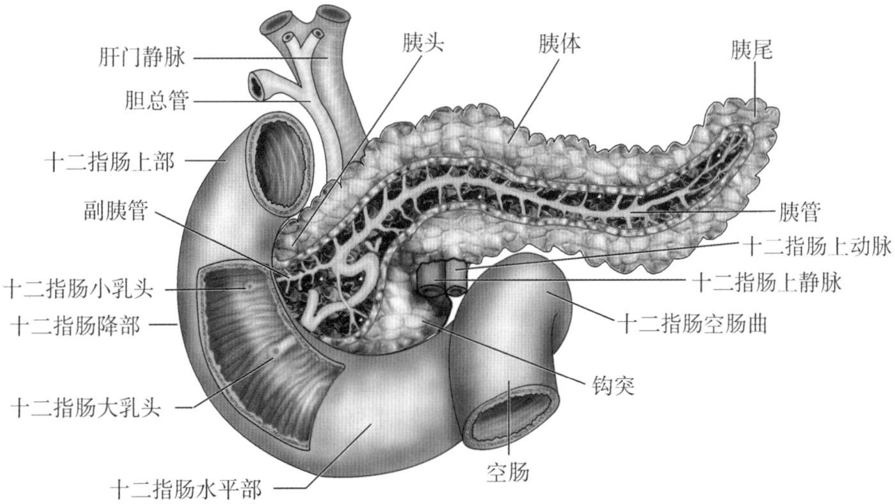

图 21-7　十二指肠和胰

2．空肠和回肠 空肠（jejunum）始于十二指肠空肠曲，占空、回肠全长的近侧 2/5。回肠（ileum）在右髂窝接续盲肠，占空、回肠全长的远侧 3/5。二者均由肠系膜悬系于腹后壁，有较大的活动度。

小肠具有消化管典型的四层组织学结构（图 21-8），下面介绍具有一些特殊组织学结构的部分。

小肠黏膜表面有许多细小的肠绒毛（intestinal villus），由上皮和固有层向肠腔突起而成（图 21-9）。绒毛根部的上皮下隐至固有层形成管状的小肠腺（small intestinal gland），又称肠隐窝（intestinal crypt），故小肠腺与绒毛的上皮是连续的，小肠腺直接开口于肠腔。绒毛部上皮由吸收细胞、杯状细胞和少量内分泌细胞组成；小肠腺上皮除上述细胞外，还有帕内特细胞和干细胞。①吸收细胞（absorptive cell）：最多，呈高柱状，核椭圆形，位于细胞基部。绒毛表面的吸收细胞游离面有指状突起，密集排列形成光镜下明显可见的纹状缘，还有细胞衣结构，为糖蛋白，含双糖酶、肽酶、胰蛋白酶、胰淀粉酶等，是消化吸收的部位。吸收细胞可分泌肠激酶，可激活胰腺分泌胰蛋白酶原，使之转变为具有活性的胰蛋白酶；此外，吸收细胞的膜上尚有某些特殊受体，有利于相应物质的吸收，如回肠的内因子受体，有助于维生素 B_2 的吸收；还参与分泌性免疫球蛋白 A（sIgA）的释放过程。吸收细胞侧面有紧密连接，阻止肠腔内的物质由细胞间隙进入组织。②杯状细胞（goblet cell）：散在于吸收细胞间，分泌黏液，从十二指肠至回肠末端杯状细胞逐渐增多。③帕内特细胞（Paneth cell）：也称潘氏细胞（图 21-10），是小肠腺的特征性细胞，位于腺底部，常三五成群。④内分泌细胞：有 I 细胞和 S 细胞，前者分泌缩胆囊素 - 促胰酶素，后者分泌促胰液素。⑤干细胞：位于小肠腺下半部，散在于其他细胞之间。

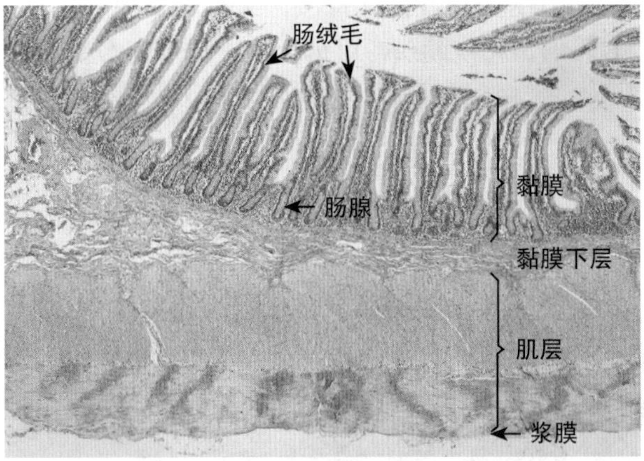

图 21-8　人小肠壁纵切面低倍光镜像

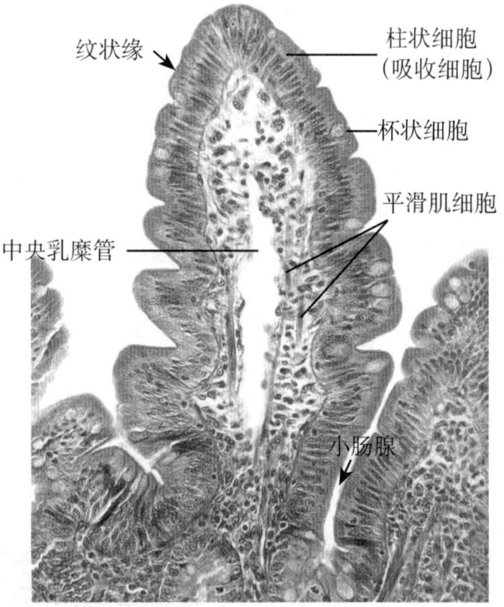

图 21-9　肠绒毛光镜像

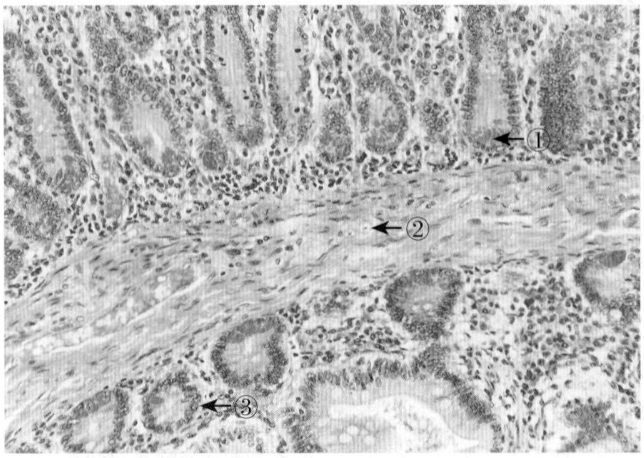

图 21-10　人小肠腺光镜像

①帕内特细胞；②黏膜下神经丛；③肠腺横断面

小肠固有层：结缔组织中除有大量小肠腺外，还有丰富的淋巴细胞、浆细胞、巨噬细胞、嗜酸性粒细胞等。绒毛中轴的固有层结缔组织内有 1 ~ 2 条纵行毛细淋巴管，称中央乳糜管（central lacteal）（图 21-9），它的起始部为盲端，向下穿过黏膜肌层进入黏膜下层形成淋巴管丛。在十二指肠和空肠多为孤立淋巴滤泡（solitary lymphatic follicles），在回肠多为若干淋巴滤泡聚集形成的集合淋巴滤泡（aggregated lymphatic follicles），它们可穿过黏膜肌层抵达黏膜下层（图 21-11）。

小肠黏膜下层：为疏松结缔组织，含较多血管和淋巴管。十二指肠的黏膜下层内有十二指肠腺（duodenal gland），又称布伦纳腺（Brunner's gland），为复管泡状的黏液腺，其导管穿过黏膜肌层开口于小肠腺底部（图 21-12），分泌含黏蛋白的碱性液体（pH 8.2 ~ 9.3），可保护十二指肠黏膜免受酸性胃液的侵蚀。

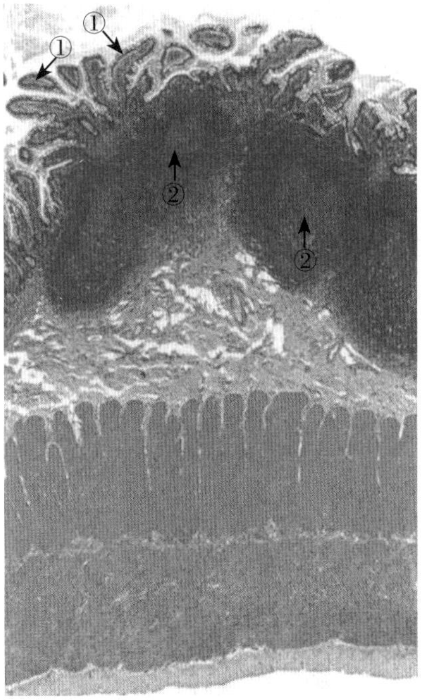

图 21-11　回肠低倍光镜像

①肠绒毛；②集合淋巴小结

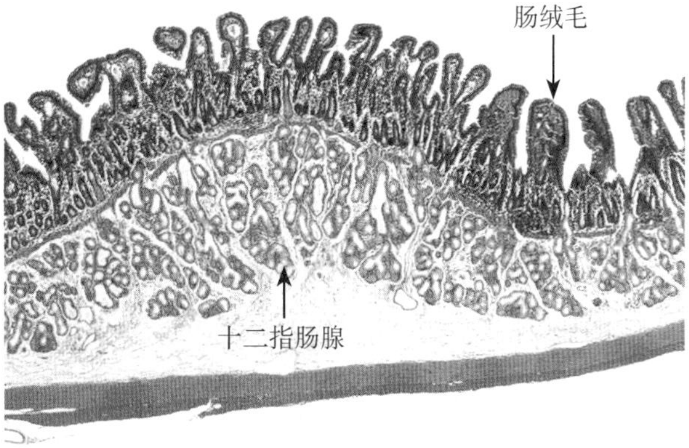

图 21-12　十二指肠光镜图

（六）大肠

大肠（large intestine）是消化管的下段，围绕在空、回肠周围，全长约 1.5 m，依其位置和特点，可分为盲肠、阑尾、结肠、直肠和肛管（图 21-13）。

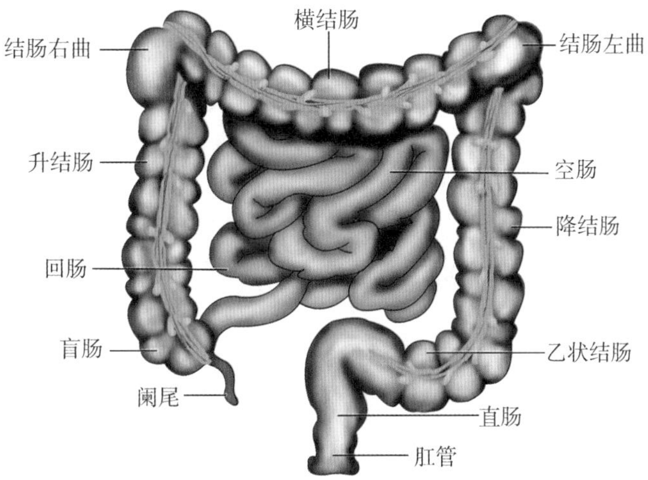

图 21-13　小肠和大肠

除阑尾、直肠和肛管外，盲肠和结肠具有3种特征性结构，即结肠带、结肠袋和肠脂垂（图21-14）。结肠带（colic bands）为肠壁的纵行肌增厚而成，有3条，沿肠的纵轴平行排列，3条结肠带在盲肠底部汇集于阑尾根部。肠脂垂（epiploic appendices）为沿结肠带两侧分布的众多小突起，由浆膜及其所包含的脂肪组织构成。

1．盲肠（caecum） 是大肠的起始部，长6～8 cm，其下端为盲端，上续升结肠，左侧与回肠末端相连接。

2．阑尾（vermiform appendix） 是自盲肠下端向外延伸的一条细管状器官，形似蚯蚓，又称引突（图21-13）。其根部较固定，连于盲肠后内侧壁，并经阑尾口通盲肠腔，尖端为游离的盲端。阑尾的长度因人而异。阑尾的管腔狭小，其外径介于0.5～1.0 cm，因而排空欠佳。通常阑尾与盲肠共同位于右髂窝内，其位置变化，因人而异。阑尾根部体表投影，通常以脐与右髂前上棘连线的中、外1/3交点，即麦氏点（McBurney点）为标志，有时也以左、右髂前上棘连线的右、中1/3交点，即兰氏点（Lanz点）表示。由于阑尾位置的多变，临床阑尾炎的诊断并不能仅以上述两点的压痛为依据，而右下腹的局限性压痛点则更具有诊断价值。

3．结肠（colon） 是介于盲肠与直肠之间的大肠，整体呈“M”形，包绕于空、回肠周围。按其所处位置和形态，可分为升结肠、横结肠、降结肠和乙状结肠4部分（图21-13，图21-14）。

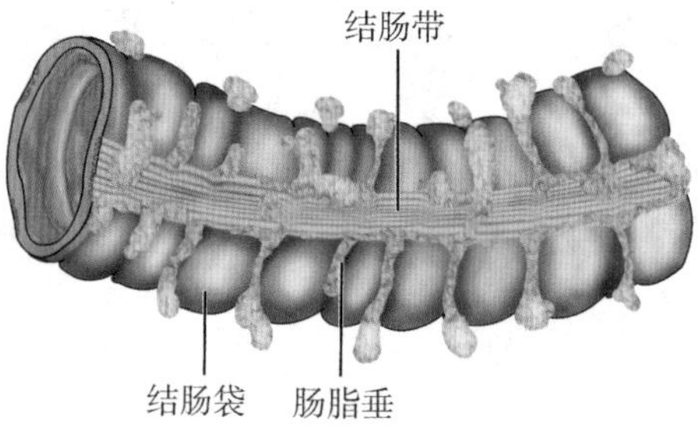

图21-14 结肠的特征性结构

（1）升结肠（ascending colon）：长15～17 cm，在右髂窝内由盲肠延续而成，沿腰方肌和右肾前面上升至肝右叶下方，转折向左前下方移行于横结肠，此处的弯曲称结肠右曲（right colic flexure）或肝曲（hepatic flexure）。

（2）横结肠（transverse colon）：长约50 cm，起自结肠右曲，先行向左前下方，再稍转向左后上方，形成一略向下垂的弓形弯曲，在左季肋区，至脾的脏面下份，转折向下续于降结肠，此处的弯曲称结肠左曲（left colic flexure）或脾曲（splenic flexure）。

（3）降结肠（descending colon）：长约20 cm，自结肠左曲起，沿左肾外侧缘和腰方肌前面下降，到左髂嵴水平续于乙状结肠。

（4）乙状结肠（sigmoid colon）：长约45 cm，自左髂嵴水平起自降结肠，沿左髂窝转入盆内，全长呈“乙”字形弯曲，至第3骶椎平面续于直肠，乙状结肠借乙状结肠系膜连于左髂窝和小骨盆后壁，故活动度较大。

4．直肠（rectum） 位于小骨盆腔下份的后部，全长10～14 cm。直肠在第3骶椎前方续于乙状结肠，沿骶、尾骨前面下行，穿盆膈移行于肛管。

5．肛管（anal canal） 是消化管的末段，长3～4 cm，上端在盆膈平面接续直肠，下端止于肛门。肛管被肛门括约肌包绕，平时处于收缩状态，有控制排便的作用。肛管内面有6～10条纵行的黏膜皱襞，称肛柱（anal columns），其内有纵行肌和丰富的静脉丛。有时可因某种病理因素形成静脉曲张，向腔内突出，称为痔（hemorrhoids）。

大肠具有消化管的典型四层组织学结构，但无环行皱襞和绒毛，上皮中杯状细胞非常丰富（图 21-15）。盲肠与结肠的固有层内有大量由上皮下陷而成的大肠腺（亦称肠隐窝），呈长单管状，除含柱状细胞、杯状细胞外，尚有少量干细胞和内分泌细胞，无帕内特细胞，另有散在的孤立淋巴滤泡。

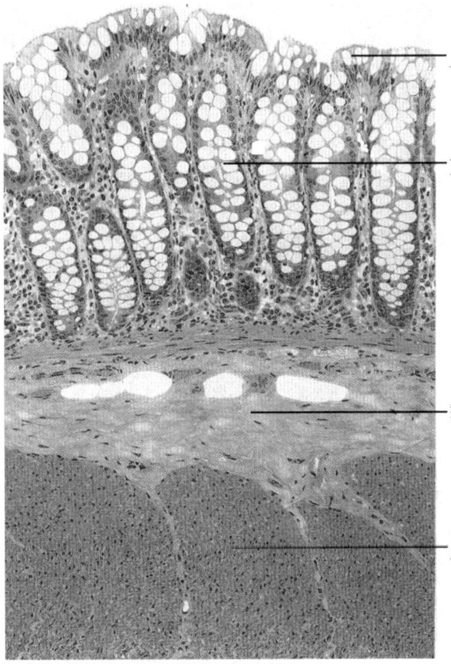

图 21-15　结肠光镜图

案例 21-2

一位 8 岁男孩，饭后立即和小朋友玩耍，2 小时后突然喊肚疼，并伴恶心、呕吐，呕吐物为胃内容物，数小时后疼痛加剧，且固定于右下腹，伴发热，最高可达 38.1 ℃。妈妈带去医院就诊，医生询问后，并做体格检查，发现脐与右侧髂前上棘连接线中外侧 1/3 的交点为固定压痛点，并有反跳痛，医生告诉妈妈初步诊断：可能为阑尾炎。医生让妈妈带男孩做血常规、阑尾 B 超、下腹部 CT 等进一步确诊。

问题：

1．医生的初步诊断依据是什么？
2．8 岁男孩发生阑尾炎的可能原因是什么？
3．日常生活中如何预防阑尾炎？

二、消化腺

消化腺可分泌消化液，除胆汁外，消化液中含有消化酶，进行化学消化，部分有内分泌细胞，具有内分泌功能。下面主要介绍大消化腺。

（一）唾液腺

唾液腺（salivary gland）分泌唾液，大唾液腺有下列 3 对（图 21-16）。

1．腮腺（parotid gland） 最大，形状不规则，可分为浅、深两部分，浅部略呈三角形，上达颧弓，下抵下颌角，前至咬肌后 1/3 的浅面，后续腮腺深部。

2．下颌下腺（submandibular gland） 位于下颌体下缘与二腹肌前、后腹所围成的下颌下三角内，其导管自腺的深部发出，沿口腔底黏膜深面前行，开口于舌下阜。

3．舌下腺（sublingual gland） 最小，细长而略扁。位于口底黏膜深面。其排泄管有大小两种，大管仅 1 条，与下颌下腺管共同开口于舌下阜；小管约 10 条，直接开口于舌下襞。

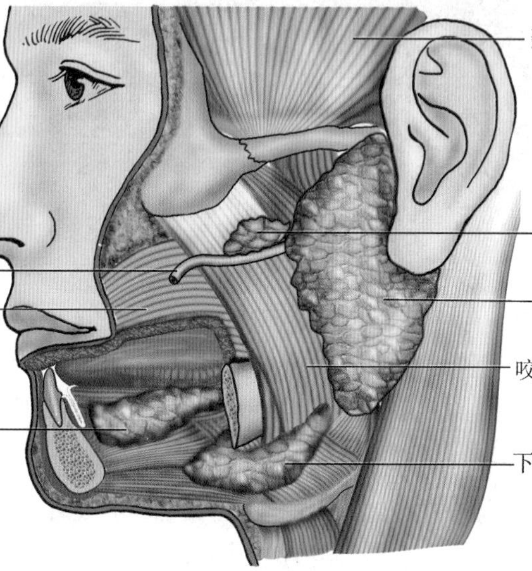

图 21-16 大唾液腺

（二）肝

肝（liver）是人体最大的消化腺。肝接受肝固有动脉和肝门静脉的双重血管注入，血液供应十分丰富，故活体呈棕红色。

1．外形 肝呈不规则的楔形，可分为上、下两面和前、后、左、右四缘。肝的上面膨隆，与膈相接触，又称膈面（diaphragmatic surface），肝膈面的前部有矢状位的镰状韧带（falciform ligament），借此将肝分为大而厚的肝右叶（right lobe of liver）和小而薄的肝左叶（left lobe of liver）（图 21-17）。膈面后部没有腹膜被覆的部分称裸区（bare area）。肝的下面朝向下后方，邻接许多腹腔脏器，又称脏面（visceral surface）（图 21-18）。

2．位置和毗邻 肝大部分位于右季肋区和腹上区，小部分位于左季肋区。肝的前部大部分被肋所掩盖，仅在腹上区的左、右肋弓之间，小部分露于剑突之下而直接接触腹前壁。

3．组织学结构 肝表面覆以致密结缔组织被膜，除在肝下面各沟、窝处以及右叶上面后部为纤维膜外，其余均被覆浆膜，肝门部的结缔组织随门静脉、肝动脉、肝静脉和肝管的分支伸入肝实质，将肝实质分成许多肝小叶。

（1）肝小叶（hepatic lobule）：是肝的基本结构单位，呈多角棱柱体，长约 2 mm，宽约 1 mm，成人肝有 50 万～ 100 万个肝小叶。肝小叶中央有一条沿其长轴走行的中央静脉（central vein），周围是大致呈放射状排列的肝板（hepatic plate）和肝血窦（hepatic sinusoid）（图 21-19，图 21-20）。肝细胞（hepatocyte）单层排列成凹凸不平的板状结构，称肝板。肝板

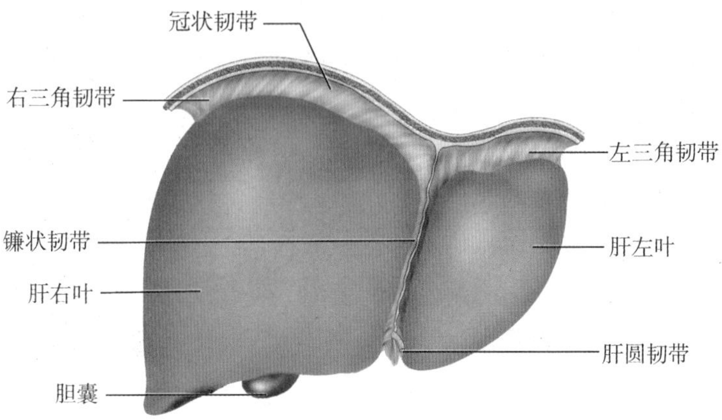

图 21-17　肝（膈面）

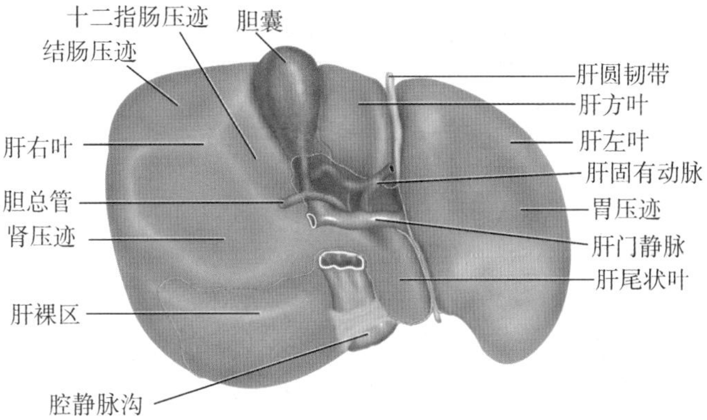

图 21-18　肝（脏面）

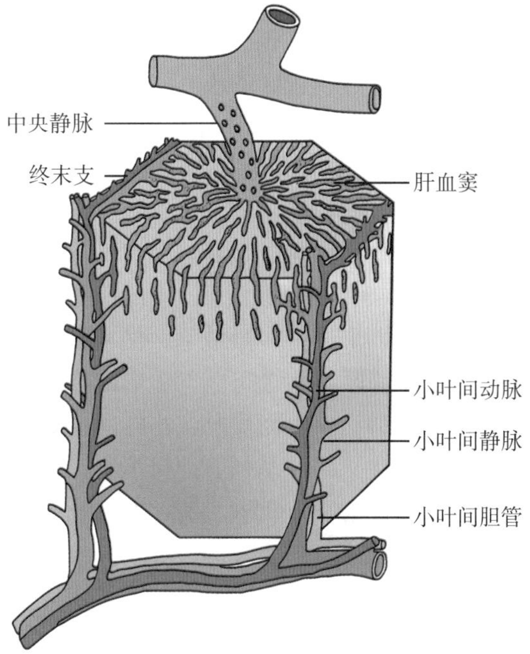

图 21-19　肝小叶立体结构模式图

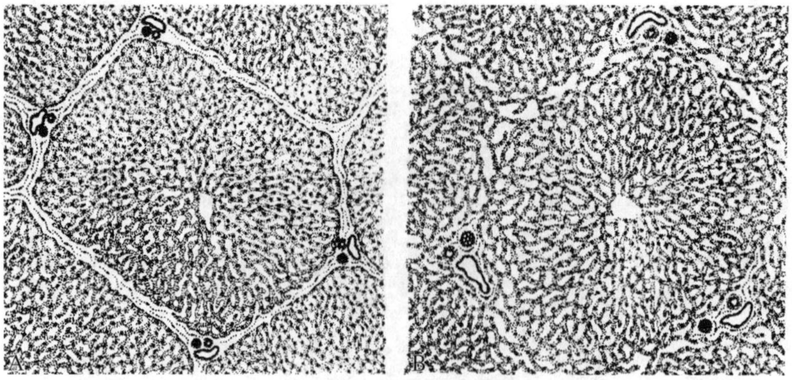

图 21-20 人肝小叶横切面光镜结构模式图

之间为肝血窦，血窦经肝板上的孔互相通连。这样，肝板、肝血窦和胆小管在肝小叶内形成各自独立而又密切相关的复杂网络（图 21-21）。

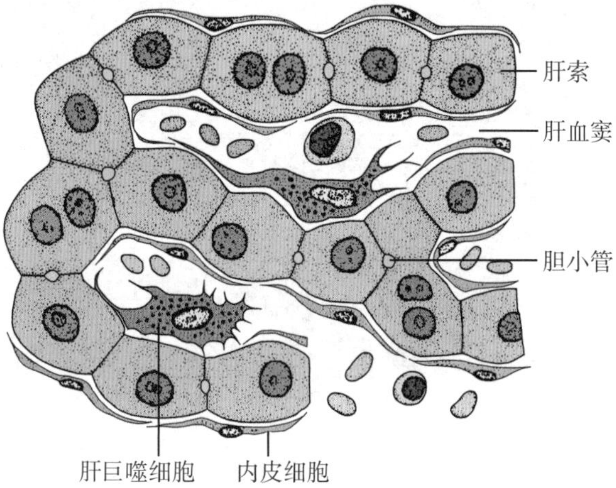

图 21-21 肝板、肝血窦和胆小管模式图

（2）肝血窦：位于肝板之间，腔大而不规则，窦壁由内皮细胞围成，含各种肠道吸收物的门静脉血液和含氧的肝动脉血液，通过在门管区的小叶间动脉和小叶间静脉注入肝血窦。

（3）窦周隙（perisinusoidal space）：为肝血窦内皮与肝板之间的狭窄间隙，宽约 0.4 μm（图 21-22）。由于肝血窦内皮通透性大，故窦周隙充满血浆，肝细胞血窦面的微绒毛伸入窦周隙，浸于血浆之中，其内有贮脂细胞，与肝硬化的发生有关。

（4）胆小管（bile canaliculus）：是相邻两个肝细胞之间局部胞膜凹陷形成的微细管道，在肝板内连接成网（图 21-22）。在 HE 染色中不易看到，用银染法或 ATP 酶组织化学染色法可清楚显示。电镜下，肝细胞的胆小管面形成许多微绒毛，突入管腔。

（5）门管区（portal area）：是相邻肝小叶之间呈三角形或椭圆形的结缔组织小区，每个肝小叶周围有 3 ～ 4 个门管区。门管区内有小叶间静脉、小叶间动脉和小叶间胆管。

（6）肝外胆道：胆汁由肝细胞产生，经一系列管道排泄至十二指肠内，一般可将其分为肝内和肝外两部分。肝外胆道（extrahepatic bile duct）系统为出肝门之外的胆道系统，由肝左右管、肝总管、胆囊管、胆囊和胆总管组成（图 21-23）。

1）肝管和肝总管：左、右半肝内的毛细胆管逐渐汇合成肝左、右管，它们出肝门后汇合成肝总管（common hepatic duct）。肝总管长 2 ～ 4 cm，行于肝十二指肠韧带内，其下端以锐角与胆囊管汇合成胆总管。

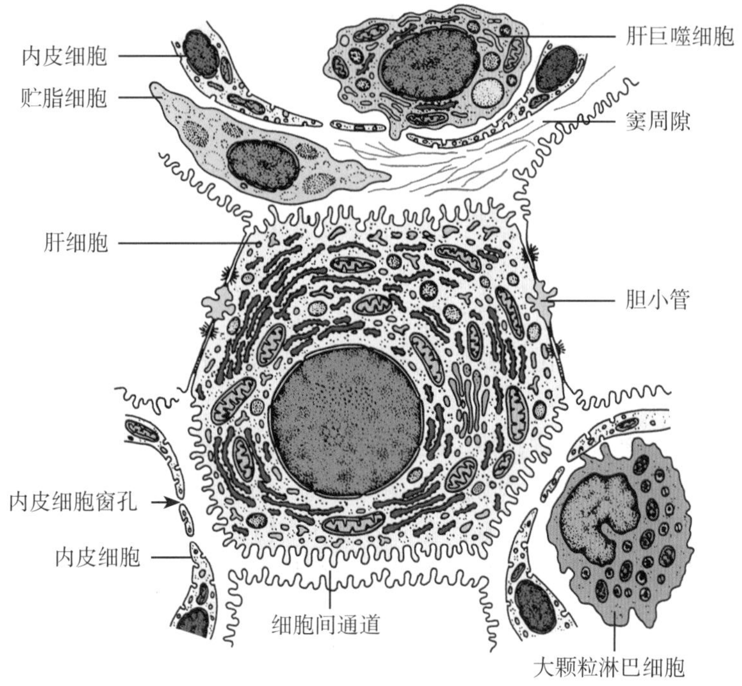

图 21-22 肝细胞、肝血窦、窦周隙和胆小管关系模式图

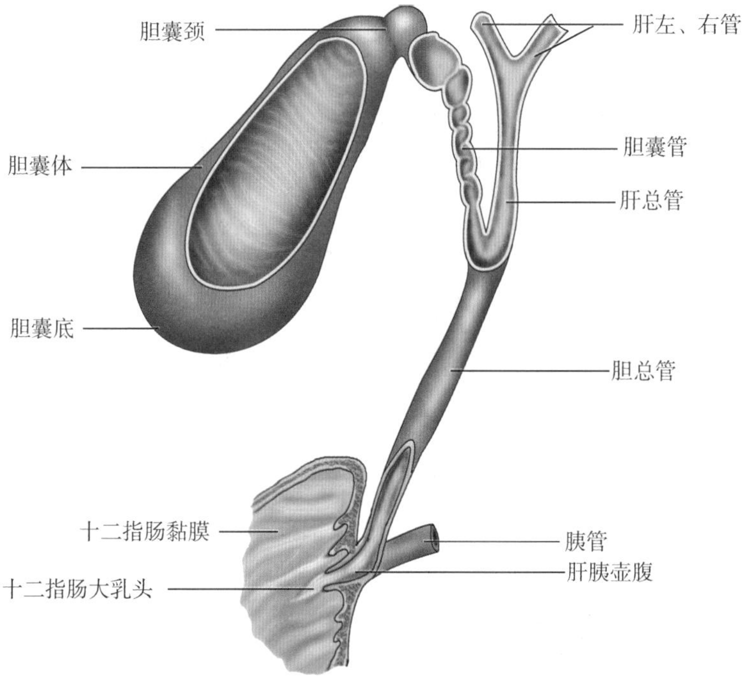

图 21-23 胆囊和输胆管道

2）胆囊（gallbladder）：是储存和浓缩胆汁的器官，呈长梨形，长 8 ～ 12 cm，宽 3 ～ 5 cm，容量 40 ～ 60 ml。胆囊位于肝下面的胆囊窝内，借结缔组织与肝相连。当胆汁充满时，胆囊底可贴近腹前壁。胆囊底（fundus of gallbladder）的体表投影在右锁骨中线与右肋弓相交处，胆囊炎时此处常有压痛。

胆囊管、肝总管和肝的脏面所围成的三角形区域称胆囊三角（Calot 三角），该三角内常有胆囊动脉经过（约 61.67%），是胆囊手术中寻找胆囊动脉的标志。

3）胆总管（common bile duct）：长 4 ～ 8 cm，管径 0.6 ～ 0.8 cm，由肝总管和胆囊管在十二指肠上部上方汇合而成（图 21-23）。

（三）胰

胰（pancreas）是仅次于肝的大消化腺，由外分泌部（能分泌胰液）和内分泌部（能分泌胰岛素）组成。

1．位置和毗邻 胰横位于腹后壁，平对第 1 ～ 2 腰椎体的前方，属腹膜外位器官，仅前面大部分被腹膜遮盖。胰质地柔软而致密，呈灰红色，长 17 ～ 20 cm，宽 3 ～ 5 cm，厚 1.5 ～ 2.5 cm，重 82 ～ 117 g。由于胰的位置较深，其前方又有胃、横结肠和大网膜等结构，故胰病变早期往往不易被发现。

2．分部 胰可分为胰头、颈、体、尾 4 部分，各部分之间无明显的界限（图 21-7）。胰管位于胰实质内，偏向胰的背侧，其走行与胰的长轴一致，即从胰尾经胰体、胰颈走向胰头，沿途收集许多小叶间导管，故使其管径向左向右逐渐增粗，胰管最后在十二指肠降部的壁内与胆总管汇合成肝胰壶腹，开门于十二指肠大乳头。在胰头上部常有一小管，行于胰管上方，称副胰管（accessory pancreatic duct），开口于十二指肠小乳头，主要引流胰头前上部的胰液。

3．组织学结构 胰腺表面覆有薄层结缔组织被膜，结缔组织伸入腺内将实质分隔为许多小叶。胰腺实质由外分泌部和内分泌部（胰岛）组成（图 21-24）。①外分泌部：胰腺的外分泌部为纯浆液性复管泡状腺，胰腺腺泡无肌上皮细胞。胰腺腺泡腔面还可见一些较小的扁平或立方形的泡心细胞（centroacinar cell）（图 21-25），胞质染色淡，核圆或卵圆形，泡心细胞是延伸入腺泡腔内的闰管起始部上皮细胞。②内分泌部（胰岛）：请见内分泌系统。

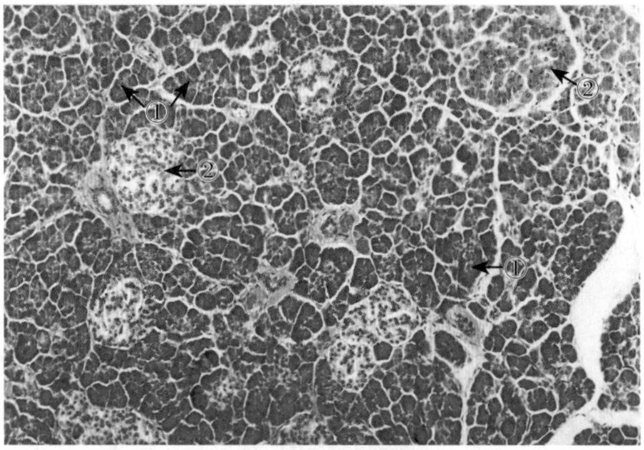

图 21-24 人胰外分泌部和胰岛光镜像
①腺泡；②胰岛

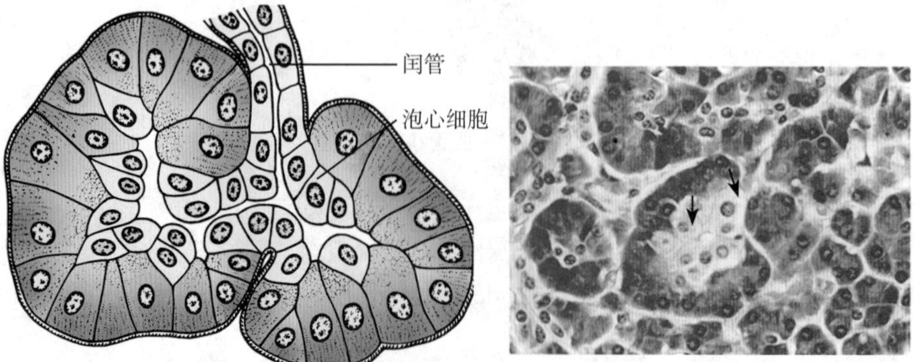

A B

图 21-25 胰腺泡示泡心细胞与闰管关系模式图
A．泡心细胞与闰管关系模式图；B．HE 染色显示泡心细胞（箭头所示，首都医科大学供图）

微整合

临床应用

胆囊炎压痛点

胆囊位于肝下面的胆囊窝内，借结缔组织与肝相连。当胆汁充满时，胆囊底可贴近腹前壁。胆囊底的体表投影在右锁骨中线与右肋弓相交处，当患有胆囊炎时可导致胆囊肿大，超过肝缘及肋缘，此时医生以拇指指腹勾压于右肋下胆囊点处，然后嘱患者缓慢深吸气，在吸气过程中发炎的胆囊下移时碰到用力按压的拇指，即可引起疼痛，此处即为胆囊炎的压痛点。

第二节　消化系统的功能

一、消化腺的分泌功能

人每日由各种消化腺分泌的消化液总量可达 6 ～ 8 L。消化液主要由有机物（主要含多种消化酶、黏液、抗体等）、离子和水组成。消化液的主要功能为：稀释食物，使胃肠内容物与血浆渗透压接近，以利于各种物质的吸收；提供适宜的 pH 环境，以适应消化酶活性的需要；由多种消化酶水解食物中的大分子营养物质，使之便于被吸收；黏液、抗体和大量液体能保护消化道黏膜，以防物理性和化学性损伤。

二、消化系统的内分泌功能

（一）APUD 细胞和胃肠激素

消化道从胃到大肠的黏膜层内存在 40 多种 APUD 细胞（amine precursor uptake and decarboxylation cell），这些细胞都具有摄取胺的前体、进行脱羧而产生肽类或活性胺的能力。能合成和释放多种调节消化器官功能的激素合称为胃肠激素。

（二）脑肠肽

一些在消化道和中枢神经系统内双重分布的肽类物质统称为脑肠肽（brain gut peptide）。目前已知的这些肽类物质有 20 多种。

三、消化道的神经支配及其作用

（一）外来神经

1. 副交感神经（parasympathetic nerve）　支配消化道的副交感神经主要来自迷走神经和盆神经，其节前纤维直接终止于消化道的壁内神经元，与壁内神经元形成突触，然后发出节后纤维支配消化道的腺细胞、上皮细胞和平滑肌细胞。副交感神经的大部分节后纤维释放的递质是乙酰胆碱（ACh），通过激活 M 受体，促进消化道的运动和消化腺分泌，但对消化道的括约肌则起抑制作用。少数副交感神经节后纤维释放某些肽类物质，如血管活性肽（VIP）、P 物质、脑啡肽和生长抑素等，因而有肽能神经之称，在胃的容受性舒张、机械刺激引起的小肠充血等过程中起调节作用。

2．交感神经（sympathetic nerve） 支配消化道的交感神经节前纤维来自第 5 胸段至第 2 腰段脊髓侧角，在腹腔神经节和肠系膜神经节内换元后，节后纤维分布到胃、小肠和大肠各部。节后纤维末梢释放的递质为去甲肾上腺素。一般情况下，交感神经兴奋可抑制胃肠运动和分泌。

（二）内在神经丛

消化道除受外来自主神经支配外，还受内在神经系统的调控。从食管中段到肛门的绝大部分消化道管壁内，含有两层内在的神经结构，称为壁内神经丛（intramural plexus）或肠神经系统（enteric nervous system）。它们是由大量神经元和神经纤维组成的复杂的神经网络，根据其所在位置又分为黏膜下神经丛（submucosal plexus）和肌间神经丛（myenteric plexus）。前者主要调节腺细胞和上皮细胞的功能；后者主要支配平滑肌的活动。两种神经丛之间还存在着复杂的纤维联系。肠神经系统中的神经元包括感觉神经元、运动神经元和大量中间神经元，构成一个完整的、相对独立的整合系统，可完成局部反射。在整体情况下，外来神经对内在神经丛具有调节作用，但去除外来神经后，内在神经丛仍可在局部发挥调节作用，可独立地调节胃肠运动、分泌、血流量以及水、电解质的转运。

四、基本的消化和吸收功能

食物在消化道内被分解为可吸收的小分子物质的过程，称为消化（digestion）。食物在消化道内被消化的方式有两种。一种是通过消化道管壁肌肉的舒缩活动，将食物团块粉碎，使之与消化液充分混合，并将食物不断地向消化道远端推送，这种消化方式称为机械消化（mechanical digestion）。另一种是通过消化腺分泌的消化液来完成的。消化液中含有各种消化酶，能分别水解糖类、脂肪和蛋白质等的物质，这种消化方式称为化学消化（chemical digestion）。一般来说，机械消化是初步的、不完全消化，它只能使食物发生物理性状的改变，化学消化则是彻底的、最终完成消化的过程。在整个消化的过程中，两种消化方式同时进行，密切配合。

（一）口腔内的消化和吞咽

食物的消化是从口腔开始的，在口腔内，通过咀嚼（mastication）和唾液中酶的作用，食物得到初步消化，被唾液浸润和混合的食团经吞咽（deglutition）动作通过食管进入胃内。

人的唾液是由口腔大小唾液腺分泌的混合液。

1．唾液性质和成分 唾液为无色无味、接近于中性（pH 6.6 ~ 7.1）的低渗液体。唾液中的水分约占 99%。

2．唾液的作用 唾液的生理作用包括：①湿润和溶解食物，使之便于吞咽，并有助于引起味觉；②唾液淀粉酶可水解淀粉为麦芽糖，该酶的最适 pH 为中性，pH 低于 4.5 时将完全失活，因此随食物入胃后不久便失去作用；③清除口腔内食物残渣，稀释与中和有毒物的重金属（如铅、汞）、氰化物和狂犬病病毒，可通过唾液分泌而被排泄。

知识拓展

唾液分泌

正常成年人每天分泌 1000 ~ 1500 ml 唾液，其中绝大多数都是由腮腺、下颌下腺和舌下腺这三大唾液腺分泌的，会不自觉地被咽入胃中，绝大部分被重吸收，以维持体液平衡。唾液分泌有一定的节律性，夜间静止，清晨较少，下午 4—6 时达到高峰。有研究证明，唾液分泌受交感神经和副交感神经的影响，两神经兴奋时都会导致唾液分泌量升高，其中以副交感神经为主。当副交感神经兴奋时，由腮腺、下颌下腺为主分泌清澈的唾液，而当交感神经兴奋时，由舌下腺为主分泌黏稠的唾液。如果在一个紧张的饭局中，交感神经兴奋会抑制清澈唾液的分泌，即使分泌出黏稠的唾液，但因为分泌量有限，也会使人们无法吞咽。

（二）胃内消化和吸收

胃具有储存和初步消化食物的功能。食物入胃后，经过胃的机械性和化学性消化，食团逐渐被胃液水解和胃运动研磨，形成食糜（chyme）。

1．胃液的分泌、成分、性质及作用 胃对食物的化学性消化通过胃液来实现。正常的胃液（gastric juice）是一种无色的酸性液体，pH 0.9 ~ 1.5，正常成人每日分泌 1.5 ~ 2.5 L，其主要成分包括盐酸、胃蛋白酶原、黏液和内因子，其余为水、HCO_3^-、Na^+、K^+ 等无机物。

（1）盐酸（胃酸）：激活胃蛋白酶原，并为胃蛋白酶提供适宜的酸性环境；使蛋白质变性而易于水解；杀死进入胃内的细菌，对维持胃及小肠内的无菌状态具有重要意义。

（2）胃蛋白酶原（pepsinogen）：在胃腔内经盐酸或已有活性的胃蛋白酶（pepsin）作用变成胃蛋白酶，分解蛋白质。该酶作用的最适 pH 为 2，进入小肠后，酶活性丧失。

（3）黏液和碳酸氢盐：胃液中含有大量的黏液，它由胃黏膜表面的上皮细胞、泌酸腺、贲门腺和幽门腺的黏液细胞分泌，其化学成分是糖蛋白。由于黏液具有较高的黏滞性和形成凝胶特性，分泌后即覆盖于胃黏膜表面，保护胃黏膜，形成黏液屏障。其作用有：润滑食物，防止食物中粗糙成分对胃黏膜的机械性损伤；与非泌酸细胞分泌的 HCO_3^-，以及深入胃腔中的少量组织液中的 HCO_3^- 联合形成一个抗胃黏膜损伤的屏障，即“胃黏液 - 碳酸氢盐屏障”（图 21-26），能防止盐酸和胃蛋白酶对胃黏膜的化学性损伤。胃黏膜上皮细胞的顶端膜和相邻细胞侧膜之间存在紧密连接，这种结构可防止胃腔内的 H^+ 向黏膜上皮细胞内扩散，称为胃黏膜屏障（gastric mucosal barrier）。

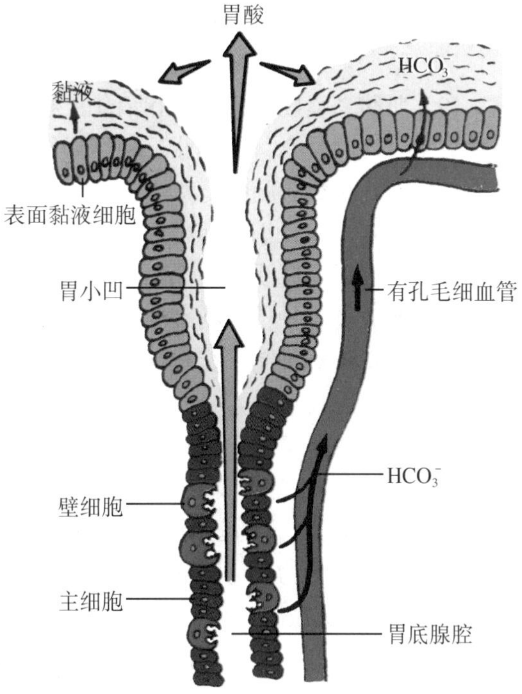

图 21-26 胃黏液 - 碳酸氢盐屏障示意图

（4）内因子（internal factor）：这种糖蛋白在胃腔内与食物中的维生素 B_{12} 结合成复合物，

使维生素 B_{12} 在肠道内不被酶分解，并能促进回肠吸收维生素 B_{12}，供红细胞生成所需。

微整合

临床应用

萎缩性胃炎患者为什么会出现贫血?

胃底腺中的壁细胞分泌的糖蛋白内因子，可在胃腔内与食物中的维生素 B_{12} 结合成复合物，使维生素 B_{12} 在肠道内不被酶分解，并能促进回肠吸收维生素 B_{12}。体内叶酸经叶酸还原酶的还原作用和维生素 B_{12} 的催化作用转变成四氢叶酸，四氢叶酸是红细胞核DNA合成过程中非常重要辅酶，维生素 B_{12} 缺乏的时候，患者会出现红细胞核DNA合成受阻，细胞不能分裂成熟，但是细胞浆的发育不受影响，患者会出现巨大幼稚的不成熟红细胞，这种红细胞还可以发生溶血，患者会出现贫血，这种贫血又称为巨幼红细胞贫血。胃底和胃体部发生萎缩性胃炎，胃底腺数量减少，内因子分泌减少会造成维生素 B_{12} 吸收减少，机体会缺乏维生素 B_{12}。维生素 B_{12} 还具有很多其他功能，缺乏维生素 B_{12} 还可引起较多异常，大家要注意保护自己的胃。

2．促进胃液分泌的主要因素

（1）迷走神经（vagus nerve）：迷走神经有传出纤维，直接到达胃黏膜泌酸腺中的壁细胞，通过末梢释放ACh而引起胃酸分泌。

（2）组胺（histamine）：以旁分泌的方式作用于邻旁壁细胞的 H_2 受体，引起壁细胞分泌胃酸。

（3）促胃液素（gastrin）：促胃液素释放后进入血液循环，被运送到靶细胞，可强烈刺激壁细胞分泌胃酸。

3．抑制胃液分泌的因素

（1）盐酸：通过负反馈。

（2）脂肪：食物中的脂肪和消化产物进入小肠后，可刺激小肠黏膜分泌多种胃肠激素，如促胰液素、缩胆囊素、抑胃肽、神经降压素和胰高血糖素等，这些具有抑制胃液分泌和胃运动作用的激素，统称为肠抑胃素（enterogastrone）。

（3）高张溶液：消化期当食糜进入十二指肠后，可使肠腔内出现高张溶液，高张溶液可刺激小肠内的渗透压感受器，通过肠胃反射（enterogastric reflex）抑制胃液分泌；也能通过刺激小肠黏膜释放若干种胃肠激素抑制胃液分泌。

（4）迷走神经抑制，交感神经兴奋。

（5）肾上腺皮质激素分泌减少。

（6）胃分泌腺萎缩。

（7）药物：H_2 受体阻滞剂，质子泵抑制剂。

4．胃的运动 胃的运动能磨碎食物，使之与胃液充分混合，形成食糜，并将食糜逐步排入十二指肠，对食物进行机械性消化。

5．胃排空及控制 食物由胃排入十二指肠的过程称为胃排空（gastric emptying），胃排空的直接动力是胃和十二指肠内的压力差，而其原动力则为胃平滑肌的收缩。胃内因素促进胃排空，十二指肠内因素抑制胃排空。

6．胃内的吸收 食物在胃内吸收很少，胃仅能吸收乙醇和少量水。

知识拓展

为何吃完午饭就犯困？

饭后引起血糖升高，胰岛素分泌增加，抑制蛋白质分解。缬氨酸、亮氨酸、异亮氨酸被组织摄取增多，但色氨酸的摄取没有增加，因此色氨酸相比前三者浓度更高一些，外周色氨酸更多透过血脑屏障进入脑组织产生 5- 羟色胺（5-HT），5-HT 能进一步产生褪黑素，带来睡意。也可能与饭后迷走神经兴奋导致困倦有关。

（三）小肠内的消化和吸收

食糜由胃进入十二指肠后便开始了在小肠内的消化。小肠内消化是整个消化过程中最重要的阶段。食物在小肠内停留的时间随食物的性质而有不同，混合性食物一般在小肠内停留 3 ～ 8 h。

1．胰液的分泌、成分、性质及作用　胰液（pancreatic juice）为胰腺的外分泌部腺泡细胞和小导管管壁细胞分泌物，是无色无臭的碱性液体，含有无机物和有机物，pH 为 7.8 ～ 8.4，渗透压与血浆大致相等。人每日分泌的胰液量为 1 ～ 2 L，具有很强的消化功能。

无机成分：HCO_3^- 的含量很高，HCO_3^- 的主要作用是中和进入十二指肠的胃酸，使肠黏膜免受强酸的侵蚀；同时也提供小肠内多种消化酶活动的最适 pH 环境（pH 7 ～ 8）。其余是 Cl^-、Na^+、K^+、Ca^{2+} 等。

有机物主要是各种消化酶：①胰淀粉酶：水解生和熟的淀粉。②胰脂肪酶：分解三酰甘油为脂肪酸、单酰甘油和甘油。③胰蛋白酶原和胰糜蛋白酶原：肠激酶是激活胰蛋白酶原的特异性酶，可使胰蛋白酶原变为有活性的胰蛋白酶，胰蛋白酶又可激活胰蛋白酶原和胰糜蛋白酶原，胰蛋白酶和胰糜蛋白酶作用相似，都能分解和消化蛋白质，胰糜蛋白酶还有很强的凝乳作用。④羧基肽酶、核糖核酸酶、脱氧核糖核酸酶等水解酶：它们被胰糜蛋白酶激活，作用于相应底物。

2．胰液分泌的调节　在非消化期，胰液几乎不分泌或很少分泌。进食后，胰液便开始分泌。所以，食物是刺激胰液分泌的自然因素。进食时胰液分泌受神经和体液双重控制，但以体液调节为主。

3．胆汁的分泌与排出　肝细胞能持续分泌胆汁（bile）。在非消化期，肝分泌的胆汁主要储存于胆囊内。进食后，食物及消化液可刺激胆囊收缩，将储存于胆囊内的胆汁排入十二指肠。

（1）胆汁的性质：胆汁是一种有色、味苦、黏稠的液体。肝胆汁呈金黄色，透明清亮，弱碱性（pH 7.4）。

（2）胆汁的分泌和排出调节：食物是引起胆汁分泌和排出的自然刺激物，其中以高蛋白食物刺激作用最强，高脂肪和混合食物次之，而糖类食物作用最弱。胆汁的分泌和排出也受神经和体液因素的调节，以体液调节为主。

4．小肠液的分泌　小肠液由小肠内两种腺体，即位于十二指肠黏膜下层的十二指肠腺和分布于整个小肠黏膜层的小肠腺分泌。

（1）小肠液的性质：小肠液是一种弱碱性液体，pH 约为 7.6，渗透压与血浆相等。

（2）小肠液分泌的调节：食糜对肠黏膜局部的机械和化学刺激都可引起小肠液的分泌，局部刺激可能是通过肠壁内神经丛的局部反射完成的。

5．小肠的运动及运动形式 小肠通过紧张性收缩（tonic contraction）、蠕动（peristalsis）和特有的分节运动（segmental motility），使食糜得以不断分开，又不断混合，对食糜进行机械性消化及有助于食糜与消化液充分混合的化学消化及吸收，以及把食糜从小肠起始段推送到末段，有时可推送到大肠。

6．小肠内的吸收 小肠是吸收的主要部位，小肠中被吸收的物质不仅包括经口摄入的食物和水，还包括各种消化腺分泌入消化道内的水、无机盐和某些有机成分。

（四）大肠的吸收及其他功能

大肠液是由肠黏膜表面的柱状上皮细胞及杯状细胞分泌的，富含黏液和 HCO_3^-，其 pH 为 8.3 ~ 8.4，主要作用是其中的黏液蛋白能保护肠黏膜和润滑粪便。

（五）肝的消化功能和其他生理作用

肝是人体内最大的消化腺，也是机体新陈代谢最活跃的器官，其功能极为重要、复杂。

1．肝的功能特点

（1）肝的血液供应：肝的血液供应极为丰富，其含血量相当于人体血液总量的 14%。成年人肝每分钟血流量有 1500 ~ 2000 ml。

（2）肝的代谢特点：肝内的各种代谢活动十分活跃，这与它所含有的酶类十分丰富有关。

2．肝主要的生理功能

（1）肝分泌胆汁的功能：肝细胞能不断地生成胆汁酸和分泌胆汁，胆汁在消化过程中可促进脂肪在小肠内的消化和吸收。

（2）肝在物质代谢中的功能

1）肝与糖代谢：单糖经小肠黏膜吸收后，由门静脉到达肝，在肝内转变为肝糖原而储存。一般成年人肝内约含 100 g 肝糖原，仅够禁食 24 小时之用。肝糖原在调节血糖浓度以维持其稳定中具有重要作用。

2）肝与蛋白质代谢：由消化道吸收的氨基酸在肝内进行蛋白质合成、脱氨、转氨等作用，合成的蛋白质进入血液循环供全身器官组织之需要。

3）肝与脂肪代谢：肝是脂肪运输的枢纽。消化吸收后的一部分脂肪进入肝，以后再转变为体脂而储存。饥饿时，储存的体脂可先被运送到肝，然后进行分解。

4）维生素代谢：肝可储存脂溶性维生素，人体 95% 的维生素 A 都储存在肝内，肝是维生素 C、D、E、K、B_1、B_6、B_{12}、烟酸、叶酸等多种维生素储存和代谢的场所。

5）激素代谢：正常情况下血液中各种激素都保持一定含量，多余的则经肝处理而被灭活。

（3）肝的解毒功能：在机体代谢过程中，门静脉（portal vein）收集来自腹腔的血液，血液中的有害物质及微生物抗原性物质将在肝内被解毒和清除。

（4）肝的防御和免疫功能：肝是最大的网状内皮细胞吞噬系统。肝静脉窦内皮层含有大量的库普弗细胞（Kupffer cell），能吞噬、清除通过血液来自肠道的异物、病毒、细菌及其毒素等，同时参与清除衰老、破碎的红细胞，监视、杀伤肿瘤细胞等机体免疫防御功能。

第三节 肝功能不全

案例 21-3

患者，男性，55 岁，经常无原因鼻出血、腹胀、乏力、双下肢水肿半年，2 周来腹胀加重，并出现发热、少尿、腹部胀痛。既往患慢性乙型肝炎 10 年，且经常饮酒，间断进行过保肝治疗。查体：体温 38.8 ℃，前胸可见蜘蛛痣，巩膜轻度黄染，可见肝掌，肝肋下未及，脾肋下 5 cm，移动性浊音（+），双下肢中度凹陷性水肿，颈软，甲状腺正常，心、肺检查未见异常。医生告知家属，患者初步诊断肝功能不全，并经进一步检查明确已发生肝硬化。

问题：

1. 医生初步诊断依据是什么？
2. 肝功能不全会出现哪些代谢紊乱和功能障碍？
3. 乙型肝炎患者在日常生活中如何进行自我保护？

一、肝功能不全的常见病因

（一）生物因素

各型肝炎病毒、某些细菌如大肠埃希菌、某些寄生虫如华支睾吸虫、血吸虫、阿米巴等均可导致肝功能不全（liver insufficiency）。

（二）理化因素

许多药物和毒物本身或其代谢产物可损害肝细胞。某些工业毒物，如四氯化碳可引起严重肝损伤，医学研究中常用此药物制备肝损伤动物模型。酒精的代谢与分解主要在肝进行，酒精可直接或通过其代谢产物乙醛损伤肝。

（三）免疫因素

肝细胞自分泌和旁分泌的许多炎症因子可激活由 T 淋巴细胞介导的细胞免疫，致肝细胞损伤，在肝功能障碍的发生发展中起重要作用。

（四）遗传因素

遗传性肝病虽然少见，但很多肝病的发生、发展却与遗传因素有一定的关系。如原发性血色病时，含铁血黄素在肝内沉积也可导致肝损害。

（五）营养因素

单纯营养缺乏极少导致肝损伤，但可促进肝病的发生、发展。如饥饿时，肝糖原、谷胱甘肽的减少可降低肝解毒功能或增强毒物对肝的损害。

二、肝功能不全的分类

根据病情的发展经过，肝功能不全在临床上可分为急性和慢性两种类型。

（一）急性肝功能不全

起病急骤（又称为暴发性肝衰竭，fulminant liver failure），发展迅速，发病数小时后出现黄疸，很快进入肝性脑病（也称肝昏迷）状态，有明显出血倾向，常伴有进行性肝衰竭。多见于病毒及药物所致的急性重症肝炎。

（二）慢性肝功能不全

病程较长，进展缓慢，呈迁延性过程。临床上常因上消化道出血、感染、碱中毒、服用镇静剂等诱因的作用使病情突然恶化，进而发生昏迷。慢性肝功能不全多见于各种类型肝硬化的失代偿期和部分肝癌的晚期。

三、肝功能不全引起的主要代谢功能变化和功能障碍

1．糖代谢障碍 肝细胞发生严重损害时可导致低血糖，个别肝功能障碍患者也可出现糖耐量减低。

2．脂肪代谢障碍 肝功能障碍时，胆汁的分泌减少可妨碍脂类物质的消化和吸收；磷及脂蛋白的合成减少造成肝内脂肪蓄积，可引起脂肪肝（fatty liver）；胆固醇酯化障碍以及转化为胆汁酸的能力降低，可导致血浆胆固醇升高。

3．蛋白质代谢障碍 当肝细胞受到损害时，血浆白蛋白合成减少，产生低蛋白血症（hypoproteinemia）。

4．水、电解质代谢紊乱

（1）肝性腹水（hepatic ascites）：是临床较为常见的肝病晚期症状，其发生机制如下。①门静脉高压（portal hypertension）：肝硬化时，由于肝内纤维组织增生和肝细胞结节状再生，压迫门静脉分支，使门静脉压增高；肝内肝动脉 - 门静脉间异常吻合支的形成，使动脉血液进入门静脉，也使门静脉压增高。门静脉压增高使肠系膜毛细血管压增高，液体漏入腹腔，形成腹水。②血浆胶体渗透降低：肝功能降低引起白蛋白合成减少，造成血浆胶体渗透压降低，促进液体漏入腹腔，形成腹水（ascites）。③淋巴循环障碍：肝硬化时，肝静脉受压致肝窦内压增高，由于肝窦壁通透性高，包括蛋白质在内的血浆成分进入肝组织间隙增多，超出淋巴回流的能力，这些液体可从肝表面漏入腹腔，形成腹水。④水钠潴留：是肝性腹水形成的全身性因素。肝损害及门静脉高压等原因使血液淤积在脾、胃、肠等脏器，有效循环血量减少，肾血流量减少，可致肾小球滤过率降低，激活肾素 - 血管紧张素 - 醛固酮系统（renin-angiotensin-aldosterone system，RAAS），而肝灭活醛固酮减少，使醛固酮过多，水钠重吸收增强；心房钠尿肽减少，抗利尿激素（antidiuretic hormone，ADH）增高，肾水、钠重吸收增多。上述变化可促进腹水形成。

（2）电解质代谢紊乱：①低钾血症（hypokalemia）：肝硬化晚期醛固酮灭活减少，使肾排钾增多，可致低钾血症。②低钠血症（hyponatremia）：有效循环血量减少引起 ADH 的分泌增加，同时肝灭活 ADH 减少，使肾小管重吸收水增多，加之体内原有的水钠潴留，可造成稀释性低钠血症（dilutive hyponatremia）。

5．胆汁分泌和排泄障碍 胆汁是由肝细胞不断生成和分泌的，肝功能不全时，可发生高胆红素血症（hyperbilirubinemia）和肝内胆汁淤积（intrahepatic cholestasis）。人血红蛋白、肌红蛋白及其他含血红素蛋白等体内铁卟啉化合物分解产生的血红素，被吞噬细胞吞噬处理后，生成非酯型胆红素，肝细胞负责胆红素摄取、转运、酯化、排泄等功能，其中胆红素是胆色素的一种，是人胆汁中的主要色素，呈橙黄色，嗜肝病毒、药物、毒物及遗传等因素使肝细胞受损肝功能不全时，肝细胞对胆红素摄取、转运、酯化、排泄等任何一环节发生障碍时，均可产生高胆红素血症（hyperbilirubinemia），导致胆红素在人体皮肤、巩膜等部位沉积，会导致该部位呈黄色，称黄疸（jaundice or icterus），也是反映肝功能的重要指标。肝内胆汁淤积是指肝细胞对胆汁酸摄取、转运和排泄功能障碍，以致胆汁成分在血液中潴留。某些药物如环孢素 A、秋水仙碱、氯丙嗪、红霉素及雌激素等，可影响肝细胞对胆汁酸的摄入、转运或排泄功能。

知识拓展

幽门螺杆菌

幽门螺杆菌（HP）是唯一能在人胃内定植、生存的革兰氏阴性微需氧型细菌，呈螺旋状、S 形或海鸥状。感染了 HP 的症状有：口臭，胃胀胃痛，胃灼热感，易饿，排便困难，腹痛和腹泻。HP 能产生幽门螺杆菌脲酶，将食物中的尿素分解为氨和二氧化碳，从而在细菌周边产生碱性的防护层，中和胃酸，调节 pH，正是利用这一特点，^{13}C 或 ^{14}C 尿素呼气试验被用作临床上常用的测量 HP 感染的方法。如果 HP 持续感染，就会出现急慢性胃炎、胃溃疡和十二指肠溃疡等胃肠道疾病，少数发展为胃癌和淋巴瘤。1994 年，HP 被世界卫生组织列为Ⅰ类致癌原。对 HP 感染进行根除治疗是很重要的。治疗 HP 的四联疗法是清除 HP 的主要方法，通常采用 2 种抗生素 +1 种质子泵抑制剂 +1 种铋剂。

6．凝血功能障碍 肝功能障碍可导致机体凝血与抗凝血平衡紊乱，有些肝病患者有自发性出血倾向，如皮下瘀斑、鼻出血等。严重时诱发弥散性血管内凝血（disseminated intravascular coagulation，DIC）。

7．生物转化功能障碍

（1）药物代谢障碍：受损肝细胞对药物代谢能力降低，体内药物的分布、代谢及排泄等发生变化。如血清白蛋白减少可致血中游离性药物增多，而肝硬化侧支循环的建立可使门脉血中药物绕过肝，免于被肝细胞代谢，药物的毒和副作用增强，易发生药物中毒。因此，肝病患者应慎重用药。

（2）解毒功能障碍：肝细胞损害时，其解毒功能障碍。特别是来自肠道的有毒物质入血增多，毒物也可经侧支循环绕过肝，直接进入体循环到达脑部。肝严重衰竭时，肠内含氮物质不能在肝内解毒，可导致氨中毒，会引起严重神经精神综合征，称肝性脑病，晚期患者可出现不可逆性昏迷，又称肝昏迷。

（3）激素灭活功能减弱：醛固酮、ADH 灭活减弱导致水钠潴留，雌激素灭活不足可产生月经失调、男性患者女性化及小动脉末梢扩张（患者表现为颈部、面部和上胸部等出现蜘蛛状血管痣；两手掌面大、小鱼际，指尖及指基部呈鲜红色，称之为肝掌）等变化。

8．免疫功能障碍 Kupffer 细胞功能障碍易导致肠源性内毒素血症的发生。

知识拓展

Kupffer 细胞

Kupffer 细胞是肝中特殊的巨噬细胞，是全身单核巨噬细胞系统的重要组成部分，占人体巨噬细胞的 80% ～ 90%。1876 年，Karl Wilhelm von Kupffer 首次将 Kupffer 描述为星状细胞，他在以印度墨染兔肝时发现星状的细胞，误以为是肝星状细胞，并认定是肝血管内皮的一部分。直到 1898 年，波兰科学家 Tadeusz Browiecz 才正确地将它们鉴定为巨噬细胞。Kupffer 细胞起始于骨髓，由前单核细胞源、原单核细胞和单核细胞发育而来，而血液中的单核细胞进入肝窦内，再进一步形成。Kupffer 细胞在天然免疫应答中起着关键作用；它们能够有效地吞噬从门静脉或体循环进入的微生物、内毒素、异种抗原及免疫复合物等大分子物质和其他有害物质，消除这些物质对机体的损害，是抵御通过门静脉循环从胃肠道传递的免疫反应性物质的第一道防线。

第四节 消化系统其他常见疾病

一、胃炎

胃炎（gastritis）是胃黏膜的炎性病变，是常见病，可分为急性胃炎和慢性胃炎。

（一）急性胃炎

急性胃炎（acute gastritis）常有明确的病因，主要由理化因素引起，其次是生物因素所致，常见的有以下四种：①急性刺激性胃炎；②急性出血性胃炎；③腐蚀性胃炎；④急性感染性胃炎。

（二）慢性胃炎

慢性胃炎（chronic gastritis）是胃黏膜的慢性非特异性炎症，发病率高。

1. 病因和发病机制 较复杂，目前尚未完全明了，可能与以下因素有关：①幽门螺杆菌（*Helicobacter pylori*，HP）感染；②长期慢性刺激以及急性胃炎反复发作等；③十二指肠液反流对胃黏膜屏障的破坏；④自身免疫性损伤。

2. 类型及病理变化 根据病理变化的不同，常见的有以下两类。

（1）慢性浅表性胃炎（chronic superficial gastritis）：又称慢性单纯性胃炎，是胃黏膜最常见的病变之一，国内胃镜检出率高达 20% ～ 40%，以胃窦部为常见。大多经治疗或合理饮食而痊愈，少数转变为慢性萎缩性胃炎。

胃镜：病变部胃黏膜充血、水肿，呈淡红色，可伴有点状出血和糜烂，表面可有灰黄或灰白色黏液性渗出物覆盖。光镜：病变主要位于黏膜浅层即黏膜层上 1/3，活动时可有中性粒细胞浸润，可伴小灶性出血及表层上皮细胞坏死脱落形成糜烂（erosion）。

（2）慢性萎缩性胃炎（chronic atrophic gastritis）：胃镜：①病变部黏膜由正常橘红色变为灰色或灰绿色；②胃黏膜变薄，皱襞变平甚至消失，表面呈细颗粒状，可有出血及糜烂；③黏膜下血管清晰可见。光镜：①病变区胃黏膜变薄，腺体变小，数目减少，胃小凹变浅，并可有囊性扩张；②固有层内有多量淋巴细胞、浆细胞浸润，病程长的病例可形成淋巴滤泡；③胃黏膜内可见纤维组织增生；④常出现腺上皮化生现象，可有肠上皮化生和假幽门腺化生（图 21-27）。

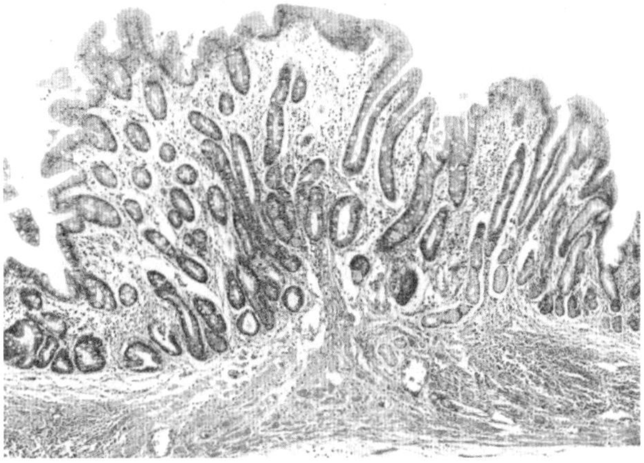

图 21-27　慢性萎缩性胃炎伴肠上皮化生
黏膜固有层腺体减少，由肠黏膜上皮替代

二、消化性溃疡病

消化性溃疡病（pepticulcer disease）亦称溃疡病，是以胃或十二指肠黏膜形成慢性溃疡为特征的一种常见、多发病，多见于成人（年龄 20 ~ 50 岁），男性多于女性。患者常出现周期性上腹部疼痛、反酸、嗳气和上腹部饱胀。十二指肠溃疡常出现半夜或饥饿之后疼痛，持续至下次进餐，又称饥饿痛。胃溃疡的疼痛常出现在餐后半小时至 2 小时，至下餐前消失，又称饱食痛。

（一）病因及发病机制

消化性溃疡病的病因与发病机制复杂，尚未完全清楚，目前认为与以下因素有关：

1．胃液的消化作用增强　胃酸和（或）胃蛋白酶原分泌增多，使胃液消化能力增强，易损伤胃及十二指肠黏膜。

2．胃及十二指肠黏膜屏障受损　也是胃或十二指肠黏膜组织被胃酸与胃蛋白酶消化而形成溃疡的重要原因，具体内容见胃内消化部分。

3．幽门螺杆菌（HP）感染　实验证明，HP 感染破坏胃十二指肠黏膜防御屏障、胃黏膜表面上皮细胞，有利于胃酸直接接触上皮并进入黏膜内，并能促进胃黏膜 G 细胞增生，导致胃酸分泌增加。

4．神经、内分泌功能失调　溃疡病患者常有精神过度紧张或忧虑、胃液分泌障碍及迷走神经功能紊乱等现象。

5．遗传因素　溃疡病在一些家族中有高发趋势，揭示本病的发生也可能与遗传因素有关。

（二）病理变化

肉眼：胃溃疡多位于胃小弯侧，愈近幽门愈多见，尤多见于胃窦部。少见于胃底及大弯侧。由于胃的蠕动，一般溃疡的贲门侧较深，其边缘耸直为潜掘状；溃疡的幽门侧较浅，呈阶梯状。溃疡周围的胃黏膜皱襞因受溃疡底瘢痕组织的牵拉而呈放射状（图 21-28）。

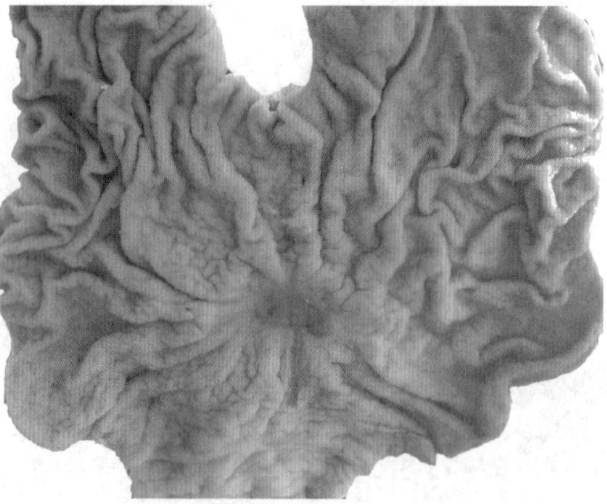

图 21-28 胃溃疡（肉眼）
胃小弯侧可见椭圆形溃疡，边缘整齐

光镜：溃疡底部由内向外分四层，最表层由少量炎性渗出物（白细胞、纤维素等）覆盖；其下为一层坏死组织；再下则见较新鲜的肉芽组织；最下层由肉芽组织移行为陈旧瘢痕组织（图 21-29）。

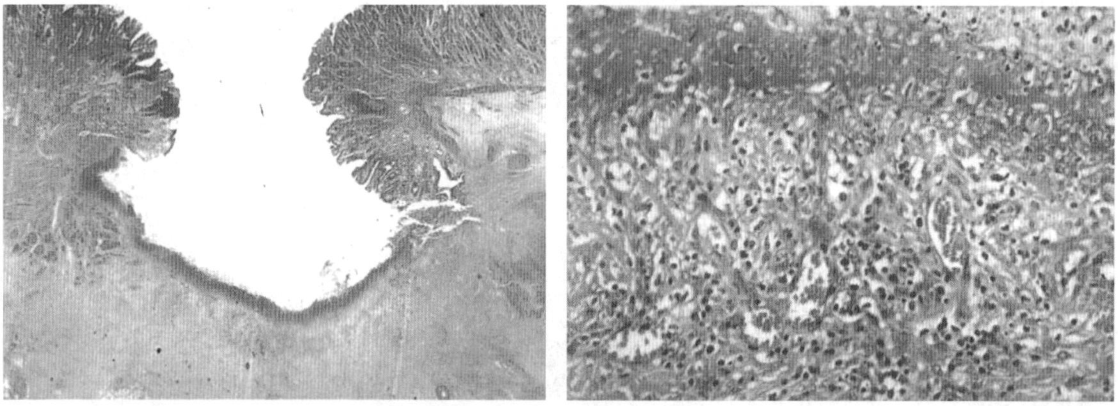

图 21-29 胃溃疡（光镜）
图示溃疡表面为渗出物和坏死组织，其下为肉芽组织（天津医科大学病理学教研室供图）

（三）结局及并发症

如果溃疡不再发展，渗出物和坏死组织逐渐被吸收、排出，缺损处将由底部肉芽组织增生形成瘢痕组织充填修复。如继续发展，可出现：①出血；②穿孔：因十二指肠壁薄，十二指肠溃疡易发生；③幽门狭窄；④癌变：多发生于长期胃溃疡患者，癌变率小于 1%。十二指肠溃疡一般不癌变。

案例 21-4

患者，男性，45 岁，为出租车司机，就诊时对医生说：由于工作原因，长期吃饭不规律，长期处于紧张状态，近 5 年夜间经常出现上腹部疼痛，吃一些饭后会明显好转，怀疑自己是胃溃疡转变成胃癌了，非常紧张。医生握着他的手，微笑着告诉他："不要紧张，结合你的饮食、生活状态和疼痛特点，你可能是十二指肠溃疡病而不是胃溃疡，你不会出现胃癌的。"让他做进一步检查明确诊断。

问题：

1. 该医生初步诊断依据是什么？
2. 溃疡病的常见原因有什么？
3. 日常生活如何预防消化性溃疡病？

三、病毒性肝炎

病毒性肝炎（viral hepatitis）是指由一组肝炎病毒引起的以肝实质细胞变性、坏死为主要病变的常见传染病。目前已知的病毒性肝炎有甲型、乙型、丙型、丁型、戊型及庚型六种，分别由各型病毒引起。

（一）病因及发病机制

肝炎病毒及其相应肝炎的特点见表 21-1。

表 21-1　各型肝炎病毒及其相应肝炎的特点

病毒型别	病毒类型	主要传染途径	发病机制	病变特点
甲型（HAV）	RNA 病毒	肠道（易暴发流行）	免疫机制	以急性肝炎病变为主
乙型（HBV）	DNA 病毒	输血、注射、密切接触	免疫机制	可以是急性、慢性、重型病变，毛玻璃样肝细胞①为形态学特征
丙型（HCV）	RNA 病毒	输血、注射、密切接触	直接损伤和免疫机制	以慢性肝炎病变为主，以脂肪样变性、汇管区毛玻璃样肝细胞为形态学特征
丁型（HDV）	RNA 缺陷病毒	输血、注射、密切接触	直接损伤	肝细胞嗜酸性变和小泡状的脂肪样变性，汇管区伴炎症细胞浸润和汇管区炎症反应
戊型（HEV）	RNA 病毒	肠道	直接损伤和免疫机制	汇管区有大量 Kupffer 细胞和中性粒细胞浸润，淋巴细胞坏死，淋巴细胞很少；肝细胞内和小胆管内胆汁淤积；肝细胞坏死较重
庚型（HGV）	RNA 病毒	输血、注射	不详	损伤较轻，以轻度急性肝炎和轻度慢性肝炎病变为主

① 毛玻璃样肝细胞：肝细胞质内充满嗜酸性颗粒细胞，HE 染色光镜下，胞质不透明，似毛玻璃。

（二）基本病理变化

各型病毒性肝炎病变基本相同，都是以肝细胞的变性、坏死为主，同时伴有不同程度的炎症细胞浸润、肝细胞再生和间质纤维组织增生，属于变质为主的炎症。病变包括：

1．肝细胞变性 常见两种类型的变性。

（1）细胞水肿：为最常见的病变。光镜下见肝细胞明显肿大，胞质疏松，呈网状、半透明，称为胞质疏松化。电镜下见内质网不同程度扩张，线粒体明显肿胀，溶酶体增多。

（2）嗜酸性变：此种变性一般累及单个或数个肝细胞，散在于肝小叶内。光镜：病变肝细胞由于胞质水分脱失浓缩使肝细胞体积变小，胞质嗜酸性增强，故红染，细胞核染色亦较深。

2．肝细胞坏死与凋亡 一般也有两种类型。

（1）溶解性坏死：由严重的细胞水肿发展而来。不同类型的病毒性肝炎此种坏死的范围和分布不同。可分为：

1）点状坏死（spotty necrosis）：指单个或数个肝细胞的坏死，常见于急性普通型肝炎。

2）碎片状坏死（piecemeal necrosis）：指肝小叶周边部界板肝细胞的灶性坏死和崩解，常见于慢性肝炎。

3）桥接坏死（bridging necrosis）：指中央静脉与汇管区之间、两个汇管区之间，或两个中央静脉之间出现的互相连接的坏死带，常见于中度与重度慢性肝炎。

4）大片坏死：指几乎累及整个肝小叶的大范围肝细胞坏死，常见于重型肝炎。

（2）嗜酸性坏死：即由上述的嗜酸性变发展而来，胞质进一步浓缩，核也浓缩消失，最终形成深红色浓染的圆形小体，称为嗜酸性小体（eosinophilic body）（图 21-30）。为单个肝细胞的死亡，属细胞凋亡。

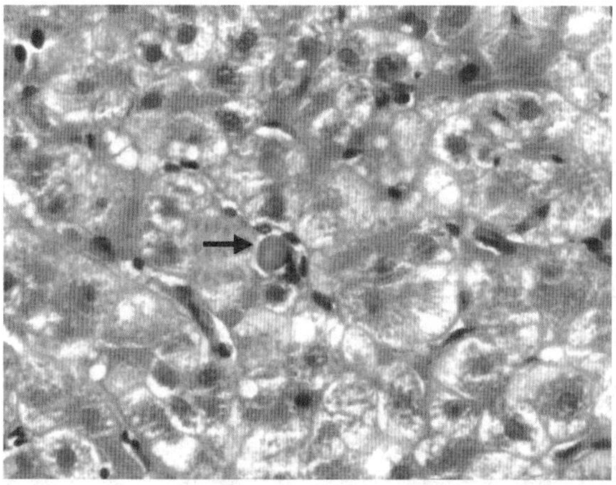

图 21-30 急性病毒性肝炎中的凋亡小体

3．炎症细胞浸润 主要为淋巴细胞和单核细胞呈散在性或灶状浸润于肝小叶内肝细胞坏死区或汇管区。

4．增生

（1）肝细胞再生：坏死的肝细胞由周围的肝细胞通过直接或间接分裂再生而修复。

（2）间质反应性增生：Kupffer 细胞增生、间叶细胞和成纤维细胞增生。

（3）小胆管增生：慢性且坏死较重病例，可见小胆管增生。

5．纤维化 慢性且坏死较严重的病例，可出现纤维化。早期纤维化轻，主要在门管区、中央静脉周围及 Disse 腔内，随着病变进展，肝小叶被胶原纤维直接分割，形成由纤维包绕的肝细胞结节（假小叶），最终导致肝硬化。

四、肝硬化

肝硬化（liver cirrhosis）是由肝细胞弥漫性变性和坏死、纤维组织增生和肝细胞结节状再生这三种病变反复交错进行，引起肝小叶结构及血管的破坏和改建而导致肝变形、变硬的一种常见的慢性肝病，通常是各种病因引起的肝疾病的晚期病变。临床上早期症状不明显，晚期常有不同程度的门脉高压症和肝功能障碍等表现。

（一）病因及发病机制

尚未完全清楚。多数研究表明，很多不同的因素均可引起肝细胞的损害，进而发展为肝硬化，常见的因素有：

1．病毒性肝炎 这是我国肝硬化的主要原因，尤其是乙型和丙型病毒性肝炎与肝硬化的发生有密切关系。

2．慢性酒精中毒 长期酗酒是引起肝硬化的另一个重要因素，这在欧美一些国家更为突出。

3．营养不良 如食物中长期缺乏甲硫氨酸或胆碱类物质时，使肝合成磷脂发生障碍，经过脂肪肝逐渐发展为肝硬化。

4．有毒物质的损伤作用 许多化学物质可以损伤肝细胞，例如四氯化碳、辛可芬等，长期作用可致肝损伤而引起肝硬化。

上述各种因素长期作用均可引起肝细胞反复发生弥漫性变性、坏死，可导致肝内广泛的胶原纤维增生。

（二）分型

在国际上，根据大体形态学的特点，肝硬化被分为三型。

1．小结节性肝硬化 结节大小相仿，直径一般在 3 mm 以下，纤维间隔较细。

2．大结节性肝硬化 结节粗大且大小不均，多数结节的直径大于 3 mm，纤维间隔较宽，且宽窄不一。

3．混合结节性肝硬化 3 mm 以下和 3 mm 以上的结节约各占一半，为上述两型的混合型。

（三）病理变化

肉眼：早期肝体积可正常或稍增大，重量增加，质地正常或稍硬，晚期肝体积明显缩小，重量减轻，硬度增加。表面可见弥漫全肝的结节，结节大小与分型有关。肝被膜增厚。切面见圆形或类圆形结节，周围有灰白色纤维组织条索或间隔包绕（图 21-31）。光镜：①正常肝小叶结构破坏，被假小叶所取代。假小叶是指由广泛增生的纤维组织分割包绕原来的肝小叶，或包绕结节状再生肝细胞团，形成的大小不等的圆形或椭圆形细胞团。②包绕假小叶的纤维间隔宽窄也与分型有关，内有少量淋巴细胞和单核细胞浸润，并可有小胆管增生（图 21-32）。

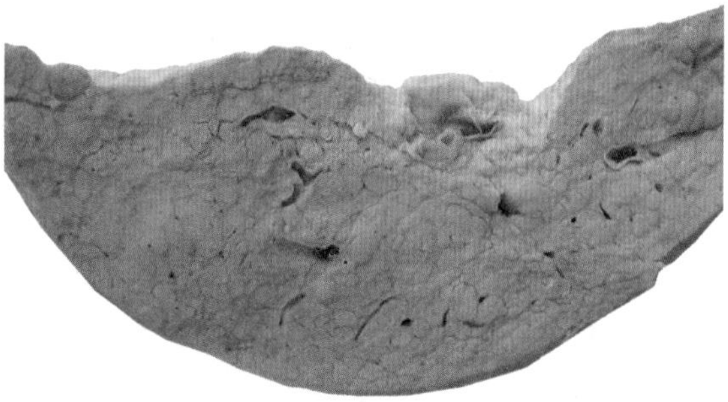

图 21-31 小结节性肝硬化
肝被纤维分割成结节状，结节大小较一致，纤维间隔较薄

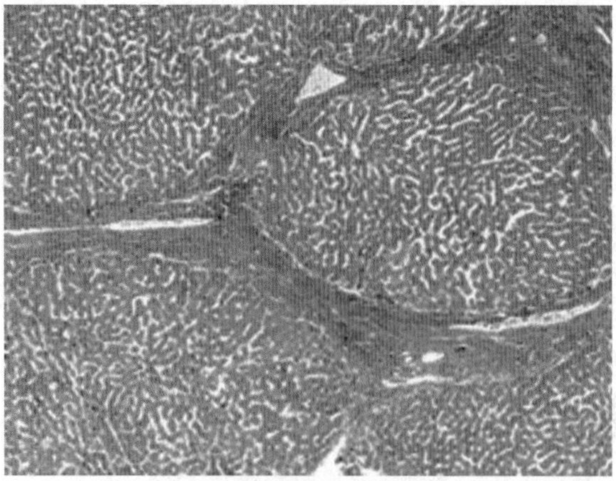

图 21-32 小结节性肝硬化

肝小叶结构消失，肝细胞团由纤维组织包绕，形成典型的假小叶结构，假小叶内中央静脉缺如

（四）临床表现

1. 门静脉高压症 指门静脉压力升高后，患者常出现的一系列的症状和体征。主要表现如下：

（1）慢性淤血性脾大：肝硬化患者中有 70% ~ 85% 出现脾大。肉眼：脾大，重量一般在 500 g 以下，少数可达 800 ~ 1000 g。镜下：脾窦扩张，窦内皮细胞增生、肿大，脾小体萎缩，红髓内纤维组织增生，部分可见含铁结节。脾大后可引起脾功能亢进。

（2）腹水：为淡黄色透明的漏出液，量较大时可致腹部明显膨隆。腹水形成的原因见肝功能不全部分。

（3）侧支循环形成：门静脉压力升高后，门静脉与腔静脉间吻合支代偿性扩张；使部分门静脉血经这些吻合支绕过肝直接回心。常致：①胃底与食管下段静脉丛曲张，如在腹压升高或受粗糙食物磨损时破裂会发生致命性大出血，是肝硬化患者死亡的常见原因之一；②直肠静脉丛曲张，形成痔核，破裂可出现便血；③脐周浅静脉高度扩张，形成“海蛇头”（caput medusae）现象。

（4）胃肠淤血、水肿：门静脉压力升高，胃肠静脉血回流受阻，导致胃肠壁淤血、水肿，影响胃的消化、吸收功能，患者可出现腹胀、食欲不振等症状。

2. 肝功能障碍（肝功能不全） 主要系肝实质（肝细胞）长期反复受到损伤所致，导致的代谢障碍和功能障碍见肝功能不全部分。

案例 21-5

案例 21-3 患者确诊肝硬化 8 年后，患者复查，肝区胀痛，低热伴消瘦 2 个半月，尿黄 1 周，既往 18 年来 HBsAg（+），确诊为肝硬化 8 年。查体时发现肝大、质硬、表面不光滑。CT 检查：肝硬化合并肝癌。经肝穿刺，病理活检诊断为高分化肝细胞性肝癌，周边为肝硬化。

问题：

1. 该患者患肝细胞性肝癌的病因是什么？
2. 如何预防乙型肝炎病毒感染？

五、消化系统常见肿瘤

（一）食管癌

食管癌（carcinoma of esophagus）是食管黏膜上皮或腺体发生的恶性肿瘤。男性发病率较高，发病年龄多在40岁以上。临床上主要表现为不同程度的吞咽困难，故中医学称本病为“噎嗝”。

1．病因和发病机制　尚未完全明了，相关因素有：

（1）饮食习惯：长期食用过热、过硬及粗糙的饮食，刺激和损伤食管黏膜，可能与食管癌的发生有关。

（2）环境因素：流行病学调查发现食管癌高发区土壤中所含微量元素与非高发区不同，例如有钼缺乏。钼是硝酸盐还原酶的成分，可降低植物中硝酸盐的含量，缺钼可使农作物中硝酸盐的含量增高。

（3）遗传因素：最新的分子生物学研究揭示食管癌发病可能与遗传易感性有一定的关系。

2．病理变化　食管癌好发于三个生理性狭窄部，以中段最多见，其次为下段，而上段最少。根据浸润深度和有无淋巴结转移，分为早期食管癌与中晚期食管癌。

（1）早期食管癌：是指病变局限、无淋巴结转移的癌。肉眼：癌变处黏膜轻度糜烂或表面呈颗粒状、微小的乳头状。X线钡餐检查仅见管壁轻度局限性僵硬或正常。光镜：绝大部分为鳞状细胞癌。

（2）中晚期食管癌：是指浸润深度达肌层及以下的癌，此期患者多出现吞咽困难等典型的临床症状。根据肉眼形态特点可分为以下4型（图21-33）：①髓质型：最多见，癌组织在食管壁内浸润性生长累及食管全周或大部分，管壁增厚、管腔变小。切面癌组织质地较软，似脑髓，色灰白。②蕈伞型：癌呈卵圆形扁平肿块，如蘑菇状突向食管腔，边缘外翻，肿瘤组织侵犯食管管周的部分或大部。③溃疡型：肿瘤表面有较深溃疡，深达肌层，溃疡外形不整，边缘隆起，底部凹凸不平，多浸润食管管周的一部分。④缩窄型：癌组织内有明显的纤维组织增生并浸润食管全周，使局部食管壁呈环形狭窄，狭窄上端食管腔则明显扩张，癌组织质硬。光镜：中国食管癌患者中组织学类型90%以上为鳞状细胞癌，腺癌次之。

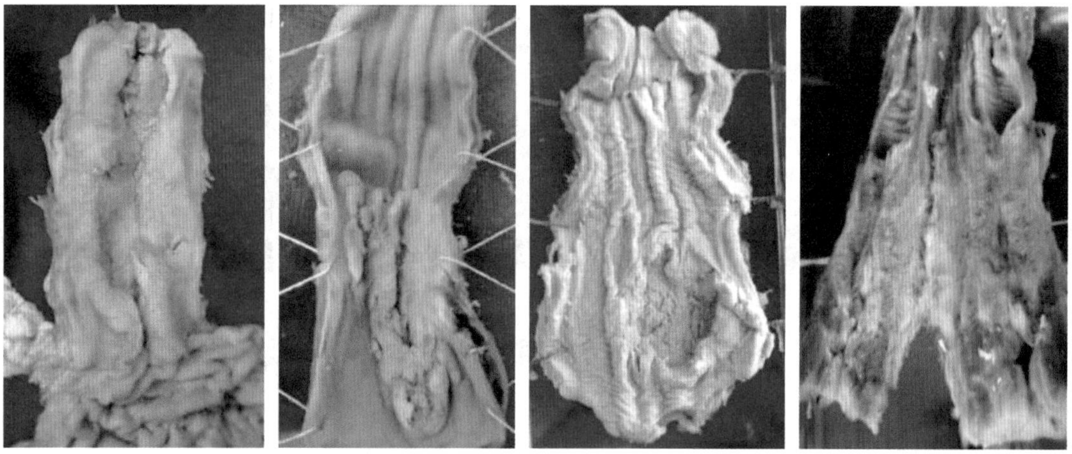

A.髓质型　B.蕈伞型　C.溃疡型　D.缩窄型

图21-33　中晚期食管癌的肉眼形态

3．扩散

（1）直接蔓延：癌组织穿透食管壁后连续不断地向周围组织及器官浸润。

（2）转移：①淋巴道转移：转移部位与食管淋巴引流途径一致。上段可转移至颈和上纵隔淋巴结；中段常转移到食管旁或肺门淋巴结；下段常转移至食管旁、贲门旁及腹腔上部淋巴结。②血道转移：为晚期转移的方式，常转移至肝、肺，也可转移到骨。

（二）胃癌

胃癌（carcinoma of stomach）是胃黏膜表面上皮和腺体上皮发生的恶性肿瘤。好发年龄在 40 ~ 60 岁，男性多于女性。

1．病因和发病机制 尚未完全阐明，可能与下述因素有关。

（1）饮食和环境因素：胃癌的发生有一定的地理分布特点，这可能与不同国家或地区的土壤、水源、食物添加剂、食物保存、食物烹调方法、饮食习惯等因素有关。

（2）幽门螺杆菌感染：流行病学调查揭示幽门螺杆菌感染与胃癌的发生可能有关。

（3）某些长期未治愈的慢性胃疾病：如慢性萎缩性胃炎伴肠上皮化生及上皮异型增生、胃腺瘤、胃溃疡病伴有上皮异型增生等病变均与胃癌的发生有一定关系。

2．病理变化 胃癌好发于胃窦部小弯侧。根据胃癌浸润深度分早期胃癌与中晚期胃癌。

（1）早期胃癌：是指癌组织限于胃黏膜层及黏膜下层，而不论其范围大小和有无淋巴结转移。早期胃癌肉眼分为以下 3 种类型：①隆起型：肿瘤从黏膜面明显隆起或呈息肉状。此型较少。②表浅型：肿瘤呈扁平状，稍隆起于黏膜表面。③凹陷型：又名溃疡周边癌性糜烂，系溃疡周边黏膜的早期癌，此型最多见。

（2）中晚期胃癌（进展期胃癌）：指癌组织浸润超过黏膜下层或浸润胃壁全层的胃癌。肉眼形态可分以下 3 型（图 21-34）：①息肉型或蕈伞型：癌组织向黏膜表面生长，呈息肉状、蕈伞状或菜花状，突入胃腔内。②溃疡型：癌组织坏死脱落形成溃疡，溃疡一般比较大，直径多在 2.5 cm 以上，边界不清，多呈皿状，也可隆起如火山口状，底部凹凸不平。③浸润型：癌组织向胃壁内局限性或弥漫性浸润，与周围正常组织分界不清楚，其表面胃黏膜皱襞大部分消失，有时可见浅表溃疡。当癌细胞分泌大量黏液时，癌组织肉眼呈半透明的胶冻状，又称胶样癌，其肉眼形态可表现为上述三型中的任何一种。光镜：组织类型主要为腺癌。

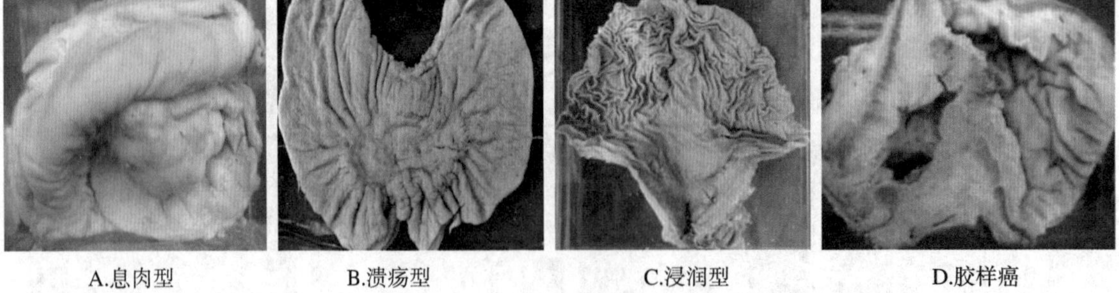

图 21-34 中晚期胃癌肉眼类型

3．扩散

（1）直接蔓延：癌组织向胃壁各层浸润，穿透浆膜后，可接连不断地扩散到周围组织和邻近器官广泛蔓延生长，例如向肝、大网膜等部位浸润蔓延。

（2）转移：①淋巴道转移：为其主要转移途径，首先转移到局部淋巴结，最常见于幽门下胃小弯的局部淋巴结。②血道转移：多发生于胃癌的晚期，常经门静脉转移至肝，也转移到肺、脑、骨等器官。③种植性转移：晚期胃癌，特别是黏液癌细胞浸润至胃浆膜表面时可脱落至腹腔，种植于腹壁及盆腹腔器官的浆膜上。女性常在双侧卵巢形成转移性黏液癌，称 Krukenberg 瘤。

（三）大肠癌

大肠癌（carcinoma of large intestine）是大肠黏膜表面上皮和腺体发生的恶性肿瘤。患者常有贫血、消瘦、排便次数增多、黏液血便、腹痛、腹部肿块或肠梗阻等表现。

1．病因与发病机制　尚未完全阐明，可能与下述因素有关。

（1）饮食习惯：高营养而少纤维素饮食与本病发生有关，这种饮食易形成便秘，延长了肠黏膜与食物中可能含有的致癌物质的接触时间。

（2）遗传因素：遗传性大肠癌主要有两类。①家族性腺瘤性息肉病（familial adenomatous polyposis，FAP）癌变，其发生是由于 *APC* 基因缺失或突变；②遗传性非息肉病性大肠癌（hereditary nonpolyposis colorectal cancer，HNPCC），其发生与 DNA 错配修复基因突变有关。

（3）某些伴有肠黏膜上皮增生的慢性肠疾病：例如肠腺瘤、增生性息肉病、幼年性息肉病、绒毛状腺瘤、慢性血吸虫病及慢性溃疡性结肠炎等由于黏膜上皮过度增生，会发展为癌。

知识拓展

DNA 错配修复基因

DNA 错配修复基因（DNA mismatch repair gene，DNA MMR）是在遗传性非息肉性大肠癌（HNPPC）中分离到的一组遗传易感基因，该系统任一基因突变，都会导致细胞 DNA 错配修复功能缺陷，结果产生遗传不稳定性，表现为复制错误或微卫星不稳定，因而容易发生肿瘤。DNA MMR 基因既非癌基因，也非抑癌基因，是另一类肿瘤相关基因，这是继癌基因与抑癌基因之后，在肿瘤发病的分子机制方面研究的又一重大进展，包括 *hMSH2*、*hMLH1*、*hMSH3*、*hMSH6*、*hPMSH1* 和 *hPMSH2* 等基因。其中，又以 *hMSH2* 尤为重要。检测 DNA 错配修复基因是否缺失可用于林奇综合征（Lynch syndrome）筛查、结直肠癌、子宫内膜癌、胃癌等患者预后及治疗指导。

（4）大肠黏膜上皮逐步癌变的分子生物学基础：目前认为，与大肠癌发生有关的分子通路有：① APC-β-catenin 通路；②微卫星不稳定性（micrusatellites instability，MSI）通路；③ DNA 错配修复基因中 *MLHI* 基因启动子区高甲基化。

2．病理变化　好发部位以直肠最多见（50%），其余依次为乙状结肠、盲肠及升结肠、横结肠、降结肠。根据大肠癌浸润深度分早期大肠癌与中晚期大肠癌。

（1）早期大肠癌：是指癌局限在黏膜层和黏膜下层，未达肌层，无淋巴结转移者。

（2）中晚期（进展期）大肠癌：是指癌浸润达肌层及以下者。肉眼：大体形态分以下四型。①隆起型：肿瘤呈结节状、菜花状、息肉状或盘状突向肠腔，可伴表浅溃疡，多为分化较高的腺癌。②溃疡型：肿瘤表面形成较深溃疡，溃疡周边隆起呈火山口状，本型较多见。③浸润型：癌组织向肠壁深层弥漫浸润，常累及肠管全周，导致局部肠壁增厚，若同时伴有癌间质纤维组织明显增多，则使局部肠腔明显缩小，形成环状狭窄。④胶样型：肿瘤细胞分泌黏液，导致肿瘤表面及切面均呈半透明、胶冻状。此型多见于直肠，好发于青年人，预后较差。光镜：组织学类型主要为腺癌。

3．扩散

（1）直接蔓延：当癌组织浸润达浆膜层后，可直接蔓延至邻近器官，如前列腺、膀胱及腹膜等处。

（2）转移：①淋巴道转移：癌组织一旦穿透肌层，则转移率明显增加。②血道转移：晚期癌细胞可沿血道转移至肝，甚至更远的器官，例如肺、脑等。③种植性转移：癌组织穿破肠壁浆膜后，到达肠壁表面，癌细胞脱落，播散到腹腔内形成种植性转移。

（四）原发性肝癌

原发性肝癌（primary carcinoma of liver）是肝细胞或肝内胆管上皮细胞发生的恶性肿瘤。多在中年后发病，男性多于女性。肝癌发病隐匿，早期无临床症状，故临床发现时多已为晚期，死亡率较高。

1．病因与发病机制

（1）病毒性肝炎：流行病学及病理学资料均表明，乙型肝炎与肝癌关系密切，其次为丙型肝炎。

（2）肝硬化：与肝癌的关系密切，在我国尤为明显。据统计，肝硬化发展为肝癌一般需经7年。

（3）真菌及其毒素：黄曲霉菌、青霉菌等可以引起实验性肝癌，尤其是黄曲霉素B与肝细胞肝癌的密切关系受到人们的高度重视。

（4）寄生虫感染：寄生在肝内胆管的华支睾吸虫能刺激肝内胆管上皮细胞增生，诱发胆管上皮细胞癌。

2．病理变化

（1）早期肝癌（小肝癌）：指单个癌结节最大直径＜ 3 cm或2个癌结节最大直径之和＜ 3 cm的原发性肝癌。癌结节多呈球形，边界清楚，切面均匀一致，无出血及坏死。

（2）晚期肝癌：肝体积明显增大，重量显著增加（常达2000 ~ 3000 g或以上），癌组织可局限于肝的一叶（多为右叶），也可弥漫全肝。肉眼形态分以下3型（图21-35）：①巨块型：癌组织形成一个巨大肿块，甚至达儿头大，直径通常10 cm以上，圆形，右叶多见。切面中心部常有出血、坏死。②多结节型：最常见，通常合并有肝硬化。③弥漫型：癌组织在肝内弥漫分布，不形成明显结节，常发生在肝硬化基础上，形态上与肝硬化易混淆。此型较少见。光镜：有以下3种组织类型：①肝细胞性肝癌（肝细胞癌）：最多见，是由肝细胞发生的肝癌。②胆管细胞癌：由肝内胆管上皮细胞发生的癌。③混合细胞型肝癌：癌组织中具有肝细胞癌及胆管细胞癌两种成分，最少见。

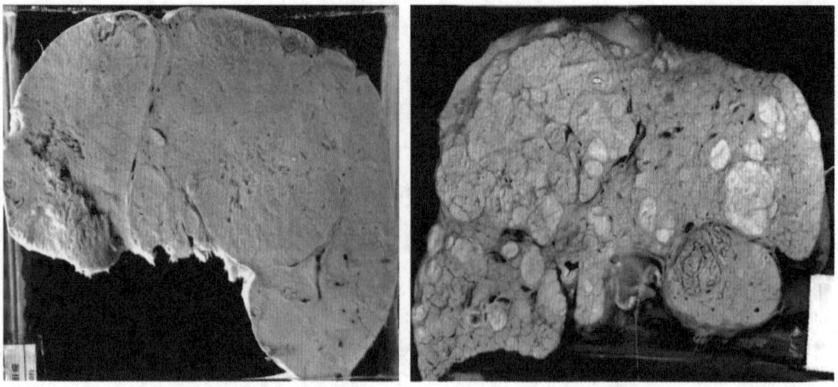

A.巨块型　　B.多结节型

图21-35　中晚期原发性肝癌肉眼类型

3．扩散　癌组织首先在肝内直接蔓延和转移，癌细胞在肝内常沿门静脉分支播散、转移，使肝内出现多处转移性癌结节。

思考题

1．食管有哪几处狭窄？各距切牙多少厘米？

2．试述胃的结构和功能。

3．胆汁在何处产生？正常情况下如何排入十二指肠腔？

4．什么是消化和吸收？人体消化方式有哪几种？

5．食管癌、胃癌、大肠癌的好发部位是哪里？

6．一位35岁男性，经常熬夜、饮酒聚餐，最近2个月发现自己经常上腹部疼痛，并伴有口臭和反酸，请结合所学知识分析可能的原因和以后生活中应该注意什么。如果不采取措施，继续发展，会有什么样的结局？

（马秀梅）

第二十二章

泌尿系统

第二十二章数字资源

学习目标

1. **知识**：概述泌尿系统的组成。解释肾的解剖、生理功能，肾功能衰竭的病因和病理生理机制，肾常见疾病及其病理变化。解释输尿管的解剖、生理功能，常见疾病及其病理变化。解释膀胱的解剖、生理功能，常见疾病及其病理变化。解释尿道的解剖、生理功能，常见疾病及其病理变化。
2. **能力**：通过泌尿系统基础知识与常见泌尿系统疾病联系，培养分析问题的能力。
3. **素养**：通过了解泌尿系统“奥秘”，感悟“生命的伟大”，树立“人民至上，健康至上”的意识，为防治肾衰竭、尿路感染等泌尿系统疾病奠定基础。
4. **掌握**：泌尿系统器官的位置、形态结构和生理功能，肾血循环及其调节。滤过膜结构及功能，肾小球滤过的影响因素；Na^+、Cl^-和水在肾小管和集合管各段重吸收的机制；肾小管和集合管的分泌作用。肾衰竭的病因及病理生理机制。常见肾疾病的分类及其病理表现。常见尿路疾病及其病理表现。泌尿系统常见畸形。

有人把泌尿系统比作人体的“下水道”。城市的下水道系统一旦毁坏，将会出现污水横流、环境破坏等恶劣情况。各种病因所致肾排泄功能明显下降，甚至肾衰竭，犹如人体“下水道”阻塞，将会导致体内各种代谢产物、有毒物质和水潴留，电解质和酸碱平衡紊乱，毒害体内细胞、组织和器官，引发各种症状，甚至危及生命。

第一节　泌尿系统的结构

人体泌尿系统（urinary system）由肾、输尿管、膀胱和尿道组成（图 22-1）。

案例 22-1

患者，女，26 岁，已婚，因尿频、尿急和尿痛 1 个月，伴畏寒、发热、腰痛 1 天而入院。体格检查：两肾区叩击痛。尿检发现白细胞管型，中段尿细菌培养，两次菌落数均 ≥ 10^5/ml。拟诊为肾盂肾炎。

问题：

1. 为什么女性易发生肾盂肾炎？并解释患者出现腰痛和肾区叩痛等症状的原因。
2. 若不及时治疗，患者出现多尿和夜尿，疾病累及肾内哪些结构？
3. 若采用口服药物治疗，药物进入肾动脉后，经肾动脉排出体外依次经过哪些途径？

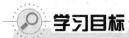

一、肾的结构

肾（kidney）为腹膜外位器官，位于腹膜后方，脊柱两侧，左、右各一，右肾比左肾略低，新鲜时呈红褐色，质软，光滑，重 134 ~ 150 g，形似蚕豆，可分为上、下两端，前、后两面和内、外侧两缘。肾上端宽而薄，下端窄而厚；前面较凸，后面平坦，紧贴腹后壁；外侧缘隆凸，内侧缘中部凹陷，称肾门（renal hilum），是肾的血管、淋巴管、神经和肾盂出入的部位。出入肾门的结构被结缔组织包裹形成肾蒂（renal pedicle）。右肾蒂较左肾蒂短，临床上右肾手术难度较左肾大。肾门向肾实质形成的凹陷腔隙称肾窦（renal sinus），主要容纳肾动脉及其分支、肾静脉及其属支、肾小盏、肾大盏、肾盂及脂肪组织等。

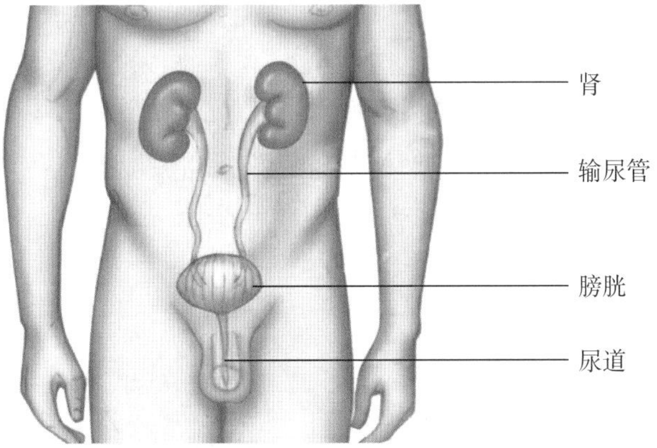

图 22-1　泌尿系统的组成

在肾的冠状切面上，可见肾实质分为肾皮质和肾髓质两部分（图 22-2）。

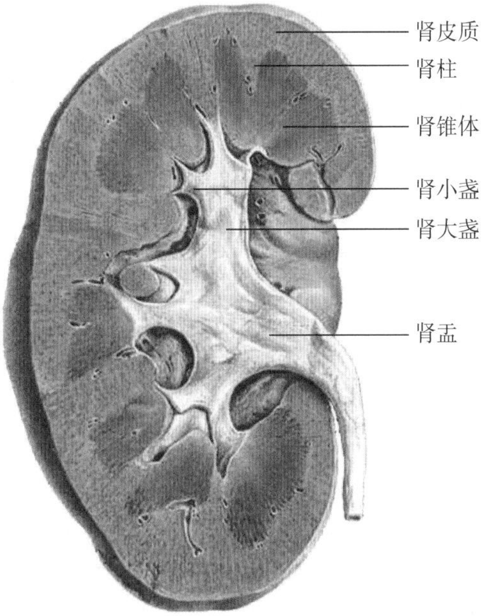

图 22-2　右肾冠状切面

肾皮质（renal cortex）位于肾实质的浅层，厚 0.5 ~ 1.5 cm，富有血管，新鲜标本为红褐色，由肾小体（renal corpuscle）和肾小管（renal tubule）组成。

肾髓质（renal medulla）位于肾皮质的深部，色淡红，约占肾实质厚度的2/3，由15～20个肾锥体（renal pyramids）组成。肾锥体呈圆锥形，底朝向皮质，尖朝向肾窦，深入肾锥体之间的肾皮质称为肾柱（renal columns）。2～3个肾锥体尖端合成一个肾乳头（renal papillae），突入肾小盏。肾乳头上有许多小孔，称乳头孔，肾生成的尿液经乳头孔流入肾小盏。肾小盏（minor renal calices）为包绕肾乳头的漏斗形膜状结构，有7～8个，相邻的2～3个肾小盏汇合成较大的肾大盏（major renal calices），肾大盏有2～3个，它们逐渐汇合成一个漏斗状的扁囊，称为肾盂（renal pelvis）。肾盂离开肾门后向内下走行，逐渐变细，约在第2腰椎上缘移行为输尿管。

肾实质含大量肾单位、集合管和肾间质。肾单位（nephron）是形成尿液的结构和功能单位，由肾小体和肾小管组成，每侧肾有100万～200万个肾单位。肾小体一端与肾小管相连，肾小管的起始段蜷曲走行于肾小体附近，称近端小管曲部或近曲小管，随后向下直行，称近端小管直部或近直小管，进入髓质后管径变细，称细段，细段之后管径又增粗并折返直行于髓质，称远端小管直部或远直小管。近直小管、细段和远直小管三者共同构成“U”形的结构，称髓袢。远直小管上升到原肾小体平面时，进入皮质迷路，蜷曲走行于原肾小体附近，称远端小管曲部或远曲小管，其末端汇入弓状集合管（图22-3）。

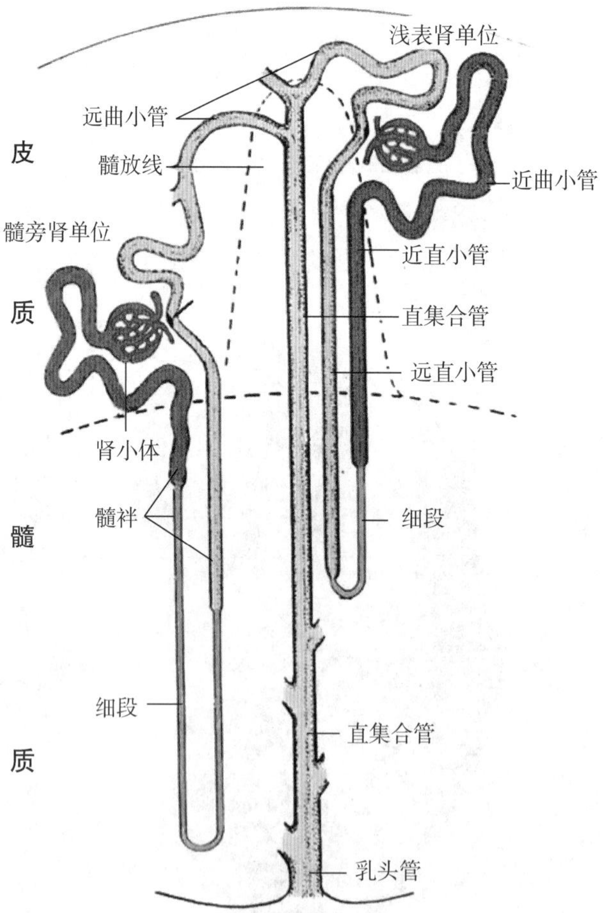

图22-3 肾单位和集合管在肾内分布模式图

根据肾小体在皮质中的深浅位置不同，可将肾单位分为皮质肾单位和近髓肾单位。皮质肾单位的肾小体位于皮质浅层，体积较小，髓袢较短，数量多，约占肾单位总数的85%，在尿液形成中起重要作用。近髓肾单位的肾小体位于皮质深层，体积较大，髓袢较长，数量少，约占肾单位总数的 15%，对尿液的浓缩有重要意义。

（一）肾小体

肾小体（renal corpuscle）也称肾小球，呈圆形或卵圆形，由肾小球毛细血管网和肾小囊组成。肾小体有两个极，血管出入的一端称血管极，有入球小动脉和出球小动脉进出，与血管极相对的一端为尿极，与近曲小管直接相连（图 22-4）。

1．肾小球毛细血管网（glomerulus） 是包裹在肾小囊中蜷曲成团的毛细血管。入球小动脉从血管极进入肾小囊内反复分支形成网状毛细血管袢，每个血管袢之间有血管系膜支持。袢状的毛细血管汇合成出球小动脉，从血管极处离开肾小体。肾小球毛细血管为有孔型，内皮细胞窗孔无隔膜封闭，有利于血液中小分子物质滤过，但血细胞和大分子物质不能滤过（图 22-4）。内皮细胞表面和内皮窗孔周围覆盖着一层带负电荷的唾液酸糖蛋白，对大分子物质的通透有选择性作用。

2．肾小囊（renal capsule） 是肾小管起始部膨大凹陷形成的杯状双层囊，内有肾小球毛细血管网。肾小囊外层（壁层）为单层扁平上皮，在肾小体尿极处与近曲小管上皮相连续，在血管极处上皮返折为肾小囊内层（脏层），两层上皮之间的腔隙称肾小囊腔，与近曲小管腔相通。脏层的上皮细胞形态特殊，包绕在每条毛细血管周围，称足细胞（podocyte）。足细胞体积较大，胞体凸向肾小囊腔，为多突起的细胞，从胞体伸出几个较粗的初级突起，初级突起再分支形成许多指状的次级突起，相邻足细胞的次级突起互相穿插嵌合成栅栏状，紧贴在毛细血管基膜外面，次级突起之间的裂隙称裂孔，宽约 25 nm，裂孔上覆盖着一层裂孔膜，厚 4 ~ 6 nm。足细胞突起内含较多微丝，其收缩可调节裂孔的大小（图 22-5）。

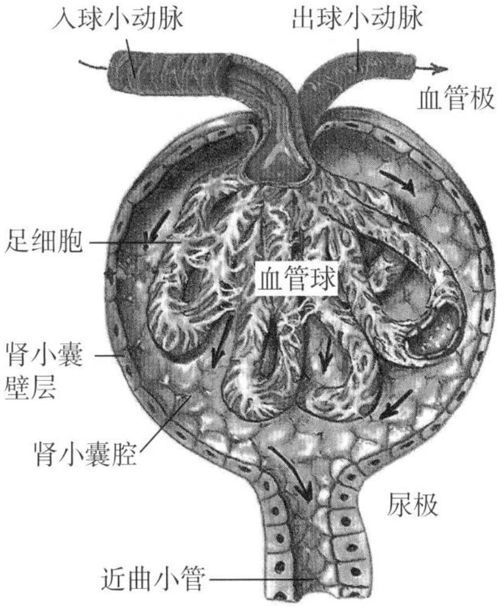

图 22-4　肾小体结构模式图

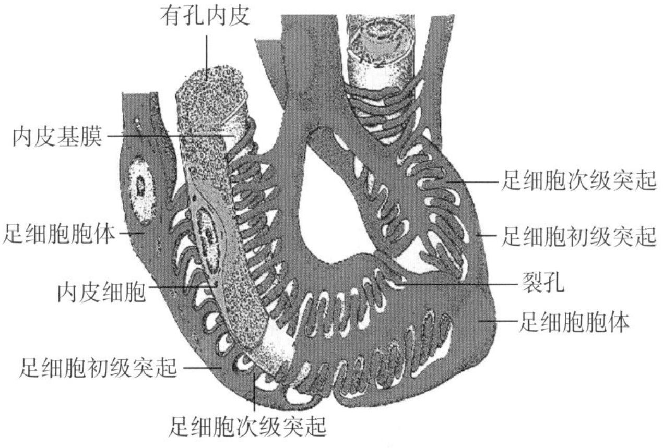

图 22-5　肾小球毛细血管和足细胞结构模式图

（二）肾小管

肾小管（renal tubule）是单层上皮细胞围成的管道，具有重吸收、分泌和排泄等作用，按形态、位置和功能可分为近端小管、细段和远端小管 3 部。

1．近端小管（proximal tubule） 是肾小管中最长最粗的一段，管径为 50 ~ 60 μm，长约 14 mm，约占肾小管总长的一半，近端小管是原尿重吸收的主要场所。近端小管分曲部（近

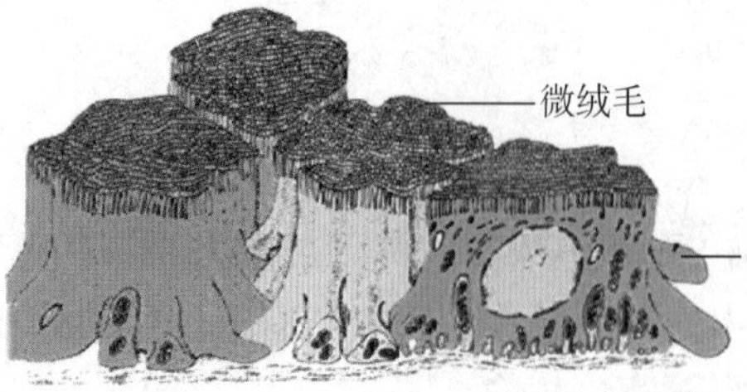

图 22-6 近曲小管上皮细胞超微结构立体模式图

曲小管）和直部（近直小管）两段。

近曲小管与肾小体尿极相连，光镜下管壁厚、管腔小且不规则。管壁上皮细胞为单层立方或锥体形，胞体较大，细胞游离面有刷状缘，电镜下可见密集排列的微绒毛，微绒毛使细胞游离面的表面积明显扩大，有利于重吸收。上皮细胞侧面有许多侧突，相邻细胞的侧突相互嵌合，故光镜下细胞分界不清（图 22-6）。

近直小管的结构与近曲小管基本相似，但上皮细胞较矮，微绒毛、侧突和质膜内褶等不如近曲小管发达（图 22-7）。

2．细段（thin segment） 位于肾锥体内，皮质肾单位的细段较短，主要位于髓袢降支；近髓肾单位的细段长，由降支再折返上行，参与构成升支（图 22-3）。细段管径较细，直径 10 ～ 15 μm，管壁为单层扁平上皮，含胞核的部分突向管腔，胞质着色较浅，无刷状缘，有短而稀疏的微绒毛（图 22-7）。

3．远端小管（distal tubule） 由远端小管直部和曲部构成。远端小管较近端小管细，但管腔相对较大而规则，管壁的上皮细胞较小，呈立方形，着色浅，细胞界线较清晰，胞核位于胞体中央，游离面微绒毛短而小，无刷状缘，基底部质膜内褶发达，长的内褶可伸达细胞顶部，基底纵纹明显。远直小管与细段连接，经肾锥体和髓放线上行至皮质，属髓袢升支。远曲小管较直部稍粗，其结构与直部相似，但质膜内褶和线粒体没有直部发达（图 22-7）。

（三）集合管系统

集合管系统（collecting duct system）全长 20 ～ 38 mm，分为弓形集合管、直集合管和乳头管 3 段。弓形集合管很短，位于皮质迷路内，一端连接远曲小管，另一端与直集合管相通。直集合管在髓放线和肾锥体内下行，在肾乳头处改称乳头管，开口于肾小盏（图 22-3）。从皮质到肾乳头，集合管的管径逐渐变粗，管壁的上皮细胞由单层立方逐渐增高为单层柱状，至乳头管处呈高柱状。集合管上皮细胞游离面有少量短小微绒毛，质膜内褶和侧突均不发达，细胞分界清晰（图 22-7）。

（四）球旁复合体

球旁复合体（juxtaglomerular complex）也称肾小球旁器，位于肾小体血管极处的三角形区域，由球旁细胞、致密斑和球外系膜细胞组成（图 22-8）。

球旁细胞（juxtaglomerular cell）是内分泌细胞，由近肾小体血管极处入球微动脉管壁的平滑肌细胞分化的呈上皮样细胞，胞质内含有丰富的分泌颗粒，颗粒内含肾素，可促使血管收缩，血压升高。

致密斑（maculadensa）是肾远端小管靠近血管极一侧的管壁上皮细胞特化而成的椭圆形斑块。该处细胞增高变窄，呈高柱状，排列紧密，胞质色浅，核椭圆形。致密斑是一种离子感受器，能感受远端小管滤液中 Na^+ 浓度变化，并把信息传递给球旁细胞，促使其分泌肾素，调

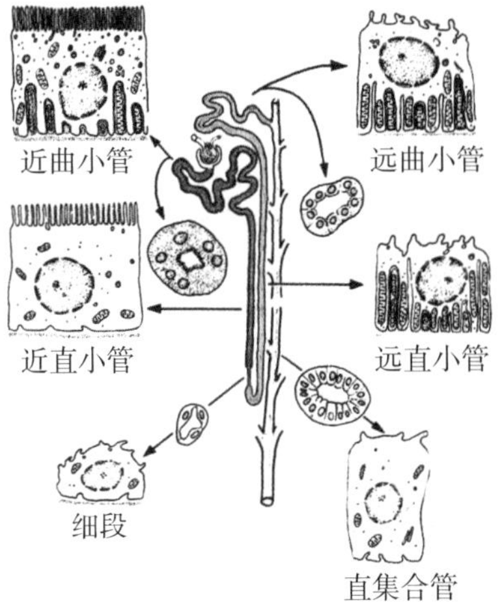

图 22-7 泌尿小管各段上皮细胞微细结构模式图

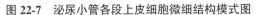

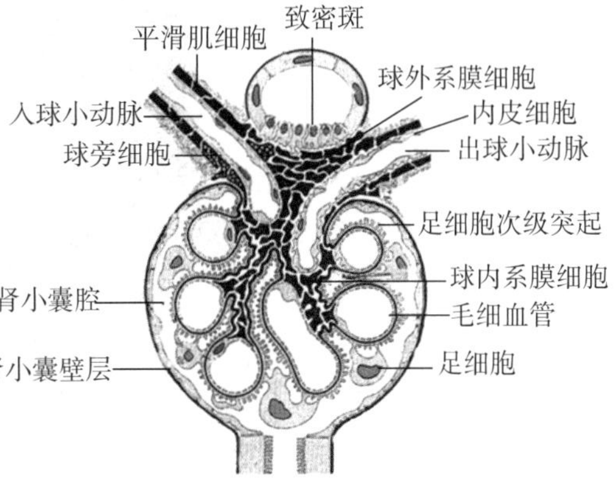

图 22-8 肾小体和球旁复合体模式图

节水、电解质代谢。

球外系膜细胞（extraglomerular mesangial cell）位于肾小体血管极三角区内的细胞群，细胞的形态结构与球内系膜细胞相似，并与球内系膜细胞相延续。球外系膜细胞在球旁复合体功能活动中可能承担信息传递作用。

（五）肾间质

肾间质（interstitial tissue）是指分布于肾单位、集合小管之间的结缔组织、血管和神经等。

二、输尿管

输尿管（ureter）为成对、细长的肌性管道。上缘续于肾盂，下端终于膀胱，长 25 ～ 30 cm，管径 5 ～ 7 mm。管壁有较厚的平滑肌层，通过节律性蠕动，将尿液不断推入膀胱。输尿管因阻塞（如结石）而过度扩张引起痉挛性收缩而产生剧烈疼痛，即为肾绞痛。

输尿管自肾盂起始后，于腹膜后方，沿腰大肌前面下行，在小骨盆上口处，左输尿管越过左髂总动脉前方，右输尿管则经右髂外动脉前方进入盆腔，男性经直肠与膀胱之间、输精管后方并与之交叉后斜穿膀胱壁，开口于膀胱，女性于子宫颈外侧约 2 cm 处，绕子宫动脉后下方开口于膀胱（图 22-9）。

输尿管全长有三处生理性狭窄：①上狭窄：位于肾盂与输尿管移行处；②中狭窄：位于输尿管与髂血管交叉处；③下狭窄：位于输尿管的膀胱壁内部，为输尿管最狭窄处，管径为 2 ～ 3 mm。这些狭窄部位是输尿管结石易于嵌顿的部位（图 22-9）。

输尿管黏膜形成许多纵行皱襞，管腔呈星形。黏膜层变移上皮较厚，由 4 ～ 5 层细胞构成，扩张时可变为 2 ～ 3 层。输尿管上 2/3 段的肌层为内纵行、外环行两层平滑肌，下 1/3 段肌层增厚为内纵行、中环行和外纵行三层。

三、膀胱

膀胱（urinary bladder）是储存尿液的肌性囊状器官，其形态、大小、位置和毗邻关系均

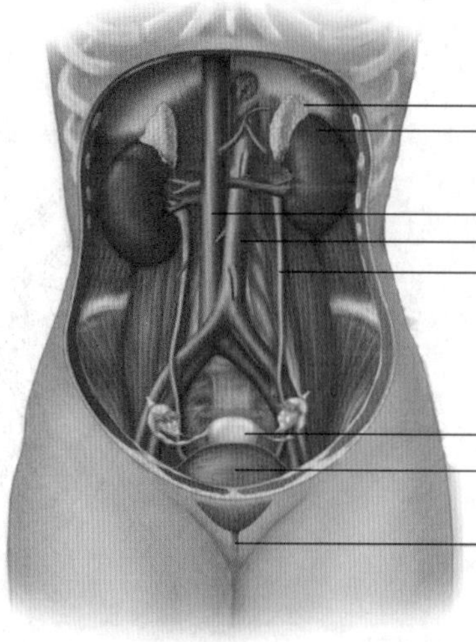

图 22-9 输尿管的行程（女性）

可随尿液的充盈程度和年龄不同而变化。成年人的膀胱容量为 350 ~ 500 ml，最大容量可达 800 ml，新生儿膀胱的容量约为 50 ml，老年人因膀胱肌张力降低而容量增大。膀胱充盈时呈卵圆形，空虚时则呈锥形，分为尖、体、底和颈 4 部，各部间无明显分界线。膀胱尖细小，朝向前上方，借脐正中韧带连于脐，膀胱底朝向后下方，膀胱尖与底之间的部分为膀胱体，膀胱的最下部称膀胱颈，以尿道内口与尿道相接（图 22-10）。

膀胱的内面，空虚时黏膜由于肌层收缩而形成许多皱襞，充盈时皱襞消失，但在膀胱底内面，两输尿管口与尿道内口之间的三角形区域称为膀胱三角（trigone of bladder），此区缺少黏膜下层，黏膜与肌层紧密相连，无论膀胱扩张还是收缩，黏膜均保持平滑状态，是肿瘤、结核和炎症的好发部位。膀胱肌层厚，由内纵行、中环行和外纵行三层平滑肌组成，各层肌细胞相互交错，分界不清，中层环行肌在尿道内口处增厚为括约肌。

膀胱前方为耻骨联合，后方在男性为精囊、输精管壶腹和直肠，在女性为子宫和阴道，上面覆有腹膜，男性邻小肠，女性邻子宫，膀胱颈的下方，男性邻前列腺，女性邻尿生殖膈。

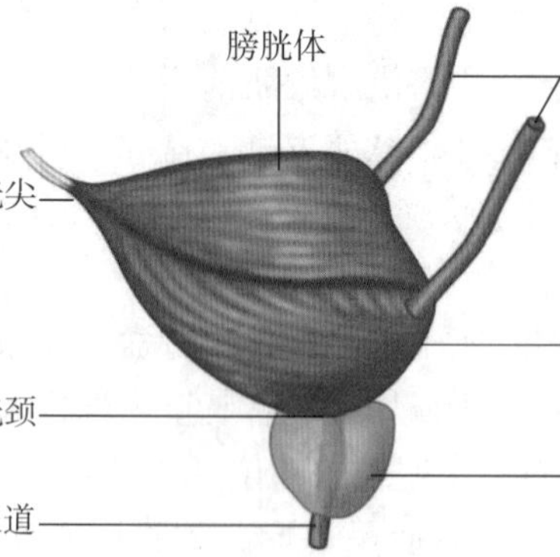

图 22-10 膀胱侧面观（男性）

四、尿道

尿道（urethra）是膀胱与体外相通的一段管道，男、女两性者差异极大。男性尿道长、弯曲和窄，兼有排尿与排精的功能。

女性尿道（female urethra）是单纯的排尿器官，长约 5 cm，直径约 0.6 cm，较男性尿道宽、短且直。女性尿道起于膀胱的尿道内口，经阴道前方下行，穿尿生殖膈而开口于阴道前庭的尿道外口。经尿生殖膈时，周围有尿道阴道括约肌环绕，此肌属骨骼肌，有控制排尿和紧缩阴道的作用，可控制排尿。

由于女性尿道具有宽、短、直的特点，且开口于阴道前庭，距阴道口和肛门较近，故女性易患尿路逆行性感染。

五、肾的循环

（一）肾循环及特点

肾的血液循环与尿液的形成和浓缩有密切关系。肾动脉经肾门入肾后分为数支叶间动脉，后者在肾锥体之间上行至皮质与髓质交界处，随后横向分支为弓形动脉。弓形动脉又分支成若干小叶间动脉。小叶间动脉呈放射状走行于皮质迷路内，沿途分支发出入球小动脉进入肾小体，形成肾小球毛细血管网，继而汇合成出球小动脉。出球小动脉离开肾小体后再次分支形成球后毛细血管网，分布于肾小管周围，毛细血管网汇成小叶间静脉，再依次汇入弓形静脉和叶间静脉，最后由肾静脉经肾门出肾。髓旁肾单位的出球小动脉不仅形成球后毛细血管网，还发出若干直小动脉直行进入髓质，然后折返上升为直小静脉，形成“U”形血管袢与髓袢伴行，构成尿液浓缩的结构基础。直小静脉汇入弓形静脉（图 22-11）。

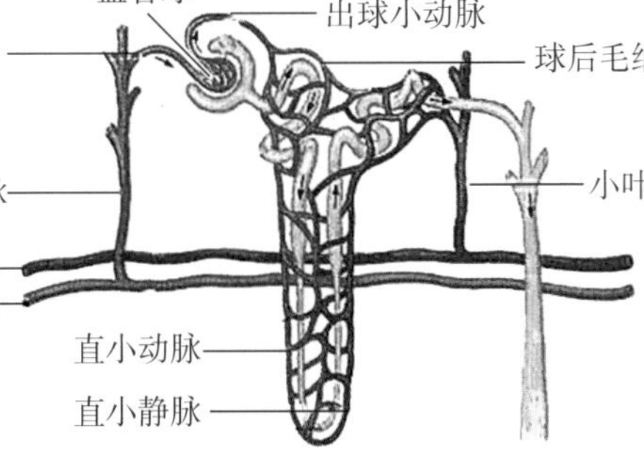

图 22-11 肾血液循环模式图

肾的血液循环有以下几个特点：①肾动脉直接起自腹主动脉，血流量大、流速快，约 660 ml/min；②肾小体入球小动脉管径较出球小动脉粗，使肾小球毛细血管内压力较高，有利于滤过；③在肾内血管通路中两次形成毛细血管网，即肾小球毛细血管网和球后毛细血管网，由于血液流经肾小球毛细血管网时大量水分被滤出，因此球后毛细血管内血液的胶体渗透压高，有利于肾小管上皮细胞重吸收的物质转运入血液；④髓质内直小血管袢与髓袢伴行，有利于肾小管和集合管的重吸收和尿液浓缩；⑤肾血流主要分布于皮质，约占 90%。

（二）肾血流的调节

1．肾血流的自身调节 当肾动脉血压在 70 ~ 180 mmHg（9.3 ~ 24.0 kPa）之间变动时，肾血流量能维持相对稳定，此时肾小球滤过率也无明显改变。这种在没有外来神经支配的情况下，肾血流量在一定血压变动范围内能保持相对稳定的现象，称为肾血流量的自身调节，它对于肾排泄功能的正常进行具有重要意义。

2．肾血流量的神经和体液调节 正常人在安静状态下，交感神经的紧张性较低，对肾血流量的调节作用不明显，机体主要依靠肾的自身调节来保持肾血流量的相对稳定，以维持正常的泌尿功能。在紧急情况下，全身血液将重新分配，机体通过神经和体液的调节作用来减少肾血流量，使血液分配到脑、心脏等重要器官，这对维持脑和心脏的血液供应有重要意义。

第二节 泌尿系统的功能

泌尿系统的主要功能是排泄。排出体内代谢产物、药物和毒物，调节水、电解质、酸碱平衡，在维持机体内环境稳定中发挥重要作用。此外，肾还有多种内分泌功能，即产生肾素、前列腺素、促红细胞生成素及维生素 D_3 等活性物质调节机体的功能。泌尿系统是通过生成尿液发挥其排泄功能的。生成尿是一个连续、复杂的过程，包括肾小球的滤过、肾小管与集合管的选择性重吸收和肾小管与集合管的分泌三个主要过程。

一、肾小球的滤过作用

血液流经肾小球时，血浆中的水和小分子物质经滤过膜进入肾小囊腔形成原尿（initial urine）的过程，称为肾小球滤过（glomerular filtration）。原尿中除蛋白质含量极微外，其他成分和浓度均与血浆的基本相同，因此原尿是血浆的超滤液（ultrafiltrate）。

肾小球生成原尿的速率通常用肾小球滤过率（glomerular filtration rate，GFR）来表示。肾小球滤过率是指单位时间（每分钟）内两肾生成的原尿量，成年人肾小球滤过率约为 125 ml/min，肾小球滤过率与体表面积有关。

在有足够肾血流量的前提下，血液流经肾小球时能否滤过，主要同肾小球滤过膜及其通透性和有效滤过压有关。

（一）滤过膜的通透性及面积

滤过膜是肾小球毛细血管内的血液进入肾小囊的隔膜，是肾小球滤过的结构基础，有三层结构：①内层为肾小球毛细血管内皮细胞。②中间层为基膜，由Ⅳ型胶原形成纤维网，是肾小球滤过的主要机械屏障。③外层由肾小囊脏层足细胞足突构成，是滤过膜的最后一道机械屏障，可限制蛋白质通过。

滤过膜的三层结构上均覆盖着一层带负电荷的蛋白成分，对肾小球滤过起到电化学屏障作用，可促进带正电荷的分子滤过，而限制带负电荷的分子滤过。

血浆中的物质通过滤过膜的能力取决于物质本身的分子大小和它所带电荷的性质。一般来说，有效半径小于 2.0 nm 的中性物质可以被完全滤过（如葡萄糖），有效半径大于 4.2 nm 的大分子物质则不能滤过（如血浆白蛋白），有效半径介于 2.0 ~ 4.2 nm 的各种物质，随着有效半径的增加，被滤过的量逐渐减少。电化学屏障的主要作用是限制带负电荷的大分子物质的滤过。两种屏障使滤过膜对血浆中物质的滤过具有高度的选择性，这种选择性对原尿的质起着决定性作用。人体两肾的肾小球滤过膜总面积很大，可达 1.5 m^2 以上。

正常情况下，滤过膜的面积和通透性都比较稳定，但在病理情况下则可能有很大的变化。如在急性肾小球肾炎时，由于滤过膜的基膜层损伤和破裂；上皮细胞层带负电荷的基团减少，肾小囊脏层足细胞的足状突起融合或消失，导致滤过膜的通透性增加，使血浆蛋白质甚至血细胞“漏出”，出现蛋白尿和血尿。又因肾小球毛细血管壁肿胀，管腔狭窄或阻塞，活动的肾小球数目减少，使具有滤过功能的滤过膜面积减小，肾小球滤过率降低，结果出现少尿甚至无尿。

知识拓展

运动性血尿

健康人运动后可出现一过性显微镜下或肉眼可见的血尿，称为运动性血尿，尿液常呈褐色或浓红茶色，一般持续时间不超过 3 d，最长不超过 7 d，男性多于女性，多在激烈运动后出现，与运动项目、负荷量和运动强度、身体适应能力和环境等因素有关。跑步、跳跃、球类、拳击等项目血尿发生率较大，身体适应能力下降、过度训练等也会增加血尿发生率。运动性血尿产生主要与运动时肾上腺髓质激素分泌增加有关，肾血量减少，肾出现暂时性缺血和缺氧，导致血管壁的营养障碍，滤过膜的通透性升高，红细胞外溢。运动性血尿往往没有其他症状和不适，预后良好，不必要担心和惊慌，只要停止运动，休息几天，服用维生素 C 等药物，一般 1 周后可恢复正常。预防运动性血尿的关键在于运动量应由小到大，循序渐进，在长时间没有活动时不要突然过于剧烈地运动。

（二）有效滤过压

肾小球的滤过由有效滤过压（effective filtration pressure，EFP）推动。肾小球有效滤过压是促进滤过的动力和对抗滤过的阻力之差。肾小球有效滤过压 = 肾小球毛细血管血压 －（血浆胶体渗透压 + 肾小囊内压）（图 22-12）。

肾小球毛细血管血压很高，约为 6.0 kPa（45 mmHg），囊内压较为恒定，约为 1.33 kPa（10 mmHg），肾小球毛细血管血压和囊内压在出入球间变化不大。因此，肾小球毛细血管中有效滤过压的大小，主要取决于血浆胶体渗透压的变化。在入球小动脉端，肾小球毛细血管内的血浆胶体渗透压约为 2.67 kPa（20 mmHg），故其有效滤过压 = 6.0 －（2.67+1.33）= 2 kPa（15 mmHg）。在血液流向出球小动脉端的过程中，由于水和晶体物质不断被滤出，使血浆中

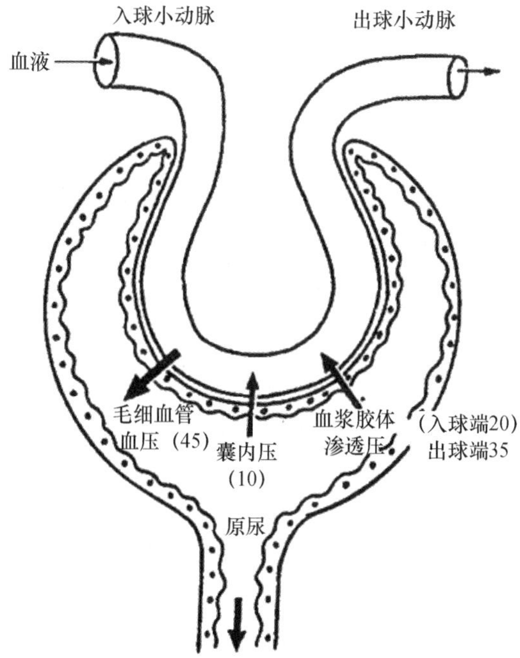

图 22-12　肾小球有效滤过压示意图（单位：mmHg）

的蛋白质浓度相对增加，血浆胶体渗透压逐渐升高，有效滤过压则逐渐下降。当血浆胶体渗透压升高至 4.67 kPa（35 mmHg）时，有效滤过压下降到零，滤过作用停止，即达到滤过平衡（filtration equilibrium），故肾小球毛细血管往往不是全段都有滤过作用。

有效滤过压的变化是影响肾小球滤过的重要因素，如休克时血压下降，肾小球毛细血管血压也相应下降，有效滤过压降低，肾小球滤过率减小，出现少尿甚至无尿。某些疾病使血浆蛋白的浓度明显降低（如肝功能严重受损），或由静脉输入大量生理盐水使血浆稀释，均可导致血浆胶体渗透压降低，有效滤过压升高，肾小球滤过率增加，尿量将增多。正常情况下，肾小囊内压比较稳定，但当肾盂或输尿管结石、肿瘤压迫或其他原因引起输尿管阻塞时，可导致肾小囊内压升高，有效滤过压降低，肾小球滤过率减小。某些药物（如磺胺）在小管液中浓度过高，在小管液酸性环境中析出结晶，可导致肾小管堵塞，从而使肾小囊内压升高，影响肾小球滤过。某些疾病发生溶血，过多血红蛋白可堵塞肾小管，也影响肾小球的滤过而出现少尿。

二、肾小管和集合管的物质转运功能

正常人两肾每天生成的超滤液量可达 180 L，而终尿量仅约 1.5 L。可见，肾小管和集合管上皮细胞对小管液中的各种物质进行了选择性的重吸收（reabsorption）。肾小管和集合管对小管液中的物质的转运方式包括被动转运和主动转运。

（一）几种物质在肾小管与集合管的重吸收

1．Na^+、Cl^-、水的重吸收 肾小球每天滤过的 Na^+ 大约 500 g，而每天从尿中排出的钠仅有 3 ～ 5 g，表明大约 99% 滤过的 Na^+ 被肾小管和集合管重吸收。

Na^+、Cl^- 和水在肾小管和集合管各段重吸收的机制不同。

近端小管是 Na^+、Cl^- 和水重吸收的主要部位。小管液中 65% ～ 70% 的 Na^+、Cl^- 和水在此被重吸收。在近端小管前半段，大部分的 Na^+ 与葡萄糖、氨基酸等同向转运，与 H^+ 逆向转运进入肾小管上皮细胞，在上皮细胞基膜上 Na^+ 泵的作用下，Na^+ 被转运到细胞间隙重吸收入血。在近端小管后半段，NaCl 的重吸收是被动的（图 22-13）。

近端小管对水的重吸收与溶质（特别是 Na^+）的重吸收密切相关。当其他物质（特别是 Na^+）被吸收后，在渗透压作用下，水不断从小管液进入上皮细胞，从细胞不断进入细胞间隙并进入毛细血管而被重吸收。

小管液流经髓袢过程中，约 20% 的 Na^+、Cl^- 和 K^+ 等物质被进一步重吸收。髓袢升支粗段是 NaCl 重吸收的主要部位，该部 NaCl 的重吸收在尿液稀释和浓缩机制中具有重要意义。髓袢升支粗段 Na^+-$2Cl^-$-K^+ 同向转运体可同时转运 Na^+、Cl^-、K^+。呋塞米（furosemide，速尿）、依他尼酸等利尿剂可抑制 Na^+-$2Cl^-$-K^+ 同向转运体，NaCl 的重吸收受抑制，导致利尿（图 22-14）。

远曲小管和集合管重吸收的 NaCl 约占滤过总量的 12%，并重吸收不同量的水。机体可依据体内水、电解质的状况来调节水、NaCl 的重吸收，以及 K^+ 和 H^+ 的分泌（图 22-14）。如机体缺水或缺电解质时，远曲小管和集合管可增加水、电解质的重吸收，然后由 Na^+ 泵将 Na^+ 转运到细胞间液而主动重吸收回血。当机体水、电解质过剩时，则水、电解质重吸收明显减少，水和电解质排出增加，水的重吸收主要受抗利尿激素调节，Na^+ 和 K^+ 的转运主要受醛固酮调节。

2．HCO_3^- 重吸收 肾通过重吸收小管液中的 HCO_3^- 和分泌 H^+、氨，对机体酸碱平衡的维持起着重要的调节作用。近端小管是 HCO_3^- 重吸收的主要部位，可吸收小管液中约 80% 的

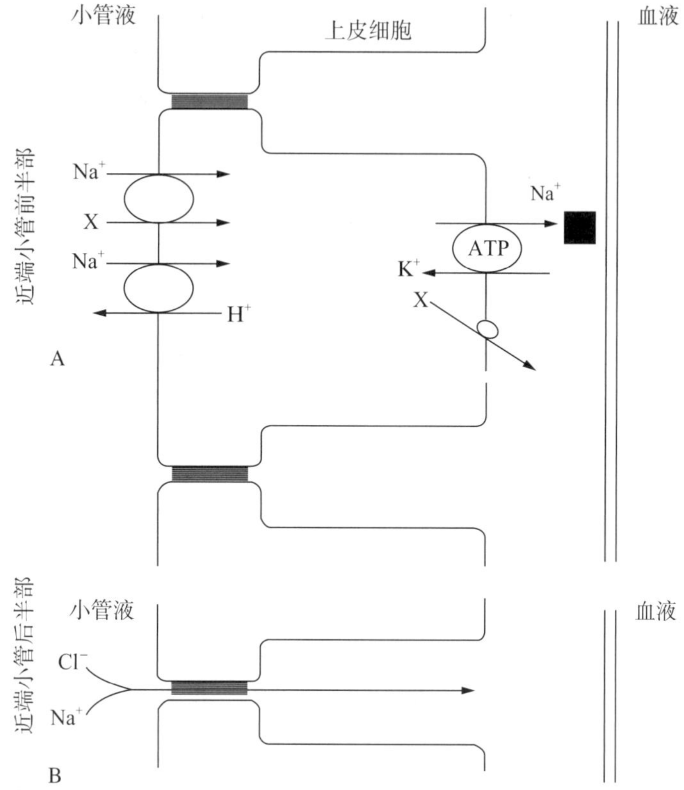

图 22-13　Na^+、Cl^- 和水在近端小管的重吸收示意图（X 代表葡萄糖、氨基酸等）

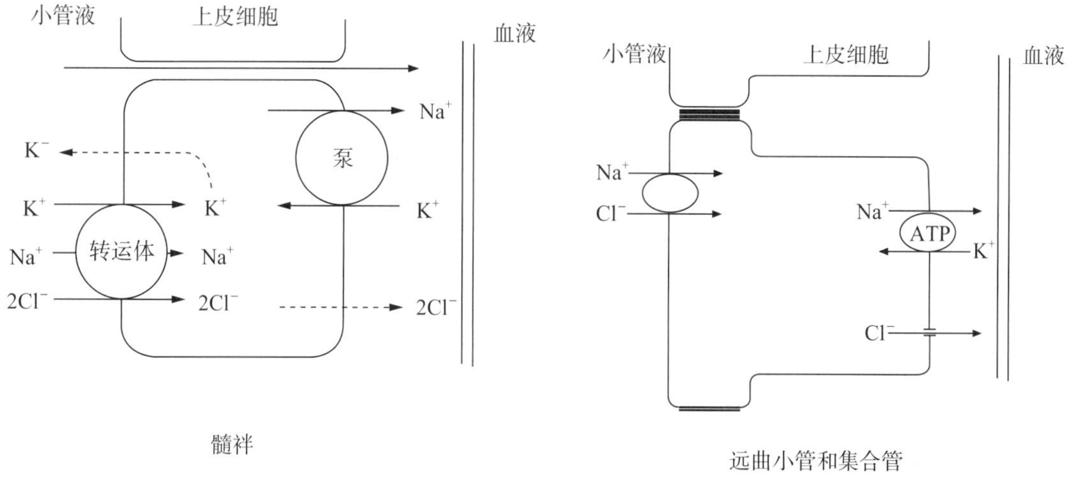

图 22-14　Na^+、Cl^- 和水在髓袢、远曲小管和集合管重吸收示意图

HCO_3^-。HCO_3^- 的重吸收与小管上皮细胞管腔膜上的 Na^+-H^+ 交换有密切关系，在体内的酸碱平衡调节中起到重要作用。

3．K^+ 重吸收　肾小球滤过 K^+，约 67% 在近端小管重吸收回血，尿中的 K^+ 主要是由远曲小管和集合管分泌的，其分泌量与血 K^+ 浓度有关，并受醛固酮的调节。

4．葡萄糖的重吸收　肾小球滤液中的葡萄糖浓度与血糖浓度相等，为 4.48 ~ 6.72 mmol/L（0.8 ~ 1.2 g/L），但尿中几乎不含葡萄糖，说明葡萄糖全部被重吸收回血。重吸收葡萄糖的部位仅限于近端小管，尤其在近端小管前半段，其他各段肾小管都没有重吸收葡萄糖的能力。葡萄糖是由 Na^+ 继发性主动同向转运而被重吸收的。

近端小管对葡萄糖的重吸收有一定限度，当血液中葡萄糖浓度超过 160 ～ 180 mg/100 ml 时，有一部分肾小管对葡萄糖的吸收已达到极限，尿中开始出现葡萄糖，此时的血糖浓度称为肾糖阈（renal threshold for glucose）。糖尿病患者因血糖浓度过高，超过了肾糖阈，尿中出现葡萄糖而得名。

5．其他物质的重吸收 小管液中氨基酸的重吸收也是与 Na^+ 同向转运，是继发性主动重吸收。Ca^{2+}、HPO_4^{2-}、SO_4^{2-} 重吸收也主要在近端小管进行。

（二）肾小管与集合管的分泌和排泄作用

在肾小管和集合管的重吸收过程中，往往同时伴有上皮细胞的分泌活动。通过肾小管和集合管的分泌作用，排出体内多余的和有害的物质，维持细胞外液酸碱和电解质的平衡，并使内环境得以净化。

1．K^+ 的分泌 小管液中的 K^+ 绝大部分被肾小管各段和集合管重吸收入血，只有极少部分从尿排出。尿液中的 K^+ 主要是由远曲小管和集合管分泌的。K^+ 的分泌量主要与人体 K^+ 的摄入量有关。高钾饮食可排出大量的 K^+，低钾饮食则排 K^+ 量少，使机体的 K^+ 摄入量与排出量保持平衡，以维持机体 K^+ 浓度的相对恒定。

2．H^+ 的分泌 在近端小管，细胞通过 Na^+-H^+ 交换分泌 H^+，促进 $NaHCO_3$ 重吸收。远曲小管和集合管的闰细胞也可分泌 H^+，H^+ 的分泌是维持机体酸碱平衡的重要机制。

3．NH_3 的分泌 近端小管、髓袢升支粗段、远端小管和集合管的上皮细胞均可分泌 NH_3。NH_3 的分泌与 H^+ 的分泌密切相关，H^+ 分泌增加可促使 NH_3 分泌。肾小管和集合管细胞在分泌 H^+ 和 NH_3 的同时，促进了 $NaHCO_3$ 的重吸收，从而实现了肾排酸保碱的功能。

慢性肾衰竭时，一方面，体内酸性代谢产物如磷酸、硫酸等因排泄障碍而潴留，另一方面，肾小管分泌 H^+ 的功能缺陷和肾小管产生 NH_4^+ 的能力降低，二者均可影响 HCO_3^- 的重吸收，使血中 HCO_3^- 浓度下降而导致酸中毒。

4．排出血浆中某些物质 肾小管细胞可将血浆中的某些物质如肌酐，以及进入体内的某些异物如青霉素等直接排入小管液。血肌酐水平是判定肾功能的一个重要指标，肾小球滤过率减小或肾小管功能受损时，血肌酐含量均可增多。此外，进入体内的物质如青霉素、酚红、呋塞米和依他尼酸等，在血液中大多数与血浆蛋白结合而运输，很少被肾小球滤过，主要由近端小管排入小管液。

三、尿液的浓缩和稀释

当人体内缺水时，排出的尿量减少，尿液的渗透浓度明显高于血浆渗透浓度，称为高渗尿（hyperosmotic urine），即尿被浓缩。人体内水过剩时，尿量增多，尿液的渗透浓度低于血浆渗透浓度，则称为低渗尿（hypoosmotic urine），即尿被稀释。正常人尿液的渗透浓度可在 50 ～ 1200 mmol/L 之间波动，尿的渗透浓度反映肾浓缩和稀释尿液的能力。肾浓缩和稀释尿液的能力在维持机体体液容量和渗透压恒定方面有极为重要的作用。

尿液的稀释主要受抗利尿激素的调节。体内水过剩时，抗利尿激素释放被抑制，使集合管对水的通透性降低。小管液流经远曲小管和集合管时，NaCl 继续重吸收，而水不被重吸收，使小管液渗透浓度进一步下降，可降低至 50 mmol/L，形成低渗尿，造成尿液的稀释。抗利尿激素完全缺乏或尿崩症（diabetes insipidus）患者，每天可排出高达 20 L 的低渗尿。

抗利尿激素释放增多时，远曲小管和集合管对水的通透性增加，小管液从外髓集合管向内髓集合管流动时，由于渗透作用，水便不断进入高渗的组织液，使小管液不断被浓缩而变成高渗液，最后尿液的渗透浓度可高达 1200 mmol/L，形成浓缩尿。

四、尿生成的调节

在尿生成的三个过程，即肾小球的滤过、肾小管和集合管的重吸收及肾小管和集合管的分泌，任一环节发生改变均会影响最终尿液的形成。

（一）小管液中溶质的浓度

小管液中溶质所形成的渗透压是对抗肾小管重吸收水的力量。若小管液溶质的浓度升高，其渗透压也随之升高，水的重吸收减少，尿量将增多，这种现象称为渗透性利尿（osmotic diuresis）。例如，糖尿病患者的多尿就是由于血糖浓度过高，超过了肾糖阈，原尿中葡萄糖含量增多，肾小管不能将它们全部重吸收回血液，使小管液中溶质的浓度增加，渗透压升高，使水的重吸收减少所致。

（二）神经调节

肾主要受交感神经支配。机体在安静情况下，交感神经传出冲动的频率较低，对肾生成尿液的功能影响较小。但机体在大量失血、严重呕吐和腹泻，引起血容量明显减少和动脉血压下降的情况下，交感神经的传出冲动频率增多，其调节作用增强。

（三）体液性调节

1．抗利尿激素　抗利尿激素（antidiuretic hormone，ADH）又称血管升压素，是下丘脑的视上核和室旁核的神经元胞体中合成的肽类激素，在神经垂体贮存和释放入血。血管升压素的主要作用是提高远曲小管和集合管上皮细胞对水的通透性，使它们能利用肾髓质渗透压梯度，大量重吸收水，使尿液浓缩，尿量减少，即发生抗利尿作用。

下丘脑内的渗透压感受器是调节 ADH 释放的重要因素。机体在大量出汗、严重呕吐或腹泻等情况下，由于大量失水，血浆晶体渗透压升高，可引起 ADH 分泌增多，使肾对水的重吸收活动明显增强，导致尿液浓缩和尿量减少，相反，机体在短时间内饮用了大量清水后，血液被稀释，血浆晶体渗透压降低，引起 ADH 分泌减少，肾对水的重吸收减少，尿液稀释，尿量增加，从而排出体内多余的水。例如，正常人一次饮用 1.0 L 清水后，约过 30 min 时，尿量就开始增加，到第 1 h 末，尿量可达最高值；随后尿量减少，2 ～ 3 h 后尿量恢复到原来水平。这种大量饮用清水后引起尿量增多的现象，称为水利尿（water diuresis），临床上可用水利尿试验来检测肾稀释尿液的功能（图 22-15）。

循环血量增多或减少的改变，也能反射性地影响 ADH 的释放。当循环血量增多时，左心房被扩张，刺激了容量感受器，经迷走神经传入中枢，使下丘脑神经垂体系统抗利尿激素合成和释放减少，从而引起利尿，排出过剩的水分。机体在失血等情况下，循环血量减少时，则发生相反的变化，抗利尿激素合成和释放增多。

此外，高度的精神紧张和剧烈疼痛、低血糖等因素也可使其分泌增多。

2．醛固酮　醛固酮（aldosterone）主要由肾上腺皮质球状带的细胞分泌。醛固酮对肾的主要作用是促进远曲小管和集合管的主细胞重吸收 Na^+，同时促进 Cl^-、水的重吸收和 K^+ 的分泌，所以醛固酮有保 Na^+、保水、排 K^+ 的作用，有利于机体维持细胞外液电解质和容量的稳定。

醛固酮的分泌主要受肾素 - 血管紧张素系统、血 K^+ 和血 Na^+ 浓度的调节。机体大量失液

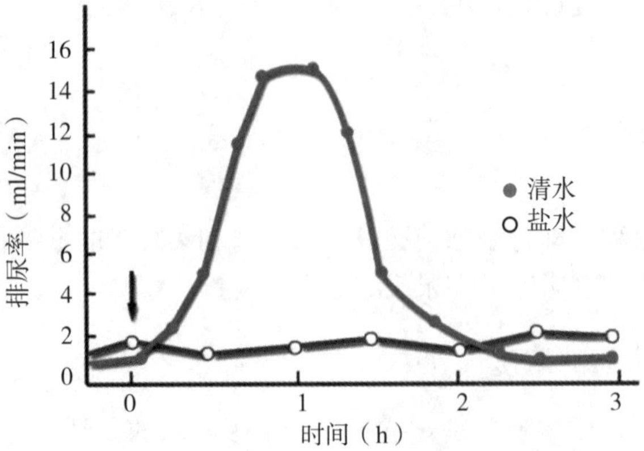

图 22-15 一次饮 1 L 清水和 1 L 等渗盐水后的排尿率

或失血，循环血量减少，肾血流量减少，以及交感神经兴奋等情况下肾素分泌增多。肾素激活血浆中的血管紧张素系统，血管紧张素Ⅱ和Ⅲ都具有刺激醛固酮分泌的作用。血 K^+ 浓度升高和（或）血 Na^+ 浓度降低，均可直接刺激醛固酮的合成和分泌增强。醛固酮促进肾保 Na^+ 排 K^+，以保持血 Na^+ 和血 K^+ 浓度的平衡。

五、排尿

尿液的生成是个连续不断的过程，而排尿是间歇性的。尿液由集合管、肾盏、肾盂经输尿管，运送至膀胱。尿液在膀胱内贮存达到一定量时，引起排尿反射，经尿道排出体外。

（一）排尿反射

尿的排出是一个反射过程，称为排尿反射（micturition reflex），其初级中枢在骶髓，但反射活动受大脑皮质的控制。正常情况下，当膀胱内尿量达 0.4 ~ 0.5 L 时，膀胱壁上的牵张感受器兴奋，冲动传入骶髓的初级排尿反射中枢并上行达大脑皮质的高级排尿反射中枢，产生尿意。如环境允许排尿，由高级排尿反射中枢发出的冲动加强初级中枢的兴奋，经盆神经等的传出引起逼尿肌收缩，尿道内、外括约肌松弛，产生排尿。在一定范围内，排尿可受意识控制。

（二）排尿异常

1．尿频 即尿意频繁，排尿次数过多，而每次排尿量不多。多见于膀胱炎症、膀胱结石和尿道炎等病理性刺激作用于膀胱和尿道的感受器，冲动传入脊髓并达大脑皮质，引起尿意所致。

2．尿潴留 是指膀胱充满尿液而不能排出的现象，常由骶髓部排尿反射初级中枢或排尿反射弧损伤所致，也可由尿道阻塞造成。

3．尿失禁 是指排尿失去意识控制，出现随时排尿而不能抑制的现象。多由于骶髓排尿反射初级中枢与大脑皮质高级中枢间联系受损，初级排尿中枢失去大脑皮质意识控制所致。

婴幼儿大脑皮质发育未完善，不能很好地调控初级中枢活动，因而也出现随时随地排尿和遗尿现象。

第三节　肾衰竭

一、急性肾衰竭

急性肾衰竭（acute renal failure，ARF）是指各种原因在短期内（数小时至数日）引起两肾泌尿功能急剧障碍，以致机体内环境出现严重紊乱的病理过程。临床上主要表现为肾排泄功能障碍和调节功能障碍，包括水中毒、氮质血症、高钾血症和代谢性酸中毒，多数患者伴有少尿或无尿，即少尿型急性肾衰竭。少数患者尿量减少并不明显，但肾排泄代谢产物的功能急剧障碍，氮质血症明显，称为非少尿型急性肾衰竭。

（一）发生的原因和分类

根据引起急性肾衰竭的原因，可将急性肾衰竭分为肾前性、肾性和肾后性三大类。

1．肾前性急性肾衰竭　见于各型休克的早期、急性心力衰竭等。失血、脱水、创伤、感染、心力衰竭等原因引起有效循环血量减少和肾血管的强烈收缩，肾血液灌注量急剧减少。此时，由于肾小球滤过率显著降低，导致尿量减少和氮质血症等，但肾小管功能尚属正常，肾并未发生器质性病变，又称功能性急性肾衰竭，如治疗及时，则预后良好。否则，持续的肾缺血可导致肾小管变性坏死，出现肾性急性肾衰竭。

2．肾性急性肾衰竭　由肾实质的器质性病变引起的急性肾衰竭称为肾性急性肾衰竭。见于肾本身疾病如肾小球、肾间质、肾血管的病变和急性肾小管坏死，如严重而持续的肾缺血可引起肾小管坏死，肾毒物如重金属（铅、汞、锑等）、抗生素（新霉素、卡那霉素、庆大霉素、多黏菌素等）、磺胺类药物、某些有机化合物（四氯化碳、氯仿、甲醇、酚等）、生物性毒物（蛇毒、生鱼胆、蘑菇毒等）、造影剂、肌红蛋白和血红蛋白及内毒素等均可直接损害肾小管，引起肾小管上皮细胞变性和坏死。

3．肾后性急性肾衰竭　指尿路（肾盏至尿道口）的任何部位急性梗阻引起的急性肾衰竭。常见于双侧输尿管结石、盆腔肿瘤压迫输尿管和前列腺肥大引起的尿路梗阻，其特点是患者突然无尿，早期并无肾实质损害，由于肾小球有效滤过压下降导致肾小球滤过率降低，可出现氮质血症、酸中毒等。如及时解除梗阻，肾泌尿功能可很快恢复。

（二）发病过程及功能代谢变化

ARF 的发病机制复杂，未知因素仍然很多，常见的肾缺血、肾毒物等引起的少尿的机制见图 22-16。在功能性肾衰竭和急性肾衰竭的初期，肾血管收缩使肾血流减少起重要作用，在急性肾衰竭持续期，肾小管病变的作用可能更为重要。

根据尿量变化，ARF 可分为少尿型与非少尿型两种。由于少尿型 ARF 对机体危害大、后果严重，故重点介绍少尿型 ARF 的机体变化。根据少尿型 ARF 的发病过程可分为少尿期、移行期、多尿期和恢复期四个阶段。

1．少尿期　此期尿量显著减少，并有体内代谢产物的蓄积，水、电解质和酸碱平衡紊乱，是急性肾衰竭的最危险阶段。一般为 1 ~ 2 周，但有的仅持续 3 ~ 5 d，有的持续长达 1 个月以上。病情越重，少尿期持续时间越长，预后也越差。

尿量和尿成分的变化：患者尿量迅速减少，表现为少尿（成人尿量＜ 400 ml/24 h）或无尿（成人尿量＜ 100 ml/24 h）。由于肾小球滤过膜通透性增高和肾小管上皮细胞坏死脱落，尿

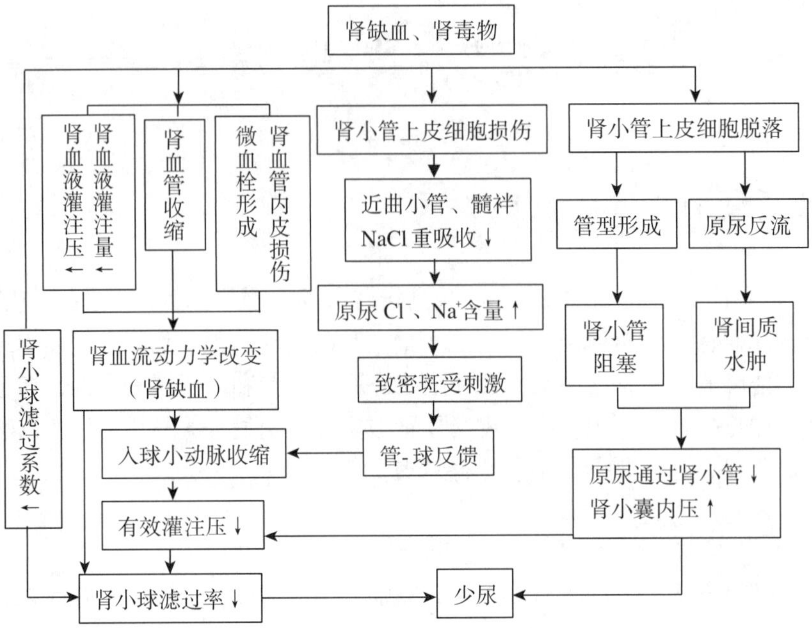

图 22-16 肾缺血、肾毒物等引起少尿的机制

中含有蛋白、红细胞、白细胞和各种管型。

水潴留和水中毒：肾排尿严重减少、体内分解代谢增强致内生水过多以及输入液体过多等，可引起体内水潴留，甚至发生水中毒。

高钾血症：是 ARF 少尿期最危险的变化，为少尿期 1 周内死亡的主要原因。高钾血症可引起心律失常、心室颤动、心搏骤停，导致患者死亡。

代谢性酸中毒：由于肾排酸能力降低，酸性代谢产物生成增多可导致酸中毒。ARF 时的酸中毒具有进行性、不易纠正的特点。酸中毒可使心肌收缩性降低，导致心排血量下降，又可降低外周血管对儿茶酚胺的反应性，使血管扩张，血压下降；严重酸中毒时，抑制中枢神经系统，出现意识障碍；酸中毒也是引起高钾血症的原因之一。因此，应尽早纠正酸中毒，以便有效地防止高钾血症的进展，帮助患者度过少尿期，降低病死率。

氮质血症：由于肾功能障碍，血中尿素、尿酸、肌酐等非蛋白氮不能充分随尿液排出，使其在血中增多，称为氮质血症。

2. 移行期 患者尿量逐渐增加，每天尿量大于 400 ml，是患者安全度过少尿期，而且体内已有肾小管上皮细胞修复再生的标志，也是肾功能开始好转的信号。

3. 多尿期 ARF 患者的尿量在此期最初几天一般每天增加 1 倍，1 周时可达 3 ~ 5 L/d。多尿期一般可持续 2 ~ 4 周。此期由于肾小管上皮细胞的修复和功能的完善是逐步的，患者仍可能因水、电解质、酸碱平衡紊乱或感染而死亡。

4. 恢复期 一般在发病后 1 个月左右进入恢复期。肾功能完全恢复一般需半年至 1 年，甚至更长时间。在恢复期，为了确保患者肾功能完全恢复正常，休息不能少于 3 个月，应避免重体力劳动、预防感染和禁用肾损害的药物等。少数患者由于肾小管上皮和基膜的破坏严重和修复不全，可转变为慢性肾衰竭。

非少尿型急性肾衰竭是指无少尿表现的急性肾小管坏死（acute tubular necrosis，ATN），平均尿量在 1000 ml/d 左右，非少尿型 ARF 的肾功能障碍程度较少尿型为轻，病程相对较短，并发症少，预后较好。

少尿型 ARF 和非少尿型 ARF 可以互相转化。非少尿型向少尿型的转变，表示病情继续恶化，预后严重。

二、慢性肾衰竭

各种慢性肾病引起肾单位慢性、进行性和不可逆破坏，以致残存肾单位不足以充分排出代谢废物和维持内环境恒定，导致代谢产物和毒物在体内积聚，水、电解质和酸碱平衡紊乱，以及内分泌功能障碍，并伴有一系列临床症状的病理过程，被称为慢性肾衰竭（chronic renal failure，CRF）。CRF 发展呈渐进性，病程迁延，病情复杂，常以尿毒症为结局而导致死亡。

凡能造成肾实质慢性进行性破坏的疾患，均可引起 CRF，如慢性肾小球肾炎、肾小动脉硬化症、慢性肾盂肾炎、肾结核、肾肿瘤、多囊肾、系统性红斑狼疮、高血压性肾损害、结节性动脉周围炎、糖尿病、过敏性紫癜肾炎等。

CRF 的发病机制复杂，目前认为，CRF 进行性发展有多种病理生理过程参与，这一系列过程的相互作用、共同发展，导致肾单位不断损伤，肾功能进行性减退，最终发展为终末期肾衰竭。由于肾具有强大的代偿储备能力，引起 CRF 的各种疾病呈现一个缓慢而渐进的发展过程。根据肾功能变化和内环境紊乱程度，可分为以下四期。

（一）肾储备功能降低期（代偿期）

肾实质破坏尚不严重，肾尚能维持内环境稳定，无临床症状。内生性肌酐清除率在正常值 30% 以上，血液生化指标无异常。

（二）肾功能不全期

肾实质进一步受损，肾已不能维持内环境稳定，可出现多尿、夜尿、轻度氮质血症和贫血等。内生性肌酐清除率降至正常的 25% ～ 30%。

（三）肾衰竭期

内生性肌酐清除率降至正常的 20% ～ 25%。临床表现明显，出现明显的氮质血症、酸中毒、高磷血症、低钙血症、严重贫血、多尿、夜尿等，并伴有部分尿毒症中毒的症状。

（四）尿毒症期

内生性肌酐清除率降至正常的 20% 以下，有明显的水、电解质和酸碱平衡紊乱以及多系统功能障碍，并出现一系列尿毒症中毒症状。

三、尿毒症

尿毒症（uremia）是指急性和慢性肾衰竭发展到最严重阶段，由于肾单位大量破坏，除存在水、电解质、酸碱平衡紊乱和肾内分泌功能失调外，还有代谢终末产物和毒性物质在体内大量潴留，从而引起一系列自体中毒症状的综合征，有人形象地将它称作“集各系统症状于一身的综合征”。尿毒症发生率逐年增高，需要靠透析或肾移植来维持生命。

尿毒症的发病机制非常复杂，其中毒性物质蓄积在尿毒症的发病机制中起着重要作用，尿毒症患者血中可分离出 200 多种代谢产物或毒性物质。

尿毒症期，除水、电解质、酸碱平衡紊乱，贫血，出血倾向，高血压等进一步加重外，还可出现各器官系统功能及代谢障碍所引起的临床表现。中枢神经系统功能紊乱表现为头痛、头晕、烦躁不安、理解力和记忆力减退等，严重时出现精神抑郁、嗜睡甚至昏迷，称为尿毒症脑病。周围神经病变的表现为乏力、足部发麻、腱反射减弱或消失，最后可发生麻痹。消化系统症状表现为食欲不振、厌食、恶心、呕吐或腹泻，这些症状与肠道细菌尿素酶分解尿素产氨增多、促胃液素灭活减少导致的胃肠道黏膜溃疡有关。心血管系统主要表现为充血性心力衰竭和心律失常，晚期可出现尿毒症心包炎。酸中毒时可出现深大呼吸。由于唾液尿素酶分解产氨，呼出气可有氨味，严重时可发生尿毒症肺炎、肺水肿、纤维素性胸膜炎或肺钙化等病变。尿毒症可并发免疫功能障碍，常有严重感染，并成为死亡原因之一。患者也常出现皮肤瘙痒、干燥、脱屑和颜色改变等，其中瘙痒可能与毒性物质刺激皮肤感觉神经末梢及继发性甲状旁腺素分泌增多所致皮肤钙沉积有关。由于尿素随汗液排出，在汗腺开口处形成的细小白色结晶，称为尿素霜。

慢性肾衰竭和尿毒症严重威胁人们的身体健康，积极治疗原发病，消除能增加肾负担的诱因，如感染、外伤、大手术、肾毒性药物等，防止肾实质继续破坏，是预防慢性肾衰竭和尿毒症的关键。低盐饮食、有效治疗高血压等并发症、腹膜透析和血液透析，可延长患者生命，肾移植是目前治疗尿毒症最有效的方法。

知识拓展

血液透析

血液透析简称血透，通俗的说法也称为人工肾、洗肾，是血液净化技术的一种，是终末期肾衰竭患者肾替代治疗方式（腹膜透析、肾移植）之一。通过将体内血液引流至体外，在一个由无数根空心纤维组成的透析器中，通过弥散、超滤、吸附和对流原理进行物质交换，清除体内的代谢废物，维持电解质和酸碱平衡；同时清除体内过多的水分，并将经过净化的血液回输体内，维持内环境的稳态。保持规律性血液透析的肾衰竭患者可长期存活。

第四节　泌尿系统其他常见疾病

一、肾小球疾病

肾小球疾病（glomerular diseases）又称肾小球肾炎（glomerulonephritis），是以肾小球损伤和改变为主的一组变态反应性炎症，简称肾炎（表 22-1）。肾小球疾病可分为原发性肾小球肾炎、继发性肾小球病和遗传性肾炎。原发性肾小球肾炎（primary glomerulonephritis）是原发于肾的独立疾病，肾是唯一或主要受累的脏器。继发性肾小球病（secondary glomerulopathy）是由免疫性、血管性或代谢性疾病引起的肾小球病变，肾病变是全身系统性疾病的组成部分，如系统性红斑狼疮、过敏性紫癜、原发性高血压及糖尿病等均可引起肾小球病变。遗传性肾炎（hereditary nephritis）是指一组以肾小球改变为主的遗传性家族性疾病。如 Alport 综合征，由于编码Ⅳ型胶原 a 链的基因突变导致肾小球基膜变薄，出现血尿或蛋白尿等症状。

表 22-1　肾小球疾病

原发性肾小球肾炎	继发性肾小球病	遗传性肾炎
急性弥漫性增生性肾小球肾炎	狼疮性肾炎	Alport 综合征
急进性（新月体性）肾小球肾炎	糖尿病性肾病	Fabry 病
膜性肾小球病	淀粉样物沉积症	足细胞 / 滤过膜蛋白突变
微小病变性肾小球病	肺出血 - 肾炎（Goodpasture）综合征	
局灶性节段性肾小球硬化	显微型多动脉炎	
膜增生性肾小球肾炎	Wegener 肉芽肿病	
系膜增生性肾小球肾炎	过敏性紫癜	
IgA 肾病	细菌性心内膜炎相关性肾炎	
慢性肾小球肾炎		

原发性肾小球肾炎的确切病因和发病机制尚未完全阐明，但已确定大多数原发性和继发性肾小球肾炎是由免疫复合物引起的免疫性炎症，主要由Ⅲ型变态反应所致。

肾小球肾炎的临床症状包括尿量、尿性状的改变、水肿和高血压等。尿量的改变包括少尿、无尿、多尿或夜尿。尿性状的改变包括血尿、蛋白尿和管型尿。血尿分为肉眼血尿和镜下血尿。尿中蛋白质含量超过 150 mg/d 为蛋白尿，超过 3.5 g/d 则为大量蛋白尿。管型由蛋白质、细胞或细胞碎片在肾小管凝集形成，尿中出现大量管型则为管型尿。

肾小球肾炎临床主要表现分为以下类型。

（一）急性肾炎综合征

急性肾炎综合征（acute nephritic syndrome）起病急，常表现为明显的血尿、轻至中度蛋白尿，常有水肿和高血压，严重者出现氮质血症，病理类型主要是急性弥漫性肾小球肾炎。

（二）急进性肾炎综合征

急进性肾炎综合征（rapidly progressive nephritic syndrome）起病急，进展快。出现水肿、血尿和蛋白尿等改变后，迅速发展为少尿或无尿，伴氮质血症，并发生急性肾衰竭，病理类型主要是急进性肾小球肾炎。

（三）肾病综合征

肾病综合征（nephrotic syndrome）的主要表现：①大量蛋白尿，尿中蛋白含量达到或超过 3.5 g/d；②明显水肿；③低白蛋白血症；④高脂血症和脂肪尿。多种类型的肾小球肾炎均可表现为肾病综合征。

（四）无症状性血尿或蛋白尿

无症状性血尿（asymptomatic hematuria）或蛋白尿（proteinuria）表现为持续或反复发作的镜下或肉眼血尿，或轻度蛋白尿，也可两者同时发生，相应的病理学类型主要是 IgA 肾病。

（五）慢性肾炎综合征

慢性肾炎综合征（chronic nephritic syndrome）主要表现为多尿、夜尿、低比重尿、高血压、贫血、氮质血症和尿毒症，见于各型肾炎的终末阶段。

二、肾小管间质性肾炎

肾小管间质性肾炎（tubulointerstitial nephritis）为一组累及肾小管和肾间质的炎症性疾病。慢性肾小管间质性病变可为肾小球病变、血管性病变、多囊肾和代谢性疾病进展的结果。原发性肾小管间质性损伤主要由细菌等病原体感染和药物（如抗生素、非甾体类抗炎药、马兜铃酸等）、重金属等中毒引起。

肾小管间质性肾炎分为急性和慢性两类。急性肾小管间质性肾炎主要表现为间质水肿、间质和肾小管内中性粒细胞等炎症细胞浸润，常伴有局灶性肾小管坏死。临床表现可轻可重，大多数病例均有明确的病因，去除病因、及时治疗，疾病可痊愈或使病情得到不同程度的逆转。慢性间质性肾炎表现为淋巴细胞、单核细胞浸润，肾间质纤维化和肾小管萎缩。

（一）急性间质性肾炎

急性间质性肾炎因其病因不同，临床表现各异，无特异性。主要突出表现为少尿型或非少尿型急性肾功能不全，可伴有疲乏无力、发热及关节痛等非特异性表现。肾小管功能损伤可出现低比重尿及低渗透压尿、肾小管性蛋白尿及水、电解质和酸碱平衡紊乱。

（二）慢性间质性肾炎

慢性间质性肾炎常为隐匿、慢性或急性起病，也可为急性间质性肾炎延续而来。因肾间质慢性炎症改变，主要为纤维化组织增生，肾小管萎缩，一些病例可无任何症状。常在体检或因其他疾病就诊时发现贫血、高血压及轻度尿常规化验改变，重者可发现肾功能减退。

三、尿路感染

（一）膀胱炎

正常情况下，膀胱的尿液是无菌的。尿液排出受阻或膀胱功能障碍时，膀胱不能完全排空，细菌在残留的尿液内繁殖，并侵袭膀胱壁，引起膀胱黏膜和黏膜下组织充血、水肿和中性粒细胞等炎症细胞浸润而引发膀胱炎。引起膀胱炎的细菌包括结核分枝杆菌、大肠埃希菌、副大肠埃希菌、变形杆菌、铜绿假单胞菌、粪链球菌和金黄色葡萄球菌。女性尿道短，尿道括约肌作用弱，细菌容易侵入，故女性尿路感染远较男性多见。插导尿管、膀胱镜检查和逆行肾盂造影等操作使细菌得以从尿道进入膀胱，留置导尿管引起感染的可能性更大。膀胱炎分为急性与慢性，前者发病突然，排尿时有烧灼感，并在尿道区有疼痛，有尿急和严重的尿频，终末血尿常见，严重时有肉眼血尿和血块排出，后者症状与急性膀胱炎相似，但无高热，症状可持续数周或间歇性发作，使患者乏力、消瘦，出现腰腹部及膀胱会阴区不舒适或隐痛。

（二）肾盂肾炎

肾盂肾炎（pyelonephritis）是细菌引起的肾盂、肾间质和肾小管的化脓性炎症，是肾最常见的疾病之一，可发生于任何年龄，多见于女性，发病率为男性的 9 ~ 10 倍，可分为急性和慢性两类。急性病例临床主要表现为发热、寒战、腰痛、血尿、脓尿和尿频、尿急、尿痛等膀胱刺激症状。慢性病例除尿的改变外，还可出现高血压和肾功能不全。

尿路感染主要由大肠埃希菌等革兰氏阴性杆菌引起，其他细菌和真菌也可致病。大部分尿路感染的病原体为肠道菌属，属内源性感染。

上行性感染是引起肾盂肾炎最常见的感染途径。尿道炎和膀胱炎等下尿路感染时，细菌可沿输尿管或输尿管周围淋巴管上行至肾盂、肾盏和肾间质。病变可为单侧性，也可为双侧性。肾盂肾炎的易感因素包括尿道黏膜损伤、完全或不完全尿路梗阻、膀胱输尿管反流和肾内反流。慢性消耗性疾病、长期使用激素和免疫抑制剂等因素使机体抵抗力下降，有利于肾盂肾炎的发生。

急性肾盂肾炎病变呈灶状分布，肾小球通常较少受累，一般不出现高血压、氮质血症和肾功能障碍。大多数患者经抗生素治疗后症状于数天内消失，但尿中细菌可持续存在，病情常复发。伴有尿路梗阻、糖尿病或免疫功能障碍的患者病情常较严重，可发生败血症。

慢性肾盂肾炎常缓慢起病，也可表现为急性肾盂肾炎的反复发作，伴有腰背部疼痛、发热、频发的脓尿和菌尿。肾小管尿浓缩功能的下降和丧失可导致多尿和夜尿。钠、钾和碳酸氢盐丢失可引起低钠、低钾及代谢性酸中毒。肾组织纤维化和小血管硬化导致局部缺血，肾素分泌增加，引起高血压。晚期肾组织破坏严重，出现氮质血症和尿毒症。病变严重者可因尿毒症或高血压引起的心力衰竭危及生命。

四、尿路梗阻

（一）尿路结石

尿路结石是泌尿系统的常见病。根据结石所在部位的不同，分为肾结石、输尿管结石、膀胱结石、尿道结石，其中肾结石、输尿管结石被称为上尿路结石；膀胱结石、尿道结石称为下尿路结石。尿路结石的成因相当复杂，由多种因素促成。部分患者有明确的原因，如甲状旁腺功能亢进、痛风、长期卧床、尿路异物、梗阻和感染等。本病的形成与环境因素、全身性病变及泌尿系统疾病有密切关系，其典型临床表现可见腰腹绞痛、血尿，或伴有尿频、尿急、尿痛等泌尿系统梗阻和感染的症状。

泌尿系统结石的大小差别很大，大者可如鸡蛋黄，直径可达 5 ~ 6 cm，小者可如细砂。结石在原发部位静止时，患者常没有任何不适感，或仅觉轻度腰腹部坠胀感，往往不能引起人们的重视，常在健康查体或检查其他疾病时才发现。结石活动或下移时可引起患者腰腹部绞痛，难以忍受，往往需注射强效止痛药才能奏效，常伴恶心呕吐、尿发红等症状。若结石长期嵌顿，尿液排泄不能畅通，日久可致不可逆性肾功能损害，后果严重。

（二）前列腺疾病

前列腺疾病是成年男性的常见疾病，通常指前列腺炎、前列腺增生及前列腺癌等。前列腺疾病可表现为尿频、尿急、尿痛、血尿、排尿困难、尿失禁、尿线分叉、尿后淋沥、夜尿次数增多、尿后或便后滴白，并可并发性功能障碍，包括性欲减退、早泄、射精痛、勃起减弱及阳痿，甚至继发上尿路损害以及全身症状等。

五、泌尿系统常见畸形

泌尿系统的畸形较为多见，3% ~ 4% 的人有肾或输尿管的先天性畸形。

Note

(一) 肾缺如

因中肾管未长出输尿管芽或输尿管芽早期退化，不能诱导生后肾原基发生后肾的现象称为肾缺如，可单侧，也可双侧。单侧肾缺如多见，男性多于女性。由于仅有的肾可代偿，患者可无临床症状。

(二) 多囊肾

多囊肾是一种相对常见的遗传性畸形，临床上常伴有肝、胰腺和肺的囊泡化。由于集合小管与远端小管未接通，使肾小管内尿液积聚，肾出现许多大小不等的囊肿（常见于皮质），致使正常肾组织受压而萎缩，造成肾功能障碍（图 22-17）。

(三) 异位肾

胚胎时期肾在上升过程中受阻，出生后肾未达到正常位置者，均称为异位肾，一侧者多见，常位于髂窝或小骨盆内。因输尿管短而变形，常易引起肾盂积水、感染或结石。

(四) 马蹄肾

马蹄肾是由于两肾的下端异常融合而形成一个马蹄形的大肾，其成因为肾上升时被肠系膜下动脉根部所阻。发生率约为 1/600，男性与女性的发病比例为 2∶1（图 22-17）。

(五) 双输尿管

双输尿管是由于输尿管芽过早分支所致。按其分支的程度不同，可诱导出各种畸形，如分支不完全形成肾输尿管分支，若分支完全则成为双输尿管。

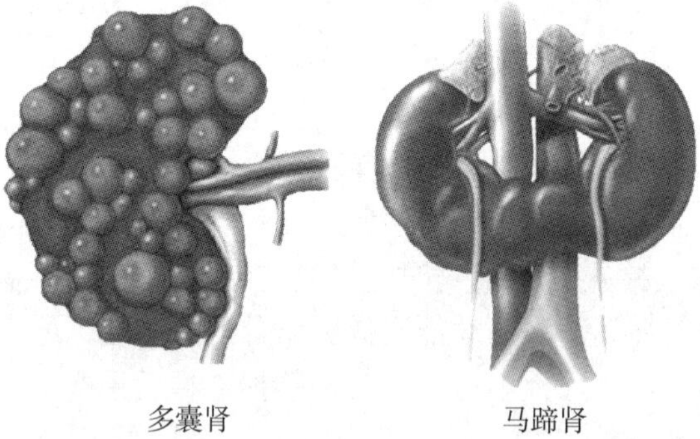

图 22-17 泌尿系统先天性畸形（多囊肾、马蹄肾）

(六) 输尿管开口异位

男性输尿管异位的开口通常在膀胱颈部或尿道前列腺部。女性输尿管异位的开口通常在膀胱颈部或阴道前庭。临床上患者通常以尿失禁为主诉，尿液会持续自男性或女性的尿道或阴道滴出。

(七) 脐尿瘘

膀胱顶端与脐之间的脐尿管未闭锁，出生后尿液可从脐部漏出，称为脐尿瘘。若仅部分脐尿管残留并扩张，则形成脐尿管囊肿（图 22-18）。

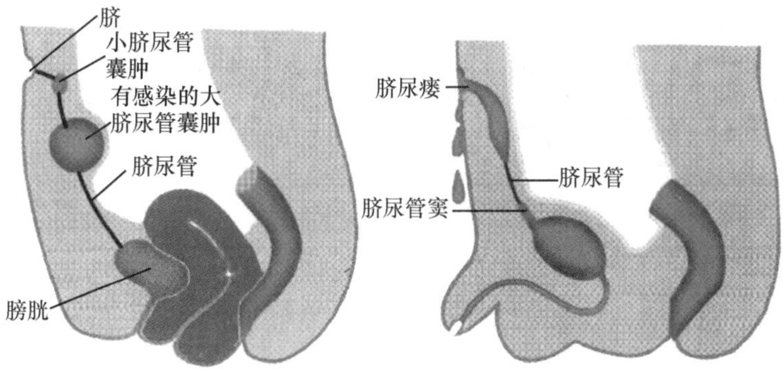

图 22-18　泌尿系统先天性畸形（脐尿管囊肿、脐尿瘘）

（八）膀胱外翻

胚胎期尿生殖窦与表面外胚层之间没有间充质长入，下腹正中部与膀胱前壁的结缔组织及肌组织缺如，致使下腹壁正中部和膀胱前壁变薄而破裂，膀胱黏膜外露，称为膀胱外翻。该畸形发生率为 1/（40000 ～ 50000），多见于男性。

思 考 题

1．正常成年人一次迅速大量饮用清水或生理盐水 1000 ml 或快速静脉输入生理盐水 1000 ml 后，尿量各将如何变化？为什么？

2．在急性大失血时尿的生成有何变化？其机制如何？

3．肾的泌尿功能在维持内环境稳定中如何发挥作用？

4．患者，男，70 岁，因眼睑水肿伴无尿入院。入院前因上呼吸道感染多次使用庆大霉素和复方磺胺甲噁唑后出现眼睑水肿和双下肢凹性水肿，尿量进行性减少。化验：尿蛋白（++），尿比重 1.015，尿钠 64 mmol/L，血肌酐 809 μmmol/L，尿素氮 16.2 mmol/L。

问题：

（1）患者治疗后出现少尿、无尿和水肿等的原因是什么？

（2）患者少尿、无尿的机制是什么？

5．患者，男，8 岁，因眼睑水肿 5 天、少尿 3 天、血尿 1 天入院。发病前 1 个多月曾有感冒史，尿常规蛋白定性试验尿蛋白超过 150 mg/d，肾穿刺活检提示急性肾小球肾炎。

问题：

（1）患者急性肾小球肾炎是否与感冒有关？

（2）简述肾小球结构特点，并指出急性肾小球肾炎导致少尿、蛋白尿和血尿的机制。

（3）急性肾小球肾炎患者若不及时治疗，为什么容易出现高压？

（韦　力）

第二十三章

神经系统

第二十三章数字资源

学习目标

1. 知识：指出神经系统的组成及分布；描述神经元活动 - 突触兴奋传递的基本过程；举例说明感觉形成的特异投射系统和非特异传导系统的功能特点；辨别脑和脊髓调控人体运动的输出及姿势反射活动；比较自主神经系统交感神经和副交感神经调控内脏功能活动的特征；了解脑高级中枢整合功能——学习记忆及睡眠 - 觉醒。
2. 能力：从正常的结构和功能 - 异常疾病发生的衔接环节上构建对神经系统的整体认识。初步分析神经系统的反射活动调节躯体运动和内脏活动的功能意义。
3. 素养：利用案例导入、临床应用等方式启发学生对脑科学研究的兴趣，在探究神经系统对生长发育的功能作用的常识认识中意识到脑科学知识对人体功能健康的重要性。
4. 掌握：神经系统的区分，突触兴奋传递的基本过程，特异投射系统功能意义，牵张反射类型和功能意义，交感神经和副交感神经调控内脏功能活动的特征。

神经系统（nervous system）是结构和功能最复杂的人体系统。通过基本的反射和整合，神经系统协调、控制人体内各系统器官完成统一的生理功能，使人体成为一个有机的整体，维持内环境的稳定，适应外环境的变化，并且能认识及改造外界环境。

第一节　神经系统结构与组成

神经系统分为中枢神经系统（central nervous system）和周围神经系统（peripheral nervous system），在结构和功能上二者是一个整体（图 23-1），既能通过调控各个器官系统的功能，维持机体稳态平衡，也具有如学习、记忆、脑电活动及情绪反应等高级整合功能。中枢神经系统包括脑和脊髓，分别位于颅腔和椎管内；周围神经系统是指遍布全身各处与脑相连的脑神经和与脊髓相连的脊神经。根据在各器官和系统中分布的不同，又将周围神经分为躯体神经和内脏神经。躯体神经分布于体表、骨、关节和骨骼肌；内脏神经分布在内脏、心血管、平滑肌和腺体，两者均含有感觉传入神经和运动传出神经。内脏运动神经支配心肌、平滑肌和腺体，其活动不受人的主观意志控制，故也称自主神经或植物神经，又可分为交感神经和副交感神经。

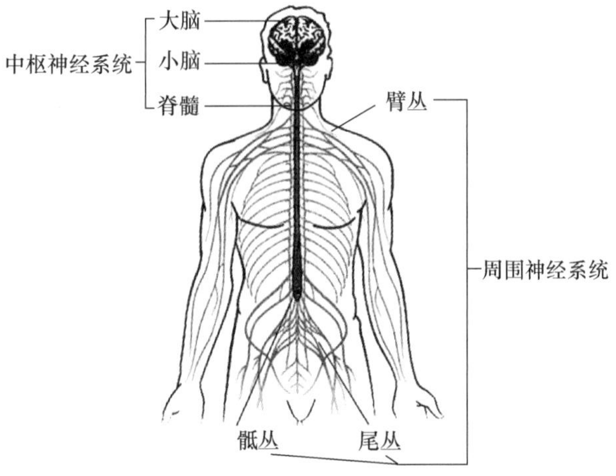

图 23-1　神经系统的组成

一、中枢神经系统

（一）脊髓

脊髓（spinal cord）是中枢神经系统的低级部分，脊髓的活动是在高位中枢脑的控制下进行的。

1. 位置和外形　脊髓位于椎管内，其上端在枕骨大孔处与延髓相连，下端变细呈圆锥状，称脊髓圆锥，约平对第 1 腰椎下缘，由此向下续为一条结缔组织细丝，即终丝，止于尾骨的背面。脊髓呈前、后稍扁的圆柱形，全长粗细不等，有两个梭形膨大，上方的称颈膨大，下方的称腰骶膨大。两个膨大的形成与四肢的出现有关。脊髓表面有 6 条平行的纵沟。前正中裂较深，位于前面正中线，后正中沟较浅，位于后面正中线上。脊髓的前外侧面和后外侧面各有 1 对前外侧沟和后外侧沟，分别附着有脊神经前根和后根的根丝（图 23-2）。

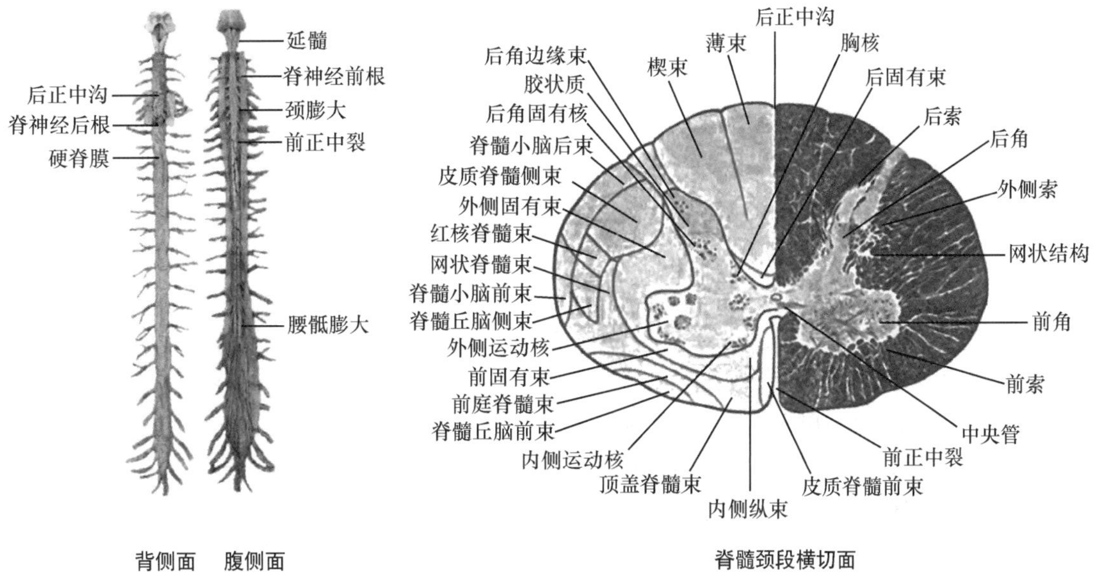

图 23-2　脊髓的外形和内部结构

脊髓外观上没有明显的节段标志，每 1 对脊神经前、后根的根丝附着处即是一个脊髓节段。由于有 31 对脊神经，故脊髓可分为 31 个节段：颈髓 8 个节段、胸髓 12 个节段、腰髓 5 个节段、骶髓 5 个节段和尾髓 1 个节段。胚胎早期，脊髓几乎与椎管等长，随着胚胎发育，脊柱的生长速度快于脊髓，致使脊髓的长度短于椎管，因此脊髓节段的位置高于相应的椎骨，在第 1 腰椎以下已无脊髓。了解脊髓节段与椎骨的对应高度，对判断脊髓损伤的平面及手术麻醉定位具有重要的临床意义。

微整合

临床应用

腰椎穿刺术的应用

从人体胚胎发育的第 4 个月起，椎骨的生长速度开始大于脊髓的生长速度，因此成人的椎骨和脊髓呈现出不平行对等的位置关系。一般成人的第 1 腰椎以下的椎管内无脊髓，仅有腰髓、骶髓和尾髓的神经根形成的马尾和软脊膜形成的终丝。所以，临床上常选择成人第 3、4 或第 4、5 腰椎棘突间隙进行穿刺，因为此操作不容易损伤到脊髓和脊神经根，又可以较为顺利地抽取脑脊液，用于脑脊液成分的检测。

腰椎穿刺术还可应用于颅内压的测定、椎管造影、腰麻或药物注射等。通过腰椎穿刺术进行腰麻时，因脊椎管内的脑脊液与脑室是相通的，因此穿刺手法要精准，注射的麻醉药名要准确，麻醉药的剂量要精确。若麻醉药使用出错或剂量过大，都有可能导致患者的心搏、呼吸骤停，危及生命。因此，无论是学习还是工作上，一定要具备科学的学习态度和严谨的工作作风，敬畏生命存在的可贵性，同时坚持维护自身的职业道德和规范。

2．脊髓的内部结构 脊髓由灰质和白质组成。在脊髓横截面的中央可见一细小的中央管，灰质围绕在中央管周围，呈 H 形，白质位于灰质的外围（图 23-2）。

（1）灰质：脊髓灰质是神经元胞体及突起、神经胶质细胞集中之处，血管丰富色深。灰质纵贯脊柱全长，在横切面上，每侧灰质的前部扩大为前角，后部狭细为后角，前、后角之间的区域为中间带，中央管前、后的灰质分别称为灰质前连合和灰质后连合，连接两侧的灰质。

（2）白质：脊髓白质是神经纤维汇聚处，因髓鞘富含脂质而色白亮。借脊髓表面的纵沟，白质分成前索、外侧索和后索共 3 个索。索内的神经纤维根据走行和功能组成不同，可分为上行纤维、下行纤维和脊髓固有束纤维 3 类。

1）上行纤维（传导）束：又称感觉传导束，主要是将后根传入的各种感觉信息向上传递到脑的不同部位。薄束和楔束是脊神经后根内侧部的粗有髓纤维在同侧脊髓后索的直接延续。薄束起自同侧第 5 胸节及以下的脊神经节细胞，楔束起自同侧第 4 胸节及以上的脊神经节细胞。薄、楔束传导同侧躯干及上下肢的肌、肌腱、关节的本体感觉（位置觉、运动觉和振动觉）和皮肤精细触觉（如通过触摸辨别物体纹理粗细和两点距离）的信息。当脊髓后索病变时，本体感觉和精细触觉的信息不能向上传至大脑皮质。患者闭目时，不能确定关节和肢体的位置和方向，运动时出现感觉性共济失调。此外，患者的精细触觉也丧失。脊髓小脑束包括脊髓小脑前束、脊髓小脑后束、脊髓小脑外侧束和楔小脑束。脊髓小脑束负责脊髓和小脑间的信息传递。脊髓小脑束主要起自脊髓腰骶膨大的外侧索，到达小脑皮质。脊髓小脑束将上肢和躯干部的本体感觉、触觉、压觉信息由脊髓传递至小脑。脊髓丘脑束主要起自脊髓灰质外侧索，纤维经白质前连合上升至对侧外侧索和前索上行，止于背侧丘脑。脊髓丘脑侧束位于外侧索的前部、脊髓小脑前束的内侧，并与其邻近的纤维束有重叠，主要传递痛觉、温觉信息。脊髓丘脑前束位于前索、前根纤维的内侧和前庭脊髓束的背侧，主要传递粗触觉和压觉信息。

2）下行纤维（传导）束：又称运动传导束，起自脑的不同部位，直接或间接止于脊髓前角或侧角。管理骨骼肌的下行纤维束分为锥体系和锥体外系，前者包括皮质脊髓束和皮质核束，后者包括红核脊髓束、前庭脊髓束等。其中皮质脊髓束起于大脑皮质中央前回和其他一些皮质区域，下行至延髓锥体交叉处。大部分（75% ~ 90%）纤维交叉至对侧，称为皮质脊髓侧束；未交叉的纤维在同侧下行，称为皮质脊髓前束；另有少量未交叉的纤维在同侧下行加入至皮质脊髓侧束，称皮质脊髓前外侧束；皮质脊髓束传递的是大脑皮质发出的随意运动信息，当脊髓一侧的皮质脊髓束（上运动神经元）损伤后，出现同侧损伤平面以下的肢体骨骼肌痉挛性瘫痪（表现为随意运动障碍、肌张力增高、腱反射亢进等，也称痉挛性瘫痪或硬瘫），而躯干肌不瘫痪。红核脊髓束起自中脑红核，纤维交叉至对侧，在脊髓外侧索内下行，止于脊髓后角前部和中间部。此束有兴奋屈肌运动神经元、抑制伸肌运动神经元的作用，与皮质脊髓束一起对肢体远端肌肉运动发挥重要影响。前庭脊髓束起于前庭神经核，在同侧前索外侧部下行，止于脊髓后角。主要兴奋伸肌运动神经元，抑制屈肌运动神经元，在调节身体平衡中起作用。

3）脊髓固有束纤维：局限于脊髓内，其上行或下行纤维的起、止神经元均位于脊髓灰质。脊髓内的大多数神经元属于脊髓固有神经元。脊髓固有束纤维行于脊髓节段内、节段间甚至脊髓全长，主要集中于脊髓灰质周围，有的也分散至白质各索内。脊髓固有束完成脊髓节段内和节段间的整合和调节功能。

（二）脑

脑位于颅腔内，成人平均重量约 1400 g，分为端脑、间脑、小脑、中脑、脑桥和延髓 6 部分。其中，中脑、脑桥和延髓合称为脑干。

1. 脑干　脑干（brain stem）向上由中脑延续至间脑，向下经延髓与脊髓相续，延髓和中脑间由脑桥相连（图 23-3）。脑干是许多重要的神经中枢，如心血管运动中枢、呼吸中枢、吞咽中枢以及视觉、听觉和平衡觉等反射中枢。

（1）延髓：形似倒置的圆锥体，上端借横行的延髓脑桥沟与脑桥为界。在延髓腹侧面，前正中裂两侧各有一对纵行隆起，即锥体，其内有皮质脊髓束通过。在锥体的下端，大部分皮质脊髓束纤维左右交叉，形成锥体交叉。在延髓的上部，锥体背外侧的卵圆形隆起为橄榄，内含下橄榄核。在延髓背侧面后正中沟两侧的隆起，即薄束核和楔束核。

（2）脑桥：脑桥腹侧面宽阔膨隆，称脑桥基底部，其正中线上的纵行浅沟称基底沟，容

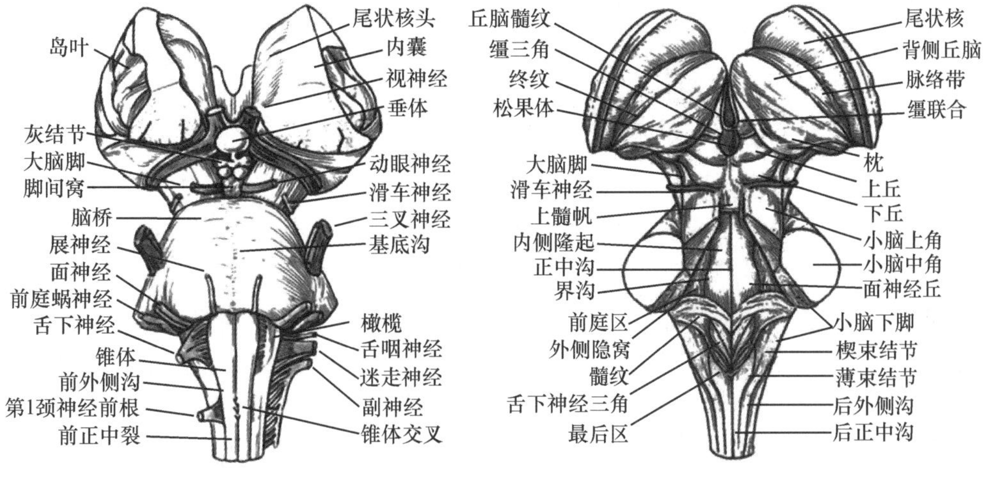

图 23-3　脑干的外形和结构

纳基底动脉。基底部向后外逐渐变窄，移行为小脑中脚，又称脑桥臂，两者的分界处为三叉神经根。脑桥基底部的上缘与中脑的大脑脚相接，下缘的延髓脑桥沟内有 3 对脑神经根与脑干相连，自中线向外侧依次为展神经、面神经和前庭蜗神经。背侧面形成菱形窝的上半部。

(3) 中脑：背侧面有上、下两对圆形的隆起，上面一对为上丘，下面一对为下丘，分别是视觉和听觉反射中枢，合称四叠体。在上丘上方是间脑的视束。在上、下丘的外侧，各自向外上方伸出一条长的隆起，称上丘臂和下丘臂，分别连于间脑的外侧膝状体和内侧膝状体。在下丘的下方有滑车神经出脑，它是唯一自脑干背侧面出脑的脑神经。

2．小脑 小脑（cerebellum）位于颅后窝，居脑桥和延髓的背侧。小脑的上面平坦，下面中间部凹陷卷曲，称小脑蚓，两侧部膨大，称小脑半球（图 23-4）。小脑是重要的运动调节中枢，其功能主要是维持身体平衡、调节肌张力、协调随意运动和管理编程运动。

结构上，小脑借表面 2 条深沟，分为 3 叶。小脑上面前 1/3 与后 2/3 交界处的深沟称为原裂，原裂以前的小脑半球和小脑蚓为前叶，原裂以后和小脑下面的大部分为后叶。在小脑下面，后外侧裂是小脑后叶与绒球小结叶的分界。前叶和后叶构成了小脑的主体，称为小脑体。功能上，根据纤维联系又将小脑划分为 3 个主要的功能区：绒球小结叶主要与前庭神经核和前庭神经相联系，称为前庭小脑，在进化上该部出现最早，故又称为古小脑；小脑蚓部内侧区和半球中间区共同组成旧小脑，主要接受来自脊髓的信息，传出纤维经顶核、中间核中继后传出，又称脊髓小脑；小脑外侧区接受大脑皮质经脑桥核中继后传入的信息，传出纤维经齿状核中继后传出，该部进化上出现最晚，与大脑皮质的发展有关，为新小脑，又称大脑小脑。

组成上，小脑包括皮质、髓质和小脑核。小脑皮质为位于小脑表面的灰质。小脑髓质即小脑的白质，白质中心有 4 对小脑核，也称为小脑中央核，由内侧向外侧依次为顶核、球状核、栓状核和齿状核。

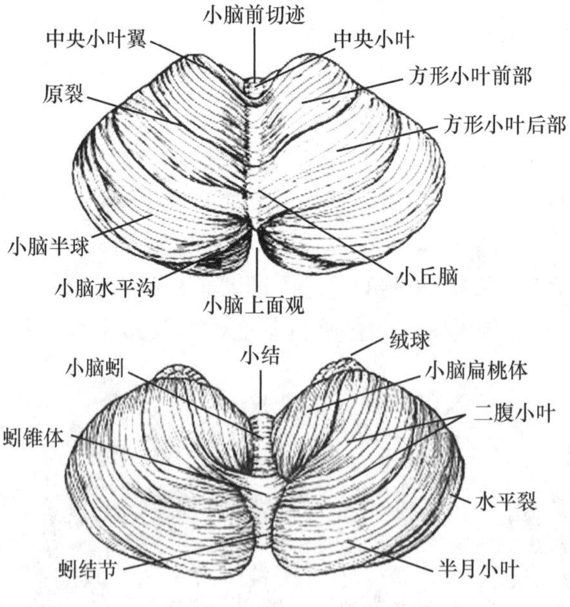

图 23-4 小脑的外形结构

3．间脑 间脑（diencephalon）位于中脑和端脑之间，可分为背侧丘脑、后丘脑、上丘脑、底丘脑和下丘脑 5 个部分，间脑中间的矢状狭窄间隙为第三脑室。间脑体积不到中枢神经系统的 2%，但结构和功能却相当复杂，是仅次于端脑的中枢高级部位。

4．端脑 端脑（telencephalon）位于神经轴前端，由左、右大脑半球借胼胝体连接而成。左、右大脑半球间的沟裂称大脑纵裂，纵裂的底部连接左、右大脑半球的神经纤维为胼胝体。

大脑横裂分隔大脑与小脑（图 23-5）。

从结构上，大脑半球形成起伏不平的外观，凹陷处为大脑沟，沟之间形成长短大小不一的隆起，为大脑回。大脑半球借表面上的外侧沟、中央沟和顶枕沟分为额叶、顶叶、枕叶、颞叶和岛叶 5 个叶。

从组成上，大脑半球包括大脑皮质、髓质、基底核和侧脑室。大脑半球表面的灰质层称大脑皮质（cerebral cortex），深部的白质又称髓质，蕴藏在白质内的灰质团块为基底核，大脑半球内的腔隙为侧脑室。

大脑皮质是脑最重要的部分，是高级神经活动的物质基础。机体各种功能活动的最高中枢在大脑皮质上具有定位关系，形成许多重要中枢，但这些中枢只是执行某种功能的核心部分。有一些具有特定功能的中枢脑区，它们不局限于某种感觉或运动功能，而是对各种信息进行加工和整合，完成高级的神经精神活动，称为联络区，联络区在高等动物显著增加。

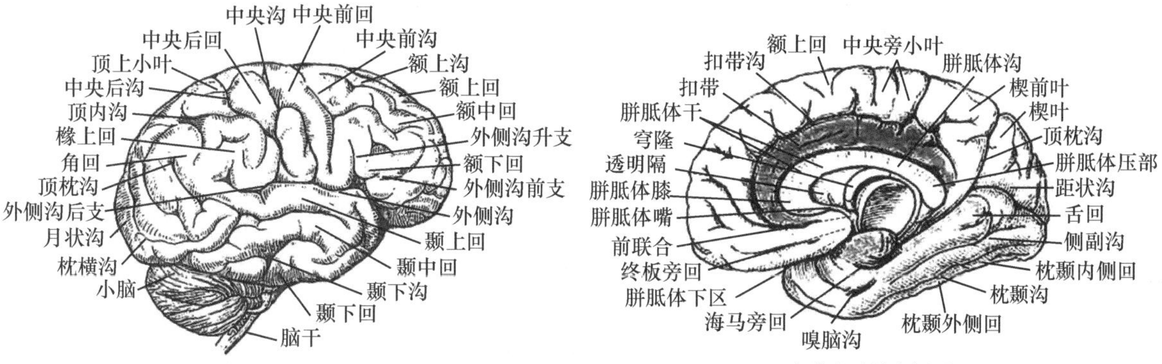

图 23-5　大脑半球的外形和分叶

二、周围神经系统

（一）脊神经

脊神经（spinal nerve）为连接于脊髓的周围神经部分，共 31 对，根据脊神经与脊髓的连接关系，可将其分为 5 部分，分别为 8 对颈神经、12 对胸神经、5 对腰神经、5 对骶神经、1 对尾神经。

每对脊神经都由前根和后根组成，连于一个脊髓节段。脊髓前根主要由脊髓前角的运动神经元的轴突组成，脊神经后根在椎间孔处有椭圆形的膨大，称脊神经节，其内含有的假单极感觉神经元的中枢突进入脊髓形成后根，周围突与前根共同组成脊神经（图 23-6）。脊髓前根为运动性神经纤维，后根为感觉性神经纤维。前根和后根在椎间孔处合为一条脊神经，由此成为既含感觉纤维又含运动纤维的混合神经。

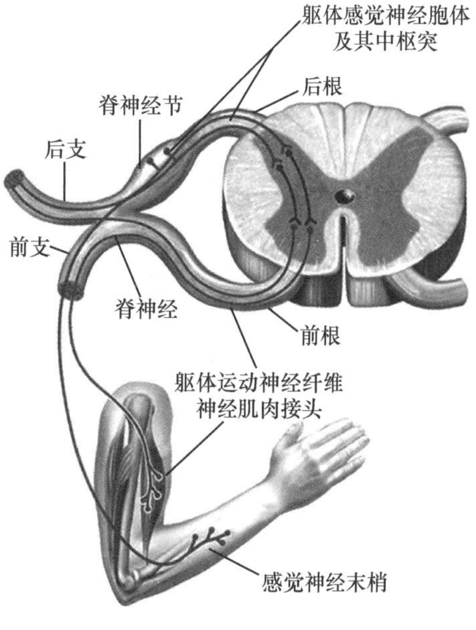

图 23-6　脊神经的组成及其分支

已知脊神经又分为躯体神经纤维和内脏神经纤维，两者都含有运动纤维和感觉纤维，因此，脊神经实际含有4种纤维成分：①躯体感觉神经纤维，负责将皮肤浅感觉（痛、温觉和触觉）以及肌、肌腱和关节的深感觉（运动觉和位置觉）信号传入中枢；②躯体运动神经纤维，由位于脊髓灰质前角的运动神经元的轴突所构成，分布于躯干和肢体的骨骼肌，支配其随意运动；③内脏感觉神经纤维，来自脊神经节的假单极神经元，其中枢突组成后根进入脊髓，周围突则分布于内脏、心血管和腺体的感受器，将这些结构的感觉冲动传入中枢；④内脏运动神经纤维，分布于内脏、心血管和腺体的效应器，支配心肌和平滑肌的运动，控制腺体的分泌活动。

（二）脑神经

脑神经（cranial nerve）是与脑相连的周围神经，它们将脑与外周组织器官中的感受器和效应器联系起来。脑神经共12对，包括Ⅰ嗅神经、Ⅱ视神经、Ⅲ动眼神经、Ⅳ滑车神经、Ⅴ三叉神经、Ⅵ展神经、Ⅶ面神经、Ⅷ前庭蜗神经、Ⅸ舌咽神经、Ⅹ迷走神经（vagus nerve）、Ⅺ副神经和Ⅻ舌下神经（图23-7）。脑神经不像每对脊神经都是混合性的，而是有些脑神经仅含感觉纤维，称感觉性神经（如第Ⅰ、Ⅱ和Ⅷ对脑神经）；有些仅含运动纤维，称运动性神经（如第Ⅲ、Ⅳ、Ⅵ、Ⅺ对脑神经）；其余的既含感觉纤维，又含运动纤维，则称为混合性神经（第Ⅴ、Ⅶ、Ⅸ、Ⅹ对脑神经）。

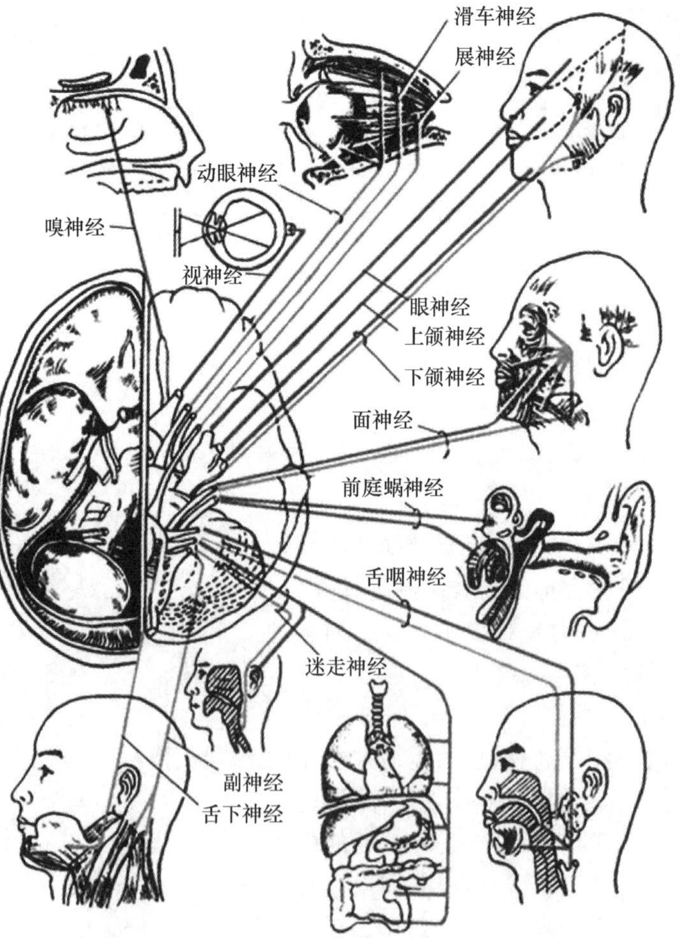

图23-7 脑神经分布图

知识拓展

面神经损伤

面神经属于混合性的脑神经。面神经在走行途中发出的分支主要集中在面神经管内和腮腺实质内，分别称为面神经管内分支和颅外分支。面神经管内分支包括鼓索（含有味觉纤维和支配舌下腺、下颌下腺的运动纤维）、岩大神经（支配泪腺分泌）和镫骨肌神经（支配与听觉产生相关的镫骨肌运动）。颅外分支发出5组分支，即颞支、颧支、颊支、颈支及下颌缘支等，经腮腺的上缘、前缘和下端呈辐射状走行支配面部表情肌。

在颅外，分支损伤时主要累及躯体运动纤维，表现出患者患侧面肌瘫痪、患侧额纹消失、口角偏斜向健侧及角膜反射消失等。若损伤在面神经管内，除上述表现外，还可表现出泪腺和唾液腺分泌障碍、听觉过敏等现象。

（三）内脏神经

内脏神经（visceral nerve）是神经系统的重要组成部分。其周围部主要分布于内脏、心血管和腺体，中枢部接受来自周围部的感觉传入纤维。内脏神经系统包括内脏感觉神经和内脏运动神经两部分。内脏感觉信息传入脊髓和脑内的各级中枢，经整合后，通过内脏运动神经调节这些器官的活动，以维持机体的正常生理功能和内、外环境的动态平衡。内脏运动神经主要对内脏、心血管和腺体的活动进行调节。根据形态、功能和药理学的特点，内脏运动神经分为交感神经和副交感神经两部分（表23-1）。

表 23-1　自主神经系统交感神经和副交感神经的结构特征

	交感神经	副交感神经
起源	脊髓 T1 ～ L3 的灰质侧角	脊髓 S2 ～ S4 灰质侧角及脑干第Ⅲ、Ⅻ、Ⅸ、Ⅹ对脑神经的副交感核
分布	广泛，几乎所有内脏器官	局限，除皮肤和肌肉的血管、一般汗腺、竖毛肌、肾上腺髓质和肾
神经节的位置	椎旁节和椎前节	效应器
节前纤维	短	长
节后纤维	长	短
辐散程度	节前：节后 =1：（11 ～ 17）	节前：节后 =1：（1 ～ 2）

1．交感神经　交感神经（sympathetic nerve）的低级中枢位于脊髓 T1 ～ L2 或 L3 节段灰质的中间外侧核，此处神经元发出交感神经节前纤维。交感神经的周围部包括交感干、交感神经节，以及由节发出的分支和交感神经丛等。交感干有2条，分列在脊柱两旁，呈链状，故也称交感链。按交感神经节所在的位置不同，可分为椎旁神经节和椎前神经节（图23-8）。

2．副交感神经　副交感神经（parasympathetic nerve）的低级中枢位于脑干的一般内脏运动核和脊髓 S2 ～ S4 节段灰质的骶部副交感核。由这些核的神经元发出的纤维即节前纤维。周围部的副交感神经节包括位于头部的睫状神经节、翼腭神经节、下颌下神经节和耳神经节。在迷走神经内走行的以及由骶副交感核发出的节前纤维，则止于所支配器官壁内或附近的极小的终末神经节，即壁旁或壁内神经节，这些神经节只能在显微镜下才能看到，且弥散分布于神经丛内或器官壁内，发出的节后纤维很短，例如位于气管、消化道壁内的神经节（图 23-8）。

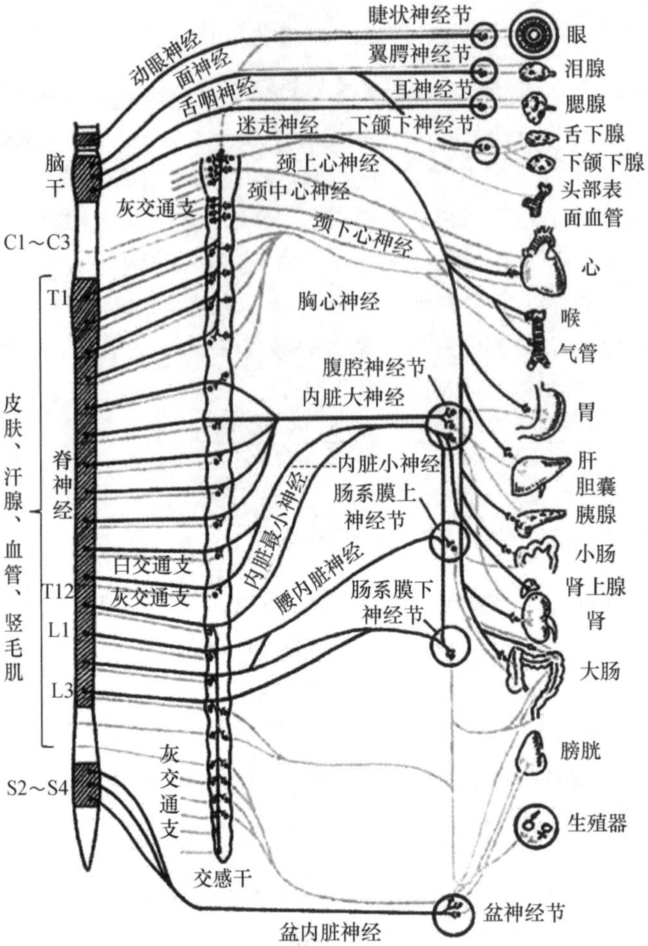

图 23-8 内脏神经概况

三、神经系统的基本组成结构和功能单位

神经系统中主要包含两类细胞，即神经细胞和神经胶质细胞（neuroglia）。神经细胞又称神经元（neuron），结构上由胞体和突起构成，突起又分为树突和轴突两类（图 23-9）。

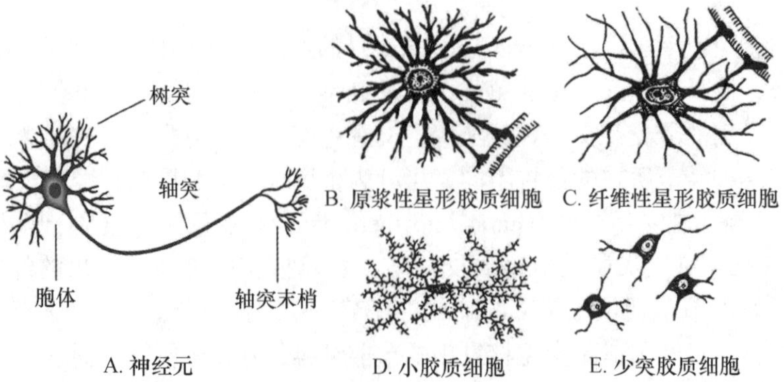

图 23-9 神经元和神经胶质细胞的一般结构模式图

神经元的胞体和树突主要接受信息的传入，轴突主要传出信息。胞体发出轴突的部位称为轴丘。轴突的起始部分称为始段；轴突的末端有许多分支，每个分支末梢的膨大部分称为突触小体，它与另一个神经元相接触形成突触。神经元通过突触联系形成复杂的神经网络，完成神经系统的各种功能性活动，因而是构成神经系统的结构和功能的基本单位。

知识拓展

神经元之间连接结构的发现

在19世纪细胞学说诞生后，Golgi运用其发明的高尔基染色法继续追踪神经组织细胞形态结构的研究。Golgi根据自身对神经组织细胞的染色结果提出了“神经网状理论”，神经元之间犹如循环系统中的动脉和静脉的连接，认为细胞学说不适用于神经元的结构。Cajal利用改进的高尔基染色法提出了“神经元学说”，认为神经元之间是通过特化的结构相互接触的，而没有原生质的联系，即支持细胞学说适用于神经系统组织细胞结构。直到20世纪40年代电子显微镜发明后，科学家们陆续观测到神经元化学性突触（神经元之间不直接联通的特化结构）和电突触（原生质的贯通）的存在。虽然两派的观点争论已持续了半个多世纪，但两位科学家提出的观点都真实地存在。

神经元学说的诞生呈现出一个道理：科学思维是无限的，但科学真理的证实有它的局限性，随着科学技术的进步，推动着科学向前发展，可以奠定更多科学真理的存在。

神经胶质细胞简称胶质细胞，其广泛分布，数量为神经元的10～50倍，可达10^{12}个以上。在中枢神经系统的胶质细胞主要包括星形胶质细胞、少突胶质细胞和小胶质细胞三类；周围神经系统中的胶质细胞主要是施万细胞和卫星细胞，前者是形成髓鞘的主要组分，后者位于神经节内。与神经元相比，胶质细胞终生具有分裂增殖能力，在形态和功能上也有很大差异。胶质细胞也有突起，但无树突和轴突之分；细胞之间不形成化学性突触，但普遍存在缝隙连接；存在静息电位，不能产生动作电位。对胶质细胞的功能了解较少，目前发现胶质细胞在神经系统中可形成支持神经元胞体和纤维的支架；引导发育中的神经元迁移；参与神经损伤修复和再生；参与中枢免疫应答；形成神经纤维髓鞘和参与构成血脑屏障；参与神经元物质代谢和提供营养等，具有支持、保护和营养神经元的功能。

知识拓展

髓鞘功能与神经脱髓鞘症

髓鞘是指由神经胶质细胞膜包裹在神经元轴突周围形成有规则的、高度特化的膜性结构。少突胶质细胞主要形成中枢神经系统神经元的髓鞘细胞，施万细胞主要形成周围神经系统的髓鞘细胞。髓鞘基本功能为一方面保护神经元起绝缘作用，另一方辅助神经元传导神经冲动。

脱髓鞘性疾病是指神经系统白质脱髓鞘、相对于轴突和神经元保持完好的一类临床疾病的统称。以中枢神经系统脱髓鞘具有代表性的疾病为多发性硬化（multiple sclerosis，MS），常累及视神经、脊髓、脑干及脑室周围白质区域，导致视力障碍和眼球运动障碍、感觉障碍和瘫痪、癫痫发作和认知障碍等多种临床症状。周围神经系统有代表意义的脱髓鞘性疾病是吉兰-巴雷综合征（Guillain-Barre syndrome，GBS），常累及面神经、脊神经脱髓鞘，严重时可导致呼吸肌麻痹，引起呼吸障碍。

第二节 神经系统反射活动调节规律

神经系统是实现人体功能协调的主要调节系统，通过基本的反射活动，实现对人体躯体运动、感觉功能和内脏活动的整合，调整睡眠与觉醒状态，使机体成为一个有序的整体，适应各种内、外环境的变化。此外神经系统还执行语言、学习和记忆等高级功能，使人体可以更为主动地认识、适应甚至改造环境。

一、神经系统功能活动的一般规律

（一）突触传递

突触传递是神经系统中信息交流的主要方式。人类中枢神经系统中若按每个神经元轴突末梢平均形成2000个突触小体计算，则中枢内约含2×10^{12}个突触。突触（synapse）根据其传递形式可分为化学性突触和电突触，也可根据神经元互相接触的部位，将突触分为轴突-树突式突触、轴突-胞体式突触、轴突-轴突式突触等。

1．突触的微细结构 经典突触由突触前膜、突触后膜和突触间隙三部分组成。化学性突触的突触前膜和突触后膜较一般神经元膜稍有增厚，突触间隙为20～40 nm。在突触前膜内侧的轴浆内，含有较多的线粒体和大量的囊泡，后者称为突触囊泡或突触小泡，其直径为20～80 nm，内含高浓度的神经递质。不同的突触内所含突触囊泡的大小和形态不完全相同。

2．突触传递的过程 当突触前神经元有冲动传到末梢时，突触前膜发生去极化，前膜上电压门控钙通道开放，细胞外Ca^{2+}进入轴突末梢，导致末梢内Ca^{2+}浓度升高，触发突触囊泡的出胞，囊泡内的递质释放到突触间隙，经扩散到达突触后膜，作用于后膜上的特异性受体或化学门控通道，引起后膜对某些离子通透性的改变，突触后膜即发生一定程度的去极化或超极化，从而形成兴奋性或抑制性的突触后电位。由于一个突触后神经元常与多个突触前神经末梢构成突触，而产生的突触后电位既有兴奋性突触后电位（excitatory postsynaptic potential，EPSP），也有抑制性突触后电位（inhibitory postsynaptic potential，IPSP），因此，突触后神经元胞体就好比是一个整合器，突触后膜上电位改变的总趋势取决于同时产生的EPSP和IPSP的代数和。当总趋势为超极化时，突触后神经元表现为抑制；而当突触后膜去极化并达到阈电位水平时，即可爆发动作电位（图23-10）。

3．突触后电位 根据突触后电位去极化和超极化的方向，可将突触后电位分为兴奋性突触后电位和抑制性突触后电位（图23-11）。

（1）兴奋性突触后电位：突触后膜在某种神经递质作用下产生的局部去极化电位变化称为兴奋性突触后电位。这是一种快EPSP，它和骨骼肌终板电位一样，具有局部兴奋的性质。EPSP的形成机制是兴奋性递质作用于突触后膜的相应受体，使递质门控通道（化学门控通道）开放，后膜对Na^+和K^+的通透性增大，并且由于Na^+的内流大于K^+的外流，故发生净内向电流，导致细胞膜的局部去极化。

（2）抑制性突触后电位：突触后膜在某种神经递质作用下产生的局部超极化电位变化称为抑制性突触后电位。这是一种快IPSP。其产生机制是抑制性中间神经元释放的抑制性递质作用于突触后膜，使后膜上的递质门控氯通道开放，引起外向电流，结果使突触后膜发生超极化。此外，IPSP的形成还可能与突触后膜钾通道的开放或钠通道和钙通道的关闭有关。

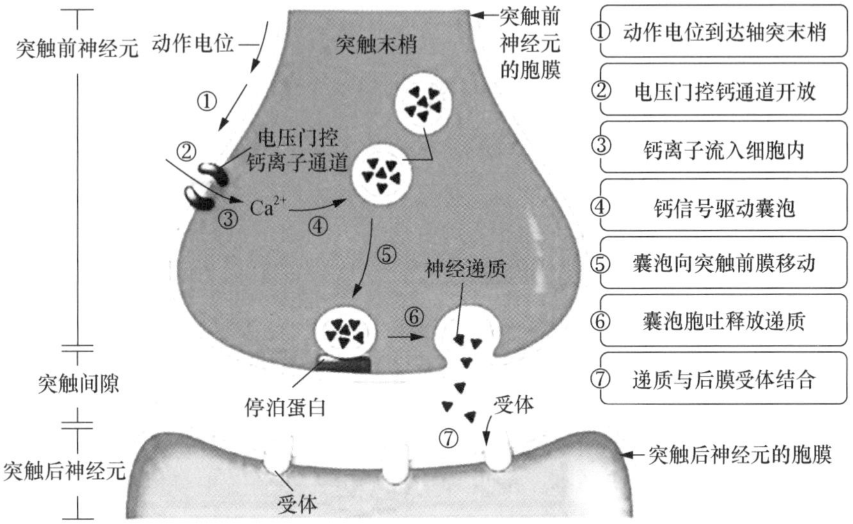

图 23-10 经典的突触结构和突触传递过程

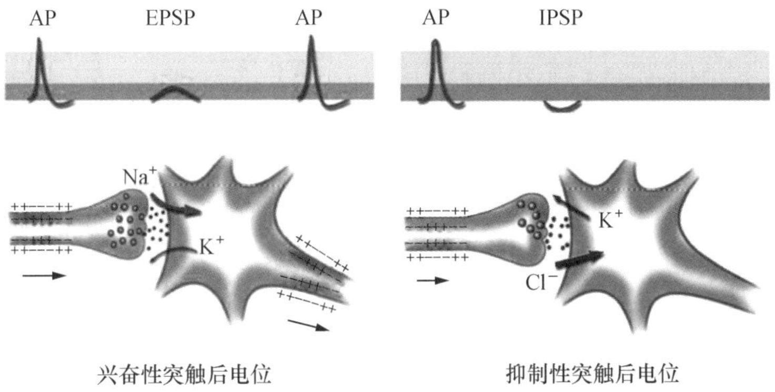

图 23-11 兴奋性和抑制性突触后电位产生示意图

（二）反射活动的基本规律

反射是神经活动的基本方式，反射弧包括感受器、传入神经、中枢、传出神经和效应器五个基本环节。中枢是反射弧中最为复杂的部位。

1. 中枢神经元的联系方式 中枢神经元的数量十分巨大，神经元之间存在多种多样的联系方式，归纳起来主要有以下几种。

(1) 单线式联系：指一个突触前神经元仅与一个突触后神经元发生突触联系。例如，视网膜中央凹处的一个视锥细胞通常只与一个双极细胞形成突触联系，而该双极细胞也只与一个神经节细胞形成突触联系，这种联系方式可使视锥系统具有较高的分辨能力。真正的单线式联系很少见。

(2) 辐散式和聚合式联系：指一个神经元可通过其轴突末梢分支与多个神经元形成突触联系，从而使与之相连的许多神经元同时兴奋或抑制。这种联系方式在传入通路中较多见。聚合式联系是指一个神经元可接受来自许多神经元的轴突末梢而建立突触联系，因而有可能使来源于不同神经元的兴奋和抑制在同一神经元上发生整合，导致后者兴奋或抑制。这种联系方式在传出通路中较为多见。例如脊髓前角运动神经元接受不同轴突来源的突触联系，主要表现为聚合式联系。

(3) 链锁式和环式联系：在中间神经元之间，由于辐散与聚合式联系同时存在而形成链锁式联系或环式联系。神经冲动通过链锁式联系，在空间上可扩大其作用范围；兴奋冲动通过环式联系，可因负反馈而使活动及时终止，或因正反馈而使兴奋增强和延续。

2．中枢兴奋传播的特征 兴奋在反射弧中传播时，往往需要通过多次突触传递。当兴奋通过化学性突触传递时，由于突触结构和化学递质参与等因素的影响，在中枢部分其兴奋传递明显不同于神经纤维，主要表现为以下几方面的特征。

（1）单向传播：兴奋经化学性突触传递，只能从突触前神经元传向突触后神经元，受体位于突触后膜。突触前膜上也存在突触前受体，但其作用主要为调节递质的释放。单向传播限定了兴奋传导路线的单向性和特异性。而电突触传递则由于其结构无极性，兴奋可双向传播。

（2）中枢延搁：兴奋在中枢传递往往时间较长，这一现象称为中枢延搁，因为化学性突触传递需经历从递质释放、递质在突触间隙内扩散并与后膜受体结合、后膜离子通道开放等多个环节。兴奋通过一个化学性突触通常需要 0.3 ~ 0.5 ms，比在同样距离的神经纤维上传导要慢得多。兴奋传递跨越的突触数目越多，所需的时间越长。但兴奋通过电突触传递时则无时间延搁，因而在多个神经元的同步活动中起重要作用。

（3）兴奋的总和：在反射活动中，单根神经纤维传入冲动由于具有局部兴奋的性质，不足以引发动作电位，一般不能引起传出效应；但如果多个传入纤维引起的多个 EPSP 和 IPSP 在同一神经元上发生空间性总和与时间性总和，当总和达到阈电位时即可爆发动作电位。

（4）兴奋节律的改变：在中枢，一个神经元常同时接受多个突触传递，最后传出冲动的频率取决于各种影响因素的综合效应，往往不同于突触前神经元在兴奋传递过程中的放电频率。

（5）后发放：在中枢神经元的环式联系中，即使最初的刺激已经停止，传出通路上冲动发放仍能继续一段时间，这种现象称为后发放或后放电。后发放现象也可见于各种神经反馈活动中。例如，牵张反射中肌梭的反馈调节用以纠正和维持原先的反射活动。

（6）对内环境变化敏感和易疲劳：由于突触间隙与细胞外液相通，因而内环境理化因素（缺氧、CO_2 过多、麻醉剂以及某些药物等）的变化均可影响化学性突触传递。另外，不同于神经纤维的传递兴奋，过度兴奋突触前神经元，突触后神经元的放电频率将逐渐降低，说明突触传递相对容易发生疲劳，这可能是由神经递质的耗竭引起的。

3．中枢抑制和中枢易化 反射活动中，中枢既有抑制又有兴奋。抑制和兴奋在时间和空间上的多重复杂组合是中枢神经系统具有各种调节功能的重要基础。

（1）突触后抑制：由中间神经元释放抑制性递质，使突触后神经元产生 IPSP 而引起。突触后抑制有以下两种形式。

1）传入侧支性抑制：传入纤维进入中枢后，兴奋一个中枢神经元，同时通过侧支兴奋一个抑制性中间神经元，进而再抑制另一个中枢神经元，这种抑制称为传入侧支性抑制。这种抑制形式能使不同中枢之间的活动协调起来。例如，由高位中枢下传的神经冲动到达脊髓的伸肌运动神经元会直接兴奋四肢的伸肌收缩，同时发出侧支兴奋一个抑制性中间神经元，转而抑制屈肌运动神经元，导致伸肌收缩而屈肌舒张。

2）回返性抑制：中枢神经元的兴奋冲动沿轴突外传同时又经轴突侧支兴奋一个抑制性中间神经元，后者通过释放抑制性递质，反过来抑制原先发生兴奋的神经元及同一中枢的其他神经元，这种抑制称为回返性抑制。其意义在于及时终止运动神经元的活动，或使同一中枢内的多个神经元同步化活动。例如，脊髓前角运动神经元兴奋其支配的骨骼肌运动的同时，其轴突发出侧支兴奋一个抑制性中间神经元，后者兴奋时释放甘氨酸，回返性抑制原先发动运动的神经元和其他同类神经元。

（2）突触前抑制：突触前抑制基于轴突 - 轴突式的突触传递。轴突末梢 A 与神经元 C 构成轴突 - 胞体式突触；轴突末梢 B 与末梢 A 构成轴突 - 轴突式突触，但与神经元 C 不直接形成突触。若末梢 B 先兴奋，使末梢 A 部分去极化，释放神经递质减少，则使神经元 C 产生的 EPSP 明显减小。这可能是由于末梢 B 释放 GABA 作用于上述末梢 A 上的 GABAA 受体，引起末梢 A 的 Cl^- 外流，使其去极化。突触前抑制在中枢内广泛存在，尤其多见于感觉传入通路中，对调节感觉传入活动具有重要意义。

(3) 突触后易化：在引发兴奋性突触后电位（EPSP）总和的过程中，使 EPSP 幅度逐渐增大接近于阈电位水平，若此时再给予一个刺激，很容易达到阈电位水平而产生动作电位，即为产生突触后易化的过程。

(4) 突触前易化：类似于突触前抑制的轴突 - 轴突式结构的突触传递。若末梢 B 先兴奋，使末梢 A 产生的动作电位的时程延长，而导致内流入末梢 A 的 Ca^{2+} 浓度增多，触发末梢 A 释放递质量增加，进而使运动神经元 C 产生 EPSP 的幅度增大，即发生了突触前易化的过程。

二、神经系统对感觉功能的调控规律

机体内、外各种刺激，首先由感受器感受，然后被转换成神经冲动，并通过特定的神经传入通路传向特定的中枢加以分析。因此，各种感觉都是由专门的感受器、特定的传入神经及中枢的特定部位共同活动而完成的。神经系统的感觉功能主要包括躯体感觉、内脏感觉以及视觉、听觉、平衡觉等特殊感觉。

（一）躯体和内脏感觉

躯体感觉分为浅感觉（皮肤和黏膜的痛觉、温觉和触压觉）和深感觉（肌肉、关节、肌腱和韧带深部组织内的本体感觉）。而内脏中有痛觉感受器，但无本体感受器，所含温度觉和触压觉感受器也很少。因此，内脏感觉主要是痛觉。

1．感觉传入通路 感觉传入通路一般由三级神经元接替。初级传入神经元的胞体位于后根神经节或脑神经节中，第二级神经元位于脊髓后角和脑干内，第三级神经元位于丘脑内。换元后的第二级神经元发出的纤维一般交叉至对侧经由丘脑接替，最终投射到大脑皮质。

深感觉和精细触压觉的传入纤维进入脊髓后沿后索上行，在延髓下部的薄束核和楔束核更换神经元（简称换元），发出纤维交叉至对侧组成内侧丘系，后者抵达丘脑特异感觉接替核，此处存在第三级神经元。这条通路称为后索 - 内侧丘系传入系统。浅感觉的传入纤维在脊髓后角换元，第二级神经元发出纤维经白质前连合交叉至对侧，在脊髓前外侧部上行，形成前外侧索传入系统，后终止于丘脑。其中，传导痛觉和温度觉的纤维走行于外侧而形成脊髓丘脑侧束；传导粗略触压觉的纤维大部分交叉至对侧，小部分不交叉，形成脊髓丘脑前束（图 23-12）。

内脏感觉的传入神经是自主神经，冲动传入中枢后，沿着躯体感觉的同一通路上行（即脊髓丘脑束），最终到达大脑皮质。

知识拓展

脊髓空洞症

由于传导痛觉、温度觉和粗略触压觉的纤维先交叉后上行，而本体感觉和精细触压觉的纤维则先上行后交叉，所以在脊髓半离断的情况下，离断水平以下的痛觉、温度觉和粗略触压觉的障碍发生在健侧（离断的对侧），而本体感觉和精细触压觉障碍则发生在病侧（离断的同侧）。在脊髓空洞症患者，因为痛觉、温度觉传入纤维进入脊髓后，仅在进入水平的 1 ～ 2 个节段内换元并经前连合交叉到对侧，而粗略触压觉传入纤维进入脊髓后则分成上行和下行纤维，可在多个节段内分别换元，再交叉到对侧。所以，较局限地破坏中央管前交叉的感觉传导通路，可出现痛觉、温度觉和粗略触压觉障碍的分离现象，即出现相应节段双侧皮节的痛觉和温度觉障碍，而粗略触压觉基本不受影响。

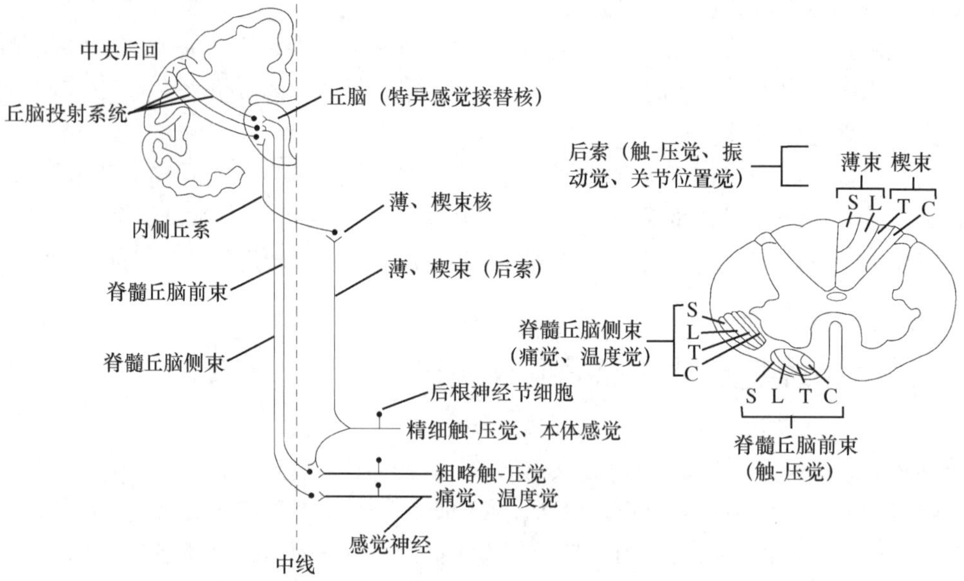

图 23-12 躯体感觉传导通路和脊髓横断面示意图

2．丘脑的核团及感觉投射系统 丘脑是感觉传入通路（嗅觉除外）的重要接替站，能对感觉传入进行初步的分析和综合。

（1）丘脑的核团：丘脑的核团或细胞群可分为以下三大类。①第一类细胞群称为特异感觉接替核，主要包括后腹核和内、外侧膝状体。它们接受第二级感觉投射纤维，换元后投射到大脑皮质感觉区。其中腹后核是躯体感觉的中继站，来自躯体不同部位的纤维在腹后核内换元，其空间分布呈现一定的规律，内侧膝状体和外侧膝状体分别是听觉和视觉传导通路的换元站，发出的纤维分别向听皮质和视皮质投射。②第二类细胞群称为联络核，主要包括丘脑前核、丘脑外侧核和丘脑枕核。它们接受来自特异感觉接替核和其他皮质下中枢的纤维，换元后投射到大脑皮质的特定区域，负责各种感觉在丘脑和大脑皮质间的联系协调。③第三类细胞群称为非特异投射核，主要是髓板内核群。这些细胞群通过多突触换元接替弥散地投射到整个大脑皮质，具有维持和改变大脑皮质兴奋状态的作用。

（2）丘脑的投射纤维：根据丘脑各部分向大脑皮质投射特征的不同，可把感觉投射系统分为两大投射系统。①特异投射系统（specific projection system）：由特异感觉接替核和联络核投向大脑皮质的特定区域，引起特定感觉。投射纤维主要终止于皮质的第四层，具有点对点的投射关系。②非特异投射系统（nonspecific projection system）：由丘脑非特异投射核投射至大脑皮质，其功能在于维持和改变大脑皮质兴奋状态，使机体保持觉醒。该系统经多次换元并弥散性投射到大脑皮质的广泛区域，因而与皮质不具有点对点的投射关系；另外，感觉信息进入丘脑前要通过脑干网状结构，而网状结构是一个反复换元的部位，没有专一的感觉传导功能，不能引起各种特定感觉。

3．大脑皮质的感觉代表区 从丘脑腹后核携带的躯体感觉信息经特异投射系统投射到大脑皮质的特定区域，该区域称为躯体感觉代表区，主要包括体表感觉代表区和本体感觉代表区。内脏感觉代表区与躯体感觉代表区部分重叠。

（1）体表感觉代表区：有第一和第二两个感觉区，其中第一感觉区是最主要的感觉代表区。第一感觉区位于中央后回（图 23-13）。其感觉投射规律为：①交叉性投射。即一侧躯体的传入冲动向对侧皮质投射，但头面部感觉的投射是双侧的；②投射区域大小与感觉分辨精细程度呈正相关，例如手部的拇指和示指的代表区面积明显大于躯干的代表区；③投射区域呈现空间定位分区，例如下肢的代表区在中央后回的顶部，膝以下的代表区在半球内侧面，上肢的代表区在中央后回的中间，而头面部则在中央后回的底部，躯干、四肢总体安排是倒置的，但在头面部的代表区内部，其安排却是正立的。第二感觉区位于大脑外侧沟，由中央后回到脑岛的区域，面积远小于第一感觉区，感觉定位呈正立像，但精确度差，可对感觉传入信息做初步分析。人脑第二感觉区切除并不产生显著的感觉障碍。

（2）本体感觉代表区：中央前回是运动区，也是本体感觉代表区。与小脑和基底神经节共同参与随意运动的形成。

（3）内脏感觉代表区：内脏感觉代表区散在分布于体表第一感觉区中。人脑的第二感觉区、运动辅助区、边缘系统的皮质也与内脏感觉有关。

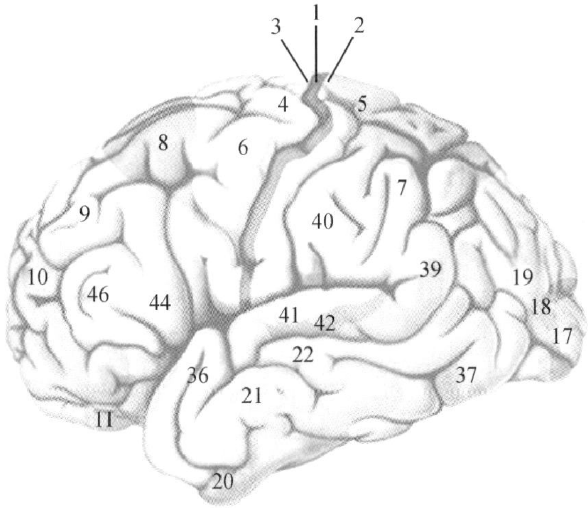

大脑皮质的第一体表感觉代表区（3-1-2区）
本体感觉代表区（4区）

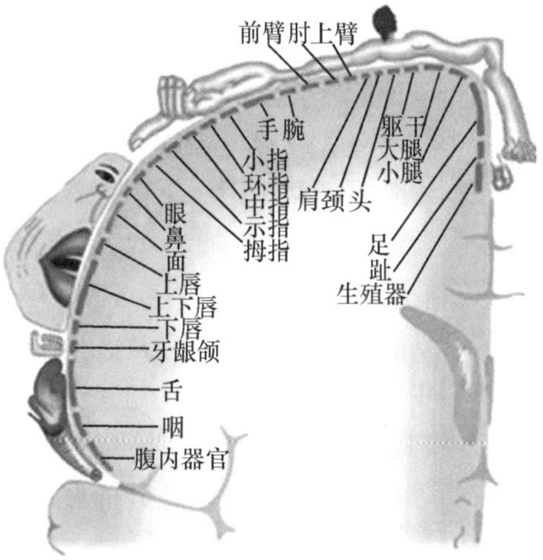

本体第一感觉的投射分野

图 23-13　大脑皮质感觉代表区及其投射特征

4. 痛觉　痛觉既是一种躯体感觉，也是内脏感觉的主要形式。内脏痛的特点是：①定位不准确，这是内脏痛最主要的特点；②发生缓慢，持续时间较长；③中空内脏器官（如胃、肠、胆囊和胆管等）壁上的感受器对扩张性和牵拉性刺激十分敏感，而对切割、烧灼等刺激不敏感；④常引起不愉快的情绪活动，有时伴随恶心、呕吐和心血管及呼吸活动改变。

内脏痛是临床常见症状。某些内脏疾患引起邻近体腔壁浆膜受刺激或骨骼肌痉挛而产生的疼痛，称为体腔壁痛。如胸膜或腹膜炎症时可发生体腔壁痛。某些内脏疾病往往引起远隔的体表部位发生疼痛或痛觉过敏，这种现象称为牵涉痛（referred pain）。例如心肌缺血时，常感到心前区、左肩和左上臂疼痛；胆囊炎、胆石症发作时，可感觉右肩区疼痛；阑尾炎时，发病开始时常觉上腹部或脐周疼痛；肾结石时可引起腹股沟区疼痛等。在临床上，牵涉痛常提示某些疾病的发生。

牵涉痛的发生可用会聚投射理论来解释。发生牵涉痛时，疼痛往往发生在与患病内脏具有相同胚胎节段和皮节来源的体表部位，这一原理称为皮节法则。例如，在胚胎发育过程中，心脏和上臂发源于同一节段水平。另外，体表和内脏的痛觉纤维可在感觉传入的第二级神经元发生会聚。会聚可能发生在同侧脊髓后角，体表痛觉纤维通常并不激活脊髓后角的第二级神经元，但当来自内脏的伤害性刺激冲动持续存在时，则可易化体表传入，激活脊髓后角第二级神经元。此时，中枢无法判断刺激究竟来自内脏还是来自体表，但由于中枢更习惯于识别体表刺激信息，因而容易将内脏痛误认为是体表痛。

Note

（二）中枢对特殊感觉的分析

1. 视觉 视神经入颅后，来自两眼鼻侧视网膜的视神经纤维交叉而形成视交叉，来自颞侧视网膜的纤维则不交叉。因此，左眼颞侧视网膜和右眼鼻侧视网膜的纤维汇集成左侧视束，投射到左侧外侧膝状体；而右眼颞侧视网膜和左眼鼻侧视网膜的纤维则汇集成右侧视束，投射到右侧外侧膝状体。左、右外侧膝状体再投射到同侧初级视皮质。视网膜神经节细胞轴突和外侧膝状体以及初级视皮质之间具有点对点的投射关系。初级视皮质位于枕叶皮质内侧面的距状沟的上、下缘。视皮质的感觉柱称为方位柱，每个方位柱都对某一特定方向的光带做出最佳反应。因此，如果将视皮质上相隔很小距离的所有方位柱集合起来，就能构成一个 360° 方向上都能感受的完整的感受野。

2. 听觉 听神经传入纤维在同侧脑干的蜗神经核换元后，大部分纤维交叉到对侧上橄榄核，再次换元后形成外侧丘系，小部分不交叉或于同侧上橄榄核换元或不换元，并沿同侧外侧丘系上行。外侧丘系的纤维直接或经下丘换元后抵达内侧膝状体，后者再发出听放射至初级听皮质。由于上橄榄核以上通路为双侧性的，故该水平以上一侧通路损伤，不会产生明显的听觉障碍。初级听皮质位于颞叶上部，在人脑位于颞横回和颞上回。听皮质的神经元能对听觉刺激的激发、持续时间、重复频率以及方位等诸参数作出反应。

3. 前庭觉 人体的平衡感觉主要与头部的空间方位有关，在很大程度上取决于前庭感受器的传入信息，因此又称前庭觉。此外，视觉传入、本体感受器传入冲动及触压觉感受器的传入也可在皮质水平进行综合，构建整个躯体的空间方位图像。

4. 嗅觉和味觉 嗅信号可通过前连合从一侧脑传向另一侧，但两侧嗅皮质并不对称。嗅皮质在高等动物仅存在于边缘叶前底部，并随进化而渐趋缩小。此外，通过与杏仁、海马的纤维联系可引起嗅觉记忆和情绪活动。

味信息的处理可能在孤束核、丘脑和味皮质等不同区域进行。味皮质位于中央后回底部，其中有些神经元仅对单一味质发生反应，有些还对别的味质或其他刺激发生反应，表现为一定程度的信息整合。

案例 23-1

患者，男性，32 岁。早晨起在自家楼道边擦拭玻璃窗，一不小心从 4 层窗台坠落，随后急诊入院。查体发现，患者双下肢无运动反应，触觉、痛觉均消失。入院治疗 20 天后，双下肢肌张力有所恢复，仍然不能下地行走，检查发现肌张力增强，膝反射亢进，巴宾斯基征阳性。诊断为脊椎骨折合并脊髓横断。

问题：

1. 何谓脊髓休克？
2. 看完以下的章节知识内容，请说出患者产生脊髓休克的原因。
3. 试解释入院治疗 20 天后，患者的肌张力为什么会恢复且出现膝反射亢进的现象。

三、神经系统对躯体运动的调控规律

运动是人和动物最基本的功能性活动之一。神经系统在各级中枢的调控下，实现了对肢体和躯干骨骼肌群的精细控制，使人体可以完成许多复杂和精巧的动作。一旦失去神经系统的支配，机体就会发生相应的运动障碍。

（一）脊髓对躯体运动的调节

脊髓是中枢神经系统的低位中枢，也是躯体运动最基本的反射中枢。

1．脊髓的运动神经元和运动单位　在脊髓灰质前角存在大量运动神经元，即α、β和γ运动神经元。其中α运动神经元既接受从脑干到大脑皮质各级高位中枢发出的下传信息，也接受来自躯干、四肢和头面部皮肤、肌肉和关节等处的外周传入信息，这些信息在此整合后，传出冲动，直达所支配的骨骼肌，因此它们是躯体运动反射的最后公路。

由一个α运动神经元及其所支配的全部肌纤维所组成的功能单位，称为运动单位。神经元支配的肌纤维越多，运动单位越大。例如，一个支配眼外肌的运动神经元只支配6～12根肌纤维，而一个支配三角肌的运动神经元可支配约2000根肌纤维。前者形成的运动单位小，有利于肌肉的精细运动，而后者形成的运动单位大，有利于产生巨大的肌张力。

2．脊髓休克　脊髓经常处于高位中枢控制下，当人和动物的脊髓在与高位中枢之间离断后，反射活动能力暂时丧失而进入无反应状态的现象称为脊髓休克（spinal shock）。这种脊髓与高位中枢离断的动物称为脊髓动物，简称脊动物。

脊髓休克主要表现为横断面以下的脊髓所支配的躯体与内脏反射均减退以至消失，如骨骼肌紧张降低，甚至消失，外周血管扩张，血压下降，发汗反射消失，粪、尿潴留。一段时间以后，一些以脊髓为基本中枢的反射可逐渐恢复。其恢复速度与动物的进化程度有关，因为不同动物的脊髓反射对高位中枢的依赖程度不同。例如，蛙在脊髓离断后数分钟内反射即可恢复；犬于数天后恢复；而人类因外伤等原因引起脊髓休克时，则需数周以至数月反射才能恢复。恢复过程中，较简单的和较原始的反射先恢复，如屈肌反射、腱反射等；较复杂的反射恢复则较慢，如对侧伸肌反射和搔爬反射等。血压也逐渐回升到一定水平并有一定的排便与排尿能力，但此时的反射往往不能很好地适应机体生理功能的需要，离断面水平以下的知觉和随意运动能力将永久丧失。

微整合

临床应用

巴宾斯基征检测

人类在皮质脊髓侧束损伤后将出现巴宾斯基征（Babinski sign）阳性，即以钝物划足跖外侧时出现趾背屈和其他四趾外展呈扇形散开的体征。平时脊髓受高位中枢的控制，这一原始反射被抑制而不表现出来，为巴宾斯基征阴性，表现为所有足趾均发生跖屈。婴儿因皮质脊髓束发育尚不完全，成人在深睡或麻醉状态下，都可出现巴宾斯基征阳性。临床上常用此征来检查皮质脊髓侧束的功能是否正常。

上述脊髓休克的表现并非由切断损伤的刺激本身引起，因为反射恢复后若再次切断脊髓，脊髓休克不会重现。脊髓休克的产生与恢复，说明脊髓能完成某些简单的反射，但这些反射平时在高位中枢控制下不易表现出来，脊髓休克恢复后伸肌反射往往减弱而屈肌反射往往增强，说明高位中枢平时具有易化伸肌反射和抑制屈肌反射的作用。

3．脊髓对姿势的调节　中枢神经系统可通过调节骨骼肌的紧张度或产生相应的运动，以保持或改正躯体在空间的姿势，这种反射称为姿势反射。对侧伸肌反射和牵张反射都是在脊髓水平能完成的姿势反射。

（1）对侧伸肌反射：脊动物在受到伤害性刺激时，受刺激的一侧肢体关节的屈肌收缩而伸肌弛缓，肢体屈曲，称为屈肌反射。该反射具有保护意义，但不属于姿势反射。若加大刺激强度，则可在同侧肢体发生屈曲的基础上出现对侧肢体伸展，称为对侧伸肌反射。对侧伸肌反射是一种姿势反射，在保持躯体平衡中具有重要意义。

（2）牵张反射：是指骨骼肌受外力牵拉时引起受牵拉的同一肌肉收缩的反射活动（图 23-14B）。牵张反射（stretch reflex）有腱反射和肌紧张两种类型。

1）腱反射：指快速牵拉肌腱时发生的牵张反射。例如，当叩击髌骨下方的股四头肌肌腱时，可引起股四头肌发生一次收缩，称为膝跳反射。跟腱反射和肘反射也属于腱反射。腱反射的传入纤维直径较粗，传导速度较快，反射的潜伏期很短，约为一次突触接替的时间，因此，腱反射是单突触反射。

2）肌紧张：指缓慢持续牵拉肌腱时发生的牵张反射，其表现为受牵拉的肌肉发生紧张性收缩，阻止被拉长。肌紧张是维持躯体姿势最基本的反射，是姿势反射的基础，其意义在于维持身体的姿势。例如，人体取直立姿势时，为了克服重力的作用，身体颈部、骶棘肌以及下肢伸肌肌群的肌紧张加强，从而保持直立的姿势。肌紧张为多突触反射。肌紧张持久而不易疲劳，主要因为同一肌肉的不同运动单位收缩是交替进行的。伸肌和屈肌都有牵张反射。在人类，伸肌是抗重力肌，所以脊髓的牵张反射主要表现在伸肌。临床上常通过检查腱反射来了解神经系统的功能状态。腱反射减弱或消退提示反射弧损害或中断；而腱反射亢进则提示高位中枢有病变，因为牵张反射受高位中枢的调节。

3）牵张反射的感受器：腱反射和肌紧张的感受器是肌梭（图 23-14A）。肌梭外有一结缔组织囊，囊内所含肌纤维称为梭内肌纤维，囊外肌纤维则称为梭外肌纤维。梭内肌纤维与梭外肌纤维呈并联关系。梭内肌纤维的收缩成分位于两端，而感受装置则位于中间，两者呈串联关系。肌梭的传入神经纤维有Ⅰa 和Ⅱ类纤维两类，两类纤维都终止于脊髓前角的 α 运动神经元。当肌肉受外力牵拉时，梭内肌被拉长，Ⅰa 类纤维传入冲动增加，引起相应 α 运动神经元兴奋，发出 α 传出纤维，支配梭外肌收缩。同时 γ 运动神经元发出传出纤维，使梭内肌纤维收缩，加强肌梭的敏感性。这一反射途径称为 γ 环路。

除肌梭外，还有一种称为腱器官的牵张感受装置，它分布于肌腱胶原纤维之间，与梭外肌纤维呈串联关系，其传入神经是Ⅰb 类纤维。肌梭是一种长度感受器，其传入冲动对同一肌肉

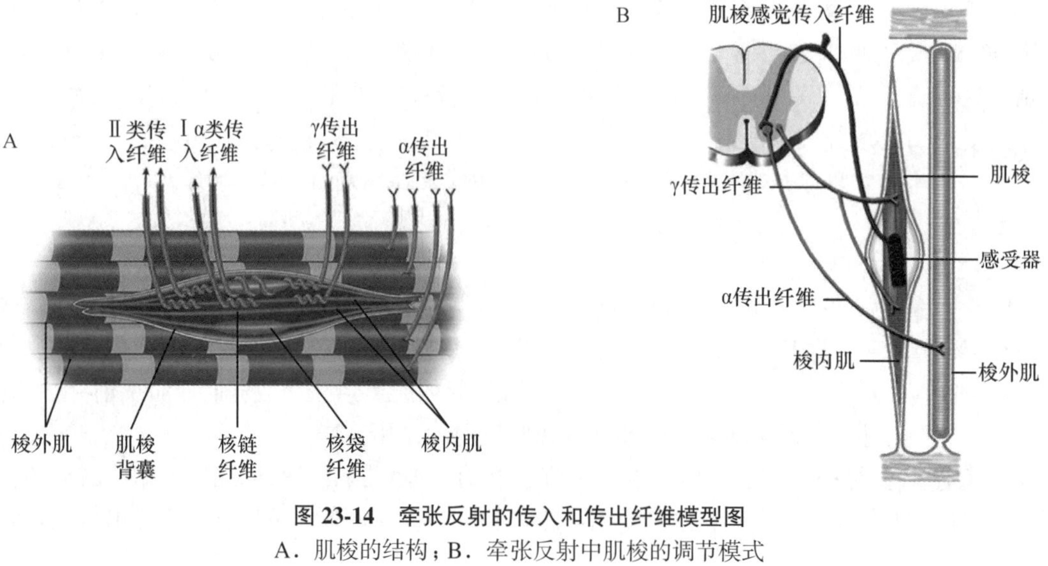

图 23-14 牵张反射的传入和传出纤维模型图

A．肌梭的结构；B．牵张反射中肌梭的调节模式

的运动神经元起兴奋作用；而腱器官则是一种张力感受器，其传入冲动对同一肌肉的运动神经元起抑制作用。当整块肌肉受牵拉时，肌梭首先兴奋而产生牵张反射；若加大拉力，则可兴奋腱器官而抑制牵张反射，从而避免肌肉被过度牵拉而受损。这种由腱器官兴奋引起的牵张反射抑制，称为反牵张反射。

（二）脑干对肌紧张的调节

脑干位于高级中枢和脊髓之间，在功能上也起“上下联通”的作用。动物实验证实，脑干网状结构内存在抑制或加强肌紧张及肌运动的区域，因此，脑干对脊髓运动神经元的调节是双向的。

1．脑干的抑制区和易化区 电刺激脑干网状结构不同区域，发现网状结构内存在抑制或加强肌紧张及肌运动的区域，前者称为抑制区，位于延髓网状结构的腹内侧部分；后者称为易化区，包括延髓网状结构的背外侧部分、脑桥被盖、中脑中央灰质及被盖。除脑干外，大脑皮质运动区、纹状体、小脑前叶蚓部等区域也有抑制肌紧张的作用；而前庭核、下丘脑和丘脑中线核群、小脑前叶两侧部和后叶中间部等部位则有易化肌紧张的作用。实验证实，与抑制区相比，易化区的活动较强，在肌紧张的平衡调节中略占优势。

2．去大脑僵直 脑干的抑制区和易化区对肌紧张的影响可以通过去大脑僵直现象来说明。在动物中脑上、下丘之间切断脑干后，动物出现抗重力肌（伸肌）的肌紧张亢进，表现为四肢伸直，坚硬如柱，头尾昂起，脊柱挺硬，这一现象称为去大脑僵直（decerebrate rigidity）。如果此时于某一肌肉内注入局麻药或切断相应的脊髓后根以消除肌梭传入冲动，该肌的僵直现象即消失。可见，去大脑僵直是一种增强的牵张反射。去大脑僵直是由于切断了大脑皮质和纹状体等部位与脑干网状结构的功能联系，造成易化区活动明显占优势的结果。

从牵张反射的原理分析，去大脑僵直的产生机制有两种：α 僵直和 γ 僵直。前者是由于高位中枢的下行性作用，直接或间接提高脊髓 α 运动神经元的活动而出现的僵直；而后者是高位中枢的下行性作用，首先提高 γ 运动神经元的活动，使肌梭的传入冲动增多，转而增强 α 运动神经元的活动而出现的僵直。经典的去大脑僵直属于 γ 僵直。

通过对肌紧张的调节，脑干可以整合并完成复杂的姿势反射，包括状态反射、翻正反射、直线和旋转加速度反射等。状态反射又包括迷路紧张反射和颈紧张反射。在正常情况下，由于受高级中枢的抑制，状态反射常不易表现出来。

（三）基底神经节对躯体运动的调节

基底神经节是皮质下一些核团的总称，包括新纹状体（尾核和壳核）、苍白球以及在功能上与基底神经节紧密联系的丘脑底核和中脑黑质。基底神经节与随意运动的产生和稳定、肌紧张的调节、本体感受传入冲动信息的处理可能都有关。此外，基底神经节中的某些核团还参与自主神经的调节、感觉传入、心理行为和学习记忆等功能活动。

基底神经节接受大脑皮质的兴奋性纤维投射，其传出纤维从新纹状体到苍白球内侧部，再经丘脑接替后又回到大脑皮质。从新纹状体到苍白球内侧部的投射途径有两条，即直接通路和间接通路。正常情况下，两通路相互拮抗，以直接通路的活动为主。因此，基底神经节环路损害时，主要表现为两大类症状：一类是具有运动过多而肌紧张不全的综合征，如舞蹈病与手足徐动症，另一类是具有运动过少而肌紧张过强的综合征，如帕金森病（震颤麻痹）。前者的病变主要在于双侧新纹状体受损，引起间接通路活动减弱而直接通路活动相对增强；而后者的病变主要在于黑质受损，引起直接通路活动减弱而间接通路活动增强，使大脑皮质对运动的发动受到抑制。

Note

（四）小脑对躯体运动调节功能

小脑皮质接受来自脊髓、脑干和大脑皮质的投射，其发出的传出纤维投向脑干和大脑皮质。根据小脑的纤维联系，可将小脑分为以下三个主要功能部分。

1．前庭小脑 前庭小脑主要由绒球小结叶构成，接受前庭器官和外侧膝状体的传入，传出纤维分别调节脊髓前角的运动神经元和控制眼外肌。因此，前庭小脑的主要功能是控制躯体平衡和眼球运动。在切除绒球小结叶的猴，或第四脑室附近患肿瘤压迫绒球小结叶的患者，都有步基宽（站立时两脚之间的距离增宽）、站立不稳、步态蹒跚和容易跌倒等症状，但其随意运动仍能协调进行。猫在切除绒球小结叶后可出现位置性眼震颤。

2．脊髓小脑 脊髓小脑由蚓部和半球中间部组成。脊髓小脑的主要功能是调节进行过程中的运动，协助大脑皮质对随意运动进行适时的控制。当运动皮质向脊髓发出运动指令时，脊髓小脑整合来自中枢和外周的信息，分别上传反馈信息至皮质和下传指令调节肌肉的活动。脊髓小脑受损后，由于不能有效整合信息来协调运动，患者不能完成精巧动作，肌肉在动作进行过程中抖动而把握不住方向，尤其在精细动作的终末出现震颤，称为意向性震颤；走路摇晃呈酩酊蹒跚状；不能进行拮抗肌快速轮替动作，但在静止时则无肌肉运动异常的表现。以上这些动作协调障碍统称为小脑性共济失调。此外，脊髓小脑还具有调节肌紧张的功能，也存在抑制区和易化区。脊髓小脑受损后可出现肌张力减退、四肢乏力。

3．皮质小脑 指半球外侧部，它不接受外周感觉的传入，而主要与大脑皮质感觉区、运动区和联络区构成回路。皮质小脑的主要功能是参与随意运动的设计和程序的编制。例如，在学习某种精巧运动（如打字、体操动作或乐器演奏）的开始阶段，动作往往不甚协调。待运动熟练后，皮质小脑内就储存了一整套程序。当大脑皮质发动精细运动时，首先通过大脑小脑回路从皮质小脑提取程序，并将它回输到运动皮质，再通过皮质脊髓束发动运动。这样，运动就变得非常协调、精巧和快速。

综上所述，在结构上，基底神经节主要与大脑皮质构成回路，而小脑除与大脑皮质形成回路外，还与脑干及脊髓有大量的纤维联系；在功能上，基底神经节可能主要参与运动的设计，而小脑除参与运动的设计外，还参与运动的执行。

（五）大脑皮质对躯体运动的调节

1．大脑皮质的运动区及运动传出通路 大脑皮质主要运动区包括中央前回和运动前区，是控制躯体运动最重要的区域。运动区有以下功能特征：①交叉性支配，即一侧皮质支配对侧躯体的肌肉。但在头面部，除下部面肌和舌肌主要受对侧支配外，其余部分均为双侧性支配。②具有精细的功能定位，即运动愈精细愈复杂的肌肉，其代表区面积愈大。③运动区定位安排倒置，即下肢的代表区在皮质顶部，膝关节以下肌肉的代表区在半球内侧面；上肢肌肉的代表区在中间部；而头面部肌肉的代表区在底部，但头面部代表区的内部安排是正立的。

由皮质发出，经内囊、脑干下行，到达脊髓前角运动神经元的传导束，称为皮质脊髓束；而由皮质发出，经内囊到达脑干内各脑神经运动神经元的传导束称为皮质脑干束。皮质脊髓束中约 80% 的纤维在延髓锥体跨过中线，在对侧脊髓外侧索下行而形成皮质脊髓侧束。侧束纵贯脊髓全长。其余约 20% 的纤维在延髓不跨越中线，在脊髓同侧前索下行而形成皮质脊髓前束。在人类，皮质脊髓前束主要是控制躯干和四肢近端肌肉，尤其是屈肌的活动，与姿势的维持和粗略运动有关；而皮质脊髓侧束则是控制四肢远端肌肉的活动，与精细的、技巧性的运动有关。

此外，部分纤维经脑干某些核团接替后形成顶盖脊髓束、网状脊髓束和前庭脊髓束，其功能与皮质脊髓前束相似，参与对近端肌肉粗略运动和姿势的调节；而红核脊髓束的功能可能与皮质脊髓侧束相似，参与对四肢远端肌肉精细运动的调节。

知识拓展

柔软性麻痹和痉挛性麻痹

临床上常出现表现为随意运动的丧失的两种类型：柔软性麻痹（naccidparalysis，简称软瘫）和痉挛性麻痹（spastic paralysis，简称硬瘫）。前者伴有牵张反射减退或消失，常见于脊髓和脑运动神经元损伤，如脊髓灰质炎，临床上称下运动神经元损伤；而后者则伴有牵张反射亢进，常见于脑内高位中枢损伤，如内囊出血引起的脑卒中，临床上称上运动神经元损伤。实际上中枢控制运动的系统至少有三个，即姿势调节系统、运动传出通路（皮质脊髓束和皮质脑干束）和小脑运动调节系统。组成这三个系统的神经元都属于上运动神经元。真正引起硬瘫的是姿势调节系统的损伤，因为肌紧张平时受该系统的抑制；小脑损伤引起的是运动协调功能障碍；而单纯的运动传出通路损伤出现的是不全性麻痹，表现为运动能力和肌张力减弱。

2．运动传出通路损伤 在灵长类动物实验中，高度选择性地破坏皮质脊髓侧束，动物立即出现并持久地丧失用两手指夹起细小物品的能力，但仍保留腕以上部位的运动能力，动物仍能大体上应用其手，并能站立和行走。这提示失去了神经系统对四肢远端肌肉精细的、技巧性的运动控制。另一方面，损伤皮质脊髓前束后，由于近端肌肉失去神经控制，躯体平衡的维持、行走和攀登均发生困难。这种因运动传导通路损伤而引起的运动能力减弱，称为不全性麻痹，受累肌肉的肌张力常下降。

四、神经系统对内脏活动的调控规律

（一）自主神经系统的主要功能

内脏运动神经又称为自主神经，分为交感神经和副交感神经两部分，其主要功能如表 23-2 所示。

表 23-2 自主神经系统交感神经和副交感神经的主要功能

	交感神经	副交感神经
心血管系统	心搏加快、增强；腹腔内脏、皮肤、外生殖器及分布于唾液腺的血管收缩；肌肉血管可以收缩（肾上腺素能），可以扩张（胆碱能）	心搏减慢，心房收缩减弱；部分血管如分布于外生殖器的血管及软脑膜的动脉血管舒张
呼吸系统	支气管平滑肌舒张	支气管平滑肌收缩，分泌黏液
泌尿系统	膀胱逼尿肌舒张	膀胱逼尿肌收缩
消化系统	抑制胃肠运动及胆囊活动；促进括约肌收缩及分泌黏稠唾液	促进胃肠运动及胆囊收缩；促进消化液（胃液、胰液）分泌；分泌稀薄唾液
生殖系统	有孕子宫收缩而无孕子宫舒张	
感官系统	虹膜辐射状肌收缩，瞳孔扩大	虹膜环形肌收缩，瞳孔缩小
皮肤	汗腺分泌汗液，竖毛肌收缩	
代谢	促进肾上腺髓质分泌和糖原分解	促进胰岛素分泌

Note

案例 23-2

患者，女性，56岁。主诉：近半年常感到心悸、胸闷，并伴有焦虑、紧张等情绪变化。偶有上腹部出现不适、胃胀，同时也感觉到四肢麻木、手脚心发热、夜间盗汗等症状。经入院查体及心电检测未见异常。初步诊断：更年期自主神经功能紊乱。

问题：

1. 自主神经系统由哪些组成？
2. 试问患者出现功能紊乱的自主神经系统有哪些正常功能活动特征？
3. 你有什么建议能改善更年期自主神经功能的紊乱？

（二）自主神经系统的功能特征

1. 紧张性支配 自主神经对效应器发放低频神经冲动，使之维持一定的功能状态，即紧张性作用。例如，切断心迷走神经，迷走紧张性减少，心率即加快；切断心交感神经，交感紧张性减少，心率则减慢。

2. 双重支配 许多组织器官都受交感和副交感神经的双重支配，两者的作用往往是相互拮抗的。例如，心交感神经能加强心脏的活动，而心迷走神经则起相反作用。这种正反调节使器官的活动能很快适应机体需要。

3. 受效应器所处功能状态的影响 自主神经的活动度与效应器当时的功能状态有关。例如，刺激交感神经可引起未孕动物的子宫运动抑制，而对有孕子宫却可加强其运动。这是因为未孕和有孕子宫上表达的受体不同。

4. 对整体生理功能调节的意义 在环境急骤变化的情况下，交感神经系统可以动员机体许多器官的潜在能力以适应环境的急剧变化。交感神经系统活动具有广泛性，但对于一定的刺激，不同部分的交感神经的反应方式和程度是不同的。例如，在应激情况下，机体出现心率加速、皮肤与腹腔内脏的血管收缩、血液储存库排出血液以增加循环血量、红细胞计数增加、支气管扩张、肝糖原分解加速以及血糖浓度升高、儿茶酚胺分泌增加等交感系统兴奋现象。

副交感神经系统的活动相对比较局限，其整个系统活动的意义主要在于保护机体、休整恢复、促进消化、积蓄能量以及加强排泄和生殖功能等方面。例如，在安静时，机体表现为心脏活动减弱、瞳孔缩小、消化功能增强等副交感神经活动加强的现象。

（三）中枢对自主神经系统的功能调节

1. 脊髓和低位脑干的内脏调节功能 脊髓是内脏功能调节的初级中枢，在脊髓水平完成的基本反射活动（如血管张力反射、排便反射、排尿反射等）平时是受高位中枢控制的。因此，在脊髓休克过后，患者会出现严重的直立性低血压以及二便失禁。由延髓发出的自主神经传出纤维广泛支配内脏活动，因此，许多基本生命反射调节（诸如呼吸、循环等）在延髓水平已初步完成。同时，脑干网状结构也存在许多下行纤维调节脊髓的自主神经功能。

2. 下丘脑的内脏调节功能 下丘脑大致可分为前区、内侧区、外侧区和后区四个区，被认为是较高级的内脏活动调节中枢，下丘脑能整合边缘前脑、丘脑和脑干网状结构的信息，同时与神经垂体和腺垂体建立联系，发动自主神经反应，产生更复杂的生理活动。

（1）体温调节：哺乳动物的视前区下丘脑前部存在着温度敏感神经元，它们既能感受所在部位的温度变化，也能对传入的温度信息进行整合。当此处温度超过或低于调定点（正常时约为36.8 ℃）水平，即可通过调节散热和产热活动，使体温保持稳定。

（2）水平衡调节：饮水是一种基于下丘脑的本能行为；下丘脑的视上核和室旁核可以感受血液中的渗透压变化，进而合成和释放血管升压素，减少肾的水排出。毁损下丘脑可导致动物烦渴与多尿，说明下丘脑能调节对水的摄入与排出，从而维持机体的水平衡。

（3）生物节律控制：机体内的许多活动能按一定的时间顺序发生周期性变化，这一现象称为生物节律。人体许多生理活动具有日周期节律。研究表明，下丘脑视交叉上核可能是控制日周期的关键部位。视交叉上核可通过视网膜 - 视交叉上核束，与视觉感受装置发生联系，因此外界的昼夜光照变化可影响其活动，从而使体内日周期节律和外环境的昼夜节律趋于同步。若是人为改变每日的光照和黑暗的时间，可使一些机体功能的日周期位相发生移动。控制生物节律的传出途径既有神经性的，也有体液性的。例如，松果体激素褪黑素可能对体内器官起着时钟的作用。

（4）其他功能：下丘脑能产生某些行为欲，如食欲、渴觉和性欲等，并能调节相应的摄食行为、饮水行为和性行为等本能行为；下丘脑还参与睡眠、情绪及情绪生理反应等。

3．大脑皮质的内脏调节功能　大脑皮质有古皮质、旧皮质和新皮质之分。大脑半球内侧面皮质与脑干连接部和胼胝体旁的环周结构，曾称为边缘叶，包括古皮质和旧皮质。除此之外的其他大脑皮质，称为新皮质。边缘系统对内脏活动的调节作用复杂而多变。电刺激新皮质除能引起动物躯体运动外，也能引起内脏活动的改变。

五、脑电活动与睡眠、觉醒

觉醒与睡眠是脑的重要功能活动之一。除了在行为上的区别外，两者的区别可根据同时记录脑电图等方法进行客观判定。

（一）脑电活动

脑电活动是一切大脑活动的本质和基础，其来源于神经元本身的膜电位变化、神经冲动的传导和突触传递过程中产生的突触后电位。按照频率不同，可分为α、β、δ、θ四种类型，通常频率越慢的波，波幅越大（图 23-15）。

1．脑电波及其形成机制　α波的频率为 8 ～ 13 Hz，幅度为 20 ～ 100 μV，是成年人安静时的主要脑电波，在枕叶皮质最为显著。α波在清醒、安静及闭眼时出现，睁开眼睛或接受其他刺激时，立即消失而呈现快波（β波），这一现象称为α波阻断。β波频率为 14 ～ 30 Hz，幅度为 5 ～ 20 μV，为新皮质紧张活动时的脑电波，在额叶和顶叶较显著。有时，β波可重合于α波之上。δ波频率为 0.5 ～ 4 Hz，幅度为 100 ～ 150 μV。δ波则常见于成年人睡眠时，以及极度疲劳时或麻醉状态下。θ波频率为 4 ～ 7 Hz，幅度为 5 ～ 20 μV，是成年人困倦时的主要脑电波。儿童的脑电波频率一般较低。在婴儿的枕叶常可见到 0.5 ～ 2 Hz 的慢波，其频率在整个儿童时期逐渐增高。青春期开始时才出现成人δ波形。

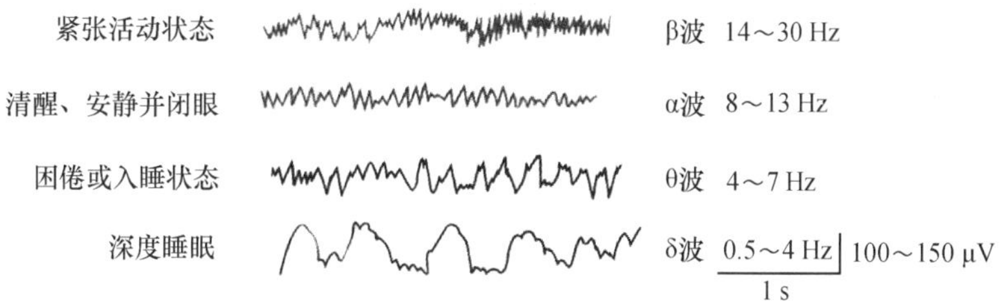

图 23-15　人类大脑正常脑电图波形

Note

2．皮质诱发电位 是指感觉传入系统或脑的某一部位受刺激时，在皮质某一局限区域引出的电位变化。因此，刺激感觉传导通路的任何一点均可引出。

各种诱发电位均有其一定的反应形式。以躯体感觉诱发电位为例，一般可区分出主反应、次反应和后发放三种成分。

主反应为一先正后负的电位变化，在大脑皮质的投射有特定的中心区。主反应出现在一定的潜伏期之后，即与刺激有锁时关系。次反应是跟随主反应之后的扩散性续发反应，可见于皮质的广泛区域，与刺激亦无锁时关系。后发放则为主、次反应之后的一系列正相周期性电位波动。诱发电位也可在颅外头皮上记录到，临床上测定诱发电位对中枢损伤部位的诊断也具有一定价值。

微整合

临床应用

脑电波形成的发现和临床检测意义

皮质锥体细胞排列整齐且顶树突相互平行并垂直于皮质表面，在同步电活动时易总和形成强大电场，因此大量神经元同步发生的突触后电位经总和后形成了脑电波。但大量皮质神经元的同步电活动依赖于皮质与丘脑之间的交互作用，一定同步节律的非特异投射系统的活动可促进皮质电活动的同步化。1943—1946年，我国院士张香桐教授首次证明大脑皮质与丘脑之间存在着循回线路，成为国际生理学界认定的经典性工作。此外，张香桐教授开始从电生理学的角度去探索脑的奥秘，发现视网膜被光线照射，不仅提高了视觉中枢的兴奋性，同时也提高整个中枢神经系统的兴奋性，因此国际生理学界有人称此现象为“张氏效应”，用来纪念张香桐的发现。

临床上，癫痫患者或皮质有占位病变（如肿瘤等）的患者，其脑电波常发生改变。例如，癫痫患者可出现异常的高频高幅脑电波或在高频高幅波后跟随一个慢波的综合波形。因此，利用脑电波改变的特点，并结合临床资料，可用来诊断癫痫或探索脑肿瘤所在的部位。

（二）睡眠与觉醒

觉醒与睡眠是人体所处的两种不同状态，两者昼夜交替。觉醒状态可使机体迅速适应环境变化，因而能进行各种体力和脑力劳动；而睡眠则使机体的体力和精力得到恢复。一般情况下，成年人每天需要睡眠 7 ~ 9 h，儿童需要更多睡眠时间，新生儿需要 18 ~ 20 h，而老年人所需睡眠时间则较少。

1．睡眠的时相和生理意义 根据睡眠过程中脑电图、眼电图和肌电图的变化，睡眠可分为慢波睡眠和异相睡眠两个时相，后者又称为快波睡眠或快速眼动睡眠。睡眠过程中两个时相互相交替。成人进入睡眠后，首先是慢波睡眠，持续 80 ~ 120 min 后转入异相睡眠，维持 20 ~ 30 min 后，又转入慢波睡眠；整个睡眠过程中有 4 ~ 5 次交替，越近睡眠的后期，异相睡眠持续时间越长。两种睡眠时相状态均可直接转为觉醒状态，但在觉醒状态下，一般只能进入慢波睡眠，而不能直接进入异相睡眠。

（1）慢波睡眠：慢波睡眠时大脑皮质神经元活动呈现同步化慢波，故又称同步化睡眠。在慢波睡眠中，机体嗅、视、听、触等感觉减退，骨骼肌反射和肌紧张减弱，自主神经功能可出现一系列改变，如血压下降、心率减慢、瞳孔缩小、尿量减少、体温下降、代谢率降低、呼吸变慢、胃液分泌增多而唾液分泌减少、发汗增强等；同时，腺垂体分泌生长激素明显增多。因此，慢波睡眠有利于促进生长和体力恢复。

(2) 异相睡眠：异相睡眠期间大脑皮质神经元活动表现为去同步化，与觉醒时很难区别，但仍处于睡眠状态。与慢波睡眠相比，各种感觉进一步减退，骨骼肌反射和肌紧张进一步减弱，肌肉几乎完全松弛，可有间断的阵发性表现，如眼球快速运动、部分躯体抽动、血压升高、心率加快、呼吸加快而不规则等，此外，做梦是异相睡眠期间的特征之一。

异相睡眠中，脑的耗氧量增加，脑血流量增多，脑内蛋白质合成加快，但生长激素分泌减少。异相睡眠与幼儿神经系统的成熟有密切的关系，可能有利于建立新的突触联系，促进学习记忆和精力恢复。但异相睡眠期间会出现间断的阵发性表现，这可能与某些疾病如心绞痛、哮喘、阻塞性肺气肿缺氧发作等易在夜间发作有关。

2．睡眠的产生机制 睡眠发生的机制至今仍不很清楚。曾经认为，在脑桥被盖、蓝斑和中脑中缝核的去甲肾上腺素能和5-羟色胺能神经元持续兴奋维持觉醒，最终睡眠被动终止。但目前发现，睡眠并非脑活动的简单抑制，而是一个主动过程。参与促进睡眠的有多个脑区，与慢波睡眠有关的最主要的脑区是视前区腹外侧部，其投射纤维释放γ-氨基丁酸，通过对觉醒的抑制，促进慢波睡眠。异相睡眠的产生可能与脑桥被盖外侧区胆碱能神经元的活动有关，这些神经元称为异相睡眠启动神经元。这些神经元可引起脑电发生去同步化快波，并能激发脑桥网状结构、外侧膝状体和视皮质的脑电波出现一种棘波，称为脑桥-外侧膝状体枕叶（PGO）锋电位。PGO锋电位与快速眼球运动几乎同时出现，在觉醒时和慢波睡眠中相对处于静止状态或明显减少，而在异相睡眠中显著增强，因此被认为是异相睡眠的启动因素。

六、脑的高级功能

人类的大脑得到高度的发展，除感觉和运动功能外，还能完成一些更为复杂的高级功能活动，如学习和记忆、思维和判断、语言和其他认知活动等。长期以来对这些功能的研究手段十分有限。近年来新发展起来并被广泛应用的计算机断层扫描、正电子发射断层扫描、功能性磁共振成像及其相关技术给脑的高级功能研究带来了一场革命。

（一）学习和记忆

学习和记忆是两个有联系的神经活动过程。学习是指人和动物依赖于经验来改变自身行为以适应环境的神经活动过程；记忆则是将学习到的信息进行储存和“读出”的神经活动过程。学习可分为非联合型学习和联合型学习两种形式。前者不需要在刺激和反应之间形成某种明确的联系，如习惯化和敏感化。后者是在时间上很接近的两个事件重复地发生，最后在脑内逐渐形成联系，如条件反射的建立和消退。根据记忆的储存和回忆方式，记忆可分为陈述性记忆和非陈述性记忆两类。前者是对一件具体事物或一个场面的记忆，如记住回家的路线；而后者则是对一种规律性操作程序的记忆，如弹钢琴、骑自行车等。另外，记忆可在脑中保留几秒、数年甚至终生，因此根据记忆保留时间的长短可将记忆分为短时程记忆、中时程记忆和长时程记忆三类。

虽然学习和记忆的机制仍不十分清楚，但是学习和记忆在脑内有一定的功能定位。与记忆功能密切相关的脑内结构主要有大脑皮质联络区、海马及其邻近结构、杏仁核、丘脑和脑干网状结构等。破坏皮质联络区的不同区域可引起各种选择性的遗忘症，包括各种失语症和失用症。额叶皮质在短时程记忆中有重要作用。海马回路主要参与近期记忆。丘脑的损伤主要引起顺行性遗忘，而对已经形成的久远记忆影响较小。杏仁核参与情绪有关的记忆，其机制主要是通过对海马活动的控制而实现的。

目前，突触可塑性可能是学习和记忆的生理学基础的观点已被普遍接受。学习和记忆的形成与脑内的物质代谢有关，需要脑内新蛋白质合成。持久性记忆可能需要更复杂的形态学改变。

（二）语言和其他认知功能

语言是人类信息交流的独特工具。语言活动功能主要由左侧大脑皮质管理。左侧皮质在语言活动功能上占优势，故称为优势半球。但并不意味着右侧半球不重要。

临床上发现，人类左侧大脑皮质一定区域的损伤可引起各种特殊的语言活动功能障碍。

1．流畅失语症 由损伤左侧颞叶后部和 Wernicke 区引起，患者说话正常，有时说话过度，但所说的话中充满了杂乱语和自创词，患者也不能理解别人说话和书写的含义；另一种流畅失语症表现为患者说话相当好，也能很好地理解别人的说话，但对部分词不能很好组织或想不起来，这种失语症称为传导失语症。

2．运动失语症 由 Broca 区受损引起。患者可以看懂文字与听懂别人的谈话，自己却不会说话，不能用语词来口头表达自己的思想，但与发音有关的肌肉并不麻痹。

3．感觉失语症 颞上回后部的损伤可引起。患者可以讲话及书写，也能看懂文字，但听不懂别人的谈话；患者并非听不到别人的发声，而是听不懂谈话的含义。

4．失写症 可因损伤额中回后部接近中央前回的手部代表区所致。患者可以听懂别人说话，看懂文字，自己也会说话，但不会书写，手部的其他运动也不受影响。

5．失读症 由角回受损造成。患者看不懂文字的含义，但视觉和其他语言功能（包括书写、说话和听懂别人谈话等）均健全。

除语言活动功能外，大脑皮质还有许多其他认知功能。如前额叶皮质可能参与短时程情景式记忆和情绪活动，颞叶联络皮质可能参与听、视觉记忆，而顶叶联络皮质则可能参与精细体感觉和空间深度感觉的学习等。上述相关脑区受损也会出现相应的脑功能障碍，表现为穿衣失用症、面容失认症和失算症等。

第三节 神经系统常见疾病

一、脑血管性疾病

（一）脑梗死

脑梗死是指由于脑部血液供应障碍、缺血、缺氧引起的局限性脑组织的缺血性坏死或脑软化（表 23-3）。引起脑栓塞的病因可分为非栓塞性（见于动脉硬化症、动脉炎、高血压及机械压迫等）和栓塞性（见于房颤、心内膜炎、气体栓塞、脂肪栓塞、静脉栓塞等）。

表 23-3　脑梗死与脑出血的鉴别要点

项目	脑梗死	脑出血
发病年龄	多为 60 岁以上	多为 60 岁以下
起病状态	安静或睡眠中	动态起病（活动中或情绪激动）
起病速度	10 余小时或 1 ~ 2 天症状达到高峰	10 分钟至数小时症状达到高峰
全脑症状	轻或无	头痛、呕吐、嗜睡、打哈欠等颅内压增高症状
意识障碍	无或较轻	多见且较重
神经体征	多为非均等性偏瘫（大脑中动脉主干或皮质支）	多为均等性偏瘫（基底核区）
CT 检查	脑实质内低密度病灶	脑实质内高密度病灶
脑脊液	无色透明	可有血性

脑梗死多见于 45 ~ 70 岁中老年人，发病较急，多无明显前驱症状。临床症状因血栓部位、大小、时间及有无合并其他重要脏器疾病而不同。轻者可以完全没有症状，即无症状性脑梗死；也可以表现为反复发作的肢体瘫痪或眩晕，即短暂性脑缺血发作；重者不仅可以有肢体瘫痪和癫痫发作，甚至可以急性昏迷、死亡。常见的症状有：①主观症状，包括头痛、头昏、头晕、眩晕、恶心、呕吐、运动性和（或）感觉性失语甚至昏迷。②脑神经症状，包括双眼向病灶侧凝视、中枢性面瘫及舌瘫、假性延髓性麻痹，如饮水呛咳和吞咽困难。③躯体症状，包括肢体偏瘫或轻度偏瘫、偏身感觉减退、步态不稳、肢体无力、二便失禁等。

脑梗死发病后应尽快进行 CT 检查。脑 CT 检查显示脑梗死病灶的大小和部位准确率达到 90%。MRI 对脑梗死的检出极为敏感，对脑部缺血性损害的检出优于 CT，能够检测出较早期的脑缺血性损害，可在缺血 1 小时内见到。临床上也可结合其他常规生化检查、胸片、颅内多普勒超声（TCD）、血管造影（MRA）等进一步明确脑梗死发生的原因。

脑梗死发病 1 年内为恢复期，也是最重要的时期，此期间多数患者改善效果最佳。

（二）脑出血

脑出血是指非外伤性的脑实质出血，占脑血管疾病的 20% ~ 30%。多发于基底核的壳核及内囊区。脑出血的危险因素及病因见于高血压、脑血管淀粉样变性、脑动静脉畸形、脑动脉瘤、肿瘤卒中、凝血功能障碍等，其中高血压最多见。CT 仍是诊断脑卒中首选的影像学检查方法，脑出血灶在 CT 上表现为高密度影，MRI 和脑血管造影等也作为重要的影像学检查，有助于了解出血的情况和排除继发性脑出血，指导制订治疗方案。

二、感染性疾病

造成中枢神经系统感染的因素很多，包括病毒、细菌和寄生虫等，其中病毒性感染最为常见。

多种病毒均可引起脑炎、脑膜炎，主要为柯萨奇病毒、埃可病毒等肠道病毒，其次为疱疹病毒、腮腺炎病毒以及虫媒病毒，如乙脑病毒等。病毒可以通过血行播散，通过血脑屏障侵犯脑膜及脑实质，造成脑或脑膜感染的相应症状；也可直接侵犯中枢神经系统（如单纯疱疹病毒、狂犬病病毒）。临床多呈急性起病，病情的轻重与病变部位有关，一般说来，病毒性脑炎的临床经过较脑膜炎严重，重型脑炎更易发生急性期死亡或后遗症，主要表现为发热、惊厥、意识障碍以及颅内压增高症状。病理可见脑膜弥漫性充血、水肿、血管周围有淋巴细胞浸润、胶质细胞增生及局部出血性软化坏死灶，除此之外，免疫反应可导致神经脱髓鞘病变以及血管周围的损伤。如病变在脑实质的病毒性脑炎，临床表现较脑膜炎重。

脑脊液检查显示压力正常或增高，外观清亮，白细胞总数轻度增多，病程早期分类以多核细胞为主，后期以淋巴细胞为主；蛋白轻度增高，糖及氯化物在正常范围。部分患者脑脊液进行病毒分离及特异性抗体测试均为阳性。脑电图提示脑功能异常。

病毒性脑炎或脑膜炎多见于儿童。病程一般 2 ～ 3 周，多数病例可完全恢复，少数重症患儿易发生急性期死亡或后遗症（如癫痫、听力障碍、肢体瘫痪以及不同程度的智力下降等）。

三、神经退行性疾病

神经退行性疾病是一组由于脑内神经元进行性变性和缺失而产生的疾病的总称，包括肌萎缩侧索硬化症、亨廷顿病、帕金森病、阿尔茨海默病等。

（一）帕金森病

帕金森病（Parkinson disease，PD）又称震颤麻痹，好发于 50 岁以上的老年人，是一种主要表现为进行性锥体外系功能障碍的中枢系统神经退行性疾病。帕金森病的主要病因是年龄老化、环境因素（如有机磷、CO、重金属等）和遗传因素。临床表现为静止性震颤、四肢肌张力增加、运动迟缓、自主神经功能紊乱和认知障碍。典型病理改变可见中脑黑质致密带多巴胺能神经元丢失和胞浆出现 Lewy 小体。

PD 患者 CT 和 MRI 无特异性表现，选择性的突触前膜多巴胺转运体显影可用于 PD 的特异性诊断。在临床症状出现后，PET 可显示黑质致密带萎缩。嗅觉检查多可发现 PD 患者存在嗅觉减退。

PD 的发生目前认为是由于中脑黑质多巴胺能神经元的变性死亡导致纹状体多巴胺含量显著性减少。因此，左旋多巴制剂仍是最有效的药物，用于补充脑内减少的多巴胺。但目前应用的治疗手段主要是改善症状，尚不能阻止病情的进展。

（二）阿尔茨海默病

阿尔茨海默病（Alzheimer disease，AD）是一类与年龄高度相关，以进行性神经元退变为主，伴随严重记忆缺失的中枢神经系统退行性疾病。多于 65 岁以后起病，女性多于男性，又称老年性痴呆。临床上以记忆障碍、失语、失用、失认、视空间技能损害、执行功能障碍以及人格和行为改变为特征。AD 病因迄今未明，可能与年龄、性别、教育、家族史、冠心病、病毒感染等多种因素有关。典型的病理改变是细胞外 β 淀粉样蛋白沉积和细胞内过度磷酸化的 Tau 蛋白形成的神经原纤维缠结。

CT 和 MRI 检查可显示脑皮质萎缩明显，特别是海马及内侧颞叶。^{18}F- 脱氧核糖葡萄糖正电子扫描（^{18}FDG-PET）可显示特异性颞顶和上颞 / 后颞区、后扣带回皮质和楔前叶葡萄糖代谢降低。AD 晚期可见额叶代谢减低。^{18}FDG-PET 对 AD 病理学诊断的灵敏度和特异性均较高，已成为一种实用性较强的工具，尤其适用于 AD 与其他痴呆的鉴别诊断。同时。AD 患者脑脊液检测可见 β 淀粉样蛋白（$A\beta_{42}$）水平下降、总 Tau 蛋白或磷酸化 Tau 蛋白升高。$A\beta_{42}$ 和总 Tau 蛋白联合检测可用于支持 AD 诊断，但目前尚缺乏统一的检测和样本处理方法，用于鉴别的特异性较低。

关于 AD 的发病机制存在众多假说，包括胆碱能神经元假说、AR 毒性假说、Tau 蛋白假说、炎症假说、氧化应激假说和基因突变假说等。治疗 AD 的药物也针对以上假说纷纷出现，然而并不能从根本上治愈 AD。因此，多靶点药物治疗可能是未来 AD 治疗的一个重要方向。

四、其他脑部疾病

（一）肿瘤

颅内肿瘤是中枢神经系统常见病，包括所有来源于颅骨、脑膜、血管、垂体、脑神经、脑实质和残留的胚胎组织的肿瘤，还包括转移性肿瘤和淋巴瘤。颅内肿瘤发病情况在小儿与成人不同，婴儿及儿童期以幕下肿瘤常见，其中髓母细胞瘤、星形细胞瘤和室管膜瘤发生率较高。成人中约 70% 的颅内肿瘤位于幕上，中年人最常见的为胶质瘤和脑膜瘤，老年人最常见的为脑膜瘤和转移性肿瘤。X 线平片可显示颅内压增高、局限性颅骨改变、钙化等；脑血管造影显示血管移位、血管形态改变和血循环改变。CT 和 MRI 显示病灶高密度、低密度或混杂信号、脑室与脑池的移位与变形、脑体积的改变，可伴随不同程度的脑积水。

（二）颅脑损伤

颅脑损伤是一种常见外伤，以跌坠伤、撞伤和击伤最为多见。根据解剖部位分为头皮损伤、颅骨损伤与脑损伤，三者也可合并存在。头皮损伤包括头皮血肿、头皮裂伤、头皮撕脱伤。颅骨骨折包括颅盖骨线状骨折、颅底骨折、凹陷性骨折。脑损伤包括脑震荡、弥漫性轴索损伤、脑挫裂伤、脑干损伤。脑损伤根据损伤的性质又可分为原发性脑损伤和继发性脑损伤；按颅腔内容物是否与外界交通分为闭合性脑损伤和开放性脑损伤。绝大多数患者伤后即出现头痛、呕吐、血压下降、呼吸及脉搏节律紊乱和意识丧失，但持续时间长短不一，意识障碍由轻到重表现为嗜睡、意识模糊、浅昏迷、昏迷和深昏迷。

瞳孔对光反射是颅脑损伤后推测病情严重程度最直接的检测指标。如果伤后一侧瞳孔立即散大，对光反射消失，意识清醒，一般为动眼神经直接原发损伤；若双侧瞳孔大小不等且多变，表示中脑受损；若双侧瞳孔极度缩小，对光反射消失，一般为脑桥损伤；如果一侧瞳孔先缩小，继而散大，对光反射差，意识障碍加重，为典型的小脑幕切迹疝表现；若双侧瞳孔散大固定，对光反射消失，多为濒危状态。

（三）中毒

金属中毒，如铅中毒可致外周运动神经麻痹、铅中毒性脑病；有机磷中毒使胆碱能神经过度兴奋，白喉毒素可致神经麻痹，破伤风毒素可致全身骨骼肌强直性痉挛，动物毒（腔肠动物、贝类、毒蚊、蜘蛛、河豚等所含毒素）可致肌肉软弱、瘫痪、抽搐、共济失调等神经症状。

（四）免疫功能紊乱

风湿热、系统性红斑狼疮、结节性多动脉炎等结缔组织自身免疫病，可累及神经系统。如风湿热可表现为西德纳姆舞蹈病。系统性红斑狼疮可引起横贯性脊髓炎和狼疮样硬化并伴随抽搐、精神异常、器质性脑综合征以及外周神经病变。结节性多动脉炎时周围神经和中枢神经均可受累，以周围神经病变常见，出现分布区感觉异常、运动障碍等多发性单神经炎等。重症肌无力也是自身免疫性疾病。

另外，内分泌紊乱，如糖尿病也可累及周围神经、自主神经、脑神经、脑及脊髓，表现为神经纤维脱髓鞘和轴突变性。神经系统先天性疾病，如神经管闭合缺陷、中脑导水管闭锁、小头畸形、巨脑畸形等，除结构畸形外，多伴有功能不良及明显智力发育迟滞。

思考题

1．在缝纫衣服时，衣针不小心刺入左手中指后是如何产生手指疼痛的？
2．试述突触传递的基本过程。
3．简述脊髓休克及其产生机制。脊髓休克的产生和恢复说明了什么？
4．试述牵张反射的概念、产生机制及类型。

（翁启芳）

第二十四章

内分泌系统

第二十四章数字资源

学习目标

1. **知识**：描述内分泌的概念，列举内分泌系统的组成和功能，总结激素的概念、分类、作用机制和特点。
2. **能力**：通过案例分析和知识拓展，认识内分泌系统的组成及功能，掌握内分泌相关临床问题的综合分析能力。
3. **素养**：培养医者仁心和医学职业素养。
4. **掌握**：内分泌系统的组成和主要功能、激素的主要分类、作用方式、特点和作用机制。

内分泌系统是除神经系统外机体内的又一大调节系统，主要功能是在神经系统支配下和物质代谢反馈过程中，通过内分泌细胞分泌高效能的化学信使——激素，来实现调控机体新陈代谢、生长、发育、水电解质平衡、生殖与行为等功能，维持机体内环境的相对稳定。

第一节　内分泌概述

近年来，随着分子生物学、受体机制和免疫学的迅速发展，人们发现内分泌系统、神经系统和免疫系统三者存在共有的激素、神经递质、神经肽和细胞因子，而且三者的细胞表面都有相关的受体接受彼此传来的信息，通过类似的细胞信号转导途径发挥作用，从而产生了神经-内分泌-免疫网络（neurons-endocrine-immune network）调控的概念。这三个系统既各自独自，又相互协调，通过彼此间复杂的网络联系，共同协调内环境的稳态和免疫应答，维持生命活动正常运转。反之，任何一种内分泌细胞的功能失常所致的激素分泌异常，均可引起相应的生理改变，一些疾病通过代谢紊乱也会影响内分泌系统的结构与功能。

Note

知识拓展

内分泌：一个学科的诞生

远在古代，人们认为吃了动物或敌人的心脏、性腺或脑等器官，可以增进健康。这一古老的信念带进了早期的医学实践，发展到用健康器官的提取物来治疗同类器官的疾病，这就是替代疗法的萌芽。我国古代（西周时期）就对动物和人的阉割有了认识，为认识性腺与人体的关系提供了基础。公元 7 世纪的孙思邈用尿沉渣来治疗某些小儿疾病。1848 年，德国的伯索尔德（A. A. Berthold）认为睾丸向血液释放出某些物质，用以维持雄性行为和第二性征。直到法国的伯纳德发现肝具有生成糖原的功能，却不见任何导管样的器官，首次提出人体内存在一种看不见的腺体，是这种腺体在发挥内分泌的作用，这是第一次应用“内分泌”这个术语。

案例 24-1

患者，女性，48 岁，自述近期情绪不稳定，时而高兴时而抑郁，睡眠也不规律，月经周期由正常变为每 4 ～ 6 个月来一次，近 3 年体重增加 22 kg。体格检查显示面部和躯干脂肪组织丰富，四肢末端瘦小且伴肌肉萎缩，上唇和皮肤毛发过度生长，X 线显示脊柱骨质疏松，化验显示空腹血糖 108 mmol/L。

问题：

1. 该患者所得的可能是什么疾病？
2. 该种疾病的典型表现和致病机制如何？

一、内分泌与内分泌系统

（一）内分泌的概念

内分泌（endocrine）是指内分泌细胞产生的激素直接进入到体液，并以体液为媒介对靶细胞产生效应的一种分泌形式。

（二）内分泌系统的组成与功能

内分泌系统是经典的内分泌腺与散在分布于功能器官组织中的内分泌细胞共同组成的一个重要的功能调节系统。人体内主要的内分泌腺包括脑垂体、甲状腺、甲状旁腺、肾上腺、胰腺、性腺、松果体和胸腺。内分泌细胞广泛分布于全身各组织器官中，如下丘脑、心房肌、血管壁、消化道、心、肺、肾、皮肤和胎盘等（图 24-1）。

内分泌系统通过激素发挥调节作用。激素对机体整体功能的调节作用主要包括：①整合机体稳态。激素参与水电解质平衡、酸碱平衡、体温、血压等调节过程，还直接参与应激反应等，与神经系统、免疫系统协调、互补，全面整合机体功能，适应环境变化。②调节新陈代谢。多数激素都参与调节组织细胞的物质代谢和能量代谢，维持机体的营养和能量平衡，为机体的各种生命活动奠定基础。③维持生长发育。促进全身组织细胞的生长、增殖、分化和成

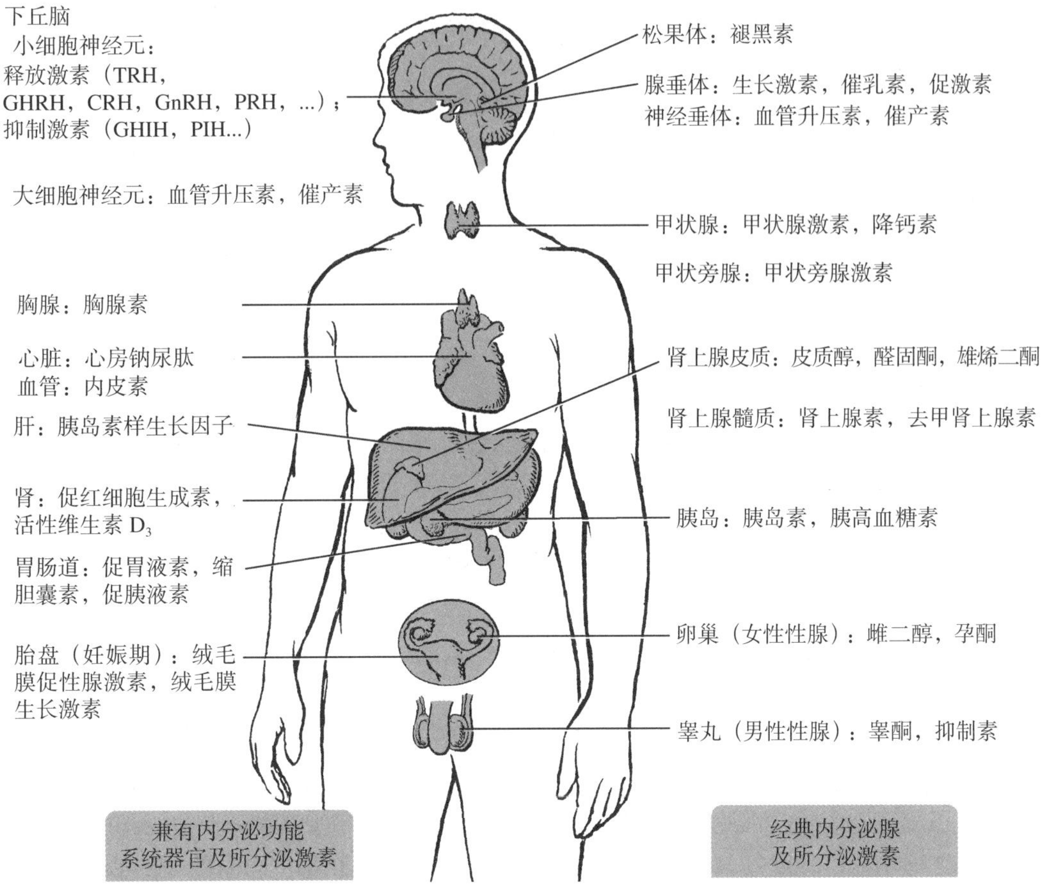

图 24-1　内分泌系统的组成与主要的激素

熟，参与细胞凋亡过程等，确保并影响各系统器官的正常生长发育和功能活动。④维持生殖过程。维持生殖器官的正常发育成熟和生殖的全过程，维持生殖细胞的生成直到妊娠和哺乳，以保证个体生命的延续和种系的繁衍。

二、激素

激素（hormone）由内分泌腺或散在的内分泌细胞所分泌，以体液为媒介，是在细胞之间递送调节信息的高效能生物活性物质。随着内分泌学研究的进展，人们逐渐发现激素并不是细胞间信息传递的唯一化学媒介，一些非内分泌细胞也能释放化学信使物质，如神经肽、神经递质、细胞因子和生长因子等，它们与激素一起在细胞间传递信息、相互协调发挥生物学效应。

（一）激素的化学分类

激素的化学特性决定了激素的作用机制，一般按照化学结构将激素分为三类。

1．多肽和蛋白质类激素　分子量差异较大，氨基酸残基构成的多肽分子数量 3 ~ 200 个不等，在血液中主要为游离形式，不易通过细胞膜，通过与靶细胞膜表面的受体结合而启动信号转导。主要包括下丘脑调节肽、胰岛素、降钙素、胃肠激素等。

2．胺类激素（amine hormone）　主要为酪氨酸衍生物，如甲状腺激素和肾上腺髓质激素。以游离形式存在于血液中，亲水性很强，在膜受体的介导下发挥调节作用。但甲状腺激素除外，其脂溶性很强，合成后通常储存在细胞的分泌颗粒或腺泡腔中，待机体需要时才释放。

Note

3．脂类激素（lipid hormone） 是以脂质为原料修饰合成的激素，属脂溶性激素。主要包括类固醇激素和脂肪酸的衍生物。

（1）类固醇激素（steroid hormones）：共同前体都是胆固醇，主要包括肾上腺皮质激素与性腺激素。相对分子质量小，脂溶性高，多与胞内受体结合，在血液中与运载蛋白结合而运输，可避免经肾排泄而过快丢失。

（2）脂肪酸衍生物类激素（fatty acid derivative hormones）：包括由花生四烯酸转化而形成的前列腺素族、血栓素类和白细胞三烯类等。合成原料主要来源于细胞膜的脂质成分——磷脂。

（二）激素的分泌方式（图 24-2）

1．远距分泌（telecrine） 激素主要经血液运输，将携带的信息递送到远距离的靶细胞，完成细胞之间的远距细胞通讯，称远距分泌。如甲状腺激素和肾上腺皮质激素等均通过远距分泌发挥调节作用。

2．旁分泌（paracrine） 散在分布于组织器官中的内分泌细胞所分泌的激素，一般不进入血液，经组织液直接扩散至邻近细胞，在局部发挥作用，称旁分泌。在旁分泌过程中，因分泌的激素不入血液循环，故可在局部以高浓度起作用，如胰岛内 D 细胞释放的生长抑素对邻近的胰岛 B 细胞产生抑制性作用。

3．自分泌（autocrine） 某些细胞分泌的激素可反馈作用于该细胞本身，是细胞通过其分泌产物进行自我调控的一种形式。自分泌过程中的激素未被血液稀释，故其局部浓度也很高。生长因子、细胞因子常以此方式发挥作用。自分泌可兴奋、抑制和调节分泌细胞本身的生长、增殖及生理功能。如胰岛 B 细胞分泌的胰岛素可反馈抑制 B 细胞自身的分泌活动。

4．神经分泌（neurocrine） 下丘脑某些神经元分泌的激素经轴质运输至末梢释放入血，再经血液输送至靶细胞发挥作用，称神经分泌，所分泌的激素为神经激素（neurohormone）。近年来发现某些激素亦可以同时通过几种转运方式发挥作用，如胰岛素样生长因子 -1、血管紧张素Ⅱ等多种激素除了经血液运输到达远距离的靶细胞外，在心肌、骨骼肌、脑组织等多种器官均可进行自分泌和旁分泌，通过多条途径共同调节局部组织的相关功能。

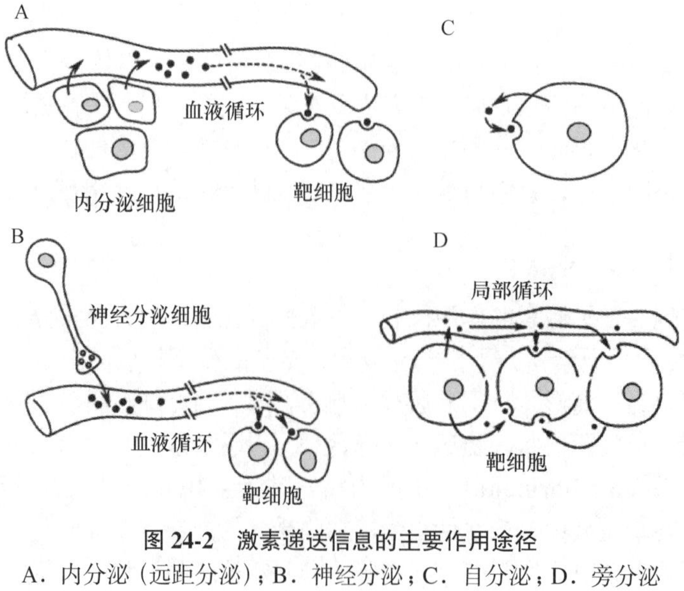

图 24-2 激素递送信息的主要作用途径

A．内分泌（远距分泌）；B．神经分泌；C．自分泌；D．旁分泌

（三）激素的作用机制

激素对靶细胞的调节通过与相应受体的结合，启动细胞内一系列信号转导而实现。根据受体的分布、结构及信号转导方式，通常将激素受体分为细胞膜受体（plasma-membrane receptor）和胞内受体（intracellular receptor）。

1．膜受体介导的激素作用机制 膜受体是一类跨膜蛋白质分子，主要有 G 蛋白偶联受体、酪氨酸激酶受体、酪氨酸激酶结合型受体和鸟苷酸环化酶受体等。膜受体与Ⅱ组激素（主要为含氮类激素）结合后，通过细胞内的信号传递途径产生调节效应。激素经 G 蛋白偶联受体作用途径可产生核外效应和核内效应。核外效应主要为酶系的级联激活或抑制而调节特定代谢过程，如糖原的分解、脂肪的合成等；核内效应主要是调节基因转录，如通过 cAMP 反应元件结合蛋白介导和调控基因转录，生成新的功能蛋白质等。激素经酪氨酸激酶受体作用途径激活的信息传递的级联反应，其最终效应表现为对物质代谢以及细胞的生长、增殖和分化等过程的调节。激素与鸟苷酸环化酶受体结合后，通过细胞内 cGMP 浓度的变化而产生调节效应。

2．胞内受体介导的激素作用机制 胞内受体是指受体位于细胞内，分为胞质受体（cytosol receptor）和核受体（nuclear receptor）。如类固醇激素进入细胞后，先与胞质受体结合形成激素受体复合物，再进入细胞核，即经过两个步骤调节基因转录和表达，改变细胞活动（图 24-3）。

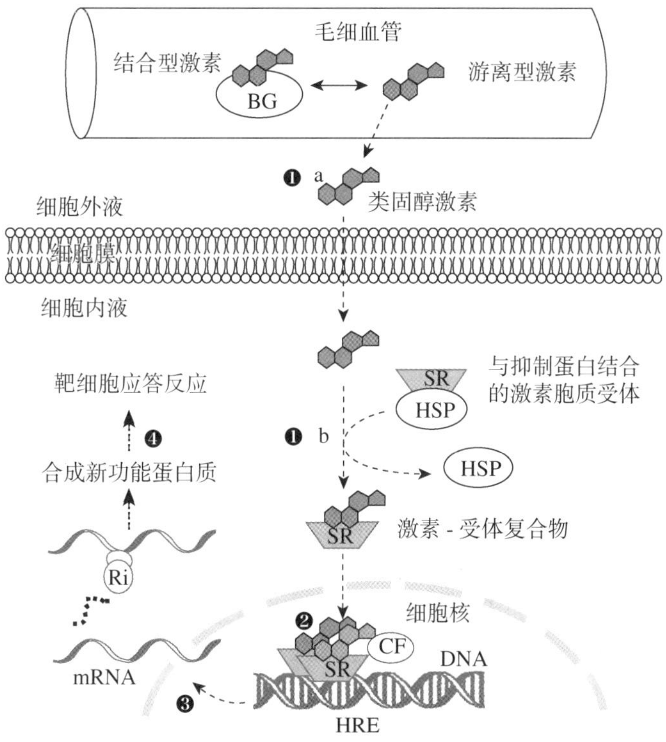

图 24-3 细胞内受体介导亲脂性激素信号转导过程概要

HRE：激素反应元件；DNA：脱氧核糖核酸；mRNA：信使核糖核苷酸

在血中，类固醇激素等脂溶性配体分子主要以与血浆运输蛋白质（BG）结合形式存在和运输，并与游离形式的激素分子间保持动态平衡。❶a 游离型类固醇激素可穿越细胞膜，进入靶细胞内；❶b 激素进入胞内后，先前与抑制蛋白（如热休克蛋白，HSP）结合的胞质激素受体（SR）与前者解聚，并形成激素 - 受体复合物；❷ 激素 - 受体复合物进入细胞核内，以二聚化形式与 DNA 分子的激素反应元件（HRE）相结合，在 RNA 聚合酶多种转录调节因子的共同参与下调控基因转录，生成某种 mRNA 进入胞质；❸ 核糖体（Ri）以 mRNA 为模板，翻译、合成新的功能蛋白质（如酶等）；❹ 新功能蛋白质引起靶细胞的应答反应目前已知，即使受体位于胞质内，最终也将转入核内发挥作用，因此通常也视为核受体(nuclear receptor)。核受体属于由激素调控的一类转录因子，种类繁多，可分为Ⅰ、Ⅱ型。I型核受体也称类固醇激素受体；Ⅱ型核受体包括甲状腺激素受体、维生素 D_3 受体和维甲酸受体等。核受体多为单肽链结构，含有共同的功能区段：①激素结合域，位于受体的C末端，是与激素结合的片段；② DNA 结合域；③转录激活结合域等功能区段。

激素作用所涉及的细胞信号转导机制十分复杂。实验证实，有些激素可通过多种机制发挥不同的作用，激素受体经常处于不断合成和降解的动态平衡之中，调节靶组织对激素的敏感性和反应强度。

微整合

临床应用

激素类药物的临床应用

激素类药物是人类或者动物的激素，经过一些科技手段而研发的含有激素有效成分的药物，其种类非常多，主要分为口服以及静脉注射两大类。一般情况下，激素类药物的作用有：

1. 抗炎作用。对绝大多数种类的炎症都有特别的效果。
2. 免疫抑制作用。提升患者身体的免疫力。
3. 抗休克的功效。能够有效地减轻体内组织损伤。
4. 提高机体对毒素的耐受能力。
5. 对血液循环的作用。能够有效增加红细胞，治疗贫血、白血病等。

虽然对于抗炎、抗休克具有较好的效果，但是对患者身体的危害也不容忽视，应在医生的建议下使用，避免长时间使用对身体产生的副作用。

(四)激素作用的一般特征

激素种类繁多、作用复杂，但在对靶细胞发挥调节作用时，仍表现出一些共同的作用特征。

1. 特异作用 激素由血液运输到全身各处后，只选择性地对能识别它的靶细胞起作用，产生特定的生物学效应，这种作用的特异性由分布于靶细胞的受体决定。如生长激素释放激素仅作用于腺垂体的嗜酸性细胞，促进生长激素的分泌。有些激素专一地作用于某一内分泌腺，即激素的靶腺（target gland)，如甲状腺即是促甲状腺激素的靶腺。

2. 信使作用 内分泌是机体的生物信息传递系统，激素则是内分泌系统的信息传输物质。作为内分泌细胞与靶细胞之间的“化学信使”，将内分泌细胞发出的调节信息传递给靶细胞，启动、加速或者减慢靶细胞固有的、内在的生理、生化反应。在发挥作用过程中，激素对其所作用的细胞，既不添加新功能，也不提供额外能量。如生长激素促进细胞的增殖，甲状腺激素增强能量代谢等。

3. 高效作用 激素是高效能的生物活性物质。在生理状态下，激素的血浓度很低，多在 $10^{-12} \sim 10^{-7}$ mol/L 数量级，但作用显著。与受体结合后，激素在细胞内经过一系列级联酶促反应，将携带的生物信息持续放大。例如，1 mol 胰高血糖素通过 cAMP-PKA 途径，引起肝糖原分解，生成 3×10^6 mol 葡萄糖，其生物效应放大约 300 万倍；在下丘脑 - 垂体 - 肾上腺皮质轴系的活动中，0.1 μg 促肾上腺皮质激素释放激素可使腺垂体释放 1 μg 促肾上腺皮质激素，后者再引起肾上腺皮质分泌 40 μg 糖皮质激素，最终可产生约 5.6 mg 糖原储备的细胞效应。如果内分泌腺分泌的激素稍有变化，即可引起机体功能显著改变，因此，体液中激素水平的稳定维持，对保证各组织器官功能正常尤为重要。

4．相互作用　机体某一种生理功能是受多种激素共同调节的，体内各种激素产生的效应总是彼此关联、相互影响、错综复杂。激素间的相互作用的方式包括：

（1）协同作用（synergistic action）：多种激素联合作用于某一特定反应时，引起的总效应明显强于各激素单独作用产生的效应总和。如生长激素、糖皮质激素等，具有协同的升高血糖作用。

（2）拮抗作用（antagonistic action）：指两种激素的效应相反，如胰岛素能降低血糖，与上述升糖激素相反。激素之间的协同和拮抗作用对于维持机体功能活动的相对稳定是非常重要的。

（3）允许作用（permissive action）：某激素对特定器官、组织或细胞没有直接作用，但它的存在却使另一种激素的作用明显增强，即对另一种激素的调节作用起到支持作用。如糖皮质激素本身对心肌和血管平滑肌并无直接增强收缩的作用，但只有当它存在时，儿茶酚胺类激素才能充分发挥调节心血管活动的作用。

（五）激素分泌的调节

1．生物节律性分泌　生理状况下，机体内激素的分泌呈现明显的生物节律性。短者表现为以分钟或小时计的脉冲式分泌（pulastile secretion），使血中激素浓度出现迅速波动；长者可表现为与日、月、年相适应的周期性波动（图 24-4）。这是由于地球物理以及自然环境对生物体长期影响所形成的的自然节律，受生物钟（biological clock）控制。如腺垂体一些激素表现为脉冲式分泌，且与下丘脑调节肽的分泌活动同步；褪黑素、皮质醇等表现为昼夜节律性分泌；女性生殖周期中性激素呈月周期性分泌；甲状腺激素则存在季节性周期波动。下丘脑视上核可能是机体生物钟的关键部位。

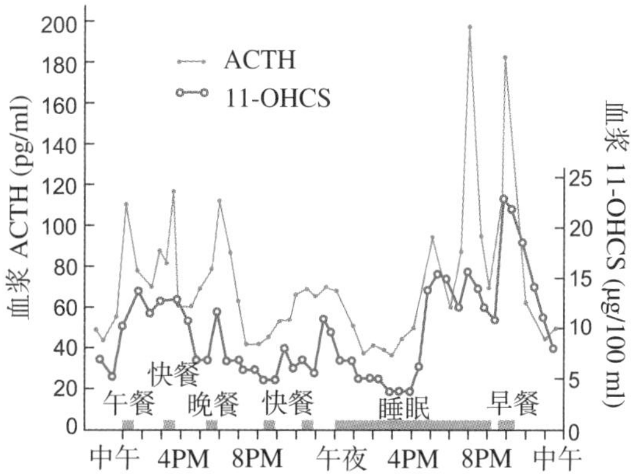

图 24-4　正常人血浆中 ACTH 和糖皮质激素分泌的日节律

2．体液调节

（1）体液代谢物调节效应：很多激素都参与体内物质代谢过程的调节，当代谢发生改变时，可造成血液理化性质和成分的改变，这种变化又反过来调节相应激素的分泌水平，形成直接的反馈调节（图 24-5A）。这种直接的负反馈调节防止激素分泌过多和靶组织活动过强，使激素的分泌水平适应和满足机体功能活动的需要。例如，餐后血糖水平升高时可直接刺激胰岛

B 细胞增加胰岛素分泌，使血糖降低；血糖浓度过低时，胰岛素分泌受抑制，维持血糖水平的稳态。

（2）轴系反馈调节：下丘脑 - 腺垂体 - 靶腺轴（hypothalamus-pituitary-target glands axis）调节系统是控制激素分泌稳态的调节环路，甲状腺激素、肾上腺皮质激素和性腺激素便是这种方式的调节实例。在这个调节系统内，激素的分泌不仅表现等级层次，同时还受海马、大脑皮质等高级中枢的调控。在此系统内高位激素对下位内分泌细胞活动具有促进性调节作用；而下位激素对高位内分泌细胞活动多表现负反馈性调节作用（图 24-5B）。在调节轴系中，分别形成长反馈（long-loop feedback）、短反馈（short-loop feedback）和超短反馈（ultrashort-loop feedback）等闭合的调节环路。长反馈指终末靶腺（甲状腺、肾上腺皮质和性腺）分泌的激素对上位腺体（下丘脑和腺垂体）的反馈作用；短反馈指腺垂体分泌的促激素对下丘脑分泌活动的反馈影响；超短反馈则指下丘脑肽能神经元活动受其自身所分泌调节肽的影响。这种闭合式自动控制环路，能维持血液中各级别激素水平的相对稳定，调节环路中任一环节障碍，均可破坏体内相应轴系激素水平的稳态。

此外，有些激素的分泌直接受功能相关联或相抗衡的激素的影响。如胰高血糖素和生长抑素可通过旁分泌作用分别刺激和抑制胰岛 B 细胞分泌胰岛素，它们的作用相互抗衡、制约，共同参与血糖稳态的维持。

3．神经调节 许多内分泌腺或散在的内分泌细胞都受神经纤维的支配，直接或间接接受中枢神经系统活动的调控。例如，当机体处于应激状态下，交感神经系统活动增强，支配肾上腺髓质分泌的儿茶酚胺类激素（肾上腺素和去甲肾上腺素）增多，可以配合交感神经系统广泛动员整体功能，释放能量增加，适应机体活动的需求；而在夜间睡眠期间，迷走神经活动占优势时又可促进胰岛 B 细胞分泌胰岛素，有助于机体积蓄能量、休养生息。

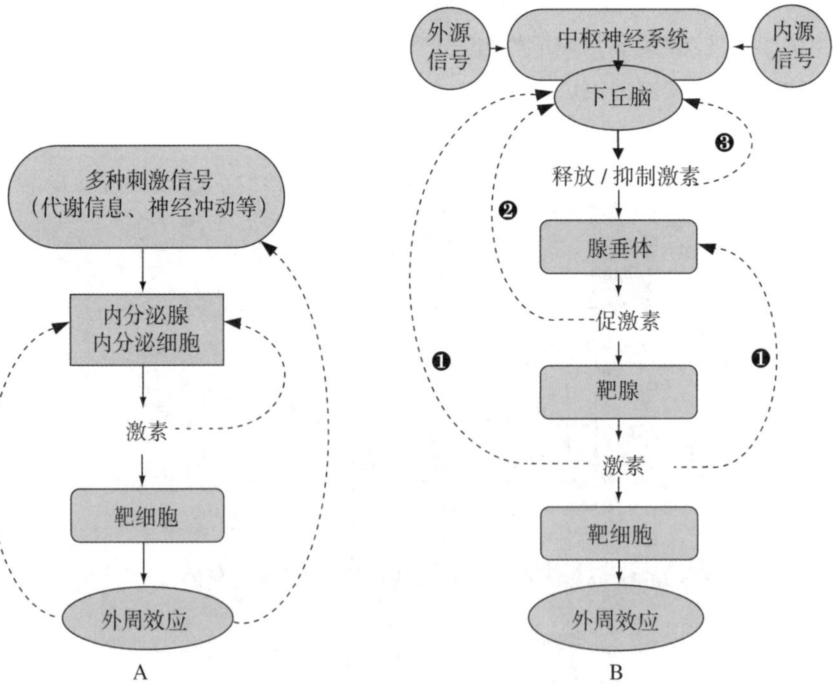

图 24-5 激素分泌的体液调节

A．激素作用所致外周效应的直接反馈调节；B．下丘脑 - 垂体 - 靶腺轴多级反馈调节系统

❶ 长反馈；❷ 短反馈；❸ 超短反馈

→ 促进作用途径；⋯⋯→ 反馈作用途径

第二节　下丘脑和垂体

下丘脑（hypothalamus）存在很多具有内分泌功能的神经元，在下丘脑的内侧基底部存在下丘脑促垂体区，可直接调控垂体激素的分泌。人的垂体（hypophysis）分为垂体前叶和后叶，前叶为腺垂体（adenohypophysis），后叶为神经垂体（neurohypophysis）。下丘脑与垂体作为一个功能单位，把机体的神经与体液调整联系起来。根据两者结构和功能联系的特征，分为下丘脑 - 腺垂体系统和下丘脑 - 神经垂体系统两部分。

一、下丘脑和腺垂体

（一）下丘脑神经内分泌系统及其与腺垂体的功能联系

下丘脑中具有内分泌功能的神经元与中脑边缘系统以及大脑皮质等处发出的神经纤维构成突触，接受中枢神经系统的控制，将大脑传来的神经信号转换成激素信号，形成下丘脑神经内分泌系统（hypothalamic neuroendocrine system）。在下丘脑的内侧基底部存在下丘脑促垂体区（hypophysiotropic area），主要分布着胞体较小、轴突较短的小细胞神经元（parvocellular neuron，PvC），它们可产生多种调节腺垂体分泌活动的肽类激素，进入垂体门脉的初级毛细血管中，经垂体门脉进入腺垂体，调节腺垂体内分泌活动，构成下丘脑 - 腺垂体功能单位。

（二）下丘脑合成的激素及其分泌的调节

1．催产素和抗利尿激素　下丘脑的视上核和室旁核的大神经内分泌细胞能合成和分泌催产素（oxytocin，OT）和抗利尿激素（antidiuretic hormone，ADH），视上核主要合成 ADH，室旁核主要合成 OT。这两种激素合成后经下丘脑垂体束运输至神经垂体储存起来，在受到刺激时释放入血液循环，到达靶器官和靶细胞发挥作用。

催产素也称缩宫素，主要作用是促进乳腺排乳和刺激子宫收缩，在分娩全过程中均发挥重要作用。

抗利尿激素又称为血管升压素，可与血管平滑肌上的 V1 受体结合，在机体大量失血时对升高和维持动脉血压具有重要作用。抗利尿激素还可作用于分布在肾远端小管和集合管的 V2 受体，增加远端小管和集合管对水的通透性，促进水的重吸收，产生抗利尿的效应。

2．下丘脑调节肽　下丘脑的内侧基底部（促垂体区）的小细胞神经元能产生多种调节腺垂体分泌的激素。这些由下丘脑促垂体区肽能神经元分泌的能调节腺垂体活动的肽类物质，统称为下丘脑调节肽（hypothalamic regulatory peptide，HRP）。迄今已发现的下丘脑调节肽主要有 9 种，其主要生理作用见表 24-1。

表 24-1　下丘脑调节肽的主要生理作用

名称	英文缩写	主要生理作用
促肾上腺皮质激素释放激素	CRH	主要促进 ACTH 的释放和醛固酮的分泌
促甲状腺激素释放激素	TRH	促进 TSH 和 PRL 的分泌、释放
促性腺激素释放激素	GnRH	促进 LH 和 FSH 的分泌、释放
生长激素释放激素	GHRH	促进 GH 的分泌、释放

Note

续表

名称	英文缩写	主要生理作用
生长激素释放抑制激素	ghrih	抑制 GH、TSH、LH、FSH、PRL 和 ACTH 的分泌
催乳素释放激素	PRH	促进 PRL 的分泌、释放
催乳素释放抑制激素	PRIH	抑制 PRL 的分泌、释放
促黑激素释放因子	mrf	促进 MSH 的分泌、释放
促黑激素释放抑制因子	mif	抑制 MSH 的分泌、释放

3. 下丘脑激素分泌的调控 下丘脑激素的分泌主要受到神经调节和三个层次激素的负反馈调节，即全身靶腺分泌激素的长反馈调节、腺垂体分泌激素的短反馈调节，以及下丘脑自身分泌激素的超短反馈调节。

二、垂体的结构与分泌的激素

垂体是机体内最重要的内分泌腺，可分泌多种激素，调控其他多种内分泌腺。垂体借垂体柄与下丘脑相连，在神经系统与内分泌腺的相互作用中处于重要地位。

（一）垂体的结构

垂体位于颅底蝶鞍的垂体窝内，椭圆形小体，重约 0.5 g。垂体表面包以结缔组织被膜，由腺垂体和神经垂体两部分组成。神经垂体与下丘脑存在密切的关系，二者实为一个整体，主要由无髓神经纤维和神经胶质细胞组成。下丘脑含有的神经内分泌细胞，其轴突经漏斗终止于神经垂体的神经部，构成下丘脑神经垂体束。腺垂体分为远侧部、中间部及结节部三部分，远侧部最大，又称垂体前叶，中间部位于远侧部和神经部之间，结节部围在漏斗部周围，神经垂体的神经部和腺垂体的中间部合称垂体后叶。

（二）垂体分泌的激素

1. 神经垂体 不含腺体细胞，不能合成激素，仅储存并释放下丘脑内分泌细胞分泌的神经激素。如下丘脑视上核和室旁核的神经内分泌细胞合成血管升压素和缩宫素，经轴突运输到神经部贮存。

（1）血管升压素（vasopressin）：可使小动脉平滑肌收缩，血压升高，还可促进肾远曲小管和集合管重吸收水，使尿液浓缩。

（2）缩宫素（oxytocin）：可引起子宫平滑肌收缩，有助于孕妇分娩，还可促进乳腺分泌。

2. 腺垂体 远侧部的腺细胞分为嗜色细胞和嫌色细胞两大类。嗜色细胞又分为嗜酸性细胞和嗜碱性细胞两种。嗜酸性细胞分泌生长激素和催乳激素，嗜碱性细胞分泌促甲状腺激素、促肾上腺皮质激素和促性腺激素。腺垂体的中间部为一纵行狭窄区域，由滤泡细胞及其周围的嗜碱性细胞和嫌色细胞构成，分泌促黑激素。

（1）生长激素（growth hormone，GH）：生长激素是腺垂体中含量最多的激素。

1）GH 的生理功能：能促进骨骼肌和内脏的生长及多种代谢过程，尤其是刺激骺软骨生长，使骨增长。

2）GH 分泌的调节：①下丘脑的调节作用：生长激素释放激素（growth hormone releasing hormone，GHRH）与生长激素释放抑制激素（growth hormone inhibiting hormone，GHIH）对

腺垂体具有双向调节作用；正常情况下GHRH的调节作用占优势，促进GH的释放。而GHIH是在应激状态下GH分泌过多时发挥抑制作用的。②代谢因素的影响：能量物质的缺乏和血液中某些氨基酸的增加都可促进GH分泌，其中以低血糖对分泌的刺激作用最强。反之，血糖升高可通过促进GHIH和抑制GHRH分泌使GH分泌水平降低。③其他激素的影响：甲状腺激素、胰高血糖素、雌激素与雄激素均能促进GH分泌。在青春期，血中雌激素或睾酮浓度增高，可明显地增加GH分泌，这是在青春期GH分泌较多的一个重要因素。皮质醇则抑制GH分泌。④睡眠时相的影响：夜间的分泌量约占一天分泌量的70%。人在觉醒状态下，GH分泌较少，进入慢波睡眠状态后，GH分泌明显增加。入睡后1 h左右，血中GH浓度达到高峰。转入异相睡眠（REM睡眠）后，GH分泌又减少。

（2）催乳素（prolactin，PRL）：因刺激乳腺泌乳作用而得名，于分娩前期和哺乳期细胞功能旺盛。①对乳腺的作用：人PRL具有刺激妊娠期乳腺生长发育、促进乳汁合成、分泌并维持泌乳的作用。在妊娠过程中，PRL和雌激素、孕激素共同促进乳腺组织的进一步发育，但因为血中雌激素与孕激素水平过高，抑制了PRL的泌乳作用，使具备泌乳能力的乳腺并不泌乳。分娩后，雌激素和孕激素水平大大下降，PRL才能发挥始动和维持泌乳的作用。②对生殖活动的调节作用：PRL对性腺的调节作用错综复杂。PRL可能在卵巢水平抑制促性腺激素的效应或减少GnRH的释放以及促性腺激素（如LH）发挥作用，其生理学意义在于防止哺乳期女性排卵。

除此之外，PRL还可参与应激反应和免疫调节。PRL的分泌主要受下丘脑PRH与PRIH的双重调节，两者分别具有促进和抑制催乳素分泌的作用。下丘脑的TRH、雌激素应激刺激等也能促进PRL的分泌。

（3）促黑激素（melanocyte stimulating hormone，MSH）：在动物，MSH的主要生理作用是促进黑素细胞内的酪氨酸转化为黑素（melanin），同时使黑素颗粒在细胞内分散。在黑暗背景下，MSH分泌未受抑制时，动物（如鱼类）皮肤的颜色变深；在白色背景下，MSH分泌受抑制，动物皮肤的颜色则变淡。对于人类，黑素可使皮肤、虹膜和毛发等的颜色变深。但MSH的生理作用仍不清楚。

MSH的分泌主要受下丘脑分泌的MRF和MIF的双重调节，两者分别促进和抑制垂体MSH的分泌。

知识拓展

科学增高——生长激素的秘密

生长激素，俗称“脑垂体中的小精灵”，是脑垂体前叶细胞合成和分泌的蛋白质，主要生理功能之一是刺激骨骼生长。由于脑垂体一天的工作量很大，要分泌很多种人体所需激素，所以并不是一天24小时都在分泌生长激素，但还是有规律可循。例如，在运动后、夜间睡眠时，分泌会达到峰值，量也较多。晚上深睡眠状态下，分泌量是白天的3倍，分泌最多的两个时段为21：00—1：00、4：00—7：00，呈脉冲式分泌，受下丘脑产生的生长激素释放激素的调节，还受性别、年龄和昼夜节律的影响，所以睡眠对生长激素的分泌十分重要。此外，运动及适度的饥饿也会刺激脑垂体分泌更多的生长激素。

Note

三、下丘脑及垂体的疾病

（一）下丘脑及神经垂体疾病

下丘脑 - 神经垂体轴的功能性或器质性病变均可引起其内分泌功能异常而出现各种综合征，如尿崩症和性早熟等。

1．尿崩症（diabetes insipidus） 一种由于抗利尿激素缺乏或减少而出现多尿、低比重尿、烦渴和多饮等的临床综合征。按病因可分为以下四类：①因神经垂体释放 ADH 不足引起，称为垂体性尿崩症；②因肾小管对血内正常 ADH 水平缺乏反应，则称为肾性尿崩症；③因下丘脑 - 神经垂体轴的肿瘤、外伤、感染等引起，则称为继发性尿崩症；④原因不明者，则称为特发性或原发性尿崩症等。以上以继发性尿崩症较为多见。

2．性早熟（precocious puberty） 因中枢神经系统疾病（如脑肿瘤、脑积水等）或遗传异常而使下丘脑 - 垂体过早分泌释放促性腺激素所致，表现为女孩 6 ～ 8 岁、男孩 8 ～ 10 岁前出现性发育。

（二）腺垂体功能亢进与低下

腺垂体功能亢进（hyperpituitarism）是腺垂体的某一种或多种激素分泌增加，一般由前叶功能性肿瘤引起，少数由下丘脑作用或其靶器官的反馈抑制作用消失所致，最常见的如垂体性巨人症及肢端肥大症、高催乳素血症和垂体性库欣（Cushing）综合征。

任何原因造成腺垂体 75% 以上组织的破坏都能引起垂体功能低下，偶尔也可因下丘脑病变引起，主要病因是肿瘤、外科手术或外伤和血液循环障碍等，使腺垂体激素分泌减少而致，较常见的临床表现如希恩（Sheehan）综合征、Simmond 综合征和垂体性侏儒症等。

1．垂体性巨人症及肢端肥大症 本病多由垂体生长激素细胞腺瘤分泌过多的生长激素所致。如果在青春期以前发生，骨骺未闭合，各组织、器官、骨骼和人体按比例过度生长，身材异常高大（但生殖器官发育不全），称为垂体性巨人症（pituitary gigantism）；如果在青春期后发生，骨骺已闭合，表现为颅骨增厚，下颌骨、眶上嵴及颧骨弓增大突出，鼻、唇、舌增厚肥大，皮肤增厚粗糙，面容特异，四肢手足宽而粗厚，手指、足趾粗钝，称为肢端肥大症（acromegaly）。

2．高催乳素血症（hyperprolactinemia） 一部分是由于垂体催乳素细胞腺瘤分泌过多的催乳素引起，一部分由下丘脑病变或药物所致，表现为溢乳 - 闭经综合征（galatorrhea-amenorrhea syndrome），出现女性闭经、不育和溢乳，男性性功能下降，少数也可溢乳。

3．垂体性侏儒症（pituitary dwarfism） 是指因腺垂体分泌生长激素部分或完全缺乏（常伴促性腺激素缺乏）所致的儿童期生长发育障碍性疾病，表现为骨骼、躯体生长发育迟缓，体型停滞于儿童期，身材矮小，皮肤和颜面可有皱纹，常伴性器官发育障碍，但智力发育正常。

4．Simmond 综合征 是由于炎症、肿瘤、血液循环障碍或损伤等原因使腺垂体各种激素分泌障碍的一种综合征，导致相应的靶器官如甲状腺、肾上腺、性腺等的萎缩，病程呈慢性经过，以出现恶病质、过早衰老及各种激素分泌低下和产生相应临床症状为特征。

5．Sheehan 综合征 是垂体缺血性萎缩、坏死，腺垂体各种激素分泌减少的一种综合征，多由于分娩时大出血或休克引起。典型病例于分娩后乳腺萎缩、乳汁分泌停止，相继出现生殖器官萎缩、闭经，甲状腺、肾上腺萎缩、功能低下，进而全身萎缩和老化。

（三）垂体肿瘤

垂体部位发生的肿瘤较多，如垂体腺瘤、垂体腺癌、颅咽管瘤、脑膜瘤、胶质瘤、纤维和血管肿瘤、生殖细胞瘤、畸胎瘤、颗粒细胞瘤、脊索瘤等，最常见的是垂体腺瘤。

垂体腺瘤（pituitary adenoma）是来源于腺垂体上皮细胞的良性肿瘤，是鞍内最常见的肿瘤，占颅内肿瘤的 10% ～ 20%，多在 30 ～ 60 岁发病，女性较多见。

肉眼：垂体腺瘤生长缓慢，大小不一；肿瘤一般境界清楚，约 30% 的腺瘤无包膜（当肿瘤侵入周围脑组织时，称之为侵袭性垂体腺瘤），肿瘤质软，色灰白、粉红或黄褐；可有灶性出血、坏死、囊性变、纤维化和钙化。

光镜：肿瘤失去了正常组织结构特点，瘤细胞似正常的腺垂体细胞，核圆或卵圆形，有小的核仁，多数腺瘤由单一细胞构成，少数可由几种瘤细胞构成，瘤细胞排列成片块、条索、巢状、腺样或乳头状，有的瘤细胞可有异型性或核分裂象，瘤细胞巢之间为血管丰富的纤维间质。

垂体腺瘤的临床表现主要为：①分泌某种过多的激素，表现相应的功能亢进；②肿瘤浸润、破坏、压迫垂体，使其激素分泌障碍，表现为功能低下；③肿瘤压迫视神经，表现为视野损失、视力下降或失明等。

第三节　甲 状 腺

案例 24-2

患者，男性，32 岁。主诉：心悸、怕热、多汗、乏力、体重下降 2 个月。

甲状腺功能检查示：FT 38.2 pmol/L，FT_4 45.6 pmol/L，TSH ＜ 0.01 μIU/ml，TGAb 43%，TMAb 38%。血白细胞 6.25×10^9/L，中性粒细胞比例 72%。

体格检查：单纯性突眼征阳性，咽部充血，甲状腺Ⅲ度肿大，质地柔软，结节阴性。

问题：

1. 该患者可能为哪种疾病？诊断要点有哪些？
2. 若确诊，需要采取什么样的治疗方式？

甲状腺（thyroid gland）是人体最大的内分泌腺，正常成人的甲状腺重量为 15 ～ 30 g。甲状腺由约 300 万个直径为 15 ～ 500 μm 的滤泡所组成，滤泡由滤泡上皮细胞构成，滤泡外有散在分布的滤泡旁细胞，滤泡腔内充满胶质。甲状腺激素（thyroid hormone，TH）由滤泡上皮细胞合成，在滤泡腔内以胶质的形式储存，是体内唯一在细胞外储存的内分泌激素。滤泡旁细胞（又称为 C 细胞）能够分泌降钙素。甲状旁腺激素和降钙素均参与调节钙磷代谢。

一、甲状腺的解剖及组织学结构

（一）甲状腺的解剖

甲状腺位于颈前正中，呈“H”形，分左、右两叶，中间以峡部相连。甲状腺由两层被膜包裹。内层为纤维囊（临床上称真被膜），包裹在甲状腺的表面，并随血管和神经深入腺实质，将实质分为许多不明显的小叶，小叶内有很多甲状腺滤泡。外层为甲状腺鞘或假被膜（临床上称外科囊)。甲状腺侧叶与甲状软骨、环状软骨之间由韧带相连，故吞咽时，甲状腺可随喉上、下移动。

(二)甲状腺滤泡

甲状腺滤泡(thyroid follicle)大小不等，直径0.02 ~ 0.9 mm，由单层排列的滤泡上皮细胞围成，滤泡呈圆形、椭圆形或不规则形，滤泡腔内充满嗜酸性的透明胶质(colloid)。滤泡上皮细胞的形态和滤泡腔内胶质的量与其功能状态密切相关。一般情况下，滤泡上皮细胞呈立方形；当甲状腺功能活跃时，细胞变高，呈柱状，腔内胶质减少；反之，滤泡上皮细胞变矮，呈扁平状，而腔内胶质增多。

(三)滤泡旁细胞

滤泡旁细胞(parafollicular cell)单个或成群地分布于滤泡之间，少量镶嵌在滤泡上皮细胞之间，其腔面被滤泡上皮覆盖。滤泡旁细胞体积较大，在HE染色切片下，胞质着色稍淡，在镀银染色切片中可见其基底部胞质内有黑色的嗜银颗粒，颗粒内含有降钙素，以胞吐的方式分泌。

二、甲状腺的内分泌功能

由甲状腺滤泡合成的甲状腺激素分两种，即三碘甲腺原氨酸(3,5,3′-triiodothyronine，T_3)和四碘甲腺原氨酸(thyroxine，3,5,3′,5′-tetraiodothyronine，T_4)，T_4也称为甲状腺素。其中T_3的生物活性约为T_4的5倍，但仅占分泌总量的9%。

(一)甲状腺激素的合成与储存

甲状腺激素的合成可概括为四个基本步骤(图24-6)。

1．甲状腺腺泡的聚碘 人体合成TH的主要原料是碘，合成TH所需的碘80% ~ 90%来源于食物。由肠道吸收的碘以I^-的形式存在于血浆中，浓度约250 μg/L。甲状腺内I^-的浓度比血液中高20 ~ 25倍。因此，聚碘过程是逆电化学梯度的主动转运过程，由位于滤泡上皮细胞底部的钠-碘同向转运体(sodium-iodide symporter，NIS)借助钠泵活动提供势能，将碘浓集于细胞内，再顺碘的电化学梯度经细胞顶部进入滤泡腔。

碘的作用比较复杂，小量并长期供给I^-，可作为体内合成TH的原料；但大量并短期供给I^-，例如短时间内服用大量复方碘液，则可抑制TH自甲状腺滤泡分泌出来，并具有抑制促甲状腺激素(TSH)的作用。因此，临床上常将其作为甲状腺手术前的一种常规处理。

2．碘的活化 在滤泡上皮细胞顶端膜的微绒毛与滤泡腔的交界处，被摄取的I^-在过氧化物酶(thyroperoxidase，TPO)的催化下很快被氧化为活化碘。这是碘得以取代酪氨酸残基上的H^+的先决条件。

3．酪氨酸的碘化 酪氨酸的碘化(iodination)是甲状腺球蛋白上酪氨酸残基苯环上的氢在TPO催化下被活化碘取代的过程。如果只取代苯环3位上的H^+，则生成一碘酪氨酸(monoiodotyrosine，MIT)；如果取代苯环3、5位上的H^+，则生成二碘酪氨酸(diiodotyrosine，DIT)。

4．碘化酪氨酸的缩合 缩合(condensation，或耦联，coupling)是在TPO催化下，同一甲状腺球蛋白分子内的MIT和DIT分别双双耦联成T_3和(或)T_4。MIT与DIT缩合成T_3，而2个DIT则缩合成T_4。

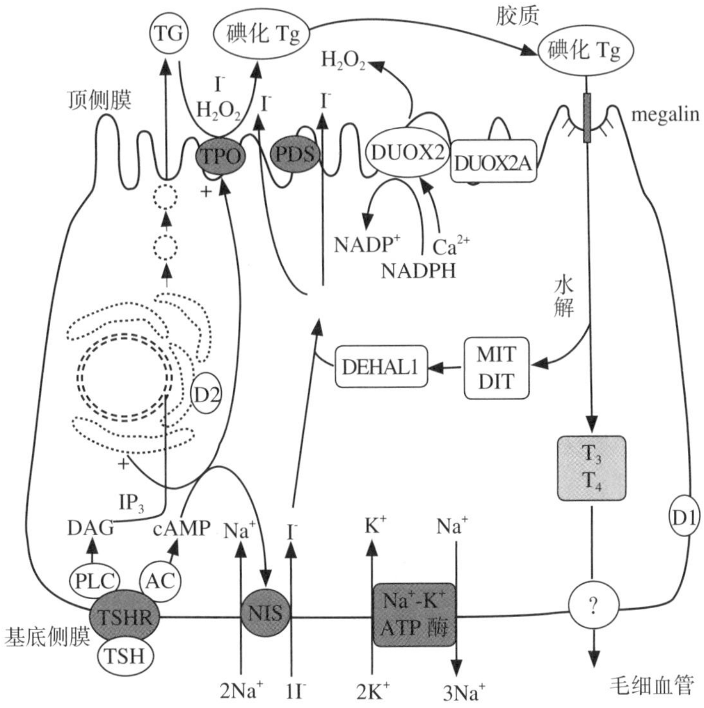

图 24-6　甲状腺激素的合成和分泌过程

AC，腺苷酸环化酶；cAMP，环磷酸腺苷；D1，1 型脱碘酶；D2，2 型脱碘酶；DAG，二酰甘油；DEHAL1，碘化酪氨酸脱卤素酶；DIT，二碘酪氨酸残基；DUOX2，双氧化酶；IP_3，三磷酸肌醇；MIT，一碘酪氨酸残基；NIS，Na^+/I^- 同向转运体；PDS，Pendrin 蛋白，一种氯 - 碘转运蛋白；PLC，磷脂酶 C；Tg，甲状腺球蛋白；TPO，甲状腺过氧化物酶；TSH，促甲状腺激素；TSHR，TSH 受体；megalin（gp330），一种多配体的受体糖蛋白，广泛分布在体内多种极化上皮细胞（如肾小管、甲状腺细胞、内耳迷路及胆囊上皮细胞等），在甲状腺细胞可作为 Tg 受体介导其入胞

MIT、DIT、T_3 和 T_4 都以肽链结合于甲状腺球蛋白分子，以胶质的形式储存于甲状腺腺泡腔中。甲状腺是人体内唯一将激素储存在细胞外的内分泌腺，如此丰富的激素储备量可保证机体长时间（50 ~ 120 天）的代谢需求。

（二）甲状腺激素的作用

甲状腺激素几乎作用于机体的所有组织，主要参与调节新陈代谢与生长发育，这些效应绝大多数通过与核受体结合、调节基因转录和蛋白质表达而实现。TH 是维持机体功能活动的基础性激素，其生物学作用极为广泛。

1．促进生长发育　TH 具有促进组织分化、生长与发育成熟的作用。在胚胎期，TH 促进神经元增殖、分化、突起和突触形成，促进胶质细胞生长和髓鞘形成等，因而 TH 是胎儿和新生儿脑发育的关键激素。TH 还可与 GH 协同，共同调控幼年期的生长发育。TH 可刺激骨化中心的发育成熟，使软骨骨化，促进长骨和牙齿生长。TH 的缺乏将影响 GH 正常发挥作用，导致长骨生长缓慢和骨骺愈合延迟。胚胎时期因缺碘而导致 TH 合成不足或出生后甲状腺功能低下的婴幼儿，脑的发育有明显障碍，智力低下，且身材矮小，称为呆小症（即克汀病，cretinism）。

2．调节新陈代谢

（1）增强能量代谢：TH 具有显著的产热效应，可使全身绝大多数组织的基础耗氧量增加，产热量增大，体温也因而发生相应波动。因此，甲状腺功能亢进（甲亢）和（或）甲状腺功能减低（甲减）患者均不能很好地适应环境温度的变化。这一效应与 T_3 提高膜 Na^+-K^+-ATP

酶的浓度和活性，增加细胞能量消耗有关。此外，TH 还可同时增强同一代谢途径中的合成酶与分解酶活性，从而导致无益的能量消耗。

（2）糖代谢：TH 能加速肠黏膜吸收葡萄糖，增强糖原分解，使血糖升高；但 T_4 与 T_3 又可同时促进外周组织对糖的利用，使血糖降低。因此，甲亢患者餐后血糖升高，甚至出现糖尿，但随后血糖又能很快降低。此外，TH 还能增强肝糖异生，也能增强肾上腺素、胰高血糖素、皮质醇和生长激素的生糖作用。

（3）脂质代谢：TH 能刺激脂肪合成与分解（促分解作用＞促合成作用），加速脂肪代谢速率。TH 增强对激素（如儿茶酚胺与胰高血糖素等）敏感酯酶的活性。在甲状腺功能减退（甲减）患者，脂肪合成与分解均降低，体脂比例升高；甲状腺功能亢进（甲亢）患者则脂肪代谢增强，总体脂肪减少。正常时，TH 可加强胆固醇合成，但同时也增加低密度脂蛋白受体的可利用性，使更多的胆固醇从血中清除，从而降低血清胆固醇水平。甲亢患者血中胆固醇含量低于正常，甲减者则升高。

（4）蛋白质代谢：TH 可无特异性地加强基础蛋白质合成，表现为正氮平衡。TH 对蛋白质代谢的影响是双向的，在生理情况下，TH 可促进 DNA 转录过程和 mRNA 形成，促使结构蛋白质和功能蛋白质合成，有利于机体的生长发育和各种功能活动。同时，TH 也能刺激蛋白质降解，实际效应取决于 TH 的分泌量。高浓度 T_3 可抑制蛋白质合成，引起负氮平衡。TH 分泌过多时，以骨骼肌为主的外周组织蛋白质分解加速，尿酸含量增加，尿氮排泄增加，肌肉收缩无力；骨骼蛋白质分解，血钙升高，骨质疏松。TH 分泌过少时，蛋白质合成障碍，组织间黏蛋白沉积，使水分子滞留于皮下，引起黏液性水肿。应用 TH 制剂，可消除黏液性水肿，使尿氮排泄增加。

3．影响机体各器官系统的功能 TH 是维持机体基础性功能活动的激素，所以对机体几乎所有器官系统都有不同程度的影响，但多数作用是继发于 TH 促进机体代谢和耗氧过程的。TH 可增加中枢神经系统的兴奋性；使心率增快，心肌收缩力增强，心排血量与做功增加；促进消化腺的分泌和消化道的运动；还能促进或调节生长激素、性激素等其他激素的分泌。

（三）甲状腺功能的调节

甲状腺功能直接受腺垂体分泌的促甲状腺激素（thyroid stimulating hormone，TSH）调节，并形成下丘脑 - 腺垂体 - 甲状腺轴调节系统，维持血液中甲状腺激素水平的相对稳定和甲状腺正常生长。此外，甲状腺还存在一定程度的自身调节和受自主神经活动的影响。

1．下丘脑 - 腺垂体 - 甲状腺轴调节系统 腺垂体分泌的促甲状腺激素（TSH）是调节甲状腺功能的主要激素，其作用主要为两个方面：一是促进甲状腺激素的合成与释放，包括增强摄碘、碘的活化、偶联及释放过程，使血中 T_3、T_4 的浓度增高；另一方面是促进甲状腺细胞增生、腺体肥大，这是由于 TSH 刺激腺泡上皮细胞，核酸与蛋白质合成增强的结果。

腺垂体 TSH 的分泌受下丘脑促甲状腺激素释放激素（thyrotropin releasing hormone，TRH）的调控。下丘脑 TRH 神经元接受神经系统其他部位传来的信息，把环境因素与 TRH 神经元活动联系起来，然后 TRH 神经元通过释放 TRH 调控腺垂体 TSH 的释放。

2．甲状腺功能的自身调节 甲状腺能根据血碘水平，通过自身调节改变摄取碘与合成 TH 的能力，称为甲状腺的自身调节（autoregulation）。血碘开始升高时（1 mmol/L）即可诱导碘的活化和 TH 合成；但当血碘升高到一定水平（10 mmol/L）后反而抑制碘的活化过程，使 TH 合成减少。这种过量碘抑制 TH 合成的效应称为碘阻滞效应（Wolff-Chaikoff effect），即过量碘抗甲状腺效应。这主要是由于血液中高浓度碘抑制了 I^- 的活化，以及抑制滤泡细胞内合成甲状腺激素所必需的 H_2O_2 生成所致。

甲状腺自身调节的意义在于可根据食物中含碘量的差异对摄碘量进行适应性的调整，随时缓冲 TH 合成和分泌波动。

3. 甲状腺功能的神经调节 甲状腺受交感和副交感神经的双重支配。电刺激交感神经和副交感神经可分别促进和抑制甲状腺激素的合成与释放。这种调节与下丘脑 - 腺垂体 - 甲状腺轴的调节作用协调。下丘脑 - 腺垂体 - 甲状腺轴维持各级激素效应的稳态，交感神经 - 甲状腺轴在内、外环境急剧变化时可确保机体应激状态下所需激素的水平，副交感神经 - 甲状腺轴则在甲状腺激素分泌过多时进行抗衡性调节。

三、甲状腺疾病

（一）弥漫性非毒性甲状腺肿

弥漫性非毒性甲状腺肿（diffuse nontoxic goiter）亦称单纯性甲状腺肿（simple goiter），是由于缺碘使 TH 分泌不足，TSH 分泌增多，甲状腺滤泡上皮增生，滤泡内胶质堆积而使甲状腺肿大。一般不伴甲状腺功能亢进。本型甲状腺肿呈地方性分布，又称地方性甲状腺肿（endemic goiter）。主要表现为甲状腺肿大，但甲状腺内没有结节，部分患者后期可出现压迫、窒息、吞咽和呼吸困难，少数患者可伴甲状腺功能亢进或减退等症状，极少数可癌变。

本病的发生主要是由于地方性水、土、食物中缺碘及机体青春期、妊娠和哺乳期对碘需求量增加而相对缺碘。缺碘使 TH 合成减少，通过反馈刺激垂体 TSH 分泌增多，甲状腺滤泡上皮增生，摄碘功能增强，达到缓解。如果持续长期缺碘，一方面滤泡上皮增生，另一方面所合成的甲状腺球蛋白没有碘化而不能被上皮细胞吸收利用，则滤泡腔内充满胶质，使甲状腺肿大。用碘化食盐和其他富含碘的食品可治疗和预防本病。

（二）弥漫性毒性甲状腺肿

弥漫性毒性甲状腺肿多发生于女性，一般认为是一种自身免疫性疾病，指血中甲状腺激素过多，作用于全身各组织所引起的临床综合征，临床上统称为甲状腺功能亢进症，简称甲亢。分为原发性、继发性和高功能腺瘤三类。其中，原发性甲亢最常见，由于约有 1/3 患者有眼球突出，故又称为突眼性甲状腺肿，也称其为 Graves 病。

患者甲状腺弥漫性对称性增大，为正常的 2 ~ 4 倍，表面光滑，血管充血，质较软，切面灰红、呈分叶状，胶质少，棕红色，质如肌肉。临床上主要表现为甲状腺肿大，基础代谢率和神经兴奋性升高，T_3、T_4 高，吸碘率高。临床症状和体征包括心悸、多汗、烦热、脉搏快、手震颤、多食、消瘦、乏力、突眼等。

（三）甲状腺功能减退

甲状腺功能减退是甲状腺激素合成和释放减少或缺乏而出现的综合征。根据年龄不同可表现为克汀病或黏液性水肿。

1. 克汀病 又称呆小病，主要由于地方性缺碘，在胎儿和婴儿期从母体获得或合成甲状腺激素不足或缺乏，导致生长发育障碍，表现为大脑发育不全、智力低下、表情痴呆、愚钝颜貌、骨形成及成熟障碍、四肢短小。

2. 黏液性水肿 少年及成人由于甲状腺功能低下，组织间质内出现大量类黏液（氨基多糖）积聚。光镜下可见间质胶原纤维分解、断裂变疏松，充以 HE 染色为蓝色的胶状液体。临床上可出现怕冷、嗜睡、月经周期不规律，动作、说话及思维减慢，皮肤发凉粗糙及非凹陷性水肿。氨基多糖沉积的组织和器官可出现相应的症状或功能障碍。

Note

(四)甲状腺炎

甲状腺炎一般分为急性、亚急性和慢性三种。急性甲状腺炎是由细菌感染引起的化脓性炎症，较少见；亚急性甲状腺炎一般认为是与病毒感染有关的炎症；慢性淋巴细胞性甲状腺炎是一种自身免疫性疾病；纤维性甲状腺炎目前病因不明。

1. 亚急性甲状腺炎 亚急性甲状腺炎又称肉芽肿性甲状腺炎、巨细胞性甲状腺炎等，是一种与病毒感染有关的巨细胞性或肉芽肿性炎症。女性多于男性，中青年多见。临床上起病急，发热、不适，颈部有压痛，可有短暂性甲状腺功能异常，病程短，常在数月内恢复正常。

患者甲状腺呈不均匀结节状轻 - 中度增大，质实，橡皮样。切面病变呈灰白或淡黄色，可见坏死或瘢痕，常与周围组织有粘连。

2. 慢性淋巴细胞性甲状腺炎 慢性淋巴细胞性甲状腺炎亦称桥本（Hashimoto）甲状腺炎、自身免疫性甲状腺炎，是一种自身免疫性疾病，也是甲状腺功能减退最常见的原因。多见于中年女性，临床上常为甲状腺无毒性弥漫性肿大，晚期一般有甲状腺功能低下的表现，TSH 较高，T_3、T_4 低，患者血内出现一系列自身抗体。

甲状腺弥漫性对称性肿大，稍呈结节状，质较韧，重量一般为 60 ~ 200 g，被膜轻度增厚，但与周围组织无粘连，切面呈分叶状，色灰白、灰黄。可长期用左甲状腺素或甲状腺素片治疗。腺肿较大有压迫症状者、疑有恶变者可考虑手术。

(五)甲状腺肿瘤

甲状腺发生的肿瘤和瘤样病变种类较多，组织学分类也不一致，现就常见的甲状腺肿瘤进行简要介绍。

1. 甲状腺腺瘤（thyroid adenoma） 是起源于甲状腺滤泡细胞的一种良性肿瘤。多在无意中发现，常见于中青年女性。肿瘤生长缓慢，随吞咽活动而上下移动。常为甲状腺囊内单个边界清楚的结节，直径 3 ~ 5 cm，切面多为实性，色暗红或棕黄，可并发出血、囊性变、钙化和纤维化，有完整的包膜，常压迫周围组织。根据肿瘤组织形态学特点分为单纯型、胶样型、胎儿型、胚胎型、嗜酸细胞型和非典型腺瘤。

2. 甲状腺癌（thyroid carcinoma） 是一种最常见的恶性肿瘤，以 40 ~ 50 岁多见，可表现为乳头状癌、滤泡癌、髓样癌、未分化癌。不同病理类型的甲状腺癌，其生物学特性、临床表现等均有所不同：有的生长缓慢，似腺瘤；有的原发灶很小，而转移灶较大，表现为颈部淋巴结肿大而就诊；有的短期内生长很快，浸润周围组织引起临床症状。多数甲状腺癌患者甲状腺功能正常，仅少数引起内分泌紊乱（甲状腺功能亢进或减退）。

第四节 肾 上 腺

肾上腺（suprarenal gland）是人体重要的内分泌腺，位于两侧肾的内上方。人肾上腺总重量为 8 ~ 10 g，包括皮质和髓质两部分。肾上腺皮质和肾上腺髓质是两个独立的内分泌腺，它们在发生、结构和功能上各不相同。前者分泌类固醇激素，作用广泛，参与维持机体的基本生命活动；后者分泌儿茶酚胺类激素，参与机体的应激反应。由于髓质的血液供应来自皮质，二者在功能上有一定联系。

一、肾上腺的解剖及组织学结构

（一）肾上腺的解剖

肾上腺左、右各一，分别附于左、右肾上端的内上方，质软，呈淡黄色，与肾共同被包裹在肾筋膜内，有独立的纤维囊和脂肪囊。左侧肾上腺呈半月形，右侧肾上腺呈三角形。肾上腺表面包以结缔组织被膜，少量结缔组织伴随血管和神经伸入腺实质内。肾上腺实质包括周边的皮质和中央的髓质两部分，这两部分由两种不同胚胎起源的内分泌组织构成。皮质起源于胚胎中胚层，髓质起源于外胚层。

（二）皮质的组织学结构

肾上腺皮质（adrenal cortex）由皮质腺细胞、血窦和少量结缔组织组成，约占肾上腺体积的 80% ~ 90%。根据肾上腺皮质细胞的形态结构和排列特征，由外向内可将皮质分为三个带，即球状带、束状带和网状带，此三个带之间无明显界限。

1．球状带（zona glomerulosa） 位于被膜下方，较薄，约占皮质体积的 15%。细胞呈球团状排列，胞体较小，呈矮柱状或锥状，核小、染色较深，胞质较少，含少量脂滴。

2．束状带（zona fasciculata） 位于球状带的深层，约占皮质总体积的 78%，是皮质中最厚的部分。束状带细胞体积较大，呈多边形，排列成单行或双行的细胞索。胞核较大，圆形，着色浅。胞质内含大量脂滴，在 HE 染色标本中，因脂滴被溶解，故胞质染色浅而呈泡沫状或空泡状。

3．网状带（zona reticularis） 位于皮质的最深层，约占皮质总体积的 7%，细胞排列成细胞索，细胞索相互吻合成网。网状带细胞较小，核小，着色较深，胞质呈嗜酸性，内含较多的脂褐素和少量脂滴。

（三）髓质的组织学结构

肾上腺髓质（adrenal medulla）位于肾上腺中央，体积约为肾上腺的 10%，由排列成索或团的髓质细胞、血窦和少量结缔组织组成，髓质中央有中央静脉。髓质细胞较大，呈多边形，核圆，着色浅，胞质嗜酸性。用铬盐处理的标本胞质内可见黄褐色的嗜铬颗粒，因而髓质细胞又称为嗜铬细胞（chromaffin cell）。电镜下根据嗜铬颗粒的特点，髓质细胞可以分为两种：肾上腺素细胞和去甲肾上腺素细胞。肾上腺素细胞数量多，占肾上腺髓质细胞的 80%，分泌肾上腺素；去甲肾上腺素细胞数量较少，分泌去甲肾上腺素。

二、肾上腺的内分泌功能

（一）肾上腺皮质激素

肾上腺皮质分泌的激素即肾上腺皮质激素（adrenal cortical hormones，adrenocorticoids），简称皮质激素，分为三类，即盐皮质激素（mineralocorticoids，MC）、糖皮质激素（glucocorticoids，GC）和性激素（gonadal hormones）。各类皮质激素由肾上腺皮质不同带的上皮细胞所分泌：球状带细胞分泌盐皮质激素，主要是醛固酮（aldosterone）；束状带细胞分泌糖皮质激素，主要是皮质醇（cortisol）；网状带细胞主要分泌性激素，如脱氢表雄酮（dehydroepiandrosterone）

和雌二醇（estradiol），也能分泌少量的糖皮质激素。肾上腺皮质激素属于类固醇（甾体）激素，其基本结构为环戊烷多氢菲。

1．糖皮质激素的生理作用与分泌调节

（1）糖皮质激素的生理作用：糖皮质激素作用广泛而又复杂，对多种器官和组织都有影响。

1）对物质代谢的影响：糖皮质激素是体内调节糖代谢的重要激素之一。糖皮质激素可促进糖异生，还可降低肌肉和脂肪等组织对胰岛素的敏感性，使葡萄糖的利用减少，升高血糖。如果糖皮质激素分泌过多，可引起高血糖，甚至出现糖尿；相反，肾上腺皮质功能低下的患者常可出现低血糖。

糖皮质激素可促进脂肪分解，增强脂肪酸在肝内的氧化过程，有利于糖原异生。肾上腺皮质功能亢进时，由于全身不同部位脂肪组织对糖皮质激素的敏感性不同，四肢脂肪组织分解增强，而腹、面、肩及背部脂肪合成增加，因此体内脂肪发生重新分布，呈现特殊的“满月脸”和“水牛背”等向心性肥胖的特殊体型。

糖皮质激素可促进肝外组织特别是肌肉中蛋白质的分解，并动员氨基酸转运至肝，生成肝糖原。糖皮质激素分泌过多时，蛋白质分解增强、合成减少，可出现肌肉萎缩、皮肤变薄等现象。

2）对水、电解质代谢的影响：糖皮质激素降低肾小球入球小动脉的阻力，增加肾小球血浆流量，使肾小球滤过率增加，并抑制抗利尿激素分泌，有利于水的排出。此外，糖皮质激素还有弱的保钠排钾作用。

3）对血液系统的影响：糖皮质激素能刺激骨髓的造血功能，使血液中红细胞和血小板的数量增加；同时动员附着于血管边缘的中性粒细胞进入血液循环，从而使血液中的中性粒细胞数量增加。糖皮质激素还能减少淋巴细胞和外周血中嗜酸性粒细胞的数量。

4）对循环系统的影响：糖皮质激素参与正常血压的维持。首先，糖皮质激素能增强血管平滑肌对儿茶酚胺的敏感性（允许作用）；其次，糖皮质激素能抑制前列腺素的合成，并且能降低毛细血管的通透性，减少血浆的滤过，有利于维持血容量。

5）在应激反应中的作用：当机体受到多种有害刺激如感染、缺氧、饥饿、创伤、手术、疼痛、寒冷及精神紧张等刺激时，垂体释放 ACTH 增加，导致血液中糖皮质激素增多，并产生一系列反应，称为应激（stress）。应激反应（stress response）是一种以 ACTH 和糖皮质激素分泌增加为主，多种激素共同参与的使机体抵抗力增强的非特异性反应。在应激反应中，下丘脑 - 腺垂体 - 肾上腺皮质轴的活动增强，可提高机体对应激刺激的耐受力；同时，其他激素如生长激素、催乳素、胰高血糖素、血管升压素及醛固酮的分泌也增加。

6）其他作用：除上述作用外，糖皮质激素还可促进胎儿肺泡的发育及肺泡表面活性物质的生成；使骨基质 I 型胶原和小肠对钙的吸收减少，抑制骨的生成；通过抑制纤维细胞增生和胶原合成，使皮肤变薄，血管脆性增加；提高胃腺细胞对迷走神经及促胃液素的反应性，增加胃酸及胃蛋白酶原的分泌。

临床上使用大剂量的糖皮质激素及其类似物，用于抗炎、抗过敏、抗毒和抗休克。

（2）糖皮质激素分泌的调节

1）下丘脑 - 腺垂体 - 肾上腺皮质轴：下丘脑室旁核及促垂体区的神经元合成和释放促肾上腺皮质激素释放激素（corticotrophin releasing hormone，CRH），CRH 通过垂体门脉系统被运送到腺垂体促肾上腺皮质激素细胞，促进其分泌促肾上腺皮质激素（adrenocorticotropic hormone，ACTH），进而促进肾上腺皮质合成与释放糖皮质激素。当血中糖皮质激素浓度升高时，可反馈性地抑制下丘脑 CRH 神经元和腺垂体 ACTH 神经元的活动，使 CRH 释放减少，ACTH 合成及释放受到抑制。

2）生物节律：生理状态下，下丘脑 CRH 的分泌呈昼夜节律和脉冲式释放，入睡后分泌逐渐减少，午夜最低，随后又逐渐增多，至觉醒起床前达分泌高峰，白天维持在较低水平。由于 CRH 的节律性释放，ACTH 和糖皮质激素的分泌也出现相应的波动。

3）应激：糖皮质激素对 CRH 和 ACTH 分泌的负反馈调节作用，是通过抑制下丘脑 CRH 及腺垂体 ACTH 的合成和降低腺垂体 ACTH 细胞对 CRH 的反应性等方式实现的。但在应激时这种负反馈调节被抑制甚至消失，故此时血中 ACTH 和糖皮质激素的浓度处于较高水平。

2. 盐皮质激素的作用与分泌调节 盐皮质激素由肾上腺皮质球状带细胞分泌，主要是醛固酮，是水、电解质代谢调节的重要激素。

（1）醛固酮的生理作用：醛固酮分泌进入血液后，主要以游离状态存在和运输。醛固酮的作用是通过促进靶细胞内醛固酮诱导蛋白的合成来实现的。醛固酮促进肾远端小管和集合管对 Na^+ 和水的重吸收并排出 K^+，即保 Na^+、保水和排 K^+ 作用，维持细胞外液及循环血量的稳态。

（2）醛固酮分泌的调节：醛固酮的分泌主要受肾素 - 血管紧张素 - 醛固酮系统的调节。另外，血钾、血钠浓度可以直接作用于球状带，影响醛固酮的分泌。一般情况下，腺垂体释放的 ACTH 对醛固酮的分泌并无调节作用，只有当机体受到应激刺激时，ACTH 释放增加，才对醛固酮的分泌起一定的支持作用。

知识拓展

你快乐吗？——多巴胺的秘密

你快乐吗？是什么让你快乐、幸福？每个人都有不同的答案，其实，感觉快乐，很大程度是一种化学体验，大脑释放某些快乐化学物质，你就会感觉到快乐。其中，多巴胺就是一种激励分子。当我们想象食物或者产生渴望时，大脑就会释放多巴胺，在期待的过程中，多巴胺的水平会持续升高，当你的需要被满足时，多巴胺会快速给你带来兴奋和活力的感觉。因此多巴胺是一种“奖赏”激素。当然它也会让你上瘾，例如，部分人会对食物、性、糖、毒品以及一些药物上瘾。因此，要想办法获得更“健康”的多巴胺，可以通过冥想、营养丰富的原生态食物（如铁和维生素 B、限制饱和脂肪酸摄入量）、良好的生活习惯及适当的运动。

（二）肾上腺髓质激素

肾上腺髓质与交感神经节的胚胎发生同源，在功能上相当于无轴突的交感神经节后神经元。肾上腺髓质嗜铬细胞分泌肾上腺素（epinephrine，E，adrenaline）和去甲肾上腺素（norepinephrine，NE；noradrenaline，NA），它们均属于儿茶酚胺类化合物。体内去甲肾上腺素主要来自于交感神经末梢的释放，其次是肾上腺髓质；而肾上腺素主要来自于肾上腺髓质。

1. 肾上腺髓质激素的生理作用 肾上腺素和去甲肾上腺素均可与细胞膜上不同的肾上腺素受体结合，发挥生物学效应。由于肾上腺素受体在机体分布广泛并具有不同的亚型，故肾上腺素和去甲肾上腺素对各器官、组织的作用也十分复杂，已在前述相关章节中介绍，在此仅阐述其在应激反应中的作用。

肾上腺髓质受交感神经节前纤维支配，两者关系密切，组成交感神经 - 肾上腺髓质系统（sympathetic adrenomedullary system）。当机体遭遇特殊紧急情况，如畏惧、焦虑、剧痛、失血、缺氧、创伤及剧烈运动等时，这一系统立即被调动起来，肾上腺髓质激素分泌明显增多，提高中枢神经系统的兴奋性，机体反应更加灵敏；同时心率加快，心肌收缩力加强，心排血

Note

量增加，血压升高，呼吸频率和每分通气量增加；全身血液重新分布，保证重要器官的血液供应；血糖升高，脂肪分解加速，葡萄糖与脂肪酸氧化过程增强，以适应在应激情况下机体对能量的需要。总之，上述一切变化都是在紧急情况下交感神经 - 肾上腺髓质系统发生的适应性反应，故称之为应激反应（stress response）。

2．肾上腺髓质激素分泌的调节

（1）交感神经的作用：交感胆碱能节前纤维的末梢释放乙酰胆碱，作用于嗜铬细胞上的 N 型胆碱受体，引起肾上腺素和去甲肾上腺素的合成和释放。

（2）ACTH 与糖皮质激素的作用：ACTH 可直接或间接提高嗜铬细胞内儿茶酚胺有关合成酶的活性，促进肾上腺素和去甲肾上腺素的合成和释放。

（3）儿茶酚胺合成的反馈性调节：当细胞内儿茶酚胺浓度增加到一定程度时，可反馈抑制酪氨酸羟化酶，使儿茶酚胺的合成减少。反之，则促进其合成。

微整合

临床应用

肾上腺素在临床中的应用

1．心脏骤停。用于溺水、麻醉和手术过程中的意外、药物中毒、传染病和心脏传导阻滞等所致的心脏骤停。

2．过敏性疾病。如过敏性休克、支气管哮喘等。

3．血管神经性水肿及血清病。

三、肾上腺疾病

常见的肾上腺疾病根据发病部位分为肾上腺皮质疾病和肾上腺髓质疾病；按其特点分为功能亢进症、功能低下症及肿瘤。常见肾上腺疾病包括库欣（Cushing）综合征、原发性醛固酮增多症、艾迪生病（Addison 病）、嗜铬细胞瘤等。

（一）肾上腺皮质功能亢进

1．库欣综合征 由于长期分泌过多的糖皮质激素，促进蛋白质异化、脂肪沉积，表现为满月脸、向心性肥胖、高血压、皮肤紫纹、多毛、糖耐量降低、月经失调、性欲减退、骨质疏松、肌肉乏力等。本症成人多于儿童，常见于 20 ~ 40 岁，女性多于男性。根据病因可分为垂体性、肾上腺性、异位性和医源性。

（1）垂体性：由于垂体肿瘤或下丘脑功能紊乱，分泌过多的 ACTH 或下丘脑分泌皮质激素释放因子过多，血清中 ACTH 增高。双肾上腺弥漫性中度肥大，重量增加。主要为网状带和束状带细胞增生。

（2）肾上腺性：由肾上腺功能性肿瘤或增生，分泌大量皮质醇，引起血中 ACTH 降低。双肾上腺增生并显著肥大。主要为网状带及束状带细胞弥漫性增生，而结节状增生者多为束状带细胞。

（3）异位性：为异位分泌的 ACTH 引起，最常见的原因为小细胞性肺癌、恶性胸腺瘤、胰岛细胞瘤等，血内 ACTH 增高。

（4）医源性：由长期大量使用糖皮质激素所引起，患者垂体 - 肾上腺皮质轴受抑制，可致肾上腺萎缩。

2．醛固酮增多症（hyperaldosteronism） 分为原发性和继发性两种。

（1）原发性醛固酮增多症（primary aldosteronism）：大多数由功能性肾上腺肿瘤引起，少数为肾上腺皮质增生所致。临床主要表现为高钠血症、低钾血症及高血压，钠潴留使血容量增多，抑制肾素的释放，导致血清中肾素降低。主要为球状带细胞增生。

（2）继发性醛固酮增多症（secondary aldosteronism）：系指各种疾病引起肾素 - 血管紧张素分泌过多，刺激球状带细胞增生，导致继发性醛固酮分泌增多。

（二）肾上腺皮质功能低下

1．急性肾上腺皮质功能低下（acute adrenocortical insufficiency） 主要原因是皮质大片出血或坏死、血栓形成或栓塞、重症感染或应激反应及长期使用皮质激素治疗后突然停药等。临床表现为血压下降、休克、昏迷等症状，少数严重者可致死。

2．慢性肾上腺皮质功能低下（chronic adrenocortical insufficiency） 又称 Addison 病。少见，主要病因为双肾上腺结核和特发性肾上腺萎缩，极少数为肿瘤转移和其他原因。双肾上腺皮质严重破坏（90% 以上）。主要临床表现为皮肤和黏膜及瘢痕处黑色素沉着增多、低血糖、低血压、食欲不振、肌力低下、易疲劳、体重减轻等。黑色素沉着增多是由于肾上腺皮质激素减少，促使具有黑素细胞刺激活性的垂体 ACTH 及 β-LPH 分泌增加，促进黑素细胞产生黑素所致。

3．特发性肾上腺萎缩（idiopathic adrenal atrophy） 又称自身免疫性肾上腺炎，一种自身免疫性疾病，多见于青年女性，患者血中常有抗肾上腺皮质细胞线粒体和微粒体抗体，往往和其他自身免疫性疾病并存。双肾上腺高度萎缩、皮质菲薄，内有大量淋巴细胞和浆细胞浸润。

（三）肾上腺肿瘤

1．肾上腺皮质腺瘤（adrenocortical adenoma） 是肾上腺皮质细胞发生的一种良性肿瘤，分为无功能性和功能性两种，青年女性多见。肉眼：肿瘤一般较小，有完整包膜，切面呈实性，金黄色或棕黄色，可见出血或小囊变区，偶有钙化。光镜：主要由富含类脂质的透明细胞构成，瘤细胞核较小，排列成团。大多数皮质腺瘤是非功能性的，少数为功能性的，可引起醛固酮增多症或库欣综合征。

2．肾上腺皮质腺癌 肾上腺皮质腺癌体积一般较大，重量常超过 100 g，包膜不完整，切面灰白色或黄色，常有出血、坏死、囊性变和钙化。多为功能性的，常表现为女性男性化及肾上腺功能亢进。光镜下癌细胞异型性明显，常见核分裂象。易发生局部浸润和转移，如果有淋巴道和血道播散，平均存活期一般为 2 年。

3．肾上腺髓质肿瘤 肾上腺髓质来自神经嵴，可发生神经母细胞瘤、神经节细胞瘤和嗜铬细胞瘤。本节仅介绍临床病理联系较为密切的嗜铬细胞瘤。

嗜铬细胞瘤（pheochromocytoma）较罕见，是由肾上腺髓质嗜铬细胞发生的肿瘤，90% 来自肾上腺髓质，多见于 20 ～ 50 岁。嗜铬细胞瘤临床上可伴有儿茶酚胺的异常分泌，引起间歇性或持续性高血压、头痛、出汗、心动过速、基础代谢率升高和高血糖等，甚至可出现心力衰竭、肾衰竭、脑血管意外和猝死。常为单侧单发，且右侧多于左侧，可有完整包膜，切面呈灰白或粉红色，常有出血、坏死、钙化及囊性变。光镜：大多数瘤细胞呈角形，少数为梭形或柱状细胞，并有一定程度的多形性，瘤细胞胞质内可见大量嗜铬颗粒，瘤细胞呈索、团状排列，间质为血窦。

Note

第五节 胰 岛

一、胰岛的解剖及组织学结构

（一）胰腺的解剖位置与分部

胰腺紧贴腹后壁，横向位于腹上区和左季肋区，平对第 1 ～ 2 腰椎体前方。胰腺形态狭长，质地柔软，呈灰红色，可分为头、颈、体和尾四部分。胰腺表面覆盖有薄层结缔组织被膜，被膜伸入胰腺实质内将其分隔为许多小叶。胰腺实质由外分泌部和内分泌部组成，外分泌部构成胰腺的大部分，是重要的消化腺，分泌的胰液经导管排入十二指肠，在食物消化中起重要的作用。内分泌部称胰岛，分泌的激素进入血液或淋巴，主要参与糖代谢的调节。

（二）胰岛在胰腺中的分布与组织学结构

胰岛（pancreas islet）是由内分泌细胞组成的球形或索状细胞团，分布于胰的腺泡之间，约占胰腺总体积的 1%，胰头和胰尾部多。胰岛大小不等，直径 75 ～ 500 μm，小的仅由十几个细胞组成，大的含数百个细胞。胰岛按其染色和形态学特征主要分为 A、B、D、D1 和 PP 五种细胞。

1．A 细胞 又称 α 细胞，约占胰岛细胞总数的 20%，细胞体积较大，多位于胰岛周边部，可分泌胰高血糖素（glucagon），又称高血糖素细胞。

2．B 细胞 又称 β 细胞，为胰岛的主要细胞，约占胰岛细胞总数的 75%，主要位于胰岛的中央部。β 细胞分泌胰岛素（insulin），又被称作胰岛素细胞。

3．D 细胞 又称 δ 细胞，数量少，约占胰岛细胞总数的 5%，散在分布于 A、B 细胞之间，并与 A、B 细胞通过缝隙连接紧密相连，分泌生长抑素。

4．D1 细胞 在人的胰岛内较少，占胰岛总数的 2% ～ 5%，主要分布在胰岛的周边部。D1 细胞形态不规则，光镜下不易辨认，可能分泌血管活性肠肽（vasoactive intestinal peptide）。

5．PP 细胞 数量很少，主要存在于胰岛的周边部。另外，还可见于外分泌部的中、小导管上皮内及腺泡细胞间，分泌胰多肽（pancreatic polypeptide）。

二、胰岛的内分泌功能

（一）胰岛素的作用与分泌调节

胰岛素由胰岛 B 细胞分泌，是促进合成代谢、维持血糖浓度稳定的主要激素。人胰岛素是含有 51 个氨基酸残基的小分子蛋白质，由 A 链和 B 链组成，两链之间依靠两个二硫键连接，如果二硫键断开，则失去活性。

1．胰岛素的生理功能

（1）对糖代谢的影响：胰岛素是体内唯一降低血糖水平的激素。胰岛素通过增加糖的去路与减少糖的来源，使血糖浓度降低。胰岛素的主要作用为促进全身组织，特别是肝、肌肉和脂肪组织摄取和利用葡萄糖，并加速葡萄糖在细胞中的氧化和利用，促进肝糖原和肌糖原的合成，抑制糖原分解，抑制糖异生。当胰岛素缺乏时，血糖浓度升高。血糖水平如超过肾糖阈，尿中就可出现葡萄糖。

（2）对脂肪代谢的影响：胰岛素对脂肪代谢的基本作用是促进脂肪储备，抑制脂肪动员。胰岛素可促进肝合成脂肪酸，并转运到脂肪细胞储存；促进葡萄糖进入脂肪细胞，除了用于合成少量的脂肪酸外，还可转化为α-磷酸甘油，脂肪酸和α-磷酸甘油形成三酰甘油（甘油三酯）储存于脂肪细胞内；还可抑制激素敏感性脂肪酶的活性，减少脂肪分解和动员。胰岛素缺乏时，糖的利用受阻，出现脂肪代谢紊乱，脂肪分解增强，血脂升高，会产生大量脂肪酸，后者在肝内氧化加速，生成大量酮体，而糖氧化过程发生障碍，不能很好处理酮体，引起酮血症和酸中毒。

（3）对蛋白质代谢的影响：胰岛素可在蛋白质合成的各个环节上发挥作用，主要表现为促进蛋白质合成，抑制蛋白质分解。胰岛素主要作用在蛋白质合成的三个环节：加速氨基酸跨膜转运进入细胞的过程，为蛋白质合成提供原料；加快细胞核内DNA复制和RNA转录增强核糖体的翻译过程，使蛋白质合成增加；抑制蛋白质分解，减少氨基酸的氧化。此外，胰岛素还可抑制肝中糖异生，阻止氨基酸转化成糖。

（4）对机体生长的影响：胰岛素是重要的促生长因子。胰岛素因能增加蛋白质的合成，故对机体的生长发育有促进作用。但胰岛素单独作用时，其促进生长的作用并不强，仅在与生长激素共同作用时，才能发挥明显的协同效应。

2．胰岛素分泌的调节 调控胰岛素分泌的主要生理因素是血糖浓度的变化。其他因素如代谢性、内分泌性、神经性因素等也可影响胰岛素的分泌。

（1）血糖水平对胰岛素分泌的调节：在刺激胰岛素分泌的多种因素中，血糖水平是调节胰岛素分泌的最重要的因素。B细胞能够很敏感地接受血糖水平变化的信号：血糖水平升高时，胰岛素分泌增加，使血糖水平降低；当血糖水平降至正常时，胰岛素分泌也随之恢复到基础水平。血糖水平与胰岛素分泌之间相互制约，以维持血糖和胰岛素水平的稳态。

（2）血中氨基酸、脂肪酸和酮体水平升高时，也可促进胰岛素的分泌。

（3）激素对胰岛素分泌的调节：在胃肠激素中，促胃液素、促胰液素、胆囊收缩素和抑胃肽均有促进胰岛素分泌的作用。生长激素、皮质醇及甲状腺激素可通过升高血糖而间接刺激胰岛素分泌。胰岛A细胞分泌的胰高血糖素和D细胞分泌的生长抑素，可分别刺激和抑制B细胞分泌胰岛素。

（4）神经调节：胰岛受迷走神经和交感神经双重支配。刺激右侧迷走神经，既可通过M胆碱受体直接促进胰岛素分泌，也可通过刺激胃肠激素释放而间接地引起胰岛素分泌。交感神经兴奋时，可通过释放去甲肾上腺素，作用于B细胞的α_2肾上腺素受体，抑制胰岛素分泌；若特异性阻断α_2肾上腺素受体，则交感神经兴奋时可通过β_2肾上腺素受体促进胰岛素分泌。

（二）胰高血糖素的作用与分泌调节

胰高血糖素是胰岛A细胞分泌的、由29个氨基酸残基组成的直链多肽，分子量为3500。

1．胰高血糖素的生理功能 与胰岛素的作用相反，胰高血糖素具有很强的促进分解代谢的作用，可促进肝糖原分解，同时可以通过糖异生方式促进非糖物质如生糖氨基酸、乳酸、丙酮酸及甘油等转化为葡萄糖而升高血糖；此外，胰高血糖素能够抑制蛋白质的合成、促进脂肪分解，被认为是促进分解代谢的激素。胰高血糖素促进肝糖原分解的作用十分明显，但其对肌糖原的分解作用不明显。

2．胰高血糖素分泌的调节 血糖水平是调节胰高血糖素分泌的重要因素。当血糖水平降低时，可促进胰高血糖素的分泌；反之则分泌减少。饥饿可促进胰高血糖素的分泌，这对维持血糖水平、保证脑的代谢和能量供应具有重要的意义。氨基酸一方面通过胰岛素的释放而使血糖浓度降低，另一方面又通过刺激胰高血糖素分泌而升高血糖，由此可以避免低血糖等血糖浓度异常波动的情况发生。生长激素、糖皮质激素因能够升高血糖，可间接影响胰高血糖素的分泌。生长抑素与抑胃肽等胃肠激素可直接影响胰高血糖素的分泌。胰岛素可以通过降低血糖水平间接刺激胰高血糖素的分泌。

三、胰岛疾病

胰岛内的四种内分泌细胞可以病理性增生或形成肿瘤，引起相关激素的过多分泌和功能亢进；也可通过变性、萎缩，引起相关激素（如胰岛素）分泌不足和功能低下。

（一）糖尿病

糖尿病（diabetes mellitus，DM）是体内胰岛素相对或绝对不足或靶细胞对胰岛素敏感性降低引起的糖类、脂肪和蛋白质代谢紊乱的一种慢性疾病。其主要特点是高血糖、糖尿。临床上表现为多饮、多食、多尿和体重减轻（即“三多一少”），可使一些组织或器官发生形态结构改变和功能障碍，并发酮症酸中毒、肢体坏疽、多发性神经炎、失明和肾衰竭等。本病发病率日益增高，已成为世界性的常见病、多发病。

1．分类 糖尿病一般分为原发性糖尿病（primary diabetes mellitus）和继发性糖尿病（secondary diabetes mellitus）。原发性糖尿病又分为胰岛素依赖型糖尿病（insulin-dependent diabetes mellitus，IDDM）和非胰岛素依赖型糖尿病（noninsulin-dependent diabetes mellitus，NIDDM）两种。

（1）胰岛素依赖型糖尿病：又称1型或幼年型，约占糖尿病的10%。主要特点是青少年发病，起病急，病情重，发展快，胰岛B细胞严重受损，细胞数目明显减少，胰岛素分泌绝对不足，血中胰岛素降低，引起糖尿病，易出现酮症，治疗依赖胰岛素。目前认为本型是在遗传易感性的基础上，由病毒感染等诱发的针对B细胞的一种自身免疫性疾病。

（2）非胰岛素依赖型糖尿病：又称2型或成年型，约占糖尿病的90%。主要特点是成年发病，起病缓慢，病情较轻，发展较慢，胰岛数目正常或轻度减少，血中胰岛素可正常、增多或降低，肥胖者多见，不易出现酮症，一般可以不依赖胰岛素治疗。本型病因、发病机制不清楚，认为是由与肥胖有关的胰岛素相对不足及组织对胰岛素不敏感所致。

（3）继发性糖尿病：指由炎症、肿瘤，手术或其他损伤和某些内分泌疾病（如肢端肥大症、库欣综合征、甲亢、嗜铬细胞瘤和类癌综合征）等引起的胰岛内分泌功能不足所致的糖尿病。

2．病理变化

（1）胰岛病变：不同类型、不同时期病变不同。1型糖尿病早期为非特异性胰岛炎，继而胰岛B细胞颗粒脱失、空泡变性、坏死、消失，胰岛变小、数目减少，纤维组织增生、玻璃样变；2型糖尿病早期病变不明显，后期B细胞减少。

（2）血管病变：各型动脉均可有不同程度的血管壁增厚、玻璃样变；血管壁通透性增强；可有血栓形成或管腔狭窄，引起组织或器官缺血、功能障碍和病变。

（3）肾病变：糖尿病肾病是糖尿病严重的并发症。早期肾血流量增加，肾小球滤过率增高，导致肾体积增大。光镜下可见结节性肾小球硬化、弥漫性肾小球硬化、肾小管-间质性损害、血管损伤等改变。

（4）视网膜病变：可表现为微小动脉瘤和视网膜小静脉扩张、渗出、水肿、微血栓形成等病变。

(5) 神经系统病变：周围神经可因血管病变引起缺血性损伤或症状，如肢体疼痛、麻木、感觉丧失等。

(6) 其他组织或器官病变：可出现皮肤黄色瘤、肝脂变和糖原沉积、骨质疏松、真菌感染等。

(二) 胰岛细胞瘤

胰岛细胞瘤（islet cell tumor）为胰腺神经内分泌肿瘤。好发部位依次为胰尾、体、头部。肿瘤多为单个，体积较小，圆形或椭圆形，色浅灰红或暗红，质软、均质，可继发纤维组织增生、钙化、淀粉或黏液样变性和囊性变。光镜下，瘤细胞与正常胰岛细胞相似，呈小圆形、短梭形或多角形，形态较一致。细胞核有不同程度的异型性，但核分裂象罕见。瘤组织排列形式多样，其间为毛细血管，可见胶原纤维分隔瘤组织，并可见黏液、淀粉样变性、钙化等继发改变。

胰岛细胞瘤多数具有分泌功能，已知的功能性胰岛细胞瘤有 6 种，即胰岛素瘤、胃泌素瘤、高血糖素瘤、生长抑素瘤、血管活性肠肽瘤和胰多肽瘤。胰岛细胞瘤在 HE 染色切片上不能区别细胞种类，常需特殊染色、电镜及免疫组织化学加以鉴别。

知识拓展

糖尿病的并发症

众所周知，糖尿病几乎是一种“一旦拥有，终生相伴”的疾病，如果患者没有适当治疗控制，还可能导致许多并发症。

一、急性并发症

1. 糖尿病酮症酸中度，高渗性昏迷，严重可导致患者死亡。

2. 各种感染　如皮肤化脓感染，或真菌感染，女性患者易导致尿路感染。

二、慢性并发症

1. 大血管疾病　动脉粥样硬化发生率较高。

2. 糖尿病足　可引起足部疼痛，深部皮肤溃疡，严重者导致坏死及截肢。

3. 神经病变　周围神经受累较多见，引发运动神经受累。自主神经病变，影响胃肠道、心血管系统、泌尿系统功能等。

思考题

1. 激素作用的一般特征有哪些？
2. 催乳素有哪些生物学作用？
3. 生长激素的生理作用是什么？
4. 甲状腺素对新陈代谢有何影响？
5. 下丘脑 - 腺垂体 - 甲状腺轴对甲状腺功能如何调节？
6. 患者，女性，46 岁，2 个月前因爱人患胃癌去世，精神受到极大刺激，近 3 周发现心悸、怕热，排便次数增多，每日 4 ~ 5 次，消瘦，夜间多梦，易醒。体检：双侧甲状腺明显弥漫、对称肿大、质软，心率 110 次 / 分，律齐，肺腹（–），身高 160 cm，体重 45 kg。查血总 T_3、T_4 明显增高。

问题：

（1）请写出最可能的医疗诊断。

（2）请列出合适的治疗方式。

（沃晓媛）

第二十五章

血液系统

第二十五章数字资源

学习目标

1. **知识**：列举血液系统的基本组成；比较等渗、低渗、高渗溶液以及血浆晶体渗透压和胶体渗透压的概念；总结红细胞、白细胞和血小板的生理功能；描述凝血、抗凝血、纤溶和抗纤溶的基本元素以及凝血基本过程；列举ABO血型系统和Rh血型系统的血型分类以及输血原则；概述常见血液病的发生机制。
2. **能力**：总结凝血和抗凝血、纤溶和抗纤溶之间的动态平衡的生理意义以及常见出血和血栓性疾病的发病原因或机制；理解血液病的常见原因、症状和基本检查，并在此基础上对相关临床问题做出分析。
3. **素养**：围绕血液病专业知识学习的同时，给予患者深切的人文关怀。
4. **掌握**：等渗、低渗、高渗溶液以及血浆晶体渗透压和胶体渗透压的概念；凝血、抗凝血、纤溶和抗纤溶的基本元素以及凝血基本过程；常见出血和血栓性疾病的发生机制；常见血液病的发生机制。

血液系统包括血液和造血组织及器官。血液由血细胞和血浆构成，造血组织及器官包括骨髓、脾、胸腺和淋巴结等。

第一节　血液系统的组成与特点

一、血液的组成和理化性质

血液在心血管中循环流动，是机体各组织器官与内外环境进行物质交换的中间纽带。血液组成成分和理化性质的稳定是维持内环境稳态的重要因素。

（一）血量

人体内血液的总量称为血量，正常成人的血量为体重的7%～8%。血量分为循环血量和储存血量，在生理条件下，人体内的血量保持相对稳定，维持正常的血压和血流速度，保证各器官、组织、细胞能获得充分的血液供给。一旦血量不足，就会出现血压下降、组织器官供血不足，进而导致细胞缺氧，最终引起人体代谢障碍和功能损害。

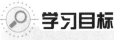

Note

（二）血液的组成

血液由液态血浆和悬浮于其中的血细胞组成。血浆为淡黄色液体，含有大量的水分、一定量的溶质和一些气体，测定血浆的化学成分，可以反映体内物质代谢的状况。溶质中含有功能性蛋白如血浆蛋白、电解质、葡萄糖和氨基酸等营养物质，以及代谢产物等。血浆蛋白是溶解于血浆中的各种蛋白质（60 ~ 80 g/L）的总称，主要分为白蛋白、球蛋白和纤维蛋白原三类。其中白蛋白是形成血浆胶体渗透压的主要溶质；球蛋白能与特异性抗原（如细菌、病毒或其他异种蛋白）相结合而具有免疫功能；纤维蛋白原是参与血液凝固的凝血因子；此外，血浆蛋白还具有运输功能和参与酸碱缓冲作用。血细胞包括红细胞、白细胞和血小板三种，其中红细胞的数量最多，约占血细胞总数的 99%，白细胞数量最少。若将一定量的血液与抗凝剂混匀，置于管中离心后，因血浆和血细胞的比重不同，上层淡黄色澄清液体为血浆，红细胞位于下层，中间白色薄层不透明处为白细胞和血小板。红细胞占血液的容积百分比为血细胞比容，成年男性正常值为 40% ~ 50%，成年女性略低，为 38% ~ 48%。血细胞的具体生理功能将在后文详细叙述。

（三）血液的理化性质

1．比重 全血的比重为 1.050 ~ 1.060，其高低取决于红细胞数量；血浆的比重为 1.025 ~ 1.030，其高低取决于血浆蛋白的含量。

2．黏滞性 血液的黏滞性是水的 4 ~ 5 倍，主要来自血细胞（以红细胞为主）之间和血浆内大分子颗粒（以血浆蛋白为主）之间的相互摩擦。因此，红细胞越多，血液的黏滞性越大；血浆中的可溶性大分子颗粒越多，血浆的黏滞性越大。血液黏滞性增加，易出现血栓，引起栓塞性病变；反之，易出血，导致机体失血。

3．渗透压 渗透压（osmotic pressure）是能够吸引水分子透过半透膜进入溶液的力量，不能透过半透膜的溶质颗粒是力量来源。水分子在渗透压的作用下从低浓度溶液的一侧透过半透膜进入到高浓度溶液的一侧。渗透压的高低取决于溶质颗粒的数目，与溶质颗粒的种类和大小无关。渗透压国际单位是帕斯卡（Pa），亦常用每千克毫渗透摩尔（mOsm/kg）作单位。血浆中含有多种溶质，形成的渗透压对维持血细胞的形态、功能和细胞及血管内外水的平衡具有重要意义。

4．pH 正常人血浆 pH 为 7.35 ~ 7.45。血浆酸碱度的高低与血液缓冲对的缓冲作用、肺的呼吸功能和肾的泌尿功能相关。血浆 pH 是衡量机体酸碱平衡的重要指标，酸碱中毒时，会出现血浆 pH 的异常。

二、造血组织的组成和血细胞的生成发育

造血组织包括骨髓、胸腺、淋巴结、肝、脾、胚胎和胎儿的造血组织，共同的特点是生成血细胞。出生前，卵黄囊最早开始造血，胚胎的肝、脾和骨髓先后加入造血活动。出生后，造血活动全部迁移至骨髓，成人后，骨髓外造血则属于病理现象。

骨髓是人类最主要的造血组织。骨髓存在于骨髓腔中，分为有造血功能的红骨髓和由脂肪细胞构成的黄骨髓。婴幼儿时期，几乎所有的骨髓都是红骨髓，随着年龄增长，造血细胞逐渐被脂肪细胞取代，转化为无造血功能的黄骨髓。成年人约有 50% 的骨髓有造血功能。

血细胞的生成经历细胞增殖、分化、成熟和释放四个过程。在造血微环境中，造血干细胞经过多种调节因子的调控，逐步完成血细胞的生成过程。多能造血干细胞起源自胚胎期卵黄

囊，在骨髓逐步分化为定向多能造血干细胞（髓系造血干细胞和淋巴系造血干细胞），继续分化为祖细胞（粒系、红系、单核系和巨核系），祖细胞再次分化产生形态学可辨认的造血前体细胞和成熟血细胞（粒细胞、红细胞、单核细胞和血小板）。淋巴系造血干细胞自骨髓迁移到胸腺分化为 T 细胞，留在骨髓的则分化为 B 细胞和 NK 细胞。成熟的血细胞释放进入外周血和免疫器官或组织发挥各自的生理功能。

第二节　血液系统的生理功能

血液属于细胞外液，是沟通其他细胞外液以及机体与外环境进行物质交换的中间场所。运输物质是血液的基本功能。一方面，血液循环将 O_2 和其他营养物质运输至组织液，以满足细胞的需要；也将内分泌腺分泌的激素运送至靶细胞。另一方面，组织细胞将代谢过程中产生的水分、CO_2 和其他代谢产物排到周围的组织液中，血液循环将这些代谢产物运输到肺、肾、肝等代谢器官进行代谢和排泄。血液中的缓冲物质可以减少代谢产物引起的 pH 变化，维持机体酸碱平衡。因为血浆的热容量较大，通过血液循环将人体每日产生的热量均匀地分布到身体各处，维持体温恒定。血液中水分、盐类及营养物质的含量、血细胞的数量，以及渗透压、温度、pH、含氧量等因素保持相对恒定，是维持内环境相对稳定的物质基础，同时也是保持组织兴奋性和全身器官正常功能活动的必要条件。

血液中还含有与免疫功能有关的血浆球蛋白和白细胞，它们具有吞噬、分解、清除侵入体内的病原体和异物，以及体内衰老、坏死组织细胞的功能。

一、血浆渗透压的生理作用

血浆渗透压由晶体渗透压和胶体渗透压两部分组成，37 °C 时，血浆渗透压约为 300 mOsm/kg，相当于 7 个标准大气压。血浆晶体渗透压的溶质为电解质、葡萄糖等小分子，其中以 Na^+ 和 Cl^- 为主；血浆胶体渗透压的溶质是血浆蛋白类大分子，其中以白蛋白数量最多。因为晶体物质分子小，颗粒数目多，所以晶体渗透压约占血浆渗透压的 99.6%。渗透压与人体血浆渗透压相等的溶液称为等渗溶液。红细胞悬浮于 0.9% 的 NaCl 溶液中可保持正常形态和大小，故通常将 0.9% 的 NaCl 溶液称为生理盐水。渗透压高于血浆渗透压的溶液称为高渗溶液；渗透压低于血浆渗透压的溶液称为低渗溶液。

知识拓展

等渗溶液和等张溶液

渗透压与血浆渗透压相等的溶液称为等渗溶液，如 0.9% 的 NaCl 溶液、5% 的葡萄糖溶液和 1.9% 的尿素溶液。与红细胞张力相等的溶液为等张溶液，其能使悬浮于其中的红细胞保持正常形态和大小。将红细胞置于 1.9% 的尿素溶液中会发生溶血，而 0.9% 的 NaCl 溶液和 5% 的葡萄糖溶液既是等渗溶液，也是等张溶液。

1. 血浆晶体渗透压的作用　血浆中的各种溶质均不易透过细胞膜，如血浆晶体渗透压与细胞内渗透压不相等，水分子在压强差的作用下透过细胞膜进入到浓度高的一侧，从而影响血细胞的容积、形态和功能。当血浆晶体渗透压升高时，水分子透过红细胞膜进入血浆，引起红细胞皱缩；当血浆晶体渗透压降低时，水分子透过红细胞膜进入红细胞内，引起红细胞膨胀甚至破裂，血红蛋白溢出，造成溶血。因此，血浆晶体渗透压的作用是维持细胞内外水的平衡。

2．血浆胶体渗透压的作用 毛细血管壁的通透性较高，允许除血浆蛋白以外的小分子物质自由通过，因此，当出现血管内外小分子溶质的浓度不同时，溶质分子由高浓度侧通过毛细血管壁进入到低浓度侧，直至两者相等。而血浆蛋白因为分子较大，不易透过血管壁，而且血液中血浆蛋白浓度高于组织液中蛋白浓度，所以能够吸引组织液的水分透过毛细血管壁进入血液，从而维持血容量。当某种原因如营养不良，使蛋白质摄入不足，导致血浆蛋白浓度下降，血浆胶体渗透压降低时，进入毛细血管的水量减少，过多的水潴留在组织间隙引起水肿。由于形成血浆晶体渗透压的电解质分子可以自由地通过毛细血管壁，所以血浆胶体渗透压虽小，但是对维持血管内外的水平衡有重要作用，同时也起到稳定血浆容量的作用。

二、血细胞的生理作用

血液中的细胞成分主要有红细胞、白细胞和血小板三类。

（一）红细胞

1．红细胞的生理功能 红细胞的主要功能是运输 O_2 和 CO_2，此外还在酸碱平衡中起一定的缓冲作用。这两项功能都是通过红细胞中的血红蛋白来实现的。血红蛋白与 CO 的亲和力比与 O_2 的亲和力大 250 倍。若血红蛋白与 CO 结合，则丧失运输 O_2 的能力，造成组织缺氧，严重时可危及生命，这种情况称为 CO 中毒（或煤气中毒）。

2．红细胞的生理特性

（1）可塑变形性（plastic deformation）：正常红细胞在外力作用下具有变形的能力称为可塑变形性，有利于红细胞在血管和组织中的移动。红细胞的这种可塑变形能力与细胞膜的弹性、流动性和表面积成正比，与红细胞黏度成反比。球形红细胞、血红蛋白异常可使其变形能力下降。

（2）渗透脆性（osmotic fragility）：红细胞在低渗溶液中发生膨胀破裂的特性称为渗透脆性。正常状态下，红细胞内的渗透压与血浆渗透压大致相等，若将红细胞置于等渗溶液中，它能保持正常的大小和形态。但若将红细胞置于高渗溶液中，则水分溢出胞外，红细胞失水皱缩。相反，若将红细胞置于低渗溶液中，则水分进入红细胞，红细胞膨胀变成球形，甚至细胞膜损伤破裂，发生溶血。某些疾病如遗传性球形红细胞增多症患者的红细胞脆性增大。

（3）悬浮稳定性（suspension stability）：将与抗凝剂混匀的血液置于血沉管中，垂直静置，虽然红细胞的相对密度比血浆大，将因重力而下沉，但正常时红细胞下沉缓慢，表明红细胞具有稳定地悬浮于血浆中的特性，这一特性称为红细胞的悬浮稳定性。通常以红细胞在第 1 小时末下沉的距离来表示红细胞沉降的速度，称为红细胞沉降率（简称血沉，erythrocyte sedimentation rate，ESR）。正常成年男性的红细胞沉降率为 0 ~ 15 mm/h，成年女性的为 0 ~ 20 mm/h。红细胞沉降率可作为红细胞悬浮稳定性大小的指标。在某些疾病，如风湿性疾病、活动性肺结核等，出现红细胞沉降率加快的现象。

3．红细胞的生成与破坏 红骨髓是成年人红细胞生成的唯一场所。红骨髓内的造血干细胞首先分化成为红系定向祖细胞，然后经过原红细胞、早幼红细胞、中幼红细胞、晚幼红细胞和网织红细胞的阶段，成为成熟红细胞而释放入血液循环。红细胞在发育过程中，体积由大变小，细胞核由大变小直至消失，细胞质内血红蛋白从无到有并逐渐增多。

铁和蛋白质是生成红细胞的主要原料，叶酸和维生素 B_{12} 促进红细胞的成熟，肾小管周围的间质细胞（如成纤维细胞、内皮细胞）分泌的促红细胞生成素（erythropoietin，EPO）参与调节红细胞生成。雄激素一方面直接刺激骨髓红系祖细胞增殖，加速红细胞生成，另一方面刺激 EPO 的产生，从而促进红细胞生成；而雌激素可降低红系祖细胞对 EPO 的反应，抑制红细胞的生成；所以，成年男性的血液中的红细胞数量多于成年女性。

红细胞的平均寿命约为 120 天。正常时红细胞每日更新约 0.8%，比其他组织更新率高。红细胞被破坏后，其碎片可被血管中的中性粒细胞和单核细胞吞噬，也可被肝和脾中的网状内皮系统的巨噬细胞吞噬和消化。红细胞被吞噬消化后释出的氨基酸和 Fe^{2+} 等，作为红细胞生成原料被再利用。每天衰老的红细胞被破坏，同时又有约 2×10^{11} 个红细胞新生，生长、破坏不断循环，以保持人体红细胞数量的动态平衡。

（二）白细胞

1．白细胞的生理功能　白细胞是机体防御系统的一个重要组成部分，主要通过吞噬和产生细胞因子等方式来抵御和消灭入侵的病原微生物。除淋巴细胞外，所有的白细胞都能伸出伪足做变形运动，从而可以穿过毛细血管壁，该过程称为白细胞渗出。渗出到血管外的白细胞也可借助变形运动在组织内游走，在细胞降解产物、抗原 - 抗体复合物、细菌毒素和细菌等化学物质的吸引下，迁移到炎症部位发挥其生理作用。白细胞朝向某些化学物质运动的特性称为趋化性。不同的白细胞其防御作用不尽相同，分别介绍如下。

（1）中性粒细胞：中性粒细胞的胞核呈分叶状。中性粒细胞是血液中主要的吞噬细胞，其变形、游走和吞噬能力较强。其主要功能是吞噬侵入体内的细菌、衰老的红细胞和抗原 - 抗体复合物等。发生感染时，中性粒细胞是首先到达炎症部位的吞噬细胞。中性粒细胞内的颗粒为溶酶体，内含多种水解酶，能分解其所吞噬的病原体或其他异物。当中性粒细胞吞噬一定量细菌后，释放出溶酶体酶，细胞发生“自我溶解”而解体死亡，也可溶解周围组织。死亡的中性粒细胞、被破坏的细菌和组织碎片共同形成脓液。

（2）嗜碱性粒细胞：嗜碱性粒细胞的颗粒中含有组胺、肝素、过敏性慢反应物质等生物活性物质。它在形态和功能上与疏松结缔组织的肥大细胞相似。在机体发生过敏反应时出现的哮喘、荨麻疹等症状都与这些物质的作用有关。

（3）嗜酸性粒细胞：其嗜酸性颗粒除含一般溶酶体酶外，还含有阳离子蛋白、组胺酶、芳基硫酸酯酶。嗜酸性粒细胞有两种主要功能：一是作为抵抗寄生虫幼体感染的主要防御组分，二是调节超敏反应。在过敏性疾病和慢性炎症哮喘中嗜酸性粒细胞升高，通过中和组胺、灭活白三烯类炎症介质或抑制肥大细胞脱颗粒参与超敏反应调节。在抗体、补体存在时，嗜酸性粒细胞可黏附寄生虫，并通过释放颗粒内含物来破坏和杀死血吸虫、旋毛幼虫和其他寄生虫。因而在寄生虫病中可见嗜酸性粒细胞升高。

（4）单核细胞：血液中的单核细胞是尚未发育成熟的细胞，仍有分裂增殖能力，但吞噬能力极弱。单核细胞由骨髓生成，在血液内仅停留 2 ～ 3 天即进入肝、脾、肺、淋巴结和浆膜腔等组织中继续发育为巨噬细胞。巨噬细胞的体积较大，直径可达 60 ～ 80 mm，其细胞内溶酶体和线粒体均较多，吞噬能力比中性粒细胞更强。但由于单核细胞的趋化迁移速度比中性粒细胞慢，外周血和骨髓中储存的单核细胞数量较少，需要数天到数周巨噬细胞才能成为炎症局部的主要吞噬细胞。

（5）淋巴细胞：淋巴细胞与机体的免疫功能有关，也称免疫细胞，在机体特异性免疫过程中起主要作用。所谓特异性免疫，就是淋巴细胞针对某一种特异性抗原，产生与之相对应的抗体或进行局部性细胞杀伤反应，以杀灭特异性抗原。

血液中的淋巴细胞按其生长发育的过程、细胞表面标志物和功能的差异分成三大类：T 淋巴细胞（T 细胞）、B 淋巴细胞（B 细胞）和自然杀伤细胞（NK 细胞）。T 细胞主要与细胞免疫有关，B 细胞主要与体液免疫有关，NK 细胞是机体天然免疫的重要执行者。

2．白细胞的破坏 白细胞主要在组织中发挥作用，其在血液中停留的时间较短。中性粒细胞仅为 6 ~ 8 h，然后就穿越毛细血管壁进入组织，在组织中能生存 4 ~ 5 天，然后衰老、死亡或经消化道排出。中性粒细胞进入组织后不再返回血管内，故而组织内中性粒细胞的数量相当庞大，约为循环中性粒细胞的 20 倍。单核细胞在血液内停留 2 ~ 3 天，进入组织内的单核细胞发育成巨噬细胞后，在组织中可生存约 3 个月。淋巴细胞的寿命较难准确判断，因为这种细胞经常往返于血液、组织液与淋巴之间。B 细胞的生存期可从数日到数月不等，少数可达数年。T 细胞的寿命较长，可存活数年。衰老的白细胞在肝和脾内被巨噬细胞吞噬和分解。还有一部分白细胞可从黏膜上皮渗出，随组织分泌物一起排出体外。

（三）血小板

1．血小板的生理功能 血小板参与生理性止血。当小血管破损后，血小板通过黏附聚集作用，在受损血管内膜聚集成团，形成一个松软的血栓，加上受伤后血管痉挛导致管径缩小，凝血因子活化导致血液凝固，使得血液从血管内流出数分钟后自行停止，这种现象称为生理性止血。

血小板有维护血管壁完整性的功能。血小板与毛细血管内皮细胞粘连并参与凝血，填补因内皮细胞脱落而出现的空隙，维护毛细血管壁的完整性，防止红细胞逸出血管。当体内血小板过少时，毛细血管内皮的修补功能下降，毛细血管的脆性和通透性增加，红细胞容易逸出，可发生皮肤和黏膜下瘀点等自发性出血现象，甚至出现大块紫癜。

2．血小板的生成与破坏 血小板是从骨髓成熟的巨核细胞胞质裂解脱落下来的具有生物活性的小块胞质。造血干细胞首先分化为巨核系祖细胞，然后依次发育为原始巨核细胞、幼巨核细胞、成熟巨核细胞。该细胞系的发育过程与其他血细胞系不同，在巨核细胞发育过程中，细胞膜折入胞质，最后发展成网状，使胞质被分割成许多小区，成熟的巨核细胞胞质脱落成为血小板，进入血液。1 个巨核细胞可产生 2000 ~ 5000 个血小板。从原始巨核细胞到释放血小板入血，需 8 ~ 10 天。血小板生成素（thrombopoietin，TPO）由肝细胞分泌，肾细胞可少量产生，TPO 促进造血干细胞存活和增殖，刺激其向巨核系祖细胞分化，促进巨核祖细胞增殖、分化和成熟，调节血小板生成。

血小板进入血液后，其寿命为 7 ~ 14 天。衰老的血小板被脾、肝和肺组织吞噬和破坏，也有少数衰老血小板在循环过程中被破坏。此外，还有的血小板在执行其生理功能时被消耗，如融入血管内皮细胞等。

三、血液凝固和纤维蛋白溶解

正常时血液在血管内流动，既不凝固，也不从血管流出，这取决于血管组织、血小板、凝血因子等的功能正常，以及抗凝系统、凝血系统和纤溶系统所保持的动态平衡。

（一）血液凝固

血液从流动的液体状态变成不能流动的胶冻状凝块的过程，称为血液凝固。其本质就是血浆中可溶性纤维蛋白原活化成不溶性的纤维蛋白的过程。纤维蛋白交联成网，把血细胞和血液的其他成分网罗在一起形成血凝块。血液凝固是一系列复杂的生化反应过程，需要多种凝血因子和血小板等共同参与。当血管壁受到损伤，血液流出血管或血液从机体抽出到体外时，血液很快凝固成块。血块能堵住受伤的血管壁而起到止血作用。因此凝血是机体的一种保护性生理过程。

1．凝血因子 血浆与组织中直接参与血液凝固的物质，统称为凝血因子。目前已知的凝血因子主要有 12 种，世界卫生组织按其被发现的先后次序用罗马数字编号，分别是因子Ⅰ～ⅩⅢ（其中因子Ⅵ事实上是活化的Ⅴ因子，所以已经取消其命名），除因子Ⅳ为 Ca^{2+} 外，其余都是蛋白质。多种凝血因子需经激活才呈现活性。被激活了的凝血因子，常在其代号的右下角加“a”以示区别。因子Ⅲ由组织细胞产生，存在于细胞组织中，亦称为组织因子；其余因子均存在于新鲜血浆中。凝血因子多数由肝细胞合成，所以当肝病变时，可出现凝血功能障碍，导致出血和贫血。此外还有前激肽释放酶、高分子激肽原等也参与了凝血过程的调控。

2．血液凝固过程 凝血过程是由凝血因子按一定顺序，依次激活，直至纤维蛋白原被激活形成纤维蛋白，血液凝固（图 25-1）。这个过程分三个阶段：凝血酶原激活物的形成、凝血酶原活化和纤维蛋白原活化。

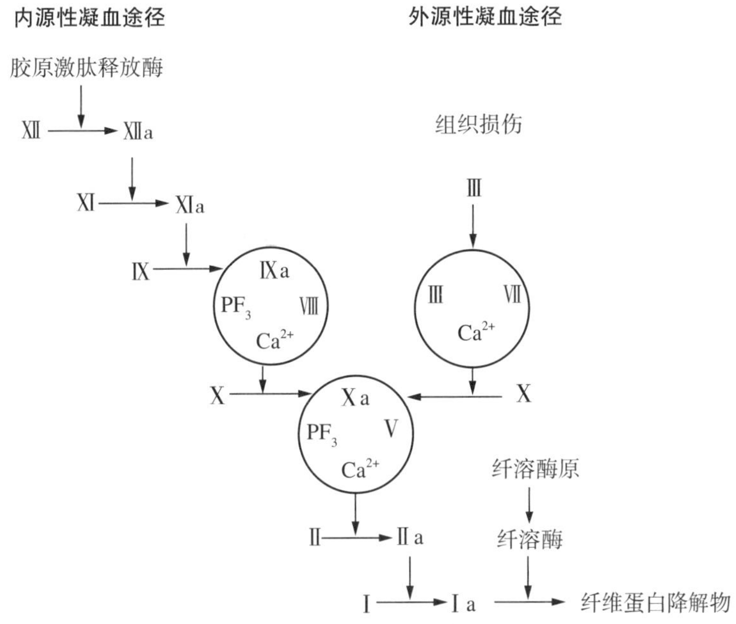

图 25-1 血液凝血和纤溶过程

（1）凝血酶原激活物的形成：通过内源性和外源性两种途径生成。

内源性凝血途径：指凝血酶原激活物的形成完全依赖于血浆中的凝血因子。具体过程是：血浆中凝血因子Ⅻ与受损伤血管壁内的胶原纤维或基膜接触后，被激活成因子Ⅻa，因子Ⅻa催化因子Ⅺ成为因子Ⅺa，因子Ⅺa继而催化因子Ⅸ成为因子Ⅸa。因子Ⅸa、Ⅷ、Ca^{2+} 和血小板磷脂（PF_3）等共同催化因子Ⅹ成为因子Ⅹa。因子Ⅹa、Ⅴ、Ca^{2+} 和血小板磷脂等形成凝血酶原激活物。

外源性凝血途径：当组织受到外伤时，释放出组织因子，由其发动的凝血过程称为外源性凝血途径。组织因子与血浆中的因子Ⅶ和 Ca^{2+} 形成复合物，催化因子Ⅹ成为因子Ⅹa。以后过程即和内源性凝血途径中的相应步骤相同，即因子Ⅹa、Ⅴ、Ca^{2+} 和血小板磷脂等形成凝血酶原激活物。在病理状态下，细菌内毒素、免疫复合物、肿瘤坏死因子等均可刺激血管内皮细胞和单核细胞表达组织因子，从而启动凝血过程，引起弥散性血管内凝血。

通常外源性途径凝血较快，但在实际情况下，单纯由一种途径引起凝血的情况不多，而外源性凝血系统的启动本身也可通过选择通路激活内源性凝血通路。

(2) 凝血酶原（因子Ⅱ）活化为凝血酶：在凝血酶原激活物作用下，凝血酶原被激活为凝血酶。

(3) 纤维蛋白原（因子Ⅰ）活化为纤维蛋白：凝血酶激活血浆中的纤维蛋白原活化为纤维蛋白。纤维蛋白原分子在血浆中呈溶解状态，在凝血酶的作用下水解为单体，后聚合成不溶于水的纤维蛋白多聚体（称为纤维蛋白）。纵横交织成网状的纤维蛋白将各种血细胞网罗在其中，形成血凝块。

在血液凝固过程中，血小板通过黏附聚集成团，形成松软的止血栓，堵塞血管创口，释放出加速凝血过程的血小板磷脂，同时组织释放出肾上腺素和5-羟色胺，引起局部血管平滑肌收缩，使血管口径缩小，有利于止血。血液凝固1～2 h后，纤维蛋白收缩，使得凝血块回缩，挤出其中的淡黄色澄明液体而成为坚实的止血栓，牢牢地堵住血管缺口，该淡黄色澄明液体称为血清。血清与血浆的区别在于血清缺乏纤维蛋白原和少量参与凝血的其他血浆蛋白质，但又增添了少量凝血时由血小板释放出来的物质。

3．体内抗凝血物质 正常血液含有多种凝血因子与血小板却保持液态的原因如下：①内皮完整，正常血管内皮是光滑完整的，不存在胶原暴露激活Ⅻ或组织因子的释放和激活以及血小板黏附、聚集和释放的条件，并且血管内皮释放的前列环素可抑制血小板聚集与释放；②凝血因子处于非活化状态，即使血液中有少量凝血因子被激活也会被血流带走，并且肝也可清除活化的凝血因子；③抗凝血物质，血液中存在着多种抗凝血物质如抗凝血酶（其中以抗凝血酶Ⅲ最为重要）等，以保证正常状态时血液处于液态。

4．血液凝固的加速与延缓 需要根据血液凝固的原理选择不同的方法或药物来达到加速、延缓或防止血液凝固的目的。

进行血液检测时，可使用乙二胺四乙酸、肝素、枸橼酸盐等抗凝剂，保持血液样品不凝固。当机体有内、外出血时或在手术过程中，为了止血则需要加速凝血。常用纱布、棉花球、明胶海绵等按压伤口，使血浆中凝血因子Ⅻ与粗糙面接触而成为因子Ⅻa，发生凝血，形成血凝块而止血。中药（如云南白药、三七等）亦具有加速凝血或止血的作用。

（二）纤维蛋白溶解与抗纤溶

纤维蛋白溶解（简称纤溶）是指血液凝固过程中所形成的纤维蛋白或血栓在纤维蛋白溶解酶的作用下重新溶解，即凝固的血块液化的过程。纤溶也是机体的一种保护性生理反应，对体内血液经常保持液体状态以及血管畅通起着重要作用。

1．纤维蛋白溶解的基本过程 纤维蛋白溶解的基本过程可分为两个阶段（图25-2）。

(1) 纤溶酶原的激活：纤溶酶原在肝、骨髓和肾中合成，然后释放入血液中。血浆中的纤溶酶原无活性，在激活物的作用下，转变为具有催化活性的纤溶酶。纤溶酶原激活物在血管和组织中广泛分布，且种类繁多。

(2) 纤维蛋白与纤维蛋白原的降解：纤溶酶是血浆中活性最强的蛋白水解酶，但其特异性较差。它可以作用于纤维蛋白或纤维蛋白原的肽链，将它们分解成很多可溶性的小肽，这些小

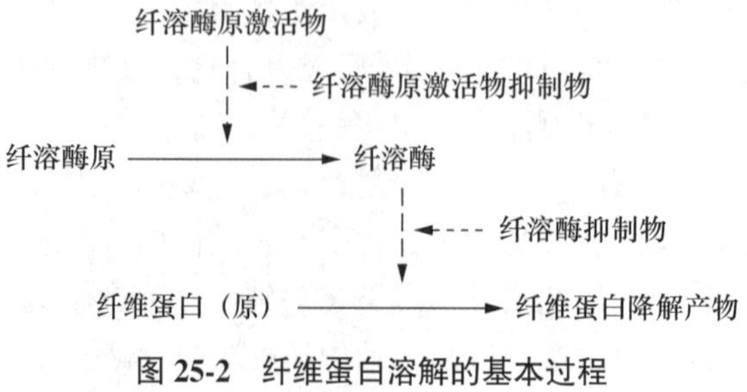

图25-2 纤维蛋白溶解的基本过程

肽统称为纤维蛋白降解产物。纤维蛋白降解产物一般不再凝固。

2．纤溶抑制物及其作用 血管内出现血栓时，纤溶作用主要局限于血栓发生处，并不扩展到周围血液。这可能是由于血浆中含有大量纤溶抑制物所致。纤溶抑制物能够抑制纤维蛋白的溶解，它们存在于血浆、组织及其他体液中。纤溶抑制物根据其作用可分为两类：一类是抑制纤溶酶原激活，称为抗活化素；另一类是抑制纤溶酶的作用，称为抗纤溶酶。

（三）凝血和抗凝血、纤溶和抗纤溶之间的动态平衡

正常情况下，因为抗凝血系统存在，凝血反应未被激活，血液得以维持液态，在血管内正常流动，发挥其生理功能。如果某段血管受损，则在局部发生生理性止血过程，小血管内形成的血凝块成为血栓，填塞该段血管。出血停止、血管创伤愈合后，发生纤溶过程，构成血栓的纤维蛋白被溶解、液化，使血管恢复通畅。同时，因为抗纤溶系统的存在，纤溶作用仅限于局部。

凝血与抗凝血、纤溶与抗纤溶之间是对立统一的关系，它们之间的动态平衡是机体维持体内血液流动和防止血液丢失的关键。

案例 25-1

患者，男性，55 岁，按医嘱每日服用 80 mg 阿司匹林，每天一次，医生说这样做是为了预防突发心脏病和脑卒中。

问题：

1．为什么服用阿司匹林对突发心脏病和脑卒中有预防作用？

2．对严重动脉硬化处于高风险心肌梗死和脑卒中的患者，医生还会给予同时服用氯吡格雷和阿司匹林的医嘱，联合用药的机制是什么？

四、血型

血型是指红细胞膜上特异性抗原的类型。目前发现的红细胞血型系统至少有 29 个，其中与临床关系最为密切的是 ABO 血型系统和 Rh 血型系统。

1．ABO 血型系统 根据红细胞膜上是否存在 A 抗原和 B 抗原，ABO 血型系统分为四种血型（表 25-1）：红细胞膜上只有 A 抗原者为 A 型；只有 B 抗原者为 B 型；A 抗原和 B 抗原均有者为 AB 型；A 抗原和 B 抗原均无者为 O 型。ABO 血型系统在血浆中存在天然抗体：抗 A 抗体和抗 B 抗体。若 A 抗原与抗 A 抗体相遇或 B 抗原与抗 B 抗体相遇，则会发生凝集反应，可见红细胞凝集成簇。所以抗原又被称为凝集原，抗体被称为凝集素。如果凝集反应发生在血管内，则可使小血管阻塞，在补体的作用下，凝集的红细胞可发生破裂溶血。因此当输入血型不相容的血液时，在血管内可发生红细胞凝集和溶血反应，严重者可导致死亡。

Note

表 25-1 ABO 血型系统的抗原和抗体

血型	红细胞膜上的抗原（凝集原）	血浆中的抗体（凝集素）
A	A	抗 B
B	B	抗 A
AB	A+B	无
O	无 A、无 B	抗 A+ 抗 B

2．Rh 血型系统 Rh 抗原最早是在恒河猴的红细胞中发现的（Rh 源自恒河猴学名 *Rhesus*），目前在人类已发现 40 多种 Rh 抗原，与临床关系密切的是 C、c、D、E、e 五种，其中 D 抗原的抗原性最强。Rh 血型系统分为 Rh 阳性和 Rh 阴性两种（表 25-2）。红细胞膜上有 D 抗原的，称 Rh 阳性；无 D 抗原的，称 Rh 阴性。人的血浆中不存在抗 Rh 的天然抗体，Rh 阴性的人只有在接受 Rh 阳性的血液后，才会通过体液免疫产生抗 Rh 抗体。因此，Rh 血型系统的临床意义，主要在于 Rh 阴性受血者在第二次或多次输入 Rh 阳性的血液时，以及 Rh 阴性的母亲在第二次或多次怀有 Rh 阳性的胎儿时，Rh 阴性受血者因为接触 Rh 阳性抗原产生相应的抗体，再次接触阳性血液时发生溶血现象。Rh 阴性率白种人约 15%，我国人口约 1%。我国某些少数民族人口 Rh 阴性率比汉族人口高。

表 25-2 Rh 血型系统的抗原和抗体

血型	红细胞膜上的抗原（凝集原）	血浆中的抗体（凝集素）
Rh 阳性	D	无
Rh 阴性	无 D	无

微整合

临床应用

输血原则

临床上输血以同型血相输为原则，即使在 ABO 血型系统中血型相同的人之间进行输血，输血前也必须做交叉配血试验。所谓交叉配血是将受血者的红细胞与血清分别同供血者的血清与红细胞混合，观察有无凝集现象。输血时，首先考虑供血者的红细胞不被受血者的血清所凝集；其次才考虑受血者的红细胞不被供血者的血清所凝集。前者称为交叉配血试验的主侧（也称为直接配血），后者称为次侧（也称为间接配血）。如果主侧凝集（称为配血不合或配血禁忌），则绝对不能输血。如果主侧不凝集，而次侧凝集，可以认为“基本相合”，但输血要特别谨慎，不宜过快过多，并且要密切注意有无高热、寒战、心悸、气促、腰背痛、荨麻疹、血压下降等，甚至更严重的输血反应。如发生输血反应，必须立即停止输注。近年来，输血疗法已从原来的输全血发展为成分输血（即把血液中的红细胞、粒细胞、血小板和血浆等各种成分分别制备成高纯度或高浓度的制品，再输注给患者），增强了针对性，提高了疗效，减少了不良反应的发生，节约了血源。

随着健康中国战略实施，医疗需求释放和人均预期寿命延长，我国临床用血需求也在进一步增加。输血治疗不仅用于急性出血情况，也适于贫血、重症感染、凝血功能障碍等。所以，呼吁越来越多的人加入救人的队伍中来，参与到无偿献血的公益活动中，让我们的生活处处充满阳光。

第三节 血液病

一、概述

（一）血液病的定义及类型

血液系统疾病（blood disorders）指原发或主要累及血液和造血组织及器官的疾病。根据累及的细胞，血液病可以分为三种类型：红细胞疾病、白细胞疾病和血小板疾病。红细胞疾病包括各种病因导致的贫血、真性红细胞增多症等；白细胞疾病包括白血病、淋巴瘤等；血小板疾病包括出血及血栓性疾病。

（二）血液病的特点

血液属于结缔组织，不是一个有固定形态的器官，血液在血管内循环往复，将营养物质输送至组织细胞，将代谢废物带离组织细胞，同时执行免疫、维持内环境稳态等功能。所以，当血液或造血器官发生病理变化时，各组织器官可能会受其影响，出现形态功能的异常，反之亦然。血液的特点决定了血液病的特点。

1．血液病的症状和体征特异性不显著 血液病常见的症状、体征如贫血、出血、淋巴结和肝脾大，也可见于其他多种疾病。血液病的诊断依靠临床经验和实验室检查等综合判断。

2．继发性血液学异常多见 当出现不典型临床症状、体征时，继发血象异常，需要结合伴随症状、实验室其他检查等多种诊断方式，寻找病因和原发疾病。

3．实验室检查辅助和明确诊断 血象是血液病初诊最常用的实验室检查项目，骨髓涂片和骨髓象病理检查可以作为确诊依据，免疫学检测和基因检测可以帮助分型。此外，疗效观察也需要借助实验室检查的结果来判断。

（三）血液病的常见病因

1．遗传因素 多种白血病可检测到遗传学异常，这种异常体现在不同层次：体细胞的染色体易位、增加或缺失；特异性基因重组为融合基因、表达异常或特异性癌基因突变；特异性蛋白质的表达改变或突变。遗传学异常不仅与白血病的发生相关，也是多种白血病亚型分型的重要指标。

2．化学因素 烷化剂、苯及苯类化合物、有丝分裂抑制剂等药物可以导致骨髓功能衰竭，诱发再生障碍性贫血和髓系白血病；接触石油产品、环氧乙烷、除草剂和杀虫剂与急性髓系白血病致病相关。

3．电离辐射 辐射导致DNA链断裂和基因突变，有丝分裂的细胞对辐射非常敏感。暴露于核弹或核反应堆泄露事件的幸存者发生的急性后遗症多为再生障碍性贫血，而髓系白血病多为辐射的迟发性作用所致。

4．病毒 病毒多与淋巴瘤和再生障碍性贫血的发病相关。如Epstein-Barr病毒（EBV）是伯基特（Burkitt）淋巴瘤、霍奇金淋巴瘤和再生障碍性贫血的重要危险因素；人类免疫缺陷病毒感染导致免疫力低下，提高罹患血液病的危险；与血液病相关的病毒还有肝炎病毒、细小病毒B19、白血病病毒Ⅰ等。

Note

（四）血液病的常见症状和体征

1．贫血 贫血是血液病最常见的症状。虽然导致贫血的原因不同，但是因红细胞病变导致携氧能力下降，细胞、组织、器官发生相同的缺氧性病理变化，所以出现相似的临床表现。常见症状为疲乏无力、皮肤黏膜苍白、头晕头痛、耳鸣、视物模糊、心悸、气促、食欲不振、心率增快等。症状的轻重常和贫血的严重程度呈正相关。

2．出血倾向 血液病出血的临床表现可以是自发性皮肤、黏膜紫癜为主的毛细血管性出血，也可以是创伤性后出血不止的凝血功能障碍。皮肤表现为出血点或瘀斑，口腔黏膜可出现血疱，有鼻出血、牙龈出血、结膜出血等多部位出血的表现；内脏出血可表现为呕血、咯血、便血、血尿、阴道出血、眼底出血，严重者可因颅内出血而危及生命。

3．发热 因为白细胞病变导致免疫力下降，所以血液病患者最常见的发热原因是感染；非感染型发热多见于肿瘤细胞生长和破坏迅速、坏死物质吸收等；白血病浸润神经系统导致体温调节中枢功能失常也会引起发热。

4．骨痛 骨痛可以是血液肿瘤的首发症状。胸骨压痛是白血病的典型症状。因为儿童骨髓腔储备力小，白血病细胞在腔内过度增生，压力增加引起骨痛，以锐痛为主。急性粒细胞白血病侵犯颅骨、眼窝，形成绿色瘤，表现为眼球突出、复视、脑神经麻痹等症状。骨髓瘤侵犯骨骼会导致骨质疏松或局限性骨质破坏，骨骼痛往往是最早期的症状。

5．黄疸 血液病引起的黄疸主要以溶血性黄疸为主。急性溶血时，大量红细胞破坏常伴有酱油色血红蛋白尿，严重时可能并发急性肾功能不全。可见巩膜、黏膜和皮肤黄染，贫血貌。慢性溶血的症状不明显或呈现波动，可伴有贫血和肝脾大。

6．肝脾大 显著肝脾大提示预后不良。白血病浸润所致的肝脾大病理活检可见原始淋巴细胞浸润，正常结构消失。受累的肝中，原始细胞浸润可见于门脉区。骨髓纤维化时，因髓外造血，脾大。溶血性贫血、原发性血小板减少性紫癜也可伴有肝脾大。

7．淋巴结肿大 急性淋巴细胞白血病的特征性表现之一为无触痛性、与周围组织无粘连。淋巴结肿大间接反映肿瘤负荷，与预后相关。广泛的淋巴结肿大和纵隔淋巴结肿大提示T细胞急性淋巴细胞白血病的特征性改变，预后较差。

（五）血液病的常规实验室检查

1．血液检查 血常规和外周血细胞分类会反映骨髓造血的病理变化，为血液病的诊断提供重要的依据，也是血液病治疗过程中必不可少的监测指标。

2．骨髓细胞形态学检查 骨髓涂片可观察到骨髓的增生程度、原始和幼稚细胞的比例和形态，对多种血液病具有确诊价值，同时也是判断疗效和预后的主要指标。骨髓组织病理学检查可以了解骨髓造血细胞的密度、造血间质的改变和骨组织结构变化等，提出骨髓细胞形态学诊断的意见和建议，与骨髓涂片结果互为补充。

3．血液生化检查 生化检查涉及与各类血细胞功能有关物质的结构及代谢变化。①红细胞相关的生化检查：铁储存、利用的相关指标；叶酸、维生素 B_{12} 测定；溶血性贫血的实验室检查。②白细胞相关的生化检查：β_2- 微球蛋白、末端脱氧核苷酸转移酶等。③凝血性疾病的检查：出血时间、凝血酶原时间、纤维蛋白原、凝血因子相关检测等。

4．组织病理学检查 包括上文提到的骨髓活检、淋巴结活检、脾活检和体液如胸腔积液、腹水和脑脊液中肿瘤细胞的检查。病理学检查对诊断、治疗和预后判断均有重要的指导意义。

5．免疫学检查 白血病的免疫表型分析为疾病的诊断、鉴别诊断、临床药物选择、治疗效果和预后提供有用的信息。目前多使用流式细胞术进行免疫分型的检测。此外也检测血细胞的抗体、免疫球蛋白含量等。

6．细胞遗传学及分子生物学检查 ①染色体检查：包括染色体数量异常和结构异常两个方面的检查，是多种白血病的常规诊断项目。②基因诊断：针对致病基因，检测基因变异类型，一方面补充诊断信息，另一方面对基因变异类型和临床进程及预后的关系进行研究，有助于提高对血液病的认识。

二、血液病的发生机制

（一）红细胞病变

案例 25-2

一位 29 岁的女性自述经常感到疲劳。医生检查发现，心率 115 次 / 分，血压 115/75 mmHg，呼吸 28 次 / 分，皮肤和指甲苍白。实验室检查显示，红细胞 3.0×10^6/μl，血细胞比容 30%，血红蛋白 9 g/dl。血清铁蛋白降低。

问题：

1．初步分析该患者可能存在什么异常。血清低铁蛋白的结果进一步提示什么？

2．还可以做哪些检查以帮助分析患者的发病原因？

3．患者哪些典型症状属于机体在缺氧状态下的代偿反应？

1．贫血

（1）缺铁性贫血（iron deficiency anemia，IDA）：缺铁是一种常见的营养不良，当铁需求或丢失超过铁摄入（如失血、妊娠、青春期快速生长或膳食摄入不足）时，身体出现铁负平衡，开始动用网状内皮细胞内的储存铁，此时红细胞形态、数量等可维持正常；储存铁一旦耗尽，血清铁蛋白含量下降，转铁蛋白饱和度随之下降到低于 20% 时（正常值为 30% ~ 50%），合成血红蛋白减少，外周血中开始出现小红细胞；血红蛋白和血细胞比容进一步降低，发展成为缺铁性贫血。骨髓铁储存、血清铁蛋白和总铁结合力是检测早期铁缺乏的敏感指标，转铁蛋白饱和度可以帮助判断缺铁阶段，血常规和外周血涂片可以检测到红细胞和血红蛋白的数量和形态异常，血象主要表现为低色素小细胞性红细胞，骨髓象红系增生活跃。缺铁性贫血依据铁代谢指标、血象和骨髓象的检测结果进行诊断。

（2）巨幼细胞贫血（megaloblastic anemia，MA）：维生素 B_{12} 和叶酸是促进红细胞成熟的辅助因子。维生素 B_{12} 来源于动物性食物（如肉、鱼等），成人日需要量为 1 ~ 3 mg，体内储存量为 2 ~ 3 mg，日丢失量约为储存量的 1%，通过饮食摄入时，需要胃壁细胞分泌的内因子介导吸收。膳食摄入不足（如素食者）或吸收不良（如胃部疾病或胃切除、先天性内因子功能障碍、肠道疾病等）是维生素 B_{12} 缺乏的主要原因。叶酸存在于大多数食物中，含量较高的是肝、绿色蔬菜和坚果，成人日需要量约 400 μg，体内储存约 10 mg。叶酸摄入不足（如高龄、婴儿、贫穷、酗酒等）、吸收不良（如空肠切除等）、需求增加（如妊娠、早产）、丢失过多（如慢性溶血性贫血、结核病、长期透析等）和使用抗叶酸药物等是导致叶酸不足的主要原因。加热会破坏食物中的叶酸。缺乏维生素 B_{12} 和叶酸时，红细胞的脱氧核糖核酸（DNA）合成障碍，DNA 的复制减慢，核分裂时间延长，从而出现细胞体积增大，胞核发育滞后于胞浆，形成巨幼变，可表现为骨髓中红系、粒系和巨核系细胞分化成熟异常，在骨髓中过早凋亡，严重贫血患者可出现骨髓象全血细胞减少。

(3) 再生障碍性贫血 (aplastic anemia, AA)：是由多种病因、多种发病机制引起的一种骨髓造血功能衰竭症，表现为骨髓有核细胞增生低下，全血细胞减少。AA 的全血细胞减少包括贫血、白细胞减少和血小板减少，主要原因是血细胞生成缺乏。骨髓活检可见造血组织被脂肪组织取代，原始细胞极度减少。在一定的遗传背景下，AA 可能通过以下三种机制发病：原发、继发性造血干细胞缺陷、造血微环境异常及细胞免疫功能增强。原发性造血干细胞缺陷的病因多为先天发育异常或基因突变，骨髓出现固有的干细胞缺陷。继发性造血干细胞缺陷的病因众多，辐射损伤 DNA、抑制有丝分裂导致 AA，苯、化疗药物、抗生素如氯霉素、杀虫剂等多种药物和化学制品抑制骨髓造血。在 AA 患者体内可检测到淋巴细胞比例增高，具有免疫负调控功能的调节性 T 细胞数量下降等提示细胞免疫功能增强。血象早期可出现一系或两系细胞减少直至进展到全血细胞减少，骨髓象表现为增生减低，粒、红系原始细胞明显减少，骨髓以非造血细胞为主。

(4) 溶血性贫血 (hemolytic anemia, HA)：是红细胞在体内破坏过多导致的贫血。红细胞分化发育直至成熟，胞质内逐步聚集大量的血红蛋白，而同时出现细胞器的逐渐消失，红细胞自身的生物合成和代谢能力逐渐丧失，红细胞经历衰老至凋亡的生理过程。但是由于血红蛋白的存在，红细胞在 120 天的寿命内发挥其运输氧气的生理功能。因为细胞器的消失，红细胞内代谢问题随着衰老最终导致膜结构损伤或离子泵功能障碍，这将会导致红细胞寿命缩短。红细胞寿命缩短或破坏增多，超过骨髓产生红细胞的能力，将会出现溶血性贫血。溶血性贫血的病因可以分为遗传性（如遗传性球形红细胞增多症、丙酮酸激酶缺乏症和葡糖 -6- 磷酸脱氢酶缺陷病等）和获得性（如输血反应、阵发性睡眠性血红蛋白尿、败血症、免疫性和药物性溶血反应等）两种类型。

2. 真性红细胞增多症 真性红细胞增多症 (polycythemia vera, PV) 是一种涉及多能造血干细胞的克隆性疾病，属于慢性骨髓增殖性肿瘤，在缺乏可识别的生理刺激情况下出现表型正常的红细胞异常增殖，同时不同程度地累及其他造血细胞。表现为外周血总容量增多，血液黏滞度增加，伴有一定程度的白细胞和血小板升高、脾大，严重时引起高黏滞血症，进而出现神经系统症状、动脉或静脉血栓和出血等并发症。PV 的病因不明，目前认为，在 PV 发病中起重要作用的是发生在酪氨酸激酶 JAK2 假性激酶抑制区域的基因点突变，导致第 617 位氨基酸缬氨酸被苯丙氨酸取代 (V617F)，此突变造成 JAK2 假性激酶结构域失去自我抑制激酶活性的功能，出现 JAK2 异常活化，激活 JAK-STAT 信号转导途径，导致细胞（红细胞）对细胞因子（促红细胞生成素，EPO）异常敏感，甚至出现非因子依赖性生长。PV 患者血浆及尿中的 EPO 水平可以正常。PV 患者同时出现红细胞、白细胞和血小板增多或脾大时较易诊断，但是在早期仅表现为血红蛋白或血细胞比容增高，鉴别诊断较难，所以 JAK2 V617F 检测已经作为 PV 诊断的常规项目。

案例 25-3

妈妈发现最近小男孩易怒、饭量明显减少、低热、苍白，而且腿部很容易受伤出血，遂来就诊。血常规显示，贫血、血小板减少、白细胞增多且多为异型，综合其他检查初诊为 ALL。

问题：

(1) 该患者出现贫血、血小板减少和异型白细胞的初始原因是什么？

(2) 小男孩低热、苍白、容易出血和骨痛的原因是什么？

(3) 这位妈妈被告知首选侵袭性化疗以获得完全缓解，采用化疗方案的基本依据是什么？

（二）白细胞病变

1．白血病　白血病（leukemia）起源于造血干细胞，是细胞遗传学累积变异的结果。目前，白血病的发病机制和细胞发育特点尚未完全明确，不同类型白血病的临床症状、治疗方式和预后均存在较大差异。根据异常增殖细胞的归属可分为髓系和髓外（淋巴细胞）白血病两大类，根据细胞分化程度分为急性和慢性白血病两大类。急性白血病受累细胞多为原始和早期幼稚细胞，病情发展迅速，数月起病；慢性白血病受累细胞多为中晚期幼稚细胞和成熟细胞，病情进展缓慢，数年起病。

（1）急性髓细胞性白血病（acute myelogenous leukemia，AML）：是一组以异常增生、分化不良的髓系细胞浸润外周血、骨髓和其他组织为特征的造血系统疾病。遗传因素、辐射、化学因素和药物等与AML的致病有关（表25-3）。离子射线、烷化剂可诱导DNA双链断裂，导致突变、遗传物质丢失或染色体易位，如细胞增殖、生存或分化调节有关的基因突变或表达异常，克隆性染色体数量、结构异常，是AML的致病基础。具体表现为抑癌基因丢失或突变失活，癌基因表达增高或突变激活；染色体易位形成融合基因，表达融合蛋白，使正常基因的表达异常或表达产物不稳定、功能异常等，最终引起造血干/祖细胞恶性转化和增殖、分化或凋亡障碍。AML染色体易位和基因突变类型多达200多种，不同细胞、分子遗传特征的AML的致病机制、临床症状和预后各不相同。世界卫生组织根据临床特征、形态学、细胞遗传特征和分子遗传特征制订了AML的亚型分类法，用于临床诊断、制订治疗方案和判断预后。AML的临床表现是骨髓正常造血受到抑制（贫血、血小板减少和白细胞功能异常）和白血病髓外浸润，症状没有特异性。

表25-3　急性髓细胞性白血病相关病因

遗传因素	电离辐射	化学因素	药物
唐氏综合征	原子弹爆炸	苯及苯化合物	烷化剂
Fanconi贫血	核反应堆泄漏	石油产品	拓扑异构酶抑制剂
Bloom综合征		油漆、除草剂	氯霉素等抗生素
先天性粒细胞缺乏症		环氧乙烷	保泰松、氯喹

（2）慢性髓细胞性白血病（chronic myelogenous leukemia，CML）：是一种克隆性造血干细胞疾病。最初在CML患者分裂的血细胞G组染色体出现22号染色体长臂缺失，称为Ph染色体，Ph染色体是CML特征性的表现。超过90%的Ph^+ CML出现22号染色体和9号染色体长臂平衡易位，基因检测*BCRABL1*融合基因阳性。bcr-abl融合蛋白显著增强酪氨酸激酶的活性，介导酪氨酸激酶的信号转导并调节基因表达，促进CML细胞过度增殖和分化，抑制其凋亡。此外，CML祖细胞不能像正常干细胞那样黏附于基质细胞，这种黏附功能异常导致CML细胞过度增殖及过多地向骨髓外释放，此外，来源于Ph（+）祖细胞的恶性基质巨噬细胞与CML干细胞相互接触能选择性扩增白血病细胞，而抑制正常的造血。基因突变可能是CML进入进展期的重要因素。CML的早期临床症状包括疲乏无力，后期临床症状有肝脾大、贫血、腹痛、出血和体重减轻等，均为非特异性症状。CML的病程进展相对缓慢，但可能无预测地进入加速期或急变期。以前，CML虽不能被治愈，但通过治疗的确可以减缓疾病进展。新药的使用明显提高了CML患者的生存率，90%的患者可生存至少5年，其中大多数患者经过治疗后生存10年以上。

（3）急性淋巴细胞白血病（acute lymphoid leukemia，ALL）：是起源自造血干、祖细胞的以原始、幼稚淋巴细胞增殖积聚为特征的一种血液系统恶性肿瘤。主要发生于儿童和年轻成人。ALL 的致病和以下因素有关：①遗传易感性：先天性染色体异常的患者如唐氏综合征患者患急性白血病的危险显著升高，同卵双生者同时发生 ALL，在一些遗传性疾病患者的白血病细胞发现染色体重组和染色体易位，易位形成融合基因，如 *BCRABL* 使细胞异常增殖、恶性分化、抑制凋亡等，导致 ALL 的发病；②辐射：日本原子弹爆炸后幸存者中受到辐射量较大的人发生白血病的风险增加了 20 倍，核电站辐射也使致病的危险性增加；③化学制剂和药物：苯及其他引起骨髓抑制的化学制剂和化疗药物可导致 ALL 的发生，有些接受化疗或放疗的患者发生 ALL；④病毒：EB 病毒是地方性 Burkitt 淋巴瘤的强致病因素。在多种因素的作用下，可能累及转录因子或转录调控因子的编码基因，导致基因转录紊乱，进而使得淋巴细胞系祖细胞发生分化异常，最终导致白血病的发生。

ALL 多数起病较急，因为白血病细胞抑制了骨髓正常的造血细胞，使得红细胞、粒细胞和血小板减少，出现贫血、易感染、出血和髓外浸润的临床症状。其中淋巴结肿大是 ALL 的特征性症状。根据细胞发育不同阶段的分子表面抗原特征进行 ALL 的免疫分型。

（4）慢性淋巴细胞白血病（chronic lymphoid leukemia，CLL）：是一种成熟小淋巴细胞（B 淋巴细胞）在骨髓、血液及淋巴组织中克隆性增殖的恶性疾病。CLL 的发生与环境因素（如辐射、烷化剂、致癌化学制剂、病毒）关系不大，主要与遗传因素相关。①部分患者存在免疫球蛋白重链可变区（IgHV）基因体细胞突变，B 细胞受体（BCR）介导的抗原刺激影响细胞增殖，IgHV 基因未突变者对 BCR 刺激有反应，可以接受表面免疫球蛋白 M（sIgM）刺激信号，下游信号分子高水平表达，可使肿瘤细胞易于生存；IgHV 基因突变者对 BCR 刺激反应差，导致免疫无能。②特异性微小 RNA（miRNA）水平异常，如 13 号染色体长臂缺失（13q-），导致 BCL2 表达增加，抑制肿瘤细胞凋亡。③淋巴结内微环境异常，为肿瘤细胞提供抗凋亡信号和促增殖信号。CLL 的突出表现是淋巴细胞增多和淋巴结肿大，肿大的淋巴结多见于颈部、锁骨上和腋下淋巴结，与周围组织无粘连、无压痛，可以出现结外浸润。

2．恶性淋巴瘤 恶性淋巴瘤（malignant lymphoma，ML）是一组复杂的淋巴造血系统恶性肿瘤的总称。

按病理组织学分为两类：霍奇金淋巴瘤（Hodgkin lymphoma，HL）和非霍奇金淋巴瘤（non-Hodgkin lymphoma，NHL）。霍奇金淋巴瘤起源自淋巴造血系统，发病原因比较复杂：① EB 病毒是重要的环境致病因素，EBV DNA 可能存在于肿瘤细胞中，激活 NF-κB 信号途径，影响抗肿瘤免疫，促进肿瘤细胞生长和抑制其凋亡；②遗传易感性，家族性发病，同卵双生子患病风险比异卵双生子高均提示遗传易感性与 HL 发病相关；③免疫功能失调，原发性免疫缺陷患者、器官移植患者和免疫缺陷病毒携带者或患者发生 HL 的风险增高。这些发病因素提示 HL 可能是一种免疫失调和过度刺激性疾病。

非霍奇金淋巴瘤发病原因不明，可能与以下因素有关：①免疫功能失调，先天性或获得性免疫功能失调患者发病率有所增高；②病毒和细菌感染，EV 病毒感染多见于器官移植后和 HIV 感染后发生 NHL 患者，幽门螺杆菌与胃黏膜相关淋巴组织淋巴瘤发病相关；③遗传因素，NHL 患者同样有家族聚集发病现象；④有机氯化物等化学因素，流行病学研究发现很多化学因素与 NHL 发病相关，但是具体机制不明。淋巴瘤好发于淋巴结，临床典型特征为淋巴结肿大。HL 先侵犯浅表淋巴结，多表现为连续性依次受累，也可侵犯深部淋巴结。NHL 同样侵犯浅表淋巴结，但多为跳跃性受累，不具有规律性，结外浸润比 HL 常见。

3．中性粒细胞减少和粒细胞缺乏 中性粒细胞减少（neutropenia）指外周血循环中的中性粒细胞数量减少（低于 2.0×10^9/L），粒细胞缺乏（agranulocytosis）是中性粒细胞严重减少的一种状态（低于 0.5×10^9/L）。根据病因不同，发病机制主要分为中性粒细胞生成减少和中性粒细胞破坏增多两种类型。中性粒细胞生成减少的病因包括：辐射或化疗药物损伤骨髓造血细胞，造血原料缺乏或骨髓无效造血，病毒或细菌感染后状态（因前期消耗增加和后期造血功能被抑制)。中性粒细胞破坏增多的病因主要分免疫性和非免疫性两类。免疫性包括药物诱发的免疫性粒细胞减少，属于罕见的药物并发症，停药后可渐渐恢复；另外一种是自身免疫性粒细胞减少，多见于全身性自身免疫性疾病。脾功能亢进时大量粒细胞滞留在脾内被破坏，导致非免疫性中性粒细胞减少。

4．骨髓增生异常综合征　骨髓增生异常综合征（myelodysplastic syndrome，MDS）是一种克隆性造血干细胞疾病，表现为粒系、红系和巨核系一系或多系发育异常，具有非常明显的特征：骨髓衰竭导致的全血细胞减少、无效造血和转化为急性髓系白血病风险高。致病相关因素包括电离辐射、高压电磁场、烷化剂、苯、氯霉素等，但是确切的发病机制不明。继发性MDS是肿瘤治疗的晚期毒性效应，获得性或先天性骨髓衰竭性疾病有可能进展为MDS。与衰老相关的染色体遗传、基因突变和MDS发病相关。患者的症状和体征主要是各类血细胞减少的反映，贫血是疾病早期的主要症状，既往病史和治疗史在诊断中有重要价值。

（三）出血及血栓性病变

案例 25-4

一位29岁的年轻妈妈，在孩子出生3天后因胸痛再次入院，后诊断为静脉血栓形成诱发了肺梗塞死。

问题：

请分析诱发患者血栓栓塞的危险因素可能有哪些。

1．出血性疾病　出血性疾病是因先天性或获得性原因引起患者止血、凝血及纤维蛋白溶解功能失衡而发生的以出血为特征性表现的一组疾病。按发病机制不同，出血性疾病可分为5类。

（1）血管因素：由血管壁结构受损或功能异常所致。正常血管内皮通过抑制血小板的功能预防血栓形成，当血管内皮受到刺激后，促进凝血，抑制纤溶，促进血栓形成；此外，内皮源性血管舒张因子（抑制血小板活化）和内皮源性血管收缩因子（促进血小板活化）也是一对影响血小板活化的物质。遗传性出血性毛细血管扩张症是一种常染色体显性遗传病，其小血管缺乏弹性纤维和平滑肌，易导致自发性或轻微外伤后的反复出血，患者常见鼻黏膜出血和胃肠道出血。过敏性紫癜为获得性免疫血管损伤所致，是一种自限性血管炎性疾病，抗原 - 抗体免疫复合物沉积在血管内壁，引起炎症反应，导致血管通透性增加和局部出血，患者表现为四肢伸侧出现紫癜，可伴有多发性关节痛或关节炎、腹痛和血尿。

（2）血小板数量和功能异常：是出血性疾病最常见的病因。血小板减少症和功能异常有3种原因：①骨髓生成血小板减少，包括遗传性和获得性两种类型，再生障碍性贫血和肿瘤性骨髓浸润均会影响血小板的生成，一些抑制骨髓的化学药物（如奎宁、磺胺类等）也会抑制正常血小板的生成；②破坏过多，其中免疫介导的血小板破坏增多较为常见，如特发性血小板减少性紫癜是因为免疫失耐受，免疫系统攻击自身抗原导致血小板过度破坏，抑制生成，引起血小板减少，自身免疫性疾病可以诱发特发性血小板减少性紫癜；③血小板功能异常，遗传性血小板功能异常是一组罕见的遗传性血疾病，其中血管性假血友病是由于血管性血友病因子（vWF）的缺乏或缺陷引起血小板黏附力降低，出现类似血友病的出血症状，患者可以表现为黏膜和关节出血、手术相关出血等临床表现。

（3）凝血因子数量和功能异常：凝血是一个多种凝血因子参与的连续活化的级联反应，一种凝血因子出现异常可能影响整个凝血过程。血友病是最常见的遗传性凝血因子缺陷，性染色体X连锁遗传引起则Ⅷ因子缺乏（血友病甲）或Ⅸ因子缺乏（血友病乙）；其他遗传性凝血因子Ⅶ因子、Ⅴ因子、ⅩⅢ因子、Ⅹ因子、Ⅺ因子和纤维蛋白原）缺乏是常染色体隐性遗传疾病。获得性凝血因子缺乏在临床上更为常见，病因包括肝病、弥散性血管内凝血和维生素K缺乏。因肝细胞合成分泌多种凝血因子，维生素K参与数种凝血因子翻译后修饰，所以严重肝病和维生素K缺乏均可导致多种凝血因子缺乏。根据凝血因子的活性水平将血友病分为重型（Ⅷ因子或Ⅸ因子水平＜正常水平的1%）、中型（1% ～ 5%）和轻型（6% ～ 30%），轻型患者较少出现自发性出血，多出现外伤后出血时间延长；中、重型患者出现关节出血，所有关节均可累及，急性关节出血的特点是疼痛、局部红肿。口咽部出血、中枢神经系统出血及腹膜后出血危及生命。

（4）纤维蛋白溶解亢进：抗纤溶酶缺乏或活性下降导致原发性纤溶亢进，严重肝病和弥散性血管内凝血导致的为继发性纤溶亢进。弥散性血管内凝血是因某些严重疾病激活凝血系统，生理性抗凝机制受到抑制，继发性纤溶亢进这一系列凝血、抗凝血及纤溶、抗纤溶系统失衡导致的病理生理过程。致病的组织因子释放入血激活过量的凝血酶，形成弥散性血管内微血栓，大量凝血因子和血小板被消耗，继发纤溶亢进，进而导致出血、微循环障碍、微血管病性溶血性贫血和器官功能障碍等临床表现，起病急、进展快、预后差。DIC诊断依靠临床表现、凝血异常和血小板减少，对症治疗和控制原发病是治疗不可缺少的两个方面。

（5）病理性循环抗凝物质：血液循环中存在抑制凝血因子活化或影响凝血途径和凝血过程的物质增多，导致出血。根据来源可分为医源性和内生性两种。内生性抗凝物质包括凝血因子抑制物、肝素样抗凝物质和抗磷脂抗体。其中凝血因子抑制物最为常见，如遗传性凝血因子缺乏症患者输注血制品后出现的抑制该因子制品的抗体，无凝血因子缺乏症的患者（如自身免疫疾病、恶性肿瘤、皮肤病和妊娠）自发出现的自身免疫抗体。出血常常发生在软组织、胃肠道、泌尿系统和皮肤，发生关节出血的不多见。医源性的抗凝物质有明确用药史和原发疾病。

2．易栓症和高凝状态 常见的遗传性易栓症有抗凝蛋白（包括蛋白C、蛋白S和抗凝血酶）缺陷症和凝血因子（因子Ⅴ、凝血酶原和纤维蛋白原）缺陷症。主要临床表现为血栓形成，血栓类型以静脉血栓为主，以深静脉血栓形成的危害较大。

（1）遗传性抗凝蛋白缺陷症：为常染色体显性遗传，由不同类型的基因突变导致。常见的突变类型为无义突变（Ⅰ型），突变导致基因表达无效，不能合成相关抗凝蛋白，表现为该抗凝蛋白的抗原水平和活性均降低；还有一种为错义突变（Ⅱ型），可以合成相关抗凝蛋白，其抗原水平正常但活性较低，甚至丧失；抗凝血酶缺陷症Ⅲ型表现为抗原水平和活性均正常，但是与靶分子肝素的相互作用存在缺陷。多数遗传性抗凝蛋白缺陷症患者为杂合子，纯合子极为罕见，患者往往于出生后不久死于血栓形成。

（2）凝血因子异常：凝血因子基因出现点突变，导致生成功能异常的蛋白，从而出现高血栓倾向。因子Ⅴ基因点突变导致生成的变异型因子Ⅴ虽然凝血活性正常，但是活化的因子Ⅴ不易被灭活，从而出现血栓倾向。凝血酶原的功能不仅包括活化为凝血酶，也包括激活蛋白C和灭活纤溶酶，涉及促进凝血、抗凝和抗纤溶多种作用。点突变造成的变异型凝血酶原的抗原水平和活性均提高，发生血栓的危险同样提高。多数异常纤维蛋白原患者无症状，少数存在纤维蛋白原活化异常，有一定的血栓发生倾向。

（3）高凝状态：多指后天多种致病因素影响血液的凝血和纤溶系统，造成血栓易发的倾向，也称为获得性血栓症。多种病理状态和生理状态都可以造成高凝状态，如动脉粥样硬化和糖尿病导致的血管异常、恶性肿瘤等疾病导致的血液淤滞、妊娠导致的生理性高凝状态等。高凝状态会在原发疾病的基础上发生血栓倾向。

思考题

1. 试述血浆渗透压的主要组成和生理功能。利用本知识点解释肾病性水肿的病理。

2. 简述血细胞的组成及其生理功能。

3. 一位10岁男孩骑车不小心摔倒导致受伤出血，血流不止，男孩用手压迫出血部位，然后去医院处理伤口，包扎受伤部位时，出血基本已经停止。请按照时间先后，描述与本章知识相关的生理过程。

4. 一个班有40个学生，在一次实验课上进行了血型检测实验。结果显示：A型血16人、O型血20人、B型血3人、AB型1人。

(1) 血型A、血型O型、血型AB型同学分别有着怎样的血型抗原和抗体?

(2) 血型B、血型O、血型AB的同学的父母可能的血型分别是什么?

(3) 如果需要输血，那么血型A、血型O型、血型AB型分别可以接受什么血型（假定他们的Rh血型相同)?

（雷俊霞）

第二十六章

肌肉骨骼系统

第二十六章数字资源

学习目标

1. **知识**：复述骨及骨骼肌的分类、关节的基本构造及辅助结构；描述颅骨的形态结构特征和颅的整体观结构特征；区分上肢骨、下肢骨和中轴骨；概括骨骼肌的功能；分析骨骼肌肉系统常见疾病；运用所学知识解释不同运动模式下肌肉的运动状态。
2. **能力**：理论联系日常生活，将骨、关节、肌的解剖学知识运用于指导生活中的科学运动，提升理论联系实际能力；学以致用，学会解剖学与临床相结合的思维方式，提高分析问题和解决问题的能力。
3. **素养**：通过知识拓展、生活中的常见案例等的分析、启发与引导，意识到科学、严谨的学习态度以及不断探究新知识的重要性，并逐渐树立"以预防为主的大健康"理念。
4. **掌握**：骨的分类和构造；骨连结的分类、基本结构、辅助装置；骨骼肌的形态、结构。

肌肉骨骼系统占人体重的 60% ～ 70%，主要由骨、骨连结和骨骼肌组成。成人有 206 块骨，借骨连结形成骨骼，发挥支持、保护、造血、储备及免疫功能。同时，骨骼肌附着于其上，以骨骼作为杠杆，在神经的支配下以关节作为支点，牵动骨完成机体各种特定动作。创伤、感染、自身免疫反应、代谢异常、基因缺陷等均可引起肌肉骨骼系统疾病。

第一节　肌肉骨骼系统的结构

一、骨

（一）骨的概述

骨是人体以骨组织为主体构成的坚硬的器官，是在软骨或结缔组织基础上发育而来的。成人有 206 块骨，按部位可分为颅骨、躯干骨和附肢骨三部分。

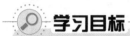

1．骨的形态　由于所在部位和功能的不同，骨具有不同的形态，可分为长骨、短骨、扁

骨和不规则骨四类（图 26-1）。

2．骨的构造　主要由骨组织、骨膜、骨髓、骨的血管、淋巴管和神经等构成。

（1）骨组织：由多种细胞和钙化的细胞外基质组成，是骨的结构主体。

钙化的细胞外基质又称为骨基质（bone matrix），简称骨质，由有机质和无机质组成。有机质包括大量的胶原纤维和少量的基质。胶原纤维主要由Ⅰ型胶原蛋白构成；基质呈无定形凝胶状，主要成分为蛋白多糖及其复合物，具有黏合纤维的作用。有机质使骨具有一定的弹性和韧性。无机质又称骨盐，主要以羟基磷灰石结晶的形式沉积于细胞外基质中，使骨组织成为人体最坚硬的组织之一。

最初形成的细胞外基质无骨盐沉积，称为类骨质（osteoid），后经无机盐有序地沉积而钙化为骨质。骨质中胶原纤维平行排列，与基质及沉积的骨盐共同形成板层状结构，称为骨板（bone lamella）。多层骨板规则排列并相互紧密结合，构成密质骨（compact bone）。由数层不甚规则的骨板形成的大量针状或片状骨小梁交织成为多孔的立体网格样结构，网孔大小不一，称为松质骨（spongy bone）。

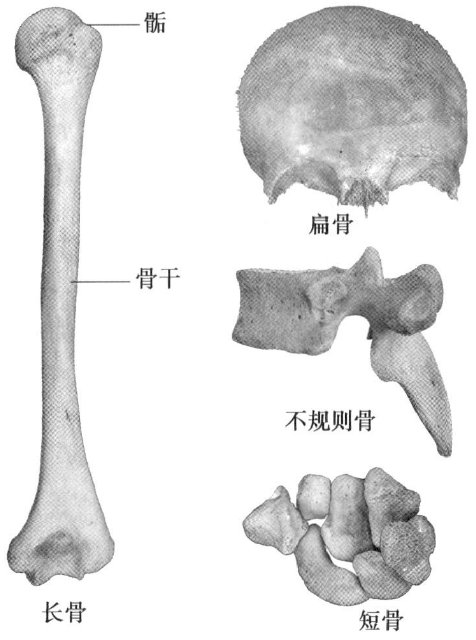

图 26-1　骨的形态

骨的密质骨和松质骨的分布和厚度取决于其形态、位置和功能。长骨的骨干主要由密质骨构成，内侧有少量由松质骨形成的骨小梁。长骨的骨骺则主要由松质骨构成，表面有薄层的密质骨。扁骨和短骨的密质骨配布于表层，松质骨位于内部。

（2）骨膜：是由结缔组织构成的纤维膜。除关节面以外，骨的内、外表面均覆有骨膜，分别称为骨内膜和骨外膜。骨外膜分为内、外两层：外层由致密结缔组织组成，纤维粗大而密集，有些纤维束穿入骨质，称穿通纤维，可起到固定骨膜和韧带的作用；内层由薄层疏松结缔组织构成，富含血管、神经和骨祖细胞。骨内膜较薄，由一层扁平的骨祖细胞和少量的结缔组织构成。骨膜的主要作用为营养骨组织，并为骨的生长和修复提供成骨细胞。

（3）骨髓：位于骨髓腔中，是人体主要的造血器官。骨髓可分为红骨髓和黄骨髓，在成人体内各占约一半。红骨髓主要由造血组织和血窦组成，网状组织构成的支架中充满不同发育阶段的各种血细胞、少量造血干细胞、巨噬细胞等，成熟的血细胞通过血窦壁进入血液。胎儿和婴幼儿时期的骨髓都是红骨髓，但从 5 ~ 6 岁开始，长骨骨干的骨髓腔内出现脂肪组织，并随年龄增长而逐渐增多，成为黄骨髓。黄骨髓则失去了活跃的造血功能，但仍保留有少量幼稚血细胞，在机体需要时可转变为红骨髓。成人红骨髓主要分布于扁骨、不规则骨及长骨骺端的松质骨内，且终生存在，故临床需要检查骨髓象时，常选择髂骨或胸骨等处进行骨髓穿刺。

3．骨的发生 骨发生于中胚层的间充质，有膜内成骨和软骨内成骨两种方式。软骨内成骨是最常见的形式，人体内的大多数骨如四肢骨、躯干骨和部分颅底骨等都以此种方式发生，而额骨、顶骨、枕骨、颞骨、锁骨等扁骨和不规则骨等则以膜内成骨方式发生。

虽然两种发生方式不同，但骨组织发生的过程相似，都包括骨组织形成和骨组织吸收两个方面。首先由骨祖细胞增殖分化为成骨细胞，然后由成骨细胞产生类骨质，再经钙化等形成骨组织。同时，破骨细胞在原有骨组织的某些部位对骨组织进行侵蚀溶解。成骨细胞与破骨细胞共同协作，使得骨组织的形成和骨组织的吸收保持动态平衡，使骨形成了各种特定的形态，保证了骨的发育能适应个体生长的需要。

（1）膜内成骨（intramembranous ossification）：是在原始的结缔组织内直接成骨。胚胎发生早期，中胚层的间充质首先在将要形成骨的部位分化为原始的结缔组织膜，然后间充质细胞聚集并分化为骨祖细胞，再进一步分化为成骨细胞。成骨细胞在此生成骨组织。首先形成骨组织的部位称骨化中心（ossification center）。成骨过程由骨化中心逐渐向四周扩展，先形成骨小梁，然后逐步添加新的骨组织使之增长增粗，形成松质骨。松质骨的表面部分逐步改建为密质骨，成骨区周围的结缔组织转变为骨膜。

（2）软骨内成骨（endochondral ossification）：是在软骨雏形发育的基础上逐步替代成骨。以长骨为例，软骨内成骨过程大致可分为以下四个阶段。

1）软骨雏形形成：在将要成骨的部位，中胚层的间充质细胞聚集并分化为骨祖细胞，再进一步分化为软骨细胞。软骨细胞产生软骨基质包埋自身，形成外形与将要形成的长骨相似的一块透明软骨，称为软骨雏形（cartilage model）。软骨周围的间充质分化为软骨膜。

2）骨领形成：软骨雏形形成后，其中段软骨膜内的骨祖细胞增殖分化为成骨细胞，并贴附于软骨组织表面形成薄层原始骨组织。这层骨组织呈领圈状包绕软骨雏形中段，称为骨领（bone collar）。骨领形成后，其表面的软骨膜改称骨膜。

3）初级骨化中心形成：在骨领形成的同时，软骨雏形中央的软骨细胞体积增大，并分泌碱性磷酸酶，软骨基质钙化，软骨细胞随之凋亡。骨膜中的血管连同结缔组织穿越骨领，进入钙化的软骨区。成骨细胞、破骨细胞和间充质细胞随血管进入，破骨细胞分解钙化的软骨基质，形成许多与软骨雏形长轴平行的隧道，而成骨细胞则贴附于残存的软骨基质表面成骨，从而形成以钙化的软骨基质为中轴、表面附以骨组织的条索状的过渡型骨小梁。出现过渡型骨小梁的部位即为初级骨化中心（primary ossification center）。过渡型骨小梁之间的腔隙为初级骨髓腔，间充质细胞在此分化为网状细胞，形成网状组织。造血干细胞进入并增殖分化，形成骨髓。

初级骨化中心形成后，骨化继续向软骨雏形两端扩展，过渡型骨小梁也逐渐被破骨细胞吸收，使许多初级骨髓腔融合成一个较大的骨髓腔。雏形两端的软骨不断增生，成骨过程逐渐向两端推移，从而使骨不断加长。骨化过程中，从软骨到骨髓腔依次可分为 4 个区。①软骨储备区：软骨细胞较小，呈圆形或椭圆形，散在分布，软骨基质呈弱嗜碱性；②软骨增生区：软骨细胞增殖活跃，同源细胞群形成纵行排列的软骨细胞柱；③软骨钙化区：软骨细胞肥大，并逐渐凋亡，软骨基质钙化，呈强嗜碱性；④成骨区：在钙化的软骨基质表面，可见大量的成骨细胞，不断构建条索状的过渡型骨小梁，钙化的软骨基质和过渡型骨小梁表面都可见破骨细胞。

4）次级骨化中心形成：出生前或出生后数月至数年，骨干两端的软骨中央出现次级骨化中心。其成骨过程与初级骨化中心相似，但其骨化是从中央向四周呈放射状进行的，最终形成骨骺。骺端表面始终保留薄层软骨，即关节软骨。此外，在骨骺与骨干之间也保留一定厚度的软骨层，称骺板（epiphyseal plate）。骺板处软骨细胞保持繁殖能力，使骨干两端以软骨内成骨的方式进行成骨，使长骨继续增长。但到 17 ～ 20 岁，骺板的软骨失去增生能力，完全被骨组织取代，在长骨的干、骺之间留下线性痕迹，称骺线（epiphyseal line），此后骨不再纵向生长。

微整合

临床应用

成骨不全症

成骨不全症（osteogenesis imperfecta，OI）又称脆骨病，俗称“玻璃人”或者“瓷娃娃”，是一种由于间充质组织发育不全、胶原合成障碍而导致的常染色体显性或隐性遗传性疾病。编码Ⅰ型胶原的基因发生突变是临床各型 OI 的主要病因，引起Ⅰ型胶原结构和功能的异常，从而造成多发性骨折、蓝巩膜、进行性耳聋等主要临床表现。OI 无法治愈，治疗的主要目的是增加骨骼强度，改善负重力线，预防骨折，修正畸形，以最大程度提高患者独立活动能力和生活质量。

（二）中轴骨骼

中轴骨骼包括躯干骨和颅。

1．躯干骨 躯干骨包括椎骨、胸骨和肋，参与构成了脊柱、骨性胸廓和骨盆。

（1）椎骨（vertebrae）：在幼儿时期，椎骨有 32 或 33 块，包括 7 块颈椎、12 块胸椎、5 块腰椎、5 块骶椎及 3 ～ 4 块尾椎。成年后，5 块骶椎融合为 1 块骶骨，3 ～ 4 块尾椎融合为 1 块尾骨，故成人一般有 26 块椎骨。

椎骨由椎体和椎弓两部分组成。椎体（vertebral body）位于前方，呈短圆柱状，内部为松质骨，表面为薄层密质骨，是椎骨主要的负重部分。椎弓（vertebral arch）是位于椎体后方的弓形骨板，与椎体相连的缩窄部分称椎弓根，其上、下缘各有一切迹，即椎上切迹和椎下切迹。相邻椎骨的椎上、下切迹共同围成椎间孔，有脊神经和血管通过。椎弓上有 7 个突起，包括 1 个棘突、1 对横突和 2 对关节突。

椎体后面略凹陷，与椎弓共同围成椎孔（vertebral foramen）。在椎骨连成的脊柱中，各椎孔上下贯通，构成容纳脊髓的椎管（vertebral canal）。

各部椎骨有不同的形态特征。

1）颈椎（cervical vertebrae）：椎体较小，横断面呈椭圆形，椎孔大。第 7 颈椎的棘突较长，活体易于扪及，故常作为临床上计数椎骨序数和针灸取穴的标志。

2）胸椎（thoracic vertebrae）：椎体从上向下逐渐增大，横断面呈心形。椎体两侧面后份的上缘和下缘处分别有半圆形的上、下肋凹，与肋头相关节。

3）腰椎（lumbar vertebrae）：椎体粗壮，横断面呈肾形。棘突宽而扁，各棘突间的间隙较宽，故临床上常于此处行腰椎穿刺术。

4）骶骨（sacrum vertebrae）：呈三角形，底朝向上方，其前缘向前隆凸称为岬，可作为骨盆测量的重要标志。骶椎椎孔连接形成骶管，其下端有一裂孔，称骶管裂孔。裂孔两侧有向下突出的骶角，骶管麻醉时可以此作为标志。

5）尾骨（coccyx）：呈三角形，跌倒或撞击可导致尾骨骨折。

（2）胸骨（sternum）：位于胸前壁正中，长而扁，自上而下可分为柄、体和剑突三部分。

Note

胸骨柄与体连接处微向前突，称为胸骨角，其两侧平对第 2 肋，可在体表扪及，是胸前部计数肋的重要骨性标志。

（3）肋（rib）：共 12 对，由肋骨与肋软骨组成。肋骨是弯曲的长条状扁骨，分为体和前、后两端。肋体呈弓形弯曲，其内面近下缘处有肋沟，肋间神经、血管由此通过。前端稍宽，与肋软骨相接。后端稍膨大，称肋头，有关节面与相应胸椎的上、下肋凹相关节。肋软骨位于各肋骨的前端，由透明软骨构成（图 26-2）。

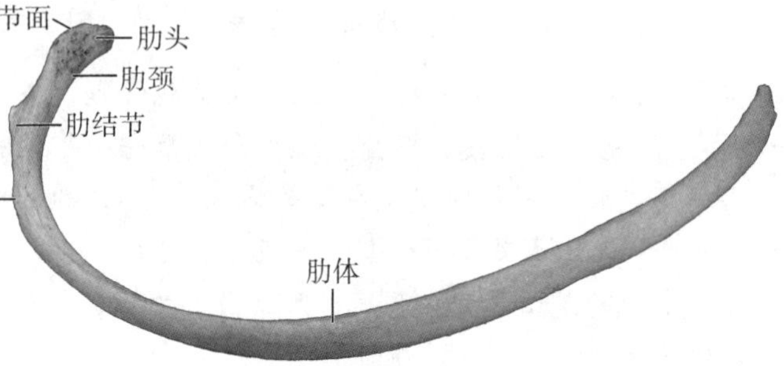

图 26-2 肋骨

2. 颅（skull） 位于脊柱的上方，由 23 块颅骨围成（不包括中耳的 3 对听小骨）。以眶上缘和外耳门上缘的连线为界，可分为后上部的脑颅和前下部的面颅，其构成见表 26-1。

表 26-1 脑颅和面颅的构成

	成对骨	不成对骨
脑颅	颞骨，顶骨	额骨，筛骨，蝶骨，枕骨
面颅	上颌骨，腭骨，颧骨，鼻骨，泪骨，下鼻甲	犁骨，下颌骨，舌骨

（1）脑颅：8 块脑颅围成颅腔，起到容纳并保护脑的作用。颅腔的顶称为颅盖，由额骨、枕骨和顶骨构成。颅腔的底由蝶骨、枕骨、颞骨、额骨和筛骨构成。

颅顶面观可见三条缝：额骨与两侧顶骨之间形成冠状缝，位置相对居前；两侧顶骨之间形成矢状缝，位置居中；枕骨与两侧顶骨之间形成人字缝，位置居后。

（2）面颅：15 块面颅骨围成了眶腔、鼻腔和口腔，起到容纳视觉、嗅觉、味觉等相关器官的作用。

成人面颅占全颅的 1/4，而新生儿仅占 1/8，这主要是由于在胎儿时期，脑及感觉器官发育早，而呼吸和咀嚼器官尚不发达所致。新生儿颅顶各骨尚未发育完全，骨缝间充满纤维组织膜。在多骨交界处，间隙的膜较大，称为颅囟，包括前囟（额囟）、后囟（枕囟）、蝶囟和乳突囟。其中，前囟最大，位于矢状缝与冠状缝相接处，一般在 1 ~ 2 岁时闭合，可用来了解婴儿骨骼生长发育情况。

翼点是由蝶、顶、额、颞四骨汇合成“H”形缝的区域，是颅骨在颞区的薄弱处，深面有脑膜中动脉前支通过（图 26-3）。

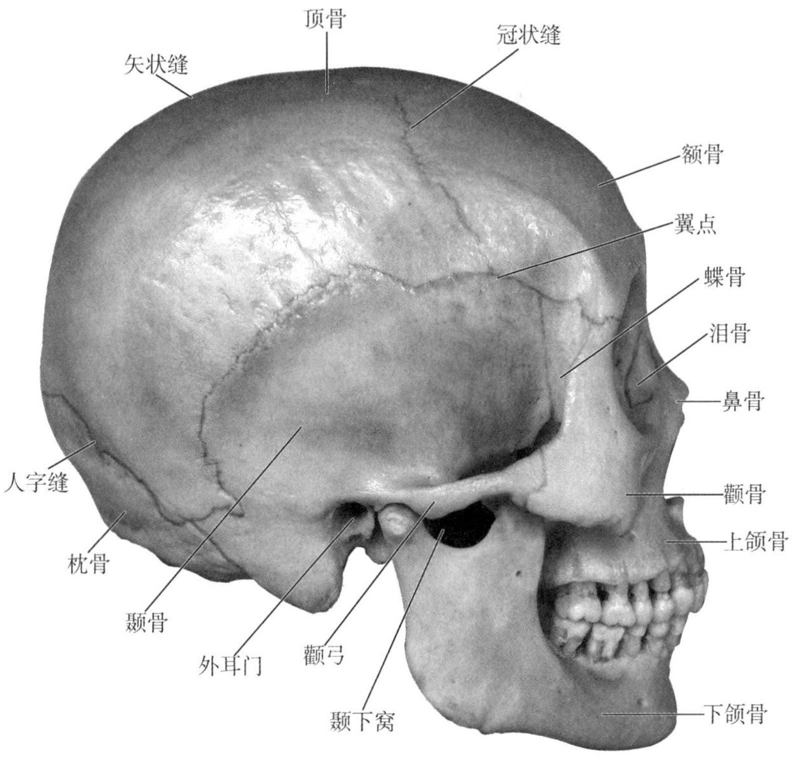

图 26-3　颅

（三）附肢骨

案例 26-1

患者，女，62 岁，不慎从楼梯上跌落，当即感觉右髋部疼痛难忍，无法站立。检查发现右下肢短缩且外旋，右髋关节活动受限，被动活动时疼痛加剧。触诊右髋关节处明显压痛，轻度肿胀，髋周皮肤完好。膝关节和踝关节主、被动运动正常。右下肢无感觉异常。初步怀疑为股骨颈骨折。

问题：

1. 你认为还需进行什么检查确诊？

2. 患者因行动不便，恢复期靠拐杖行走，6 个月后，却因伸腕无力、上肢不能外展，加上肩部和臂外上部的皮肤感觉减弱，再次前来就诊。请查阅资料，试分析出现上述症状的原因及提出预防措施。

附肢骨包括上肢骨和下肢骨，两者骨的数目和排列方式基本一致，均由肢带骨和自由肢骨组成。上、下肢骨的配布见表 26-2。

表 26-2　上肢骨和下肢骨的配布

		上肢骨	下肢骨
肢带骨		锁骨，肩胛骨	髋骨
	近侧部	肱骨	股骨
自由肢骨	中间部	尺骨，桡骨	胫骨，腓骨，髌骨
	远侧部	腕骨（8），掌骨（5），指骨（14）	跗骨（7），跖骨（5），趾骨（14）

Note

1．上肢骨 包括上肢带骨和自由上肢骨。

（1）上肢带骨：包括锁骨和肩胛骨。锁骨（clavicle）位于胸廓前上方，呈“～”形，分一体两端。内侧2/3凸向前，外侧1/3凸向后，两者交界处是骨折好发部位。肩胛骨（scapula）贴于胸廓后外面，为三角形扁骨，介于第2～7肋之间，分两面、三缘和三个角。

（2）自由上肢骨：包括肱骨、尺骨、桡骨及手骨。

1）肱骨（humerus）：分骨体及上、下两端。上端有半球形的肱骨头，与肩胛骨的关节盂相关节。上端与骨体交界处较细，称外科颈，是骨折的高发区域。肱骨体中部后面有一自后内上斜向前外下的桡神经沟，桡神经和肱深动脉沿此沟经过，故肱骨中段骨折及手术时易伤及桡神经。下端内侧部有滑车状的肱骨滑车，滑车内侧突起的内上髁后方有尺神经沟，尺神经由此经过。下端与骨体交界处亦是骨折易发部位。

2）尺骨（ulna）：位于前臂内侧部，上端粗大，前面有与肱骨滑车相关节的滑车切迹；骨体外缘为骨间缘，与桡骨体的骨间缘相对应；下端为球形膨大的尺骨头。

3）桡骨（radius）：位于前臂外侧部，分一体两端。上端膨大为桡骨头，头下方略细，称桡骨颈。桡骨体内侧缘为薄锐的骨间缘。下端前凹后凸，因密质骨薄而易骨折。

4）手骨：包括8块腕骨、5块掌骨和14块指骨。

2．下肢骨 包括下肢带骨和自由下肢骨。

（1）下肢带骨：髋骨（hip bone）为成对的不规则骨，由髂骨、耻骨和坐骨组成。髂骨构成髋骨上部，分髂骨体和髂骨翼两部分。髂骨翼的上缘称髂嵴，其前、后端的突出部分别称髂前上棘和髂后上棘，是体表重要的骨性标志。耻骨构成髋骨前下部，分体和上、下两支。两侧耻骨上、下支移行处内侧的椭圆形耻骨联合面借软骨相接，构成耻骨联合。坐骨构成髋骨下部，分坐骨体和坐骨支两部分，两者移行处的后部有隆起的坐骨结节，是体表重要的骨性标志。

（2）自由下肢骨：包括股骨、胫骨、腓骨、髌骨及足骨。

1）股骨（femur）：是人体中最长、最坚固的长骨，分一体两端。上端有朝向内上的股骨头，与髋骨相连结，其外下的狭细部称股骨颈。颈与体连接处上外侧的方形隆起称大转子，内下方的隆起称小转子。大转子可在体表扪及，是重要的体表标志。

2）胫骨（tibia）：位于小腿内侧，分一体两端。上端膨大，体呈三棱柱形，下端内下方有突起的内踝，可在体表扪及。

3）腓骨（fibula）：位于胫骨外后方，上端有膨大的腓骨头，其下方的缩窄称腓骨颈。下端外侧有突起的外踝，可在体表扪及。

4）髌骨（patella）：位于股骨下端前面、股四头肌腱内，是人体最大的籽骨，其后面有关节面与股骨髌面相关节。

5）足骨：包括7块跗骨、5块跖骨和14块趾骨。

二、骨连结

骨与骨之间以纤维结缔组织、软骨或骨相连，形成骨连结。按骨连结方式的不同，可分为直接连结和间接连结两大类。

直接连结可分为纤维连结、软骨连结和骨性结合三种类型，是指骨与骨之间分别以纤维结缔组织、软骨或骨组织直接连结。此类连结比较牢固，活动范围小或不活动。

间接连结又称关节（articulation）或滑膜关节（synovial joint），其相对骨面之间有滑液充填腔隙，活动度较大。

（一）关节的基本构造

关节包括关节面、关节囊和关节腔（图 26-4）。

1．关节面（articular surface） 指参与组成关节的各相关骨的接触面。每个关节至少有 2 个关节面，一般一凸一凹，凸者称关节头，凹者称关节窝。关节面上被覆有薄层透明软骨，称关节软骨，主要起到减少关节面的摩擦、缓冲运动时产生的震荡和冲击的作用。

2．关节囊（articular capsule） 是由附着于关节周围的纤维结缔组织构成的囊，可分为滑膜和纤维膜两层。滑膜在内面，包被着关节内除关节软骨、关节盘和关节唇以外的所有结构，可产生滑液来增加润滑，并保证关节软骨的新陈代谢；外层纤维膜的厚薄与关节的功能有关，在有些部位可增厚形成韧带以增强关节的稳定性，限制其过度运动。

3．关节腔（articular cavity） 是由关节囊的滑膜层和关节面共同围成的密闭腔隙，腔内呈负压，含少量滑液，可维持关节的稳固。

（二）关节的辅助结构

为了增加关节的灵活性和稳固性，有些关节在基本构造的基础上，形成了特殊的辅助结构。

1．韧带（ligament） 是连于相邻两骨之间的致密纤维结缔组织束，可加强关节的稳固，并可限制其过度运动。

2．关节盘（articular disc）和关节唇（articular labrum） 均为关节内的纤维软骨。关节盘位于关节面之间，将关节腔分成两部分，可使关节面更为适配，减少外力的冲击和震荡，并增加关节运动的范围和形式；关节唇附于关节窝周缘，可加深关节窝，增大关节面，并增加了关节的稳固性。

3．滑膜襞（synovial fold）和滑膜囊（synovial bursa） 滑膜襞由滑膜重叠卷折突入关节腔而形成，可扩大滑膜面积，利于滑液的分泌和吸收；滑膜囊则是由滑膜从关节囊纤维膜的薄弱或缺如处膨出而形成，可减少肌肉活动时与骨面之间的摩擦。

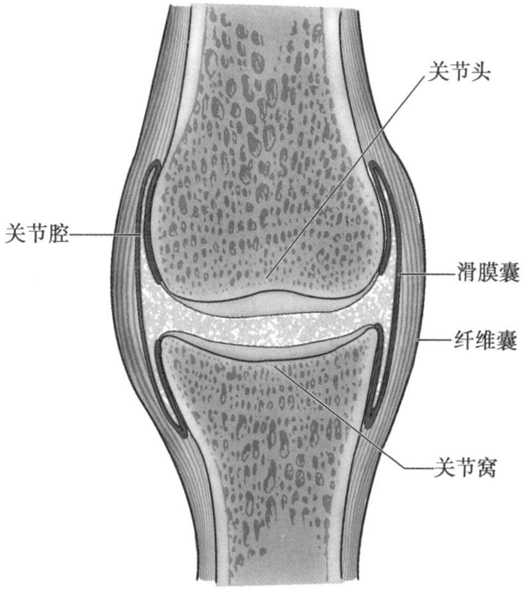

图 26-4　关节的构造

Note

（三）中轴骨连结

案例 26-2

患者，男性，52 岁，弯腰搬重物时，突然感到左臀部疼痛，放射到左侧大腿后部。体格检查：患者痛点位于坐骨结节外侧，按压此处疼痛自股骨大转子和坐骨结节连线中点沿大腿后部中线放射到膝部中点。初步诊断为椎间盘突出症。

问题：

1．该患者的初步诊断依据是什么？

2．该病的好发部位是哪里？

3．如何预防？

中轴骨连结包括躯干骨和颅骨的连结，其中躯干骨连结又包括脊柱和胸廓。

1．脊柱（vertebral column） 由 24 块椎骨、1 块骶骨和 1 块尾骨以骨连结形成，位于背部中央，上端承托颅，中段参与构成胸廓，下端与下肢带骨构成骨盆，从而形成了人体的中轴。脊柱的主要功能是支持躯干和保护脊髓，同时其侧面可见的颈、胸、腰、骶 4 个生理性弯曲对维持人体的重心稳定和减轻震荡有重要意义。

各椎骨之间的连结可分为椎体间连结和椎弓间连结（表 26-3）。

表 26-3 椎骨间的连结及其作用

	椎骨间的连结	主要作用
椎体间连结	椎间盘*	缓冲外力对脊柱的震动，增加脊柱的运动幅度
	前纵韧带	防止椎间盘向前脱出和脊柱过度后伸
	后纵韧带	限制脊柱过度前屈
椎弓间连结	黄韧带、棘间韧带、棘上韧带和项韧带、横突间韧带、关节突关节	黄韧带参与围成椎管，并有限制脊柱过度前屈的作用

* 椎间盘是连结相邻两个椎体的纤维软骨盘，其中央部为富有弹性的髓核，周围部为坚韧的纤维环，可保护髓核并限制髓核向周围膨出

2．胸廓（thorax） 由 12 块胸椎、12 对肋、1 块胸骨和它们之间的连结共同构成，呈上窄下宽、前后扁平的圆锥形，其前方是胸骨和肋软骨，后方为脊柱，肋骨位于两侧。胸廓可支持保护心、肺、气管、支气管及纵隔等重要的内脏器官，并协助完成呼吸运动。

构成胸廓的主要关节有肋椎关节和胸肋关节。

3．颅骨的连结 可分为直接连结和滑膜关节两类。直接连结包括纤维连结、软骨连结及骨性结合三种，如冠状缝、蝶枕软骨连结、蝶枕骨性结合等。颅骨连结中唯一的滑膜关节为颞下颌关节，由下颌骨的下颌头与颞骨的下颌窝及关节结节构成，属于联合关节，两侧必须同时运动。

（四）附肢骨连结

因人体附肢主要发挥支持和运动的功能，故附肢骨连结以滑膜关节为主。

1．上肢骨的连结 包括上肢带骨的连结和自由上肢骨的连结。

2．下肢骨的连结 包括下肢带骨的连结和自由下肢骨的连结。

左、右髋骨和骶骨、尾骨以及其间的骨连结构成骨盆（pelvis），可分为上方的大骨盆（假

骨盆）和下方的小骨盆（真骨盆）。小骨盆上、下口之间的腔称为骨盆腔，容纳直肠、膀胱和部分生殖器官。骨盆除了有传导重力、支持体重及容纳、保护盆腔脏器的作用以外，对女性而言还是胎儿娩出的通道。

跗骨和跖骨借其连结形成凸向上的弓形结构，称为足弓。足弓使足成为具有良好弹性的"三脚架"，可以缓冲行走和跳跃时地面对身体的冲击，从而对体内的器官尤其是大脑起到一定的保护作用，同时还可保护足底的血管、神经免受压迫，并保证直立时的稳固性。

三、骨骼肌

肌（muscle）根据形态结构和功能的不同可以分为骨骼肌、平滑肌和心肌三类，其中作为运动功能决定因素的是骨骼肌。人体骨骼肌约占体重的40%，共有600多块，分布非常广泛。每块骨骼肌都有特定的形态、结构、位置和辅助装置，在躯体运动神经的支配下执行特定的功能。

（一）骨骼肌的形态和构造

骨骼肌包含肌腹（muscle belly）和肌腱（tendon）两部分。肌腹色红而柔软，主要由许多平行排列的骨骼肌纤维构成，每条肌纤维周围分布着少量的结缔组织，称肌内膜，含有丰富的毛细血管及神经纤维。多条骨骼肌纤维被肌束膜包裹形成肌束，多个肌束形成一块肌，再被肌外膜包裹起来，具有收缩和舒张的功能。肌腱色白而强韧，主要由平行致密的胶原纤维束构成，位于肌腹的两端，没有收缩功能，肌往往借助于它附着于骨骼。

为了保持肌的位置、减少运动时的摩擦等，在肌的周围配布有辅助装置，包括筋膜、滑膜囊、腱鞘和籽骨等。筋膜由结缔组织构成，遍布全身，可分为浅筋膜和深筋膜两种：浅筋膜位于真皮之下，主要包被血管、神经及淋巴管等；深筋膜位于浅筋膜的深面，主要包被躯干和四肢的肌及血管、神经等。腱鞘存在于活动性较大的部位（如腕、踝、手指和足趾等处），是包围在肌腱外面的鞘管，可分为纤维层和滑膜层两部分。

（二）骨骼肌的分布

骨骼肌绝大多数附着于骨骼，分布于全身各处，可分为头肌、颈肌、躯干肌、上肢肌和下肢肌5个部分。头肌分布于头面部，主要与面部表情及咀嚼动作等相关；颈肌分布于颈部，与咀嚼和吞咽动作及头颈部的姿态有关；躯干肌分布于背部、胸部、腹部和会阴，参与构成胸壁、腹壁和盆壁，可保护内脏器官，维持躯体的姿势，辅助上下肢运动，并与咳嗽、呼吸、呕吐、排便及分娩等动作有关；上肢肌使上肢可以完成较精细的动作；下肢肌可维持人体直立和行走。

1．头肌　可分为面肌和咀嚼肌两部分。面肌主要分布于面部口、眼、鼻等周围，可牵动面部皮肤显示各种表情，故又名表情肌，主要包括颅顶肌、眼轮匝肌、口周围肌群及鼻肌等。咀嚼肌分布于颞下颌关节周围，包括咬肌、颞肌、翼外肌和翼内肌，主要参与完成咀嚼运动。

2．颈肌　根据肌所在位置可分为颈浅肌和颈外侧肌、颈前肌、颈深肌三群。颈浅肌和颈外侧肌包括颈阔肌和胸锁乳突肌，颈前肌分舌骨上肌群（4块）和舌骨下肌群（4块），颈深肌分内、外侧两群。颈肌主要与咀嚼和吞咽动作及头颈部的姿态有关。

3．躯干肌　分为背肌、胸肌、膈、腹肌和会阴肌。

（1）背肌：包括背浅肌和背深肌两群。背浅肌包括斜方肌、背阔肌等，背深肌包括竖脊肌、夹肌等。

Note

(2) 胸肌：分胸上肢肌群和胸固有肌群两群。胸上肢肌位于胸壁的前面及侧面浅层，止于上肢骨，包括胸大肌、胸小肌及前锯肌，主要与上肢运动有关（图 26-5）；胸固有肌包括肋间外肌、肋间内肌、肋间最内肌等，参与胸壁的构成，与呼吸运动有关。

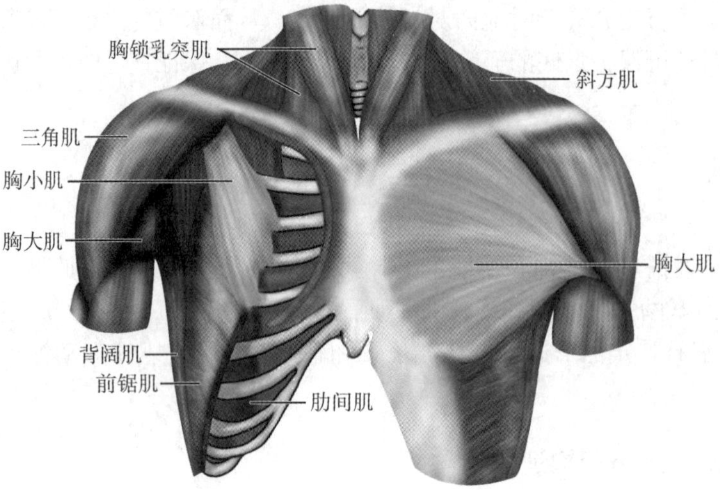

图 26-5 胸肌

(3) 膈（diaphragm）：是位于胸、腹腔之间向上膨隆的扁肌，周边为肌性部，中央为腱膜形成的中心腱。膈上有三个裂孔——主动脉裂孔、食管裂孔和腔静脉孔，是某些器官和结构进出胸、腹腔的部位。膈是主要的呼吸肌，同时还与腹肌一起协助咳嗽、喷嚏、呕吐、排便及分娩等活动。

(4) 腹肌：位于胸廓与骨盆之间，按其位置可分为前外侧群和后群两部分。前外侧群包括腹直肌、腹外斜肌、腹内斜肌和腹横肌，构成腹腔的前外侧壁，保护腹腔脏器，并维持腹内压，参与咳嗽、呼吸、呕吐、排便及分娩等动作。后群有腰大肌和腰方肌。

(5) 会阴肌：可分为肛区肌群和尿生殖区肌群。肛区肌群包括肛门外括约肌、肛提肌和尾骨肌，与排便、分娩等动作相关。尿生殖区肌群分浅层和深层，浅层肌包括会阴浅横肌、球海绵体肌（在女性为阴道括约肌）及坐骨海绵体肌，深层肌包括会阴深横肌和尿道括约肌（在女性为尿道阴道括约肌），与排尿、阴茎勃起及射精等有关。

4. 上肢肌 可分为上肢带肌、臂肌、前臂肌和手肌。上肢带肌配布于肩关节周围，包括三角肌、冈上肌、冈下肌等，能运动肩关节，并增强关节的稳固性。臂肌分前群屈肌（肱二头肌、喙肱肌、肱肌）和后群伸肌（肱三头肌），与肩关节和肘关节运动有关。前臂肌分为前群（9 块肌）和后群（10 块肌），主要运动腕关节和指骨间关节。手肌分为外侧、中间和内侧肌群，其作用为运动手指。

5. 下肢肌 分为髋肌、大腿肌、小腿肌和足肌。髋肌分为前群（髂腰肌、腰小肌、阔筋膜张肌）和后群（臀大肌、梨状肌等共 7 块），主要运动髋关节。大腿肌分前群、后群和内侧群，包括股四头肌、缝匠肌、股二头肌等，与髋关节和膝关节运动有关。小腿肌位于胫、腓骨周围，共 11 块，主要运动膝关节与踝关节。足肌分为足背肌和足底肌，可运动足趾并维持足弓。

知识拓展

横纹肌溶解症

横纹肌溶解症是指创伤、缺血、药物、毒物、代谢因素以及感染使得肌膜的稳定性和完整性发生改变，肌细胞内容物短时间大量释放入血，造成组织和器官损伤，其引起全身并发症的主要机制是肌红蛋白及其代谢产物的毒性作用。其临床表现个体差异较大，包括无症状肌酸激酶升高、急性肾损伤、心律失常、筋膜室综合征和弥散性血管内凝血。临床上多以补液、碱化尿液、利尿等对症支持治疗为主，出现肾衰竭时可予以肾透析治疗。

第二节　肌肉骨骼系统的功能

一、骨骼的功能

骨借骨连结形成骨骼。人体内骨的构造、骨连结及骨的理化成分赋予了骨骼力学和生理学两方面的功能。

（一）力学功能

1. 支持功能　全身骨与骨连结有机地组合在一起构成坚固的骨架，赋予人体基本形态，并随生长而变化，可以决定人体身高、手足尺寸等。同时可支持人体重量，并为骨骼肌、韧带等提供附着点。

2. 保护功能　骨的理化成分包括有机质和无机质，它们使骨既坚硬挺实又具有一定的弹性和韧性，可以发挥有效的保护作用。骨骼形成空腔或通道，可容纳和保护其中的器官和结构，如在椎骨连成的脊柱中，各椎孔上下贯通构成椎管，容纳和保护脊髓；8 块颅骨围成颅腔以容纳并保护脑；胸廓可支持保护心、肺、气管、支气管及纵隔等重要的内脏器官；骨盆可容纳、保护直肠、膀胱和部分生殖器官等。

3. 杠杆功能　骨骼是机体运动的杠杆，其上附着的骨骼肌作为动力部分，在神经的支配下以关节作为杠杆的支点，牵动骨完成机体各种特定动作。

（二）生理学功能

1. 造血功能　充填于骨髓腔和松质骨间隙内的骨髓是人体主要的造血器官。在成人体内，扁骨、不规则骨及长骨骺端的松质骨中终生存在具有造血功能的红骨髓，而长骨骨干内的黄骨髓作为造血的储备，在机体需要时可转变为红骨髓。

2. 储备功能　体内约 99% 的钙和 86% 的磷以羟基磷灰石结晶的形式存在于骨和牙齿中，在赋予骨硬度的同时，还可在机体需要时释放入血，发挥其重要的生理学功能。

3. 免疫功能　骨髓含具有强大分化潜能的造血干细胞，其分化而成的髓样干细胞和淋巴样干细胞与机体免疫功能密切相关。同时，骨髓是 B 细胞分化成熟的场所，也是发生再次免疫应答和产生抗体的主要部位，因此骨髓兼有中枢和外周免疫器官的功能。

Note

二、骨骼肌的功能

（一）骨骼肌的起止和作用

骨骼肌的两端通常附着于两块或两块以上的骨，中间跨过一个或多个关节。一般来说，骨骼肌附着的骨中有一块的位置是相对固定的，另一块骨则相对地游移。骨骼肌在固定骨上的附着点称为起点或定点，在移动骨上的附着点称为止点或动点。起、止点并非固定不变，在一定条件下可以互换。

骨骼肌收缩时，牵引其附着的骨以关节为支点彼此靠近或分离而产生运动。同时，在骨骼肌内分布着能够感受肌纤维的伸缩变化或牵拉刺激的特殊的梭形感受器，称为肌梭。肌梭将感受到的信息传入中枢后，产生对身体各部位屈伸状态的感知，故肌梭属于本体感受器，骨骼肌有助于产生本体感觉。

（二）骨骼肌的收缩

骨骼肌的收缩是在中枢神经系统的控制下完成的。脊髓的运动神经元胞体的长轴突，经反复分支后与骨骼肌纤维建立突触连接，称神经肌接头。

1．骨骼肌神经 - 肌接头处的兴奋传递 神经 - 肌接头（neuromuscular junction）是运动神经末梢与其所支配的骨骼肌纤维之间的特化结构，包括接头前膜、接头后膜和两者之间的接头间隙三部分。接头前膜属于运动神经轴突末梢膜的一部分，其内侧的轴浆中含有大约 3×10^5 个突触小泡，每个突触小泡中有约 10^4 个乙酰胆碱（acetylcholine，ACh）分子。接头后膜是骨骼肌细胞膜，与突触前膜相对应，其上有 N_2 型 ACh 受体阳离子通道。

骨骼肌神经 - 肌接头处的兴奋传递过程具有电 - 化学 - 电传递的特点。当动作电位（电信号）传至神经末梢时，引起胞外的 Ca^{2+} 内流，随之导致突触小泡膜与接头前膜融合，并释放 ACh（化学信号）至接头间隙，ACh 激活接头后膜上的 N_2 型 ACh 受体阳离子通道，引起 Na^+ 内流和 K^+ 外流，产生终板电位。终板电位以电紧张的形式扩布，刺激邻近肌细胞膜爆发动作电位，即引起骨骼肌纤维的兴奋。

2．骨骼肌收缩的分子机制 一般用肌丝滑行理论来解释骨骼肌的收缩机制，即肌肉的缩短和伸长是由于粗肌丝和细肌丝间相互滑行导致的，而非粗、细肌丝本身长度的改变。

组成粗肌丝的肌球蛋白分子可分为头和杆两部分，杆部朝向粗肌丝的中段，头部则朝向粗肌丝的两端，形成横桥。肌球蛋白头部具有 ATP 酶活性，可分解 ATP 释放能量，使横桥发生屈伸运动。细肌丝由肌动蛋白、原肌球蛋白和肌钙蛋白组成，肌动蛋白上均有与肌球蛋白横桥相结合的位点（骨骼肌舒张时被原肌球蛋白遮盖），肌钙蛋白 C 亚单位（TnC）可与 Ca^{2+} 相结合，继而发生构型改变，使原肌球蛋白位置也随之发生变化，其掩盖的肌动蛋白位点暴露出来后，迅速与横桥结合，使肌球蛋白的头及杆发生屈曲转动，将细肌丝拉向 M 线，肌节缩短，肌纤维收缩。

3．骨骼肌纤维的兴奋 - 收缩耦联 是把骨骼肌纤维产生动作电位的电兴奋过程和以肌丝滑行为基础的收缩过程衔接起来的中介机制或过程，其结构基础是三联管，耦联因子是 Ca^{2+}。

兴奋 - 收缩耦联的基本步骤为：①肌膜上的动作电位沿横小管扩布至三联管，同时激活横小管和肌膜上的 L 型 Ca^{2+} 通道；②终池膜上的钙通道开放，Ca^{2+} 释放入胞质；③ Ca^{2+} 与 TnC 结合，触发骨骼肌收缩；④胞质内 Ca^{2+} 浓度升高的同时激活肌质网膜上的钙泵，将 Ca^{2+} 回收并储存于终池。胞质内 Ca^{2+} 浓度的降低使 Ca^{2+} 与 TnC 分离，原肌球蛋白恢复原位，重新遮盖肌动蛋白位点，肌球蛋白头部与肌动蛋白脱离，肌肉处于舒张状态。

知识拓展

关于肌肉研究的诺贝尔奖成果

阿奇博尔德·希尔（Archibald Vivian Hiu，1886—1977）是英国著名的生理学家，他因有关肌肉产热的发现荣获1922年诺贝尔生理学或医学奖。希尔提出的肌肉力学模型在肌肉力学方面影响深远。他也长期从事神经生理学研究。20世纪的神经生理学空前发展，在电生理学方面出现了阐述神经电信号产生机制的膜学说和之后的离子学说，示波器、微电极、电压钳等技术相继得到运用，各种电刺激与兴奋规律的研究得到广泛深入的开展。在这种学科背景下，希尔一方面继承前人未尽的事业，把自己反复改进的测热技术应用于神经科学，进行神经的测热研究，并将相关发现应用于阐明神经活动的机制；另一方面还将研究的触角伸向电生理学领域，在这方面做出了积极贡献。

第三节　肌肉骨骼系统常见疾病

一、创伤

（一）骨折

骨折（fracture）即骨的完整性和连续性中断，是临床上常见的重要疾病，一般表现为骨折部位局部疼痛、肿胀和功能障碍，或伴有发热，严重者可出现休克。骨折的治疗以复位、固定和康复治疗为主。

1．骨折的成因　骨折一般由创伤和骨骼本身疾病引起。骨肿瘤、骨髓炎等骨病可导致骨质破坏，较小的外力即可发生骨折，称之为病理性骨折，而创伤所致者则称为创伤性骨折。

导致创伤性骨折的原因有以下三方面。

（1）直接暴力：暴力直接作用使受伤部位发生骨折。

（2）间接暴力：暴力通过传导、杠杆、旋转和肌收缩使肢体远处发生骨折。

（3）积劳性劳损：长期、反复的直接或间接损伤导致肢体某一特定部位发生骨折。

2．骨折的发生机制　骨折是骨所承受的外力超过其本身的机械强度所导致的。在骨中，骨板成层排列，同一骨板内的纤维相互平行，而相邻骨板的纤维则相互垂直，这有效地增大了骨的强度。同时，骨质中的有机质和无机质使骨既坚韧又有一定的弹性，这都使得骨能够对抗一定的外力。但由于骨质中的有机质和无机质两种成分的比例随年龄的增长而发生变化，故在不同年龄阶段，骨对抗一定的外力有差异。婴幼儿期有机质和无机质各占一半，故骨的弹性和韧性较大，变形能力强，所以在外力作用下不易骨折或折而不断，称青枝骨折；成年人骨中有机质和无机质的比例约为3∶7，这使得骨具有较大的硬度和一定的弹性；老年人骨中无机质所占比例增加，骨的脆性较大，易发生骨折。

另外，在同样的载荷下，是否发生骨折除了取决于骨本身的强度以外，还与外力的大小、方向及频率等因素有关。

3．骨折的愈合机制　骨折愈合可分为两种类型：一期愈合（直接愈合）和二期愈合（间接愈合）。

Note

（1）一期愈合：一期愈合是骨折断端通过哈弗斯系统重建直接发生连接，需要骨折断端解剖复位，一般较难实现。

（2）二期愈合：二期愈合是一个复杂而连续的过程。通常分为三个阶段：①血肿炎症机化期（骨折后 2 周内）：骨折导致骨内血管破裂，在骨折断端及其周围形成程度不同的血肿，通过炎症反应血肿机化形成肉芽组织。②原始骨痂形成期（4 ~ 8 周）：通过骨内、外膜增生，新生血管长入，成骨细胞增殖等，在骨折断端附近以膜内成骨形成内骨痂和外骨痂。骨折断端间和髓腔内的纤维组织先转化为软骨组织，然后软骨基质钙化而成骨，即软骨内成骨，形成环状骨痂和髓腔内骨痂，与内、外骨痂相连，形成桥梁骨痂。③骨板形成塑形期（8 ~ 12 周）：骨痂中新生骨小梁逐渐增粗，且排列逐渐规则和致密，断端的坏死骨通过死骨清除和新骨形成的爬行替代过程而复活，骨折部位形成骨性连接，最终恢复骨的正常结构。

案例 26-3

患者，男性，18 岁。左膝关节扭伤，当时左膝关节疼痛肿胀，4 小时之后膨胀程度达到最大，活动受限，几乎不能用左腿行走。影像检查诊断结果为左膝关节中髌骨脱位，左膝关节前交叉韧带撕裂、受损。

问题：

1. 哪些解剖结构使得膝关节稳固？
2. 前交叉韧带撕裂的常见原因有哪些？对膝关节运动的可能影响有哪些？
3. 在日常中应该注意什么来保护膝关节？

（二）脱位

脱位是指组成关节的各骨关节面失去正常的对应关系，发生移位。关节脱位以肩、肘脱位为多见，髋关节次之，一般表现为相应关节处疼痛、肿胀和活动受限，多采用手法复位、外固定方式治疗。

1．病因及其分类 外力超过了关节的承受能力，从而破坏了关节的正常结构，使组成关节的骨端运动超过了正常范围而引起脱位。

关节脱位按病因可分为三类。

（1）外伤性脱位：多由直接或间接暴力作用所致，临床上最为常见。

（2）病理性脱位：化脓性关节炎、关节结核等疾病破坏了关节的正常结构而引起脱位。

（3）先天性脱位：因胚胎发育异常导致骨关节发育缺陷而引起脱位，如发育性髋关节脱位。

2．常见关节脱位的解剖学基础

（1）肩锁关节脱位：暴力直接撞击肩峰，使肩峰与肩胛骨猛然下沉，导致关节囊及周围韧带破裂而发生脱位；或者间接暴力过度牵引肩关节向下而发生脱位。

（2）肩关节脱位：按肱骨头脱位的方向可分为前脱位、后脱位、上脱位和下脱位四种类型，以前脱位最为多见，常因间接暴力所致，如上肢外展外旋时跌倒或受到撞击，外力沿肱骨传导至肩关节，使肱骨头突破关节囊向前下脱出，形成前脱位。

（3）肘关节脱位：以肘关节后脱位多见，如肘关节半伸直位时跌倒，手掌着地，暴力沿尺、桡骨传导，导致前方关节囊撕裂，尺、桡骨向肱骨后方脱出，发生肘关节后脱位。

（4）桡骨头半脱位：多发于 5 岁以下的儿童，因儿童桡骨头尚未发育完全，环状韧带薄弱，当被外力向上牵拉、旋转时，环状韧带或部分关节囊嵌入桡骨头与肱骨小头之间，外力消失后桡骨头无法回到正常解剖位置而向桡侧移位，形成桡骨头半脱位。

（5）髋关节脱位：以髋关节后脱位最常见，多发生于交通事故，一般是处于屈膝、髋关节屈曲内收及股骨轻度内旋体位时，膝部受到暴力冲击，导致股骨头从髋关节囊的后下部薄弱区脱出。

二、骨与关节化脓性感染

（一）化脓性关节炎

化脓性关节炎为关节内化脓性感染，膝关节是最常累及的关节，其次为髋关节。病变关节局部红、肿、热、痛明显，伴有寒战、高热，小儿多见惊厥。应早期足量全身性使用抗生素，局部行关节穿刺、灌洗、切开引流等。

1．病因 85%左右的致病菌是金黄色葡萄球菌，其他常见的还有链球菌、肺炎双球菌等。细菌可通过血源性传播到达关节，即身体其他部位化脓性病灶内的细菌通过血液进行传播，此为最多见的途径。另外，开放性关节损伤也可能继发感染，或者关节附近的化脓性病灶直接蔓延至关节腔内，外科手术或关节穿刺等也可能使细菌直接进入关节。

2．病理学变化 化脓性关节炎的病变发展过程可分为三个阶段。

（1）浆液性渗出期：滑膜明显充血、水肿，有白细胞浸润和浆液性渗出物，这些病理改变均可逆。

（2）浆液纤维素性渗出期：渗出物逐渐增多，变为混浊，滑膜炎症加重，纤维蛋白沉积在关节软骨上，白细胞释放大量溶酶体酶协同破坏软骨基质，导致软骨断裂和塌陷，修复后会遗留关节粘连和功能障碍。

（3）脓性渗出期：此期滑膜和关节软骨均已破坏，炎症侵及软骨下骨质，渗出物已为明显的脓性，修复后会遗留重度关节功能障碍。

（二）化脓性骨髓炎

化脓性骨髓炎指涉及骨膜、密质骨、松质骨及骨髓组织的化脓性细菌感染。根据感染途径的不同可分为血源性骨髓炎、创伤后骨髓炎、外源性骨髓炎等，其中以血源性骨髓炎居多，可分为急性血源性骨髓炎和慢性血源性骨髓炎。

1．急性血源性骨髓炎 多发于儿童，一般有外伤史，以胫骨上段和股骨下段多见，早期患区局部有剧烈疼痛，周围肌肉有保护性痉挛，肢体不敢活动，伴有寒战、高热等，以抗生素和手术治疗为主。

（1）病因：致病菌以溶血性金黄色葡萄球菌最为常见，其次为乙型链球菌，还有大肠埃希菌、肺炎球菌、白色葡萄球菌等，一般来源于扁桃体炎、中耳炎、疖、痈等皮肤或黏膜处的感染性病灶。长骨干骺端由于血流缓慢，菌栓容易在此处停滞，故为儿童急性血源性骨髓炎的好发部位。外伤可能为本病的诱因，发病还与生活条件及卫生状况有关。

（2）病理学变化：菌栓停滞在长骨干骺端后，阻塞了小血管，引起骨坏死，伴有充血和渗出，并见大量的白细胞浸润。随后组织溶解坏死，形成脓肿并不断扩大。脓液在骨内压力的作用下扩散，形成骨膜下脓肿，并破坏血供，形成死骨，其周围有炎性肉芽组织。死骨形成过程中，病灶周围的骨膜可产生新骨，包围在骨干的外层形成骨性包壳，如引流不畅则成为骨性死腔。小片死骨被吸收、清除或经窦道排出，大块死骨则长期留存在体内，疾病进入慢性阶段。

Note

2．慢性血源性骨髓炎

（1）病因：急性血源性骨髓炎未能彻底控制而反复发作，可演变为慢性血源性骨髓炎。低毒性细菌感染在发病时即表现为慢性血源性骨髓炎。

（2）病理学变化：由于修复不彻底，急性期骨髓炎演变成了慢性骨髓炎，伴有周围组织的充血和骨骼脱钙。坏死的松质骨被吸收后由新骨替代，坏死的密质骨在破骨细胞和蛋白溶解酶协同作用下脱落成为死骨。浸泡于脓液中的死骨吸收非常缓慢，甚至停止吸收。为了使感染局限化，周围的骨骼逐渐致密、硬化，外周骨膜亦不断产生新骨而成为骨壳，骨壳上有多个孔道与皮肤窦道相通，可排出脓液及死骨碎屑。窦道若经久不愈，长期排液，可能会引发鳞状上皮癌。死骨排净后，窦道口会逐渐闭合。

三、非化脓性关节炎

（一）强直性脊柱炎

强直性脊柱炎是脊椎的慢性进行性炎症，病变从骶髂关节开始逐渐向上蔓延至脊柱。早期出现腰部僵硬、双侧骶髂关节及下腰部疼痛，随病变向上发展，可出现胸部扩张及颈部活动受限。晚期脊柱僵硬可使躯干和髋关节屈曲，最终导致驼背畸形。治疗以解除疼痛、防止畸形和改善功能为目的。

1．病因 病因迄今尚不明确。强直性脊柱炎患者 HLA-B27 阳性率高达 88% ~ 96%，可能是引发本病的重要因素。近年来也有研究显示强直性脊柱炎发病可能与肺炎克雷伯菌感染有关。免疫机制也可能参与了发病过程。

2．病理学变化 基本病理为原发性、慢性、血管翳破坏性炎症，病变一般始发于骶髂关节，逐步沿脊柱向上延伸，累及椎间小关节的滑膜、关节囊及脊柱周围的软组织。初期以白细胞浸润为主，进而肉芽组织形成，受累部位逐渐钙化，新骨形成。此过程反复发生，最终使韧带完全骨化，形成骨板或骨桥。病变也可同时向下累及双髋关节，甚至膝关节。

（二）类风湿关节炎

类风湿关节炎（rheumatoid arthritis，RA）是以全身侵蚀性、对称性多关节炎为特征的慢性自身免疫性疾病。病变持续、反复发作，主要出现晨僵、受累关节疼痛、肿胀及功能障碍。病变还可累及心脏、肺、胃肠道、肾、血管等。目前 RA 尚不能根治，治疗以减轻症状、控制疾病发展及改善关节功能为主。

1．病因及发病机制 RA 的病因和发病机制尚未完全明确，目前认为 RA 可能是环境因素、遗传易感因素及免疫系统失调等综合作用的结果。一些病毒、细菌及支原体等可能通过改变滑膜细胞或淋巴细胞的功能，活化 B、T 淋巴细胞或通过分子模拟导致自身免疫性反应等途径影响病情进展。流行病学调查显示，RA 的发病有一定的遗传倾向，HLA-DR4 被认为是易感性的基础。免疫紊乱是 RA 主要的发病机制，当抗原进入人体后，经巨噬细胞识别、处理再呈递给 T 细胞，T 细胞分泌细胞因子、生长因子等，使关节出现炎症反应，同时也激活 B 细胞分化为浆细胞，分泌大量免疫球蛋白，与类风湿因子形成的免疫复合物经补体激活后诱发炎症。滑膜的巨噬细胞活化后产生的细胞因子如 TNF-α、IL-1、IL-6、IL-8 等可使滑膜处于慢性炎症状态，进一步破坏关节软骨和骨，并引起低热、乏力等全身症状。

2．病理学变化 基本病理改变是滑膜炎。急性期滑膜充血、水肿，滑膜下层小血管扩张，内皮细胞肿大、细胞间隙增大，淋巴细胞、单核细胞和浆细胞浸润。慢性期滑膜增生肥厚，并形成绒毛样突起，突入关节腔内或侵入软骨和软骨下的骨质，可破坏关节，导致功能障碍。滑膜下层有大量 $CD4^{+}$ T 细胞、B 细胞和浆细胞等。新生血管出现，还有大量被激活的成纤维样细胞以及随后形成的纤维组织。

RA 关节外的任何组织都可能出现血管炎，可使中、小动脉和（或）静脉管壁出现淋巴细胞浸润、纤维素沉着，内膜增生，引起血管腔的狭窄或堵塞。

四、代谢性骨病

（一）骨质疏松症

骨质疏松症（osteoporosis）是一种影响全身的骨骼疾病，其特征为骨量减少、骨组织微结构破坏，从而导致骨脆性增加以及易于骨折。

1．病因及发病机制 按病因可分为原发性和继发性两类。原发性骨质疏松症又分为绝经后骨质疏松症（Ⅰ型）和老年性骨质疏松症（Ⅱ型），Ⅰ型多见于绝经后女性，主要和雌激素水平下降有关，Ⅱ型多在 65 岁以后发生，与雄激素缺乏、峰值骨量降低及骨重建功能衰退等有关。继发性骨质疏松症一般继发于内分泌代谢疾病（如性腺功能减退症、甲状腺功能亢进症、甲状旁腺功能亢进症、库欣综合征、糖尿病等）、血液疾病（如白血病、骨髓瘤等）、胃肠道疾病等。

正常成人骨的代谢主要以骨重建形式进行，即由破骨细胞不断吸收旧骨，而成骨细胞则不断合成新骨。这种骨吸收和骨形成协调进行，维持了骨量的稳定。如果骨吸收增多或者骨形成减少，平衡状态被打破，就会导致骨量的减少及骨组织微结构改变，形成骨质疏松。

2．病理学变化 骨是代谢活跃的组织，骨重建贯穿生命整个过程，但人一生中骨量并非一成不变。在出生后至 30 岁左右，成骨细胞的骨生成速度大于破骨细胞的骨吸收速度，骨量不断增长。此后进入骨代谢平衡期，骨量变化不大。女性绝经后或男性约 65 岁以后，骨吸收速度超过骨生成速度，进入骨量减少期。此时，由于骨形成的速度再也跟不上骨吸收的速度，骨吸收形成的空腔不能被完整地填充，从而导致骨丢失和微结构的改变，使骨密度和机械强度降低，容易发生骨折。

（二）佝偻病

佝偻病的主要原因是儿童体内营养性维生素 D 缺乏，导致钙磷代谢紊乱、生长着的长骨干骺端生长板和骨基质矿化不全，使生长板变宽、长骨远端周长增大，在腕、踝部形成钝圆形隆起，软骨关节处呈串珠样隆起，软化的骨干被牵拉而出现畸形等。

1．病因 维生素 D 是脂溶性类固醇衍生物，包括维生素 D_2 和维生素 D_3 两种。维生素 D_2 来源于食物，而维生素 D_3 则由 7- 脱氢胆固醇经紫外线照射转变而来。维生素 D 先后在肝和肾经过两次羟化，形成具有生物学活性的 1,25-$(OH)_2D_3$，维持体内钙、磷代谢平衡。围生期维生素 D 不足、日照不足、婴儿生长速度快、食物中补充维生素 D 不足、胃肠道或肝胆疾病等影响维生素 D 的吸收等因素，均可能导致佝偻病。

2．发病机制 维生素 D 缺乏导致肠道吸收钙、磷减少，血钙、血磷水平降低。血钙浓度的降低刺激甲状旁腺分泌甲状旁腺激素增多以维持血钙水平，但同时也使肾小管对磷的重吸收减少，血磷水平下降。这种钙、磷代谢的失衡使骨基质不能正常矿化，成骨细胞代偿性增生，碱性磷酸酶分泌增加，干骺端向外膨出形成串珠样隆起或钝圆形隆起。骨矿化的缺失消减了骨的强度，导致骨干受重力作用或肌肉牵拉出现畸形。

五、进行性肌营养不良症

进行性肌营养不良症是一组以进行性加重的对称性肌无力和肌萎缩为主要临床特征的遗传性肌肉变性疾病，按遗传方式、萎缩肌肉分布、发病年龄、病程及预后可分为 9 种类型，其中以假肥大型肌营养不良症最为常见。

1．病因及发病机制 各种类型的进行性肌营养不良症均为一种独立的遗传病，其发病原因（基因位置、突变类型、遗传方式等）及致病机制均不相同。如假肥大型肌营养不良症属于 X 连锁隐性遗传，基因位于染色体 Xp21，编码抗肌萎缩蛋白。该蛋白主要位于骨骼肌和心肌细胞膜脂质层中，与肌纤维膜上的多种糖蛋白结合后，连接基膜层粘连蛋白，可维持肌纤维的稳定性。假肥大型肌营养不良症患者由于基因缺陷，导致肌细胞内抗肌萎缩蛋白数量减少甚至几乎完全缺失，无法维持肌细胞膜的稳定性，细胞坏死和功能缺失而发病。肢带型肌营养不良症为常染色体隐性或显性遗传，其发病与肌膜蛋白和近膜蛋白的异常有关，此类异常影响了抗肌萎缩蛋白与糖蛋白复合体的结构和功能，从而影响整个膜结构的稳定性，导致肌细胞坏死。

2．病理学变化 病理学改变主要为肌纤维轻重不等的广泛变性、坏死、萎缩和再生，核内移增多。肌纤维大小不一，萎缩与代偿性增大的细胞呈镶嵌分布，细胞间质可见大量脂肪细胞和结缔组织增生。用抗肌萎缩蛋白抗体对可疑假肥大型肌营养不良症患者的肌活检标本进行免疫组化染色，如发现抗肌萎缩蛋白缺失，对诊断有显著意义。

六、骨肿瘤

不论是原发性、继发性还是转移性的，凡发生在骨内或起源于各种骨组织成分的肿瘤统称为骨肿瘤。

（一）良性肿瘤

原发性骨肿瘤中，良性比恶性多见，大多数病因尚不明确，以骨软骨瘤和软骨瘤多见。

1．骨软骨瘤 多发于青少年，是软骨源性的良性肿瘤，随人体发育而增长，骨骺线闭合后生长停止。骨软骨瘤是位于骨表面的骨性突起物，顶端为软骨帽，中间为髓腔，骨髓中脂肪组织丰富。骨软骨瘤可分为单发性与多发性两种，单发性骨软骨瘤位于干骺端的一侧骨皮质，向骨表面生长，又称外生骨疣；多发性骨软骨瘤又称骨软骨瘤病，有遗传及恶变倾向。

骨软骨瘤可能是从靠近骨膜的小软骨岛长出，或者来自骺板软骨，好发于股骨远端、胫骨近端和肱骨近端等长骨干骺端，其生长主要靠软骨帽深层的软骨化骨作用，成年后软骨帽逐渐退化消失。

2．软骨瘤 是软骨源性的良性肿瘤，可分为内生性软骨瘤和骨膜软骨瘤两种类型。内生性软骨瘤较多见，发生于手足短骨和四肢长骨等骨干的骨髓腔内，使骨膨胀，外有薄骨壳；骨膜软骨瘤较少见，发生于骨膜并向外突出，常分叶。软骨瘤切面肉眼观为半透明状，呈淡蓝色或银白色，可见钙化或囊性变。镜下观可见瘤组织由透明软骨组成，呈不规则分叶状，小叶由疏松的纤维血管间质包绕。位于指（趾）骨的软骨瘤一般很少恶变，但位于盆骨、肋骨、四肢长骨、胸骨或椎骨者较易恶变。

（二）恶性肿瘤

原发性恶性骨肿瘤以骨肉瘤和软骨肉瘤多见。

1．骨肉瘤　多见于青少年，是最常见的骨恶性肿瘤，好发于四肢长骨的干骺端，如股骨远端、胫骨近端和肱骨近端等。肉眼：在长骨干骺端呈梭形膨大，切面为鱼肉状，呈灰白色或棕红色，常见出血坏死。骨肉瘤上、下两端的骨皮质和被掀起的骨外膜之间的新生骨为三角形隆起，X 线检查称之为 Codman 三角。另外，在骨外膜和骨皮质之间可形成放射状反应性新生骨小梁，在 X 线下表现为日光放射状阴影，与 Codman 三角均为骨肉瘤的影像学特征。镜下：可见癌细胞呈梭形或多边形，异型性明显，直接形成肿瘤性骨样组织或骨组织，这可作为骨肉瘤最重要的组织学诊断依据。

2．软骨肉瘤　是从软骨母细胞发生的恶性肿瘤，多见于 40 ～ 70 岁，男性稍多于女性，好发于骨盆、股骨上端、肱骨上端、肋骨及肩胛骨等处。肉眼：肿瘤位于骨髓腔内，为半透明的灰白色分叶状肿块，有钙化和骨化灶。镜下：可见软骨基质中散布核大深染、核仁明显、多见核分裂象的软骨细胞，且有较多的双核、巨核和多核瘤巨细胞。软骨肉瘤一般生长较慢，转移也较晚，可经血道转移至肝、肺、肾及脑等处。

思考题

1．为什么一般在 17 ～ 20 岁以后身高就不再增长了？

2．简述骨骼肌的形态与构造。

3．患者，男性，43 岁，右髋外伤后疼痛，不能活动 4 小时。3 小时前患者乘车，左下肢搭于右下肢上，突然急刹车，右膝顶撞于前座椅背上，即感右髋部剧痛，不能活动。遂来院诊治。患者身体素健。无特殊疾病，无特殊嗜好。检查：全身情况良好，心肺腹未见异常。骨科检查：仰卧位，右下肢短缩，右髋呈屈曲内收内旋畸形。各项活动均受限。右膝踝及足部关节主动、被动活动均可，右下肢感觉正常。右髋正侧位 X 线片证实脱位。

（1）髋关节的组成及固定装置是什么？

（2）查阅资料了解什么是髋骨后脱位。

（3）如何预防髋关节后脱位？

（刘瑞珍）

第二十七章

生殖系统

第二十七章数字资源

学习目标

1. **知识**：总结男性生殖系统的结构和功能。概述女性生殖系统的结构、功能以及月经周期形成的机制。列举生殖系统相关疾病。
2. **能力**：通过学习生殖系统相关疾病的发病机制，培养学生对于相关疾病分析、鉴别诊断的能力。
3. **素养**：自主学习，尝试学习获得新知识的成功和喜悦。通过对生殖系统疾病的学习，增强对生命的敬畏，培养医者仁心的价值观。
4. **掌握**：男性、女性生殖系统的基本结构与功能。

生物体生长发育到一定阶段后能够产生与自己相似子代个体的功能称为生殖（reproduction），生殖具有延续种系的重要意义，生殖功能由生殖系统实现。人体生殖系统分为男性和女性两类，生殖系统的器官按其功能均由性腺、生殖管道和附属器官等组成。男性生殖系统包括睾丸、生殖管道（附睾、输精管、射精管和尿道）、附属腺（前列腺、精囊和尿道球腺）及外生殖器（阴囊和阴茎）；女性生殖系统包括卵巢、输卵管、子宫、阴道和外生殖器。生殖系统的功能包括产生生殖细胞（精子 / 卵细胞）、分泌性（雄 / 雌）激素、维持第二性征。上述功能受下丘脑 - 腺垂体 - 性腺轴调节。

第一节　卵　巢

一、卵巢的结构

卵巢（ovary）位于女性盆腔内子宫两侧，左、右各一，为女性的性腺。成熟的卵巢是扁椭圆形体，为实质性器官。皮质区位于卵巢外层，是卵泡发育和卵巢的内分泌功能区，皮质区由不同发育阶段的卵泡以及结缔组织组成；髓质位于中央，由结缔组织、血管、淋巴管和神经等组成（图 27-1）。这些血管、神经和淋巴管进出卵巢的部位称为卵巢门，此处具有可分泌雄激素的门细胞。

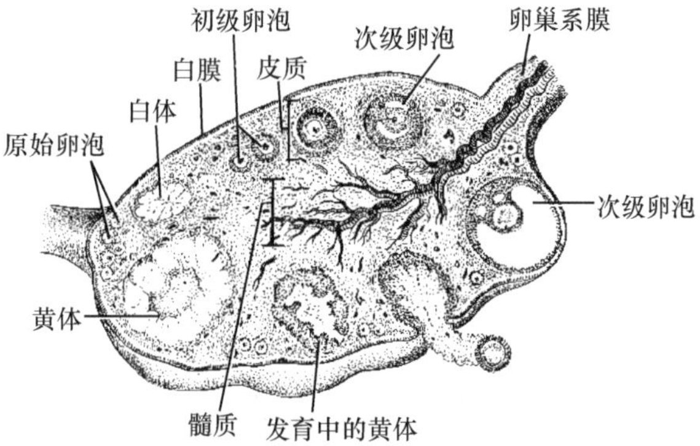

图 27-1　卵巢切面模式图

二、卵巢的功能

卵巢的主要功能是产生和排出卵子以及合成分泌女性激素（雌激素和孕激素）。

（一）卵巢的生卵作用

不同于精子生成，卵子的生成始于胚胎期，减数分裂历时时间很长，期间要经历两次停滞。

女性青春期性成熟后，在下丘脑、腺垂体以及卵巢自身分泌的激素的作用下，女性卵巢内的原始卵泡开始发育，卵巢开始具有周期性排卵功能。

原始卵泡由一个初级卵母细胞和包围它的单层颗粒细胞构成。在卵泡发育期，原始卵泡中初级卵母细胞体积增大，周围的颗粒细胞逐渐分化，由单层变为多层，卵母细胞和颗粒细胞之间出现透明带，原始卵泡发育成初级卵泡。卵泡继续增大和分化，形成卵泡腔，产生放射冠，初级卵泡发育成次级卵泡。卵泡腔进一步增大，并向卵巢表面突出，卵泡发育为成熟卵泡。此时初级卵母细胞恢复减数分裂，在排卵前才完成第一次减数分裂，排出第一极体，成为次级卵母细胞。每个月经周期一般仅有一个卵泡发育成熟并排卵，其他大多数卵泡停滞在发育的各个阶段并退化为闭锁卵泡。

卵泡在发育过程中逐渐移向卵巢表面，一般在月经周期的第 14 天，成熟卵泡破壁裂，次级卵母细胞连同放射冠和透明带从卵巢排出，这一过程称为排卵（ovulation）。排出的卵细胞被输卵管伞摄入输卵管中，卵细胞可在其中存活 10 多小时。

排卵后残余的卵泡壁塌陷，剩余的颗粒细胞和泡膜细胞发生黄素化，分化为黄体细胞，形成一个暂时性内分泌结构，外观呈黄色，称为黄体。在促卵泡激素和促黄体生成素的作用下，黄体细胞分泌大量孕激素，同时也分泌雌激素。如果排出的卵子受精，黄体在绒毛膜促性腺激素的作用下继续发育为妊娠黄体并维持 3 个月左右，以适应妊娠的需要。若卵子未受精，则黄体在 2 周后开始退化为白体。

（二）卵巢的内分泌功能

卵巢主要合成雌激素和孕激素。排卵前卵泡主要分泌雌激素，包括雌酮、雌二醇和雌三醇，雌二醇的生物活性最强。除雌激素和孕激素外，卵巢也合成分泌少量雄激素和抑制素等其他激素。排卵后黄体分泌雌激素和孕激素，孕激素主要是孕酮。黄体分泌的雌、孕激素能促进子宫内膜增厚及子宫腺的分泌。妊娠黄体还可分泌松弛素，以松弛子宫平滑肌，维持妊娠。

Note

三、卵巢肿瘤

卵巢肿瘤是女性生殖系统常见的肿瘤之一，可发生于任何年龄。卵巢肿瘤组织成分非常复杂，根据世界卫生组织（WHO）制定的《女性生殖器肿瘤组织学分类（2020 版）》，卵巢肿瘤分为 14 大类，其中主要组织学类型包括以下三类。

（一）上皮性肿瘤

卵巢上皮性肿瘤是最常见的卵巢肿瘤，占所有卵巢肿瘤的 50% ~ 70%，来源于卵巢表面的生发上皮。可分为浆液性、黏液性、子宫内膜样、透明细胞、移行细胞和黏液性肿瘤 5 类。各类可以根据生物学行为进一步分为良性肿瘤、交界性肿瘤和癌。

（二）性索 - 间质肿瘤

性索 - 间质肿瘤来源于原始性腺中的性索及间质组织，占卵巢肿瘤的 5% ~ 8%。此类肿瘤大多数具有内分泌功能，因此又称为卵巢功能性肿瘤。由性索演化形成的肿瘤为颗粒细胞瘤，为低度恶性肿瘤，常分泌雌激素，多呈囊实性，瘤细胞小而一致，可见 Call-Exner 小体；由间质演化形成的肿瘤为卵泡膜细胞瘤，为良性肿瘤，呈实体状，瘤细胞为短梭形，核圆，胞浆空。

（三）生殖细胞肿瘤

生殖细胞肿瘤来源于生殖细胞，占卵巢肿瘤的 20% ~ 40%，可分为畸胎瘤、无性细胞瘤、卵黄囊瘤、胚胎性癌、非妊娠性绒癌以及混合型生殖细胞肿瘤等。95% 的生殖细胞瘤为良性囊性畸胎瘤。畸胎瘤由原始生殖细胞向胚胎的体壁细胞分化而成。肿瘤由三个胚层的各种成熟组织构成，多呈囊性，充满皮脂样物。囊壁可见毛发、牙齿等的为成熟囊性畸胎瘤；若在肿瘤组织中查见未成熟组织，则为未成熟性畸胎瘤。

第二节 子 宫

子宫（uterus）位于女性盆腔中央、膀胱与直肠之间，呈前倾前屈位，下端接阴道，两侧有卵巢和输卵管。子宫是壁厚、腔小的肌性器官，为孕育胚胎、胎儿发育和产生月经的器官。

案例 27-1

患者，女性，43 岁，出现阴道不规则出血 9 个月，伴白带增多和腰痛。妇检发现宫颈可见菜花状新生物，直径约 5 cm，阴道前穹隆受累达阴道下 1/3，左侧宫旁组织增厚但未累及盆壁。宫颈新生物活检示鳞状细胞癌。

问题：

1．该女性可能的诊断是什么？
2．该患者的临床分期是什么？
3．影响患者预后的因素有哪些？

一、子宫的结构

子宫分为子宫体和子宫颈两部分。子宫体较宽，宫体壁分为三层，由外向内分别是：①外膜：为浆膜，覆盖子宫的大部分；②肌层：由平滑肌构成，较厚，肌纤维束交错走行，分层不明显；③内膜：可分为 3 层，即致密层、海绵层和基底层。内膜表面 2/3 为致密层和海绵层，统称为功能层，受性激素影响，随月经周期发生周期性脱落，妊娠时，胚泡植入此层并在其中生长发育为胎儿；基底层位于深部，较薄，不随月经周期发生周期性剥脱。月经期功能层脱落后，由基底层内残留的腺上皮细胞进行修复并增生。

子宫颈较窄，呈圆柱状，位于子宫下部，主要由结缔组织构成。子宫颈阴道部由复层鳞状上皮覆盖，表面光滑。子宫颈外口柱状上皮与鳞状上皮交界处是子宫颈癌的好发部位。

二、子宫内膜的周期性变化

自青春期开始，子宫体部的内膜功能层在卵巢周期性分泌的激素作用下，发生周期性变化，即每隔 28 天左右发生一次内膜剥脱、出血、修复和增生、分泌，称为月经周期。月经周期主要是由下丘脑 - 垂体 - 卵巢三者之间的相互作用调节的，子宫内膜在卵巢激素的作用下，发生周期性变化。每个月经周期是从月经的第 1 天起至下次月经来潮前一天止，可分为月经期、增生期和分泌期（图 27-2）。

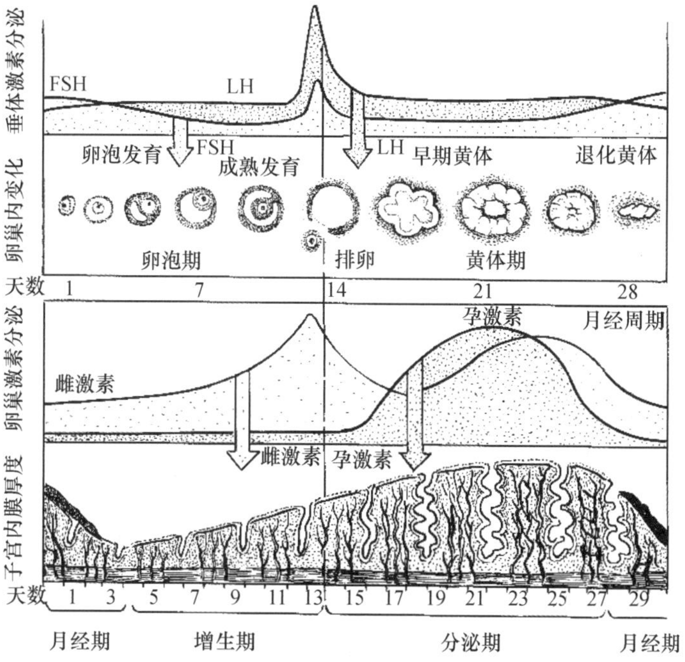

图 27-2　卵泡发育和子宫内膜周期性变化与激素的关系

（一）月经期

月经期为月经周期的第 1 ～ 4 天，若卵巢排出的卵子未受精，黄体开始退化，雌、孕激素分泌迅速减少，引起子宫内膜螺旋小动脉收缩、痉挛、断裂，子宫内膜的功能层缺血、坏死、剥落，脱落的内膜碎片及血液经阴道流出，这种现象称为月经来潮（menstruation）。

Note

（二）增生期

增生期为月经周期的第 5 ～ 14 天，此阶段与卵巢周期中的卵泡期相对应，卵巢内有若干卵泡正在生长、发育，并分泌雌激素。在雌激素作用下，子宫内膜表面上皮、腺体、间质、血管均呈增殖性变化。增生期末卵巢内的成熟卵泡排卵。

（三）分泌期

分泌期为月经周期的第 15 ～ 28 天，此阶段与卵巢周期中的黄体期相对应。在黄体分泌的雌激素和孕激素作用下，子宫内膜继续增生变厚，血管生长，腺体增大并分泌黏液。子宫内膜变得厚且松软、血供充足并富含营养物质，子宫平滑肌相对静止，为受精卵着床和发育做好准备。

三、子宫疾病

（一）慢性子宫颈炎

慢性子宫颈炎（chronic cervicitis）是育龄期女性最常见的妇科疾病，常由细菌或病毒感染引起，分娩、流产和性交等机械性损伤是慢性子宫颈炎的诱因。镜下表现为子宫颈黏膜充血水肿，间质有单核细胞、淋巴细胞、浆细胞浸润，宫颈柱状上皮及腺上皮常伴有不同程度的鳞状上皮化生、潴留囊肿和炎性息肉形成。临床上主要表现为白带过多。

（二）子宫颈癌

子宫颈癌（carcinoma of cervix）是妇科常见的恶性肿瘤之一。子宫颈癌的发生与早婚、多产、宫颈裂伤、局部卫生不良等多种因素有关，流行病学调查显示性生活过早和性生活紊乱是子宫颈癌发病的最主要原因。HPV 感染可能是子宫颈癌致病的主要因素。颈癌最直接、最有效的方法即接种 HPV 疫苗。

肉眼观有糜烂型、外生菜花型、内生浸润型及溃疡型。组织学类型主要有鳞状细胞癌及腺癌两种。

1．子宫颈鳞癌 子宫颈鳞癌在子宫颈癌中最为常见，根据其进展过程，可分为早期浸润癌和浸润癌：①早期浸润癌是指上皮内癌细胞突破基底膜向固有膜浸润，浸润深度不超过基底膜下 5 mm 或浸润宽度不超过 7 mm；②浸润癌指癌组织向间质内浸润性生长，浸润深度超过基底膜下 5 mm 或浸润宽度超过 7 mm。

2．子宫颈腺癌 较鳞癌少见，其组织发生主要来源于宫颈表面及腺体的柱状上皮，大体类型与鳞癌基本相同，镜下呈一般腺癌的结构。子宫颈腺癌对放疗和化学药物疗法均不敏感，预后较子宫颈鳞癌差。

临床上，早期子宫颈癌常无自觉症状，随病变进展，患者可出现不规则阴道流血或接触性出血、白带增多且有腥臭味，晚期可出现下腹痛等表现，淋巴道转移为最常见和最重要的转移途径。

（三）子宫内膜增生症

子宫内膜增生症（endometrial hyperplasia）是由于内源性或外源性雌激素增高引起的子宫内膜腺体或间质增生，根据细胞形态、腺体结构增生和分化程度的不同分为单纯性增生、复杂性增生和非典型增生。临床上以月经紊乱为主要特点，表现为功能性子宫出血、月经周期不规则、经期延长和月经量过多。育龄期和更年期女性均可发病。

（四）子宫体肿瘤

1．子宫平滑肌瘤　子宫平滑肌瘤（leiomyoma）是女性生殖系统最常见的一种良性肿瘤，多见于 30 ～ 50 岁妇女，多数肿瘤绝经期后可逐渐萎缩。其发生可能与过度的雌激素刺激有关。多数肿瘤发生于子宫肌层，呈球形或融合成不规则形，表面光滑，界限明显，但无明显包膜。镜下：瘤细胞与正常子宫平滑肌细胞相似，但肌瘤细胞核比较密集，常排列成纵横交错的不规则束状或编织状。肿瘤与正常平滑肌界限清楚。临床上多数患者可无症状，若出现症状，则表现为黏膜下平滑肌瘤引起的出血或压迫膀胱引起的尿频等。

2．子宫内膜癌　子宫内膜癌（carcinoma of endometrium）是来源于子宫内膜上皮细胞的恶性肿瘤，多发生于绝经期和绝经期后妇女。肉眼：分弥漫型及局限型两种。镜下：根据癌组织内子宫内膜腺体所占比例和细胞的分化程度分为高、中、低分化，以高分化腺癌居多。转移发生较晚，以直接蔓延和淋巴道转移多见。早期患者可无任何症状，最常见的临床表现是阴道不规则流血，晚期癌组织侵犯盆腔神经可引起下腹部及腰骶部疼痛等症状。

（五）滋养层细胞疾病

1．葡萄胎　葡萄胎是胎盘绒毛的一种良性病变，可发生于育龄期的任何年龄，可能与卵巢功能不足或衰退有关。肉眼：病变局限于宫腔内，胎盘绒毛高度水肿，形成透明或半透明的薄壁水泡，内含清亮液体，有蒂相连，形似葡萄。多数病例所有绒毛都呈葡萄状，没有胎儿或其附属物，称完全性葡萄胎；较少数病例部分绒毛形成葡萄状，仍有部分正常绒毛，伴有或不伴有胎儿或其附属物，称部分性葡萄胎。镜下：葡萄胎有三个特点。①绒毛因间质水肿而增大；②间质血管消失；③滋养层细胞有不同程度的增生。葡萄胎经彻底清宫后绝大多数能痊愈。

2．侵蚀性葡萄胎　侵蚀性葡萄胎为介于葡萄胎和绒毛膜癌之间的交界性肿瘤。水泡状绒毛侵入子宫肌层，引起子宫肌层出血坏死。镜下：滋养层细胞增生及异型程度比良性葡萄胎显著，常见出血坏死，其中可查见水泡状绒毛或坏死的绒毛。大多数侵蚀性葡萄胎对化疗敏感，预后良好。

3．绒毛膜癌　绒毛膜癌简称绒癌，是源自妊娠绒毛滋养层上皮细胞的高度侵袭性恶性肿瘤。绝大多数与妊娠有关，20 岁以下和 40 岁以上为高危年龄。癌结节呈单个或多个，可突入宫腔，并常侵入深肌层，出血、坏死明显。镜下：瘤组织由分化不良的似细胞滋养层和似合体细胞滋养层两种细胞组成，异型性明显，核分裂象常见。两种细胞混合排列成巢状或条索状。无间质血管，不形成绒毛和水泡状结构。主要临床表现是葡萄胎流产和妊娠数月甚至数年后，阴道持续不规则流血，子宫增大，血或尿中 HCG 显著升高。血道转移是绒癌的显著特点，出现在不同部位的转移灶可引起相应症状。绒癌治疗以往以手术为主，近年来应用化学药物治疗显著提高了患者的预后。

Note

微整合

临床应用

HPV 疫苗——可以预防宫颈癌的疫苗

在女性恶性肿瘤中，宫颈癌的发病率仅次于乳腺癌，大多数宫颈癌是由 HPV 感染所致。已分离出的 HPV 达 100 多型，其中至少 14 型可导致宫颈癌或其他恶性肿瘤。全球范围内 HPV 基因型的分布因地理区域而不同，但在所有区域中，占主导地位的致癌基因型均为 HPV16、18 亚型。作为目前唯一可以有效预防宫颈癌的疫苗，HPV 疫苗一直以来被高度关注。目前对 HPV 疫苗的研究主要针对高危型 HPV，包括预防性疫苗和治疗性疫苗两大类，预防性疫苗主要通过诱导有效的体液免疫应答即中和抗体的产生来抵抗 HPV 感染，而治疗性疫苗则主要通过刺激细胞免疫应答以清除病毒感染或已变异的细胞。当前，已上市的 HPV 疫苗根据其可预防的 HPV 型别不同，分为二价 HPV 疫苗、四价 HPV 疫苗和九价 HPV 疫苗。三种疫苗都可针对上述高危型 HPV，对抗 HPV16 型和 18 型感染，预防 HPV 相关疾病，并且效果非常显著。这三种疫苗分别适用于不同年龄段的 9 ~ 46 岁女性。

第三节 睾 丸

一、睾丸的结构与生理功能

睾丸（testis）位于阴囊内，左右各一，是产生精子和分泌雄激素的器官。睾丸表面覆有浆膜，深部为致密结缔组织构成的白膜，白膜在睾丸后缘增厚，形成睾丸纵隔。纵隔的结缔组织呈放射状伸入睾丸实质，将睾丸实质分成 100 ~ 200 个睾丸小叶，每个小叶内有 2 ~ 4 条弯曲细长的生精小管。小管之间的结缔组织内有分泌雄激素的间质细胞，称睾丸间质。

（一）生精小管

生精小管是产生精子的场所，是位于睾丸小叶内的弯曲细长管道，管壁主要由生精上皮构成，生精上皮由生精细胞和支持细胞组成（图 27-3）。上皮细胞基膜外侧有梭形的肌样细胞，其收缩有助于精子排出。

自生精上皮基底部至腔面，依次有精原细胞、初级精母细胞、次级精母细胞、精子细胞和

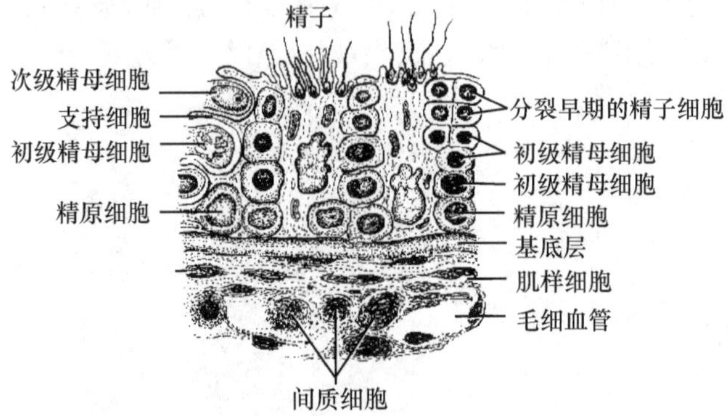

图 27-3 睾丸生精小管生精示意图

精子。从青春期开始，在睾丸分泌的雄激素和腺垂体分泌的促卵泡激素的作用下，紧贴于生精上皮基底部的精原细胞不断增殖，依次分化为初级精母细胞、次级精母细胞、精子细胞，最终发育为精子并脱离支持细胞进入管腔，这一过程称为睾丸的生精，约需 2 个月。

支持细胞呈不规则的高锥体形，细胞基部附着在基膜上，顶部伸至生精小管腔面。其主要功能为：①支持、保护和营养各级生精细胞；②吞噬和消化精子细胞变形脱落的残余胞质；③分泌抑制素、雄激素结合蛋白等活性物质；④支持细胞间紧密连接，参与构成血 - 睾屏障。

（二）睾丸间质

睾丸间质是位于生精小管之间的疏松结缔组织，富含血管、淋巴管，内含睾丸间质细胞。睾丸间质细胞的主要功能是合成和分泌雄激素，主要为睾酮。其合成分泌雄激素的功能主要受腺垂体分泌的黄体生成素和催乳素的调节。自青春期开始，间质细胞功能活跃，分泌睾酮启动和维持精子的发生，促进男性生殖管道及附属腺的发育，激发男性第二性征的形成，维持正常性功能和生精作用。

二、睾丸疾病

（一）睾丸肿瘤

睾丸肿瘤多发于青壮年男性，且几乎都属于恶性。睾丸肿瘤的病因不清，但与隐睾有密切关系。原发性睾丸肿瘤有分为生殖细胞肿瘤和非生殖细胞肿瘤，生殖细胞肿瘤占 90% ~ 95%，根据组织学不同又分为精原细胞瘤（seminoma）、胚胎癌、畸胎瘤、绒毛膜癌和卵黄囊瘤等。

肉眼：睾丸肿大，一般可保持原来轮廓。瘤组织切面呈淡黄色，分叶状。镜下：典型的精原细胞瘤形态结构单一，与正常生精小管内精原细胞相似，边界清楚，间质内有淋巴细胞浸润，有时可有淋巴滤泡形成。睾丸肿瘤早期即可发生淋巴道转移，也可经血行转移至肺、骨或肝。患者经睾丸切除术及后续的放化疗，总体预后较好。

（二）隐睾

如果睾丸在胚胎发育期间由于某种原因滞留在腹膜后或腹股沟管或阴囊入口处，未能下降到阴囊内，则称为隐睾。隐睾患者因睾丸周围温度较高，影响精子的生成，可能导致男性不育。隐睾易发生恶变，腹膜后隐睾恶变的概率较普通人高 40 倍。

知识拓展

辅助生殖技术

辅助生殖技术是人类辅助生殖技术（assisted reproductive technology，ART）的简称，指采用医疗辅助手段使不育夫妇妊娠的技术，包括人工授精（artificial insemination，AI）和体外受精 - 胚胎移植（*in vitro* fertilization and embryo transfer，IVF-ET）及其衍生技术两大类。人工授精是指用人工方式将精液注入女性体内以取代性交途径使其妊娠的一种方法。根据精液来源不同，分为丈夫精液人工授精（AIH）和供精人工授精（AID）。体外受精 - 胚胎移植技术及其各种衍生技术是指从女性体内取出卵子，在器皿内培养后，加入经技术处理的精子，待卵子受精后，继续培养，到形成早期胚胎时，再转移到子宫内着床，发育成胎儿直至分娩的技术。体外受精 - 胚胎移植及其衍生技术主要包括体外受精 - 胚胎移植（IVF-ET）、配子或合子输卵管内移植（GIFT 或 ZIFT）、卵胞浆内单精子显微注射（ICSI）、胚胎冻融（CET/FET）、植入前胚胎遗传学诊断（PGD）等。

第四节 前 列 腺

一、前列腺的结构与生理功能

前列腺（prostate）是由腺组织和平滑肌组织构成的实质性器官，呈栗形，环绕于尿道起始段，其被膜与支架组织均由富含弹性纤维和平滑肌的结缔组织组成。腺实质主要由 30 ~ 50 个复管泡腺组成，有导管开口于尿道精阜的两侧。前列腺的实质分为三个带：①尿道周带：即黏膜腺，位于尿道黏膜内；②内带：即黏膜下腺，位于黏膜下层；③外带：即主腺，构成前列腺的大部。

腺的分泌部由单层立方、单层柱状及假复层柱状上皮构成，故腺腔不规则。腔内可见分泌物浓缩形成的嗜酸性板层状小体，称为前列腺凝固体，随年龄的增长而增多，甚至钙化形成前列腺结石。前列腺的活动受雄激素调节，从青春期开始，前列腺在雄激素的刺激下分泌增强，其分泌物中的多种酶参与了精液的凝固与液化过程。

二、前列腺疾病

（一）良性前列腺增生

良性前列腺增生（benign prostatic hyperplasia）又称结节状前列腺增生或前列腺肥大，以前列腺上皮和间质增生为主要特点，多发生于 50 岁以上的男性。本病原因不明，可能与雄激素和雌激素之间的平衡失调有关。

增生多发生于尿道周围移行带，增生组织呈多发结节，并逐渐增大。镜下：前列腺增生的部分主要是由腺体、平滑肌和纤维结缔组织组成，可见淀粉样小体、鳞状上皮化生和小灶性梗死。尿频是前列腺增生最常见的早期症状，夜间更为明显。

（二）前列腺癌

前列腺癌（carcinoma of prostate）是来自前列腺上皮的恶性肿瘤，多发生于 50 岁以后，发病率随年龄增加逐步提高。

肉眼：70% 的前列腺癌发生在前列腺的周围区，以后叶多见。肿瘤多为结节状，质地较硬，切面灰白色，与周围前列腺组织界限不清。镜下：绝大多数前列腺癌为分化较好的腺癌，肿瘤腺泡排列较规则。部分前列腺癌为低分化癌，癌细胞排列成条索、巢状或片状。5% ~ 20% 的前列腺癌可发生局部浸润和远处转移，局部浸润精囊和膀胱会导致尿道梗阻。血道转移主要转移到骨，淋巴转移首先至闭孔淋巴结。

思 考 题

1. 试述下丘脑 - 腺垂体 - 卵巢轴对子宫内膜周期性变化的调节作用。
2. 简述卵巢和睾丸的内分泌作用。

（孙海明）

第五篇

疾病治疗学基础

疾病治疗学基础是一个涉及医学多学科的庞大体系，尽管如此，还是试图为读者梳理出一个较为清晰完整的脉络。除了第二十八章介绍疾病药物治疗基础——药理学，即传统意义上的药物治疗，本篇还涉及康复科学，介绍神经和骨骼肌肉康复的科学基础。此外，随着胰岛素、干扰素等基因工程药物的出现以及疫苗、抗体等作用的凸显，第三十章就基因技术与免疫学治疗领域的基本概念和最新应用进展进行介绍。最后针对引起广泛热议的干细胞治疗，将从胚胎干细胞和成体干细胞的基本概念、干细胞的种子细胞、应用现状、法规政策以及涉及的伦理问题进行介绍，从而通过本篇学习获得当前治疗领域的研究热点和概貌。

第二十八章

药理学概论与合理用药

第二十八章数字资源

学习目标

1. **知识**：描述药物的体内过程；列举药动学的基本参数及其意义；概述药物作用与量效关系；列举作用于受体的药物分类；列举化学治疗药物的分类及药理学作用；总结各系统常用药物的分类及药理学作用。
2. **能力**：根据药物在体内的不同过程，理解主要的药动学参数概念及其临床意义；区分用药后的治疗作用及不良反应；理解抗菌药物应用的基本原则；根据抗肿瘤药物的作用机制，推导该类药物的不良反应；通过学习 RAAS 的作用，理解作用于该系统药物的药理作用及其不良反应；理解阿托品的治疗作用和不良反应之间的关系；通过学习中枢神经系统药理，初步理解药物如何调控中枢神经递质紊乱及受体功能失调；根据糖皮质激素的药理学作用，推导其临床应用及不良反应。
3. **素养**：通过学习药动学及药效学知识，对如何指导临床合理用药有初步认识；通过学习药物的作用机制，推导药物的药理学作用；通过学习药物的药理学作用，推导药物的临床应用及不良反应。
4. **掌握**：药物吸收、分布、代谢、排泄过程的基本规律；药物作用的概念；量效关系概念及其意义；抗菌药物、抗病毒药物及抗肿瘤药物的分类、作用机制及代表药物；抗消化性溃疡药、平喘药、利尿药的代表药物及药理学作用；抗高血压药、抗心绞痛药、抗心力衰竭药的分类、代表药物及药理学作用；作用于传出神经系统的药物分类、代表药物及药理学作用；镇静催眠药、抗精神失常药、抗帕金森病药、抗癫痫药、镇痛药的代表药物及药理学作用；糖皮质激素、胰岛素、甲状腺素的药理作用、临床应用及不良反应。

案例 28-1

患者，男，55 岁，腹部绞痛，腹泻。诊断：急性胃肠炎。治疗：洛美沙星片 0.3 g，每天 2 次，阿托品注射剂 1 mg，立即肌内注射。给药后腹痛减轻继而消失，但患者出现皮肤干燥，面部潮红，口干，视物模糊，排尿困难。

问题：

1. 用药后，什么症状改善属于治疗作用？
2. 什么症状属于不良反应？
3. 这些不良反应能避免吗？

第一节 药理学总论

药理学（pharmacology）是研究药物与机体（含病原体）相互作用及作用规律的科学。内容包括：研究药物对机体的作用及作用原理（药效学）；研究药物在体内的过程及阐明药物在体内吸收、分布、代谢（生物转化）和排泄等过程中的变化及规律（药动学）。

药理学的任务包括：阐明药物的作用及作用机制；研究开发新药；为其他生命科学研究提供重要的科学依据和研究方法。

一、药动学

药物代谢动力学（pharmacokinetics）简称药代动力学、药动学，研究药物体内过程和体内药物（也包括药物的代谢产物）的浓度（量）随时间变化的规律（时 - 量关系）及其影响因素。

药物的体内过程是指药物从用药部位进入机体后，经过机体的处理及变化后从机体离开的过程，包括吸收（absorption）、分布（distribution）、代谢（metabolism）和排泄（excretion），简称为 ADME。其中药物的吸收、分布和排泄属于转运过程，药物代谢则属于生物转化过程。

（一）基本概念

1. 吸收 是指药物从用药部位向血液循环中转运的过程。多数药物的吸收过程属被动转运，极少数药物的吸收为主动转运过程。不同给药途径吸收也不同，药物吸收的快慢依次为：吸入、舌下、直肠、肌内注射、皮下注射、口服、皮肤。静脉注射因避开了吸收屏障而直接进入血液，无吸收过程。

首过效应（first pass effect）：又称首过消除，是指药物在通过肠黏膜及肝时，因经过肝的药物代谢酶系统的灭活代谢，使进入体循环的药量减少的现象。改变给药途径可不同程度地克服首过效应。

2. 分布 药物在血浆中可与蛋白质结合而形成结合型药物，未被结合的药物称为游离型药物。只有游离型药物才可跨膜转运并发挥药理作用。结合型药物不易通过生物膜，暂时失去药理活性。与同一类蛋白结合的药物间可发生竞争作用，其中结合力强者可把结合力弱者从血浆蛋白结合位点排挤下来，导致后者血浆游离浓度剧增，作用增强或产生毒性反应。

机体存在着一些生物防御屏障系统，如血脑屏障（blood-brain barrier）、血 - 胎盘屏障与血 - 眼屏障等，它们可影响药物的分布，进而影响药物的作用和毒性。

3. 代谢 代谢又称为药物的生物转化，是指药物在体内经酶或其他作用，发生化学结构变化的过程。肝是药物代谢的主要场所。药物在体内的代谢反应步骤主要分为两相。

（1）一相反应：为引入或暴露极性基团（—OH，—NH_2，—SH）的过程，主要有氧化、还原及水解反应等。药物经转化后，可出现解毒和灭活，也可出现活化及毒性增强。

（2）二相反应：主要为结合或合成反应。体内的内源性物质如葡糖醛酸、硫酸、甘氨酸和谷胱苷肽等在相应基团转移酶的催化下产生结合反应，结果使其代谢产物的极性或水溶性大大增强而利于排泄。

药物在体内的代谢必须在酶的催化下才能进行，这些酶被称为肝微粒体混合功能氧化酶，又称为肝药酶（liver drug enzyme），也称细胞色素 P450（cytochrome P450），简称 P450。肝药酶作用的专一性低，个体差异大，受外源性物质的影响大。一些药物可使酶的活性增强，称为酶诱导剂；有些药物则可使酶的活性减弱，称为酶抑制剂。

4．排泄 药物的排泄是指药物原型或其代谢产物通过排泄器官排出体外的转运过程。大多数药物的排泄属于被动转运过程，少数药物的排泄以主动转运方式进行。肾是最主要的排泄器官，主要包括肾小球滤过、肾小管主动分泌和肾小管被动重吸收。自胆汁排入十二指肠的结合型药物在肠中经水解酶水解后，被肠黏膜再吸收，形成药物的肝肠循环（hepato-enteral circulation），使药物作用时间明显延长。

（二）药动学的基本参数及其意义

药动学参数是指可以用于表征药物的体内动力学特征的数学参数，一般指一级速率过程的参数（如 $t_{1/2}$、CL、V_d 等）。

1．药物的血浆半衰期（plasma half-time，$t_{1/2}$） 指药物的血浆浓度下降一半所需的时间，也称为药物的消除半衰期。$t_{1/2}$ 可反映体内药物消除速度，与给药剂量无关。单次给药后，经过 5 个半衰期，体内药物基本消除干净（消除 96.9%）。

2．表观分布容积（apparent volume of distribution，V_d） 指体内药物按血浆药物浓度推算时所需的体液容积，单位是 L 或 L/kg。

V_d 的临床意义及应用：

（1）推测药物分布范围：当药物的 V_d 介于 2.5 ~ 36 L 之间时，说明药物主要存在于血液中，在组织中分布能力较小；当 V_d 近似等于 36 L 时，药物可分布在血液与全身组织中；当 V_d 大于 36 L 时，药物向组织中的分布能力很强。

（2）推测药物排泄的快慢：分布容积越小，排泄越快，体内存留时间越短；分布容积越大，排泄越慢，体内存留时间越长。

3．清除率（clearance，CL） 指单位时间内机体或某消除器官能消除相当于多少毫升血中所含的药物。如无特殊说明，清除率一般是指总清除率，是各个器官清除率的总和。

4．峰时间（peak time，T_{max}）和峰浓度（peak concentration，C_{max}） 峰时间指药物在吸收过程中出现最大血药浓度的时间，峰浓度指药物在吸收过程中的最大浓度。

5．生物利用度（bioavailability，F） 是血液循环的药物相对分量或百分数，反映了药物制剂被人体吸收利用的程度，是评价药物制剂质量和药物生物等效性的重要指标，也是选择给药途径的重要依据。其中，绝对生物利用度的测定多用于新药开发和选择给药途径，相对生物利用度的测定多用于评价药物制剂质量。

二、药效学

药物效应动力学（pharmacodynamics，PD）简称药效学，是研究药物对机体的作用和作用机制的一门科学，是正确评价药物在防治疾病中有效性和安全性的基本依据，以解决临床合理用药的问题，并为临床用药提供理论依据。

（一）药物的作用与量效关系

1．药物作用 是指药物对机体的初始作用，是动因，有其特异性。

（1）药理效应（pharmacological effect）：是药物作用的结果，是机体器官原有的生化、生理功能水平发生改变的过程及表现。

药物作用后为什么会产生药理效应？这就是药效学研究的重点问题——药物作用机制。药物作用机制表明药物的初始作用与效应二者的因果关系还存在中间环节或步骤，是理解、掌握药物药理作用的重要基础。

（2）药物作用的基本类型：药物作用的基本类型是兴奋和抑制。机体原有功能的增强称为兴奋，机体原有功能的减弱称为抑制。

（3）药物作用的选择性：药物在适当的剂量时仅对某一个或少数几个器官或组织作用强，而对其他器官或组织作用弱或没有作用，称为药物作用的选择性。选择性高的药物针对性强、副作用少；选择性低的药物针对性差、副作用多。

（4）药物作用的水平：整体水平是各种原发作用和继发作用的综合表现；器官和组织水平是对器官或组织产生的效应；细胞或亚细胞水平是对细胞或亚细胞成分的影响；分子水平是药物与核酸、蛋白质、酶、离子等生物分子的相互作用。

（5）药物的治疗作用：凡符合用药目的，能产生诊断、预防和治疗疾病的药理效应的称为治疗作用。根据用药目的不同，可将治疗作用分为：①对因治疗：是指用药目的在于消除原发致病因子的治疗；②对症治疗：是指用药目的在于改善疾病的临床症状而不能去除病因的治疗。

2．药物作用的量 - 效关系 药物作用的量 - 效关系（dose-effect relationship）是指在一定的剂量范围内，药物的药理效应强弱与其剂量大小或浓度高低之间成正比的关系。以药理效应为纵坐标，药物的剂量或浓度为横坐标作图表示，即为量 - 效曲线。

（1）药物量反应的量 - 效曲线：以药物的药理效应强度为纵坐标、以药物的剂量或浓度为横坐标作图，可获得长尾“S”形的量反应的量 - 效曲线，即直方双曲线；如将剂量或浓度改以对数剂量或对数浓度表示，则曲线呈对称的“S”形（图 28-1）。

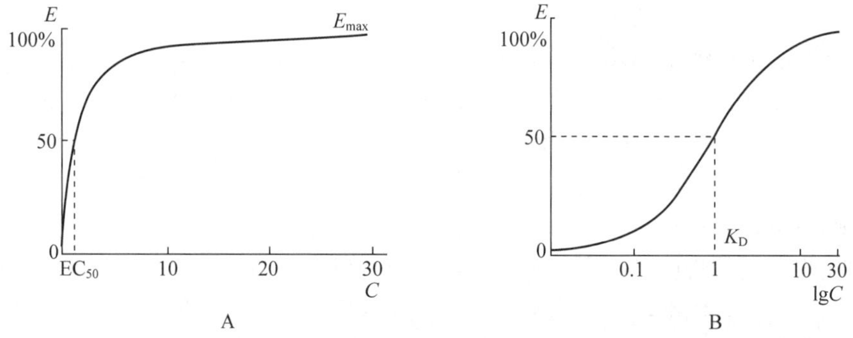

图 28-1 量反应的量 - 效关系曲线

A．药量用真数剂量表示；B．药量用对数剂量表示

E．效应强度；*C*：药物浓度

最小有效量（minimal effective dose or concentration），即刚好产生药理效应的剂量，亦称阈剂量或阈浓度。

最大效应，又称效能（efficacy），指药物剂量达到某一水平时，药物的效应不再增强，此时的效应为药物的最大效应。

效价强度（potency），即指不同药物引起相等药物效应时所用的药物相对浓度或剂量，其值越小则强度越大。

（2）药物质反应的量 - 效曲线：以药物某一反应在某一样本群体中出现的频数为纵坐标，以剂量为横坐标，可呈常态分布曲线，如改为以累加频数或其百分率为纵坐标，则质反应的量 - 效曲线呈典型“S”形的量 - 效曲线（图 28-2）。

半数有效量（50% effective dose，ED_{50}），即能使 50% 个体产生某一治疗作用阳性效果的剂量。

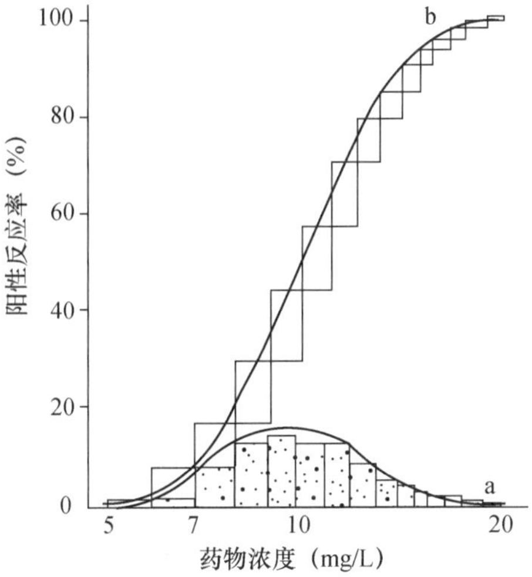

图 28-2　质反应的量 - 效曲线

半数致死量（50% lethal dose，LD_{50}），即能使 50% 动物产生死亡的剂量。

治疗指数（therapeutic index，TI），即 LD_{50}/ED_{50}，是衡量药物安全性的重要指标，一般来说，TI 值越大，药物的安全性越大。也可用 LD_5/ED_{95} 或 LD_1/ED_{99} 来衡量药物的安全性。

（二）药物的作用机制

药物的作用机制可分为两大类，一类是与受体结合的作用机制，另一类是与受体结合无关的机制。

1．药物作用的非受体机制　药物的非特异性作用与药物的理化性质有关，包括渗透压作用、脂溶作用、膜稳定作用、影响 pH 和络合作用。可通过多环节发挥作用：①影响体内的活性物质。如阿司匹林可抑制体内前列腺素的合成而发挥解热、镇痛及抗炎作用。②参与或干扰细胞的代谢。如补充机体缺乏的各种维生素、激素及多种微量元素等，而恢复正常的生理功能、生化代谢过程，使缺乏症状得到纠正。③对酶活性的影响。如新斯的明抑制胆碱酯酶，能加强和延长乙酰胆碱的作用。④作用于细胞膜的离子通道。如局麻药阻滞 Na^+ 通道而阻断神经冲动的产生与传导。⑤影响核酸代谢。许多抗癌药是通过影响细胞的 DNA 或 RNA 的结构与功能而发挥抗肿瘤作用的。⑥影响免疫功能。药物可通过增强、抑制或调节免疫功能发挥作用。

2．药物作用的受体机制

（1）受体与配体的概念和性质：受体（receptor）是能识别和结合特异性配体，介导信号转导而产生相应的生物效应的细胞成分。配体（ligand）是能与受体特异性结合的细胞外的信息物质（也称第一信使），包括药物、神经递质、激素及自身活性物质等。

受体与配体结合具有高亲和力、高特异性、饱和性和可逆性。受体只需要很低浓度就能与配体结合产生效应；受体具有准确识别并特异地与结构相适应的药物或体内生理活性物质结合的特性；配体与受体的结合达到最大值后，再增加配体浓度，结合不再增加；受体与配体的结合是可逆的，与受体结合的药物可解离或被其他结构相似的药物所置换。

（2）受体的类型：受体按其分子结构、位置及功能等特点可分为 4 类。

1）G 蛋白偶联受体：是由 GTP 结合蛋白（G 蛋白）组成的受体超家族，由配体结合部位和 G 蛋白偶联而成。当配体与受体结合后，通过相应的 G 蛋白调节相应的效应蛋白产生效应，如阿片受体。

2）离子通道型受体：由配体结合部位和离子通道偶联而成。当配体和受体结合后，相应的离子通道开放或关闭，如γ- 氨基丁酸（GABA）受体。

3）酪氨酸激酶受体：配体结合区位于细胞外段，经中间段穿透细胞膜与细胞内段的酪氨酸激酶偶联。当配体与受体结合后，能通过磷酸化激活蛋白激酶，增加 DNA、RNA 或蛋白质的合成，如胰岛素受体。

4）细胞内受体：受体位于细胞质内，与进入胞质的配体结合后，以二聚体的形式进入细胞核内发挥作用，如甲状腺素受体。

（3）作用于受体的药物分类

1）激动药（agonist）：为既有亲和力又有内在活性的药物，它们能与受体结合并激动受体而产生效应。依其内在活性的大小又分为完全激动剂和部分激动剂。前者与受体结合具有较强的激动效应；后者仅产生部分激动效应，与完全激动剂同时存在时产生拮抗作用。

2）拮抗药（antagonist）：与受体有亲和力，但没有内在活性，与受体作用后可拮抗激动剂的效应，从而发挥药理作用。受体拮抗药可根据其作用方式的不同而分为两类。

竞争性拮抗药：能与激动剂竞争结合同一受体并产生拮抗激动剂的效应。它能使激动剂与受体亲和力降低，但不影响激动剂的内在活性，可使激动剂的量 - 效曲线平行右移，但最大效能不变（图 28-3A）。

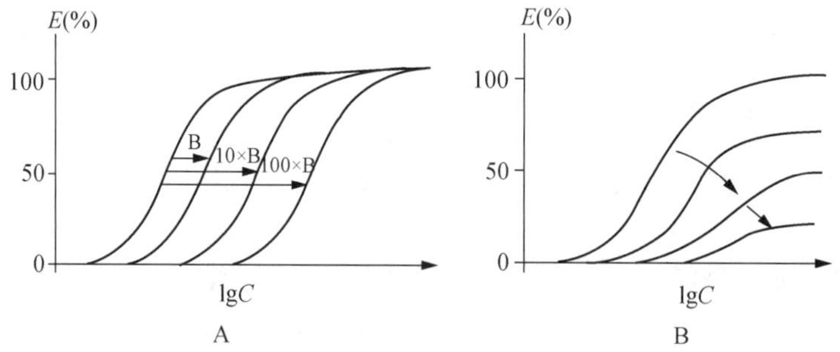

图 28-3 竞争性拮抗剂（A）和非竞争性拮抗剂（B）

非竞争性拮抗药：这种拮抗药与受体的结合是不可逆的，或者能引起受体的构型改变，从而干扰激动剂与受体正常结合，既降低激动剂与受体的亲和力，又降低激动剂的内在活性。可使激动剂的量 - 效曲线右移并使其最大效应下降（图 28-3B）。

（4）受体的调节：受体数量、亲和力及效应力受到各种因素的影响。

1）受体脱敏：是指长期大量应用受体激动剂后，受体对激动剂的敏感性降低。

2）受体增敏：又称超敏，是与受体脱敏相反的一种现象，可因受体激动剂的水平降低，或长期大量使用受体拮抗药而造成。

第二节 化学治疗药物

一、抗菌药物

抗菌药物是具有杀菌或抑菌活性，可以治疗由细菌、真菌等所致感染性疾病的药物。抗菌药物的应用涉及临床各科，正确合理应用抗菌药物是提高疗效、降低不良反应以及减少或延缓细菌耐药性发生的关键。

（一）抗菌药物的合理使用

1．治疗性应用的基本原则 ①诊断为细菌性感染者，方有指征应用抗菌药物，缺乏细菌等病原微生物感染的证据，以及病毒性感染者，均无指征应用抗菌药物；②尽早查明感染病原，根据病原种类和细菌药物敏感试验结果选用抗菌药物；③按照药物的抗菌作用特点及其体内过程特点选择用药；④治疗方案应综合患者病情、病原菌种类和抗菌药物特点制订品种选择、给药剂量、给药途径、给药次数、疗程及抗菌药物的联合应用等方案。

2．抗菌药物的联合用药 单一药物可有效治疗的感染，不需联合用药，仅在下列情况时有指征联合用药：①不明病原体的严重细菌性感染；②单一抗菌药物不能控制的感染；③需长期用药治疗，但病原菌易对某些抗菌药物产生耐药性的感染；④毒性较大的抗菌药物，为减少药物的毒性反应，采用联合用药。

（二）常用抗菌药物

1．β- 内酰胺类抗生素 β- 内酰胺类抗生素（β-lactams antibiotics）系指化学结构中具有β- 内酰胺环的一大类抗生素，包括临床最常用的青霉素与头孢菌素，以及新发展的头霉素类、硫霉素类、单环内酰胺类等其他非典 β- 内酰胺类抗生素。此类抗生素具有杀菌活性强、毒性低、适应证广及临床疗效好的优点。

抗菌作用机制：各种 β- 内酰胺类抗生素的作用机制均相似，都能抑制胞壁黏肽合成酶，即青霉素结合蛋白，从而阻碍细胞壁黏肽合成，使细菌胞壁缺损，菌体膨胀裂解。哺乳动物无细胞壁，不受 β- 内酰胺类药物的影响，因而本类药具有对细菌的选择性杀菌作用，对宿主毒性小。

（1）青霉素类抗生素

1）天然青霉素（penicillin）

青霉素 G

稳定性差，口服易被胃酸破坏；分布广，主要经肾排泄。本药为治疗敏感的革兰氏阳性杆菌、革兰氏阳性球菌及螺旋体（梅毒螺旋体）感染的首选药。毒性低，主要不良反应为过敏反应（如过敏性休克、血清样反应）。

主要临床应用包括：

①革兰氏阳性球菌感染：如溶血性链球菌引起的咽炎、扁桃体炎，草绿色链球菌引起的心内膜炎，肺炎链球菌引起的大叶性肺炎、中耳炎等均以青霉素 G 作为首选药。此外，对脑膜炎奈瑟菌引起的脑膜炎，虽然青霉素在正常生理状态下很难通过血脑屏障，但脑膜发炎时，血脑屏障对青霉素的通透性增大，大剂量青霉素 G 治疗有效。

②螺旋体感染：梅毒、钩端螺旋体病、螺旋体引起的回归热。

③革兰氏阳性杆菌感染：与相应抗毒素血清合用时治疗破伤风、白喉、炭疽。

2）半合成青霉素：由于天然青霉素存在抗菌谱窄、不耐胃酸、口服无效及不耐酶并易被水解等缺点，因此，通过改变天然青霉素 G 的侧链可获得耐酸、耐酶、广谱、抗铜绿假单胞菌及主要作用于 G^+ 菌等一系列不同品种的半合成青霉素。包括耐酸青霉素类（青霉素 V）、耐酶青霉素类（甲氧西林）、广谱青霉素类（阿莫西林）、抗铜绿假单胞菌广谱青霉素类（羧苄西林）及主要作用于革兰氏阴性菌的青霉素类（美西林）。

（2）头孢菌素类抗生素：头孢菌素（cephalosporins）是从头孢菌素 C 的产生菌中发现的。现在临床上使用的头孢菌素类是以头孢菌素母 7- 氨基头孢烷酸（7-ACA）接上不同侧链而制成的半合成抗生素。头孢菌素类与青霉素类比较，其特点是：抗菌谱比青霉素广，抗菌作用强，过敏反应少，毒性小。根据抗菌谱、对 β- 内酰胺酶的稳定性、对铜绿假单胞菌抗菌活性以及对肾的毒性的差异，可将头孢菌素类分成四代。

第一代头孢菌素：代表药物有头孢唑林、头孢氨苄、头孢噻吩等，临床上主要用于敏感的革兰氏阳性菌引起的轻度感染和部分中度感染。

第二代头孢菌素：代表药物有头孢呋辛、头孢克洛、头孢孟多等，临床上用于与第一代相同适应证的轻、中度感染患者，可作为一般革兰氏阴性菌感染的治疗药物。

第三代头孢菌素：代表药物有头孢噻肟、头孢唑肟、头孢曲松等，临床上主要用于治疗重症耐药菌或以革兰氏阴性杆菌为主要致病菌引起的感染，兼有厌氧菌和革兰氏阳性菌的混合感染。

第四代头孢菌素：代表药物有头孢匹罗、头孢吡肟，临床上主要用于对第三代头孢菌素耐药的革兰氏阴性菌引起的重症感染。

2．大环内酯类及多肽类抗生素 大环内酯类药物的共同特点为：①抗菌谱窄，比青霉素略广，主要作用于需氧革兰氏阳性菌和阴性球菌、厌氧菌、军团菌、衣原体和支原体等；②细菌对本类各药物之间有不完全交叉耐药性；③在碱性环境中抗菌活性较强，治疗尿路感染时常需碱化尿液；④口服后不耐酸，酯化衍生物可增加口服吸收；⑤血药浓度低，组织中浓度相对较高，痰、皮下组织及胆汁中明显超过血药浓度；⑥不易透过血脑屏障；⑦主要经胆汁排泄，进行肝肠循环；⑧毒性低，口服后的主要副作用为胃肠道反应，静脉注射易引起血栓性静脉炎。

红霉素（erythromycin）

红霉素的抗菌机制是它能与细菌核糖体的50S亚基结合，抑制转肽作用及（或）信使核糖核酸（mRNA）移位，而抑制蛋白质合成。

红霉素不耐酸，口服用糖衣片。口服吸收快，半衰期约2 h。乙琥红霉素为酯化红霉素，在体内释出红霉素。红霉素吸收后可迅速分布于组织、各种腺体并易透过胎盘和滑膜囊腔等。

红霉素主要用于治疗耐青霉素的金黄色葡萄球菌感染和青霉素过敏患者，是白喉带菌者、支原体肺炎、沙眼衣原体所致婴儿肺炎及结肠炎、弯曲杆菌所致败血症或肠炎及军团菌病的首选药。大剂量口服可出现胃肠道反应。口服红霉素也可出现假膜性肠炎，静脉滴注其乳糖酸盐可引起血栓性静脉炎。

阿奇霉素（azithromycin）与罗红霉素（roxithromycin）

两药是近年用于临床的大环内酯类新品种，其抗菌谱和抗菌作用与红霉素相近，但具有良好的药动学特性，如罗红霉素血及组织浓度高，且半衰期长（12 ~ 14小时），从而可降低用量，减少给药次数（每日2次），减少不良反应。

万古霉素（vancomycin）

万古霉素是多肽类化合物，仅对革兰氏阳性菌有强大杀菌作用。抗菌机制为阻碍细菌细胞壁合成。细菌对本品不产生耐药性，且与其他抗生素无交叉耐药性。口服不吸收，粪便中浓度高。主要用于治疗耐青霉素金黄色葡萄球菌引起的严重感染。静脉滴注时偶可发生恶心、寒战、药热、皮疹及皮肤瘙痒等。剂量较大时，严重者可致耳聋、耳鸣及听力损害。

3．氨基糖苷类抗生素 氨基糖苷类能影响蛋白质合成的许多环节。①起始阶段，抑制70S始动复合物的形成；②选择性地与30S亚基上的靶蛋白（如P10）结合，使mRNA上的密码错译，导致异常的、无功能的蛋白质合成；③阻碍终止因子（R）与核糖体A位结合，使已合成的肽链不能释放并阻止70S核糖体的解离，最终造成菌体内核糖体的耗竭。

口服不吸收或极少吸收（小于1%）。肌内注射后氨基糖苷类吸收迅速且完全。药物主要分布于细胞外液，组织与细胞内药物含量较低。氨基糖苷类在体内不被代谢，约90%以原型经肾小球滤过排出。

主要不良反应包括：

(1) 耳毒性：临床反应可分为两类。一类为前庭功能损害，有眩晕、恶心、呕吐、眼球震颤和平衡障碍；另一类为蜗神经损害，表现为听力减退或耳聋。

(2) 肾毒性：氨基糖苷类主要经肾排泄并在肾（尤其是皮质部）蓄积，主要损害近曲小管上皮细胞，但不影响肾小球。

(3) 神经肌肉阻断作用：其机制是乙酰胆碱的释放需 Ca^{2+} 的参与，药物能与突触前膜上的"钙结合部位"结合，从而阻止乙酰胆碱释放。

(4) 过敏反应：可引起嗜酸性粒细胞增多，出现皮疹、发热等过敏症状。

链霉素（streptomycin）

链霉素对多数革兰氏阴性菌有强大抗菌作用，但因毒性与耐药性问题，限制了它的临床应用。目前临床主要用于：①鼠疫与兔热病，对此病链霉素是首选药；②布鲁菌病，链霉素与四环素合用也有满意的效果；③结核病，链霉素为最早的抗结核药，现仍有应用，但必须与其他抗结核药联合应用，以延缓耐药性的发生；④链霉素与青霉素或氨苄西林合用，可用于预防常发的细菌性心内膜炎及呼吸、胃肠道和泌尿系统手术后感染。

庆大霉素（gentamicin）

庆大霉素是目前临床最为常用的广谱氨基糖苷类。庆大霉素广泛用于治疗敏感菌的感染，如严重革兰氏阴性杆菌感染、铜绿假单胞菌感染、病因未明的革兰氏阴性杆菌混合感染；口服可用于肠道感染或肠道术前准备；局部可用于皮肤、黏膜表面感染及眼、耳、鼻部感染。

4. 四环素类抗生素

四环素（tetracycline）

四环素与细菌核糖体 30S 亚基在 A 位特异性结合，阻止氨基酸与 tRNA 在该位置上的联结，从而阻止肽链延伸和细菌蛋白质合成。四环素类还可引起细胞膜通透性改变，使胞内的核苷酸和其他重要成分外漏，从而抑制 DNA 复制。

口服易吸收，但不完全，由于四环素类能与多价阳离子如 Mg^{2+}、Al^{3+} 及 Fe^{2+} 等起络合作用，因而含这些离子的药物和食物均可妨碍其吸收。吸收后广泛分布于各组织中，并能沉积于骨及牙组织内。本类药物经肝浓缩排入胆汁，形成肝肠循环，胆汁中药物浓度为血药浓度的 10 ~ 20 倍。

四环素类临床应用范围比较广泛。对立克次体感染和斑疹伤寒、恙虫病以及支原体引起的肺炎有良效，为首选药物。对革兰氏阳性菌和阴性菌感染，百日咳鲍特菌、痢疾志贺菌、肺炎杆菌所致的尿道、呼吸道与胆道感染，可用新四环素类（如多西环素、米诺环素以及替加环素）作为次选药物。

不良反应包括胃肠道反应、二重感染，如真菌病（鹅口疮、肠炎）及葡萄球菌引起的假膜性肠炎，还可对骨、牙生长产生影响，妊娠 5 个月以上的妇女服用这类抗生素，可使出生的幼儿乳牙釉质发育不全并出现黄色沉积（俗称四环素牙）。

5. 人工合成抗菌药——喹诺酮类 通过抑制 DNA 回旋酶作用，阻碍 DNA 合成而导致细菌死亡。口服吸收良好，部分品种可静脉给药；体内分布广，组织体液浓度高，可达有效抑菌或杀菌水平。

适用于敏感病原菌所致的呼吸道感染、尿路感染、前列腺炎、淋病及革兰氏阴性杆菌所致各种感染，如骨、关节、皮肤软组织感染。主要不良反应有胃肠道反应、中枢神经系统毒性、皮肤反应如光敏性皮炎和软骨组织损伤。

诺氟沙星（norfloxacin）

诺氟沙星是第一个氟喹诺酮类药，抗菌谱广，抗菌作用强，对革兰氏阳性和阴性菌包括铜绿假单胞菌均有良好抗菌活性。口服吸收 35% ~ 45%；易受食物影响，空腹比饭后服药的血浓度高 2 ~ 3 倍，药物消除半衰期为 3 ~ 4 小时。主要用于尿路及肠道感染。

Note

二、抗真菌药

1．分类和作用特点

多烯类：两性霉素 B、制霉菌素等，毒性较大，以肾性毒性常见。

唑类：①咪唑类：酮康唑、咪康唑、克霉唑、益康唑等，毒性大；②三唑类：氟康唑、伊曲康唑、伏立康唑等，毒性较小。

嘧啶类：氟胞嘧啶，不宜单用，常与两性霉素 B 合用。

烯丙胺类：特比萘芬，临床主要用于治疗皮肤癣菌引起的浅表真菌感染。

其他类：卡泊芬净、米卡芬净，主要用于治疗由曲霉菌和念珠菌引起的深部真菌感染；灰黄霉素，主要用于治疗皮肤癣菌感染，但不易透过皮肤角质层，故外用无效。

2．代表药物

（1）多烯类抗真菌药

两性霉素 B（amphotericin B）

两性霉素 B 抗菌谱广，几乎对所有真菌均有抗菌作用。对本药敏感的真菌有白念珠菌、新型隐球菌、皮炎芽生菌、组织胞浆菌、球孢子菌属等。

两性霉素 B 与真菌细胞膜上的重要成分麦角固醇结合，损伤细胞膜通透性，致细胞膜的屏障作用障碍，细胞内重要物质如钾离子、核苷酸和氨基酸等外漏，破坏细胞的正常代谢而抑制其生长。口服、肌内注射难吸收，且局部刺激性大，临床采用缓慢静脉滴注给药。主要在肝代谢、肾排泄，消除缓慢。脑内含量较低，故真菌性脑膜炎时须鞘内注射。

两性霉素 B 静脉滴注可于深部真菌感染，口服仅用于肠道真菌感染，也可局部应用治疗浅部真菌感染。不良反应较多，主要是在静脉滴注过程中出现高热、寒战、头痛、厌食、恶心、呕吐，有时可致血压下降，还可致肾毒性、低血钾和贫血等反应。

（2）唑类抗真菌药

酮康唑（ketoconazole）

酮康唑的作用机制是通过抑制羊毛固醇 14α- 去甲基化酶，阻断麦角固醇生物合成，细胞膜通透性增加和膜上许多酶活性改变，从而抑制真菌生长，属广谱抗真菌药，对多种浅部和深部真菌均有抗菌作用。临床用于多种浅部真菌感染，如皮肤真菌感染、甲癣、阴道白念珠菌病、胃肠真菌感染等。不良反应主要有胃肠道反应、肝毒性、男性乳房发育。

伊曲康唑（itraconazole）

伊曲康唑为广谱抗真菌药，在目前唑类药物中抗真菌作用最强，对大部分浅部和深部真菌均有抗菌活性。主要用于治疗白念珠菌阴道炎、口部和甲部癣病，以及对灰黄霉素耐药的浅表真菌感染。不良反应较轻，可见恶心、呕吐、食欲缺乏等消化道症状。

（3）嘧啶类抗真菌药

氟胞嘧啶（flucytosine）

本药可渗透进入真菌细胞内，脱氨基生成 5- 氟尿嘧啶，替代尿嘧啶参与真菌的核酸代谢，从而干扰 DNA 和 RNA 的合成。单用易耐药，与两性霉素有协同作用。主要用于念珠菌、隐球菌和其他敏感真菌所引起的肺部感染、尿路感染、败血症、心内膜炎等。主要不良反应为骨髓抑制，引起贫血、白细胞减少、胃肠道反应、皮疹等。

（4）烯丙胺类抗真菌药

特比萘芬（terbinafine）

特比萘芬的抗菌机制为抑制真菌角鲨烯环氧化酶而抑制真菌麦角固醇的合成，使真菌细胞膜的屏障功能障碍；此外，角鲨烯环氧化酶受抑，甾醇角鲨烯在真菌细胞内浓集，而对真菌产生毒性作用。主要用于治疗皮肤癣菌引起的甲癣、体癣、手癣、足癣等浅表真菌感染，效果优于伊曲康唑。不良反应发生率低，主要有胃肠道反应和头痛。

三、抗病毒药

（一）分类

抗病毒药物主要通过阻断病毒的增殖过程而发挥作用，根据病毒繁殖的不同时期，可分为以下五类。

1．阻断病毒的进入 药物可以与病毒竞争细胞膜表面的受体，阻止病毒吸附于细胞表面，使其不能侵入细胞内，如抗 HIV 的 CCR5 辅助受体拮抗剂马拉韦罗。

2．阻止病毒的脱壳 如金刚烷胺和金刚乙胺，可通过抑制流感病毒脱壳时所需的蛋白 M2 的活性，用于甲型流感病毒感染的治疗和预防。

3．抑制病毒的复制 如阿昔洛韦能选择性地抑制单纯疱疹病毒的 DNA 聚合酶而阻碍 DNA 合成。

4．抑制病毒的装配 如利福平能阻止病毒 DNA 装配成病毒颗粒，抑制病毒包膜的形成，故能抑制病毒的成熟，诱发生成有缺陷的病毒。

5．抑制病毒的释放 某些病毒表面有神经氨酸酶，可破坏宿主细胞表面的神经氨酸（受体部分），促使病毒释放。异喹啉类药物可抗神经氨酸酶，抑制病毒从细胞释放。

（二）代表药物

1．广谱抗病毒药 目前临床上使用的广谱抗病毒药物主要有核苷类，如利巴韦林（ribavirin），通过干扰病毒核酸的合成而起到抗病毒作用；其次是干扰素（interferon，IFN）等生物制剂，通过调节宿主对病毒的防御机制而抗病毒。广谱抗病毒药会影响机体的正常生理功能，因此对其引起的不良反应必须给予足够的重视。

2．抗 DNA 病毒药

（1）抗疱疹病毒药：目前抗疱疹病毒药物主要是核苷类药物，这类化合物经过病毒胸苷激酶磷酸化成三磷酸化合物与脱氧尿苷三磷酸竞争，从而抑制病毒 DNA 的合成。如阿昔洛韦（aciclovir），是单纯疱疹病毒感染的首选药，也可用于治疗带状疱疹病毒感染。

（2）抗乙型肝炎病毒药

拉米夫定（lamivudine）

拉米夫定经过被动扩散进入细胞内，在细胞内酶的作用下转化为三磷酸型，进而竞争性抑制 HBV DNA 聚合酶（具有逆转录酶活性），并引起 DNA 链延长反应终止，使 HBV 的 DNA 含量下降。拉米夫定耐受性良好，口服给药不良反应的发生率很低。但停药易复发，需长期服用，且容易诱导耐药病毒株的产生。拉米夫定是第一个口服有效的乙型肝炎治疗药物，主要用于干扰素无效的患者。

阿德福韦（adefovir）

阿德福韦口服生物利用度低，过敏反应严重。阿德福韦二吡呋酯（adefovir dipivoxil）是阿德福韦的衍生物，可以作为前药，在体内迅速转化为阿德福韦，因而其生物利用度高于阿德福韦。阿德福韦二吡呋酯具有广谱抗病毒活性，用于治疗拉米夫定耐药的慢性乙型肝炎。

3．抗 RNA 病毒药

（1）抗丙型肝炎病毒药

索菲布韦（sofosbuvir）

索菲布韦是一种前药，在肝内代谢转化为活性尿苷三磷酸类似物，再与核苷酸竞争 HCV NS5B 活性位点，最终导致 HCV 早期 RNA 链合成的终止。索菲布韦耐受性较好，可用于治疗成人慢性丙型肝炎患者 1、2、3、4 型，治疗有效率可达 96%。

（2）抗艾滋病病毒药：人类免疫缺陷病毒（HIV）是引起获得性免疫缺陷综合征（AIDS，艾滋病）的病原体。尽管有很多抗 HIV 药物，但它们仍然不能清除 HIV，只能抑制病毒的复制，将病毒载量降低，在一定程度上恢复患者的免疫功能，延长患者的生命。

1）HIV 逆转录酶抑制剂：逆转录酶是 HIV 从 RNA 逆转录为 DNA 过程中起主要作用的酶，逆转录酶抑制剂可作为逆转录酶的底物或竞争性抑制剂而阻止病毒的复制。分为核苷类和非核苷类抑制剂：

①核苷类 HIV 逆转录酶抑制剂：核苷类似物在细胞内被磷酸化形成 5′- 三磷酸的活性代谢产物，与 5′- 三磷酸核苷竞争，通过逆转录酶整合入病毒 DNA，引发病毒 RNA 链提前终止，从而抑制 HIV 的复制。代表药物为齐多夫定（azidothymidine，AZT），为治疗 HIV 感染的一线药物。为增强疗效，防止或延缓耐药性产生，临床上需与其他抗 HIV 药合用。

②非核苷类 HIV 逆转录酶抑制剂：非核苷类 HIV 逆转录酶抑制剂能与 HIV 逆转录酶活性中心附近的氨基酸残基结合并使酶失活。这类药物相互间的交叉耐药很普遍，代表药物为奈韦拉平（nevirapine）。不良反应最常见的有药疹（发生率高达 40% 以上）、发热、疲劳、头痛、失眠、恶心、肝转氨酶水平增高等。

2）HIV 蛋白酶抑制剂：HIV 蛋白酶抑制剂通过抑制蛋白酶对病毒蛋白的水解过程，从而干扰病毒的装配，继而使感染细胞释放出未成熟的不具传染性的病毒粒子，达到抑制病毒复制的目的。

代表药物为利托那韦（ritonavir），临床上通常是将利托那韦作为 CYP3A 酶的抑制剂，与另一个蛋白酶抑制剂洛匹那韦（lopinavir）组成固定配方的复方制剂，提高血浆中洛匹那韦的药物浓度。

3）HIV 进入抑制剂：此类药物通过阻止 HIV 与受体结合或阻止其与细胞膜的融合，抑制 HIV 的感染，达到抗病毒的效果。

代表药物为恩夫韦特（enfuvirtide），是第一个被批准的 HIV 进入抑制剂。当 HIV 对各种逆转录酶抑制剂和蛋白酶抑制剂都耐药的时候，该药物仍能达到抑制 HIV 的作用，为艾滋病的治疗提供了一道新的生命防线。

4）高活性抗逆转录病毒联合疗法：联合 3 种或 4 种药物（通常包含一种蛋白酶抑制剂）的高效抗逆转录病毒联合疗法（highly active anti-retroviral treatment，HAART）已成为治疗 HIV 感染的标准方法，可以使 HIV 感染患者的死亡率和发病率明显减低。HAART 通常被称为“鸡尾酒疗法”。药物之间的相互作用及合理搭配使 HAART 的效果比单一用药有优势。

（3）抗流感病毒药

1）M2 蛋白抑制剂

金刚烷胺（amantadine）

金刚烷胺主要是通过抑制甲型流感病毒的 M2 蛋白的离子通道来抑制病毒复制。只对甲型流感病毒有抑制作用且疗效相似。可口服给药，但易产生耐药性。使用后会出现眩晕、失眠等不良反应。

2）神经氨酸酶抑制剂：神经氨酸酶（唾液酸酶）是呼吸道病毒复制的关键酶，抑制病毒神经氨酸酶的活性，使病毒难以从感染细胞释放出来，可以阻止病毒在呼吸道扩散。

扎那米韦（zanamivir）

扎那米韦对甲型和乙型流感病毒的神经氨酸酶有很强的选择性抑制作用，对金刚烷胺和金刚乙胺耐药的病毒仍有抑制作用。扎那米韦口服无效，临床一般采用鼻内给药或干粉吸入给药。主要经尿排泄，耐受性好。不良反应有哮喘、支气管痉挛。

四、抗恶性肿瘤药

（一）抗肿瘤药物的作用机制及药物分类

临床抗肿瘤药物主要根据其对生物大分子的作用进行分类（图 28-4）。

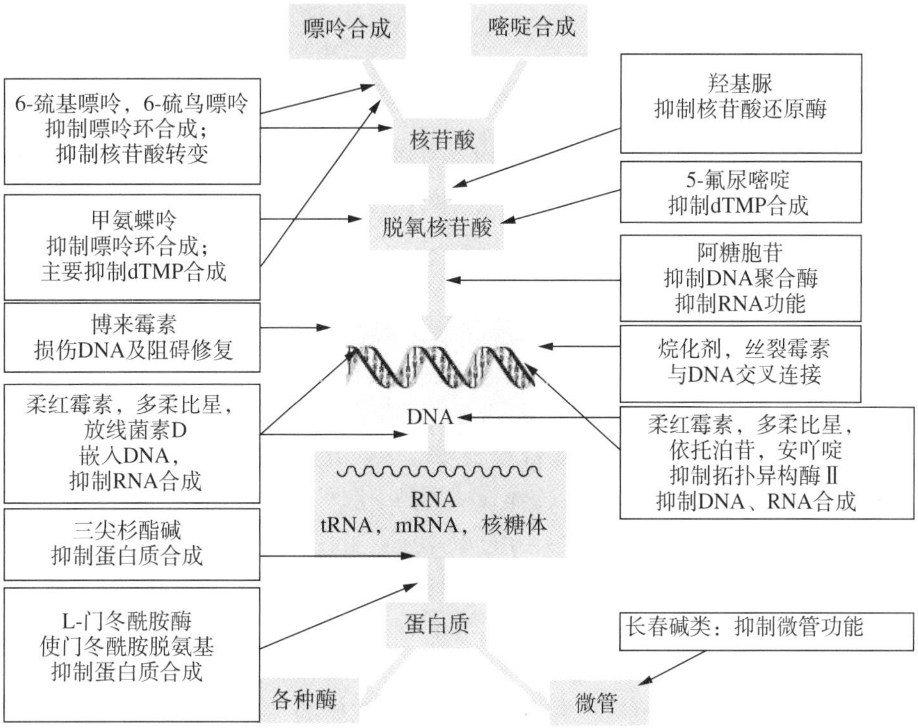

图 28-4　抗恶性肿瘤药的作用机制示意图

1．抗代谢药　影响核酸生物合成的药物又称抗代谢药，它们的化学结构和核酸代谢的必需物质如叶酸、嘌呤、嘧啶等相似，可以通过特异性干扰核酸的代谢，阻止细胞的分裂和繁殖。根据药物主要干扰的生化步骤和所抑制的靶酶的不同，进一步分以下 5 类：①二氢叶酸还原酶抑制药，如甲氨蝶呤等；②胸苷酸合成酶抑制药，如 5- 氟尿嘧啶等；③嘌呤核苷酸互变抑制药，如 6- 巯基嘌呤等；④核苷酸还原酶抑制药，如羟基脲等；⑤ DNA 聚合酶抑制药，如阿糖胞苷等。

2．影响 DNA 结构与功能的药物　药物可通过破坏 DNA 结构和抑制拓扑异构酶活性，影响 DNA 的结构和功能。根据其作用的机制不同又进一步分以下几类：① DNA 交联剂：氮芥、环磷酰胺、噻替派等；②破坏 DNA 的铂类：顺铂；③破坏 DNA 的抗生素：丝裂霉素、博来霉素；④拓扑异构酶抑制药：喜树碱类、鬼臼毒素衍生物。

3．干扰蛋白质合成与功能的药物　可干扰微管蛋白聚合功能、干扰核糖体的功能和影响氨基酸供应，从而抑制蛋白质的合成和功能，包括：①微管蛋白活性抑制药，如长春碱类、紫杉醇等；②干扰核糖体功能的药物，如三尖杉生物碱类；③影响氨基酸供应的药物，如 L- 门冬酰胺酶。

4．嵌入DNA干扰转录过程的药物 可嵌入DNA碱基对之间，干扰转录过程，阻止mRNA的合成，如放线菌素D、多柔比星、柔红霉素等。

5．影响体内激素平衡的药物 常用的有肾上腺皮质激素、雄激素、雌激素等。

6．其他新型的抗肿瘤药物 新型抗肿瘤靶向药物不断出现，超出了传统的直接细胞毒类抗肿瘤药物，通过影响某些与增殖相关的受体、干扰影响细胞内信号转导和细胞周期调控、抑制端粒酶及影响机体的免疫功能等机制发挥抗肿瘤作用，包括：①抗肿瘤侵袭转移剂，如抗整合素肽、巴马司他等；②多药耐药的逆转剂，如钙通道阻滞剂维拉帕米、钙调蛋白抑制剂等；③新生血管生成抑制剂，如沙利度胺、贝伐珠单抗等；④生物反应调节剂，如干扰素、白介素、维甲酸等。

（二）抗恶性肿瘤药物的不良反应

1．近期毒性

（1）共有的毒性反应：传统的抗肿瘤药物主要通过干扰DNA、RNA及蛋白质等大分子物质的结构或功能而发挥抗肿瘤作用，因此，抗肿瘤的同时可能会对机体生长迅速的组织如骨髓、毛发及消化道黏膜等的生物大分子的结构和功能产生影响，从而导致骨髓抑制、消化道反应、脱发等。

（2）特有的毒性反应：①心脏毒性：心脏毒性以蒽环类抗肿瘤药物最常见，代表药物是多柔比星（阿霉素）和柔红霉素，可引起心肌退行性病变和心肌间质水肿；②呼吸系统毒性：大剂量长期应用博来霉素和白消安可引起肺纤维化；③肝毒性：部分抗肿瘤药物如甲氨蝶呤、环磷酰胺、鬼臼毒素类可引起肝损害；④肾和膀胱毒性：大剂量的环磷酰胺可引起出血性膀胱炎，顺铂可损害肾小管；⑤神经毒性：长春新碱最易引起外周神经病变，顺铂、甲氨蝶呤、氟尿嘧啶、紫杉醇也可引起一些神经毒性；⑥过敏反应：虽在抗肿瘤药物中过敏反应少见，但仍有少数药物可出现，主要是一些多肽类化合物或蛋白质类的抗肿瘤药如L-门冬酰胺酶、博来霉素、紫杉醇，过敏反应与赋形剂聚氧乙基蓖麻油有关。

2．远期毒性

（1）第二原发恶性肿瘤：很多抗肿瘤药物特别是烷化剂具有致突变、致癌及免疫抑制作用，可能产生与化疗相关的第二原发恶性肿瘤。

（2）不育和畸胎：很多抗肿瘤药可能影响生殖细胞的产生和内分泌功能，导致不育和致畸。

（三）传统抗恶性肿瘤药

1．抗代谢药

5-氟尿嘧啶（5-fluorouracil，5-FU）

5-氟尿嘧啶在体内转变为5-氟尿嘧啶脱氧核苷酸（5F-dUMP），竞争性抑制脱氧尿苷酸（dUMP）甲基化为脱氧胸苷酸（dTMP），从而影响DNA合成。此外也能抑制RNA和蛋白质的合成。对消化系统癌（如胃癌、肠癌）和乳腺癌疗效较好；对宫颈癌、卵巢癌、绒毛膜上皮癌等也有效。不良反应主要为胃肠道反应，严重者出现血性腹泻。也可引起骨髓抑制、脱发、共济失调，偶见肝、肾功能损害。

6-巯基嘌呤（6-mercaptopurine，6-MP）

在细胞内转变成硫代肌苷酸，阻止肌苷酸转变为腺苷酸和鸟苷酸，从而抑制DNA合成。对S期细胞作用最为显著。对急性淋巴细胞白血病的疗效较好。大剂量对绒毛膜上皮癌亦有较好疗效。常见不良反应为骨髓抑制和胃肠道反应，少数人可出现黄疸和肝功能障碍。

2．影响 DNA 结构及功能的药物

环磷酰胺（cyclophosphamide）

环磷酰胺在体外无活性，在体内经肝细胞色素 P450 代谢为醛磷酰胺，在肿瘤细胞中分解为磷酰胺氮芥，与 DNA 发生烷化，形成交叉联结，影响 DNA 功能，抑制肿瘤细胞的生长繁殖。为广谱抗瘤药，对恶性淋巴瘤疗效显著。对多发性骨髓瘤、急性淋巴细胞白血病、肺癌、乳腺癌等均有一定疗效。胃肠道不良反应较轻，骨髓抑制作用、脱发常见，大剂量引起出血性膀胱炎。

喜树碱类（camptothecin，CPT）

羟喜树碱为喜树碱的羟基衍生物，通过抑制拓扑异构酶 I 而发挥细胞毒作用，使 DNA 不能复制，造成不可逆的 DNA 链破坏，从而导致细胞死亡。它对治疗多种恶性肿瘤具有显著疗效。不良反应有胃肠道反应、白细胞下降、脱发、心电图改变及泌尿道刺激症状。

3．嵌入 DNA 干扰转录过程的药物

多柔比星（doxorubicin）

多柔比星又称阿霉素，可抑制 RNA 和 DNA 的合成，对 RNA 的抑制作用最强，抗瘤谱较广，对多种肿瘤均有作用，属周期非特异性药。主要适用于急性白血病，一般作为二线药物。对乳腺癌、肉瘤、肺癌、膀胱癌等也有一定疗效，多与其他抗癌药联合使用。不良反应有白细胞和血小板减少、脱发、心脏毒性和胃肠道反应。

柔红霉素（daunorubicin）

柔红霉素通过嵌入 DNA 碱基对，形成复合物，阻止 RNA 转录，抑制 DNA、RNA 的合成。主要用于各种类型的急性白血病、红白血病、慢性粒细胞白血病、恶性淋巴瘤。不良反应主要有骨髓抑制、消化道反应及心脏毒性。

4．干扰蛋白质合成及功能的药物

长春新碱（vincristine，VCR）

长春新碱抗肿瘤作用靶点是微管，主要抑制微管蛋白的聚合而影响纺锤体微管的形成，使有丝分裂停止于中期。还可干扰蛋白质代谢及抑制 RNA 聚合酶的活性。对儿童急性淋巴细胞白血病疗效较好。不良反应主要有神经系统毒性、骨髓抑制、消化道反应和脱发。

5．影响体内激素平衡的药物

该类药物属于某些激素或其拮抗药，通过作用于下丘脑 - 垂体靶腺轴，或直接对抗体内激素的作用，以改变失调激素作用状态，从而抑制某些肿瘤的生长。

他莫昔芬（tamoxifen）

他莫昔芬具有雌激素样作用，能促使阴道上皮角化和子宫重量增加，并能防止受精卵着床，延迟排卵。临床适用于治疗晚期乳腺癌和卵巢癌。不良反应有胃肠道反应、骨髓抑制和抗雌激素作用，长期大剂量使用还会导致视力障碍。

第三节　各系统常用药物

一、治疗消化性溃疡药物

（一）胃酸的分泌及其调节

胃酸的分泌及其调节是一个复杂的过程，受多种因素影响（图 28-5）。

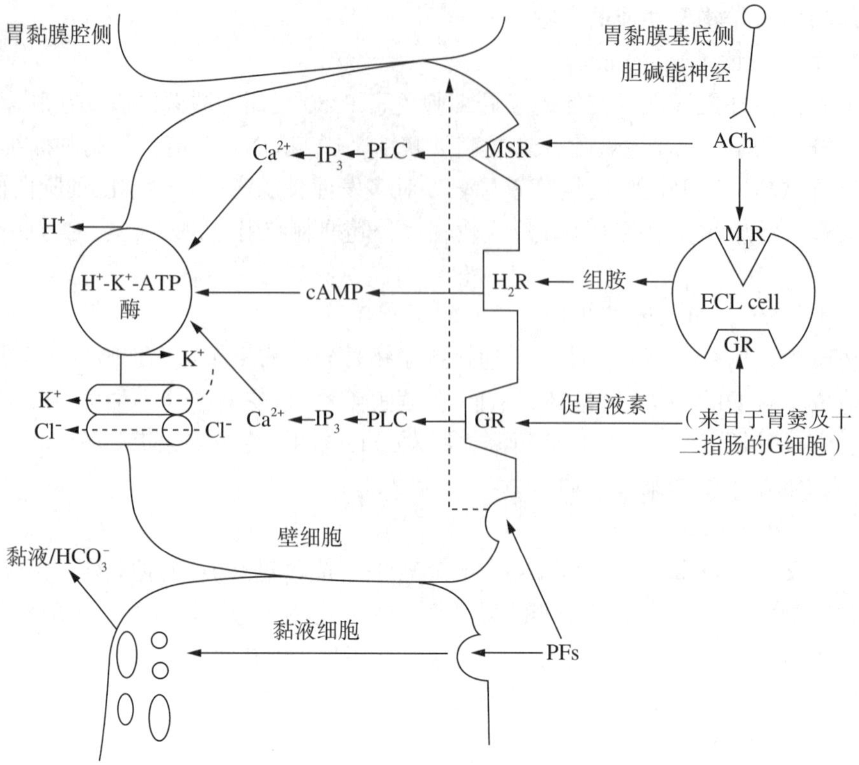

图 28-5 胃酸的分泌与调节

ECL cell：肠嗜铬样细胞；PLC：磷脂酶 C；IP_3：肌醇三磷酸；GR：gastrin receptor，促胃液素受体

（二）常用药物

1．弱碱性抗酸药 该类药物的作用特点是口服后在胃中与胃酸发生酸碱中和反应，使胃内 pH 升高，同时因胃内 pH 的升高可抑制胃蛋白酶原的激活，降低胃蛋白酶的活性，具有促进溃疡愈合和缓解疼痛的作用。

复方碳酸钙

复方碳酸钙是指由碳酸钙及重质碳酸镁组成的制剂，二者均为抗酸药，口服后能中和胃酸，使胃内容物 pH 升高，从而缓解疼痛，减轻胃烧灼感以及反酸等症状。适应证为急慢性胃炎、胃及十二指肠溃疡、与酸有关的胃部不适症状。应用时可产生嗳气、便秘等不良反应。大剂量服用可导致高钙血症。

氢氧化铝凝胶

氢氧化铝凝胶每毫升含主要成分氢氧化铝（以氧化铝计）40 mg，与胃酸作用可产生氯化铝，氯化铝可与蛋白质结合形成一层保护膜，覆盖在溃疡面上，促使溃疡自行愈合。该药作用缓慢而持久，但效力较弱。临床主要用于缓解胃酸过多引起的胃痛、胃灼热感（烧心）、反酸。

2．H_2 受体阻滞药 这类药物的共同特点是通过竞争性地阻断胃壁细胞上的 H_2 受体，产生抑制胃酸分泌的作用。由于此类药物对以基础胃酸分泌为主的夜间胃酸分泌具有良好的抑制作用，而夜间胃酸分泌减少对十二指肠溃疡的愈合尤为重要，故此类药物对十二指肠溃疡的疗效优于胃溃疡，是目前临床治疗十二指肠溃疡的首选药。此外，本类药物也可用于治疗无并发症的胃食管反流和预防应激性溃疡的发生。

雷尼替丁（ranitidine）

口服吸收快，且不受食物的影响。主要经肝代谢，部分以原型经肾排出，$t_{1/2}$ 为 2 h。可透过血脑屏障和胎盘屏障。治疗消化性溃疡，特别是十二指肠溃疡。不良反应发生率低，主要有轻度腹泻、眩晕、乏力、便秘等。本品抑制肝药酶细胞色素 P450 的作用很弱，故对其他药物的代谢影响较小。

3．M 受体阻断药　多用选择性 M 受体阻断药，可通过阻断肠嗜铬细胞上的 M 受体，抑制迷走神经介导的组胺释放引起的胃酸分泌，在 H_2 受体阻断药及质子泵抑制药上市前，曾广泛用于治疗消化性溃疡。但因其抑制胃酸分泌作用仍比 H_2 受体阻滞药弱，故现已很少使用。代表药物为哌仑西平（pirenzepine）和替仑西平（telenzepine）。

4．促胃液素受体阻滞药　丙谷胺（proglumide）是本类药物代表药，能通过阻断促胃液素受体而抑制促胃液素介导的胃酸分泌，疗效弱于 H_2 受体阻滞药。还可增加胃黏膜糖蛋白的合成，促进溃疡愈合。临床上可用于消化性溃疡、胃及十二指肠炎的治疗。不良反应较少，偶见口干、失眠、腹胀、食欲下降等。

5．质子泵（H^+-K^+-ATP 酶）抑制药　质子泵抑制药（proton pump inhibitors）是目前已知抑制胃酸分泌作用最强的药物，能不可逆地抑制质子泵，对 H^+-K^+-ATP 酶的抑制作用强而持久，抑制胃酸分泌的程度较深。

奥美拉唑（omeprazole）

对各种刺激引起的胃酸分泌均有强大的抑制作用。还能增加胃黏膜血流量，对胃液总量和胃蛋白酶的分泌也有一定的抑制作用。实验还证实该药有抗幽门螺杆菌的作用，其机制与抑制幽门螺杆菌的 ATP 酶、干扰其代谢有关。口服吸收快，生物利用度为 35%，但反复用药后可提高至 60% ~ 70%。主要经肝代谢，后由肾及消化道排出，其代谢物仍有活性，$t_{1/2}$ 为 1 ~ 2 h。

主要用于治疗反流性食管炎、消化性溃疡、上消化道出血及胃酸过多症。不良反应较轻，主要有胃肠道症状和神经系统症状，长期使用还可影响体内维生素 B_{12} 水平，提高骨质疏松患者骨折的风险，增加危症患者呼吸道感染的复发率。

二、平喘药

1．选择性 β_2 肾上腺素受体激动药　主要作用机制是通过激动 β_2 受体而激活支气管平滑肌的腺苷酸环化酶，催化 cAMP 合成，激活 cAMP 依赖的蛋白酶而松弛支气管平滑肌。同时抑制肥大细胞及中性粒细胞释放炎性介质，减少渗出，促进黏液分解，有利于哮喘的治疗。目前临床上常用的是沙丁胺醇、特布他林、克仑特罗等，疗效确切，不良反应少，使用方便，是缓解哮喘发作的主要药物。

沙丁胺醇（salbutamol）

作用特点为选择性激动支气管平滑肌的 β_2 受体，有较强的支气管扩张作用，对心脏受体的作用仅为异丙肾上腺素的 1/10。口服 30 min 起效，雾化吸入 5 min 起效，维持 4 ~ 6 h。

用于控制支气管哮喘急性发作，对支气管哮喘发作多用气雾吸入方式给药，预防支气管哮喘发作用口服给药。不良反应包括心率加快、心悸、肌震颤。长期应用可产生耐性，不宜与受体阻断剂合用。

2．M 胆碱受体阻滞药　呼吸道的感受器如牵张器及刺激感受器的传入和传出神经纤维均通过迷走神经支配，呼吸道内迷走神经支配的 M 胆碱受体分为 3 个亚型，即 M_1、M_2、M_3 受体。哮喘患者的 M_3 受体功能易于亢进，使气管平滑肌收缩、黏液分泌、血管扩张及炎性细胞聚集，从而导致喘息发作。

异丙托溴铵（ipratropium bromide）

此药为非选择性 M 胆碱受体阻滞药。扩张支气管平滑肌，也有加快心率和抑制呼吸道腺体分泌作用，无中枢作用。主要治疗慢性阻塞性肺疾病，对大多数哮喘患者疗效差。

3．磷酸二酯酶抑制剂 此类药物包括茶碱及其衍生物，其作用机制未完全阐明，包括通过抑制磷酸二酯酶而减少环磷腺苷的水解，使气道平滑肌舒张；促进内源性肾上腺素与去甲肾上腺素释放，舒张支气管；利尿、强心作用，可扩张冠状动脉和外周血管，缓解心绞痛。曾经作为哮喘治疗的一线药物。近年来，由于茶碱类药不良反应比较多，中毒浓度与治疗浓度比较接近，安全指数小，个体差异比较大，与许多药物存在不良的相互作用，现已降为二线药物。

氨茶碱（aminophylline）

用于支气管哮喘、喘息性支气管炎、慢性阻塞性肺疾病、急性心功能不全和心源性哮喘；与 β_2 受体激动剂合用可提高疗效。口服后易引起胃肠道不适，静脉滴注过快或浓度过高可兴奋心脏，剂量过大可引起心悸、心律失常。

4．过敏介质阻释剂 该类药物的主要作用是稳定肺组织肥大细胞、抑制过敏介质的释放，对炎症细胞也有抑制作用。另外可阻断引起支气管痉挛的神经反射，降低哮喘患者的气道高反应性。

色甘酸钠（sodium cromoglicate）

用于预防运动性哮喘，对内源性哮喘和慢性哮喘也有一定的疗效。需要在运动前 7 ~ 10 天用药，并且在运动前 15 min 给药。不良反应包括咽喉和气道刺激症状，出现胸部紧迫感，甚至诱发哮喘。

5．肾上腺皮质激素 肾上腺皮质激素作为一线平喘药应用于临床。对重症哮喘及哮喘的持续状态，糖皮质激素仍是最有效的药物。该类药物的主要作用环节：①抑制多种参与哮喘发病的炎症细胞的活性；②抑制多种炎症介质合成释放；③增加气道对儿茶酚胺的敏感性；④抑制气道的高反应性。

倍氯米松（beclomethasone）

倍氯米松是地塞米松的衍生物，用于需长期全身应用糖皮质激素治疗的慢性支气管哮喘患者，也用于常年性、季节性过敏性鼻炎和血管收缩性鼻炎。部分患者吸入后出现声音暗哑，长期连续吸入可有口腔念珠菌感染。

6．抗白三烯药物 包括白三烯受体阻滞剂和 5- 脂氧酶活性抑制剂。前者通过与支气管平滑肌等部位上的 LT 受体选择性结合，竞争性地阻滞 LTs 的作用，进而阻断器官对 LTs 的反应，如扎鲁司特、孟鲁司特等。后者通过抑制花生四烯酸的 5- 脂氧酶的活性而抑制 LTs 的合成，如齐留通。

孟鲁司特（montelukast）

此药为高选择性半胱氨酰白三烯受体阻断剂，抑制 LTC4 与受体的结合，缓解白三烯介导的支气管炎症和痉挛状态。用于哮喘患者的预防和长期治疗，以减轻季节性过敏性鼻炎引起的症状。

三、利尿药

（一）分类

根据作用部位、强度和作用机制可将利尿药分为三大类。

1．高效利尿药 主要作用于髓袢升支粗段，抑制 Na^+-K^+-$2Cl^-$ 同向转运体，干扰肾的浓缩功能和稀释功能，产生强大的利尿作用，也称袢利尿药。代表药物是呋塞米，此外还有布美他尼、托拉塞米、依他尼酸等。

2．中效利尿药 主要作用于远曲小管近段，抑制 Na^+-Cl^- 同向转运体，干扰肾的稀释功能，不影响浓缩功能，产生中等强度的利尿作用。常用药物有氢氯噻嗪、氯噻酮等。

3．低效利尿药 主要作用于远曲小管远段和集合管，根据作用机制分为：

（1）留钾利尿药：干扰 K^+-Na^+ 交换，产生弱的利尿作用。代表药物有螺内酯、氨苯蝶啶和阿米洛利。

（2）碳酸酐酶抑制剂：抑制碳酸酐酶活性，干扰 H^+-Na^+ 交换。代表药物有乙酰唑胺。

（二）代表药物

1．高效利尿药 本类药物利尿作用快速而强大，化学结构虽然不同，但药理作用相似，即作用在髓袢升支粗段髓质部和皮质部，抑制 Na^+-K^+-$2Cl^-$ 同向转运体，使尿中 Na^+、K^+、Cl^-、Ca^{2+}、Mg^{2+}、HCO_3^- 排出增加。

呋塞米（furosemide）

口服易吸收，1 ~ 2 h 达高峰浓度；静注 5 ~ 10 min 起效，0.5 ~ 1 h 达峰浓度。大部分药物以原型经肾小管有机酸分泌通道排泄。临床可用于：缓解急性肺水肿，对肺水肿合并左心衰竭者疗效更佳；减少肾小管的萎缩和坏死；迅速控制高钙血症；使尿量增加，尽快排出体内毒物。主要不良反应有严重水电解质平衡紊乱、耳毒性、高尿酸血症和恶心、呕吐等。

2．中效利尿药 人们在研究和开发更有效的碳酸酐酶抑制药时找到了噻嗪类，明确噻嗪类作用部位主要在远曲小管近段，为 Na^+-Cl^- 同向转运体抑制药。尽管它们中的一些仍然保留了明显的抑制碳酸酐酶活性的作用，但这并不是它们产生利尿的主要作用机制。

氢氯噻嗪（hydrochlorothiazide）

口服吸收迅速但不完全，1 ~ 2 h 起效，$t_{1/2}$ 为 12 h。与尿酸竞争分泌通道，减少尿酸分泌。可用于各种原因引起的水肿，对心源性水肿疗效较好；是治疗高血压的一线药，常作为基础药与其他降压药合用；还可治疗慢性心功能不全、尿崩症。不良反应包括电解质平衡紊乱、高尿酸血症、长期使用可导致高血糖、过敏反应等。

3．低效利尿药 其中留钾利尿药可作用于远曲小管远段和集合管，利尿作用弱，单用效果差，与其他利尿药合用，可平衡 K^+、Mg^{2+} 排泄。

螺内酯（spironolactone）

化学结构与醛固酮相似，拮抗醛固酮的作用，表现出排 Na^+ 留 K^+ 的利尿作用。口服易吸收，需经肝代谢为有活性的坎利酮后才能发挥作用，口服后 1 天左右起效，2 ~ 4 天出现最大利尿效应。治疗伴有醛固酮增多的顽固性水肿，如肝硬化腹水、肾病综合征、慢性心力衰竭。久用可引起高血钾、性激素样作用、胃肠道反应和中枢神经系统反应。

四、作用于循环系统的药物

（一）抗高血压药

1．抗高血压药的作用机制及药物分类 动脉血压形成的基本因素是心排血量和外周血管阻力。心排血量受心脏功能、回心血量和血容量的影响，外周血管阻力受小动脉紧张度的影响。抗高血压药可分别作用于上述不同的环节，产生降压作用。根据抗高血压药的作用部位或机制，可将其分为以下几类。

（1）利尿降压药：氢氯噻嗪、氯噻酮、吲哒帕胺等。

（2）肾素 - 血管紧张素 - 醛固酮系统（RAAS）抑制药

1）血管紧张素转换酶抑制药（ACEI）：如卡托普利、依那普利、雷米普利、福辛普利等。

2）血管紧张素Ⅱ（AngⅡ）受体阻滞药：如氯沙坦、厄贝沙坦、缬沙坦等。

3）肾素抑制药：如阿利吉仑等。

（3）钙通道阻滞药：如硝苯地平、维拉帕米、尼群地平等。

（4）交感神经抑制药

1）中枢性降压药：如可乐定、甲基多巴、莫索尼定等。

2）神经节阻滞药：如樟磺咪芬等。

3）去甲肾上腺素能神经末梢阻滞药：如利血平、胍乙啶等。

（5）肾上腺素受体阻滞药。

1）β 肾上腺素受体阻滞药：如普萘洛尔、美托洛尔等。

2）α_1 肾上腺素受体阻滞药：如哌唑嗪等。

（6）血管扩张药

1）血管平滑肌扩张药：如肼屈嗪、硝普钠等。

2）钾通道开放药：如米诺地尔等。

3）5-HT 受体阻滞药：如酮色林等。

目前临床常用的抗高血压药是利尿药、ACEI、AngⅡ受体阻滞药、钙通道阻滞药、β 肾上腺素受体阻滞药。其他抗高血压药较少单独使用，但在联合用药和复方制剂中仍常使用。

2．常用抗高血压药

（1）利尿药：噻嗪类利尿药是常用降压药，长期用药则通过扩张外周血管而产生降压作用，其长期降压作用可能通过 Na^+-Ca^{2+} 交换机制，使血管平滑肌对缩血管物质的反应性减弱。降压作用温和、持久，对患者立位和卧位均有降压作用。噻嗪类利尿药与扩血管药合用，可产生协同作用。

利尿药是临床治疗高血压的常用基础药物。噻嗪类利尿药单独应用适宜于轻、中度高血压，治疗时应选择小剂量。长期应用小剂量噻嗪类利尿药能较好地控制血压。若不能有效控制血压，则应合用或换用其他抗高血压药。

单用噻嗪类利尿药治疗，长期使用可伴有低钾血症，对高血压合并糖尿病的患者使用要慎重。对合并有氮质血症或尿毒症的患者可选用高效利尿药呋塞米、吲哒帕胺。

（2）肾素 - 血管紧张素 - 醛固酮系统（RAAS）抑制药：RAAS 不仅存在于循环系统，而且还存在于心脏、脑组织及血管中，在心血管活动和水电解质平衡中起着重要的调节作用。

1）ACEI：卡托普利为第一个口服有效的 ACEI，能抑制 ACE 活性，使 AngⅡ的生成减少，减少缓激肽的降解，对高血压并发症、心功能不全及缺血性心脏病等也有较好疗效。临床将该类药列为高血压合并糖尿病、左心室肥厚等的首选药物。

卡托普利（captopril）

此药抑制 RAAS 的血管紧张素转换酶（ACE），阻止血管紧张素Ⅰ转换成血管紧张素Ⅱ，并能抑制醛固酮分泌，减少水钠潴留，特异性扩张肾血管，亦加强排钠作用。适用于各型高血压，目前为抗高血压治疗的一线药物之一。主要不良反应为刺激性干咳、心悸、心动过速、高血压、低血钾和胃肠道反应。

2）AngⅡ受体阻滞药：在受体水平阻断 RAAS，特异性阻滞 AT_1 受体，阻断不同途径生成的 AngⅡ作用于 AT_1 受体。

氯沙坦（losartan）

通过阻断 AT_1 受体，拮抗 AngⅡ的升压作用；并可抑制 AngⅡ的促心血管细胞增生肥大作用。用于治疗各型高血压，对合并左室肥厚、糖尿病等患者有良好疗效。不良反应包括眩晕、低血压、肾功能障碍、高血钾等。

（3）钙通道阻滞药：本类药物通过选择性阻滞电压依赖性钙通道，使跨膜 Ca^{2+} 内流减少，导致小动脉平滑肌松弛，降低外周阻力，使血压下降。钙通道阻滞药临床用于治疗高血压、心律失常、心绞痛、慢性心功能不全等疾病。

常用药物包括：

硝苯地平（nifedipine）：对各型高血压均有降压作用，降压作用快而强，但对正常血压者影响不明显。

氨氯地平（amlodipine）：作用与硝苯地平相似，但血管选择性更高，降压作用起效缓慢，作用时间明显延长。

（4）β受体阻滞药：临床应用中发现该类药物能使心绞痛合并高血压患者的血压降低，是治疗高血压的常用药物。

作用机制主要为：

1）阻滞心脏β受体，降低心肌收缩力及心排血量。

2）阻滞肾β受体，降低血浆血管紧张素Ⅱ水平。

3）阻滞交感神经末梢突触前膜β受体，抑制正反馈作用。

4）阻滞中枢β受体，使外周交感神经活性降低。

β受体阻断药临床用于高血压的治疗。β受体阻滞药、利尿药与扩血管药联合应用能有效治疗重度或顽固性高血压。

常用药物包括：

普萘洛尔（propranolol，心得安）：为非选择性β受体阻滞药，对β_1和β_2受体具有相同的亲和力，无内在拟交感活性。降压作用起效缓慢，不引起直立性低血压，长期应用不产生耐受性。

美托洛尔（metoprolol）：为选择性β_1受体阻滞药。口服吸收完全，生物利用度为40%～50%，$t_{1/2}$为3～4 h，主要在肝代谢，10%以原型经肾排出。用于治疗高血压和心绞痛。

（二）抗心绞痛药物

1．硝酸酯类　1846年，Ascanio Sobrero发现少量的石油产物作用于舌尖产生严重头痛后，合成了硝酸甘油。硝酸酯类药物具有硝酸多元酯结构，高脂溶性，常用药物有硝酸甘油、硝酸异山梨酯和单硝酸异山梨酯等。

硝酸甘油（nitroglycerin）

抗心绞痛主要是选择性松弛血管平滑肌，降低心肌氧耗，扩张冠状动脉，保护缺血的心肌组织，减轻损伤。硝酸甘油经酶催化，释放NO，激活鸟苷酸环化酶（GC），增加血管及其他平滑肌细胞内第二信使cGMP的生成，活化cGMP依赖性蛋白激酶，使肌球蛋白轻链去磷酸化，血管平滑肌松弛。

主要不良反应包括胸上部及头颈面部皮肤潮红、直立性低血压，可产生眩晕和晕厥等症状，长期大剂量应用可产生高铁血红蛋白血症等。

2．钙通道阻滞药　钙通道阻滞药因阻滞钙通道，抑制钙离子内流而具有抗心律失常、降低血压和抗心绞痛等多种药理作用，主要药物有硝苯地平、氨氯地平、左氨氯地平和拉西地平等。

钙通道阻滞药抑制Ca^{2+}内流，引起血管平滑肌舒张而产生抗心绞痛作用。主要的药理作用机制有：降低心肌氧耗；促进冠状动脉血流重新分布；增加心肌氧供；保护缺血心肌细胞；抑制血小板聚集与黏附。

不良反应包括因血管扩张引起反射性心率加快和心肌收缩力增强等，使心肌耗氧增加，而降低抗心绞痛作用，严重者可加重心绞痛的发作。

3．β受体阻滞药　β受体阻滞药是治疗心律失常、高血压和心绞痛等多种心血管疾病的药物，在抗心绞痛方面应用的主要药物有非选择性 β 受体阻滞药——普萘洛尔和噻吗洛尔，以及选择性 β_1 受体阻滞药——阿替洛尔和美托洛尔等。

β 受体阻滞药属于非扩张血管抗心绞痛药，其抗心绞痛药理作用和作用机制与阻滞 β 受体有关。通过阻滞心脏 β 受体，减慢心率，降低心肌的氧耗量；此外可促进冠状动脉血流重新分布，有利于血液自心外膜流向心内膜，增加易于缺血的心内膜供血；β 受体阻滞药也可增加侧支循环，改善心肌缺血。

不良反应包括易致冠状动脉收缩，从而加重由冠状动脉痉挛诱发的自发性心绞痛的心肌缺血症状；诱发支气管平滑肌收缩。

（三）抗心力衰竭药物

抗心力衰竭药物的治疗目的：加强心肌收缩力，增加心排血量；降低心脏前后负荷，改善心脏功能；阻抑和逆转心肌肥厚与心血管重构，改善心脏功能，降低心力衰竭的病死率。

1．药物分类

（1）正性肌力药

1）强心苷类药：地高辛、毛花苷丙、毒毛花苷 K 等。

2）非苷类强心药：多巴胺、多巴酚丁胺、米力农、维司力农、左西孟旦等。

（2）RAAS 抑制药

1）ACEI：卡托普利等。

2）Ang Ⅱ受体阻断药：氯沙坦等。

3）醛固酮受体阻断药：螺内酯、依普利酮等。

4）肾素抑制药：阿利吉仑等。

（3）β 受体阻滞剂：美托洛尔、卡维地洛等。

（4）利尿药：呋塞米、氢氯噻嗪、螺内酯、氨苯蝶啶、阿米洛利等。

（5）扩血管药：硝酸甘油、硝普钠、哌唑嗪、奈西立肽等。

（6）其他药物：伊伐布雷定、托伐普坦等。

2．常用药物

强心苷类（cardiac glycoside）

药理学作用包括：

（1）对心脏的作用

1）正性肌力作用：加强心肌收缩性。

2）减慢心率作用：对心率加快及伴有房颤的心功能不全患者则可显著减慢心率。

3）对心肌电生理特性的影响：①自律性：降低窦房结自律性，提高浦肯野纤维的自律性；②传导性：减慢房室结传导速度；③有效不应期：缩短心房有效不应期，延长房室结的不应期。

（2）其他作用

1）对神经内分泌系统的作用：治疗量的强心苷能改变心力衰竭患者异常的自主神经活性，如降低交感神经活性，增加迷走神经活性。

2）利尿作用：强心苷对心功能不全患者有明显的利尿作用。

3）血管作用：强心苷有直接收缩血管的作用。

强心苷类可用于治疗心力衰竭，尤其用于心收缩功能障碍为主的急性和慢性心力衰竭；还可治疗某些心律失常，如心房颤动、心房扑动、阵发性室上性心动过速。

主要不良反应包括：①心脏毒性：严重而危险，可以发生各种类型心律失常，包括快速型心律失常、缓慢型心律失常；②胃肠道反应；③神经系统和视觉变化：主要表现有眩晕、头痛、失眠、疲倦和谵妄等症状及视觉障碍，如黄视、绿视症及视物模糊等。

五、神经系统药理学

（一）作用于传出神经系统的药物

1. 作用于胆碱受体药

（1）M 胆碱受体激动药

毛果芸香碱（pilocarpine）

毛果芸香碱能直接作用于副交感神经（包括支配汗腺的交感神经）节后纤维支配的效应器官的 M 胆碱受体，滴眼后可引起缩瞳、降低眼内压和调节痉挛等作用（图 28-6），皮下注射可使汗腺、唾液腺分泌明显增加。临床主要用于治疗青光眼和虹膜炎。过量可出现 M 胆碱受体过度兴奋症状，可用阿托品对症处理。

（2）抗胆碱酯酶药

新斯的明（neostigmine）

新斯的明抑制胆碱酯酶活性，使乙酰胆碱水解的量减少，突触间隙中的乙酰胆碱量显著增多，从而呈现乙酰胆碱的 M 样和 N 样作用。新斯的明对骨骼肌的兴奋作用最强，除抑制胆碱酯酶外，还直接激动骨骼肌细胞膜上的 N_2 受体，促进运动神经末梢释放乙酰胆碱。新斯的明对胃肠道和膀胱平滑肌的兴奋作用较强，能促进胃、小肠和大肠的蠕动。

临床主要用于治疗重症肌无力、术后腹胀和尿潴留以及阵发性室上性心动过速等，还能用于非去极化型肌松药中毒的解救。过量时可引起“胆碱能危象”，表现为恶心、呕吐、出汗、心动过缓、肌肉震颤或肌麻痹。

（3）M 胆碱受体阻滞药

阿托品（atropine）

阿托品能阻滞乙酰胆碱或胆碱受体激动药与 M 受体的结合，从而竞争性地阻滞乙酰胆碱或胆碱受体激动药对 M 受体的激动作用。阿托品对 M 受体有较高选择性，但大剂量时对神经节的 N 受体也有阻断作用。

阿托品的作用广泛，各器官对其敏感性亦不同。随着剂量增加可依次出现腺体分泌减少、

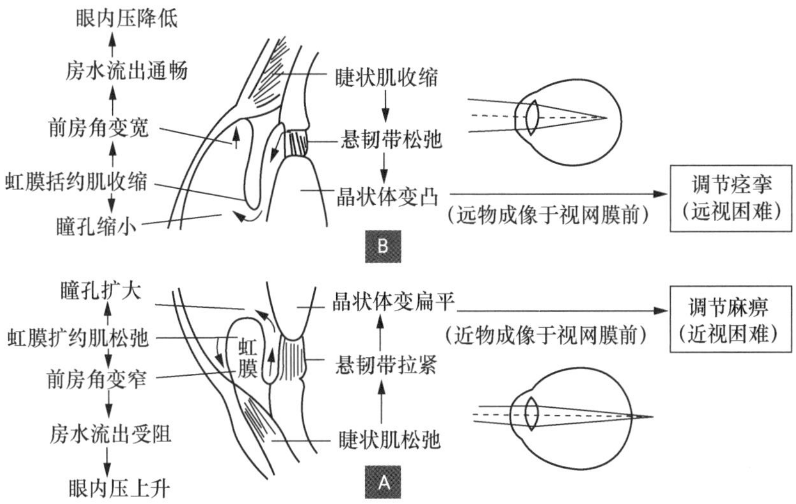

图 28-6　胆碱受体阻断药（A）与胆碱受体激动药（B）对眼睛作用的比较

瞳孔扩大和调节麻痹、胃肠道及膀胱平滑肌抑制、心率加快，大剂量可出现中枢症状。

1）腺体：小剂量阿托品就可使唾液及汗液分泌明显减少，引起口干及皮肤干燥，同时泪液及呼吸道分泌也减少。

2）眼：阿托品阻断M胆碱受体，使瞳孔括约肌和睫状肌松弛，出现扩瞳、眼内压升高和调节麻痹（图28-6）。

3）平滑肌：阿托品对多种平滑肌有抑制作用，作用的强弱依次为胃肠道＞膀胱＞胆管、输尿管、支气管＞子宫。

4）心脏：①心率：治疗量的阿托品（0.4 ~ 0.6 mg）在部分患者常可见心率短暂性轻度减慢，一般每分钟减少4 ~ 8次。而较大剂量的阿托品可引起心率加快。②房室传导：阿托品可拮抗迷走神经过度兴奋所致的传导阻滞和心律失常。

5）血管与血压：大剂量的阿托品可引起皮肤血管舒张，出现潮红、温热等症状。

6）中枢神经系统：较大剂量（1 ~ 2 mg）可轻度兴奋延髓和大脑，5 mg时中枢兴奋明显加强，中毒剂量（10 mg以上）可见明显的中枢中毒症状。

阿托品的临床应用包括：

1）解除平滑肌痉挛：适用于各种内脏绞痛，对胃肠绞痛、膀胱刺激症状如尿频、尿急等疗效较好。

2）抑制腺体分泌：用于全身麻醉前给药，也可用于严重的盗汗及流涎症。

3）眼科：可用于验光配镜和治疗虹膜睫状体炎。

4）抗缓慢型心律失常。

5）抗休克。

6）解救有机磷酸酯类中毒。

常见不良反应有口干、视物模糊、心率加快、瞳孔扩大及皮肤潮红等，剂量过大可出现明显中枢中毒症状。

其他阿托品类生物碱

山莨菪碱（anisodamine，654-2）具有与阿托品类似的药理作用，其抑制唾液分泌和扩瞳作用仅为阿托品的1/20 ~ 1/10，中枢兴奋作用很小，但对血管痉挛的解痉作用其选择性相对较高。主要用于感染性休克，也可用于内脏平滑肌绞痛。不良反应和禁忌证与阿托品相似，但其毒性较低。

东莨菪碱（scopolamine）在治疗剂量时即可引起中枢神经系统抑制，表现为困倦、遗忘、疲乏、快速眼动睡眠（REM）相对缩短等。此外尚有欣快作用，因此易造成药物滥用。主要用于麻醉前给药，也可用于晕动病。

阿托品合成代用品

溴丙胺太林（propantheline bromide，普鲁本辛）为季铵类解痉药，口服吸收不完全，食物可妨碍其吸收，故宜在饭前0.5 ~ 1 h服用，作用时间约为6 h。本品对胃肠道M受体的选择性较高，治疗量即可明显抑制胃肠平滑肌，并能不同程度地减少胃液分泌。可用于胃十二指肠溃疡、胃肠痉挛和泌尿道痉挛，也可用于遗尿症及妊娠呕吐。

贝那替秦（benactyzine）又名胃复康，为叔胺类解痉药，含叔胺基团，口服较易吸收，能缓解平滑肌痉挛，抑制胃液分泌，此外尚有安定作用。

2. 肾上腺素受体激动药

(1) α受体激动药

去甲肾上腺素（noradrenaline，NA；norepinephrine，NE）

主要药理学作用包括：

1）收缩血管：激动α_1受体，全身的小动脉、小静脉强烈收缩，以皮肤黏膜血管收缩最明显，其次是肾血管，只有冠状血管扩张。

2）兴奋心脏：激动 β_1 受体，心肌收缩力增加，心排血量增多，但较肾上腺素弱，血压升高而反射性地使心率减慢。

3）升高血压：外周血管收缩和心肌收缩力增加，心排血量增加，使收缩压及舒张压均升高。

去甲肾上腺素主要用于上消化道出血和休克的治疗。常见不良反应有头痛、心率减慢及心律失常，局部浓度过高可发生血管痉挛和组织缺血坏死。

（2）α、β 受体激动药

肾上腺素（adrenaline，AD；epinephrine）

主要药理学作用包括：

1）兴奋心脏：肾上腺素激动心脏的 β_1 受体，心肌收缩力加强，心率加快，传导加速，心排血量增加，是强效的心脏兴奋药。

2）舒缩血管：①激动 α_1 受体：皮肤黏膜、腹腔内脏血管收缩；②激动 β 受体：骨骼肌、冠状血管明显扩张。

3）影响血压：小剂量由于心脏兴奋，心排血量增加，故收缩压升高；大剂量 α 受体兴奋占优势，以血管收缩为主，外周阻力增加，收缩压和舒张压均升高。

4）扩张支气管：①激动支气管平滑肌 β_2 受体，使支气管平滑肌扩张；②抑制肥大细胞释放组胺等过敏性物质；③收缩支气管黏膜血管（兴奋 α_1 受体），降低毛细血管通透性，减轻黏膜水肿。

5）促进代谢：通过激动 β 受体，促进糖原和脂肪分解，使血糖和游离脂肪酸、乳酸及钾离子均增加，组织耗氧量显著增加。

肾上腺素是抢救过敏性休克的首选药物，还可用于心脏骤停、支气管哮喘和上消化道出血的治疗。主要不良反应为心悸、头痛、激动不安和血压升高。

（3）β 受体激动剂

异丙肾上腺素（isoprenaline）

主要药理学作用包括：

1）兴奋心脏：激动 β_1 受体，表现正性肌力、正性频率、正性传导作用，兴奋心脏作用比肾上腺素强，但对正常起搏点作用较强，而较少引起心律失常。

2）扩张血管：通过激动 β_2 受体，主要扩张骨骼肌血管和冠状血管，对肾血管和肠系膜血管扩张作用较弱。

3）影响血压：①小剂量：使收缩压上升，舒张压下降，脉压增大；②大剂量：收缩压与舒张压均降低，主要是静脉强烈扩张，回心血量减少，心排血量减少，导致血压下降。

4）扩张支气管：解除支气管痉挛作用比肾上腺素强，也能抑制组胺和炎症介质释放，但不能收缩支气管黏膜血管。

5）其他：促进糖原和脂肪分解，使血糖和血中游离脂肪酸升高。

主要用于支气管哮喘、房室传导阻滞、心脏骤停和休克。主要不良反应为心悸、头晕、皮肤潮红等。

（4）其他拟交感胺类

多巴胺（dopamine）

主要药理学作用包括：

1）兴奋心脏：激动心脏 β_1 受体，使心肌收缩力增强，心排血量增加。

2）舒缩血管：小剂量激动多巴胺受体，使脑、肠系膜、肾血管等扩张，大剂量激动血管 α_1 受体，导致血管收缩。

3）升高血压。

4）改善肾功能：激动肾血管多巴胺受体，使肾血管舒张，肾血流增加，肾小球滤过率增加。

用于感染、创伤引起的休克，此外，可与利尿药合用治疗急性肾衰竭。

3．肾上腺素受体阻滞药

（1）α受体阻滞药

酚妥拉明（phentolamine）

主要药理学作用包括：

1）舒张血管：阻滞α受体和直接松弛血管平滑肌，导致血管舒张，外周阻力降低，血压下降。

2）兴奋心脏：能使心收缩力加强，心率加快，心排血量增加。

3）其他：拟胆碱作用、组胺样作用。

用于治疗：①外周血管痉挛性疾病；②局部浸润注射对抗NA药液外漏引起的血管强烈收缩；③抗休克；④肾上腺嗜铬细胞瘤的诊断与治疗；⑤难治性充血性心力衰竭的治疗。主要不良反应包括鼻塞、心悸、面色潮红、头晕、乏力等。

（2）β受体阻滞药

普萘洛尔（propranolol）

主要药理学作用包括：

1）阻滞心脏β_1受体，心率减慢，心收缩力和输出量减低，心肌耗氧量减少，血压下降。

2）阻滞支气管平滑肌β_2受体，支气管阻力增高。

用于治疗心绞痛、心律失常、高血压、甲状腺功能亢进等。不良反应包括急性心力衰竭、心动过缓、房室传导阻滞、反跳现象等。

（3）α、β受体阻滞药

拉贝洛尔（labetalol）

可阻滞α、β受体，对突触后膜α_1受体也有选择性阻滞作用。主要用于中度至重度高血压。

卡维地洛（carvedilol）

可阻滞α、β受体，无内在活性，用于高血压、某些充血性心力衰竭、心绞痛等。

（二）作用于中枢神经系统的药物

1．镇静催眠药

苯二氮䓬类（benzodiazepines）

代表药物为地西泮、氯硝西泮、艾司唑仑等。BDZ与$GABA_A$受体结合、增强中枢抑制性递质GABA与受体的亲和力，增加Cl^-通道开放频率，Cl^-内流增加，突触后膜超极化，导致神经系统兴奋性下降。

BDZ临床应用包括：抗焦虑；抗失眠；手术前镇静；癫痫持续状态，地西泮是癫痫持续状态的首选药；抗惊厥，临床用于破伤风、子痫、小儿高热惊厥、药物中毒惊厥；缓解肌紧张。不良反应包括头昏、嗜睡、乏力、记忆力下降、共济失调等。

巴比妥类（barbiturates）

代表药物为苯巴比妥、异戊巴比妥等。巴比妥类激动$GABA_A$受体，Cl^-内流时间增加，突触后膜超极化，导致神经系统兴奋性下降。

巴比妥类临床应用包括：镇静、催眠、抗惊厥、抗癫痫、麻醉。容易产生依赖性以及耐受性，过量易导致呼吸麻痹。

2．抗精神失常药

氯丙嗪（chlorpromazine）

通过阻断中脑 - 皮质、中脑 - 边缘系统的多巴胺受体，使多巴胺能系统功能下降。

临床应用于：

（1）抗精神病作用：一般需要连续用药 6 周～ 6 个月才能充分显效。

（2）镇吐：小剂量抑制延髓的催吐化学感受区，大剂量直接抑制呕吐中枢。

（3）镇静：在安静情况下易入睡，但易觉醒。

（4）体温调节：抑制下丘脑体温调节中枢，从而抑制机体的体温调节作用，使体温随环境温度变化而升降。

不良反应包括嗜睡、中枢抑制、视物模糊、口干、锥体外系反应、内分泌紊乱等。

碳酸锂（lithium carbonate）

药理作用如下：

（1）抑制神经末梢 Ca^{2+} 依赖性的 NA 和 DA 释放；促进神经细胞 NA 再摄取并增加 NA 的转化和灭活。

（2）使 5-HT 受体敏感化；抑制抗精神病药物诱导的 DA 受体超敏化；增加神经末梢 ACh 再摄取，提高中枢 ACh 功能。

（3）抑制磷脂酶 C 及肌醇磷脂系统中磷酸酶的作用，抑制肌醇三磷酸（IP_3）和二酰甘油（DAG）的第二信使作用。

碳酸锂是抗躁狂症首选药。胃肠道反应为常见不良反应，但安全范围窄，易产生锂中毒，中毒时无解毒药。

丙咪嗪（imipramine）

通过阻断 NA、5-HT 在神经末梢（突触前膜）的再摄取，使突触间隙递质浓度增加。临床用于各种抑郁症、焦虑症和恐怖症。常见不良反应为口干、便秘、视物模糊、直立性低血压。

3．抗帕金森病药

左旋多巴（levodopa）

该药本身无药理活性，在脑内经多巴脱羧酶转变为多巴胺后，增强多巴胺能神经功能。主要用于抗帕金森病。不良反应包括恶心、呕吐、直立性低血压、不自主异常动作、精神障碍。

苯海索（benzhexol）

中枢抗胆碱能药，抑制纹状体中 ACh 的作用，恢复多巴胺能神经和胆碱能神经之间的平衡。主要用于早期轻症帕金森病患者；不能耐受 L-dopa 或 L-dopa 禁忌证患者；抗精神病药物引起的帕金森综合征。长期使用会产生依赖性，应避免预防性用药和长期用药。

卡比多巴（carbidopa）

左旋多巴增效剂，可选择性抑制外周多巴脱羧酶，减少外周左旋多巴的降解，使外周的左旋多巴更多地进入中枢黑质、纹状体发挥疗效。因此需与左旋多巴合用，单独应用无效。

司来吉兰（selegiline）

单胺氧化酶 B 抑制剂，能抑制多巴胺的降解，它的代谢产物可抑制多巴胺的再摄取，这些作用可加强脑中多巴胺能作用。因此与左旋多巴联用，可减少后者的用量及不良反应。

4．抗癫痫药

苯妥英钠（phenytoin）

阻断 Na^+ 通道，减慢电压依赖性 Na^+ 通道由失活态恢复到静止态的速率，减少 Na^+ 内流，对抗病灶引起的持久高频反复放电；阻断 Ca^{2+} 通道，抑制 Ca^{2+} 内流，降低膜兴奋性，阻止病灶放电向正常组织扩散；抑制 GABA 再摄取，诱导 GABA 受体增生，使 Cl^- 内流增加导致超极化，可抑制异常高频放电的发生和扩散。

临床用于治疗癫痫大发作、单纯部分性发作、精神运动性发作和癫痫持续状态，以及中枢性疼痛综合征及外周神经痛（三叉神经、坐骨神经、舌咽神经痛）。不良反应包括局部刺激、齿龈增生、神经系统反应（药量过大引起中毒）、过敏反应、巨幼细胞贫血。

乙琥胺（ethosuximide）

对 Ca^{2+} 电流有选择性阻断作用，减弱 T 型钙电流，抑制神经异常放电。临床为治疗癫痫小发作的首选药。不良反应有厌食、恶心、呕吐、头晕、嗜睡等。

5．镇痛药

吗啡（morphine）

药理作用如下：

（1）中枢神经系统：选择性激活脊髓胶质区、丘脑内侧、脑室以及导水管周围灰质的阿片受体，产生强大的镇痛作用；激动边缘系统和蓝斑核的阿片受体，改善疼痛所引起的焦虑、紧张、恐惧等情绪反应，并可伴有欣快感；降低呼吸中枢对 CO_2 的敏感性和直接抑制咳嗽中枢产生呼吸抑制作用；兴奋延髓的催吐化学感受区，引起恶心、呕吐。

（2）平滑肌：胃肠平滑肌痉挛、肠蠕动减慢；括约肌张力增大、肠内容物停留时间增加。

（3）心血管系统：扩张外周血管以及抑制压力感受性反射，可能引起直立性低血压；呼吸抑制，造成 CO_2 潴留，引起脑血管扩张，导致颅内压升高。

吗啡在临床主要用于镇痛，可用于各种原因导致的疼痛，尤其剧痛和其他镇痛药无效的疼痛，如晚期癌痛，但对神经压迫性疼痛疗效较差；还可用于心源性哮喘和止泻。不良反应包括呕吐、便秘、耐受性和依赖性，因此停药后可出现戒断症状，导致强迫性觅药行为（成瘾）；过量会引起急性中毒，可用纳洛酮拮抗。

六、作用于内分泌系统的药物

1．肾上腺皮质激素类药

糖皮质激素（glucocorticoid）

药理作用如下：

（1）抗炎作用：作用强大。早期：改善红、肿、热、痛症状；后期：抑制毛细血管、成纤维细胞增生，防止粘连、瘢痕。

（2）免疫抑制及抗过敏作用：抑制巨噬细胞对抗原的吞噬和处理；抑制淋巴细胞 DNA、RNA 及蛋白质的生物合成，加速淋巴细胞的破坏和解体、血中淋巴细胞减少；干扰淋巴细胞在抗原作用下的分裂和增殖；干扰补体参与的免疫反应所导致的炎症反应。

（3）抗毒作用：提高机体对内毒素的耐受力，迅速退热并缓解毒血症状。

（4）抗休克作用（抗炎、抗毒、免疫抑制的结合效果）：扩张痉挛收缩的血管和加强心脏收缩；降低血管对某些缩血管物质的敏感性，使微循环血流动力学恢复正常；稳定溶酶体膜，减少心肌抑制因子的形成。

（5）对血液成分的影响：中性粒细胞增多，红细胞和血红蛋白含量增加，血小板及纤维蛋白原浓度增加；淋巴细胞、单核细胞、嗜酸性粒细胞及嗜碱性粒细胞数量减少。

（6）中枢作用：影响情绪、行为，并能提高中枢神经系统的兴奋性，出现欣快、失眠、激动，少数人可表现为焦虑、抑郁，甚至诱发神经失常。

糖皮质激素全身应用可治疗严重感染、休克、肾上腺皮质功能不全、器官移植排斥反应、血液病等；局部应用可治疗局部炎症和皮肤病，如湿疹、银屑病、眼部炎症等。主要不良反应包括肾上腺皮质功能亢进综合征、诱发和加重感染、消化系统并发症（如消化性溃疡）、心血管系统并发症（如高血压、动脉粥样硬化）、运动系统并发症（如骨质疏松、骨坏死）。

2．胰岛素及降糖药

胰岛素（insulin）

药理作用如下：

（1）糖代谢：增加糖原合成和储存，抑制糖原分解和糖异生。

（2）脂肪代谢：促进脂肪合成并抑制其分解。

（3）蛋白质代谢：促进蛋白质形成，抑制蛋白质分解。

主要用于治疗糖尿病，还可治疗糖尿病酮症酸中毒、糖尿病高渗性昏迷、细胞内缺钾（高钾血症）。主要不良反应为低血糖反应、过敏反应、胰岛素抵抗。

磺酰脲类（sulfonylurea）

代表药物为格列本脲、氯磺丙脲、格列齐特等。药理作用如下：

（1）降血糖：促进胰岛 β 细胞释放胰岛素。

（2）对排尿作用的影响：氯磺丙脲抗利尿；格列本脲利尿。

（3）对凝血功能的影响：减弱血小板黏附力，刺激纤溶酶原的合成，恢复纤溶酶原活性，减轻糖尿病患者微血管并发症。

用于胰岛功能尚未完全丧失且经饮食控制无效的 2 型糖尿病患者，氯磺丙脲可用于尿崩症。不良反应包括恶心、呕吐、腹痛、腹泻、低血糖等。

双胍类（biguanides）

代表药物为二甲双胍。药理学作用如下：

（1）增加组织无氧糖酵解，促进周围组织对葡萄糖的摄取。

（2）减少葡萄糖从胃肠道的吸收，减少糖异生。

（3）降低血浆胰高血糖素水平，提高胰岛素与其受体的结合能力。

主要用于轻度及中度 2 型糖尿病、用磺酰脲类及胰岛素疗效不佳者。常见不良反应为腹胀、嗳气、肛门排气增多。

3．甲状腺激素及抗甲状腺药

甲状腺激素（thyroid hormone）

药理作用如下：

（1）维持生长发育：促进蛋白质合成和神经系统发育。

（2）促进代谢和产热：维持蛋白质、糖、脂肪正常代谢，促进物质氧化，增加氧耗，提高基础代谢率。

（3）提高交感肾上腺系统敏感性：引起情绪激动、失眠、心悸、血压增高。

临床主要用于呆小病、黏液性水肿、单纯性甲状腺肿、T_3 抑制试验。过量可致甲状腺功能亢进症状，表现为心悸、手震颤、多汗、兴奋、失眠，重者呕吐、腹泻、发热、体重减轻，甚至诱发心绞痛、心力衰竭或心律失常。

硫脲类（thiocarbamides）

代表药物为丙硫氧嘧啶、甲硫咪唑、卡比马唑。药理作用如下：

（1）抑制甲状腺激素的合成：作为过氧化物酶的底物被碘化、与甲状腺球蛋白结合；抑制过氧化物酶活性，减弱碘活化、酪氨酸碘化以及偶联的 T_3 和 T_4 生成。

（2）长期应用：血清 T_3、T_4 水平显著下降，TSH 分泌反馈性增加，甲状腺增大充血。

（3）丙硫氧嘧啶可抑制外周 T_4 脱碘生成活性较强的 T_3。

临床用于甲亢的内科治疗、甲亢手术治疗的术前准备、甲状腺危象的辅助治疗。不良反应包括过敏反应、胃肠道反应、急性粒细胞缺乏症、肝功能损害、甲状腺肿。

碘和碘化物

药理作用如下：

（1）小剂量碘：合成甲状腺激素的原料，促进激素合成。

（2）大剂量碘：①抑制甲状腺激素的释放：抑制蛋白水解酶，使 T_3 和 T_4 不能与甲状腺球蛋白解离；拮抗 TSH 促进 T_3 及 T_4 释放的作用。②抑制甲状腺激素的合成：抑制酪氨酸碘化和碘化酪氨酸的缩合。③抑制 TSH，促进腺体增生：使腺体缩小，血管增生减轻，质地变韧，更便于手术。

临床主要用于单纯性甲状腺肿、甲状腺术前准备、甲状腺危象。不良反应包括呼吸道不适、眼结膜刺激症状等，停药可消退；还可引起过敏反应。长期服用可诱发甲亢，已用硫脲类控制者也可因服用少量碘剂而复发。

思考题

1．抗菌药物的合理应用原则是什么？

2．试述抗肿瘤药作用的生化机制。

3．简述治疗消化性溃疡药中抑制胃酸分泌药的代表及其分类。

4．有哪些利尿药可以用于减轻心性水肿的症状？这些利尿药的作用机制是什么？

5．试述为什么肾上腺素心室内注射可用于心搏骤停。

6．试述左旋多巴增效药有哪些及其增效机制。

7．简述糖皮质激素类药物的主要临床应用。

8．男，60 岁。患有原发性高血压 20 余年，由于治疗不规律（使用药物不详），血压控制不理想。1 年来在劳累、饱食及说话过多时感心悸、气喘、咳嗽，近 1 周症状逐渐加重，夜间时有感醒，呼吸困难，咳粉红色泡沫样痰。体检：呼吸 32 次 / 分，心率 102 次 / 分，血压 150/110 mmHg，端坐呼吸，双肺底部湿啰音，心界扩大。影像学及超声检查显示左心室肥厚。诊断：①原发性高血压（3 级）；②高血压性心脏病（心功能Ⅴ级）。治疗：吸氧；治疗药物：氢氯噻嗪、卡托普利、地高辛和硝酸甘油等。好转出院后继续使用卡托普利、氢氯噻嗪、螺内酯和卡维地洛。

问题：

（1）治疗心力衰竭的药物有哪几类？

（2）上述各种药物应用的依据是什么？

（3）卡托普利治疗心力衰竭的作用和机制是什么？

（臧林泉　马明明）

第二十九章

康复科学基础

第二十九章数字资源

学习目标

1. **知识**：总结神经康复学、骨骼肌肉康复学及运动生理学的理论基础。
2. **能力**：概述各种康复技术的基本原理及临床应用范围。
3. **素养**：培养实践能力及创新能力。

康复科学（rehabilitation sciences）是现代医学发展迅速的重要方面，由康复医学、康复治疗学和康复工程辅助技术三大类目组成，对生命进程中人体出现的暂时性和永久性残疾（功能障碍、失能、衰退和缺陷）有积极的功能促进作用。随着科技的迅速发展和转化应用，康复科学近年来发展迅速，各种基础实验和临床应用研究成果不断涌现，对现代医学和健康科学的发展起到巨大的推动作用。

一、神经康复学基础

神经康复学是以神经科学为基础，针对神经系统功能进行干预，促进恢复和重建的专科领域。神经康复治疗技术基础主要有神经生理学、神经发育学、运动控制理论、神经可塑性、神经网络和功能重建理论等。

案例 29-1

一位左上肢功能障碍的脑卒中患者，评估结果为左侧上肢关节活动度减退、肌力下降、肌张力增高、深浅感觉均减退。

问题：

对该患者可以采用哪些康复技术用于临床治疗？

（一）中枢神经康复基础与实践

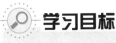

1. 神经促进技术理论基础及技术　中枢神经系统包括脊髓、脑干、大脑皮质、小脑和基底节。脊髓是最低层次，功能是通过神经回路传导最基本的、定型的和反射性运动活动。脑干在运动控制中主要起承上启下的作用。大脑皮质是最高级的运动控制中枢，对运动的控制极其

复杂，对功能活动进行快速、精确的调节。小脑是运动中枢调制结构，并无传出纤维直接到达脊髓，而是通过脑干运动系统和大脑皮质对随意运动发挥启动、监测、调节和矫正作用。神经系统内含有神经细胞和神经胶质细胞。神经细胞是构成神经系统结构和功能的基本单位，主要功能是接受刺激和传递信息；而神经胶质细胞的主要功能是营养和支持。大多数神经细胞由胞体和突起两部分组成。树突和轴突构成神经纤维，神经纤维分为有髓鞘神经纤维和无髓鞘神经纤维，主要功能是传导兴奋，有髓鞘神经纤维比无髓鞘神经纤维传导速度快。中枢神经系统损伤可造成正常情况下受控制的下位中枢异动，引发不正常姿势和异常动作模式。

神经肌肉促进技术（neuromuscular development technique，NDT）是中枢神经系统疾病特有的康复治疗方法，该治疗技术是建立在神经生理学（主要包括各种生理反射及病理反射）和神经发育学（主要指正常运动功能发育顺序方面）的原理上，运用各种方式刺激运动通路各级运动神经元，调节兴奋性，以促进和提高随意控制肌肉能力，获得正确的运动模式。常用的神经肌肉促进技术包括中枢性促进技术（Brunnstrom 技术）、皮肤感觉促进技术（Rood 技术）、神经发育促进技术（Bobath 技术）和本体感觉神经肌肉促进技术（proprioceptive neuromuscular facilitation，PNF）。这类技术属于神经发育疗法范畴，具有共同特点，即以神经系统疾病作为干预对象，将躯体、语言、视觉等多种感觉刺激引入治疗，按照从头至足、从近端至远端的治疗顺序，与日常生活活动结合，在治疗环境使用已掌握动作并进一步发展技巧性动作。它们在运动控制治疗观念及基本技术上又有各自的特点。

Bobath 技术：由英国 Berta Bobath 和 Karel Baboth 在 20 世纪 40 年代创立，主张通过抑制不正常姿势、病理反射或异常运动，诱发正常运动，提高日常生活活动能力。其后由“国际 Bobath 指导整合培训委员会”更新发展。Bobath 技术是以神经生理学、神经发育学、生物力学、运动发育等为依据，针对中枢神经系统损伤导致姿势张力、运动控制及功能障碍进行评定与干预治疗的促进技术，目的是通过感觉输入改变姿势控制与选择性运动，最大限度恢复运动功能。将传统 Bobath 技术的“正常姿势反射系统”转为“中枢性姿势控制系统”，提出“系统论即新的运动控制模型”，更强调姿势控制，给予各种向心性感知觉输入，促进患者完成更有效、更具功能性的运动再学习。Bobath 技术的核心包括关键点控制、促进姿势反射、刺激固有感受器和体表感受器。

Rood 技术：由美国治疗师 Margaret Rood 在 20 世纪 50 年代创立，强调根据个体发育顺序施予适当感觉刺激，利用患者对动作有目的的反应，诱导出皮质下中枢神经动作模式，又称为多感觉刺激法。Rood 技术的核心包括促进技术和抑制技术，适用于中枢神经及周围神经系统损伤的康复治疗。

Brunnstrom 技术：由物理学家 Signe Brunnstrom 创立，认为脑损伤后中枢神经系统失去对正常运动的控制能力，出现人体发育初期各种非随意运动皮质下反射活动（即原始反射）及相应运动模式，利用各种运动模式诱发运动反应，再从异常运动模式引导、分离正常运动成分，达到恢复运动功能的目的。依据运动功能恢复各个不同阶段，提出“恢复六阶段理论”。其中，联合反应（associated reaction）是指脑卒中后一种非随意性运动和反射性肌张力增高。当健侧肢体进行抗阻运动或主动用力时，诱发患侧肌群不自主肌张力增高或出现运动反应。共同运动（synergy movement）是指偏瘫患者期望完成某项患肢活动时引发不可控制的特定运动模式。该技术主要应用于偏瘫运动功能障碍的评价和治疗。

PNF 技术：是利用牵张、关节压缩和牵引、施加阻力等本体刺激和应用螺旋、对角线状运动模式来促进相关神经肌肉反应，达到运动功能恢复的治疗方法。PNF 技术强调整体运动而不是单一肌肉活动，通过语言和视觉等刺激以及特定技术实施（包括主动肌定向技术和拮抗肌定向技术），在患者三个层面发动组合运动模式，即矢状面肢体屈曲和伸展、冠状面肢体外展和内收，以及横断面肢体或躯干旋转。该技术广泛用于骨科和多种神经疾患康复治疗。

必须指出的是在康复治疗中常用的神经肌肉促进技术（NDT），如Bobath技术、本体感觉促进技术等，是由较为古老的经典神经学理论，如神经发育学、神经反射学为基础形成的技术，这些理论都已经更新，因此在应用这类技术和方法时要以新的神经科学理论作为指导并调整临床技术应用实践。

2. 神经可塑性理论与强制性诱导运动技术　中枢神经系统可塑性理论在1930年由Bethe A.提出，认为中枢神经系统损伤后恢复是残留部分功能重组的结果。后续研究进一步完善了功能重组理论，认为伤后脑组织残留部分通过功能重组，代偿或部分代偿原有功能。随着研究深入，证实神经系统损伤后在系统内、系统间存在结构和功能可塑性。可塑性理论包括大脑可塑性、突触可塑性和脊髓可塑性。大脑可塑性是指脑组织在结构和功能上具有修复自身以适应环境变化的能力。目前促进神经再生与修复的策略主要是通过促进内在的再生能力和消除外在的抑制因素两大途径。突触可塑性是指在神经细胞受损后，突触在形态和功能上改变，具有可塑性潜力的突触大部分为化学性突触。突触传递可塑性是指突触反复活动引起突触传递效率增加或降低。突触可塑性的形式包括：强直后增强、习惯化和敏感化，长时程增强和长时程抑制。脊髓可塑性包括脊髓损伤后轴突出芽以及脊髓模式的改变。

强制性诱导运动疗法（constraint-induced movement therapy，CIMT）是建立在大脑可塑性实验基础和机制上的技术。19世纪70年代，Taub等对猴子一侧上肢去感觉神经传入，起初不限制猴子健侧肢体运动，猴子也不使用患侧肢体；随后，实验限制猴子健侧肢体，结果发现健侧肢体限制2周后猴子开始使用患侧肢体，克服患侧肢体的“习得性失用”，患侧肢体功能逐渐恢复，强制性诱导运动概念也由此产生。在CIMT中，大脑可塑性主要表现为皮质功能重组。德国Jena大学的Liepert等观察脑卒中经CIMT干预后运动皮质重组现象，应用经颅磁刺激（transcranial magnetic stimulation，TMS）和运动诱发电位（motor evoked potential，MEP）测量治疗前后运动区变化，结果发现在损伤灶周围，运动功能区发生重塑现象。目前CIMT广泛应用于神经系统疾病康复治疗，如周围神经疾病和中枢神经疾病。CIMT疗效肯定，但也存在局限性，比如训练强度大、容易使患者产生疲劳、依从性较差等。另一方面，CIMT强调患侧上肢单独运动，在双上肢协同作用方面不够重视。

3. 脑机接口技术康复原理及应用　脑机接口（brain-computer interface，BCI）通过有效促进神经可塑性来加强受损神经元之间的连接，从而恢复受损的功能。BCI系统的主要应用包括监测人体意识状态、改善/替代人体因疾病而损伤的部分功能、增强人体功能、增加脑控方式等。目前，BCI系统常见脑信号产生范式包括运动想象（motor imagery，MI）、稳态视觉诱发电位（steady-state visual evoked potentials，SSVEP）、听觉诱发电位（auditory evoked potentials，AEP）和P300刺激范式等。其中最为常见、较为成熟用于康复的无创BCI系统为基于运动想象的BCI（MI-BCI），该系统通过利用大脑想象动作产生的脑信号作为人与计算机之间交流的媒介，进而计算机解码操作不受周围神经或肌肉控制的外部设备（图29-1）。BCI系统促进神经可塑涉及神经反馈、强化操作性条件反射、重复招募强化神经回路的联络以及赫布理论四种主要的相关机制。其中，神经反馈指BCI系统将大脑活动信号转化为视听触觉反馈，用户从而进行自我调整；强化操作性条件反射是指BCI系统可以通过奖励机制正强化用户的大脑活动；重复招募强化神经回路的联络是指重复多次的BCI训练能促进靶点脑区激活，加强神经元的功能募集以及残余神经通路的重塑；赫布理论是指多次重复的正向感觉反馈训练有利于损伤的神经元重新连接。

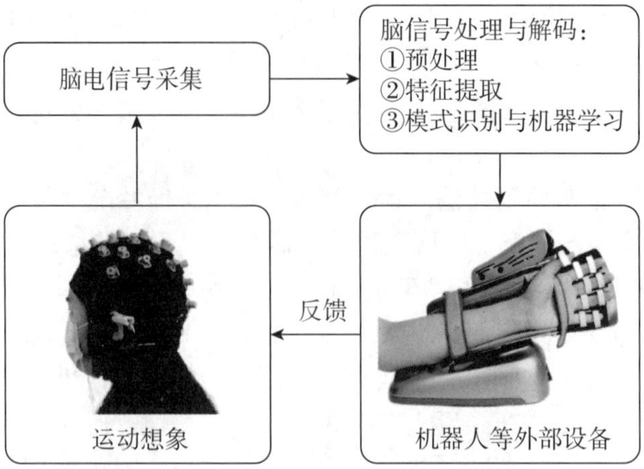

图 29-1 MI-BCI 系统框架示意图

知识拓展

脑机接口（BCI）的分类

根据脑信号采集的方式，SCI 可分为侵入式和非侵入式。

1．侵入式 BCI　通过手术将电极阵列植入颅内，直接记录或刺激大脑神经元，以实现与外界的交流。侵入式 BCI 信号衰减小，信噪比和空间分辨率高。但侵入式 BCI 属有创伤植入，技术难度大，存在继发感染可能性，一旦发生颅脑感染、电极故障或电极寿命结束，需将电极取出，会造成二次损伤。

2．非侵入式 BCI　通过附着在头皮上的穿戴设备（如脑电帽、近红外头盔或磁共振头线圈等）测量大脑的电活动或代谢活动，无需手术，安全无创。其中脑电帽是最常用的非侵入式传感器，可以在头皮上监测到群体神经元的放电活动，时间分辨率高，但空间分辨率低，且受大脑容积导体效应的影响，传递至头皮表面时衰减较大，易被噪声污染，信噪比低。

4．经颅磁刺激技术理论及应用特点　重复性 TMS（repetitive TMS，rTMS）是在某一特定皮质部位给予重复刺激的过程。rTMS 是一种非侵入性、安全有效、无痛无创的皮质神经元刺激方法，通过外置线圈于大脑局部区域表面，产生磁场脉冲诱发电流，无衰减地通过颅骨及皮下组织到达大脑皮质，使中枢突触细胞去极化，诱发一系列生理生化反应。TMS 作用于大脑引起神经活动改变，包括运动诱发电位等脑电活动、脑血流、代谢和大脑功能状态的变化，以及实验观察显示细胞膜电位、动作电位、神经递质、受体、突触、神经可塑性方面的变化。rTMS 在神经元不应期也可刺激，能兴奋更多水平方向的神经元产生生物学效应，影响受刺激局部和功能相关的远隔皮质功能，实现皮质功能区域重建，产生的生物学效应可持续至刺激停止后一段时间。针对不同临床表现和相关检查，rTMS 根据大脑皮质功能解剖体表投影决定刺激部位，以及刺激模式、强度、频率、间歇、疗程等，设计个体化治疗方案（表 29-1）。TMS 主要刺激模式包括：单脉冲 TMS（single transcranial magnetic stimulation，sTMS）、成对脉冲 TMS（paired transcranial magnetic stimulation，pTMS）、重复 TMS（repetitive transcranial magnetic stimulation，rTMS）和爆发模式脉冲刺激（theta burst stimulation，TBS）。TMS 的适应证包括抑郁症、帕金森病、癫痫、脊髓损伤和脑卒中等疾病。

表 29-1 不同类型经颅磁刺激的定义及刺激模式

类型	定义	图示
单脉冲刺激（single pulse TMS，spTMS）	spTMS 指每次输出 1 个刺激脉冲，一般以手持式操作，多用于常规电生理检查，如测量运动诱发电位（motor evoked potential，MEP）、中枢运动传导时间（central motor conduction time，CMCT）、运动阈值（motorthreshold，MT）、功能区定位（mapping）等	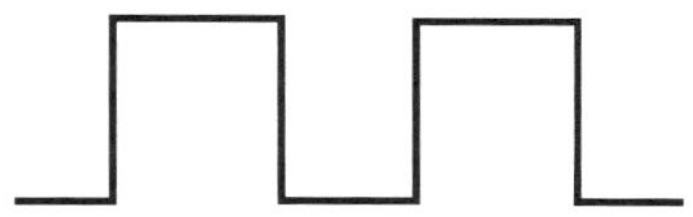
成对脉冲刺激（paired-pulse TMS，ppTMS）	ppTMS 是以极短间隔在同一个刺激部位连续给予 2 个不同强度刺激，或在 2 个不同部位应用 2 个刺激线圈分别给予不同强度脉冲刺激，多用于研究神经皮质易化及抑制作用。当进行 ppTMS 刺激时，第 1 个阈下刺激作为条件刺激（conditioning TMs，CS），第 2 个阈上刺激作为实验刺激（test TMS，TS）	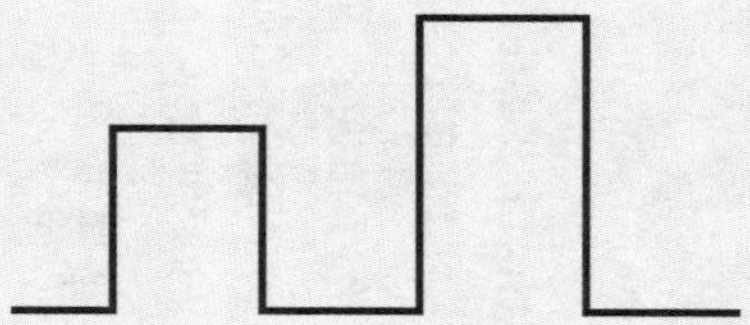
重复脉冲刺激（repetitive transcranial magnetic stimulation，rTMS）	rTMS 是一种有规律、有节律的重复刺激。低频 rTMS（≤ 1 Hz）能降低神经细胞兴奋性，对大脑皮质具有抑制作用；高频 rTMS（> 1 Hz）能提高神经细胞兴奋性，可对大脑皮质产生兴奋作用	
爆发模式脉冲刺激（theta burst stimulation，TBS）	TBS 是模式化重复经颅磁刺激（patterned repetitive TMs，prTMS）的一种。现在常用的 TBS 是一种混合性刺激模式，特征是每丛 3 个爆发式脉冲，丛内频率 50 Hz，丛间频率 5 Hz ■ 每连续刺激 2 s 则间歇 8 s，并重复刺激，形成间歇性 TBS（intermittent TBS，iTBS）模式，可诱发长时程增强（long-term potentiation，LTP）效应，提高皮质兴奋性 ■ 连续重复频率 5 Hz 的丛状刺激没有间歇，能形成持续性 TBS（continuous TBS，cTBS）模式，可诱发长时程抑制（long-term depression，LTD）效应，降低皮质兴奋性	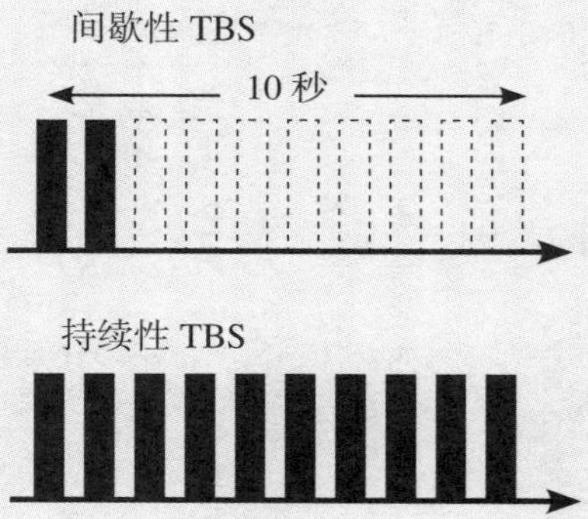

知识拓展

经颅磁刺激疗法的应用指南

2019年底，国际临床神经生理学联盟（International Federation of Clinical Neurophysiology，IFCN）组织欧洲专家团搜集了2014—2018年发表的经颅磁刺激治疗研究进行循证分析，重新评估了2014年发表的rTMS治疗指南，更新了经颅磁刺激疗法的应用指南，并于2019年发表于国际权威期刊*Clinical Neurophysiology*。该指南的亮点包括：①rTMS可以显著改善各种神经和精神疾病的临床表现；②基于2014—2018年的文献资料，提出了rTMS最新治疗指南；③在抑郁、疼痛和亚急性脑卒中等方面有可信度更高的疗效证据。

（二）周围神经康复基础与实践

1．周围神经康复基础理论 周围神经分为脑神经、脊神经和内脏神经，由神经节、神经丛、神经干和神经末梢组成，为混合神经，包含感觉神经、运动神经和自主性神经纤维。

周围神经损伤是指周围神经干或其分支受到外界直接或间接力量作用而发生的损伤，如挤压伤、牵拉伤或挫伤等。损伤根据Seddon分类分为三种类型，①神经断裂：神经完全断裂，临床表现为完全损伤，处理上需手术吻合。②神经轴突断裂：神经轴突完全断裂，但鞘膜完整，有变性改变，临床表现为神经完全损伤。因神经受轻度牵拉伤所致，多不需手术处理，再生轴突可长向损伤远侧段。临床上常见的牵拉伤往往为神经完全或部分拉断，如产伤或外伤，恢复较差。③神经失用：神经轴突和鞘膜完整，显微镜下改变不明显，电反应正常，神经功能传导障碍，有感觉减退、肌肉瘫痪，但营养正常。因神经受压或挫伤引起，大多可恢复。但压迫不解除则不能恢复，如骨折压迫神经，需复位或手术解除神经压迫。

周围神经康复的主要目的是促进神经再生，保持肌肉质量，增强肌肉力量和促进感觉功能恢复。神经肌肉电刺激的功能评估和治疗技术是在神经电生理原理和实验技术转化中不断发展形成的。

2．生物反馈功能性电刺激基础理论及诊疗技术特点 生物反馈功能性刺激（biofeedback and functional electric stimulation，BFES）是肌电生物反馈技术与功能性电刺激结合的治疗方法。通过对功能障碍肢体进行低频电刺激产生即时效应来代替或矫正已经丧失的肢体功能。依据生物反馈原理，反馈过程不断反复，形成环路，建立正常运动序列，通过反复治疗不断强化纠正异常运动模式，有效改善肌力和主动关节活动度，促进肢体分离运动产生，降低运动功能缺损，更好地促进肢体功能恢复。

3．神经假肢理论基础及技术特点 神经假肢，又称智能假肢，相对于传统机械型假肢，智能假肢是将智能检测与控制技术应用于新型假体研发的产物，能够根据外界条件变化和工作要求，自动调整系统参数，具有更好的仿生性。神经假肢设计研发还涉及机械设计与制造技术、新材料技术与康复工程技术等，显著提高假肢装置的安全性、功能性和舒适性，使假肢达到或接近健肢运动效果。目前，运动仿生和控制仿生仍是智能假肢技术需要解决的核心问题。未来随着智能皮肤出现，智能假肢还可通过整合压力、温度、湿度和应变传感器等，使患者假肢有“感知觉”功能。

二、骨骼肌肉康复学基础

运动机能学是研究人体活动的科学，所涉及的基础内容主要包括生物力学和运动生理学。生物力学是应用力学原理分析人体运动规律的科学，运动生理学则是研究运动中人体主要系统和脏器功能生理效应规律的科学，二者是康复科学的重要理论基础。正确认识各运动器官力学特性及其在运动中的相互作用和生理功能，对疾病预防、治疗和康复有重要的指导意义和实用价值。

1．生物力学基础

（1）人体力的种类：力学是研究物体间相互作用的力与物体发生位移（运动）之间关系的物理学分支。自然界常见的力有重力、引力、压力等，这些力作用于物体使之发生位置或状态改变，物体之间发生位置变化的过程称为运动。与人体运动有关的力主要有内力和外力两种。

内力是指人体内部各种组织器官相互作用的力，其中最重要的是肌肉收缩所产生的主动拉力，是维持人体姿势和产生运动的动力。其次是各种组织器官的被动阻力，包括肌肉、骨骼、软骨、关节囊、韧带、筋膜等受压力或拉力作用时对抗变形的阻力，躯体惯性力和内脏器官间摩擦力及其固定装置（如腹膜、肠系膜、大血管等）的阻力等。

外力是指外界环境作用于人体的力，包括重力、器械阻力、支撑反作用力、摩擦力及流体作用力。各种外力经常作为运动训练负荷，这种负荷要求与肢体运动方向和力量相适应，选择投入工作的肌群及收缩强度，是肌力训练方法学的理论基础。

（2）人体杠杆：人的躯体运动遵循杠杆原理，各种复杂动作可分解为一系列杠杆运动。杠杆包括支点、力点和阻力点。支点到力点的垂直距离为力臂，支点到阻力点的垂直距离为阻力臂。根据杠杆上三个点的不同位置关系，可将杠杆分成三类。

第1类杠杆，即平衡杠杆，支点位于力点与阻力点之间。如头颅与脊柱的连结，支点位于寰枕关节额状轴上，力点即斜方肌、肩胛提肌、头夹肌等作用点在支点后方，阻力点即头部的重心位于支点前方。主要作用是传递动力和保持平衡，支点靠近力点时有增大速度和幅度的作用，支点靠近阻力点时有省力的作用。

第2类杠杆，即省力杠杆，阻力点位于力点和支点之间。如站立位提踵时，以跖趾关节为支点，小腿三头肌以跟腱附着于跟骨的止点为力点，人体重力通过距骨体形成阻力点，在跗骨与跖骨构成的杠杆位于支点和力点之间。这类杠杆力臂始终大于阻力臂，可用较小的力克服较大的阻力，有利于做功。

第3类杠杆，即速度杠杆，力点位于阻力点和支点之间。如肱二头肌屈起前臂的动作，支点在肘关节中心，力点即肱二头肌在桡骨粗隆的止点在支点和阻力点，即手及所持重物重心的中间。此类杠杆因力臂小于阻力臂，力必须大于阻力才能引起运动，不省力，但可获得较大的运动速度。人体活动大部分是速度杠杆。

2．运动平面和运动轴　人体运动基本姿势位将人体运动方向用三个相互垂直的平面和轴来表示。

（1）基本姿势位：基本姿势位是人体运动始发姿势。身体直立，面向前，双目平视，双足并立，足尖向前，双手下垂于身体两侧，掌心贴于体侧。

解剖学体位是阐述人体各部位结构位置关系时采用的体位。身体直立，双眼向前平视，两脚跟靠拢，足尖向前，两上肢垂于躯干两侧，手掌向前。

（2）基本运动平面：人体可分为三个基本运动平面，即矢状面、额状面和水平面，相互间呈垂直状。矢状面是与人体侧面向平行的面，把人分为左右两部分。额状面是与身体前或后面

Note

平行的面，把身体分为前后两部分。水平面则是与地面平行的面，把人体分为上下两部分。

(3) 基本运动轴：与基本运动平面对应，有矢状轴、额状轴和垂直轴 3 个基本运动轴。矢状轴是沿前后方向垂直通过额状面的轴。额状轴是沿左右方向垂直通过矢状面的轴。垂直轴是沿上下方向垂直通过水平面的轴。

3．骨骼生物力学特性 骨骼由细胞、胶原纤维与羟磷灰石组成，分密质骨与松质骨，二者强度与刚度不同。成人成熟密质骨的极限应力有压缩、拉伸和剪切力。影响骨骼强度与刚度的因素包括以下方面。

(1) 应力：肌肉收缩时产生的压应力可减少或抵消作用于骨的拉应力，保护骨免受拉伸骨折。

(2) 载荷速度：是骨的能量储存，随着载荷速度增加而增加。骨折时所储能量要释放出来。在低速下能量可通过单个裂纹散失，使骨及软组织保持相对完整性，但在高速下，所储更大能量不能通过单个裂纹散失，故发生粉碎性骨折及广泛软组织损伤。

(3) 骨的大小、形状和特性：骨的横截面积大小及骨组织在中轴周围的分布形状均影响骨的强度。

4．关节力学特性 关节面的形态及结构决定关节活动轴，所有关节运动可分为环绕三个相互垂直的轴心，沿三个相互垂直的平面进行运动，即环绕额状轴在矢状面的运动、环绕矢状轴在额状面的运动、环绕垂直轴在水平面的运动。关节轴活动方向就是自由度，具有两个以上自由度的关节可做绕环运动。

(1) 关节分型：包括有单轴关节、双轴关节和三轴关节。

单轴关节：围绕一个运动轴在一个平面上运动，如指间关节，为滑车关节的近侧、远侧桡尺关节，为车轴关节的屈伸运动。

双轴关节：围绕两个互为垂直的运动轴在两个平面上运动，如桡腕关节、腕掌关节，为鞍状关节的屈伸、收展和环转运动。

三轴关节：围绕三个互相垂直的运动轴在三个平面上运动，可做屈伸、收展及旋转、环转等多方向运动，如肩关节为球窝关节，髋关节为杵臼关节，肩锁关节为平面关节的多维运动。

常用的运动康复关节活动度训练技术中涉及的关节活动度就是指人体各个关节根据其解剖形态可由一个或几个运动轴，围绕各运动轴并在其相应平面上的最大活动范围。

(2) 关节稳定性和灵活性：关节运动方式和运动幅度取决于关节形态结构，后者又决定关节功能。各关节在形态和结构上各有特点，稳定性大的关节如膝关节，活动度较小，灵活性较小；而灵活性大的关节如肩关节，稳定性较小。

影响关节稳定性和灵活性的因素有：构成关节两关节面的弧度差、关节囊厚薄与紧张度、关节韧带强弱与多少、关节周围肌群强弱与伸展性。骨骼和韧带对关节静态稳定起主要作用，肌肉对动态稳定起重要作用。

5．肌肉力学特性 每块肌肉由许多肌纤维组成。每条肌纤维是一肌细胞，外包肌膜即细胞膜，内有肌浆即细胞质。在肌浆中含有丰富的肌原纤维，每条肌原纤维呈现明暗相间的横纹，故骨骼肌又称横纹肌。

(1) 肌肉的理化特性

1) 兴奋性和收缩性：肌肉兴奋性和收缩性表现为在刺激作用下发生兴奋和产生收缩的反应。

2) 伸展性和弹性：肌肉伸展性指肌肉在放松状态下，受外力作用时长度延伸的能力；肌肉弹性是指当外力去除后，肌肉恢复原来长度的能力。

(2) 肌力的影响因素

1) 肌肉生理横断面：每条肌纤维横断面之和为肌肉生理横断面，单位生理横断面肌纤维全部兴奋时所能产生的最大肌力，称为绝对肌力。

2）肌肉初长度：指肌肉收缩前长度。当肌肉被牵拉至静息长度1.2倍时肌力最大。

3）运动单位募集：指进行特定活动动作时，通过大脑皮质运动程序，调集相应数量运动神经元及所支配肌肉纤维的兴奋和收缩过程。运动单位募集越多，肌力越大。运动单位募集受中枢神经系统功能状态影响，当运动神经发出冲动强度大时，动员的运动单位多，当运动神经冲动频率高时，动员的运动单位也多。

4）肌纤维走向与肌腱长轴的关系：一般肌纤维走向与肌腱长轴相一致，但也有不一致的。在一些较大肌肉，部分肌纤维与肌腱形成一定角度呈羽状连接。羽状连接的肌纤维越多，成角也较大，肌肉较粗，能产生较大的力，如腓肠肌，具有较强收缩力。而比目鱼肌的肌纤维与肌腱连接很少成角，具有较高的持续等长收缩能力。

5）杠杆效率：肌肉收缩产生的实际力矩输出，受运动节段杠杆效率影响。有报道髌骨切除后股四头肌力臂缩短，使伸膝力矩减小约30%。

6．纤维力学特性 骨骼周围的肌腱、韧带、关节囊、皮肤及外伤导致瘢痕组织的纤维组织，主要由胶原纤维构成。由于胶原纤维内细纤维在未受载荷时呈波浪状，载荷后胶原纤维被拉直、伸长，如过度持续直至屈服点，会产生非弹性变形，甚至达到极限而断裂破坏。破坏时变形范围可达6% ～ 8%。

（1）韧带的力学特性

1）韧带黏弹性：即韧带在牵拉载荷应力作用下呈现的力学特征，包括以下方面。

①非线性应力：韧带胶原纤维并非全部平行排列，当韧带拉伸载荷开始时，与载荷作用方向一致的纤维承受最大牵伸，被完全拉直。随着牵伸力越加越大，越来越多的非平行纤维受到载荷被拉直。载荷不断增大，韧带进一步延长，呈现越来越大的刚性，有利于在应力下保持关节的稳定和牢固。

②蠕变：在静力学试验时载荷不再增大，但恒定维持，韧带还可缓慢持续延长。在反复多次牵伸后也有类似蠕变现象，即牵伸达到同样长度所需的载荷逐步减小。

③应力松弛：在韧带受载荷牵伸延长时，长度维持不变，韧带因牵伸而提高的张力会逐步下降，称为应力松弛现象。

2）弹性和塑性延长：肌腱在载荷牵伸下发生弹性延长和塑性延长。前者在应力去除后回缩，后者则持久延长。

（2）肌腱力学特性：肌腱胶原纤维呈平行排列，能承受较高的拉伸载荷。人体肌腱应变范围为10% ～ 15%。通常肌腱横截面积越大，所能承受载荷也越大。健康肌腱拉伸载荷强度极限为肌肉的2倍。

上述特性的深入研究对牵伸肌腱、韧带及粘连组织，改善关节柔韧性，矫治关节的纤维性挛缩强直有重要意义。

三、运动生理学

（一）运动与骨骼肌

运动通常指躯体的活动。尽管运动形式十分复杂，但每个单一动作基本是由骨骼肌在神经支配下，以骨骼肌收缩为动力，关节为轴心，牵动骨骼完成杠杆运动。运动基本类型取决于关节形态、参与运动的关节数量、肌肉分布特点及神经冲动的强弱和频率等。

1．运动单位 由运动神经元及所支配的肌纤维合称为运动单位。每一块肌肉可包含很多运动单位。运动单位功能是按全或无定律进行。同一肌肉的运动单位越多，动作的精细程度越高。同样，每一运动神经元所支配的肌纤维数量越少，动作精细程度也越高。

骨骼肌纤维即肌细胞，由肌膜即细胞膜、肌浆（即细胞质）和肌原纤维组成。肌原纤维由粗肌丝和细肌丝组成，前者为肌球蛋白，后者由肌动蛋白、原肌球蛋白和肌钙蛋白构成，兴奋时通过肌膜传播动作电位，钙离子释放入肌浆网，与肌钙蛋白结合，启动肌动蛋白激活肌球蛋白 ATP 和肌丝滑行，引起收缩。

人类骨骼肌存在三种不同功能的肌纤维：I 型慢缩纤维，又称红肌，即缓慢 - 氧化型肌纤维；a 型快速氧化 - 糖原分解型纤维；b 型快缩纤维，又称白肌，即快速 - 糖原分解型肌纤维（FG）。

肌肉收缩形式：

（1）等张收缩：肌力大于阻力时产生的加速度运动和小于阻力时产生的减速度运动。运动时肌张力大致恒定，称为等张收缩。因产生明显关节运动，也称为动力收缩。等张收缩又分向心收缩，即肌肉止点和起点互相靠近的肌肉收缩，如上楼梯时股四头肌收缩；以及离心收缩，即肌力低于阻力，使原先缩短的肌肉被动延长，如下楼梯时股四头肌收缩。

（2）等长收缩：当肌肉收缩力与阻力相等时，肌肉长度不变，不产生关节运动，称等长收缩或静力收缩，如半蹲位时股四头肌收缩。此时肌张力恒定，在对抗固定物件做等长收缩时，肌肉张力视主观用力程度而定。

（3）等速收缩：肌肉收缩速度保持恒定。该运动方式非人类肌肉自然收缩形式，是人为借助等速模式肌力训练设备将肌肉收缩速度参数调控在一定范围，同步动态测定关节活动角速度及任意关节角度肌力力矩。还可通过采集的参数拟定方案进行训练。

2．肌肉协同 肢体每一个动作都需要多组肌肉经调控协同完成。直接完成动作的肌群称原动肌。其中起主要作用者称主动肌，协助完成动作或仅在动作的某一阶段起作用者称副动肌。拮抗肌是与原动肌作用相反的肌群。原动肌收缩时，拮抗肌应协调地放松或作适当的离心收缩，以保持关节活动的稳定性及增加动作的精确性，能防止关节损伤。固定肌为发挥原动肌对肢体运动的动力作用，是参与固定作用的肌群。而中和肌的作用是为抵消原动肌收缩时所产生的一部分不需要的动作。

在运动康复中常用的肌力练习以抗阻练习为主，常用训练技术有等长练习、等张练习、短促最大收缩练习、等速练习。各种训练技术的基本原理是根据运动“超量恢复”的生理规律，肌肉或肌群经一定运动量练习后，肌肉产生适度疲劳，在休息过程中肌肉经恢复可到达超量恢复阶段，一段时间后又回到运动前状态。

（二）运动时的心血管调节

运动时心血管系统为满足运动肌群代谢需要自动进行复杂的功能调节，其调节程度取决于运动强度，主要表现为局部自动调节（auto regulation）和神经性调节（neurogenic control），前者为组织提供氧需求和清除代谢废物，后者参与血压维持。

1．自动调节 肌肉血流的自动调节也起重要作用，由于肌肉系统血管总容量极大，若完全扩张，则可超过全身总血容量。因此，在作功肌肉血管开放时，其他脏器血管相应收缩，使血液重新分配。在正常安静情况下，内脏器官，如心脏、肝、肾、脾和胃肠道接受的血流量约为 3.0 L/min，而皮肤为 0.25 L/min，肌肉 1.0 L/min。运动中内脏（除心脏外）的血流量均减少，皮肤血管则先收缩后扩张，便于散热。这样可使做功肌肉获得较多血流，以摄取较安静时高达 50 ~ 75 倍氧量。

运动中血流分布改变主要由交感神经和激素调节所致。交感神经分布广泛，对脾、肾、肠管和皮肤血管作用强烈，对脑、骨骼肌和心脏作用相对较弱。运动时交感神经兴奋，使血液重新分配，以适应运动代谢需要，同时也引起静脉血管收缩，增加回心血量。

肾上腺髓质分泌肾上腺素和去甲肾上腺素，作用于心血管系统，去甲肾上腺素促进末梢血管收缩，而肾上腺素少量分泌可扩张血管。肾素 - 血管紧张素可引起动静脉血管收缩，参与运动时的血压调节，同时抑制肾水和钠排出，增加循环血量。

运动中还通过腔静脉压力感受器加压反射和通过主动脉弓、颈动脉窦压力感受器减压反射调节血管活动。

2. 局部调节 在安静状态下，由于骨骼肌中血管平滑肌具有较高张力（血管收缩），血液流经每克肌肉的量极低。运动中平滑肌肌张力很快减弱，在运动开始后数秒内就已出现，因而血管很快舒张。除自主神经起主导作用外，局部调节在运动中更为重要。

由于活动肌肉氧耗增加，使组织氧张力低下，扩大血液和组织间氧梯度，并因二氧化碳增多和乳酸堆积，血液血红蛋白氧分离曲线右移，即使组织氧张力不变，仍可使肌细胞获得更多氧，其结果是扩大动静脉之间氧分压差。血液是人体内环境的主要物质载体，不仅提供做功肌以氧和营养物质，而且运送酶、激素、无机盐和免疫物，对全身产生强烈的调节作用。

3. 循环调节 在运动中心脏每分输出量的增加或维持，可通过加快心率或增加心搏出量或二者均增加来达到。心率变化受神经和体液调节。影响心搏出量的主要因素有心室收缩力、心室流出道和血管阻力、回心血量。

运动中必须保持较高的心输出量，以保证肌肉、呼吸和全身脏器需要。安静仰卧时，成人每分输出量是 4 ~ 5 L，站立时略有减少，运动中心输出量增加，健康人每分输出量可增至 20 L 左右。其计算公式是：心输出量 / 每搏排出量 × 心率 / 每分摄氧量 / 动静脉氧分压差。

运动时心输出量增多和血管阻力因素可引起相应血压增高。但在运动中由于骨骼肌血管床扩张，总外周血管阻力明显下降，这样有利于增加心输出量，减少输送氧给做功肌的阻力。在血管反应良好的人体，动力性、耐力性和大肌群参与的运动项目，如跑步、骑自行车等剧烈运动时收缩压可增高，舒张压仅轻微升高或不变或稍下降。在无氧、等长收缩及仅有小肌群参与大强度运动时，虽明显增加心输出量，但由于此时局部血管扩张机制作用较少，总外周血管阻力没有相应下降，舒张压升高明显，心室后负荷加大。

运动时因骨骼肌血管床扩张而引起大量血流灌注，若没有相应代偿机制，常可妨碍静脉血回流。因静脉管壁较薄，且有静脉瓣，故可阻止血液反流。当肌肉收缩时，可使静脉受挤压，迫使血液向心脏流动，当下一次肌肉舒张时可使静脉重新充盈。这样反复挤压，可产生“机泵”效应，防止血流淤积。运动时呼吸动作也促使肢体静脉血回流入胸腹腔。另外，交感神经可使容量血管收缩，使静脉系统中血流量减少，也是保证回心血量增加的重要因素。

（三）运动对呼吸系统的影响

肺的功能是进行气体交换、调节血容量及分泌某些内分泌激素。每分通气量是潮气量和呼吸频率的乘积。潮气量又分两部分，一部分气体进入肺泡进行气体交换，称为肺泡通气量，另一部分气体不进入肺泡，只存在于呼吸道解剖无效腔内，称为无效腔通气量。以无效腔通气量与潮气量比值表示肺泡通气效率。

运动中摄氧量会发生变化，在摄氧量能满足需氧量的轻或中等强度运动，如运动强度不变，能量消耗恒定时，摄氧量保持在一定水平，称为“稳定状态”。而在运动开始短时间内，因呼吸、循环调节较为迟缓，氧在体内运输滞后，摄氧量水平不能即时到位，而是呈指数逐渐上升，此即进入工作非稳态期，或“进入工作状态”，一般从无氧供能开始，逐渐增加有氧成分，呈特定摄氧动力学变化。“稳定状态”是完全有氧供能，而“进入工作状态”这一阶段摄氧量与根据稳定状态推断的需氧量相比，其不足部分即无氧供能部分，称为“氧亏”。

当运动结束进入恢复期时，摄氧量也并非从高水平立即降至安静时水平，而是通过快、慢两个下降曲线逐渐移行到安静水平。这一超过安静状态水平多消耗的氧量，称为“氧债”，并认为“氧债”与总“氧亏”等量。

运动时消耗的能量随运动强度加大而增加。随着运动强度的加大，摄氧量达到最大而不再能增加的值，称为最大摄氧量（VO_{2max}）。

（四）运动对代谢的影响

运动能量代谢即能量产生有无氧代谢过程和有氧代谢过程两种机制。肌肉收缩时产生乳酸，过去认为只有在无氧代谢情况下即在剧烈运动时才产生，现证实在各种运动时均有乳酸产生，即使安静时也有乳酸生成，只是乳酸产生和消除形成平衡。运动可加速乳酸清除，运动初主要依赖无氧代谢，产生较多乳酸进入血液。当肌肉持续收缩进入稳定状态时，无氧代谢明显降低，有氧代谢成为主要供能形式，具有较大的氧化乳酸能力。

氧化乳酸的器官除骨骼肌外，心脏、肝和肾均可以乳酸为氧化底物，但所占比重极少。安静时肝内 14% ～ 15% 的葡萄糖利用乳酸合成，即糖原异生作用。运动时通过肝糖原分解成葡萄糖的量增加，摄取乳酸的量较安静时也增加 2.5 ～ 3 倍。肾可直接氧化乳酸再生糖原，当血乳酸增高时，尿中排出乳酸量也增加。

运动对物质代谢产生的影响主要在糖类代谢和脂肪代谢两方面。肌糖原是运动的主要能源，随运动方式、强度、时间、饮食条件、训练水平和周围环境不同而变化。在一定强度的运动中，开始时肌糖原降解较快，后随时间延长呈曲线相关。在任何时间内，运动强度愈大，肌糖原利用愈多。安静或运动中糖利用受胰岛素调节。

长链脂肪酸是脂肪氧化的重要能源。脂肪酸来源于血浆脂质、细胞内三酰甘油和磷脂池，以及肌纤维间脂肪组织三酰甘油池。在 40% VO_{2max} 强度运动时，脂肪酸氧化约占肌肉能量来源的 60%。运动还可提高脂蛋白脂酶活性，加速富含三酰甘油的乳糜微粒和极低密度脂蛋白的分解，降低血脂，提高高密度脂蛋白含量。

（五）传统运动的调节作用

康复科学研究观察显示，传统气功锻炼通过调节中枢神经系统功能，可使静息时呼吸频率逐渐减缓、心率减慢、心输出量减少、心搏有力。气功练习时腹式深呼吸，增大膈肌活动范围，改善呼吸系统功能，也使腹腔脏器获得有节律的挤压，促进胃肠蠕动，改善消化吸收功能。而太极拳作为有代表性的传统医疗健身运动也受到重视和推荐，其动作平衡缓和、复杂协调、松弛流畅，把运动、呼吸及意念的调整相互结合，动中取静，另外，太极拳动作温和，精神及体力较为放松，尤为适合老年人及慢性病患者锻炼。

思考题

1．如何理解康复科学是以功能为导向的学科领域？

2．现代神经科学发展将对今后神经康复产生什么影响？

3．运动或制动对人体生理会产生什么影响？

4．现代高科技转化如何推动仿生器具、可穿戴用品、康复机器人、脑机接口和神经假肢等康复技术的发展？

（黄东锋）

第三十章

基因技术与免疫学治疗

第三十章数字资源

学习目标

1. 知识：列举基因技术和基因工程的概念、免疫学治疗技术的分类；概述肿瘤免疫学治疗的常用策略和原理；说出基因技术和免疫学治疗技术的临床应用和前沿进展。
2. 能力：通过对CAR-T治疗的案例分析和托珠单抗的临床应用介绍，培养分析问题和解决问题的能力，加强对基因技术和免疫治疗的临床应用及存在问题的认识和思考。通过介绍狂犬病疫苗的诞生，培养科研创新思维。
3. 素养：通过介绍狂犬病疫苗的诞生和疫苗研发面临的挑战和机遇，树立远大目标，培养人文关怀和医学伦理素养。
4. 掌握：免疫治疗的主要类别和原理。

第一节　基因技术

一、基因技术的概念

基因是遗传的物质基础，是DNA或RNA分子上具有遗传信息的特定核苷酸序列。基因通过复制把遗传信息传递给下一代，使后代出现与亲代相似的性状。1953年沃森和克里克发现了DNA分子的双螺旋结构，在此基础上逐渐形成了一个新的领域——基因技术。基因技术是指利用分子生物学方法把一种生物的基因转移到另一种生物中，实现基因转移和重新组合，从而改变生物的遗传性状和功能的技术。20世纪人类基因组计划提出破译人类全部基因密码序列的宏伟蓝图，为基因技术在疾病诊断和治疗领域提供了重要的研究蓝本。

二、基因技术与疾病治疗

1．基因工程药物　基因工程药物目前已经应用于糖尿病、心血管疾病、感染性疾病、类风湿关节炎、肿瘤等多种疾病的治疗，其中最成功的例子是胰岛素和干扰素的表达纯化。

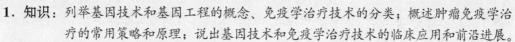

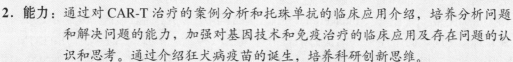

（1）胰岛素：胰岛素是机体内唯一降低血糖的激素，同时促进糖原、脂肪、蛋白质合成。胰岛素是一种蛋白质类激素。体内胰岛素由胰岛β细胞受到葡萄糖、乳糖、核糖、精氨酸、

胰高血糖素等物质刺激后分泌。当体内胰岛素分泌缺陷或其生物作用受损，就会发生糖尿病。糖尿病是一组以高血糖为特征的代谢性疾病。糖尿病时长期存在的高血糖，导致各种组织，特别是眼、肾、心脏、血管、神经的慢性损害和功能障碍。

外源性胰岛素主要用来治疗糖尿病。胰岛素是活性多肽，立体结构异常复杂，体外难以人工合成，所以过去只能从猪、牛体中提取胰岛素来治疗糖尿病，但是其产量太低，难以满足糖尿病患者的需求，且猪、牛胰岛素结构上与人胰岛素存在差异，长期使用会引起眼病和肾病，在提取时还可能存在动物病毒或者毒素污染，纯化困难。随着基因工程技术的问世，科学家就想到利用该技术来解决胰岛素药源不足的问题。科学家们首先找到胰岛素原的编码基因，胰岛素原是胰岛素的前体物质，可通过后期处理转化为胰岛素。又在人的大肠正常菌群中找到对人体无害的大肠埃希菌，大肠埃希菌繁殖迅速（大约 20 分钟就能繁殖一代）、培养简单、操作方便、遗传稳定，其基因克隆及表达体系成熟完善，且早已完成了全基因组测序，被美国 FDA 批准为安全的基因工程受体生物。接下来通过分子生物学的手段把含有人的胰岛素原基因的 DNA 整合到大肠埃希菌的质粒中，再将重组后的质粒转入到大肠埃希菌细胞中，放到大型的发酵罐里进行人工培养，随着大肠埃希菌的大量繁殖，含有胰岛素原基因 DNA 的重组质粒也不断复制，表达出大量的胰岛素原，这就是基因合成胰岛素的来源。

（2）干扰素：干扰素（interferon，IFN）是最早发现的细胞因子。1957 年，英国医生 Alick Isaacs 发现鸡胚中注射灭活流感病毒后生成了一种具有干扰病毒感染作用的物质，将其命名为干扰素。根据其来源和理化性质的不同，干扰素可分为 Ⅰ 型（IFN-α，IFN-β，IFN-ε，IFN-ω，IFN-κ）、Ⅱ 型（IFN-γ）、Ⅲ 型（IFN-λ）三种类型。其中 Ⅰ 型和 Ⅲ 型干扰素主要发挥广谱抗病毒功能。它们不能直接灭活病毒，而是通过诱导细胞合成抗病毒蛋白发挥效应。干扰素首先作用于细胞的干扰素受体，经信号转导等一系列生化过程，激活细胞基因表达多种抗病毒蛋白。这些抗病毒蛋白通过降解病毒 mRNA，以及抑制病毒多肽链的合成，实现对病毒的抑制作用。Ⅱ 型干扰素又称为免疫调节干扰素，可增强自然杀伤细胞、巨噬细胞和 T 淋巴细胞的活力，主要发挥免疫调节功能，增强机体抗病毒和肿瘤的能力。

干扰素可谓是治疗病毒感染性疾病的“万能灵药”，过去从人血中提取，但产量很低，纯度不佳，且价格昂贵，导致临床应用受限。20 世纪 80—90 年代，基因技术的发展实现了批量生产高纯度的干扰素，使干扰素的临床广泛使用成为现实。基因工程人干扰素 α-2b（安达芬）是我国第一个全国产化基因工程人干扰素 α-2b，具有抗病毒、抑制肿瘤细胞增生、调节人体免疫功能的作用，广泛用于病毒性疾病和多种肿瘤的治疗，是当前国际公认的病毒性疾病治疗的首选药物，也是肿瘤生物治疗的主要药物之一。

微整合

临床应用

干扰素的临床应用

干扰素是一种由单核细胞和淋巴细胞产生的细胞因子。基因技术的问世实现了大规模、高纯度的干扰素工业化量产，使干扰素的临床广泛应用成为现实。1986 年，重组 IFN-α 成为首个被 FDA 批准上市的细胞因子药物，主要用于治疗白血病、卡波西肉瘤、肝炎、恶性肿瘤、AIDS。1990 年，重组 IFN-γ 被批准上市应用于慢性肉芽肿、恶性肿瘤、过敏性皮炎、感染性疾病、风湿性关节炎的治疗，而重组 IFN-β 则在 1996 年被批准上市，用于多发性硬化症的治疗。

2．基因治疗　基因治疗（gene therapy）是将人的正常基因或有治疗作用的基因通过一定方式导入人体靶细胞以纠正基因的缺陷或者发挥治疗作用，从而达到治疗疾病目的的生物医学技术。

（1）基因治疗的应用：基因治疗目前主要用于治疗一些严重威胁人类健康的疾病，包括遗传病（如血友病、囊性纤维病、家庭性高胆固醇血症等）、恶性肿瘤、心血管疾病、感染性疾病（如艾滋病等）。基因治疗与常规治疗方法不同：一般意义上的疾病治疗针对的是因基因异常而导致的各种临床疾病症状，而基因治疗针对的是导致疾病的根源——异常基因本身。

（2）基因治疗的分类：基因治疗可以根据治疗途径、基因操作方式和靶细胞的不同分成不同的类型。

1）按照治疗途径的不同分类：基因治疗可分为体外基因治疗和体内基因治疗两类。①体外基因治疗：是指将含外源基因的载体在体外导入人体自身或异体细胞，经体外细胞扩增后，输回人体。体外基因转移途径比较经典、安全，而且效果较易控制，但是步骤多、技术复杂、难度大，不容易推广。②体内基因治疗分类：是指将外源基因装配于特定的真核细胞表达载体，直接导入体内。这种载体可以是病毒型或非病毒性，甚至是裸DNA。体内基因转移途径操作简便，容易推广，但目前尚未成熟，存在疗效持续时间短、免疫排斥及安全性等一系列问题。

2）按基因操作方式的不同分类：基因治疗可分为基因修正/置换和基因增强/失活两类。①基因修正（gene correction）和基因置换（gene replacement）：即将缺陷基因的异常序列进行矫正，对缺陷基因精确地原位修复，不涉及基因组的其他任何改变。通过同源重组（homologous recombination）即基因打靶（gene targeting）技术将外源正常的基因在特定部位进行重组，从而使缺陷基因在原位得到修复。②基因增强（gene augmentation）和基因失活（gene inactivation）：是指不去除异常基因，而通过导入外源基因使其表达正常产物，用来治疗疾病；或特异封闭某些基因的翻译或转录，以达到抑制某些异常基因表达的目的。

3）按靶细胞类型的不同分类：基因治疗可分为体细胞基因治疗和生殖细胞基因治疗两类。目前使用比较广泛的是体细胞基因治疗，而生殖细胞基因治疗主要以精子、卵子和早期胚胎细胞作为治疗对象，由于当前基因治疗技术还不成熟，以及涉及一系列伦理学问题，目前仍受到限制。

案例　30-1A

患者，女，2020年发现左咽旁肿物，临床诊断为弥漫性大B细胞淋巴瘤（DLBCL）。经化疗2个疗程缓解后出院。1年后，患者左上臂出现包块且逐渐增大，被诊断为复发性DLBCL，符合CAR-T治疗标准。经与患者沟通和详细检查，拟进行CAR-T细胞治疗。

问题：

1．CAR-T细胞治疗的原理是什么？

2．目前CAR-T治疗临床应用存在哪些问题？

3．基因技术前沿进展介绍

（1）CRISPR-Cas9技术：CRISPR-Cas9是目前最前沿的基因编辑技术，自2013年问世便成为生物界的焦点。这项技术相对于ZFN、TALEN等基因打靶技术简便、经济得多。

规律成簇间隔短回文重复（clustered regularly interspaced short palindromic repeats，CRISPR）

实际上就是细菌和古细菌在长期演化过程中形成的一种适应性免疫防御机制，可用来对抗入侵的病毒及外源DNA。后来，研究人员发现，该机制是一种精确的万能基因武器，可以用来删除、添加、激活或抑制其他生物体的目标基因，包括人、老鼠、斑马鱼、细菌、果蝇、酵母、线虫和农作物细胞内的基因，并在此基础上研发出一种可以广泛使用的基因编辑技术。

CRISPR-Cas9基因编辑技术是对靶向基因进行特定DNA修饰的技术，以CRISPR-Cas9为基础的基因编辑技术在一系列基因治疗领域都展现出极大的应用前景，例如血液病、肿瘤和其他遗传疾病。目前，该技术成果已应用于人类细胞、斑马鱼、小鼠以及细菌的基因组精确修饰。

（2）锌指核糖核酸酶（ZFN）技术：锌指核糖核酸酶由一个DNA识别域和一个非特异性核酸内切酶构成。DNA识别域由一系列Cys2-His2锌指蛋白（zinc-fingers）串联组成（一般3～4个），每个锌指蛋白识别并结合一个特异的三联体碱基。锌指蛋白源自转录调控因子家族（transcription factor family），在真核生物中从酵母到人类广泛存在，形成alpha-beta-beta二级结构。单个锌指的alpha螺旋插入DNA双螺旋的大沟，特异性识别DNA序列上的3个连续碱基。因此，对ZFN上决定DNA结合特异性的氨基酸引入序列的改变可以获得新的DNA结合特异性。

ZFN技术亦具有潜在的临床应用前景。传统的基因治疗的方式主要有两种，一种是利用病毒携带完整的基因序列送入人体内或者是注入一小段正确的DNA序列来修正错误或者使错误的基因不表达，然而到目前为止，事实上科学家都无法确认这些方法在实际应用上是有效率及安全的。而借由同源互换的原理使得细胞自行修正错误的DNA序列是发展基因治疗上最基本的原则。这一过程通过两个独立的步骤完成：首先在DNA中引入一个双链断裂，启动细胞自身的修复系统；之后“同源重组”参考引入的相似序列作为模板修复这段基因，从而实现指定部位的碱基替换。

（3）转录激活因子样效应物核酸酶［transcription activator-like（TAL）effector nucleases，TALEN］技术：是三大类基因组编辑核酸酶之一。它是实现基因敲除、敲入或转录激活等靶向基因组编辑的里程碑。TALEN是一种可靶向修饰特异DNA序列的酶，它借助于TAL效应子（一种由植物细菌分泌的天然蛋白）来识别特异性DNA碱基对。TAL效应子可被设计识别和结合所有的目的DNA序列。对TAL效应子附加一个核酸酶就生成了TALEN。TAL效应核酸酶可与DNA结合并在特异位点对DNA链进行切割，从而导入新的遗传物质。TALEN由于具有一些比锌指核酸酶更优越的特点，现在成为了科研人员用于研究基因功能和潜在基因治疗应用的重要工具。是目前较有发展前景的基因修饰技术。

TALEN充分利用植物病原菌黄单胞菌自然分泌的蛋白，即激活因子样效应物（TAL effectors，TALE）的功能，该蛋白能够识别特异性DNA碱基对。人们可以设计一串合适的TALE来识别和结合到任何特定序列，如果再附加一个在特定位点切断DNA双链的核酸酶，就可以构建出TALEN，利用这种TALEN就可以在细胞基因组中引入新的遗传物质。相对锌指核酸酶而言，TALEN能够靶向更长的基因序列，而且也更容易构建。但是直到现在，人们一直都没有一种低成本的而且公开能够获得的方法来快速地产生大量的TALENs。

第二节 免疫学治疗

机体的免疫学系统是一个相对复杂、平衡、有机的整体，在正常情况下，机体的免疫系统发挥防御及监视作用，不仅要抵抗外来病原体的侵袭感染，还要及时清除自身受损细胞和癌变细胞，并且调控自身免疫应答范围、强度和时间，防止过度免疫应答导致的自身损害。免疫学治疗是指采用免疫学的技术和方法干预调节机体免疫系统及其功能，以达到防治疾病的目的。

免疫学技术和理论在预防医学和临床医学领域应用广泛，取得卓越的成效，疫苗的制备和免疫治疗新疗法更是有着广阔的前景。

案例 30-1B

该患者于2022年2月进行CAR-T细胞回输后1周内，出现持续发热症状，外周血白介素6（IL-6）水平急剧升高，被诊断为细胞因子风暴。经托珠单抗（IL-6中和抗体）治疗后恢复，无其他不良反应。CAR-T回输3月余，患者肿瘤明显消退。

问题：

1. 什么是细胞因子风暴？
2. IL-6有哪些功能？托珠单抗的作用机制是什么？

一、免疫治疗概述

免疫治疗（immunotherapy）是指针对机体低下或亢进的免疫状态，人为地增强或抑制机体的免疫功能，以达到治疗疾病目的的治疗方法。免疫治疗的主要分类如表30-1所示，根据对机体免疫功能的影响，可分为免疫增强疗法和免疫抑制疗法。根据免疫制剂的作用特点，可分为主动免疫治疗和被动免疫治疗。根据治疗的特异性，可分为特异性免疫治疗和非特异性免疫治疗。根据治疗所用的制剂，可分为分子治疗、细胞治疗和免疫调节剂治疗。

表30-1　免疫治疗的主要分类

名称	治疗范围或特点
免疫增强疗法	主要用于感染、肿瘤、自身免疫病的治疗
免疫抑制疗法	主要用于移植排斥、自身免疫病、超敏反应的治疗
主动免疫治疗	利用具有免疫原性的制剂，使机体主动产生特异性免疫
被动免疫治疗	利用免疫效应物质，直接发挥免疫效应
特异性免疫治疗	所用免疫制剂的作用具有抗原特异性
非特异性免疫治疗	所用免疫制剂的作用无抗原特异性
分子治疗	输入抗体、分子疫苗、细胞因子等分子制剂进行治疗
细胞治疗	输入细胞疫苗、干细胞、过继免疫细胞等进行治疗
免疫调节剂治疗	利用生物应答调节剂或免疫抑制剂进行治疗

二、基于抗原的免疫治疗

基于抗原的免疫治疗是指针对机体异常的免疫状态，通过人工给予抗原制剂以增强免疫应答或者诱导免疫耐受来达到治疗疾病目的的治疗方法。

1. 治疗性疫苗　治疗性疫苗是指在已感染病原微生物或者已患有某些疾病的机体中，通过诱导特异性免疫应答，达到治疗或者防治疾病恶化的天然、人工合成或用基因重组技术表达的产品或制品。1995年前医学界普遍认为，疫苗只作预防疾病用。随着免疫学研究的发展，

Note

人们发现了疫苗的新用途，即可以治疗一些难治性疾病。从此，疫苗兼有了预防与治疗双重作用，治疗性疫苗属于特异性主动免疫疗法。

知识拓展

狂犬病疫苗的诞生

狂犬病是最可怕的传染病之一，致死率100%。1881年起，法国科学家路易斯·巴斯德开始研究狂犬病。他和助手冒着被咬伤传染的风险收集病犬唾液，并把它注射到健康的狗身上，很快发现健康的狗也发病死亡。多次实验后，巴斯德推断出导致狂犬病的病原体应该集中在神经系统，并进行了一个有着划时代意义的实验。他将狂犬病兔子的脊髓取出后进行干燥处理，再制成溶液，就是最初的狂犬病疫苗。经过反复实验验证，巴斯德发现未经干燥的脊髓溶液注射后的狗全部死亡；而经干燥处理后的脊髓溶液注射后的狗安然无恙，还能抵抗狂犬病。1885年，巴斯德为一个被病犬咬伤四五天的小男孩注射了自己研制的狂犬病疫苗，3个月过去了，小男孩安然无恙。巴斯德研制成功的狂犬病疫苗是人类历史上第一个真正发明的疫苗，狂犬病这个致死率100%的难题被人类攻克了。

（1）按针对疾病种类的不同，可将疫苗分为以下类型。

1）针对细菌感染的疫苗：如卡介苗（Bacillus Calmette-Guérin，BCG）、幽门螺杆菌疫苗等。

2）针对病毒感染的疫苗：如狂犬病疫苗、脊髓灰质炎疫苗、人类乳头状瘤病毒（HPV）疫苗等。

3）针对肿瘤的疫苗：如肿瘤细胞疫苗和树突细胞痘苗、转基因肿瘤细胞、抗原合成肽疫苗、肿瘤核酸疫苗等。

4）针对自身免疫病的疫苗：如多发性硬化症治疗性疫苗、重症肌无力治疗性疫苗、系统性红斑狼疮治疗性疫苗、胰岛素依赖性糖尿病治疗性疫苗等。

（2）按组成特性的不同，可将疫苗分为分子疫苗和细胞疫苗。

1）分子疫苗：①蛋白多肽疫苗：即人工合成的多肽疫苗，目前已应用于临床研究阶段，例如人类免疫缺陷病毒（HIV）感染多肽疫苗；②核酸疫苗：指将编码某种抗原蛋白的外源基因（DNA或RNA）直接导入动物体细胞内，并通过宿主细胞的表达系统合成抗原蛋白，诱导宿主产生对该抗原蛋白的免疫应答，以达到预防和治疗疾病的目的。如T细胞淋巴瘤的核酸疫苗已进入了临床前阶段，前列腺癌、肺癌、乳腺癌等核酸疫苗也正处于研究阶段。

2）细胞疫苗：多用于肿瘤防治领域。其中多基因修饰细胞疫苗是肿瘤治疗性疫苗设计的热点，主要有肿瘤细胞疫苗和树突状细胞疫苗。肿瘤细胞疫苗中包括着广谱的肿瘤抗原，辅助分子修饰肿瘤细胞或者树突状细胞，可增强其免疫原性，达到治疗的目的

2．抗原诱导免疫耐受 免疫耐受程度的高低影响着许多临床疾病的发生、发展和转归。人们企图诱导和维持免疫耐受来防治超敏性疾病、自身免疫性病以及移植排斥反应。影响机体免疫应答强弱的因素包括：①抗原的理化性质，如结构的复杂性、分子量的大小、抗原组成、物理状态等；②宿主方面的因素，如遗传因素、宿主的身体、年龄、健康状况；③抗原进入的方式，如抗原进入机体的数量、次数、间隔时间、途径等。因此，一般可以通过改变抗原的剂量、免疫途径，或者使用免疫抑制剂来人工诱导免疫耐受。目前，利用抗原制剂诱导免疫耐受

已经用于临床治疗某些疾病，例如采用小剂量多次皮下注射变应原制剂的脱敏疗法治疗超敏反应，口服热休克蛋白 HSP56 作为类风湿关节炎的治疗等。

三、基于抗体的免疫治疗

治疗性抗体包括免疫血清、单克隆抗体和基因工程抗体。

1. 免疫血清 免疫血清亦称抗血清，指含有抗体的血清制剂。免疫血清种类很多，包括抗毒素血清、抗病毒血清、抗 Rh 血清、抗淋巴细胞丙种球蛋白等。

（1）抗毒素血清：是用类毒素多次免疫动物后，采取动物的免疫血清，血清中含有能中和该毒素的大量抗体，称为抗毒素，经浓缩纯化后得到。抗毒素血清主要用于治疗和紧急预防外毒素所致的疾病。常用的有白喉抗毒素、破伤风毒素等。

（2）抗病毒血清：是用病毒免疫动物，取其血清精制而成。目前对狂犬病等多种病毒的治疗尚缺乏特效药物。故在某些病毒病的早期或潜伏期，可使用抗病毒血清紧急预防和治疗。如用抗狂犬病病毒血清与抗狂犬病疫苗同时对被狂犬严重咬伤者进行注射，可防止狂犬病的发生。而抗乙型脑炎免疫血清主要用于病毒性疾病抗乙型脑炎免疫血清等。

（3）抗 Rh 血清：能作用于 Rh 阳性红细胞，临床上常用提纯的抗 Rh 球蛋白预防 Rh 新生儿溶血症。

（4）抗淋巴细胞丙种球蛋白：是用人淋巴细胞免疫马、兔等动物制成的免疫血清，是强效免疫抑制剂，主要用于治疗某些自身免疫性疾病或器官移植时治疗排斥反应。

2. 单克隆抗体 由单一 B 细胞克隆产生的高度均一、仅针对某一特定抗原表位的抗体，称为单克隆抗体（monoclonal antibody，mAb）。通常采用杂交瘤（hybridoma）技术来制备。1975 年分子生物学家克勒和米尔斯坦在细胞融合技术的基础上创建了杂交瘤抗体技术，他们将可以体外大量培养繁殖的小鼠骨髓瘤细胞与经抗原免疫后的纯系小鼠 B 细胞融合，形成杂交瘤细胞。这种杂交瘤细胞既具有骨髓瘤细胞易于在体外无限增殖的特性，又具有 B 细胞可以合成和分泌特异性抗体的特点。将单个杂交瘤细胞培养后形成细胞系，即单克隆。通过体外培养单克隆细胞，便能从大量的培养上清中纯化得到高浓度、性质均一的抗体，即单克隆抗体。每种单克隆细胞系所产生的单克隆抗体，其结构、氨基酸顺序、特异性等都是一致的，而且在培养过程中，只要细胞系没有发生变异，不同时间所分泌的抗体都能保持同样的结构与功能。

单克隆抗体技术从根本上解决了在抗体制备中长期存在的特异性和可重复性问题，被广泛应用于基础研究、蛋白纯化、疾病诊断和防治、环境与食品监测等多个研究领域，具有广阔的应用前景。单克隆抗体的问世，极大地促进了以下研究领域的进展：①蛋白质的精细结构；②淋巴细胞亚群的表面新抗原；③组织相容性抗原；④激素和药物的放射免疫（或酶免疫）分析；⑤肿瘤的定位和分类；⑥靶向免疫治疗；⑦纯化微生物和寄生虫抗原。

3. 基因工程抗体 基因工程抗体又称重组抗体，是指利用重组 DNA 及蛋白质工程技术对编码抗体的基因按不同需要进行加工改造和重新装配，经转染适当的受体细胞所表达的抗体分子。基因工程抗体是以基因工程技术等高新生物技术为平台制备的生物药物总称。目前构建的基因工程抗体有人鼠嵌合抗体、人源化抗体、小分子抗体、双功能抗体、噬菌体抗体等（表 30-2）。

表 30-2 基因工程抗体的分类、原理及应用

抗体种类	原理及应用
嵌合抗体 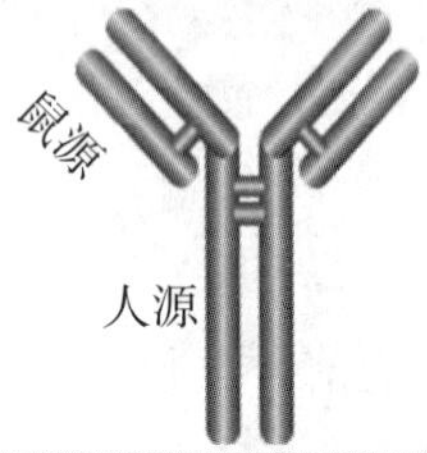	最早制备成功的基因工程抗体。它是由鼠源性抗体的 V 区基因与人抗体的 C 区基因拼接为嵌合基因，然后插入载体，转染骨髓瘤组织表达的抗体分子。嵌合抗体由于这两部分在空间结构上相对独立，其独特的抗体亲和力保持得很好，但因鼠单抗可变区的存在，应用时仍有较强的免疫排斥反应。减少了鼠源性抗体的免疫原性，同时保留了亲本抗体特异性结合抗原的能力。从而降低了鼠源性抗体引起的不良反应，并有助于提高疗效
改型抗体 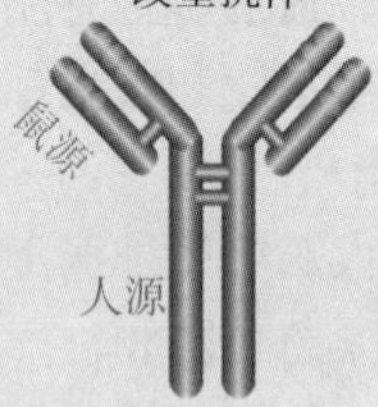	在嵌合抗体的基础上进一步将鼠 mAb 可变区中相对保守的 FR（framework region）替换成人的 FR，保留与抗原结合部位决定簇互补区（complement determinant region）部位（即 CDR 移植）。早期简单的 CDR 移植，通过点突变进行微调即更换某个位点上的氨基酸。第二代改型抗体应用了人抗体基因库，引进计算机技术模拟抗体分子的立体结构（分子模拟法），使用了鼠人嵌合 FR。其目的是获得具有高亲和力的治疗性抗体
小分子抗体 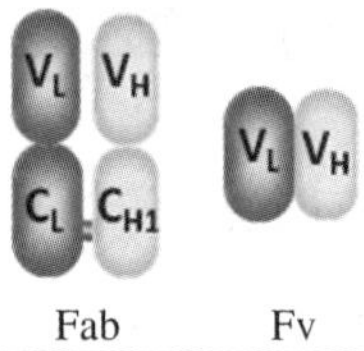	仅由 Fab 或 Fv 组成的抗体。通过基因重组技术，可以在保持原有抗原结合活性的基础上，仅保留 Fab 或 Fv 段，称为小分子抗体。根据其价数的不同可分为单价小分子抗体及多价小分子抗体两种
双功能抗体 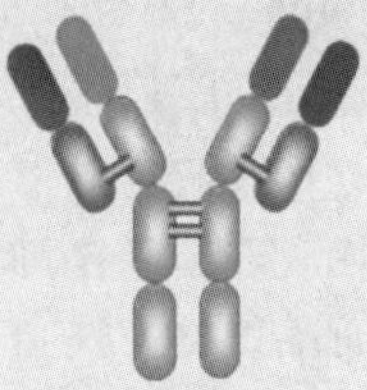	天然 Ig 由两个完全相同的 VL 和 VH 区域构成，该区域是特异性识别并结合抗原的关键部位。而经人工设计构建的双特异性抗体（BsAb）则由两个不同的抗原结合位点组成，可同时与两种不同的抗原决定簇结合，并可将其偶联的药物、酶或放射性核素等导向到靶部位，这种具有双价双特异性的抗体称为双功能抗体
噬菌体抗体库 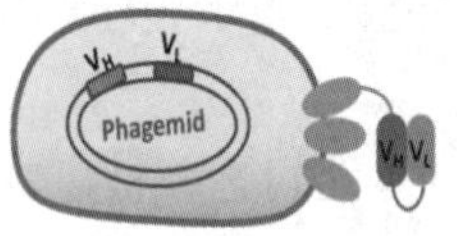	噬菌体抗体库技术是近年发展起来的一项新的基因工程抗体技术。简言之就是用 PCR 技术从人免疫细胞中扩增出整套的抗体重链可变区（VH）和轻链可变区（VL）基因，克隆到噬菌体载体上并以融合蛋白的形式表达在其外壳表面。这样一来噬菌体 DNA 中有抗体基因的存在，同时在其表面又有抗体分子的表达，就可以方便地利用抗原 - 抗体特异性结合而筛选出所需要的抗体，并可以利用噬菌体质粒转染工程细菌进行克隆扩增，获得可溶性的抗体片段。利用这一技术可以得到完全人源性的抗体，在 HIV 等病毒感染和肿瘤的诊断与治疗方面有其独特的优越性

4．临床应用 1986 年 6 月，首个单克隆药物——由 Ortho 研发的用于治疗器官移植排斥反应的 OKT3（后改名为 Muromonab-CD3）获美国食品药品管理局（FDA）批准上市，自此拉开了抗体药物治疗疾病的序幕。1997 年，由 Genentech 公司生产用于治疗淋巴瘤的 Rituxan 上市，成为第一个成功应用于肿瘤治疗的单克隆抗体药物。2002 年，第一个全人源化单克隆抗体 Humira 上市。人源化技术成熟后，进入临床试验的抗体药物增长率明显开始高于小分子药物。2015 年，FDA 批准了第 50 种抗体，距第一个抗体批准已过了 29 年。2021 年 4 月，葛兰素史克的 PD1 抑制剂 Dostarlimab 获得批准，成为 FDA 批准上市的第 100 个抗体药物。单克隆抗体药物虽然数量不多，但多为畅销药物，市场庞大。如表 30-3 所示，在美国 FDA 已批

准的前 100 个抗体药物中，占比最多的是肿瘤治疗抗体药物（41 个）。

表 30-3 美国 FDA 已批准的前 100 个抗体药物治疗用途

治疗用途	抗体药物数量
先天性缺陷	1
骨疾病	2
心血管疾病	3
器官移植排斥	3
眼病	3
胃肠病	3
肺病	5
风湿病	6
传染病	7
神经性疾病	8
血液病	9
皮肤病	9
肿瘤	41

尽管抗体药物数量已超 100 种，但其覆盖的靶点仍然十分有限，其中有 10 个靶点就占据了获批个数的 42%。排在首位的是 PD-1/PD-L1 免疫检查点抑制剂，有 7 款药物被批准；而 CD20 单抗也有 6 款药物获批（表 30-4）。

表 30-4 美国 FDA 已批准的单抗药物靶点分布

靶点	单抗药物数量
PD-1/PD-L1	7
CD20	6
TNF	4
HER2	4
CGRP/CGRPR	4
VEGF/VEGFR	4
IL-6/IL-6R	4
IL-23 p19	3
EGFR	3
CD19	3

四、基于细胞的免疫治疗

细胞免疫治疗是指将自体或异体的造血细胞、免疫细胞或肿瘤细胞经体外培养、诱导扩增后回输机体，以激活或增强机体的免疫应答。目前临床细胞免疫治疗主要包括造血干细胞移植、淋巴细胞治疗、树突状细胞疫苗、基因修饰的细胞治疗等。

1．造血干细胞移植 造血干细胞是具有多种分化潜能和自我更新能力的免疫细胞，在适当条件下可被诱导分化为细胞和组织。因此，通过造血干细胞移植，重建患者造血和免疫功能。常见的造血干细胞移植包括骨髓移植、外周血干细胞移植或脐血干细胞移植。

2．淋巴细胞治疗 取具有免疫效应的自体淋巴细胞经体外激活、增生后回输给患者，可在体内发挥相应的作用。用于治疗的自身淋巴细胞包括自然杀伤细胞（NK）、淋巴因子活化的杀伤性细胞（LAK）、肿瘤浸润淋巴细胞（TIL）和细胞因子诱导的杀伤性细胞（CIK）等。

3．树突状细胞疫苗（DC疫苗） 抗原提呈细胞在免疫应答的诱导中具有十分重要的作用。其中树突状细胞是功能最强的抗原提呈细胞，能直接刺激初始T细胞增殖活化。树突状细胞疫苗（DC疫苗）临床上主要用于前列腺癌、黑色素细胞瘤、复发性骨髓瘤和结肠癌的免疫治疗。

4．基因修饰的细胞治疗 用于免疫治疗的基因修饰细胞包括基因修饰的肿瘤细胞、嵌合抗原受体（chimeric antigen receptor，CAR）和T细胞受体（TCR）修饰的T细胞等。

（1）基因修饰的肿瘤细胞：是通过将免疫相关的基因导入肿瘤细胞制备而成，可以有效诱导抗肿瘤免疫反应。这种方法是目前国际研究的热点。

（2）嵌合抗原受体（CAR）和T细胞受体（TCR）修饰的T细胞：是当前过继性细胞治疗（adoptive cell therapy，ACT）技术中两大最新的技术，实现了从基础免疫学机制研究到临床免疫治疗应用的转变。因其能够表达人工合成受体并能特异性识别靶细胞，CAR-T和TCR-T正成为振奋人心的癌症治疗方法；对于慢性感染及自身免疫性疾病，它同样具有广泛的应用前景。随着免疫学和基因工程的进步，科学家们制备出特异性功能增强型的人T细胞。而近期制药工业界的加入，使得工程化T细胞的临床应用前景发生了巨大的变化。例如，在CD19特异性CAR-T细胞应用于B细胞白血病及淋巴瘤的临床试验中，成人和儿童患者均显示出持续性缓解效果。

知识拓展

疫苗研发面临的挑战和机遇

疫苗作为现代医学取得的最大成功之一，消灭了天花，遏制了狂犬病、脊髓灰质炎、白喉等多种疾病，但在一些重要传染病和肿瘤防治方面仍作用甚微。妨碍传染病和癌症疫苗发展的主要问题有：①人群特异性挑战，如何在不同人群中使疫苗效果达到最优；②抗原特异性问题和遗传变异挑战，哪种病原体特异性抗原或肿瘤特异性抗原能够产生保护性免疫。

2014年，来自政府、学术界和产业界等的35名专家认为抗原发现、基因组学和免疫监测的技术进步将为疫苗发展提供巨大潜力，并呼吁开展“人类疫苗计划”。“人类疫苗计划”将致力于描绘人类“免疫组学”图谱（包括免疫系统内的所有基因和蛋白质），强化大规模抗原发现技术，并开展针对不同人群的比较临床研究试验，这些大数据的获得将有望解决困扰人类多年的疫苗研发和使用策略的难题，加速新一代疫苗的发展。

五、基于细胞因子或拮抗剂的免疫治疗

当机体由于某些病理生理作用引起体内某种细胞因子缺乏或者细胞因子风暴，而导致免疫学功能紊乱，可以通过输入外源性细胞因子或者细胞因子及其受体的拮抗剂纠正其平衡，恢复其免疫学功能，以达到治疗疾病的目的。

1．外源性重组细胞因子治疗 细胞因子是机体免疫细胞和一些非免疫细胞产生的一组具有广泛生物活性的异质性肽类调节因子，包括：白细胞介素（interleukin，IL）、集落刺激因子（CSF）、干扰素（IFN）、肿瘤坏死因子（TNF）、转化生长因子（TGF）等。

应用重组细胞因子作为药物用于疾病的治疗称为细胞因子疗法。目前主要包括两大类。

（1）促进造血与免疫功能重建：在放射性骨髓损伤、肿瘤放疗及化疗后以及骨髓移植后，机体的免疫功能十分低下，极易受细菌、病毒及其他致病因子的感染。因此可以采用补充外源性细胞因子，促进造血与免疫功能的重建。如 G-CSF 和 GM-CSF 可以用于治疗自身骨髓移植、化疗导致的血细胞减少、AIDS、白血病、再生障碍性贫血；EPO 可用于治疗慢性肾衰竭导致的贫血、恶性肿瘤和化疗导致的贫血、失血后贫血。

（2）恶性肿瘤的治疗：一些细胞因子，如 TNF 本身就有杀肿瘤细胞作用。但大多数细胞因子本身并不能杀伤肿瘤细胞，而是通过增强免疫系统的功能来抑制肿瘤的生长，如 IFN-α、IFN-γ、IL-2、IL-15 等都有这种作用。但细胞因子单独应用需大剂量，毒副作用强，因此目前认为细胞因子联合应用或细胞因子与抗肿瘤药物联合应用，可以提高肿瘤的治疗效果，减少副作用。

2．细胞因子拮抗疗法 细胞因子拮抗疗法的基本原理是抑制细胞因子的产生和阻断细胞因子与其相应受体的结合及受体后信号转导过程，使细胞因子的病理性作用难以发挥。该疗法适用于自身免疫性疾病、移植排斥反应、感染性休克等的治疗。例如 IL-1 受体拮抗剂对炎症、自身免疫性疾病等具有较好的治疗效果，IL-6 受体中和抗体用于治疗细胞因子风暴。

3．细胞因子基因治疗 细胞因子在体内半衰期短，需要给患者大剂量反复多次注射才有一定疗效，往往导致严重的副作用。为此，人们建立了细胞因子基因疗法。该法将细胞因子或其受体的编码基因通过基因工程技术导入机体内，使其在体内持续表达而发挥治疗效应。目前，多种细胞因子的基因疗法已适用于恶性肿瘤、感染性疾病、自身免疫性疾病等的临床治疗。

微整合

临床应用

托珠单抗的临床应用

托珠单抗（tocilizumab）是全球首个针对 IL-6 受体的重组人源化单克隆中和抗体，主要应用于类风湿关节炎的治疗。人体免疫系统的细胞因子风暴被认为是导致新冠病毒感染患者急性呼吸衰竭甚至死亡的原因之一。大量研究表明，IL-6 是引发新冠病毒感染患者炎症风暴的关键炎症因子之一。临床研究发现，托珠单抗能阻断新冠病毒感染患者的细胞因子风暴，有效治疗新冠病毒感染重症患者。此外，托珠单抗还能阻断 CAR-T 治疗引发的细胞因子风暴。2021 年，托珠单抗获得我国药监局批准，用于治疗 CAR-T 疗法引起的细胞因子风暴。值得注意的是，CAR-T 治疗还可能引起 CAR-T 相关性脑病综合征，该神经毒性反应与细胞因子风暴无关，且由于抗体不能穿过血脑屏障，因此托珠单抗不适用于 CAR-T 相关脑病综合征的治疗。

六、基于免疫调节剂的免疫治疗

1. 免疫调节剂的分类 免疫调节剂根据其功能的不同可分为免疫增强剂、免疫抑制剂和双向免疫调节剂三类。

（1）免疫增强剂：免疫增强剂又称为免疫促进剂及免疫刺激剂，根据组成成分可分为生物制剂、化学制剂、中药制剂三类。

1）生物制剂：包括胸腺肽、IFN、iRNA、TF、CSF 及 IL 等。细菌的结构成分有从卡介苗细胞壁中提取的胞壁酰二肽、粪链球菌提取的肽聚糖（PG）、短小棒状杆菌提取的细胞壁骨架成分（CWS）、耻垢分枝杆菌提取的水溶性佐剂（WSA）、分枝杆菌提取的高分子多肽糖脂即蜡质 D、革兰氏阴性菌提取的脂多糖（LPS）等。

2）化学制剂：小分子无机物质，例如硫酸铝、磷酸铝、钾明矾、铬明矾、铵明矾和氢氧化铝胶等；药物类例如西咪替丁、吡喃、替洛隆、左旋咪唑、丙胺肌苷、2- 氮丙啶类及 D 青霉素胺类等。

3）中药制剂：包括人参、党参、黄芪、红花、灵芝、当归及冬虫夏草等。

（2）免疫抑制剂：免疫抑制剂是一类对机体免疫功能具有特异性或非特异性抑制作用的药物。可用于自身免疫病及变态反应性疾病的防治，特别是在组织器官移植时，对于控制免疫排斥反应的发生效果显著；与此同时，也会带来一定的副作用，影响其使用价值。根据性质可分为微生物酵解产物、有机合成物、生物制品、植物源性制剂四类免疫抑制剂。

1）微生物酵解产物：环孢素（CsA 类）、他克莫司（tacrolimus，FK506）、雷帕霉素（rapamycin）、放线菌素 D、正定霉素、氯霉素和丝裂霉素 C 等。

2）有机合成物：大部分来源于抗肿瘤药物，主要有烷化剂和抗代谢药两大类。包括环磷酰胺、氟尿嘧啶、氨甲喋呤、硫唑嘌呤、氢化可的松、泼尼松和泼尼松龙等。

3）生物制品：有抗淋巴细胞血清（anti-lymphocyte serum，ALS）和抗淋巴细胞 γ 球蛋白（anti-lymphocyte γ globulin，ALG）等。

4）植物源性制剂：有白花蛇舌草、大青叶、山豆根、丹参、赤芍、郁金、雷公藤、长春新碱和秋水仙碱等。

（3）双向免疫调节剂：在医疗实践中，还发现一类药物具有双向免疫调节作用，对过低的免疫应答起加强作用，对过高的免疫应答起抑制作用，如白芍总苷，对 T 淋巴细胞表现为低浓度促进、高浓度抑制的作用。还有某些真菌（如食用菌）及多糖类也具有双向免疫调节作用，既可用于免疫功能低下，也可用于免疫功能亢进的治疗。

2. 临床常用免疫调节剂

（1）临床常用免疫增强剂

1）卡介苗（BCG）：即减毒的牛型结核分枝杆菌，可非特异地改变机体产生免疫反应的能力，一般可分为活菌苗和死菌苗两种。BCG 含有多种发挥免疫增强作用的物质，作用不尽相同。到目前为止，已提取出的组分主要包括卡介苗素（BCG-PSN）、卡介苗多糖（BCG-PSA）、卡介苗胞壁酰二肽（BCG-MDP）、卡介苗细胞壁骨架（BCG-CWS）和卡介苗甲醇提取残余物（BCG-MER）等。其中，BCG-PSA 和 BCG-PSN 为良好的巨噬细胞激活剂，而 BCG-CWS 和 BCG-MDP 具有免疫佐剂的功效，BCG-MER 对恶性黑色素瘤具有良好的治疗效果。BCG 曾广泛用于多种肿瘤的临床治疗，如黑色素瘤、急性粒细胞白血病、膀胱癌、肺癌和乳腺癌等。但近年来，随着肿瘤生物治疗的进展，BCG 的应用已日趋减少。

2）胸腺素：目前临床上使用的胸腺素主要为从小牛胸腺中纯化而得的胸腺素组分 5，或被称为胸腺素 F5，含有 40 余种肽类，具有免疫调节活性，且作用无种属特异性。胸腺素 α

原（prothymiosin alpha，ProTα）是胸腺素 F5 的活性成分之一，具有免疫调节活性。ProTα 在核内和胞外的作用机制可能不同：当以外源形式用于体外试验时，ProTα 可促进脾细胞分泌 IFN-γ、IFN-α 和 TNF-α，可与酪氨酸磷酸化 STAT3 转录因子的氨基末端结合，在免疫防御中起重要作用。研究发现，在凋亡细胞中，ProTα 被 caspases 切割后可产生多个 C 末端片段，这些片段具有刺激外周单核细胞增殖、自体混合淋巴细胞反应、上调 CD25 和黏附分子的表达以及淋巴细胞活化等免疫调节作用。ProTα 可用于先天性或获得性 T 细胞免疫缺陷病、自身免疫病和肿瘤等疾病的临床治疗。

3）左旋咪唑：左旋咪唑是一种免疫恢复剂，对巨噬细胞或 T 细胞功能减退的患者具有恢复作用，而对免疫功能正常的患者无效。对免疫系统的功能主要包括：增加机体产生抗体的水平；增加 IgA 含量；促进免疫细胞的增殖和成熟，增强其吞噬和趋化功能，诱导机体产生细胞因子；增强巨噬细胞功能，激活和提高补体活性。左旋咪唑临床上曾用于小儿哮喘、难治性血小板减少性紫癜、乙型肝炎病毒携带以及白癜风等。其长期使用可能引起肝损伤和粒细胞减少，国内外也曾有引起脑炎综合征的报道。

（2）临床常用免疫抑制剂

1）环孢素：20 世纪 70 年代后期瑞士的 Borel 发现了一种从霉菌酵解产物里提取的只含 11 个氨基酸的环形多肽，取名为环孢素，可以有效地特异性抑制淋巴细胞反应和增生。对 T 细胞，尤其是 Th 细胞有较好的选择性抑制作用，而对其他免疫细胞的抑制作用则相对较弱，因此在抗器官移植排斥中取得了很好的疗效；也用于自身免疫病的治疗，因此是一种具有很高临床使用价值的免疫抑制剂。经 10 年的临床试验应用研究证实其抗排斥反应作用较其他药物强而且副作用小得多。故于 20 世纪 80 年代末被批准正式注册投入市场应用。CsA 近 20 年的临床应用显示了神奇的效果，使得除小肠移植外，肝、肾、心及心 / 肺、胰移植的患者 / 移植物一年存活率达 70% ～ 85%，而在此之前仅 30% ～ 50%。CsA 相关性神经毒性症状的发生率为 10% ～ 28%，是影响患者预后的一种较为重要的因素。轻度以头痛、肢体震颤、感觉障碍等多见，中度以视力障碍为主。CsA 相关神经毒性的重症表现发生率极低。

2）他克莫司：他克莫司（tacrolimus，FK506）是从土壤真菌中提取的一种大环内酯类抗生素，具有较强的免疫抑制功能，其药物强度是环孢素的 10 ～ 100 倍，预防各种器官移植排斥反应效果优于环孢素。他克莫司的主要副作用为肾毒性、神经毒性以及对循环系统、消化系统、呼吸系统和心血管系统的影响。他克莫司可诱发糖尿病（概率为 10% ～ 30%），严重时可引起酮中毒。但是他克莫司相关高血压的发病率较环孢素显著降低。

3）雷帕霉素：雷帕霉素（rapamycin）又名西罗莫司（sirolimus），是从一种亲脂性三烯含氮大环内酯抗生素类免疫抑制药，主要用于抑制实体器官移植排斥反应。雷帕霉素结构与他克莫司相似，但作用机制不同。从目前临床应用来看，雷帕霉素有很好的抗排斥作用，且与环孢素和他克莫司等免疫抑制剂有良好的协同作用，是一种疗效好、低毒、无肾毒性的新型免疫抑制剂。

4）雷公藤：雷公藤具有清热解毒、消肿、消积、杀虫、止血等功效，是迄今为止免疫抑制作用最可靠的中药之一。其有效成分中以二萜和三萜类居多，如雷公藤内酯醇、雷公藤内酯酮、雷公藤红素等。由于其显著的免疫抑制活性和特殊的化学结构，国内外学者已合成了数百种衍生物，以期开发出新的高效、低毒的免疫抑制剂。我国目前已应用于临床的主要是雷公藤多苷，它是效果较好的中药类免疫抑制剂，能明显抑制机体的细胞免疫和体液免疫功能，无明显不良反应。

思考题

1．利用基因技术可以使单克隆抗体进一步人源化、小型化、多功能化，从而发展出不同的基因工程抗体。这些基因工程抗体在临床应用中有什么优势?

2．机体获得特异性免疫力的方式有哪几种？如何获得?

3．破伤风疫苗和破伤风抗毒素有什么区别？紧急情况下预防破伤风和高风险职业预防破伤风应分别选用何种制剂?

4．免疫耐受和免疫抑制有什么区别？哪些策略可以诱导免疫耐受?

5．试着设计三种以上肿瘤免疫治疗策略，并阐明其原理。

6．卡介苗除了作为疫苗预防结核病外，还可以用于治疗哮喘性支气管炎和膀胱原位癌，预防小儿感冒以及肿瘤的术前及术后辅助治疗。请根据你所掌握的免疫学知识，阐明卡介苗用于上述疾病防治的原理。

（吴敏昊）

第三十一章

干细胞与再生医学

第三十一章数字资源

学习目标

1. **知识**：说出成体干细胞、胚胎干细胞和诱导的多能干细胞的概念及其基本特点。
2. **能力**：通过对干细胞基本特征的学习，理解各种类型干细胞在临床的初步应用，并进一步关注干细胞研究领域的热点问题。
3. **素养**：通过对干细胞来源及其分离培养过程的初步学习，关注干细胞，尤其是胚胎干细胞应用中的伦理问题，并重视干细胞应用中涉及的生物安全问题。
4. **掌握**：成体干细胞、胚胎干细胞和诱导的多能干细胞的概念及其基本特点。

随着人类寿命的延长，疾病谱发生改变，慢性病、代谢性疾病已成为人类健康的主要威胁。目前我国糖尿病患者人数已超1.4亿；最新的心力衰竭流行病学调查数据显示我国现有心力衰竭患者约1370万；慢性肾病患病人数达1.323亿；慢性肝病病例已超过4亿。传统药物对这些慢性病所致的功能损伤，尤其是组织器官纤维化往往显得束手无策，而干细胞在糖尿病、终末期器官纤维化、帕金森综合征、阿尔茨海默病、白血病等多种领域显示广阔的应用前景。

第一节　初识干细胞

身体中有干细胞存在，使得一些组织和器官可以不断更新。例如，因为有毛囊干细胞，头发可以不断生长；因为有皮肤干细胞，皮肤得以不断更新。这些被称为成体干细胞。通过移植干细胞可以恢复异常组织功能，例如，骨髓移植治疗白血病，就是最典型的成体干细胞治疗。成体干细胞是机体中普遍存在的细胞类型，包括造血干细胞、脂肪干细胞、神经干细胞、角膜缘干细胞等一系列能够维持机体不断生长的细胞。这些细胞类型使人们在生长发育过程中能够得到不断的更新，也是一些重要疾病得以治疗的核心。

相对成体干细胞有限的分化潜能，还存在着更为全能的胚胎干细胞（embryonic stem cell，ESC）。它们是在早期胚胎发育过程中，可形成一个生命个体并能传代的细胞。从受精卵分裂后形成的子代细胞，直到胚泡内的内细胞群，可以分化形成人体各种不同类型的组织细胞，因此是全能干细胞（图31-1）。这一小群特化的细胞在体外培养有两个最大的特点：一是几乎可以无限制地繁殖，到目前为止人类有史以来冻存的最早的干细胞还具有分裂和扩增的能力；另外能够转变成所有的组织类型细胞。这两大特性决定了胚胎干细胞是人们特别关注的一个类型。ES细胞如果可以分化为心肌细胞、神经细胞、胰腺细胞，乃至机体组织而去替代受损或衰竭的脏器，这该是怎样诱人的前景？但是如此强大的全能分化力也赋予了 ES 细胞令人不安的存在，试想，如果将 ES 细胞植入体内，结果发现这个细胞团里同时长出了牙齿、皮肤、毛发等，是不是也很惊悚？所以现在 ES 细胞应用主要还是将其定向分化为具有特定功能的某一组织细胞后，再去进行损伤组织的替代治疗。

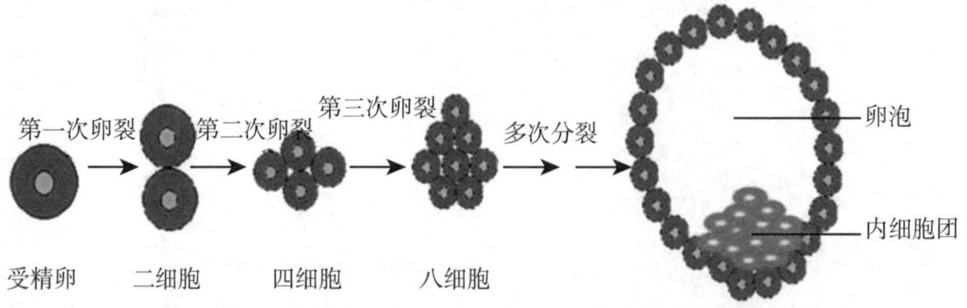

图 31-1 从受精卵到囊胚期的内细胞团

第二节 干细胞种子细胞探索之路

一、胚胎干细胞

1981 年 7 月 9 日，英国剑桥大学的马丁·约翰·伊文思爵士和他的同事建立了第一株小鼠的胚胎干细胞系；而人类胚胎干细胞的获得要晚很多，1998 年 11 月 6 日的《科学》期刊介绍了第一株人类胚胎干细胞系的分离、培养和鉴定过程。除了直接从受精卵或囊胚分离获得，也可通过核移植技术获得重构卵，再分离获得 ES 细胞。

核移植技术可追溯到绵羊“多莉”（1996—2003）。科研人员从一只绵羊的乳腺细胞中提取出细胞核，再把另一只母绵羊的卵细胞去除遗传物质，并通过电脉冲的方法使细胞核融入去核卵细胞，然后使融合细胞能像受精卵一样继续发育，最后“受精卵”被植入到了另一只母绵羊的子宫中，多莉就这样诞生了。利用该技术，可通过基因修饰患者体细胞获得患病个体的正常 ES 细胞，即经过基因修饰的患者体细胞作为核供体，通过核移植技术获得重构卵，使其发育至囊胚，然后从囊胚中分离培养出 ES 细胞，通过体外定向诱导分化产生所需要的细胞、组织或器官，再移植到患者。

但是 ES 细胞应用涉及伦理问题，干细胞最大的伦理问题是要毁坏胚胎生命。这一争议在欧美国家尤其突出，因为多数欧美国家会把受精卵界定为新生命。那么能否不毁坏生命，不是从一个胚胎、受精卵的细胞里面得到胚胎干细胞？

二、诱导性多能干细胞

2012 年诺贝尔奖得主日本科学家山中伸弥向人们证实了这种可能性。早在 2006 年，山中伸弥将 Oct3/4、Sox2、c-Myc 和 Klf4（OSKM）四种因子通过逆转录病毒导入小鼠成纤维细胞中，可以将成体细胞返祖为类似 ES 细胞的多能干细胞，这种细胞也被称为诱导性多能干细胞

(induced pluripotent stem cell，iPSC)。中国科学院周琦研究团队以 iPS 细胞为供体克隆出活体小鼠，从而进一步证实 iPS 细胞与胚胎干细胞一样具有全能性。克隆多莉羊的英国罗斯林研究所专家评价说：“在克隆这条路上，小小接过了多莉羊，点燃了火炬。”这一结果入选了 2009 年《时代周刊》评选的十大医学突破，也入选了中国基础研究的十大新闻和两院院士评选的十大科技进展。

三、成体干细胞

成体干细胞是来源于胎儿或成年组织的一类干细胞，如骨髓、皮肤、肠道、脂肪、肝、大脑、脐带、脐带血、胎盘等组织中均可提取的干细胞，它是组织发育和修复再生的基础，与胚胎干细胞“全能性”不同，具有一定的分化“可塑性”，如造血干细胞只能向髓系和淋巴系血细胞分化。

知识拓展

干细胞研究相关的诺贝尔奖获得者

1．2007 年诺贝尔生理学或医学奖由马里奥·卡佩奇、奥利弗·史密斯和马丁·埃文斯获得。他们的研究为“基因靶向”技术的发展奠定了基础。这种技术利用胚胎干细胞，改造老鼠体内的特定基因。在“基因靶向”技术的帮助下，科学家可以使实验鼠体内的一些“不活跃”基因失去作用，从而发现这些基因的实际功能。科学家希望借此发现人类一些疑难杂症在分子水平上的发病原因，并最终找到治疗途径。

2．2012 年诺贝尔生理学或医学奖授予英国的约翰·戈登（John B. Gurdon）和日本的山中伸弥（Shinya Yamanaka），因为他们“发现成熟、特化的细胞可以被重编程，变成身体的所有组织”。换句话说，他们发现了可诱导的多能干细胞 iPSC。从理论上讲，诱导多能干细胞不仅可以定向生成某种组织和器官，如肝、肌肉、骨骼等，也可能发育为胚胎，重新孕育生命。

第三节　干细胞临床应用的曙光

案例 31-1

2022 年度一部名为《亲爱的小孩》的电视剧引发了热议。剧中主人公禾禾不幸患上白血病，化疗效果欠佳，医生建议做造血干细胞移植，但需要组织配型一致的造血干细胞。

问题：

首先进行爸爸、妈妈的骨髓配型，很遗憾不一致。寻求中华骨髓库的帮助，也迟迟找不到合适的配型。禾禾获得造血干细胞除了骨髓，还有哪些来源或移植方案？

Note

一、成体干细胞

成体干细胞易于获得且相对安全，成为临床应用的先行者，其中，造血干细胞（haematopoietic stem cells，HSCs）尤其被大众熟悉。HSC位于造血系统级联的顶端，存在于脐带血、外周血和成年人骨髓中，数量少，是一群具有自我更新能力和多向分化潜能的细胞，能分化为各种类型的造血祖细胞，进而分化产生不同谱系的骨髓和髓系细胞。因而被用于治疗造血系统疾病、肿瘤放化疗后造血损伤、自身免疫性疾病、放射病、遗传性疾病等，是最经典和成熟的干细胞临床应用方案。相对于骨髓造血干细胞和外周血造血干细胞，脐带血采集的无创性及其较高的干细胞含量使得其应用尤其引发关注。此外，近年来作为成体干细胞之一的间充质干细胞（mesenchymal stem cell，MSC）因其免疫调节、造血支持及促血管新生的功能特点，成为继造血干细胞之后又一种有望应用于临床的成体干细胞。目前已开展移植物抗宿主疾病、克罗恩病、急性心肌梗死、多发性硬化症、肌萎缩侧索硬化症等疾病的临床试验。其他类型的成体干细胞，如神经干细胞、角膜缘干细胞，也均在临床试验中占有一席之地。

微整合

临床应用

造血干细胞的来源及治疗方案

1．骨髓移植（(bone marrow transplantation，BMT） 骨髓里包含丰富的造血干组细胞，最早被试用于移植治疗。将正常的骨髓或者患者自身已缓解的骨髓移植给患者，使患者重建造血和免疫功能。移植前一般要经过大剂量的化疗和放疗，大量破坏自身的异常细胞（如白血病恶性克隆细胞）后进行骨髓移植。在该过程中，植入的骨髓HSC能持久地在患者骨髓腔中分化增殖，从而恢复其正常造血和免疫功能。纯化的骨髓HSC移植到体内后增生速度很慢，造血恢复是一个较长的过程，而目前临床上大部分骨髓移植治疗都是将全骨髓细胞进行移植，里面含有不同阶段的造血干、祖细胞和支持造血的各种基质细胞，因此，严格来讲，BMT并不完全等同于HSC移植。

2．外周血动员干细胞移植（peripheral blood stem cell transplantation，PBSCT） 从骨髓中获取HSC需要通过骨髓穿刺技术，存在对供者伤害较大、骨髓移植费用高、来源缺乏等诸多因素限制，所以现在临床上的使用越来越少。现在发现正常生理状态下外周血中也含有一定比例的HSC，采用G-CSF动员后，HSC比例增加，更易采集，成为现在临床上HSCT最重要的来源，大有取代BMT的趋势。而且与BMT相比，PBSCT移植后植入效率高，重建造血和免疫功能快，对放射线敏感性低。完全相合的同胞PBSCT是目前治疗许多相关疾病的较佳选择。

3．脐带血移植（cord blood transplantation，CBT）与脐血库 脐带血是胎儿娩出、脐带结扎并断离后残留在胎盘和脐带中的血液，以前通常废弃不用。现在发现脐带血中含有多种类型的干细胞，主要包括造血干细胞、间充质干细胞和内皮祖细胞（endothelial progenitor cells，EPCs）等。脐带血不仅被用于血液系统疾病治疗，也被广泛地用于各种免疫缺陷、代谢性疾病、神经系统疾病的治疗。尽管脐带血含有较高的造血干细胞的比例，但也存在相关问题。首先是单份脐血所含造血干/祖细胞数量少，且脐血中淋巴细胞不成熟导致移植后造血重建延迟及移植失败，移植相关死亡率较高；其次是存在传播遗传性疾病的可能。但无疑脐带血还是具有巨大的临床潜能。

脐带血的巨大临床应用潜力促进了脐血库建设。脐血库分为公共库和自体库，公共库为公民自愿无偿捐赠、免费储存、供大众使用的脐带血库，捐赠者享有优先使用权；自体库为个人自费储存且个人使用的脐带血库，储存时间为 18 ~ 20 年。脐带血库构成了一个巨大的干细胞库，大大提高了干细胞移植适配型的成功率。因此，捐献脐带血给公共库同无偿献血一样有着重要的社会价值。

二、胚胎干细胞

同成体干细胞相比，ESC 是再生医学的终极种子细胞，效果尤其让人期待。帕金森病是由于脑内产生神经传导物质多巴胺的神经细胞减少，导致身体僵硬和手足颤动的疑难病症。传统医学目前尚无根治方法。郑州大学第一附属医院的研究团队将把 400 万个未成熟人类胚胎干细胞的神经元注入帕金森病患者的大脑，这标志着中国使用人胚胎干细胞（ES 细胞）第一次临床试验的开始，这也将是全球第一个通过使用受精胚胎的 ES 细胞治疗帕金森病的临床试验。在同一时间开始的第二次试验中，郑州大学的其他团队将使用 ES 细胞来靶向治疗年龄相关性黄斑变性引起的视力丧失。虽然 ESC 具有全能干性，可以分化为任何类型的组织细胞，被试用于细胞替代治疗，但绕不开的问题是其成瘤性以及伦理问题。目前，ESC 在研究胚胎发育过程、揭示遗传性疾病的异常机制、指导优生优育、建立疾病特异性的胚胎干细胞系和基因异常的疾病动物模型、揭示疾病机制和药物筛选研究领域发挥了更突出的作用。

三、诱导多能干细胞

理论上 iPSCs 具有和 ESC 一样的全能干性，又可以绕过 ESC 面临的部分伦理问题。借助此技术，如果将患者来源的皮肤、脂肪甚至尿液细胞诱导为多能干细胞，再定向分化为功能性成体细胞进行替代治疗，具有广阔的应用前景。动物实验研究已发现，利用帕金森病患者的 iPSC，成功诱导出多巴胺神经元，将诱导成功的多巴胺神经元移植入大鼠模型后，能够改变大鼠的运动功能。另一项研究将小鼠成纤维细胞转化为 iPSC，再诱导为可扩展心脏祖细胞，该细胞能够不断扩增，并且分化成心肌细胞、平滑肌细胞和内皮细胞，其在心肌梗死的修复治疗中的作用值得期待。

而 iPSC 在人类疾病治疗中的应用最早开展于 2013 年，日本发育生物学 RIKEN 中心的眼科医生 Masayo Takahashi 团队成功将两名年龄相关性黄斑变性患者的皮肤细胞重编成 iPS 细胞，并应用该多能干细胞生成视网膜色素上皮（RPE）细胞。2014 年，他们完成首例临床试验，将 RPE 层植入 70 岁高龄女性患者右眼中，使其重获光明。当他们准备实施第二例手术时，意外发现了在患者的 iPSCs 和 RPE 细胞中存在两个微小的基因突变，为了患者的安全，暂停了治疗。除了 iPSC 的成瘤性风险，制造 iPSCs 时的重编程技术效率太低也使人困扰，并且诱导后的 iPSCs 细胞状态并不稳定。尽管 iPSC 在细胞替代治疗中还存在一些技术难题，但其在构建人类疾病细胞模型以及药物发现和毒理学筛选上的应用已显示出极高的价值。iPSC 为研究多能状态和所有细胞类型的发育提供了独特丰富的资源。随着科学家们掌握了调节多能性和发育的分子机制，期望能更好地了解偏离正常发育途径如何导致疾病以及如何纠正这些偏差。

如果说上述应用成果让人们欢欣鼓舞，那么将3D打印技术与干细胞应用结合的研究则更让人们惊叹：用“人造器官”去替代衰竭器官的梦想或许真的可以实现。

四、干细胞联合3D打印用于器官重建

来自爱丁堡大学医学研究委员会再生医学中心的科学家结合干细胞技术与3D打印技术，成功培育出了人源3D肝组织，并且在小鼠水平显示出治疗的潜力。科学家表示，除了为开发人体肝组织植入物方面进行早期的探索，这一研究还可以通过搭建平台来研究人类肝病以及实验室中的测试药物的药效，从而减少对动物研究的需求。

医学科学家们与材料化学家和工程师合作，确定了已经批准用于人体的合适聚合物，以便将它们发展成3D支架。最好的材料是可生物降解材料，如聚己内酯，它被制作成微观纤维。之后，将源自胚胎干细胞的肝细胞（其已在培养物中生长20天）加载到支架上并植入小鼠皮下。研究结果显示，血管能够在支架上成功生长。此外，还发现小鼠的血液中含有人肝蛋白，表明组织已成功地与循环系统整合，支架未被动物的免疫系统排斥。进一步在患有酪氨酸血症的小鼠中测试肝组织支架的效果，结果表明，植入的肝组织能够帮助酪氨酸血症的小鼠分解酪氨酸。与接受空支架的对照组中的小鼠相比，移植有3D打印肝组织的小鼠体重减轻，血液中毒素积累较少，并且肝损伤迹象较少。

干细胞的应用是如此诱人，但是如果没有规则和监管则难免会导致乱象丛生，忽视其安全性把控，片面强调干细胞功效，从而损害患者权益，并阻碍干细胞研究的健康发展。

知识拓展

我国干细胞与再生医学研究相关政策与法规

2006年2月9日，国务院指出：“未来的15年，提高人口质量和全民健康水平，迫切需要科技提供强有力支撑。”发展思路是：“疾病防治重心前移，坚持预防为主，促进健康和防治疾病结合。研究预防和早期诊断关键技术，显著提高重大疾病诊断和防治能力。”这是中国首次将干细胞研究技术作为重点技术领域写入国家重大科技战略发展计划。

2007—2012年，中国基本奉行了“干细胞是医疗手段而不是药物”的监管思想，在这一指导思想下，全国超过62%的甲级医院（含军区医院）均以医疗单位的资质开展了不同程度的干细胞治疗业务，由此也导致了干细胞应用的鱼龙混杂局面。

2012年1月10日，原卫生部叫停了中国大陆境内所有的干细胞治疗活动；从此，中国的干细胞行业也终于正式步入国家法规的监管之下。

2015年7月20日，原国家卫生计生委、原国家食品与药品监督管理总局颁布了《干细胞临床研究管理办法（试行）》。该办法是自2012年国内干细胞治疗的全面叫停后的3年来，首次以国家法规的形式通过8大章节55条细则详细地公布了干细胞临床治疗的前期化标准，并规定干细胞临床研究只能在30家获得授权的顶级医院进行。这些医院必须拥有药物试验资质，具备有据可查的干细胞研究历史，并且拥有足够的仪器设备和研究平台。这也意味着我国全面、有序开展干细胞临床治疗时代已经开启。

2016年10月中共中央、国务院发布《“健康中国2030”规划纲要》，明确指出包括干细胞与再生医学等在内的医学科技进步将助力实现健康发展战略。

2017年5月，国家六部委发布《“十三五”健康产业科技创新专项规划》，明确将干细胞与再生医学列为发展的重点任务，加快临床应用。

2019年9月，国家21个部门印发《促进健康产业高质量发展行动纲要（2019—2022年）》的通知，支持前沿技术和产品研发应用，加快干细胞与再生医学等关键技术研究和转化。

2022年1月30日，工业和信息化部、国家发展和改革委员会、科学技术部、商务部、国家卫生健康委员会、应急管理部、国家医疗保障局、国家药品监督管理局、国家中医药管理局九部门联合印发《“十四五”医药工业发展规划》，提出重点发展免疫细胞治疗、干细胞治疗。

2022年5月10日，国家发改委印发《“十四五”生物经济发展规划》，要求围绕干细胞和细胞免疫治疗产品、基因治疗产品、外泌体治疗产品、中药等建设质量及安全性评价技术平台，加快提升生物技术创新能力，开展前沿生物技术创新。发展干细胞治疗、免疫细胞治疗等新技术，加快相关技术产品转化和临床应用，推动形成再生医学和精准医学治疗新模式。

第四节 干细胞的伦理学问题

干细胞研究所取得的成绩举世瞩目，但由于干细胞的特殊性，围绕其研究的伦理学争议从未停止过，而且这些争议又因干细胞类型、各国宗教因素和道德评价标准不同而不同。探讨这一问题，首先要理清几个概念。

一、生殖克隆与治疗性克隆

1997年，Wilmut等通过将去核的卵母细胞与血清饥饿处理的细胞进行融合，获得了世界上第一只克隆羊“多莉”，标志着克隆技术可以应用于哺乳动物。此后又有多种动物被克隆。这一技术用于克隆人的研究，后果将不堪设想，对此各国意见一致，即严禁进行克隆人的研究。但是对于治疗性克隆的研究，各国的意见则不尽一致。治疗性克隆是指用患者的体细胞作为供核细胞，移到去核卵母细胞中形成重构胚，体外培养到囊胚后建立ES细胞系，再诱导ES细胞定向分化为所需的特定类型细胞，用于细胞替代治疗。所以治疗性克隆只是在细胞层面的应用，不是为了形成新的个体。治疗性克隆的研究争议实际是胚胎干细胞的研究争议。

二、胚胎干细胞

胚胎干细胞是早期胚胎发育过程中，可形成一个生命个体并能传代的细胞。从受精卵分裂后形成的子代细胞，直到胚泡内的内细胞群，均具有胚胎干细胞的特性，可以分化形成人体各种不同类型的组织细胞，因此是全能干细胞。人胚胎干细胞的来源通常有四种：选择性流产的人类胚胎组织、治疗不孕症夫妇不需要的由体外受精产生的人类胚胎、由捐献者专门为研究所捐献的配子经体外受精产生的人类胚胎、通过体细胞核移植技术将人体细胞核移植入人或动物的卵泡内产生的人类胚胎或嵌合体胚胎。

针对胚胎干细胞研究的伦理学争议，主要分歧在于：是将胚胎（即使在受精卵阶段）视为一个人（或潜在的生命），还是一团可供研究使用的细胞？反对者反对干细胞研究的理由一直以来都没有大的变化，即任何阶段的胚胎都具有与人类等同的道德地位，所以破坏胚胎就等于杀人，是违反道德的。支持者则认为早期胚胎缺乏神经系统及感觉，没有意识，没有心理、情感和智力，终止早期妊娠或者为了科学研究、医学治疗使用早期胚胎是可以接受的，力图使争议脱离道德层面而进入医学治疗层面。不同国家因宗教文化的影响又会衍生出不同的处理态度。目前，世界各国对胚胎干细胞研究的管理有着不同的规定：日本、巴西、瑞士、加拿大、澳大利亚等国允许使用体外受精丢弃的受精卵获取胚胎干细胞；中国、韩国、印度、以色列、新加坡允许治疗性克隆的研究；英国是最宽松的，不但允许治疗性克隆，还允许在严格管理和监控下的生殖克隆；美国则还在纠结中。目前为止，在胚胎干细胞的伦理学上比较能得到共识的是：①胚胎干细胞研究有益于人类，要对其尊重；②胚胎的地位和权利也要得到尊重；③胚胎和卵子、精子不是商品，不能买卖，用于研究时必须遵守相关的法律法规；④生殖技术需要得到监督和控制；⑤坚决反对克隆人。

三、成体干细胞

成体干细胞位于出生后体内分化成熟的组织器官之中，是能够分化形成特定组织的多能干细胞，通过分化增殖、更新衰老细胞来构筑相应的器官，维持正常生理功能。成体组织（骨髓、脂肪、血液等）和胎盘脐带组织中的干细胞均为成体干细胞。对于成体干细胞研究，各国的伦理审视和道德评判基本相同。胎盘作为中药紫河车，在我国的使用有近千年的历史，中国公众非常容易理解和接受。目前我国在北京、山东、上海、天津、广东、浙江和四川均有合法的脐带血库。针对干细胞研究的伦理学争议其实主要集中在胚胎干细胞。

关于“干细胞研究的伦理学标准的底线到底在哪里”的讨论从来就没有停止过。但是如果科学家能够准确掌握干细胞向不同组织细胞“定向分化”的条件和机制，在体外进行培养，然后移植到患者体内去修复受损细胞，甚至在体外培育出整个器官以供移植，那么对于诸如帕金森病、阿尔茨海默病、心肌梗死、糖尿病以及各种癌症、免疫缺陷等涉及细胞、组织乃至于器官坏死的患者，无疑是一个巨大的福音。

干细胞研究依然在谨慎前行，相信聪明的人类一定会在干细胞研究的发展与伦理矛盾中寻找到一个平衡点。

思考题

1．成体干细胞、胚胎干细胞以及诱导多能干细胞的基本概念及其应用领域是什么？

2．生殖克隆与治疗性克隆的概念有何区别？

（雷俊霞）

主要参考文献

[1] 亚伯拉罕·弗莱克斯纳．弗莱克斯纳报告：美国和加拿大的医学教育．王辰，孙集宽，译．北京：中国协和医科大学出版社，2021．

[2] 吴忠道，朱亮，陈兴智．基础医学概论．北京：北京大学医学出版社，2019．

[3] 柏树令，丁文龙．系统解剖学．9 版．北京：人民卫生出版社，2018．

[4] 张卫光，张雅芳，武艳．系统解剖学．4 版．北京：北京大学医学出版社，2018．

[5] 李继承，曾园山．组织学与胚胎学．9 版．北京：人民卫生出版社，2018．

[6] 王庭槐．生理学．9 版．北京：人民卫生出版社，2018．

[7] 王建枝，钱睿哲．病理生理学．9 版．北京：人民卫生出版社，2018．

[8] 步宏，李一雷．病理学．9 版．北京：人民卫生出版社，2018．

[9] 吴忠道，刘佩梅．人体寄生虫学．4 版．北京：人民卫生出版社，2023．

[10] Lauren S.．How the Immune System Works．4th ed．New Jersey：Wiley-Blackwell，2012．

[11] Kenneth M.，Casey W.．詹韦免疫生物学．周洪，译．北京：科学出版社，2022．

[12] 曹雪涛．医学免疫学．7 版．北京：人民卫生出版社，2018．

[13] 左伋．医学遗传学．7 版．北京：人民卫生出版社，2018．

[14] 葛均波，徐永健．内科学．9 版．北京：人民卫生出版社，2018．

[15] Jerome F. Strauss Ⅲ．生殖内分泌学．7 版．乔杰，译．北京：科学出版社，2019．

[16] Larry Jameson．哈里森内分泌学．北京：北京联合出版公司，2018．

[17] 丁斐．神经生物学．4 版．北京：科学出版社．2022．

[18] 廖二元，袁凌青．内分泌代谢病学．4 版．北京：人民卫生出版社，2019．

[19] 臧卫东．系统解剖学思政教程．郑州：郑州大学出版社，2021．

[20] 杨宝峰，陈建国．药理学．9 版．北京：人民卫生出版社，2018．

[21] Cyranoski D．Trials of embryonic stem cells to launch in China．Nature，2017，546(7656)：15-16．

[22] Chari S，Mao S．Timeline：iPSCs—The First Decade．Cell Stem Cell，2016，18（2）：294．

[23] Mullard A．FDA approves 100th monoclonal antibody product．Nat Rev Drug Discov，2021，20（7）：491-495．

[24] Magee JC，Grienberger C．Synaptic Plasticity Forms and Functions．Annu Rev Neurosci，2020，43：95-117．

中英文专业词汇索引

α 地中海贫血（α-thalassemia）284
β 地中海贫血（β-thalassemia）285
β- 羟丁酸（β-hydroxybutyrate）147

A

APUD 细胞（amine precursor uptake and decarboxylation cell）371
ATP 合酶（ATP synthase）151
阿尔茨海默病（Alzheimer disease，AD）444
癌（carcinoma）293
癌前病变（precancerous lesions）300
癌症（cancer）289
《艾德温·史密斯纸草文稿》（*Edwin Smith Papyrus*）5
氨基酸（amino acid）136
氨基转移酶（amino transferase）149

B

B 细胞受体（B cell receptor，BCR）247, 251
白血病（leukemia）489
败血症（septicemia）191
半保留复制（semi-conservative replication）176
伴随免疫（concomitant immunity）205
孢子增殖（sporogony）208
饱和脂肪酸（saturated fatty acid）141
保虫宿主（reservoir host）204
暴发性肝衰竭（fulminant liver failure）378
杯状细胞（goblet cell）362
被动运输（passive transport）77
贲门（cardia）359
贲门切迹（cardia incisure）359
苯丙酮尿症（phenylketonuria，PKU）287
必需氨基酸（essential amino acid，EAA）233
必需脂肪酸（essential fatty acids）141
壁内神经丛（intramural plexus）372
鞭毛（flagellum）187
扁骨（flat bone）40
扁桃体（tonsil）335
表面活性物质（surfactant）312
表皮（epidermis）36
别构调节（allosteric regulation）140
髌骨（patella）500
丙氨酸转氨酶（alanine amino transferase，ALT）149
丙酮（acetone）147
病毒性肝炎（viral hepatitis）383
病原相关分子模式（pathogen-associated molecular pattern，PAMP）247
补呼气量（呼气储备量）（expiratory reserve volume，ERV）315
补吸气量（吸气储备量）（inspiratory reserve volume，IRV）315
不规则骨（irregular bone）40
布伦纳腺（Brunner' s gland）363

C

侧中胚层（lateral mesoderm）115
层粘连蛋白（laminin，LN）296
长骨（long bone）40
长链非编码 RNA（long non-coding RNA）143
肠绒毛（intestinal villus）362
肠神经系统（enteric nervous system）372
肠胃反射（enterogastric reflex）374
肠抑胃素（enterogastrone）374
肠脂垂（epiploic appendices）364
常染色质（euchromatin）159
超常期（supranormal period，SNP）130, 341
超极化（hyperpolarization）125
超螺线管（supersolenoid）160
超声组学（ultrasomics）9
潮气量（tidal volume，TV）315
沉默子（silencer）174
持家基因（housekeeping gene）178
尺骨（ulna）500
重吸收（reabsorption）402
初级骨化中心（primary ossification center）496

创伤后应激障碍（posttraumatic stress disorder，PTSD）260
创伤愈合（wound healing）276
垂体（hypophysis）455
次缢痕（secondary constriction）161
粗线期（pachytene）168
促红细胞生成素（erythropoietin，EPO）351, 479
促甲状腺激素（thyroid stimulating hormone，TSH）462
促胃液素（gastrin）374
催产素（oxytocin，OT）455

D

DNA 甲基化（DNA methylation）179
大肠（large intestine）363
大肠癌（carcinoma of large intestine）389
大脑皮质（cerebral cortex）421
代谢组学（metabolomics）9
带（band）163
带虫免疫（premunition）205, 209
带菌状态（carrier state）190
戴帽（capping）177
单倍体（haploid）161
单倍型图计划（haplotype mapping project，HapMap）171
单不饱和脂肪酸（monounsaturated fatty acid）141
单纯酶（simple enzyme）140
单核苷酸多态性（single nucleotide polymorphism，SNP）171
单核细胞（monocyte）98
单基因遗传病（single gene disorders）284
单克隆抗体（monoclonal antibody，mAb）573
单酰甘油（monoacylglycerol）141
胆固醇酯（cholesterolester）148
胆囊（gallbladder）369
胆囊底（fundus of gallbladder）369
胆小管（bile canaliculus）368
胆汁（bile）375
胆总管（common bile duct）370
蛋白尿（proteinuria）411
蛋白质（protein）136
蛋白质变性（protein denaturation）140
蛋白质组学（proteomics）9
氮平衡（nitrogen balance）149
等电点（isoelectric point，pI）136
等渗性脱水（isotonic dehydration）231
低常期（subnormal period）130
低蛋白血症（hypoproteinemia）378
低钙血症（hypocalcemia）231
低钾血症（hypokalemia）231, 378
低磷血症（hypophosphatemia）232
低镁血症（hypomagnesemia）231
低密度脂蛋白（low density lipoprotein，LDL）148
低钠血症（hyponatremia）378
低容量性低钠血症（hypovolemic hyponatremia）230
低容量性高钠血症（hypovolemic hypernatremia）231
低渗尿（hypoosmotic urine）404
低渗性脱水（hypotonic dehydration）230
底物（substrate）140
底物水平磷酸化（substrate-level phosphorylation）144
地中海贫血（thalassemia）284
第 1 秒末用力呼气量（forced expiratory volume in one second，FEV_1）316
点状坏死（spotty necrosis）384
电子传递链（electron transfer chain）150
顶臀长（crown-rump length，CRL）115
动脉（artery）40, 331
动脉血氧分压（arterial partial pressure of oxygen，PaO_2）317
动脉粥样硬化（atherosclerosis，AS）352
动物毒素（animal toxin）220
动作电位（action potential，AP）127, 339
动作电位时程（action potential duration，APD）340
窦性节律（sinus rhythm）342
窦周隙（perisinusoidal space）368
毒素（toxin）190
毒血症（toxemia）191
端粒（telomere）162
端脑（telencephalon）420
端着丝粒染色体（telocentric chromosome）162
短骨（short bone）40
顿挫感染（abortive infection）199
多不饱和脂肪酸（polyunsaturated fatty acid）141
多级折叠模型（multiple coiling model）160

E

恶性疟原虫（*Plasmodium falciparum*）208
二倍体（diploid）161
二酰甘油（diacylglycerol，DAG）141

F

发热（fever）261
翻译（translation）177
反密码子（anticodon）178
反射（reflex）66
泛醌（ubiquinone）151
房 - 室延搁（atrioventricular delay）342
非编码 RNA（non-coding RNA，ncRNA）143, 173
非特异投射系统（nonspecific projection system）430
非组蛋白（non-histone）159

腓骨（fibula）500
肺（lung）53
肺功能不全（respiratory insufficiency）323
肺换气（gas exchange in lungs）313
肺结核（pulmonary tuberculosis）327
肺泡通气量（alveolar ventilation）316
肺牵张反射（pulmonary stretch reflex）319
肺容积（pulmonary volume）315
肺容量（pulmonary capacity）316
肺通气（pulmonary ventilation）313
肺小叶（pulmonary lobule）311
肺炎（pneumonia）325
肺总量（total lung capacity，TLC）316
分化（differentiation）292
分节运动（segmental motility）376
辅基（prosthetic group）140
辅酶（coenzyme）140
辅酶 Q（coenzyme Q，CoQ，Q）151
辅助性 T 细胞（helper T cell，Th）251, 254
辅助因子（co-factor）140
腐败作用（putrefaction）149
负反馈（negative feedback）133
复发（relapse）209
复合糖类（complex carbohydrate）142
复极化（repolarization）125
复制（replication）175
复制叉（replicating fork）175
复制子（replicon）176
副交感神经（parasympathetic nerve）371, 423
副胰管（accessory pancreatic duct）370
腹水（ascites）378

G

GT-AG 法则（GT-AG rule）172
干扰素（interferon，IFN）568
干扰现象（interference）199
甘油三酯（triglyceride，TG）141
肝（liver）366
肝板（hepatic plate）366
肝功能不全（liver insufficiency）377
肝内胆汁淤积（intrahepatic cholestasis）379
肝曲（hepatic flexure）364
肝外胆道（extrahepatic bile duct）368
肝细胞（hepatocyte）366
肝小叶（hepatic lobule）366
肝性腹水（hepatic ascites）378
肝血窦（hepatic sinusoid）366
肝硬化（liver cirrhosis）385
肝右叶（right lobe of liver）366
肝总管（common hepatic duct）368
肝左叶（left lobe of liver）366
感觉器（sensory organ）61
感染期（infective stage）205
冈崎片段（Okazaki fragment）176
肛管（anal canal）364
肛柱（anal columns）364
高胆红素血症（hyperbilirubinemia）379
高分辨显带（high resolution banding，HRB）163
高钙血症（hypercalcemia）232
高钾血症（hyperkalemia）231
高磷血症（hyperphosphatemia）232
高镁血症（hypermagnesemia）231
高密度脂蛋白（high density lipoprotein，HDL）148
高容量性低钠血症（hypervolemic hyponatremia）231
高渗尿（hyperosmotic urine）404
高渗性脱水（hypertonic dehydration）231
高血压（hypertension）354
睾丸（testis）520
膈（diaphragm）504
膈面（diaphragmatic surface）366
功能基因组学（functional genomics）172
功能余气量（functional residual capacity，FRC）316
肱骨（humerus）500
共价修饰（covalent modification）140
共栖（commensalism）204
孤立淋巴滤泡（solitary lymphatic follicles）362
谷胱甘肽（glutathione，GSH）137
股骨（femur）500
骨（bone）39
骨板（bone lamella）495
骨单位（osteon）101
骨骼肌（skeletal muscle）37, 102
骨基质（bone matrix）495
骨髓移植（（bone marrow transplantation，BMT）584
骨折（fracture）507
骨质疏松症（osteoporosis）511
骨组织（osseous tissue）100
固有免疫（innate immunity）247
瓜氨酸（citrulline）136
寡肽（oligopeptides）137
关节（articulation）500
关节唇（articular labrum）501
关节面（articular surface）501
关节囊（articular capsule）501
关节盘（articular disc）501
关节腔（articular cavity）501
观察性研究（observational studies）23
冠心病（coronary heart disease，CHD）353
过热（hyperthermia）261

H

海洋生物毒素（marine toxins）220
核基因组（nuclear genome）170
核酶（ribozyme）140
核仁（nucleolus）74
核仁组织区（nucleolus organizing region，NOR）162
核酸（nucleic acid）143
核糖核酸（ribonucleic acid，RNA）143
核小 RNA（small nuclear RNA，snRNA）159
核型（karyotype）162
核型分析（karyotype analysis）162
核衣壳（nucleocapsid）198
横结肠（transverse colon）364
红细胞沉降率（erythrocyte sedimentation rate，ESR）478
红细胞内期（erythrocytic stage）208
红细胞外期（exo-erythrocytic stage）208
喉咽（laryngopharynx）358
骺板（epiphyseal plate）497
骺线（epiphyseal line）497
后负荷（afterload）338
呼吸（respiration）309
呼吸道（respiratory tract）309
呼吸衰竭（respiratory failure）323
呼吸系统（respiratory system）52, 309
呼吸运动（respiratory movement）314
互利共生（mutualism）204
华支睾吸虫（*Clonorchis sinensis*）210
滑膜襞（synovial fold）501
滑膜关节（synovial joint）500
滑膜囊（synovial bursa）501
化学感受器（chemoreceptor）347
化学感受性反射（chemoreceptor reflex）319
化学消化（chemical digestion）372
化学修饰（chemical modification）140
环形 RNA（circular RNA）143
黄疸（jaundice or icterus）379
黄素单核苷酸（flavin mononucleotide，FMN）151
回肠（ileum）361
会厌谷（epiglottic vallecula）358
荟萃分析（meta-analysis）24
获得性免疫（acquired immunity）205
获得性免疫缺陷综合征（acquired immunodeficiency syndrome，AIDS）200

J

机械消化（mechanical digestion）372
肌红蛋白（myoglobin，Mb）138
肌间神经丛（myenteric plexus）372
肌节（sarcomere）102
肌肉骨骼系统（musculoskeletal system）48
肌组织（muscle tissue）37, 102
基膜（basement membrane）76
基因（gene）172
基因表达（gene expression）176
基因沉默（gene silence）179
基因簇（gene cluster）173
基因活化（gene activation）179
基因家族（gene family）173
基因治疗（gene therapy）569
基因组（genome）161, 169
基因组学（genomics）9
激素（hormone）449
极低密度脂蛋白（very low density lipoprotein，VLDL）148
极化（polarization）125
急进性肾炎综合征（rapidly progressive nephritic syndrome）411
急性冠状动脉综合征（acute coronary syndrome，ACS）353
急性淋巴细胞白血病（acute lymphoid leukemia，ALL）489
急性肾衰竭（acute renal failure，ARF）407
急性肾小管坏死（acute tubular necrosis，ATN）408
急性肾炎综合征（acute nephritic syndrome）411
急性髓细胞性白血病（acute myelogenous leukemia，AML）489
急性胃炎（acute gastritis）380
棘球蚴（hydatid）215
集合管系统（collecting duct system）396
集合淋巴滤泡（aggregated lymphatic follicles）362
脊神经（spinal nerve）421
脊髓（spinal cord）417
脊髓休克（spinal shock）433
脊柱（vertebral column）502
剂量补偿（dosage compensation）164
继发性高血压（secondary hypertension）354
继发性肾小球病（secondary glomerulopathy）410
寄生（parasitism）204
加尾（tailing）177
家族性腺瘤性息肉病（familial adenomatous polyposis，FAP）300, 389
荚膜（capsule）187
甲状腺（thyroid gland）459
甲状腺激素（thyroid hormone，TH）459
假基因（pseudogene）173
间充质干细胞（mesenchymal stem cell，MSC）584
间介中胚层（intermediate mesoderm）115

Note

间脑（diencephalon）420
间皮（mesothelium）90
间日疟原虫（*Plasmodium vivax*）208
间质（stroma）292
肩胛骨（scapula）500
兼性异染色质（facultative heterochromatin）160
减数分裂（meiosis）166
剪接（splicing）177
简并性（degeneracy）178
健康（health）21
降结肠（descending colon）364
降压反射（depressor reflex）346
交感神经（sympathetic nerve）372, 423
交界性肿瘤（borderline tumor）299
胶原（collagen）75
角切迹（angular incisure）358
节肢动物（arthropod）218
结肠（colon）364
结肠带（colic bands）364
结肠右曲（right colic flexure）364
结肠左曲（left colic flexure）364
结缔组织（connective tissue）94
结构基因（structural gene）172
结构基因组学（structural genomics）172
结构异染色质（constitutive heterochromatin）160
结合酶（conjugated enzyme）140
姐妹染色单体（sister chromatid）161
解偶联蛋白 1（uncoupling protein 1，UCP1）152
解偶联剂（uncoupler）152
解剖学姿势（anatomical position）67
紧张性收缩（tonic contraction）376
近端小管（proximal tubule）395
近端着丝粒染色体（acrocentric chromosome）162
浸润性生长（invasive growth）296
精氨酸代琥珀酸（argininosuccinate）136
精准医学（precision medicine）24
颈椎（cervical vertebrae）497
胫骨（tibia）500
静脉（vein）41, 332
静脉血氧分压（venous partial pressure of oxygen，PvO_2）317
静息电位（resting potential，RP）125, 339
静息期（resting stage）340
咀嚼（mastication）372
巨幼细胞贫血（megaloblastic anemia，MA）487
聚糖（glycan）142
绝对不应期（absolute refractory period）130
菌毛（pilus or fimbriae）187
菌血症（bacteremia）191

K

卡介苗（Bacillus Calmette-Guérin，BCG）572
开放阅读框（open reading frame，ORF）173
抗利尿激素（antidiuretic hormone，ADH）348, 405, 455
抗生素（antibiotic）189
空肠（jejunum）361
口裂（schistostoma）357
口腔（oral cavity）357
口咽（oropharynx）358
库普弗细胞（Kupffer cell）376
快反应细胞（fast response cell）339
髋骨（hip bone）500
矿物质（mineral）236

L

Lyon 假说（Lyon hypothesis）163
阑尾（vermiform appendix）364
肋（rib）498
类风湿关节炎（rheumatoid arthritis，RA）510
类骨质（osteoid）495
类维生素（quasi-vitamin）235
梨状隐窝（piriform recess）358
联会复合体（synaptonemal complex）168
镰状韧带（falciform ligament）366
镰状细胞贫血（sickle cell disease，SCD）288
链状带绦虫（*Taenia solium*）213
裂殖体（schizont）208
淋巴（lymph）333
淋巴管（lymphatic vessel）42
淋巴结（lymph node）42, 335
淋巴系统（lymphatic system）60
淋巴细胞（lymphocyte）98
磷酸肌酸（creatine phosphate，CP）152
磷脂酶（phospholipase）148
六钩蚴（onchosphere）213
颅（skull）498
滤过平衡（filtration equilibrium）402
卵巢（ovary）514
卵形疟原虫（*Plasmodium ovale*）208
螺线管（solenoid）160
裸区（bare area）366

M

脉压（pulse pressure）343
慢反应细胞（slow response cell）339
慢性冠脉病（chronic coronary artery disease，CAD）353
慢性浅表性胃炎（chronic superficial gastritis）380

慢性肾衰竭（chronic renal failure，CRF）409
慢性肾炎综合征（chronic nephritic syndrome）411
慢性髓细胞性白血病（chronic myelogenous leukemia，CML）489
慢性萎缩性胃炎（chronic atrophic gastritis）380
慢性胃炎（chronic gastritis）380
慢性阻塞性肺疾病（chronic obstructive pulmonary disease，COPD）326
盲肠（caecum）364
毛细血管（capillary）41, 332
酶（enzyme）140
酶蛋白（apoenzyme）140
每搏输出量（stroke volume）336
每分输出量（minute volume）337
美洲板口线虫（*Necator americanus*）217
门管区（portal area）368
门静脉（portal vein）376
门静脉高压（portal hypertension）378
弥散性血管内凝血（disseminated intravascular coagulation，DIC）379
迷走神经（vagus nerve）374, 422
糜烂（erosion）380
泌尿系统（urinary system）54
泌酸腺（oxyntic gland）361
密质骨（compact bone）495
免疫球蛋白（immunoglobulin，Ig）244
免疫逃避（immune evasion）209
免疫治疗（immunotherapy）571
免疫组学（immunomics）9
模式识别受体（pattern recognition receptor，PRR）247
膜内成骨（intramembranous ossification）496
膜脂（membrane lipid）71

N

Na^+-K^+ 泵（sodium-potassium pump）79
N- 连接型聚糖（*N*-linked glycan）142
内耳（internal ear）65
内分泌（endocrine）448
内分泌系统（endocrine system）56
内含子（intron）172
内呼吸（internal respiration）313
内环境（internal environment）121
内膜系统（endomembrane system）72
内胚层（endoderm）113
内皮（endothelium）90
内生致热原（endogenous pyrogen，EP）261
内稳态（homeostasis）122
内因子（internal factor）373
内脏神经（visceral nerve）423
囊泡运输（vesicular transport）79
脑肠肽（brain gut peptide）371
脑干（brain stem）419
脑神经（cranial nerve）422
尼氏体（Nissl body）105
黏膜下神经丛（submucosal plexus）372
鸟氨酸（ornithine）136
鸟氨酸循环（ornithine cycle）150
尿崩症（diabetes insipidus）404
尿道（urethra）398
尿毒症（uremia）409
柠檬酸循环（citric acid cycle）144
脓毒血症（pyemia）191
疟疾发作（paroxysm）209
诺氏疟原虫（*Plasmodium knowlesi*）208

O

O- 连接型聚糖（*O*-linked glycan）142
偶线期（zygotene）168

P

帕金森病（Parkinson disease，PD）444
帕内特细胞（Paneth cell）362
排尿反射（micturition reflex）406
膀胱（urinary bladder）397
膀胱三角（trigone of bladder）398
泡心细胞（centroacinar cell）370
胚泡（blastocyst）111
胚胎干细胞（embryonic stem cell，ESC）581
配子生殖（gametogony）208
配子体（gametocyte）208
膨胀性生长（expansive growth）295
皮肤（skin）36
脾（spleen）335
脾曲（splenic flexure）364
嘌呤核苷酸循环（purine nucleotide cycle）150
平滑肌（smooth muscle）37, 104
平均动脉压（mean arterial pressure）344
平台期（plateau）339
葡萄糖 -6- 磷酸脱氢酶缺陷症（glucose-6-phosphate dehydrogenase deficiency）285
葡萄糖（glucose）144

Q

脐带血移植（cord blood transplantation，CBT）584
气 - 血屏障（blood-air barrier）312
千人基因组计划（1000 genome project）171
牵涉痛（referred pain）431
牵张反射（stretch reflex）434
前负荷（preload）338
前馈控制（feed-forward control）133

前庭蜗器（vestibulocochlear organ）63
潜伏感染（latent infection）190
潜伏期（incubation period）209
浅筋膜（superficial fascia）36
桥接坏死（bridging necrosis）384
鞘磷脂（sphingophospholipids）142
情感（affection）238
情绪（emotion）238
球旁复合体（juxtaglomerular complex）396
球旁细胞（juxtaglomerular cell）396
球外系膜细胞（extraglomerular mesangial cell）397
去大脑僵直（decerebrate rigidity）435
去极化（depolarization）125
去甲基化（demethylation）179
去甲肾上腺素（norepinephrine，NE；noradrenaline）348
去氧血红蛋白（deoxyhemoglobin，Hb）317
全基因组测序（whole-genome sequencing，WGS）171
全酶（holoenzyme）140
全能性细胞核（totipotent nucleus）86
全身适应综合征（general adaptation syndrome）258
全外显子组测序（whole-exome sequencing，WES）171
醛固酮（aldosterone）348, 405
缺铁性贫血（iron deficiency anemia，IDA）487
缺氧（hypoxia）320

R

RNA 编辑（RNA editing）178
RNA 组学（RNomics）9
染色单体（chromatid）161
染色体（chromosome）158
染色体病（chromosome disorders）281
染色体支架（chromosome scaffold）160
染色质（chromatin）158
桡骨（radius）500
热原质（pyrogen）189
人格（personality）238
人类基因组计划（human genome project，HGP）171
人类基因组组织（Human Genome Organization，HUGO）171
人类免疫缺陷病毒（human immunodeficiency virus，HIV）200
认知过程（cognitive process）238
韧带（ligament）501
日本血吸虫（*Schistosoma japonicum*）211
绒毛膜（chorion）116
溶组织内阿米巴（*Entamoeba histolytica*）207
肉瘤（sarcoma）293
肉芽组织（granulation tissue）275
蠕虫（helminth）184
蠕动（peristalsis）376
乳糜微粒（chylomicron，CM）148
乳酸发酵（lactic acid fermentation）144
软骨内成骨（endochondral ossification）496
软骨组织（cartilage tissue）99
闰盘（intercalated disc）103

S

腮腺（parotid gland）366
三联体密码（triplet code）177
三日疟原虫（*Plasmodium malariae*）208
三羧酸循环（tricarboxylic acid cycle，TCA cycle）144
三酰甘油（triacylglycerol）141
上胚层（epiblast）112
上皮内瘤变（intraepithelial neoplasia，IN）300
上皮组织（epithelial tissue）90
舌会厌正中襞（median glossoepiglottic fold）358
舌下腺（sublingual gland）366
社会因素（social factors）240
射血分数（ejection fraction）336
深筋膜（deep fascia）37
深吸气量（inspiratory capacity，IC）316
神经（nerve）43
神经垂体（neurohypophysis）455
神经管（neural tube）114
神经胶质细胞（glial cell，neuroglia）106, 424
神经系统（nervous system）65, 416
神经纤维（nerve fiber）107
神经酰胺（ceramide）142
神经元（neuron）424
神经组织（nervous tissue）105
肾（kidney）393
肾病综合征（nephrotic syndrome）411
肾大盏（major renal calices）394
肾单位（nephron）394
肾蒂（renal pedicle）393
肾窦（renal sinus）393
肾门（renal hilum）393
肾皮质（renal cortex）393
肾乳头（renal papillae）394
肾上腺（suprarenal gland）464
肾上腺皮质激素（adrenal cortical hormones，adrenocorticoids）465
肾上腺素（epinephrine，E；adrenaline）348, 467
肾素（renin）347
肾素 - 血管紧张素 - 醛固酮系统（renin-angiotensin-aldosterone system，RAAS）350, 378
肾髓质（renal medulla）394
肾糖阈（renal threshold for glucose）404

肾小管（renal tubule）393, 395
肾小管间质性肾炎（tubulointerstitial nephritis）412
肾小囊（renal capsule）395
肾小球疾病（glomerular diseases）410
肾小球滤过（glomerular filtration）400
肾小球滤过率（glomerular filtration rate，GFR）400
肾小球肾炎（glomerulonephritis）410
肾小体（renal corpuscle）393, 395
肾小盏（minor renal calices）394
肾盂（renal pelvis）394
肾盂肾炎（pyelonephritis）412
肾柱（renal columns）394
肾锥体（renal pyramids）394
渗透性利尿（osmotic diuresis）405
升结肠（ascending colon）364
生活史（life cycle）204
生物大分子（biomacromolecule）136
生物化学（biochemistry）135
生物氧化（biological oxidation）150
生物转化（biotransformation）154
生殖（reproduction）514
生殖系统（reproductive system）55
十二指肠（duodenum）361
十二指肠钩口线虫（*Ancylostoma duodenale*）217
十二指肠腺（duodenal gland）363
实验性研究（experimental studies）23
实质（parenchyma）292
食管（esophagus）358
食管癌（carcinoma of esophagus）387
食糜（chyme）373
视器（visual organ）61
适应性免疫（adaptive immunity）247
嗜碱性粒细胞（basophilic granulocyte）98
嗜酸性粒细胞（eosinophilic granulocyte）98
嗜酸性小体（eosinophilic body）384
收缩期（systole）335
收缩压（systolic pressure）343
受精（fertilization）111
舒张期（diastole）335
舒张压（diastolic pressure）343
输尿管（ureter）397
双线期（diplotene）168
水利尿（water diuresis）405
水通道蛋白（aquaporin，AQP）229
水中毒（water intoxication）231
水肿（edema）231
似蚓蛔线虫（*Ascaris lumbricoides*）216
松质骨（spongy bone）495
酸碱平衡（acid-base balance）230
随机对照试验（randomized controlled trial，RCT）23
随体（satellite）162
碎片状坏死（piecemeal necrosis）384

T

T 细胞受体（T cell receptor，TCR）247
胎膜（fetal membrane）116
胎盘（placenta）117
胎盘膜（placental membrane）117
胎盘屏障（placental barrier）117
肽（peptide）137
肽键（peptide bond）137
碳水化合物（carbohydrate）233
唐氏综合征（Down syndrome）281
糖复合体（glycoconjugate）142
糖酵解（glycolysis）144
糖尿病（diabetes mellitus，DM）146, 472
糖异生（gluconeogenesis）146
糖组学（glycomics）9
绦虫（cestode）213
特异投射系统（specific projection system）430
天冬氨酸转氨酶（aspartate amino transferase，AST）149
调节性 T 细胞（regulatory T cell，Treg）254
通气 / 血流比值（ventilation/perfusion ratio）317
同源基因（homologous gene）173
同源染色体（homologous chromosome）163
酮体（ketone body）147
突触（synapse）106, 426
蜕膜（decidua）112
吞咽（deglutition）372
脱氧核糖核酸（deoxyribonucleic acid，DNA）143, 159
唾液腺（salivary gland）366

W

外耳（external ear）63
外呼吸（external respiration）313
外胚层（ectoderm）113
外生性生长（exophytic growth）295
外显子（exon）172
外显子组（exome）172
外周静脉压（peripheral venous pressure）344
外周血动员干细胞移植（peripheral blood stem cell transplantation，PBSCT）584
网织红细胞（reticulocyte）97
微 RNA（microRNA）143
微绒毛（microvilli）93
微生物毒素（microbial toxin）220
微循环（microcirculation）344
维生素（vitamin）235

尾骨（coccyx）497
胃（stomach）358
胃癌（carcinoma of stomach）388
胃大弯（greater curvature of stomach）358
胃蛋白酶（pepsin）373
胃蛋白酶原（pepsinogen）373
胃底腺（fundic gland）361
胃黏膜屏障（gastric mucosal barrier）373
胃排空（gastric emptying）374
胃区（gastric area）360
胃小凹（gastric pit）360
胃小弯（lesser curvature of stomach）358
胃炎（gastritis）380
胃液（gastric juice）373
无症状性血尿（asymptomatic hematuria）411
戊糖磷酸途径（pentose phosphate pathway）145

X

X 染色质（X chromatin）163
吸虫（trematode）210
吸收细胞（absorptive cell）362
稀释性低钠血症（dilutive hyponatremia）378
系统性评价（systematic review）24
细胞凋亡（apoptosis）87
细胞毒 T 细胞（cytotoxic T cell，Tc）254
细胞分化（cell differentiation）86
细胞分裂（cell division）83
细胞骨架（cytoskeleton）73
细胞核（nucleus）74
细胞坏死（necrosis）87
细胞膜（cell membrane）186
细胞色素 c（cytochrome c，Cyt c）151
细胞外基质（extracellular matrix，ECM）75
细胞增殖（cell proliferation）267
细胞质（cytoplasm）72, 186
细胞周期（cell cycle）84, 267
细段（thin segment）396
细菌（bacterium）184
细菌素（bacteriocin）189
细粒棘球绦虫（*Echinococcus granulosus*）215
细线期（leptotene）168
下颌下腺（submandibular gland）366
下胚层（hypoblast）112
下丘脑（hypothalamus）455
下丘脑调节肽（hypothalamic regulatory peptide，HRP）455
先天性免疫（innate immunity）205
纤毛（cilium）93
显性感染（apparent infection）190
线粒体基因组（mitochondrial genome）170
腺垂体（adenohypophysis）455
相对不应期（relative refractory period，RRP）130, 341
消化（digestion）372
消化管（alimentary canal）51, 356
消化系统（digestive system，alimentary system）51, 356
消化腺（alimentary gland，digestive gland）51, 356
消化性溃疡病（pepticulcer disease）381
小肠（small intestine）361
小脑（cerebellum）420
心动周期（cardiac cycle）335
心功能不全（cardiac insufficiency）349
心肌（cardiac muscle）37, 103
心理社会因素（psychological and social factors）237
心理因素（psychological factors）238
心力衰竭（heart failure）349
心率（heart rate）335
心室重塑（ventricular remodeling）351
心输出量（cardiac output）337
心血管系统（cardiovascular system）57
心音（heart sound）339
心脏（heart）331
心指数（cardiac index）337
信号转导（signal transduction）81
兴奋（excitation）123
兴奋性（excitability）123
兴奋性突触后电位（excitatory postsynaptic potential，EPSP）426
性别决定（sex determination）164
性染色体（sex chromosome）162
性染色质（sex chromatin）163
胸导管（thoracic duct）334
胸骨（sternum）497
胸廓（thorax）502
胸膜腔内压（intrapleural pressure）314
胸腺（thymus）335
胸椎（thoracic vertebrae）497
修复（repair）272
悬雍垂（uvula）357
选择性剪切（alternative splicing）172
血管紧张素Ⅰ（angiotensin Ⅰ，Ang Ⅰ）347
血管紧张素Ⅱ（angiotensin Ⅱ，Ang Ⅱ）347
血管紧张素Ⅲ（angiotensin Ⅲ，Ang Ⅲ）347
血管紧张素受体（angiotensin receptor，AT receptor）347
血管紧张素转换酶（angiotensin-converting enzyme，ACE）347
血管升压素（vasopressin，VP）348
血红蛋白（hemoglobin，Hb）137, 317

血糖（blood sugar）146
血小板（blood platelet）98
血小板活化因子（platelet activating factor，PAF）264
血小板生成素（thrombopoietin，TPO）480
血压（blood pressure）343
血氧饱和度（oxygen saturation of hemoglobin，SO_2）317
血氧分压（partial pressure of oxygen，PO_2）317
血液循环（blood circulation）335
循环系统（circulatory system）57

Y

Y 染色质（Y chromatin）164
压力感受性反射（baroreceptor reflex）346
芽孢（spore）188
亚基（subunit）137
亚中着丝粒染色体（submetacentric chromosome）162
咽（pharynx）357
炎症（inflammation）262
眼球（eyeball）62
羊膜（amnion）116
氧合血红蛋白（oxyhemoglobin，HbO_2）317
氧化呼吸链（oxidative respiratory chain）150
氧化磷酸化（oxidative phosphorylation）152
腰椎（lumbar vertebrae）497
一氧化氮（nitric oxide，NO）264
医学（medicine）3
医学模式（medical model）238
医学研究（medical research）21
胰（pancreas）370
胰岛（pancreas islet）470
胰岛素（insulin）470
胰高血糖素（glucagon）470
胰液（pancreatic juice）375
遗传密码（genetic code）177
遗传性非息肉病性大肠癌（hereditary nonpolyposis colorectal cancer，HNPCC）389
遗传性肾炎（hereditary nephritis）410
乙酰乙酸（acetoacetate）147
异常心理（abnormal psychology）239
异染色质（heterochromatin）159
异型性（atypia）292
异型增生（dysplasia）300
抑制性突触后电位（inhibitory postsynaptic potential，IPSP）426
意志过程（will process）238
隐性感染（inapparent infection）190
应激（stress）258
应激反应（stress response）466
营养必需氨基酸（nutritional essential amino acid）149
营养非必需氨基酸（nutritional non-essential amino acid）149
营养性疾病（nutrition-related disease）237
影像组学（radiomics）9
幽门瓣（pyloric valve）360
幽门窦（pylorus antrum）360
幽门管（pylorus canal）359
幽门括约肌（pyloric sphincter）360
幽门螺杆菌（*Helicobacter pylori*，HP）380
游离胆固醇（free cholesterol，FC）148
有效不应期（effective refractory period，ERP）341
有效滤过压（effective filtration pressure，EFP）345，401
有氧氧化（aerobic oxidation）144
余气量（residual volume，RV）315
阈电位（threshold potential，TP）128
阈值（threshold）123
原虫（protozoa）184
原发性肝癌（primary carcinoma of liver）390
原发性高血压（primary hypertension）354
原发性肾小球肾炎（primary glomerulonephritis）410
原核细胞（prokaryotic cell）70
原尿（initial urine）400
原位癌（carcinoma *in situ*，CIS）300
远端小管（distal tubule）396
运动终板（motor end plate）108

Z

杂交瘤（hybridoma）573
再燃（recrudescence）209
再生（regeneration）272
再生障碍性贫血（aplastic anemia，AA）488
脏面（visceral surface）366
造血干细胞（haematopoietic stem cells，HSCs）584
增强子（enhancer）174
真核细胞（eukaryotic cell）70
真菌（fungus）195
真皮（dermis）36
真性红细胞增多症（polycythemia vera，PV）488
正反馈（positive feedback）133
正协同效应（positive cooperativity）138
正性变传导作用（positive dromotropic action）345
正性变力作用（positive inotropic action）345
正性变时作用（positive chronotropic action）345
支架 - 袢环结构模型（scaffold-radial loops structure model）160
脂肪动员（fat mobilization）147
脂肪肝（fatty liver）378
脂质（lipids）141
脂质体（liposome）71

脂质组学（lipidomics）9
直肠（rectum）364
直接蔓延（direct spread）296
植入（implantation）112
植物毒素（phytotoxin）220
质膜（plasma membrane）70
致密斑（maculadensa）396
痔（hemorrhoids）365
中耳（middle ear）63
中间宿主（intermediate host）204
中胚层（mesoderm）113
中枢神经系统（central nervous system）416
中心静脉压（central venous pressure）344
中性粒细胞（neutrophile granulocyte，neutrophil）97
中性粒细胞减少（neutropenia）490
中央静脉（central vein）366
中央乳糜管（central lacteal）362
中央着丝粒染色体（metacentric chromosome）162
终变期（diakinesis）168
终宿主（definitive host）204
终止子（terminator）175
肿瘤（tumor，neoplasm）289
肿瘤形成（neoplasia）289
种植前遗传学诊断（preimplantation genetic diagnosis，PGD）280
周围神经系统（peripheral nervous system）416
轴旁中胚层（paraxial mesoderm）114
猪囊尾蚴病（cysticercosis）213
主（初级）缢痕（primary constriction）161
主动运输（active transport）78
主要组织相容性复合体（major histocompatibility complex，MHC）245
转化医学（translational medicine）25
转录组学（transcriptomics）9
转续宿主（paratenic host，transport host）204
转移（metastasis）296
椎弓（vertebral arch）497
椎骨（vertebrae）497
椎管（vertebral canal）497
椎孔（vertebral foramen）497
椎体（vertebral body）497
着丝粒（centromere）161
滋养体（trophozoite）208
自动去极化（spontaneous depolarization）340
自律细胞（autorhythmic cell）339
足细胞（podocyte）395
组胺（histamine）374
组蛋白修饰（histone modification）179
组织（tissue）89
组织液（interstitial fluid，tissue fluid）345
最大复极电位（maximal repolarization potential）340